DAS SCHMUCKBUCH

UNTER MITWIRKUNG

VON

A. WAAG, ARCHITEKT

DIREKTOR DER GROSSHERZOGLICHEN KUNSTGEWERBESCHULE PFORZHEIM

BEARBEITET UND HERAUSGEGEBEN

VON

R. RÜCKLIN

LEHRER AN DER GROSSHERZOGLICHEN KUNSTGEWERBESCHULE PFORZHEIM

MIT 200 VOLLTAFELN UND 241 ABBILDUNGEN IM TEXT

I. BAND: TEXT

Edition »libri rari« Th. Schäfer GmbH · Hannover

1. Nachdruck im Jahre 1982
2. Nachdruck im Jahre 1984

nach der Original-Ausgabe aus dem Jahre 1901

Herausgegeben vom Verlag E.A. Seemann in Leipzig
Das Original ist im Besitz der Bibliothek der Universität Hannover
und hat das Format 22,5 × 29 cm.

ISBN 3-88746-017-0

Herausgegeben von der Edition »libri rari« im Verlag Th. Schäfer Hannover
Gesamtherstellung: Th. Schäfer Druckerei GmbH, Hannover.

BEGLEITWORT.

Während langjähriger gemeinsamer Thätigkeit an der Grossherzoglichen Kunstgewerbeschule Pforzheim und im auskunftgebenden Verkehr mit Goldschmiedehandwerkern, Technikern und Goldwarenfabrikanten haben die Herausgeber dieses Schmuckbuches stets den Mangel einer eingehenden Darstellung der Techniken in der Goldschmiedekunst und einer umfassenden Geschichte des Schmuckes, verbunden mit einer systematisch geordneten Zusammenstellung der Schmuckformen vergangener Zeiten empfinden müssen.

Der Mangel eines solchen Werkes hat die Herausgabe des Schmuckbuches veranlasst. Dasselbe besteht aus zwei Bänden;

I. Band: Text und II. Band: 200 Tafeln mit Abbildungen. Der Text behandelt im ersten Teil

DIE SCHMUCKHERSTELLUNG

die Materialien des Schmuckes, die verschiedenen Verfahren bei deren Zurichtung für die Bearbeitung und die zahlreichen bei der Ausführung von Schmuckstücken zur Anwendung kommenden Techniken, die Ziermittel — die alten wie die neuen — in ausführlicher Weise.

Abbildungen im Text zeigen Werkzeuge und Hilfsmaschinen und veranschaulichen auch den handwerklichen Vorgang bei Führung der Werkzeuge, sowie deren Wirkung auf das Metall. Dieser Teil — „Die Technik“ — hat eine besonders eingehende Behandlung erfahren können dank der bereitwilligsten Unterstützung von seiten hiesiger Techniker.

Den Schilderungen der Techniken schliesst sich eine Aufstellung der Fabrikationszweige mit Erläuterungen an.

Der zweite Teil:

GESCHICHTE DES SCHMUCKES

behandelt den Schmuck von der Antike bis zur Jetztzeit, den Schmuck der verschiedenen Kulturvölker zu verschiedenen Zeiten, führt die eigentümlichen Anschauungen über Formgebung und Tragen des Schmuckes in einzelnen Ländern vor, im Zusammenhang mit den Sitten und Gebräuchen. Die zahlreichen Abbildungen auf den Tafeln und im Text geben typische Beispiele zu den Textkapiteln.

Das Schmuckbuch möchte ein Ratgeber sein dem entwerfenden Künstler sowie dem ausführenden Goldschmied, dem Graveur und Ciseleur, und wenn dasselbe in erster Linie praktische künstlerische Zwecke verfolgt, so wird es durch die Quellenangaben aus der Fachlitteratur auch als Handbuch für wissenschaftliche Studien dienlich sein.

Für den Unterricht, den theoretischen und praktischen, in den Fachschulen wird das Buch von besonderem Wert sein; die übersichtliche Zusammenstellung der verschiedenen Schmuckformen auf den Tafeln bietet ein schätzbares Anschauungsmaterial; die Abbildungen sollen nicht kopiert werden, sie sollen mit den verschiedenen Formen des Schmuckes bekannt machen.

Des weitern möchte das Buch auch ausserhalb der Fachkreise Interesse erwecken für die Bedeutung des Schmuckes als eines Elementes in der kulturellen Entwickelung der Völker.

Herr Rudolf Rücklin, langjähriger Lehrer an der Grossherzoglichen Kunstgewerbeschule Pforzheim, hat in ständiger Verbindung mit dem Unterzeichneten den Text verfasst und die Zeichnungen angefertigt, — in so vollendeter Form und Weise, dass ich überzeugt bin, das Schmuckbuch wird den der Publikation zu Grunde gelegten und eingangs erwähnten Absichten gewiss entsprechen und eine bisher empfundene Lücke ausfüllen.

Der Verlag von E. A. Seemann hat keine Mühe und kein Opfer gescheut, dem Buche eine gute Ausstattung zu geben und dasselbe in ein der Vornehmheit der Goldschmiedekunst entsprechendes würdiges Gewand zu kleiden.

Es möge somit das Schmuckbuch Anklang und Eingang finden bei den Goldschmieden und Kunsthandwerkern, bei den Fachgenossen und Freunden der Goldschmiedekunst und denselben die nötige Auskunft und Unterstützung bei ihren Arbeiten bieten.

Mit diesem Wunsche möge das Werk seinen Weg antreten in die Werkstätten der Goldschmiedekunst, in die Fachschulen und in weitere Kreise, — zur Anregung und zur Lehre.

A. Waag

Direktor der Grossh. Kunstgewerbeschule Pforzheim

VORWORT

Das vorliegende Werk ist bestimmt, in die Reihe der kunstgewerblichen Handbücher des Verlags einzutreten. Es unterscheidet sich von diesen insofern, als es ein kunstgewerbliches Spezialgebiet behandelt, das zum grossen Teile aus einem Gewerbe im engeren Sinne des Wortes zu einem Fabrikations- resp. Grossbetriebe geworden ist. Zum mindesten ist dies in der Bijouterie mehr der Fall, als etwa beim Schlosser- oder Schreinergewerbe. Dieser thatsächliche Standpunkt musste in der Darstellung gewahrt werden. — Der technische Teil ist ausschliesslich in Fabriken und im Verkehr mit Fachleuten entstanden. Wenn ein Fachmann etwas ihm Fremdes und unpraktisch Erscheinendes darin findet, so möge er bedenken, dass in Technikerkreisen die Meinungen über einen bestimmten Punkt oft so geteilte sind, dass dem Schriftsteller nichts übrig bleibt, als die ihm am besten erscheinende herauszugreifen, da er füglich nicht alle anführen kann. Für Verbesserungsvorschläge wird selbstverständlich stets dankbar quittiert werden. —

Die historische Darstellung verfolgt keine wissenschaftlichen, sondern praktisch-künstlerische Zwecke. Sie ist deshalb auch bis zur neuesten Zeit fortgeführt, wenngleich dies manche Schwierigkeit und Bedenklichkeit bot.

Zum Schlusse ist es mir eine angenehme Pflicht, denjenigen Herren, welche mir bei Gewinnung des Materiales behilflich waren, vor allem meinem verehrten Herrn Direktor Waag, dessen reiches Wissen dem Werke stets zu Gebote stand, und der auch die Güte hatte, die endliche Durchsicht des Ganzen zu übernehmen, meinen verbindlichsten Dank auszusprechen.

Pforzheim, im Juli 1901

R. Rücklin

INHALTSVERZEICHNIS

VERZEICHNIS DER BENUTZTEN QUELLENWERKE

Les antiquités de l'Empire de Russie.

Ausstellungskataloge:
- Ausstellung Amsterdam 1880.
- Historische Ausstellung, Frankfurt a. M.
- Katalog der Londoner Weltausstellung 1862.
- Katalog der Pariser Weltausstellung 1867.
- Katalog der Pariser Weltausstellung 1878.
- Katalog der Weltausstellung in Wien 1873.

Bapst, G., Histoire des joyaux de la couronne de France.

Barbet, Gemmes et joyaux de la couronne imperiale de la Musée du Louvre.

Bauer, Edelsteinkunde.

Becker und v. Hefner-Alteneck, Kunstwerke und Gerätschaften des Mittelalters und der Renaissance

Bergmann, Receptbuch für die Metallindustrie.

Bersch, Lexikon der Metalltechnik.

Blanc, L'art dans la parure et dans le vêtement.

Bock, Das Heiligtum zu Aachen.

Bock, Die Reichskleinodien.

Böttger, Die Altertümer von Kertsch.

Braun und Schneider, Zur Geschichte der Kostüme.

Buch der Erfindungen, Gewerbe und Industrien; Verlag von Spamer.

Catalogue of a collection of ancient and mediaeval rings and personal Ornaments formed for Lady Londesborough.

Chefs d'oeuvre de l'orfevrerie ayant figuré à l'exposition de Budapest.

Collinot, A. de Beaumont, Encyclopédie des arts décoratifs de l'Orient. Paris 1883.

Dölter, Edelsteinkunde.

Duplessis: Le livre de bijouterie de René Boyvin d'Angers. Paris, Rapilly.

Eichler, Handbuch für den Gold- und Silberarbeiter.

Ephrussi, A. Dürer et ses dessins.

50 Etchings of objects of art in the South Kensington Museum.

Fontenay, Les bijoux antiques et modernes.

Gay, Glossaire archéologique du Moyen-âge et de la Renaissance.

Gerlach, Die Juwelen- und Goldwaarenindustrie auf der Weltausstellung in Wien 1873.

Giraud, Les arts du métal.

Goldschmiedekunst und Steinschliff. Sammlung kunstindustrieller Gegenstände des allerhöchsten Kaiserhauses in Wien.

Havard, Histoire de l'orfevrerie française.

Hefner-Alteneck, Deutsche Goldschmiedewerke des 16. Jahrhunderts.

Hendley, Memorials of the Jeypore Exhibition 1883.

Henkel, Der Lorscher Ring. Trier 1896.

Hildebrandt, Heraldische Meisterwerke.

Hirth, Formenschatz.

His, Dessins d'ornements de H. Holbein.

Hottenroth, Trachten und Gerätschaften.

— Deutsche Volkstrachten vom 16.—18. Jahrhundert.

Kondakoff, Antiquités de la Russie méridionale.

Labarte, Histoire des arts industriels.

Linas, Les origines de l'orfevrerie cloisonnée.

Lindenschmit, Altertümer unserer heidnischen Vorzeit.

Louandre, Arts somptuaire.

Luschan, Vorderasiatischer Volksschmuck.

Luthmer, Das Email.

— Gold und Silber.

— Goldschmuck der Renaissance.

— Der Schatz des Freiherrn von Rothschild.

Le Musee du Louvre. Collection Sauvageot..

Musee Napoléon III. Collection Campana.

South Kensington Museum Handbooks. II: The industrial arts of India.

Der Schaffhauser Onyx. Monographie des historisch-antiquarischen Vereins Schaffhausen.

Ornamente der Hausindustrie. Metallarbeiten Ruthenischer Bauern (Huzulen).

Pfannhauser, Galvanische Metallplattierung.
Photographs of Madras and Burmese art ware. London 1886.
Plon, Benvenuto Cellini. Recherches sur sa vie et sur son oeuvre.
Prisses d'Avennes, L'Art égyptien.
Racinet, Das polychrome Ornament.
Racolta di Disegni d'Ornato 1757.
Recueil de Dessins pour l'art et l'industrie. St. Petersbourg 1887.
Roger-Milès. La bijouterie.
Schauss, Schatzkammer des Bayrischen Königshauses.
Schliemann, Ilios.
Stockbauer, Der Metallschmuck.
Swenigorodskoi-Kondakoff, Byzantinische Zellenemails.
Szendrei, Catalogue de la Collection de bagues Tarnoczy. Paris 1889.
Taucher, Handbuch der Galvanoplastik.
Thode, Der Ring des Frangipani. Frankfurt a. M. 1895.
Vever, H., Rapport sur l'exposition internationale de Chicago en 1893.
Viollet-le-Duc, Le mobilier français.
Vorbilder für Gold- und Edelsteinschmuck im Stil der Renaissance von H. Collaert, Berlin, Ch. Claesen & Co.
Vorbildersammlung der Bibliothek des Kgl. Kunstgewerbemuseums Berlin.
Vorbildersammlung der Grossh. Kunstgewerbeschule Pforzheim.
Vorbildersammlung des Kunstgewerbevereins Pforzheim.
Wessely, Ornamentstich.
Westermann, Das Wissen des Goldschmiedes.
Worsaae, Afbildninger fra de Kongelige Museum for Nordiske Oldsager i Kjöbenhavn.
Zeitschriften:
L'Art pour tous.
Art et Décoration, Paris (Librairie centrale des beaux Arts).
Gewerbehalle, Stuttgart.
Journal of Indian Art.
Deutsche Kunst und Dekoration, Darmstadt (Koch).
Dekorative Kunst, München (Bruckmann).
Kunst und Gewerbe.
Kunst und Handwerk, München (Oldenbourg).
Kunst und Kunsthandwerk, Wien (Artaria).
Kunstgewerbeblatt, Leipzig (E. A. Seemann).
Das Kunsthandwerk, Stuttgart (Spemann).
Revue des Arts décoratifs, Paris (H. May).
The Studio, London (Holme).
Velhagen & Klasings Monatshefte.

I. TEIL. DIE SCHMUCKHERSTELLUNG.

A. Die Materialien des Schmuckes.

1. Die Metalle.

Das Gold ist dem Menschen schon so lange bekannt, dass es unmöglich erscheint, auch nur eine ungefähre Vermutung darüber anzustellen, zu welchem Zeitpunkte seine Entdeckung stattgefunden haben könne. Wahrscheinlich ist Gold zu verschiedenen Zeiten und in verschiedenen Teilen der Erde, unabhängig voneinander, entdeckt, bezw. zum erstenmal gefunden worden. Gold kommt an sehr vielen Orten vor, meistens in vielen kleinen Teilen, in der Regel in anderen Mineralien verborgen, so dass es einer gewissen bergmännischen Erfahrung und Geschicklichkeit bedarf, um es zu gewinnen. Das Gold kommt aber auch an sogen. sekundären Lagerstätten vor, d. h. es wird durch Wasserläufe aus seinem ursprünglichen Orte verschwemmt und an geeigneten Stellen wieder abgelagert. Derart führen fast alle aus Urgebirgen kommenden Flüsse Gold, wenn auch nicht in solcher Menge, dass eine Gewinnung lohnend wäre. An solchen aufgeschwemmten, goldhaltigen Geröllen ist das edle Metall wahrscheinlich zunächst von dem Menschen gefunden worden, dem es durch sein Gewicht, seine Farbe und seinen Glanz auffallen musste. Diese Fundstätten sind auch zunächst ausgebeutet worden; bis auf die heutige Zeit wurden noch in wenig bekannten Gegenden solche neu aufgefunden, so in Kalifornien (1848), Australien (1854), Neuseeland, in Südafrika (1880) und in neuester Zeit im nordwestlichsten Teile von Nordamerika (Klondyke 1896).

Es ist anzunehmen, dass das Gold zuerst von allen Metallen von dem Menschen in Gebrauch genommen worden ist. Das alte Testament der Bibel, wie auch die verschiedensten Schriftsteller des Altertums, Herodot, Strabo, Diodorus, Homer, erwähnen das Gold, kennen es als das edelste aller Metalle und beschreiben aus ihm hergestellte Gegenstände. Auch die Läuterung der Edelmetalle im Tiegel wird in der Bibel wiederholt erwähnt; doch hat man damals jedenfalls nur die Scheidung der unedeln Metalle von Gold und Silber, nicht aber die Trennung der letzteren voneinander gekannt, da diese nur mit Hilfe der Salpetersäure oder Schwefelsäure möglich ist, die erst in sehr viel späterer Zeit entdeckt wurden. Aus dem späteren Altertume sind uns schon wesentliche Fortschritte in der Technik überliefert; so beschreibt Plinius ein Verfahren der Amalgamation von Gold und Silber, welches sich so ziemlich mit dem heutigen deckt. Nach dem Untergange des römischen Reiches machte sich ein Bestreben geltend, welches die chemische Bearbeitung der Edelmetalle ungemein förderte: die Goldmacherei, die Versuche, unedles Metall in edles umzuwandeln. Die Alchimisten, wie man die Angehörigen der Goldmachergilde nannte, bezeichneten einen sagenhaften Gelehrten oder König Hermes Trismegistos als

Begründer ihrer Kunst. Den mächtigsten Anstoss zur Pflege und Verbreitung derselben gaben die Araber, welche sie von den Aegyptern übernahmen, sie auf ihren Zügen nach Spanien brachten, von wo sie sich langsam ins Abendland verbreitete; bis in den Anfang des 18. Jahrh. erhielt sich der Glaube an die Möglichkeit einer Veredlung der Metalle, bezw. ihre schliessliche Umwandlung in Gold. Wenn diese Studien naturgemäss auch nicht zu dem gewünschten Ziele führen konnten, so muss doch zugegeben werden, dass sie unsere Kenntnis von dem Wesen der Edelmetalle und ihrer chemischen Bearbeitung wesentlich gefördert haben.

Das Gold gehört zu den am weitesten verbreiteten Metallen, das sogar in verschwindend kleinen Mengen (0,9 mg per Tonne) im Meerwasser nachgewiesen wurde. Es findet sich teils gediegen und teils, und zwar ist dies die häufigere Art des Vorkommens, vererzt in der Natur vor.

Unter gediegenem Golde darf man nun sich nicht vollständig reines Gold vorstellen; in der Natur ist solches bis jetzt überhaupt noch nicht gefunden worden, sondern der Goldgehalt der betreffenden Funde schwankt von 60° bis nahezu 99°. Am häufigsten ist Gold mit Silber vermengt; demnächst findet man auch in kleinen Mengen Eisen, Kupfer, Quecksilber, Blei, Wismut, Platin, Palladium, Osmium, Iridium, Rhodium u. s. w. beigemischt. Nach seinem geologischen Vorkommen unterscheidet man das gediegene Gold wiederum in Berggold oder in Wasch- oder Seifengold.

Mit dem Namen Berggold bezeichnet man jenes, welches auf seiner ursprünglichen Lagerstätte gefunden wurde. Es kommt in Quarzgängen, teils in Krystallen, teils haardraht- oder baumförmig, in Blechen und Blättchen, häufig eingesprengt in Dioriten und Serpentinen, vor. Das Berggold ist in hohem Grade dehnbar und geschmeidig, hat hakigen Bruch, eine goldgelbe bis messinggelbe Farbe, ist vor dem Lötrohre leicht schmelzbar und nur in Salpetersäure (Königswasser) löslich. — Das auf sekundären Lagerstätten, also in den von Flüssen angeschwemmten Geschieben, befindliche Gold nennt man Seifen- oder Waschgold. Es wird in Gestalt von Staub, Körnern, kleinen Blättchen und grösseren Stücken gefunden, die meist in Begleitung von Quarzsand, Thon, Glimmer, Chlorit u. s. w. vorkommen. Seifengold ist in der Regel sehr rein und zeigt eine rauhe Oberfläche. Grössere Goldklumpen, sogen. Nuggets, zeigen manchmal, vielleicht infolge erlittener Reibung, ein getropftes, geschmolzenes Aeussere. Seifengold kommt, wenngleich in geringerer Menge, auch in Deutschland vor (am Rhein, im Fichtelgebirge, Thüringer Wald).

Gediegenes Gold kommt ferner in den sogen. Goldkiesen (Schwefel-, Kupfer-, Arsenkies, Zinkblende) vor. Eine Verbindung des Goldes mit Tellur nennt man Golderz. Von diesen verschiedenen Arten des Vorkommens ist diejenige des Waschgoldes im Schwemmland die wichtigste, insofern, als der Hauptteil der jährlichen Goldproduktion der Erde aus diesem erzielt wird.

Schon aus dem Altertume ist uns allerhand über Goldgewinnungsstätten berichtet, wenngleich deren Lage nicht immer klar zu ermitteln ist. Im alten Testament wird das Goldland Ophir erwähnt, aus dem Salomo seine Schätze bezog. Sehr viel Gold sollen die Goldbergwerke Nubiens und Aethiopiens geliefert haben; aus dieser Quelle werden wohl auch die Schätze der Pharaonen herzuleiten sein. Die Athener bezogen ihr Gold aus den Minen von Thracien, der Insel Thasos und Thessalien; die Römer hatten besonders in Illyrien eine überaus ergiebige Goldquelle. In Spanien, speziell in Andalusien, fand sehr früh eine hüttenmännische Gewinnung des Goldes statt, welches von dort durch die Phönizier in den Handel gebracht wurde. — Diese Fundorte der Alten sind gegenwärtig wohl alle erschöpft. Ebenso eine Anzahl, welche erst im Verlauf der neueren Geschichte entdeckt wurden, wie die im 16. Jahrhundert von den Spaniern ausgebeuteten Fundorte in Amerika und die in den ersten Jahrzehnten des 18. Jahrh. so reichen Minen Brasiliens.

In Europa ist die bedeutendste Goldproduktion gegenwärtig in Ungarn und Siebenbürgen wovon letzteres wohl das goldreichste Land Europas ist. In Deutschland ist die Goldgewinnung nur gering. Bergmännische Ausbringung von Gold findet man unter anderm im Fürstentum Waldeck am Eisenberge, im südöstlichen Teil des Thüringer Waldes, bei Reichmannsdorf, bei Glasbach, bei Goldkronach im Fichtelgebirge. Seifengold wurde in verschiedenen Flüssen, besonders im Rhein, nachgewiesen. Hier liess Baden 1804—1852 aus dem Schwemmlande mittelst Wascharbeit und nachfolgender Verquickung (Behandlung mit Quecksilber) Gold gewinnen. Das Rheingold enthält $^{934}/_{000}$ Feingold, $^{66}/_{000}$ Feinsilber, ist somit Grüngold. In neuerer Zeit ist das Ergebnis überaus gering (1882: 212 g). Das jetzt durch Privatarbeit gewonnene Rheingold muss an die Karlsruher Münzstätte abgeliefert werden. England, Italien, sowie Norwegen und Schweden produzieren ebenfalls Gold in unwesentlicher Menge. In Asien liefert besonders das russische Gebiet viel Gold, namentlich Sibirien und der Ural. Auch die asiatische Türkei, besonders Rumelien, Syrien, Kleinasien hat viele, sehr goldreiche Flüsse, so den wegen seines Goldreichtums historisch berühmten kleinen Fluss Pactolus in Lydien, der über goldenen Sand gelaufen sein soll. Auch Afrika ist reich an Gold, worauf schon die Bezeichnung eines Distrikts der Westküste mit dem Namen „Goldküste" hinweist; jedoch wird nicht dort, sondern in Kordofan und vor allem in Transvaal das meiste Gold gefunden. Einen hohen Rang unter den Gold produzierenden Ländern nimmt Nordamerika ein, welches Südamerika, dessen Produktion unter dem Mangel an Kapital und Thatkraft leidet, schon lange übertroffen hat. Neben verschiedenen Gebieten der Vereinigten Staaten liefert vor allem Kalifornien eine reiche Ausbeute, zu dem in neuester Zeit noch die Goldlager im Thale des Flusses Klondyke getreten sind, deren Reichtum den aller bisher bekannten Fundorte übertreffen soll. Im Jahre 1851 wurden, fast gleichzeitig mit den kalifornischen Goldfeldern, auch die australischen entdeckt, von denen diejenigen in der Kolonie Viktoria die reichsten sind.

Nach den Veröffentlichungen des Münzamts-Direktors der Vereinigten Staaten stellt sich die gesamte Goldproduktion im Jahre 1897 folgendermassen: Die Gesamtausbeute wird auf 357 000 kg im Werte von 997 Millionen Mark veranschlagt. Die erste Stelle unter den Gold produzierenden Ländern nimmt Afrika mit 245 Millionen Mark ein. Daran schliessen sich die Vereinigten Staaten mit 241, Australien mit 236 Millionen Mark an. Zu nennen wäre noch Russland mit einer Goldproduktion von 97, Mexiko mit 40, Ostindien mit $30^1/_2$, Kanada mit 25,3 Millionen Mark. In der seither verflossenen Zeit dürfte sich die Gesamtproduktion an Gold wohl noch beträchtlich gehoben haben.

Der weitaus grösste Teil der riesigen Goldmengen, welche jährlich in Australien, Kalifornien, Südafrika u. s. w. gewonnen werden, wird als Waschgold durch ein Schlämmverfahren, welches man als Goldwäscherei bezeichnet, aus der goldhaltigen Erde oder dem Sande ausgeschieden. Die Vorrichtungen, deren man sich dazu bedient, wechseln je nach den zur Verfügung stehenden Mitteln von einem muldenförmigen Gefässe, auf dem der goldführende Sand mit Wasser übergossen wird, oder einer wiegenartigen Vorrichtung, bis zu komplizierten Apparaten, welche von Kraftmaschinen in Gang erhalten werden. Durch das längere Schwemmen mit Wasser werden erst die leichteren, dann die schwereren Mineralteile fortgeführt, bis schliesslich ein Sand übrigbleibt, der neben Mineralien von hohem spezifischem Gewicht das Gold enthält. Dieses wird durch einen Amalgamationsprozess vermittelst Quecksilber ausgeschieden. Aus dem dadurch gebildeten Amalgam, also einem Gemenge von nur Gold und Quecksilber, wird das letztere durch Auspressen und Verdampfen entfernt, worauf das Gold zurückbleibt.

Durch dieses Amalgamationsverfahren kann man indessen nur schwer die Gesamtmenge des Goldes gewinnen. Man wendet daher neuerdings immer häufiger das sogen. Extraktions- oder Lösungsverfahren an, bei welchem der Goldsand oder die zerkleinerten Golderze mit Flüssigkeiten behandelt werden, welche Körper enthalten, die Gold in lösliche Verbindungen überzuführen vermögen. Löst man nun z. B. Chlorgas in Wasser und behandelt mit dieser Mischung wiederholt die Golderze, so verbindet sich das Gold mit dem Chlor zu Chlorgold, welches in Wasser löslich ist und aus diesem leicht gefällt werden kann. Eines der vorteilhaftesten Lösungsverfahren ist das sogen. Cyanverfahren, wobei der Goldsand mit sehr verdünnter Cyankaliumlösung ausgelaugt wird. Aus dieser wird das Gold durch einen galvanischen Prozess gewonnen.

Das vererzte oder Berggold wird auf gleiche Art gewonnen wie das Waschgold, nur muss das Erz erst durch Pochen und Stampfen zerkleinert nnd zum Geschlämmtwerden geeignet gemacht werden.

Als Nebenprodukt wird das Gold auch aus Mineralien gewonnen, welche neben andern Metallen kleine Mengen Gold enthalten. Aus solchen stellt man zunächst das Rohmetall: Blei oder Kupfer, her und gewinnt aus diesen durch das sogen. Abtreiben die Edelmetalle.

Das nach den beschriebenen Gewinnungsmethoden erhaltene Gold, sowie das im Handel erhältliche, ist kein im Sinne des Chemikers reines Gold, da es immer geringe Beimengungen, meist von Silber, wohl auch von Platinmetallen, enthält. Für gewisse Zwecke, z B. zur Gewinnung der Präparate zur galvanischen Vergoldung, ist es notwendig, ganz reines Gold herzustellen. Dazu verwendet man meistens Bruchgold, das in der Regel Silber, auch Kupfer und Kadmium enthält, letzteres dann, wenn es mit einem kadmiumhaltigen Lote gelötet worden war. Man schneidet dies in möglichst kleine Stückchen und übergiesst es in einem Glasballon mit seinem gleichen Gewichte an Wasser, dem man die vierfache Gewichtsmenge einer Mischung aus zwei Teilen konzentrierter Salzsäure und einem Teile konzentrierter Schwefelsäure hinzufügt. Nach Verlauf mehrerer Tage, während welcher man die Mischung sich selbst überlässt, ist das Gold gelöst und etwa vorhandenes Silber in Gestalt eines weissen Pulvers als Chlorsilber gefällt. — Das Ganze wird in einer Porzellanschale langsam in einem Windofen, um die überschüssige Säure zu verjagen, ohne bis zum Kochen zu gehen, erhitzt, und die Flüssigkeit so zur Hälfte eingedampft. Der Inhalt der Schale wird nunmehr stark mit Wasser verdünnt, von dem Chlorsilber abfiltriert und mit der 4 bis 5 fachen Gewichtsmenge des ursprünglich angewendeten Goldes an Eisenvitriol in Lösung versetzt. Dadurch scheidet sich das Gold in Form eines schweren, glanzlosen Pulvers von brauner Farbe aus der Flüssigkeit ab und sinkt zu Boden. Dies wird auf einem Filter gesammelt, erst mit leicht angesäuertem, dann reinem, heissen Wasser gewaschen, getrocknet und kann nun mit Borax geschmolzen werden.

In ganz reinem Zustande krystallisiert das Gold regelmässig und zeigt die charakteristische, hochgelbe Farbe, die man als goldgelb bezeichnet. Das durch chemische Fällung aus einer Lösung erhaltene Pulver ist vollkommen glanzlos und braun; aber unter dem Mikroskope erkennt man die krystallinische Beschaffenheit der einzelnen Teilchen. Drückt man ein solches Goldpulver mit dem Polierstahl, so nimmt es die Farbe und den Glanz des geschmolzenen Goldes an. — Der Klang des Goldes ist dumpf, da es nur wenig elastisch ist. In reinem Zustande ist es weicher als Silber, jedoch etwas härter als Zinn. Was die Dehnbarkeit anbetrifft, überragt es weit alle übrigen Metalle; es lässt sich bis auf 0.00009 mm dünne Blättchen ausschlagen. Bei einer Dicke von 0.00109 erscheint es blau oder grün durchscheinend. Eine Vergoldung von $^1/_{432\,000\,000}$ mm Dicke zeigt unter dem Mikroskop keine Risse. Ein Gramm reines Gold kann man zu einem Drahte von 166 m Länge ausziehen.

Das spezifische Gewicht des Goldes geht von 19.26 (in gegossenem Zustande) bis 19.5 und bei durch Bearbeitung verdichtetem Golde sogar bis 19.65.

Zum Schmelzen verlangt es eine Temperatur von 1030° C.; es ist somit etwas schwerer schmelzbar als Silber, aber leichter als Kupfer. Beim Schmelzen leuchtet es mit einer meergrünen Farbe. Das Gold gehört unter die feuerbeständigsten Metalle, da es sich beim Schmelzen weder oxydiert, noch verflüchtigt; nur bei sehr hohen, aussergewöhnlichen Hitzegraden wird es flüchtig, weshalb man es fast immer im Schornsteinrusse der Goldschmelzöfen findet. Zwischen den Polen einer starken, elektrischen Batterie kann es ebenfalls verflüchtigt werden. — Da sich Gold unter gewöhnlichen Umständen nicht direkt mit Sauerstoff verbindet, erleidet es bei keiner Temperatur und weder in feuchter, noch in trockener Luft eine Veränderung; Brom und Chlorwasser lösen es schon bei gewöhnlicher Temperatur, wobei Goldbromid und Goldchlorid entsteht. Die wichtigsten Lösungsmittel des Goldes, welche allein technisch angewendet werden, sind das Königswasser und Cyankalium. — Ungleich dem Silber, verbindet sich Gold auf trockenem Wege nicht mit Schwefel. Man kann es daher dem Einfluss des Schwefelwasserstoffes aussetzen, ohne dass es seinen Glanz verliert.

Gleich dem Golde, war auch das Silber schon in vorgeschichtlicher Zeit bekannt, und ist in Gräbern aus jener Periode gefunden worden. Es hat dies seine Erklärung darin, dass das Silber nicht besonders selten in gediegenem Zustande gefunden wird, und zwar in Formen, welche an und für sich schon die Aufmerksamkeit auf sich ziehen mussten, nämlich in blech-, draht- und bäumchenförmiger Gestalt. Ausserdem ist das Silber leicht in metallischem Zustande aus gewissen Erzen auszuscheiden, da es genügt, ein Stück eines solchen Erzes in ein Holzfeuer zu werfen, um einen Klumpen metallisches Silber zu gewinnen.

Das Silber hat schon in ältester historischer Zeit eine besonders grosse Rolle als Münzmaterial gespielt. Als solches war es in Aegypten nach biblischen Berichten schon zur Zeit des ägyptischen Joseph allgemein gangbar; auch bei den alten Kulturvölkern Afrikas und Westasiens wurde es als Zahlungsmittel verwendet. Wie dies in den letzten Jahren der Fall war, so erfahren wir auch aus jenen alten Zeiten von bedeutenden Preisschwankungen des Silbers. Nach den Angaben des Plinius waren die reichsten Silbergruben in Indien; aber auch die äthiopischen und nubischen, sowie die in Griechenland im Betrieb befindlichen Silberbergwerke lieferten gewaltige Schätze. Vor allem besass Spanien damals reiche Silberbergwerke, deren Ausbeutung Hannibal die Mittel zur Kriegführung gegen die Römer verdankt haben soll. Spanische Silberbergwerke kamen erneut im Mittelalter in Betrieb und waren teilweise im Besitz des berühmten Augsburger Kaufhauses der Fugger. In Oesterreich lieferte Böhmen vom Mittelalter bis jetzt die reichste Ausbeute an Silber, in Deutschland werden die sächsischen Silbergruben seit dem 12. Jahrhundert ausgebeutet. Die Entdeckung Amerikas brachte die mexikanischen und peruanischen Silbergruben in den Besitz Spaniens, dem seine „Silberflotten" von dort ungeheure Schätze zuführten. Seit 1860 liefert Nevada in Amerika so riesige Mengen Silber, dass in dieser Produktion die Ursache des Preissturzes gesucht werden muss, den das Silber seit geraumer Zeit erlitten hat. —

Das gediegene Silber kommt entweder in Würfeln oder Oktaedern krystallisiert, teils, wie schon erwähnt, haarförmig, moosförmig, bäumchenförmig u. s. w. in Blechen und Platten, derb und eingesprengt, vor. Es ist geschmeidig, biegsam, dehnbar, der Bruch hakig, silberweiss, oft gelb, braun oder schwarz angelaufen; es schmilzt vor dem Lötrohre und löst sich in Salpetersäure. — Ausser in gediegenem Zustande findet man das Silber in den sogenannten Silbererzen, in denen es den Hauptbestandteil bildet. Als solche sind hauptsächlich zu nennen: Silberglanz (Schwefelsilber) mit 80⁰, Roltgiltigerz mit 60⁰ und Weissgiltigerz mit 30⁰ Silber. Ausserdem führen fast aller Bleiglanz und die meisten Kupfererze dieses Edelmetall, aus denen es zu gewinnen die fortschreitende Technik uns in steigendem Maasse befähigt.

Die Gewinnung des Silbers aus den Silbererzen wird in mannigfaltiger Weise bewerkstelligt. Sie wird stets vorbereitet durch eine sehr sorgfältige Handscheidung der Erze von dem tauben Gestein, Zerkleinern und Schlämmen. Das weitere Verfahren ist zu kompliziert, als dass es hier eingehend beschrieben werden könnte. Entweder die Erze werden zu sogen. Werkblei eingeschmolzen, dieses abgetrieben (durch Schmelzen bei Luftzufuhr) und das erhaltene „Blicksilber" durch ein längeres Schmelzen, das „Feinbrennen", von den letzten Resten der fremden

Metalle befreit, oder man bildet durch einen geeigneten Prozess aus dem in den Erzen enthaltenen Silber Chlorsilber, aus welchem man das Silber durch Quecksilber löst (Amalgamation). Die empfehlenswerteste Methode der Silbergewinnung ist diejenige auf nassem Wege, indem es bis auf ganz geringfügige Verluste die vollständige Ausbringung des Metalles aus den Erzen gestattet. Es giebt sehr verschiedene Verfahren, die im Prinzip darauf beruhen, das in den feingemahlenen Erzen enthaltene Silber durch chemische Lösungen auszuziehen. Durch die Verbindung des nassen Verfahrens mit der Elektrolyse kann man dann aus der Flüssigkeit das Silber sofort in fast chemisch reinem Zustand auf einem in das Bad getauchten Silberbleche abscheiden.

Das Silber ist das weisseste Metall und hat eine ausserordentliche Polierbarkeit; es krystallisiert in Würfeln oder Oktaedern, ist weicher und etwas weniger fest als Kupfer, dagegen etwas härter und fester als Gold. Nach diesem ist Silber das streckbarste Metall; es lassen sich 0.8 g zu einem Draht von 125 m Länge ausziehen. Auch kann man es in Blättchen von 0.00001 Zoll Dicke verdünnen. In solchen, ganz dünnen Lagen ist es mit bläulich-grünem oder gelblichblauem Lichte durchsichtig. Seine Härte wird übrigens schon durch ganz geringe fremde Beimengungen gesteigert. Das spezifische Gewicht beträgt nahezu 10.56, ändert sich aber durch Verdichtung beim Hämmern, Walzen, Drahtziehen bis zu etwa 10.62.

Bei gewöhnlicher Temperatur oxydiert es nicht, weder in der Luft, noch im Wasser, dagegen bildet sich bei höherer Temperatur ein flüchtiges Oxyd; kommt es mit schwefelhaltigen Ausdünstungen in Berührung, so wird seine Farbe braun oder schwarz, indem sich Schwefelsilber bildet. Läuft also Silber in der freien Luft an, so ist dies nicht dem Sauerstoff, sondern dem in ihr enthaltenen Schwefelwasserstoffgase zuzuschreiben, welchem es den Schwefel entzieht. — Bei sehr hohen, durch Knallgasgebläse oder galvanische Ströme erzeugten Temperaturen verflüchtigt sich das Silber und brennt mit blassblauer Flamme. Das Silber löst sich in Salpetersäure, selbst in verdünnter, leicht auf, besonders wenn diese etwas erwärmt wird; von andern verdünnten Säuren wird das Silber nicht angegriffen; heisse Salpetersäure löst das Silber unter heftigem Aufbrausen, wobei sich Stickoxydgas entwickelt. Auch kochende konzentrierte Schwefelsäure löst es unter gleichzeitiger Entwickelung schwefliger Säure. —

Wenn reines Silber sehr lange in der Erde liegt, überzieht es sich mit Chlorsilber und wird brüchig; der Bruch ist dann körnig, krystallinisch und stark glänzend. Bei Berührung mit Schweiss „erblindet" Silber, d. h. es bedeckt sich mit Chlorsilber, welches aber durch Ammoniak leicht weggenommen werden kann.

Das sogen. Feinsilber des Handels enthält meist nicht unwesentliche Mengen von Kupfer, Zinn, Antimon, Wismut u. s. w. Für manche Zwecke, für Galvanoplastik und galvanische Versilberung z. B. ist es wesentlich, chemisch reines Silber zu erhalten. Man wandelt zu diesem Zwecke das Metall in Chlorsilber um, filtriert und trocknet dieses und schmilzt es unter Zusatz verschiedener Mittel ein. Auch das schon erwähnte Verfahren der Silbergewinnung aus Lösungen, in denen es neben andern Metallen enthalten ist, durch den galvanischen Strom kann zur Erzeugung ganz reinen Silbers verwendet werden, da man auf diese Art selbst aus sehr dünnen Lösungen von Silbersalzen die Gesamtmenge des darin enthaltenen Silbers ausscheiden kann.

Neben Gold und Silber muss auch das Kupfer, welches in den für Schmuck gebräuchlichen Legierungen eine wesentliche Rolle spielt, erwähnt werden. Es kommt auf der Erde gediegen in beträchtlichen Mengen vor, in Platten, baumförmig und eingesprengt. Noch wichtiger und verbreiteter ist sein Vorkommen in den Kupfererzen. Kupfer hat eine hellgelbrote Farbe; die tiefere Röte, die man unter der Bezeichnung Kupferrot gewöhnlich versteht, ist ein dünner Ueberzug von Kupferoxydul. Das Kupfer ist sehr zäh und dehnbar, lässt sich schweissen und schön polieren; es schmilzt schwerer als Silber und leichter als Gold. Es dehnt sich beim

Schmelzen aus, fliesst in der Hitze dünn und zeigt dabei eine meergrüne Farbe. Das Kupfer löst sich leicht in starker und in verdünnter Salpetersäure, sowie in heisser, verdünnter Schwefelsäure. In feuchter Luft überzieht es sich mit Grünspan; bei starkem Erhitzen spielt es anfangs in den Regenbogenfarben und wird später schwarz. Die wichtigsten Legierungen des Kupfers mit Unedelmetallen sind: Messing: 60—70% Kupfer, 30—40% Zink. Tombak (Rotmessing): 85% Kupfer, 15% Zink. Neusilber (Weisskupfer): 50—66% Kupfer, 19—31% Zink, 13—18% Nickel.

Aluminiumbronze ist eine Legierung von Kupfer und 10, 7.5, 5, und 2.5% Aluminium. Je nach seiner Zusammensetzung zeigt es eine grosse Aehnlichkeit mit Gelb- oder Rotgold.

Das Platin, das neuerdings auch eine gewisse Bedeutung für die Schmuckindustrie erlangt hat, kommt in kleinkörnigen Erzstücken vor im Gemenge mit Sand und verschiedenen verwandten, den sogen. Platinmetallen. Seine Farbe liegt zwischen Stahlgrau und Zinnweiss; der Glanz ist geringer als der des Silbers. Das Platin ist hämmerbar, lässt sich zu dünnem Blech auswalzen und zu feinem Draht ausziehen. Zu ganz feinem Draht kann allerdings nur chemisch reines Platin verwendet werden. In Bezug auf die Hämmerbarkeit kommt das Platin hinter Gold, Silber, Kupfer und Zinn, in Bezug auf die Ziehbarkeit aber direkt hinter Gold und Silber. Licht und Feuchtigkeit lassen Platin unverändert; auch wird es durch einfache Säuren, selbst im konzentriertesten Zustande, nicht angegriffen; als Lösungsmittel dient gewöhnlich Königswasser. — Platin wird in der Schmuckindustrie weniger als Bestandteil einer Legierung, als für sich zur Herstellung von Einzelteilen an Schmuck, seiner angenehmen Farbe wegen, und weil es an der Luft (auch nicht beim Glühen) nicht oxydiert, verwendet. So findet man es beispielsweise bei Ketten in der Art benutzt, dass abwechselnd ein oder mehrere Glieder aus Gold, die folgenden aus Platin u. s. w. sind.

---

2. Die Schmucksteine und was dazu gehört.

Wie unter den Metallen Gold und Silber, so giebt es auch unter den Mineralien eine bestimmte Anzahl durch Schönheit und anderweitige Eigenschaften ausgezeichnete Steinarten, welche seit uralter Zeit zum Schmuck oder sonstiger künstlerischer Verwendung von seiten des Menschen auserkoren worden sind. Ihre Schönheit kann sehr verschiedener Art sein. Sie beruht teils auf Durchsichtigkeit und Klarheit, teils auf Glanz oder Farbe, oder endlich auf einem Farbenspiel, das entweder oberflächlich sein kann und in diesem Falle durch äusserlich von dem Stein reflektierte Lichtstrahlen hervorgebracht ist, oder von im Innern sich bewegenden Lichte herrührt. Diese Eigenschaften treten nur sehr selten alle vereinigt auf; ein Beispiel hierfür ist der gefärbte, z. B. rote oder blaue Diamant. Sehr häufig fehlt das Farbenspiel und sind nur Durchsichtigkeit, Glanz und Farbe vorhanden, z. B. beim Rubin. Manchmal wirkt der Stein nur durch Farbenschönheit, z. B. der Türkis; bei andern sticht hauptsächlich ein schöner Farbenschiller hervor (edler Opal); schliesslich fehlt die Farbe auch wohl gänzlich, und der Stein weist nur Durchsichtigkeit, Glanz und Farbenspiel auf: Der farblose, wasserhelle Diamant.

Wenn ein Stein sich zur Verwendung als Schmuckstein eignen soll, so muss er ausser der erforderlichen Schönheit noch eine andere Eigenschaft besitzen, nämlich eine gewisse Widerstandsfähigkeit gegen äussere Einflüsse. Es giebt Mineralien, die so weich sind, dass schon die häufige Berührung mit der Hand ihre Schönheit angreift und sie unansehnlich macht. Solche werden sich natürlich nicht wohl zum Tragen als Schmuck eignen. Andere sind härter, werden aber durch den unvermeidlichen, alles überziehenden Staub, der zum grossen Teil aus winzigen

Partikelchen des harten Minerales Quarz besteht, angegriffen; auch diese können kaum in Betracht kommen. Eine gewisse Härte ist also unbedingtes Erfordernis, wenn eine Steinart sich zur Verwendung als Schmuckstein eignen soll. Uebrigens giebt es auch hier noch Unterschiede. Ein Ringstein, der vielfacher Reibung und auch wohl dem Anstossen ausgesetzt ist, muss härter sein, als ein Schmuckstein, der in eine Brosche eingesetzt wird, und dort sich einer weitergehenden Schonung erfreut.

Steine, welche die hier erläuterten Eigenschaften in genügendem Maasse vereinigen, nennt man Edelsteine oder Juwelen. Ihre Zahl ist, verglichen mit der Anzahl der überhaupt bekannten Minerale, eine verhältnismässig geringfügige, und auch ihr Vorkommen in der Erdkruste ein immerhin vergleichsweise seltenes. Ihre Seltenheit trägt nicht wenig dazu bei, ihren Wert und ihre Wertschätzung noch zu erhöhen, während umgekehrt mancher häufig vorkommende und darum billige Schmuckstein bei allen seinen sonstigen guten Eigenschaften eben durch seine Häufigkeit schon gewissermassen diskreditiert worden ist. Von künstlerischem Standpunkte aus ist natürlich die mehr oder minder grosse Seltenheit eines Edelsteins eine ganz gleichgültige Sache.

Die schönsten, härtesten und seltensten, also auch teuersten Schmucksteine nennt man Edelsteine, diejenigen, welchen diese Eigenschaften in ihrer Gesamtheit in geringerem Maasse zukommen, Halbedelsteine. Diese Einteilung ist indessen keine ganz feste, insofern, als manche Arten von dem Einen zu den Edelsteinen gerechnet werden, welche der Andere nur noch als Halbedelsteine taxiert. Es sind eben nicht immer die schönsten Edelsteine auch zugleich die härtesten, noch diese immer besonders selten. So ist z. B. der Smaragd nicht besonders hart, aber doch einer der kostbarsten Edelsteine wegen seiner wunderschönen grünen Farbe und der grossen Seltenheit tadelloser Exemplare. Edle Opale und Türkise sind weich und letztere auch undurchsichtig, werden aber zu den Ganzedelsteinen gezählt, während der harte und durchsichtige, aber leicht in schönen Exemplaren erhältliche Amethyst nur als Halbedelstein gewertet wird.

Selbstverständlich sind auch innerhalb einer Gattung von Edelsteinen nicht alle Exemplare gleichwertig. Die Härte ist zwar die gleiche, Durchsichtigkeit und Farbe aber differieren so stark, dass neben den wertvollsten und kostbarsten Edelsteinen in der gleichen Gattung solche vorkommen, welche völlig wertlos sind und zu Schmuckzwecken überhaupt keine Verwendung finden können. Die angegebene Einteilung in Edelsteine und Halbedelsteine läuft daher mit der wissenschaftlichen Einteilung der betreffenden Steinarten keineswegs parallel. So giebt es in der Mineralspezies Beryll, ausser dem hierher gehörigen, kostbaren Smaragd, noch den gelben Goldberyll und den blassgrünlichblauen Aquamarin, die nach Aussehen und Wertschätzung erheblich hinter dem Smaragd zurückstehen, und endlich den trüb und unschön gefärbten Beryll, der überhaupt nicht zu Schmuck verwendet und auch nicht zu den Edelsteinen gezählt wird. Allgemein pflegt man danach bei vielen Mineralien die durchsichtigen Abarten als „edle“ von den trüben, undurchsichtigen, „gemeinen“ zu unterscheiden.

Auf die Wertschätzung der Edelsteine hat von jeher die Mode, oder auch, wenn man so sagen will, der Kunstgeschmack, einen bedeutsamen Einfluss gehabt. Ohne einen im einzelnen ersichtlichen Grund wird zu einer Zeit ein Stein bevorzugt und hoch bezahlt, der unter Umständen nicht so sehr viel später fast von der Liste der verkäuflichen Edelsteine gestrichen erscheint. Bei einem Ueberblick über längere Zeiträume kann man hier, wie auf andern Gebieten des Kunstgewerbes und der Kleidermode, die Beobachtung machen, dass Zeiten der Farblosigkeit mit solchen abwechseln, die einer volleren Farbenfreude sich hingeben; oder, auf unser vorliegendes Gebiet angewendet, dass der Geschmack abwechselnd den farblosen Diamanten und dann wieder farbige Steine (Phantasiesteine) bevorzugt. Nach langer Vorherrschaft des Diamanten ist gegenwärtig wieder eine reichhaltige Auswahl farbiger Steine an der Tagesordnung. Es ist noch kaum 20 Jahre her, dass unsere Juweliere an Edelsteinen eigentlich nichts auf Lager hielten, als Diamanten, Rubine, Saphire, Smaragden, Granaten und gelegentlich etwa einen Topas oder Aquamarin. Jetzt schleift man fast alle Mineralien, deren natürliche Beschaffenheit es überhaupt gestattet, zu Schmucksteinen, und namentlich werden in einzelnen Ländern einheimische, anderswo kaum bekannte und gar nicht beachtete Steinarten als Produkte des vaterländischen Bodens ganz besonders hoch geschätzt.

Für eine künstlerische Behandlung des Steinschmuckes ist die gegenwärtige Zeit eine ungemein günstige zu nennen. Die reichhaltige Auswahl an Steinarten von allen Farben und Schliffarten ermöglicht es, in ihrer Zusammenstellung eine künstlerische Komposition anzuwenden und Farbensinn und Kunstgeschmack zu bethätigen.

Man war früher der Meinung, die Edelsteine seien aus besonders edlen Substanzen zusammengesetzt. Dies hat sich als irrig erwiesen; es sind vielmehr die allergemeinsten Stoffe, wie Kohlenstoff, Thonerde u. a., aus denen die kostbarsten Steine gebildet sind. Im übrigen zeigt sich in ihrer Zusammensetzung eine sehr grosse Mannigfaltigkeit, indem sie bald eine einfache, bald sehr komplizierte, aus verschiedenen Grundelementen bestehende, sein kann. Der Diamant enthält nur ein einziges Element, nämlich den Kohlenstoff, allerdings in einer ganz besonderen Art der Ausbildung. Alle andern Edelsteine bestehen aus mehreren Grundbestandteilen. Ihre Zusammensetzung auch nur annähernd zu erörtern, würde uns hier zu weit führen. Erwähnt sei nur, dass ein Stein aus der Reihe der Ganzedelsteine, der Türkis, unter seine Hauptbestandteile auch ein im Verhältnis nicht unbeträchtliches Quantum Wasser zählt. Unter den geringeren Steinen ist auch der Malachit wasserhaltig.

Eine fast allen Edelsteinen gemeinschaftliche Eigenschaft ist es, dass sie in ihren ursprünglichen natürlichen Formen in regelmässiger Weise ebenflächig begrenzt erscheinen: Sie sind krystallisiert, wie der wissenschaftliche Ausdruck lautet. Nur ganz wenige, vor allem der Opal, erscheinen niemals in solchen Krystallformen; sie sind stets ganz unregelmässig gestaltet, oder „amorph". Diejenigen Edelsteine, welche krystallisieren, thun dies nach ganz bestimmten Gesetzen, so dass jedem einzelnen eine bestimmte Krystallform oder eine bestimmte Reihe solcher Formen zukommt. Auf der Beobachtung dieser Verhältnisse hat sich eine eigene Wissenschaft aufgebaut, die Krystallographie.

Auf diesem krystallinischen Aufbau der Edelsteine beruht eine sehr merkwürdige Eigenschaft derselben, die sogen. Spaltbarkeit. Bei vielen ist der innere Zusammenhang nach der einen Richtung schwächer als nach der anderen, oft so schwach, dass sie schon durch einen nicht sehr starken Schlag in der betreffenden Richtung nach vollkommen ebenen Flächen auseinanderbrechen — nach Flächen, die eben als diejenigen des geringsten Zusammenhaltes anzusehen sind. So sind neben andern besonders leicht spaltbar der Topas nach einer Richtung und der Diamant nach vier Richtungen. Bei andern, z. B. beim Smaragd, ist die Spaltung viel schwieriger zu bewerkstelligen, und auf den Spaltungsebenen wechseln ebene und krumme Flächen unregelmässig miteinander ab. Andere Edelsteine kann man überhaupt nicht spalten sondern nur unregelmässig zerschlagen oder zerbrechen. Nicht krystallisierte Steine, wie der Opal, zeigen nie eine Spur von Spaltbarkeit. Unter Umständen kann man durch das Nichtvorhandensein der Spaltbarkeit nachweisen, dass man es nicht mit einem echten, krystallisierten Edelstein zu thun hat, sondern mit einer Nachbildung aus Glas, da dieses niemals nach einer bestimmten Richtung spaltbar ist.

Häufig macht sich diese Eigenschaft der Spaltbarkeit an den Steinen in sehr unerwünschter Weise geltend, indem sich gern nach den Spaltungsebenen im Innern Risse bilden, welche die Bewegung des Lichtes hindern und die Schönheit des Steines sehr beeinträchtigen können. Solche Risse nennt der Juwelier „Federn“; sie sind, namentlich an durchsichtigen Steinen schwerwiegende Fehler, und um so mehr, als sie sich nachträglich erweitern, ja unter Umständen ein vollständiges Zerbrechen herbeiführen können. Steine, welche in rohem Zustande solche Risse schon zeigen, werden nicht zu Schmucksteinen verwendet, da sie das Schleifen nicht aushalten.

Andererseits ist gerade für das Schleifen die Spaltbarkeit bei Edelsteinen ein grosser Vorteil und eine wesentliche Erleichterung der Arbeit. So werden rohe Topase, welche für einen Schmuckstein zu gross sind, vermöge ihrer leichten Spaltbarkeit rasch und ohne den geringsten Materialverlust in einzelne, kleinere Stücke zerlegt, während andere Steine, welche man nicht spalten kann, unter Aufwendung von viel Mühe, Zeit und Kosten zersägt oder zerschnitten werden müssen.

Die Spaltbarkeit ist besonders beim Schleifen des Diamanten von sehr grossem Werte. Der Diamant giebt leicht ein Spaltungsstück von der Form des regulären Oktaeders, welche der Gestalt des Brillantschliffs, die man ihm durch das Schleifen zu erteilen wünscht, ziemlich nahe steht. Man braucht also nach dem Wegspalten der überflüssigen Teile nicht mehr so viel wegzuschleifen, als ohne diese vorgängige Manipulation notwendig wäre. Auch behalten die abgespaltenen Stücke ihren Wert, während sie, wenn man sie durch Schleifen entfernte, vollkommen zerstört werden würden. Jedenfalls würde ohne die Möglichkeit, den Diamanten zu spalten, seine Bearbeitung eine sehr viel mühsamere und kostspieligere sein.

Unter der Härte eines Edelsteines versteht man den mehr oder weniger grossen Widerstand, den derselbe dem Geritztwerden durch ein anderes Mineral entgegensetzt. Fährt man mit der scharfen Kante des einen über eine glatte Fläche des andern Steines, so entsteht ein Ritz, wenn der letztere weicher ist als der erstere. Ritzt keiner den andern, so sind beide gleich hart. Ein recht hoher Härtegrad ist namentlich für durchsichtige Steine sehr wünschenswert, da hier ein ganz kleiner Ritz, selbst wenn er auf der rückwärtigen, dem Beschauer abgekehrten Seite entstanden sein sollte, doch unter Umständen vielfach gespiegelt, sichtbar werden und jede Abnützung oder Beschädigung der Schönheit des Aussehens bei solchen Steinen ganz besonders starken Abbruch thun kann. Ueberhaupt beruht für jeden Schmuckstein fast lediglich auf der Härte, d. h. auf seiner Widerstandsfähigkeit gegen das Geritztwerden, die Dauerhaftigkeit seiner Schönheit. Aber nicht nur die Dauer, sondern auch einen Teil der Schönheit selbst bedingt die Härte, insofern, als ein harter Stein glättere, glänzendere Facetten und schärfere Ecken und Kanten annimmt, als ein weicher. Dass die beim Schleifen angewendeten Mittel sich nach der Härte des Steinmaterials zu richten haben, ist ohne weiteres einleuchtend.

Im folgenden sind einige der am meisten verwendeten Schmucksteine nach dem Grade ihrer Härte in aufsteigender Reihenfolge geordnet.

1. Bernstein.
2. Gagat (Jet).
3. Türkis.
4. Opal.
5. Malachit.
6. Lapislazuli.
7. Nephrit.
8. Adular (Sonnenstein).
9. Labrador.
10. Chalcedon (Achat, Carneol u. s. w.).
11. Quarz (Bergkrystall, Amethyst, Citrin, Jaspis, Chrysopras).
12. Topas.
13. Turmalin.
14. Roter Granat.
15. Zirkon (Hyacinth).
16. Beryll (Smaragd, Aquamarin).
17. Chrysoberyll.
18. Korund.
19. Diamant.

Unter den Eigenschaften der Edelsteine wird kaum eine durch den Schliff in so hohem Grade gefördert und entwickelt als die Durchsichtigkeit. In rohem Zustande ist die Oberfläche meist rauh und trübe, so dass das Licht nur in beschränktem Maasse durchdringen kann. Gerade bei den kostbarsten Juwelen ist die Eigenschaft der Durchsichtigkeit ganz besonders entwickelt, so beim Diamanten, Rubin, Saphir u. a., jedoch auch bei einzelnen minderwertigen, z. B. beim Bergkrystall und beim Amethyst. Ein recht hoher Grad von Durchsichtigkeit trägt nicht wenig zu erhöhter Wertschätzung eines Steines bei. Indessen sind auch Edelsteine erster Ordnung nicht oder nicht vollkommen durchsichtig, so der edle Opal und der Türkis; von den Halbedelsteinen seien der Achat, der Malachit und der Chrysopras als undurchsichtig genannt.

Den höchsten Grad von Durchsichtigkeit bezeichnet man mit dem Ausdrucke „wasserhell", womit zugleich noch der Begriff absoluter Farblosigkeit verbunden zu werden pflegt, wie beim Diamanten oder Bergkrystall, und man spricht von Diamanten vom reinsten oder vom ersten Wasser, von solchen vom zweiten und dritten Wasser, wodurch man die mehr oder minder grosse Trübung, bezw. Abweichung von absoluter Farblosigkeit und Klarheit bezeichnet. Geht die Trübung weiter, so dass von vollständiger Durchsichtigkeit nicht mehr gesprochen werden kann, so nennt man den Stein halbdurchsichtig; lässt er nur ein unbestimmtes Schimmern durch, so heisst er durchscheinend. Unter die erste Kategorie gehört in den meisten Fällen der eigentliche Chalcedon, unter die letztere der edle Opal. Bei vielen Steinarten, welche kein Licht mehr durchlassen, schimmert dieses an scharfen Kanten etwas durch; so sind z. B. Bruchstücke von Chrysopras von einem schmalen, hellen Saum umgeben, wenn man sie gegen das Licht hält. Dies nennt man kantendurchscheinend. Steinarten, bei welchen auch dies wegfällt, sind ganz undurchsichtig; sie können nur durch ihren Glanz und die Schönheit ihrer Farbe wirken, wie z. B. der Hämatit (Blutstein).

Auch diejenigen Steine, welche wir als wasserhell, also als absolut durchsichtig, bezeichnen, lassen doch nicht alles Licht durch, sondern werfen einen Teil desselben zurück, wie dies übrigens alle Körper in geringerem oder höherem Grade thun. Gelangt dieses zurückgeworfene Licht in das Auge des Beschauers, so empfinden wir dies als Glanz, und sprechen je nach der Stärke dieser Empfindung von sehr glänzenden oder spiegelnden, von glänzenden, von schimmernden oder matten Steinen. Ausser der absoluten Stärke des Glanzes wird der Kenner aber auch verschiedene Arten des Glanzes bei den verschiedenen Steinarten mit Sicherheit unterscheiden. Man bezeichnet diese unterschiedlichen Glanzempfindungen bei Edelsteinen, indem man das Aussehen anders gearteter glänzender Körper zum Vergleich heranzieht. So spricht man von einem Metallglanz, Glasglanz, Diamantglanz, Perlmutterglanz, Sammet-, Seiden- oder Atlasglanz oder endlich Fettglanz. Der erste, der Metallglanz, kommt nicht häufig vor und ist stets mit völliger Undurchsichtigkeit verbunden. Ein Beispiel dafür ist der Blutstein. Dagegen ist der Glasglanz, besonders bei durchsichtigen Mineralien, sehr häufig vorhanden: Er ist dem Topas, Bergkrystall, Rubin, Saphir und Smaragd zu eigen. Zeigt ein Stein mit einem solchen Glanz noch ein starkes Lichtbrechungs- und Farbenzerstreuungsvermögen, so spricht man vom Diamantglanz, der mit ganz unwesentlichen Ausnahmen nur bei dem Steine sich findet, der ihm den Namen gegeben hat. Das goldig glänzende Tigerauge zeigt, vermöge seiner feinfaserigen Struktur, den Seiden- oder Atlasglanz. Der Perlmutterglanz kommt als Ausnahmeerscheinung auf manchen Steinen vor, aber nur auf den Flächen, welche mit der vollkommenen Spaltbarkeit parallel gehen. Fettglanz kommt bei Schmucksteinen kaum vor ausser bei Nephrit; einen mit ihm verwandten Glanz, den Wachsglanz, hat der Türkis.

Eine für die Schmuckwirkung des Steines ungemein wichtige Erscheinung haben wir noch in der Lichtbrechung und der Farbenzerstreuung zu betrachten. Es kommen hierbei ausschliesslich die durchsichtigen Steine in Betracht, welche in mehr oder weniger hohem Grade die Eigenschaft besitzen, die in sie eindringenden Lichtstrahlen zu brechen, d. h. sie von ihrer ursprünglichen Richtung abzulenken. Dies geschieht nicht nur beim Ein- sondern auch beim Austritt der Lichtstrahlen aus dem Stein, unter Umständen so stark, dass ihre Richtung in die umgekehrte verwandelt wird, d. h. dass das Licht, anstatt aus dem Stein wieder auszutreten, völlig zurückgeworfen wird; dadurch scheint sich der Stein mit Licht zu füllen und wird feurig und leuchtend. Diesen Vorgang bezeichnet man mit dem Namen Totalreflexion. Je stärker das Licht in das Innere des Steines zurückgeworfen wird, desto schöner ist sein Aussehen.

Bekanntlich kann man das gewöhnliche, farblose Tageslicht in die Regenbogenfarben zerlegen, wenn man es durch ein Krystallprisma fallen lässt; man nennt dies Farbenzerstreuung. Eine entsprechende Erscheinung findet nun vielfach statt, wenn das Licht beim Eintritt in einen Edelstein aus seiner Richtung abgelenkt wird: Er wird dabei zugleich in seine verschiedenen Farben zerlegt.

Auf dieser Farbenzerstreuung beruht das prächtige Farbenspiel, welches verschiedene Edelsteine, vor allem in unübertroffener Weise der Diamant, ganz unabhängig von ihrer eigentlichen Körperfarbe zeigen, vorausgesetzt, dass sie richtig geschliffen und beleuchtet sind. Je zwei, nicht miteinander parallele Facetten des Steines bilden dabei das erwähnte Prisma, vermöge dessen das einfallende Licht in seine verschiedenen Farbenbestandteile zerlegt wird, und die Totalreflexion wirft dieses Licht zurück, so dass es bei der Betrachtung an der dem Lichte ausgesetzten Seite erscheint. Diese Erscheinung ist beim Diamanten schöner und stärker ausgebildet als bei irgend einem andern Edelstein; deshalb erscheint dieser Stein vor den andern so hell und glänzt in den verschiedensten Regenbogenfarben. Deshalb erscheint auch ein anderer Stein, der ebenfalls durchsichtig, glänzend und farblos ist, die Eigenschaften der Farbenbrechung und Lichtreflexion aber nicht oder nur in unbedeutendem Maasse hat, wie der Bergkrystall, stumpf und tot neben einem Diamanten. Andererseits gewährt ein Brillant aus feinstem Strass einen ähnlichen Anblick wie ein echter Stein, weil diese Glassorte ebenfalls ein starkes Farbenzerstreuungsvermögen und ähnliche Reflexion besitzt.

Ferner ist der geschilderte Vorgang auch der Grund, warum der Brillant für den Diamanten die günstigste Schliffform ist; vergleicht man einen solchen mit einem als Rosette geschliffenen, so fällt sofort auf, dass dieser nicht entfernt das schöne Farbenspiel aufweist, wie der erstere. Die Form der Rosette und die Anordnung ihrer Facetten hat eben einen andern Gang der Lichtstrahlen in dem Stein zur Folge, welcher das Farbenspiel weniger entwickelt, als dies bei dem Brillanten der Fall ist. Aus demselben Grunde haben auch viele kleine Diamanten, eng zusammengesetzt, eine brillantere Wirkung und mehr Feuer, als ein grosser.

Neben Glanz und Durchsichtigkeit ist die augenfälligste Eigenschaft der Edelsteine die Farbe; hier sind zwei durchgreifende Unterschiede zu beobachten.

Entweder es ist die Substanz des Steines als solche und in sich gefärbt, so dass die Farbe an allen Exemplaren eine konstante, auch beim kleinsten Stückchen und selbst beim feinsten Pulver deutlich erkennbare ist, wie z. B. der Malachit dies zeigt; dann nennt man den Stein farbig; oder die Substanz ist an sich farblos und es sind ihr gewisse färbende Bestandteile (Pigmente) beigemischt, welche je nach ihrem mehr oder minder starken Vorkommen die Färbung bedingen oder hervorrufen. Dann nennt man das Mineral gefärbt. In diesem Falle, der für die meisten farbig erscheinenden Edelsteine gilt, ist die Farbe eine mehr zufällige, schwankende, unsichere Eigenschaft; es können verschiedene Exemplare derselben Steingattung verschieden getönt sein, ja an demselben Stücke kann eine Verschiedenheit vorkommen. Bei solcher Färbung erscheinen dünne Stückchen und Plättchen oder feines Pulver gewöhnlich mehr oder weniger farblos.

Ein Beispiel hierfür bietet der Quarz. Ist er ganz farblos, wasserhell und durchsichtig, so nennt man ihn Bergkrystall; ist er braun gefärbt, so heisst er Rauchtopas, violett, so wird er Amethyst, gelb Citrin und grün Plasma genannt. Aehnlich ist es mit dem Korund, der häufig farblos, manchmal sogar wasserhell vorkommt; der rote Korund ist der kostbare Rubin, der blaue der Saphir. Es kommen aber auch noch andere Farben vor. Ebenso kann der Diamant unter Umständen alle erdenklichen Farben zeigen.

Die Intensität, die Tiefe und Sättigung der Farbe hängt in diesem zweiten Falle von der Menge des in der Steinsubstanz eingeschlossenen Pigmentes ab; je grösser diese ist, desto tiefer ist der Stein gefärbt. Ist sie ungleich verteilt, so wird auch die Färbung ungleich, fleckig oder wolkig sein. Es können auch an einem Stück verschiedene Pigmente eingelagert sein, dann beobachten wir das Erscheinen von zweierlei Farben. So zeigt der Saphir manchmal blaue Flecken auf farblosem Grunde, ebenso der Amethyst violette. Beim Turmalin kann man oft einen roten, von einer grünen Hülle umgebenen Kern finden, welche beiden Farben scharf gegeneinander abschneiden. Der bunteste aller zu Schmuckzwecken verwendeten Steine ist der Achat, dessen Schönheit eben auf seinem Farbenwechsel beruht. Er weist mehrere Farbtöne in den verschiedensten Zeichnungen auf, deren Eigenart durch die verschiedenen, beim Achat gebräuchlichen Benennungen, wie Baum-, Wolken-, Festungs-, Moosachat klar gemacht wird.

Ueber die Natur der färbenden Pigmente war es noch nicht möglich, in allen Fällen ins reine zu kommen. Beim Smaragd wurde eine geringe Menge einer Verbindung des Metalls Chrom gefunden, bei dem hellapfelgrünen Chrysopras eine ebensolche des Nickel. Dagegen ist als färbende Substanz beim Rauchtopas eine organische gefunden worden, ein dunkelbraunes, brenzlich riechendes Oel. In anderen Fällen sind es bestimmt abgegrenzte, kleinere Körperchen, welche der Grundsubstanz mechanisch beigemengt sind, und die eine bestimmte Färbung hervorbringen. Sie sind meist so klein, dass sie nur unter dem Mikroskope deutlich hervortreten, und weisen die Formen von Körnchen, Schüppchen oder dickeren Nädelchen auf. Die prachtvolle Farbe des Lasursteines (Lapislazuli) wird durch zahllose blaue Körnchen hervorgebracht, welche in die farblose Grundmasse eingelagert sind. Der Feldspat wird zuweilen durch rote Schüppchen des Minerals Eisenglanz gefärbt und wird dadurch zum „Sonnenstein“ — u. s. w.

Die Farbe vieler Schmucksteine kann scheinbare und wirkliche Veränderungen erleiden Eine scheinbare Veränderung ergiebt sich bei manchen, wenn sie bei künstlichem Lichte betrachtet werden. Der Amethyst ist bei Tage schön violett, bei Kerzenschein unschön graulich; im Gegensatz dazu behält der orientalische Amethyst, der violette Korund, seine Farbe auch bei künstlicher Beleuchtung. Ganz merkwürdig verhält sich der Alexandrit, eine Abart des Chrysoberylls; er ist bei Tage grün, bei Nacht in künstlicher Beleuchtung rot. Gelbe Diamanten erscheinen bei Kerzenlicht farblos, während sie bei elektrischem Bogenlicht ihren gelben Schimmer beibehalten. Dass diese Eigentümlichkeiten, deren sich noch mehrere anfügen liessen, für die Verwendbarkeit eines Steines für Schmuck nicht ganz unwesentlich sind, leuchtet ein. — Einen praktischen Wert haben in einzelnen Fällen die wirklichen Farbenveränderungen, welche auf künstlichem Wege bei einzelnen Edelsteinen herbeigeführt werden können. So z. B. kann man manche Farben, besonders bei durch organische Pigmente hervorgerufenen Tönungen, durch starkes Erhitzen, bezw. Glühen zerstören und zum Verschwinden bringen. Es werden u. a. der braune Rauchtopas und der rötlichgelbe Hyazinth durch Erhitzen farblos; der violette Amethyst jedoch wird dabei gelb und der dunkelgelbe Topas rosarot; man erhält dadurch Varietäten, die als Schmucksteine geschätzt sind und die in der Natur nicht eben häufig vorkommen. Der rote Rubin wird in der Glühhitze zunächst ebenfalls farblos, beim Abkühlen erst grün und dann wieder rot wie vorher.

Eine sehr missliche Eigenschaft mancher Edelsteine ist es, dass sie ohne bestimmte Ursache, wohl durch die Einwirkung des Lichtes, mit der Zeit die Schönheit ihrer Farbe einbüssen. Manche Topase werden so merklich heller, ebenso der grüne Chrysopras und der Rosenquarz; vor allem kann beim Türkis ein Verschiessen und Grünwerden der schönen, blauen Farbe öfter beobachtet werden. Im Gegensatz dazu kann der Bernstein unter Umständen auf diese Art dunkelrotbraun werden und an Schönheit und Wert beträchtlich einbüssen. Ein sicheres Mittel, um dies zu verhüten, ist zur Zeit nicht bekannt.

Für eine direkte künstliche Färbung von Schmucksteinen kommen vor allem die Achate in Betracht, bei denen eine solche in grossem Umfange vermittelst Flüssigkeiten vorgenommen wird. Sonstige Eigentümlichkeiten in der farbigen Erscheinung der Edelsteine werden bei der Besprechung der einzelnen Gattungen noch zur Sprache kommen.

Von einer gewissen Wichtigkeit kann es manchmal sein, über die Wärmeleitungsfähigkeit der Edelsteine unterrichtet zu sein. Die meisten sind gute Wärmeleiter (Opal und Türkis machen eine Ausnahme) und fühlen sich deshalb bei der Berührung mit der Fingerspitze oder der Zunge kalt an, kälter z. B. als Nachahmungen aus Glas. Es gehört aber schon eine gewisse Uebung dazu, um den Unterschied mit Sicherheit herauszufinden. Umgekehrt fühlen andere, zu Schmuck verwendete Materialien, wie Jet und Bernstein, sich wärmer an als Glas und können dadurch von diesem unterschieden werden.

Wie wir es bei den Edelmetallen schon gesehen haben, kommen auch die Edelsteine insgesamt auf zweierlei Arten von Fundstätten vor: Entweder an dem ursprünglichen Ort ihrer Entstehung in das feste Urgestein eingeschlossen oder in verwitterten Gesteinsmassen und in Flussalluvionen, d. h. in Geröllen und Geschieben, welche von fliessendem Wasser angeschwemmt wurden. Im allgemeinen gewinnt man die kostbaren Steine aus den erwähnten Schuttmassen, den Edelsteinseifen, durch Auswaschen, resp. durch Auslesen; man spricht deshalb von Edelsteinwäscherei.

Ein gefundener Stein braucht nicht, wie dies beim Edelmetall ja meist der Fall ist, erst noch von irgend welchen Beimengungen befreit zu werden: Man kann ihn direkt zur technischen Verarbeitung, zum Schleifen, verwenden. Der Zweck des Schleifens ist, jedem Edelsteine unter möglichst geringem Materialverluste die seiner Eigenschaft, bezw. seinen Vorzügen am meisten entsprechende Schliffform zu geben. Diese beiden Forderungen decken sich in der Praxis natürlich nicht immer. Ein geschickter Steinschleifer wird lieber zu Gunsten der aufs höchste zu entwickelnden Schönheit auf einen grösseren Teil des ursprünglichen Gewichtes verzichten, als umgekehrt. Ein kleinerer, aber fehlerloser Stein bringt stets mehr Gewinn, als ein grösserer, der schlechte Stellen zeigt, die durch Abschleifen hätten entfernt werden können.

Von den verschiedenen Schliffformen, die es giebt, eignet sich natürlich nicht jede für jeden Stein; man kann vielmehr umgekehrt sagen, dass jeder Stein seine besondere Schliffform verlangt. Man wird durchsichtige Steine anders schleifen als undurchsichtige, dunkelgefärbte anders als helle, und diese anders als farblose. Es muss der Schliff jeweils den optischen Eigenschaften des Steines angepasst sein, seinem Lichtbrechungs- und Farbenzerstreuungsvermögen, seiner mehr oder weniger grossen Durchsichtigkeit u. s. f. Es muss z. B. die Breite und Dicke bei farblosen Steinen in einem bestimmten Verhältnisse zu einander stehen, ebenso die Vorderseite zur Hinterseite. Die Steine dürfen weder zu dick, noch zu dünn sein. Ferner müssen die hinteren Facetten eine bestimmte Lage zu den vorderen haben, da sie sonst die von diesen kommenden Lichtstrahlen nicht vollkommen zurückwerfen können. Für Farbsteine gelten dieselben Regeln, nur ist hier die Dicke von noch grösserer Bedeutung.

Die Schliffformen zerfallen in zwei Typen: Die facettierten, welche die Oberfläche in scharfkantig aneinander stossende Ebenen zerlegen, und die runden oder mugeligen, welche eine glatte Wölbung daraus machen. Die Facettensteine sind entweder nur auf einer Seite mit Facetten versehen, während auf der entgegengesetzten nur eine einzige grosse Fläche sich befindet, dann nennt man sie Rosen oder Rosetten; solche Steine, welche ringsum facettiert sind, führen je nach ihrer sonstigen Gestalt verschiedene Bezeichnungen.

Man wird selbstverständlich die kostbareren Steine sorgfältiger bearbeiten, sich strenger an die genauen Regeln der Schleifkunst bei ihnen halten, als bei geringwertigen. Denn die Kosten einer komplizierten, sorgfältig hergestellten Schliffform sind so hohe, dass sie nur bei besonders wertvollen Steinen mit Nutzen aufgewendet werden können. — Der Brillant, die wichtigste und für den Diamanten schlechtweg typische Steinform, kann erklärt werden als aus zwei, mit den Grundflächen aufeinandersitzenden Pyramiden bestehend, deren Spitzen abgestumpft sind. Die Grundfläche dieser Pyramiden war früher meistens eine viereckige mit abgerundeten

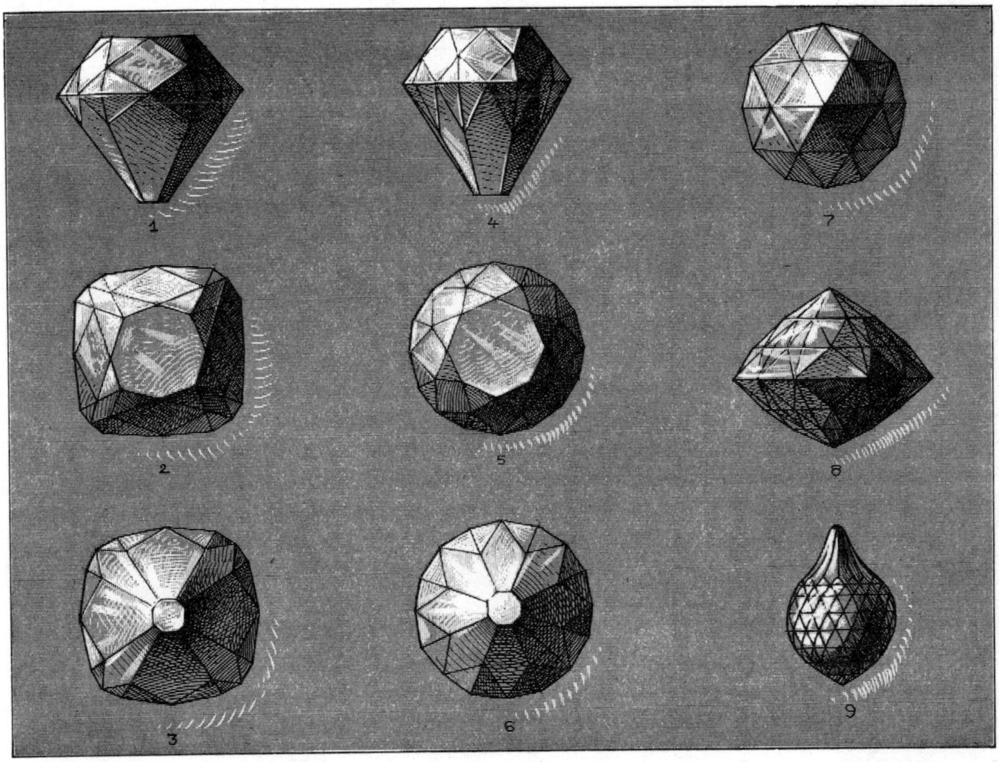

Abb. 1. **Schnittformen des Diamanten.**

1. 2. 3. Seiten-, Ober-, Unteransicht des Brillanten, dreifaches Gut, („Aeltere Form"). 4. 5. 6. Desgleichen, neuere Form. 7. Rosette (Rose). 8. Doppelrosette (Pendeloque). 9. Briolette.

Ecken; neuerdings wird aber auch eine völlig runde Form derselben viel angewendet. (Abb. **1.** 1. 2. 3. 4. 5. 6.) Die obere Pyramide, welche bei gewöhnlicher Fassung in einem Schmuckstück sich nach oben, dem Beschauer zugekehrt, wendet, nennt man Oberteil (Oberkörper, Krone), die untere Unterteil (Unterkörper, Kulasse). Beide Teile stossen nach einer ringsumlaufenden Kante, der Rundiste, zusammen. Jeder Brillant hat am Oberteil, welches der niedrigere Teil ist, eine breite Facette, die Tafel, welcher an dem beträchtlich höheren Unterteil eine kleinere, die Kalette, gegenüberliegt; beide liegen parallel zur Rundiste. Die Flächen zwischen der Rundiste, der Tafel und der Kalette sind durch 3-, 4- und 5seitige Facetten angefüllt. Bei der vollkommensten Brillantform, dem sogen. dreifachen Brillanten, sind am Oberteil 3 Reihen übereinanderliegende

Facetten, im ganzen 32 ohne die Tafel. Das Unterteil zählt 21 Facetten ohne die Kalette. Mit dieser Schliffart wird Feuer und Farbenspiel eines Diamanten auf das höchste erreichbare Maass gesteigert.

Der Treppenschnitt charakterisiert sich dadurch, dass seine Facetten sich nach Kanten schneiden, welche mit der Rundiste parallel sind; daher das treppenförmige Aussehen. Sein Umriss kann 4-, 6-, 8-, auch wohl 12seitig sein, regelmässig oder nach einer Seite verlängert. Diese Form wird besonders bei farbigen Steinen angewendet, soweit sie nicht als Brillanten geschliffen werden, da sie Farbe und Glanz bedeutend hebt. Je nach der blasseren oder dunkleren Farbe müssen mehr oder weniger Facettenreihen am Unterteil sein. (Abb. **2.** 1. 2. 8. 9.)

Unter der Bezeichnung „Tafelstein" werden eine Anzahl Formen zusammengefasst, welche sich erklären lassen als eine vierseitige Doppelpyramide, deren entgegengesetzte Spitzen man

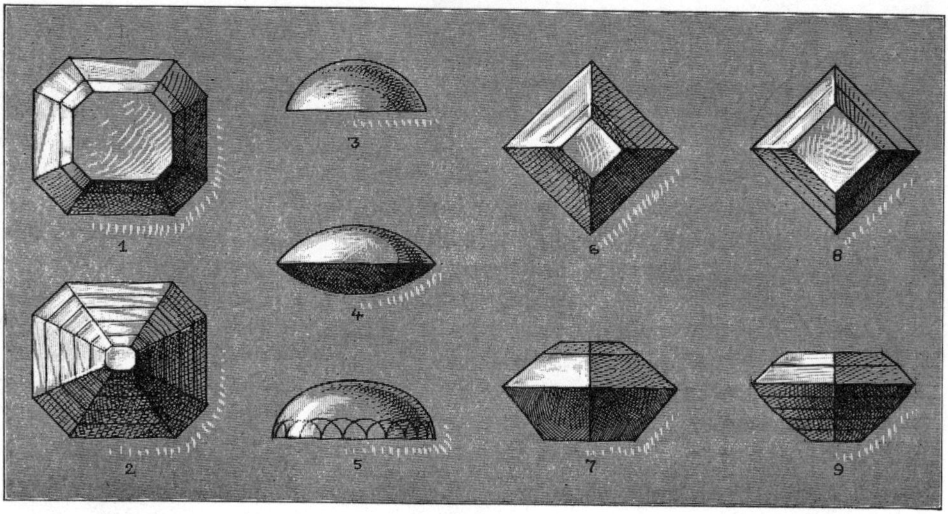

Abb. 2.

1. 2. Ober- und Unteransicht eines achtseitigen Treppenschnittes. 3. Einfach mugeliger Schliff (ausgeschlägelt). 4. Doppelt mugeliger Schliff. 5. Mugeliger Schliff mit Facetten. 6. 7. Ober- und Seitenansicht des Tafelschnittes. 8. 9. Ober- und Seitenansicht des vierseitigen Treppenschnittes.

so abgeschliffen hat, dass Oberteil und Unterteil gleich hoch und die Tafel gleich der Kalette ist. (Abb. **2.** 6. 7.) Diese Schliffart bringt im allgemeinen keine sehr grosse Wirkung hervor; doch werden einige Steine, wie z. B. der Smaragd, vorteilhaft in dieser Weise geschliffen, und wohl auch zur Erhöhung des Feuers einige Facetten am Oberteil beigegeben. In der schon erwähnten Rose oder Rosette (Abb. **1.** 7.) lernen wir die zweite Hauptform kennen, unter welcher der Diamant auftritt. Hier fehlt das Unterteil vollständig; das Oberteil besteht aus einer ebenen, unteren Fläche, über welcher sich die ganze Form pyramidenförmig erhebt, so dass die obersten Facetten in eine stumpfe Spitze zusammenlaufen. Die nach der Sechszahl angeordneten, stets dreiseitigen Facetten liegen in 2 Reihen übereinander. Als Rosen werden hauptsächlich flache, niedrige Diamanten geschliffen; farbige Steine nicht eben häufig, aber doch zuweilen, so z. B. der böhmische Granat. Diese Form verleiht dem geschliffenen Stein einen starken Glanz, aber ein geringeres Farbenspiel, als z. B. der Brillant. An die Rosetten kann man die sogen. Doppelrosette anschliessen, welche zwei mit der Grundfläche aneinandergewachsene Rosen vorstellt, aber nicht häufig vorkommt. (Abb. 1. 8.) Aehnlich ist die Pendeloque (Briolette), die ringsum von Facetten begrenzt und in einer Richtung etwas verlängert ist (Abb. 1. 9.), so dass eine birnförmige Gestalt entsteht. An dem dünneren Ende sind sie vielfach zu bequemerer Fassung, z. B. als Ohrgehänge oder zum Aufreihen auf eine Schnur, durchbohrt. — Mit Facetten werden in der Hauptsache nur durchsichtige Edelsteine versehen; undurchsichtige, wie Türkise u. s. w., niemals; durchscheinende, wie Chalcedon, selten. Die undurchsichtigen Steine, wie auch solche, welche eine besonders tiefe Farbe zeigen (Granat) und andere, die eine eigenartige Lichterscheinung sehen lassen (Katzenauge, Edelopal) erhalten eine runde, mugelige Form, einen Schliff en cabochon, auf kreisrunder oder elliptischer Grundfläche, mit mehr oder weniger steiler Wölbung. (Abb. 2. 3. 5.) Durchsichtige Steine, wie Granaten, werden zur Erhöhung der Durchsichtigkeit und zur etwaigen Entfernung von Fehlern von der Grundfläche aus im Innern ausgehöhlt (ausgeschlägelt) und heissen dann Schale. (Abb. 2. 3.) Auch ist statt der ebenen Grundfläche manchmal eine zweite Wölbung nach unten angeordnet, wodurch eine Linsenform entsteht, welche früher z. B. beim ungarischen Opal allgemein üblich war. (Abb. 2. 4.) Eine ebene oder flach schildförmig gekrümmte Tafel, die am Rand mit einer oder zwei Reihen Facetten versehen ist, nennt man im „Tafelschnitt“ geschliffen. (Abb. 2. 6. 7.) Gemischte Schliffformen nennt man Bastardformen; sie werden nur an weniger wertvollen Steinen ausgeführt. Einfach plattenförmig geschliffene Steine verwendet man zu Ringsteinen und Manschettenknöpfen; auch ganz freie Formen, welche speziell dem betreffenden Schmuckstück angepasst sind, kommen neuerdings häufiger vor.

Die Edelsteine werden meistens vermittelst Schleifpulver geschliffen, falls nicht ein Schleifstein angewendet wird. Das Schleifpulver gewinnt man durch Zertrümmern und Pulverisieren von Steinen, welche zu Schmuckzwecken untauglich sind. Dieses Pulver muss von einer härteren oder mindestens gleichharten Steinart stammen, wie der zu schleifende Stein. Da der Diamant der härteste aller Steine ist, so kann man ihn nur mit seinem eigenen Pulver bearbeiten. — Das Schleifpulver wird, je nach seiner Beschaffenheit oder der des zu schleifenden Steines, mit Oliveröl oder Wasser angemacht auf den Rand einer metallenen Schleifscheibe aufgestrichen. Diese Scheibe dreht sich in horizontaler Richtung mit grosser Geschwindigkeit, und der Stein wird mit derjenigen Stelle, wo eine Facette entstehen soll, an die mit Schleifpulver betragene Seite angedrückt. Damit er dabei seine richtige Lage unverändert beibehält, wird er in eine Fassung gebracht, nämlich in kleine kupferne, halbkugelförmig hohle Hülsen, welche einen starken kupfernen Stiel haben (Docken oder Doggen) mit Schnelllot befestigt. Weniger kostbare Steine kann man auch auf einem Kittstock festkitten. Man hat, um die Facetten vollkommen exakt in der richtigen Lage aneinanderreihen zu können, besondere Hilfsapparate erdacht, die eine Neigung und Drehung der Dogge um ganz bestimmte Winkel ermöglichen. Nach beendigtem Schleifen hat der Stein ein mattes und rauhes Aussehen, weshalb er noch poliert werden muss. Dies geschieht ganz in der gleichen Weise wie das Schleifen, nur unter Anwendung eines weicheren, feineren Pulvers. Nur der Diamant, der mit seinem eigenen Pulver geschliffen wird, bedarf einer nachträglichen Politur nicht mehr.

Glasflüsse pflegt man auf Holzscheiben zu schleifen und zu polieren, ersteres mit Schmirgel, letzteres mit Tripel.

Wesentlich älter noch als die Kunst, Edelsteine zu schleifen, ist die Edelsteingravierung oder die Steinschneiderei. Man nennt geschnittene Edelsteine Gemmen und unterscheidet solche mit vertieften Darstellungen als Intaglien von denen mit erhöhten, den Kameen. Siegelringe sind meist als Intaglien geschnitten, während Kameen lediglich zum Schmuck dienen. Während man in früheren Zeiten auch ganz harte Edelsteine in dieser Weise bearbeitete, ist jetzt das hauptsächlichste Material der Quarz und der Chalcedon mit seinen verschiedenen Abarten (Achat, Onyx), der Blutstein und wenige andere. Kameen werden meist aus undurchsichtigen Steinen geschnitten, besonders gern aus solchen, welche aus mehreren dünnen, verschieden gefärbten Lagen bestehen, welche Eigenschaft man in der Weise benutzt, dass man die verschiedenen Teile der Darstellung in verschiedenen Farben erscheinen lässt. Aus Italien kommen viele Kameen, welche aus dicken Muschelschalen geschnitten sind, bei denen rote, braune und weisse Lagen regelmässig miteinander abwechseln.

Die Edelsteinschneiderei wird mit kleinen eisernen Rädchen oder Stiften ausgeführt, die am Ende einer Achse befestigt sind, welche in einer Drehbank rasch rotiert. Das Rädchen bezw. der Stift dieses „Zeigers" wird mit angefeuchtetem oder mit Oel verriebenem Diamantpulver bestrichen und der zu bearbeitende Stein mit den Fingern oder in einer zweckmässigen Fassung dagegen gedrückt. Gewisse Feinheiten werden mit einem Grabstichel eingearbeitet, der mit einer Diamantspitze versehen ist.

Wie man durch Schleifen oder sonstiges Bearbeiten die Schönheit der Edelsteine ungemein erhöhen kann, so treten andererseits eben dadurch etwaige Fehler und Mängel derselben scharf hervor und mindern seinen Wert oft sehr beträchtlich. Die häufiger vorkommenden Fehler werden von seiten der Juweliere mit besonderen Bezeichnungen belegt. Es sind dies die folgenden:

1. Sand. Einzelne kleine, abweichend gefärbte Körnchen einer fremden Substanz finden sich eingeschlossen.
2. Staub. Dieselbe Erscheinung, aber feiner und stellenweise angehäuft.
3. Wolken. Verschiedengefärbte, wolkenähnliche Trübungen; wenn sie beim Schleifen an die Oberfläche kommen, verursachen sie matte, nicht völlig polierbare Stellen.
4. Fahnen. Weissliche, streifenartige Trübungen; entstehen durch Einschluss von leeren oder mit Flüssigkeit gefüllten Poren. Verursachen an der Oberfläche matte Stellen.
5. Federn. Kleine, oft nur mikroskopische Risse und Spältchen, die sich erweitern können, den Stein unansehnlich machen und selbst, ohne erkennbare äussere Ursache, dessen Zerbrechen herbeiführen.
6. Eisige Flecken. Matte und trübe Stellen, welche durch zu grosse Erhitzung beim Schleifen entstehen.

Bei einem so begehrenswerten Naturprodukte, wie es ein Edelstein ist, hat es natürlich nicht an Versuchen gefehlt, ihn künstlich darzustellen. Zu einem praktisch verwertbaren Resultate haben diese Bestrebungen bisher nicht geführt; ihr Gegenbild aber, die Verfälschung, ist von jeher um so üppiger ins Kraut geschossen. Man schiebt für teure Edelsteine ähnlich aussehende aber geringwertigere Steinarten unter, man „dubliert" Steine, d. h. man klebt entweder einen grossen Stein aus zwei kleineren, aber echten Teilen, zusammen, oder man begnügt sich mit einem echten Oberteil, an das man ein falsches Unterteil anfügt. Die am meisten verwendeten Dubletten bestehen aus einem Oberteil von echtem indischen Granat und einem im Glühofen aufgeschmolzenen Unterteil aus farbigem Glas. Früher, als man das Aufschmelzen noch nicht kannte, verwendete man für das Oberteil Bergkrystall, an dessen untere, flache und polierte Seite das farbige Glas nur aufgekittet wurde, was natürlich viel weniger dauerhaft war. Indessen wird diese Methode auch jetzt noch viel für Smaragdimitationen angewendet, weil sich die richtige Smaragdfarbe mit einem Granatoberteil nur schwer erzielen lässt. Auch Hohldubletten kommen vor, bei denen die Farbe durch eine im Innern eingeschlossene farbige Flüssigkeit hervorgebracht wird. Solche Fälschungen sind oft so hervorragend geschickt ausgeführt, dass auch ein Fachmann Mühe hat, sie zu erkennen. Am häufigsten wird wohl mit Nachahmungen der Edelsteine aus Glasmasse, den sogen. Pasten, manipuliert. Es giebt solche Gläser, welche nahezu die Farblosigkeit und Klarheit, das prächtige Farbenspiel und den hohen Glanz des Diamanten vom reinsten Wasser besitzen; es giebt auch solche mit der Farbe der schönsten

Rubine, Smaragde, Saphire, Topase u. s. w. Was man aber diesen Kunstprodukten nicht verleihen kann, das ist eine genügende Härte. Sie sind alle verhältnismässig weich, und wenn sie sich auch durch Schleifen und Polieren zu sehr hohem Glanze bringen lassen, so vermögen sie diesen doch nicht zu bewahren: Sie werden in kurzer Zeit durch das Tragen unansehnlich und matt.

Im Edelsteinhandel spielt der Zwischenhandel eine sehr grosse Rolle. Am Fundorte werden die Steine gereinigt, d. h. von andern anhaftenden mineralischen Bestandteilen befreit, auch wohl etwas geschliffen, wenn es gute Exemplare sind, um eine genauere Schätzung ihres Wertes zu ermöglichen. So gelangen sie in grösseren Partien zunächst an Grosshändler, besonders nach London, welche sie ihrerseits weitergeben an Händler, welche die Steine schleifen lassen und dann weiterverkaufen. Für die Verarbeitung, d. h. für den Schliff der Edelsteine sind London, Paris und der französische Jura die Hauptplätze, für den Diamanten aber Amsterdam.

Hauptplätze für den Edelsteinhandel sind London, Paris, Amsterdam, Nischni-Nowgorod, Moskau, Kalkutta, Kapstadt, Rio de Janeiro, New-York, Sidney, in Deutschland Berlin, Hanau, Pforzheim.

Von einer eingehenden, speziellen Besprechung der einzelnen Edelsteine muss hier abgesehen werden; das würde ein Buch für sich erfordern. Bei den nachfolgenden kurzen Angaben über die in der Bijouterie gebräuchlichsten Steine ist auf eine durchgeführte Einteilung in Klassen und Gruppen nach wissenschaftlichen Gesichtspunkten verzichtet worden, weil eine solche für den Schmucktechniker keinen Wert hat und sich mit den für ihn massgebenden Interessen nicht deckt.

Noch sei bemerkt, dass das Beiwort „orientalisch“ vor dem Namen eines Edelsteines nicht seine Herkunft, sondern die bessere Qualität zweier ähnlicher, mit dem gleichen Namen bezeichneter Sorten ausdrückt. Es rührt dies von der früher massgebend gewesenen Anschauung her, dass echte Edelsteine nur in heissen orientalischen Ländern gefunden würden.

Diamant ist der härteste aller Edelsteine, hat die schönste Klarheit und Durchsichtigkeit, das höchste Lichtbrechungs- und Farbenzerstreuungsvermögen und den stärksten Glanz. Chemische Reagentien bleiben, auch bei höchster Temperatur, ohne jeden Einfluss auf ihn. In Bezug auf die Härte ist er von den nächsthärtesten Steinen, Rubin und Saphir, weiter entfernt, als diese von dem weichsten Mineral, dem Talk. — Vollkommen farblose Diamanten sind im allgemeinen die wertvollsten. Sind solche noch vollkommen durchsichtig, so entsteht oft ein eigentümlich stahlblauer Schein, und ein solcher „blauweisser“ Stein steht, falls er gleichzeitig auch viel Feuer hat, allen andern in der Wertschätzung voran. Ziemlich häufig kommen gelbe, auch grüne, braune und graue Steine vor. Selten sind schwarze und rote und am seltensten blaue. Schön und tief gefärbte Diamanten von sonst tadelloser Beschaffenheit sind äusserst selten, sind aber dann die herrlichsten Edelsteine, die es überhaupt giebt. Schwarze Diamanten sind undurchsichtig, nehmen geschliffen einen besonders hohen, metallischen Glanz an und werden daher zu besonders kostbarem Trauerschmuck verwendet. — Die alten, berühmten Diamantenfundstätten in Indien und Brasilien sind gegenwärtig bedeutungslos geworden gegenüber den südafrikanischen Diamantfeldern, welche 95 Prozent der Gesamtproduktion liefern. Es würde möglich sein, die Produktion dieser letzteren noch zu steigern, wenn man nicht befürchtete, dadurch die Preise zu drücken.

Die Wirkung eines geschliffenen Diamanten hängt nicht allein von seiner Beschaffenheit und seinem Schliff, sondern auch von der Beleuchtung ab, welcher er ausgesetzt ist. Die Lichtquelle darf nicht zu gross sein, weil sonst das Farbenspiel weniger gut zur Geltung kommt; ebenso ist bei künstlicher Beleuchtung eine über das Licht gedeckte matte Glasglocke ungünstig.

Am besten wirkt der Brillant, wenn er von allen Seiten durch zahlreiche kleine Flammen beleuchtet wird. Noch gesteigert wird sein Farben- und Lichterspiel, wenn er beweglich, bezw. federnd, aufmontiert ist. — Rosetten werden vorzugsweise aus kleineren Steinen hergestellt, aus so kleinen oft, dass bis zu 1500 auf ein Karat gehen. Wenn 100—160 ein Karat wiegen, werden sie Stückrosen genannt. Diese kleinen Steine werden gern zum Einfassen, Umrahmen (Karmoisieren) grösserer, namentlich farbiger Steine, verwendet.

Einige durch ihre Farbe unterschiedene Edelsteine von grosser Härte und sehr hohem spezifischen Gewichte fasst man unter dem Namen Korund zusammen. Korunde sind alle von Säuren vollkommen unangreifbar und schmelzen vor dem Lötrohr nicht. Der Glanz ist ein sehr starker und voller Glasglanz, das Farbenspiel gering. Die verschiedenen Farben der Korundarten behalten auch bei künstlicher Beleuchtung ihre volle Schönheit, während die gleichfarbigen, aber geringwertigern Steinarten unansehnlich werden. Dazu gehört, als einer der wichtigsten, der Rubin. Seine Farbe zeigt verschiedene Nuancen von Rot. Die geschätzteste ist die tiefkarminrote, unter Umständen mit einem Stich ins Bläuliche. Rubine von vollkommener Schönheit sind die teuersten aller Schmucksteine. Von Schliffformen werden ihm hauptsächlich die Brillantform, der Treppenschnitt und die Rosenform gegeben. Die schönsten Rubine kommen aus Birma und Siam.

Saphir ist ein blauer Korund. Seine Farbe zeigt alle Helligkeitsabstufungen; am schönsten ist das gesättigte Kornblumenblau, von einem Aussehen wie blauer Sammet. Er wird wie der Rubin geschliffen. Die meisten Saphire kommen aus Birma. — Eine andere Varietät ist lichtblaulichgrün oder grünlichblau von Farbe; wieder eine andere hellgelblichgrün, reingelb, lebhaft violblau oder purpurfarbig. Alle diese Steinarten unterscheiden sich von den ihnen in der Farbe ähnlichen Aquamarinen, Topasen etc. durch grössere Härte und Glanz. Im Handel bezeichnet man solche als Phantasiesaphire. Der edle Spinell, der zur Gruppe der Spinelle gehört, ist gewöhnlich rot, von kräftigem, jedoch hinter dem des Rubins zurückstehenden Glanz; solche von rosaroter Farbe nannte man früher Balasrubin.

Manche Rubine oder Saphire zeigen, namentlich wenn sie rund geschliffen sind, beim Auffallen von intensivem Sonnen- oder Kerzenlicht einen oft sehr schönen, sechsarmigen leuchtenden Stern von milchigem Schein. Man nennt solche Steine, welche die Erscheinung deutlich zeigen, Sternrubine und Sternsaphire.

Chrysoberyll: Beinahe eben so hart als der Korund, stark glänzend, durchsichtig bis durchscheinend. Die Farbe ist grün, meist mit einem starken Stich ins Gelbe. Es giebt auch schillernde Chrysoberylle (Chrysolithkatzenauge), die einen milchigen, wogenden Lichtschimmer, namentlich bei mugeligem Schliff, zeigen; solche heissen im Handel echte indische Katzenaugen und sind sehr gesucht als indische Amuletsteine.

Alexandrit ist eine dunkelgrasgrüne bis smaragdgrüne Abart des vorigen. Merkwürdigerweise erscheint er bei künstlicher Beleuchtung rot.

Eine weitere Edelsteingruppe ist die der Berylle; sie sind weniger hart als die vorigen, lebhaft glasglänzend und werden nur von Flusssäure angegriffen. Vor dem Lötrohre sind sie, wenn auch schwer, schmelzbar.

Der kostbarste Beryll ist der Smaragd. Seine Farbe, das nach ihm benannte Smaragdgrün, gehört zu den prächtigsten Edelsteinfarben; sie hat in den besten Exemplaren einen sammetartigen Schimmer. Ganz klare, durchsichtige Smaragde sind selten, die meisten sind etwas trübe und rissig. Als Schliffform wird selten der Brillant, öfter die Rose und am meisten der Treppenschnitt gewählt. Der Smaragd kommt hauptsächlich aus Kolumbien in Südamerika und dem Ural.

Aquamarin: Himmelblau, bläulichgrün und grünlichblau, wird als Brillant oder im Treppenschnitt geschliffen. Es werden beträchtlich grosse, tadellose Exemplare in grosser Anzahl gefunden, weshalb er zu den billigsten Edelsteinen gehört. Ausserdem giebt es noch gelbe Berylle, von denen man den tief und reingelb gefärbten Goldberyll, sehr oft auch brasilianischen oder Goldtopas nennt.

Topas: Diesen Namen führen verschiedene gelbe Steinarten. (Gelber Korund: orientalischer Topas; gelber Quarz: böhmischer Topas.) Der eigentliche Topas ist weniger hart als die vorhergenannten Steine, nimmt gute Politur an und ist ungemein leicht spaltbar. Er wird von Säuren nicht angegriffen. Er zeigt verschiedene Farben; die wichtigste und verbreitetste ist die gelbe. Es giebt auch rötliche Rosatopase. Die häufigste Schnittform ist der Treppenschnitt. Der Hyacynth wird seltener verschliffen; seine Farbe ist ein ins Bräunliche gehendes Orange. Er wird ebenfalls von keiner Säure angegriffen. Geschliffen wird er meist als Tafel- oder Dickstein.

Granat: Ein ehedem ausserordentlich viel benutzter Schmuckstein, sowohl für feine, als auch geringere Bijouterie, der in verschiedenen Abarten und Farben vorkommt. Zu Schmuck werden fast nur die roten Exemplare verwendet. Die Granatwarenindustrie ist übrigens gegenwärtig an ihren Hauptplätzen Prag und Pforzheim sehr heruntergekommen durch unaufhörliches Billiger- und Schlechterarbeiten. Der Glanz ist ein etwas harziger Glasglanz. Der Schliff ist stark mugelig, oft ausgeschlägelt; auch Tafelstein, Treppenform, Brillant und Rose kommen vor. Vielfach werden Granatsteine ringsum mit Facetten versehen, durchbohrt und auf Schnüre gereiht. Von Abarten seien der violett dunkelrote Almandin und der Pyrop oder böhmische Granat von leuchtend-dunkelblutroter Farbe mit einem Stich ins Gelbe erwähnt. Ferner der wein- oder karminrote sogen. echte Kaprubin, der zugleich mit dem Diamanten in Südafrika gefunden wird. Unter der Bezeichnung „Kaprubin“ schlechtweg versteht man braunroten, indischen Granat. — Wie Granat, begreift auch der Turmalin verschieden gefärbte Abarten in sich, die je nach den Farben von den Juwelieren verschiedene Bezeichnungen erhalten haben. Die wichtigeren sind der Rubellit oder Siberit (roter Turmalin), dessen Farbe von hellrosa bis dunkelkarmin schwankt, und der grüne Turmalin (brasilianischer Smaragd.)

Der Nephrit, ein lauchgrüner, undurchsichtiger, fettglänzender Stein, wird namentlich im Orient gern zu Schmucksteinen verwendet.

Edler Opal: Zeichnet sich vor allen andern Steinen durch seinen prächtigen Farbenschimmer aus, der durch Brechung und Spiegelung der Lichtstrahlen in der an sich farblosen Substanz zu Stande kommt. Die Härte ist gering, weshalb ein als Schmuckstein getragener Opal sehr sorgfältig zu behandeln ist. Er ist durchscheinend; das Licht scheint meist mit rötlichgelber Farbe durch. Nach der Art des Farbenspieles unterschied man früher Harlekin- oder Flimmeropal, Flammenopal, Gold- und Feueropal. Seine Schliffform ist die mugliche; früher wurde auch die Rückseite gewölbt geschliffen. Er gehört gegenwärtig, namentlich die in rot und grün spielenden Stücke, zu den beliebtesten Edelsteinen. Während früher aus Ungarn und eine Zeitlang auch aus Mexiko die meisten Opale bezogen wurden, ist gegenwärtig Australien das Hauptproduktionsgebiet, wo sie namentlich in der Nähe der dortigen Goldgruben so zahlreich gefunden werden, dass der Preis für geringe und mittlere Qualität gegen früher sehr gesunken ist. Ganz hochfeine Stücke werden aber auch jetzt noch gut bezahlt.

Türkis: Undurchsichtig, von schöner himmelblauer Farbe. Er wird von Salzsäure und Salpetersäure angegriffen. Die blaue Farbe hat die wertvolle Eigenschaft, dass sie auch bei Lampenlicht ihr Aussehen beibehält, während alle andern türkisähnlichen Substanzen hierbei grau werden. Seine Härte ist ziemlich gering; er wird ausschliesslich mugelig geschliffen. Der Türkis wird vielfach verfälscht; eine ihm ähnliche Substanz ist der Zahntürkis, natürlich-blaugefärbtes, fossiles Elfenbein.

Aus der Gruppe der Feldspate werden einige besonders schöne Steinarten auch zu Schmucksteinen verschliffen. Diese sind der Amazonenstein, undurchsichtig, schön spangrün, der Sonnenstein, der lebhaft metallisch glänzende, rote Lichtreflexe auf einem wenig durchsichtigen, beinahe weissen Hintergrund zeigt, der beinahe farblose, stark durchscheinende Mondstein, bei dem in einer Richtung ein bläulich milchiges Licht erscheint, und endlich der Labradorit, der auf seinem unansehnlich grauen Körper durch ein ausserordentlich lebhaftes Spiel in intensiven, metallisch glänzenden, meistens blauen Farbentönen ausgezeichnet ist.

Lasurstein, Lapislazuli: Ein prachtvoll blaues, undurchsichtiges Gestein. Nicht selten sind in ihm gelbe, metallisch glänzende Punkte (Schwefelkies) eingelagert. Von Salzsäure wird es zersetzt. Als Schliffform wählt man ebene oder flachmugelige Formen. Die Politur lässt sich oft nur schwer herstellen, weil einzelne Stellen des Steines weicher oder auch grobkörniger sind als die andern.

Obsidian: Ein vulkanisches Gesteinsglas, meist sammetartig schwarz, das früher vielfach zu Trauerschmuck verarbeitet wurde. In den letzten Jahren wurde auch ein flaschengrünes Gesteinsglas unter dem Namen Obsidian als Schmuckstein vielfach verwendet, später aber oft durch Flaschenglas ersetzt. — Aeusserst häufig werden die verschiedenen Quarzvarietäten, die zu den billigeren Halbedelsteinen gerechnet werden, zu Schmuckzwecken verwendet. Davon wird der farblose Bergkrystall gegenwärtig allerdings kaum mehr benutzt, häufiger der klarbraune Rauchtopas. Beliebt ist dagegen der violette Amethyst, der nur den Nachteil hat, dass seine Farbe bei künstlicher Beleuchtung graulich erscheint. Für katholischen Priesterschmuck, für Bischofskreuze, -Ringe u. s. w. ist seine Verwendung Vorschrift. Er wird meist als Treppen- und Tafelstein geschliffen. Eine schön gelbe Quarzvarietät wird mit dem Namen Citrin bezeichnet. Unter dem Namen Katzenauge versteht man einen durchscheinenden Quarz von olivengrüner, brauner oder gelber Farbe, dessen rundlich geschliffene Oberfläche einen wogenden, milchigen Lichtschein zeigt. Tigerauge: Ein feinfaseriger, gelblicher bis bräunlicher Quarz, der, nach der Richtung der Fasern geschliffen, einen, je nach der Bewegung des Steines wechselnden, prächtigen Goldglanz zeigt. Eine apfelgrüne, stark durchscheinende Quarzvarietät ist der Chrysopras. Die undurchsichtigen, lebhaft gefärbten (meist dunkelgrün mit roten Punkten) Jaspisarten haben für den Schmuck gegenwärtig nur noch geringe Bedeutung; ebenso ergeht es dem meist rotbraun schillernden Avanturin (Goldfluss), der früher vielfach zu Ringsteinen, Manschettenknöpfen u. s. w. verschliffen wurde.

Nicht zu den Quarzen, sondern zu den Chalcedonen gehören verschiedene billigere Schmucksteine, der rote Karneol, der rot getüpfelte, grüne Heliotrop (Blutjaspis), der buntgefärbte oder gestreifte Achat. Letzterer, dessen Schönheit hauptsächlich auf seiner höchst verschiedenartigen, bunten Zeichnung oder Schichtung besteht, erfreute sich namentlich in der Zeit von 1848 bis Mitte der fünfziger Jahre einer allgemeinen Beliebtheit im Schmuck und wird auch heute noch besonders in Idar und Oberstein für vergoldete Schmucksachen viel verwendet. Beim Achat wird künstliche Färbung durch Imprägnieren mit gewissen Flüssigkeiten in weitestgehendem Maasse angewendet.

Malachit: Wurde früher wegen seiner prachtvollen, grünen Farbe zu Schmuckzwecken verwendet, hat aber nur geringe Härte.

Blutstein (Hämatit): Ein durch starken Metallglanz, dunkelstahlgraue bis eisenschwarze Farbe und völlige Undurchsichtigkeit ausgezeichnetes Material. Eignet sich besonders zum Gravieren.

Bernstein: Kein eigentliches Mineral, sondern ein fossiles Harz, von schönem echtem Harzglanz, der durch die Politur beträchtlich gesteigert wird. Er ist durchsichtig, trübe bis ganz undurchsichtig, die Farbe gelb in vielen Nuancen. Der meiste Bernstein wird gegenwärtig in

Ostpreussen gegraben. Er wird vielfach für Schmuck verarbeitet, besonders häufig zu runden und facettierten Perlen verschliffen. Die Hauptfabrikationsorte sind Danzig, Berlin und Stolp in Pommern. Bernstein ist einer oberflächlichen Verwitterung ausgesetzt und wird auf mannigfache Weise imitiert und gefälscht. Neuerdings werden kleine Bernsteinstücke durch Erhitzen und Pressen zu grösseren Stücken, dem Pressbernstein, geformt; das Produkt ist geringwertiger als der Naturbernstein.

Gagat (Agstein, schwarzer Bernstein, engl. „Jet", französ. „Jais") ist eine fossile im Vergleich zur Steinkohle aber sehr leichte Kohle, welche zu Trauerschmuck verarbeitet wird. Er ist undurchsichtig, sammetartig schwarz und fettglänzend. Der Hauptort für die Verarbeitung des Gagat ist Whitby in England, wo er auch in der Nähe gegraben wird. Ausser aus Gagat wird Trauerschmuck auch aus schwarzem Glas, aus Obsidian, schwarzem Onyx, auch aus Hartgummi gefertigt.

Perlen. Neben den kostbarsten Edelsteinen stehen als Juwelen vollberechtigt die Perlen, diese wertvollen Erzeugnisse einiger Meeres- und Flussmuscheln. Es sind kugelrunde, ovale oder birnförmige, zuweilen ganz unregelmässig geformte Gebilde, die undurchsichtig und von besonders lieblichem Glanze sind. Sie lösen sich in Säuren (z. B. in Essigsäure) unter Kohlensäureentwickelung auf. Ebenso werden sie vom Schweiss angegriffen, der sie trübe und unansehnlich macht. Die Härte ist gering: Zu einer Schnur aufgereihte Perlen reiben sich gegenseitig ab und bröckeln am Bohrloch. Sie sind also im Vergleich mit den Edelsteinen wenig dauerhaft; ist ihre Schönheit einmal zerstört, so giebt es kein sicheres Mittel, um sie wieder herzustellen. Infolge ihrer Zusammensetzung aus sehr feinen Kalklagen zeigt die Perle einen zarten Perlmutterglanz („Orient") und zwar die Seeperlen viel stärker als die Flussperlen.

Von grosser Wichtigkeit für den Wert einer Perle ist ihre Farbe. Die meisten Schmuckperlen sind weiss, gelblich-weiss oder bläulich-weiss, seltener rötlich oder schwärzlich-grau. Die runden silberartig milchweissen sind die wertvollsten; diese Farbe wirkt um so schöner, je feiner und regelmässiger die kleinen Unebenheiten der Oberfläche sind. Ausserdem gehört noch dazu, dass die Perle bis ins Innerste aus farbloser Perlmuttersubstanz bestehe; ein etwa vorhandener brauner Kern, wie er öfter vorkommt, macht das Aussehen düster und trübe. Seltener kommen dunkelgraue bis schwarze Perlen vor. Sie haben bei gleichmässiger Farbe und guter Gestalt einen ähnlichen Wert, wie die reinweissen. In der Form weist die Perle grosse Verschiedenheiten auf und erhält danach mannigfaltige Benennungen. Birnförmige und länglich-ovale Perlen heissen Birnperlen, die kugelförmig runden Rundperlen, die runden, aber unten abgeflachten Brutonperlen; sehr unregelmässig geformte nennt man Barockperlen. Perlen, welche nicht frei im Innern des Muscheltieres entstanden, sondern an der Schale innen festgewachsen sind, also von dort erst losgetrennt werden müssen, nennt man Schalperlen (Soufflures de nacre). Solche können auch künstlich erzeugt werden, indem man geeignete kleine Gegenstände zwischen den Körper des Muscheltieres und die Schale schiebt, die sich dann mit Perlmasse überziehen. (Abb. 3 und 4.) Ihrer oft unregelmässigen und phantastischen Gestalt wegen werden solche gern zu Phantasieschmuckstücken, besonders im modernen „Jugendstil" verwendet; zu gleichem Zwecke benützt man auch einfach ausgeschnittene Stücke Perlmutter. (Siehe Tafel 171, 172.) Ueber die besondere Verwendung von Barockperlen, die teilweise auch heute üblich ist, siehe Tafel 62, 63, 175 u. 185. Weisse sowohl, als wie farbige Perlen können nachgeahmt werden durch hohle Glaskugeln, deren innere Seite mit einem aus Fischschuppen hergestellten Farbstoffe überzogen wird. Zur Erhöhung seiner Widerstandsfähigkeit wird das Ganze dann noch mit Wachs oder Mastix ausgefüllt. In den letzten Jahren wurden in Paris halbe Perlen in sehr täuschender Weise imitiert aus einer Porzellanmasse mit perlmutterschimmerndem Ueberzug; dieselben sind so widerstandsfähig, dass man sie mit dem fertigen Schmuckstück ins Vergoldebad bringen kann, ohne sie zu schädigen. — Perlen werden zu Schmuck entweder als ganze oder als halbe Perlen (Halbperlen, Miperlen, demiperles) verwendet. Letztere werden durch Zersägen von ganzen in zwei Hälften, oder auch durch blosses Abschleifen oder Abfeilen von solchen hergestellt. Ueber das Fassen von Perlen, soweit dieses mit dem der Edelsteine übereinstimmt, wird bei der Beschreibung des Fassens das Nötige gesagt werden. Rundperlen werden auf Stifte aufgesteckt oder aufgeschraubt; an älteren Arbeiten findet man vielfach runde Perlen ganz durchbohrt auf einen Draht aufgeschoben und durch dessen oben herausragendes, umgebogenes Ende festgehalten. Diese Methode wird gegenwärtig nicht angewendet. Eine sehr umfängliche Verwendung ganzer Perlen ist diejenige zu Perlschnüren (Kolliers), zu welchem Zweck sie auf Seidenfäden aufgereiht werden. Sie werden so im Haare oder um den Hals, seltener um den Arm getragen. Die Zusammenstellung einer Perlenschnur ist eine sehr schwierige Sache, da sie nur dann einen angenehmen Eindruck macht, wenn sämtliche dabei zur Verwendung gelangenden Perlen zu einander passen. Auch ist es hierbei, wie überhaupt bei jeder Verwendung der Perle wichtig, dass jeweils diejenige Seite einer Perle zur vorzugsweisen Anschauung gebracht wird, welche den vorteilhaftesten Anblick bietet. Man wird also eine Perle stets in derjenigen Richtung durchbohren oder durchsägen, in welcher fehlerhafte Stellen liegen. — Zeitweise war es üblich, in Perlschnüre in regelmässigen Abständen Zierglieder aus Halbedelsteinen einzufügen, kugelförmige, scheibenförmige oder in anderer Gestalt, die mit verschiedenen Bezeichnungen (Rondelle, Oliven, Torpedo u. s. w.) belegt wurden. Zu speziellem Kleiderschmuck wurden Perlen bei der polnischen, ungarischen und persischen Tracht verwendet, indem durchbohrte, kleine Perlen in grosser Anzahl in Mustern aufgenäht wurden. Eine ganz eigentümliche Verwendung findet die Perle seit langem in Panama zur Verzierung von Silberschmuck: Man reiht kleine Perlen auf Fäden auf und verwendet sie wie Filigran, indem man diese Perlschnüre in mannigfaltigen Figuren auf den Schmuck aufsteckt.

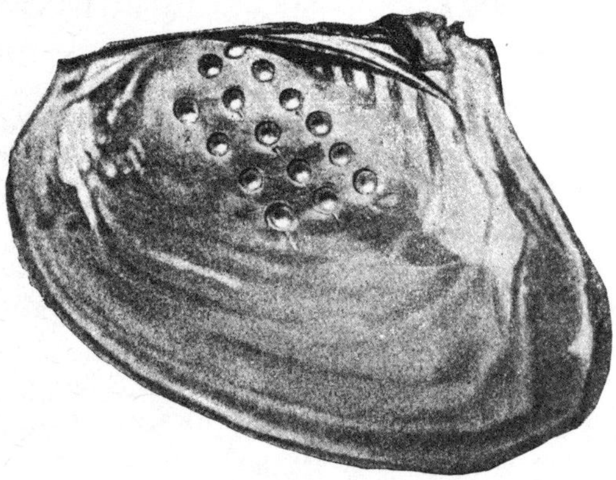

Abb. 3.

Innere Seite der Schale einer Cristaria plicata mit künstlich erzeugten Halbperlen.

Die halbkugelförmigen Unterlagen waren durch Fäden verbunden.

Die bedeutendsten Perlenfischereien befinden sich bei Ceylon, ausserdem im persischen Meerbusen und im indischen Ozean. In letzter Zeit sind sie im Handel seltener geworden und dadurch im Preise ganz ausserordentlich gestiegen. Da die Fischerei und der Handel fast ganz in indischen Händen ist, so ist über den eigentlichen Grund dieser Erscheinung nichts Sicheres bekannt.

Korallen: Die rote oder Edelkoralle entsteht durch die Absonderung einer sehr niedrig organisierten, kleinen Meerpolypenart. Sie wird meistens im Mittelmeer gewonnen (die teuersten Korallen werden übrigens in Japan gefunden; sie haben eine eigentümlich marmorierte Farbe) und zum ganz überwiegenden Teile in Italien verarbeitet. Sie hat von Alters her für Schmuck eine grosse, wenn auch nach der Moderichtung wechselnde Bedeutung gehabt. Die Form der Edelkorallen in unverarbeitetem Zustande ist die eines kleinen Bäumchens mit Aesten und Zweigen, aber ohne Blätter. Die Färbung geht von einem blassen (rosa) Fleischrot bis zum tiefdunklen Rot. Die erstgenannte ist die geschätzteste. Die Härte ist gering, dagegen die Politurfähigkeit genügend.

Die billigste aus Korallen hergestellte Handelsware sind grössere oder kleinere, durchbohrte, jedoch unbearbeitete Stücke von verschiedener Form, die auf Schnüre gereiht und als Halsketten, Armbänder u. s. w. getragen werden. Ferner werden aufgereihte Kugeln viel verwendet. Muglich geschliffene Stücke werden aufgesteckt, und, falls sie unten flach geschliffen sind, auch wie Edelsteine gefasst. Vielfach wird die Koralle in Italien auch wie eine Kamee geschnitten. Kleine Enden von Zweigen verwendet man vielfach in ihrer natürlichen Gestalt, aber poliert, zu Ohrgehängen, Nadeln u. s. w. Wenngleich die Korallen auch in Europa ein beliebter Schmuck sind, so ist dies im Orient, namentlich in Indien und China, noch in beträchtlich höherem Maasse der Fall. Gefälscht werden sie durch Glasmasse, rotgefärbten Gips, gebrannte, rotgefärbte Knochen und ähnliches.

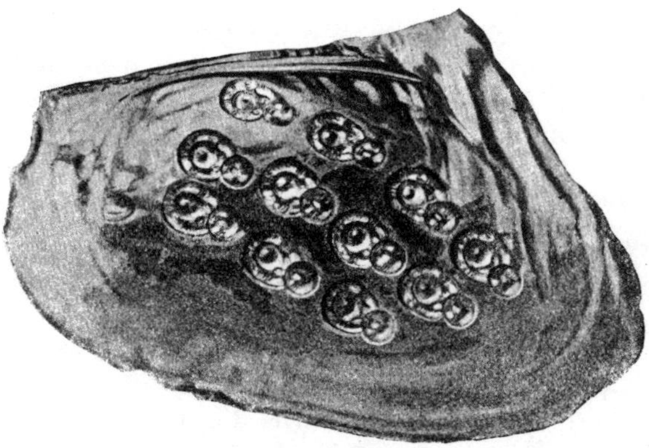

Abb. 4.
Innere Seite der Schale einer Cristaria plicata mit Halbperlen, welche erhabene Buddhabildchen darstellen.

B. Die Technik der Schmuckherstellung im allgemeinen.

1. Das Schmelzen und Legieren.

Das hauptsächlichste Material für die Schmuckherstellung, Gold und Silber, wird durch Bankiers als Feingold und Feinsilber (tausendfein) von Edelmetallscheideanstalten oder als Münzgold (Napoleons, Dukaten, Imperials) von den Börsenplätzen des In- und Auslandes bezogen. In Deutschland kommen auch viele Münzen der eigenen Reichswährung, namentlich Zwanzigmarkstücke (Doppelkronen) zur Verwendung, während in England das Einschmelzen von im Kurs befindlichen Münzen mit Strafe bedroht und in Frankreich von besonderer Konzession abhängig gemacht wird. Ausserdem haben sich zu Vermittlern des Rohstoffes seit der Mitte der fünfziger Jahre die Kehrets-, Scheide-, Probier- und Legieranstalten herausgebildet. Während der Bankier nur Feingold, resp. -silber und Münzen liefert, liefern diese die fertigen Legierungen, von denen sie die gebräuchlichsten immer auf Lager haben. Indessen besorgen wohl die meisten Bijouteriewerkstätten sich die für ihren Betrieb notwendigen Legierungen selber.

Die Kehrets- und Gekrätzgeschäfte, die sich namentlich in Pforzheim zu einer selbständigen Hilfsindustrie entwickelt haben, befassen sich mit der Gewinnung des Edelmetalls, welches im Verlauf der Fabrikation abgängig wird. Vermittelst eines komplizierten, hier nicht näher zu erörternden Verfahrens werden die in den Bodenabfällen der Fabriken und Werkstätten, in alten Schmelztiegeln, Werkbrettern, Polierlumpen, im Schliff, in den Abgängen der Wäsche und des Waschwassers der Arbeiter sich findenden Teilchen des Edelmetalls wieder gewonnen und der Verarbeitung zurückgegeben. Das Gleiche geschieht, wenn auch in anderer Weise, mit den Gold- und Silberabfällen aus dem Fangfell der Arbeiter, mit Feilspänen und Schnipfeln.

Bekanntlich wird Feingold und Feinsilber als solches nicht verarbeitet. Es sind stets Zusätze anderer Metalle notwendig zur Erhöhung der Brauchbarkeit und wegen der Wertabstufung. Dieses Beimischen geringwertiger Metalle, unter welchen namentlich das Kupfer eine grosse Rolle spielt, nennt man Legieren. Um die Verhältniswerte der Edelmetalle zu ihren Beimischungen bestimmen zu können, hatte man früher für Gold die Karateinteilung mit 24 Abstufungen und für Silber die Lotskala mit 16, so zwar, dass man unter 24karätigem Gold und 16lötigem Silber jeweils das reine Edelmetall verstand; die absteigenden Ziffern kennzeichneten dann den stärker werdenden Prozentsatz des Unedelmetalles. Die neue Feingehaltsskala ist für Gold- und Silber gleich, nämlich 1000teilig. Das Verhältnis der alten zur neuen Skala ist, an einigen Beispielen gezeigt, folgendes:

Gold				Silber			
24	Karat	1000	fein.	16	Lot	1000	fein
20	„	840	„	15	„	950	„
18	„	750	„	14	„	900	„
12	„	500	„	12	„	750	„
8	„	333	„				

Das Legieren ist die Grundlage aller Weiterverarbeitung. Das darunter zu verstehende Mischen der Metalle erfolgt durch Zusammenschmelzen derselben, eine Operation, welche die peinlichste Aufmerksamkeit und ein reichliches Maass praktischer Erfahrung verlangt.

Das Schmelzen geschieht entweder auf dem offenen Herdfeuer der sog. Essen, oder aber, wie neuerdings wohl in jedem besser eingerichteten Geschäft, in besonderen Schmelzöfen mit starkem Zug, die entweder klein und transportabel oder aber gross und eingemauert sein können. Einen kleineren für Koaksheizung zeigt Abb. 5; er ist aus Eisen mit Chamotteausfütterung; der Deckel läuft auf einer Laufschiene und wird das Schliessen des Ofens durch Zudrehen desselben bewirkt. Die Heizung erfolgt mit Gas, mit Schmelzkoaks oder mit Holzkohle; die gebräuchlichste Feuerung dürfte diejenige mit Schmelzkoaks sein. Die Tiegel, deren man sich bei den Schmelzprozessen bedient, sind von zweierlei Art, nämlich Graphittiegel und Thontiegel. Die letzteren werden nur beim Abtreiben, d. h. bei der Goldgewinnung aus Abfällen, verwendet. Das in ihnen gewonnene Material gelangt nicht zum Ausguss, sondern man lässt es mit dem Tiegel zugleich erkalten; man zerschlägt diesen sodann, um den Metallkorn zu gewinnen; ein solcher Tiegel wird also nur einmal benutzt. — Die Graphittiegel, in welchen das hier zu erläuternde Legierungsschmelzen ausschliesslich vorgenommen wird, bestehen aus 1 Teil Thon und 2 Teilen fein pulverisiertem Graphit; sie werden nur scharf getrocknet, aber ungebrannt in den Handel gebracht. Sie bedürfen, bevor sie das erstemal ins Feuer gebracht werden, einer besonders sorgfältigen Vorbehandlung durch Glühen und Probieren, ob sie nicht rissig sind, da sonst das Metall beim Schmelzen sich in den Graphit hineinziehen oder durchsickern kann. Die Vorzüge der Graphittiegel bestehen darin, dass dieselben, wenn einmal im Feuer gewesen, wenig dem Springen ausgesetzt sind, und dass ihre glatte Innenfläche das Ausleeren des geschmolzenen Inhaltes begünstigt. Wegen der Reinheit der Legierung muss immer wieder für das gleiche Karat auch der gleiche Tiegel benutzt werden. Um Verwechslungen vorzubeugen, pflegt man auf der Aussenseite eines jeden Tiegels das entsprechende Karatzeichen einzuritzen.

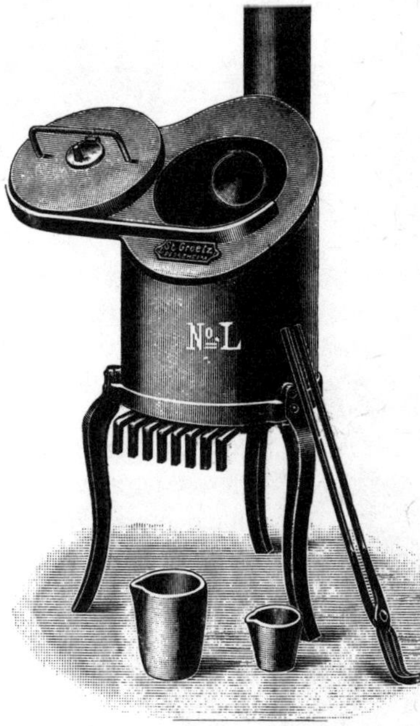

Abb. 5. **Kleiner Schmelzofen.**
(St. Grötz, Pforzheim.)

Ausser dem Ofen und den Schmelztiegeln braucht man noch einen eisernen Giesstisch, der neben dem Ofen steht und den Einguss für das flüssige Metall trägt, und besondere Giesszangen zum Ausheben der Tiegel. Das zu schmelzende Material wird, Münzen und Metallstücke, klein zerschnitten, durcheinander in den Tiegel gebracht. Sobald das Feuer in Glut ist, wird der Tiegel mitten hineingesetzt, mit einem aus Graphit bestehenden Deckel zugedeckt und nun der glühende Koaks ringsum dergestalt aufgehäuft, dass der Tiegel vollständig davon bedeckt und umgeben ist. Je nach der Beschaffenheit der Legierung und des Ofens kann das Metall in 15—20 Minuten geschmolzen sein. Viele geben auch Borax als Flussmittel zu; es geht aber auch ohne diesen, der zudem das Anhängen des Metalles am Tiegel begünstigt. — Wenn man, nach dem Wegräumen der glühenden Kohle und dem Oeffnen des Tiegels, sieht, dass das Metall zu fliessen beginnt, so ist genaue Aufmerksamkeit notwendig, da ein Ueberhitzen sehr ungünstig wirkt. Das Anzeichen für den richtigen Moment, da der Schmelzprozess als vollendet angesehen werden muss, ist ein glatter, ruhiger „Spiegel", d. h. eine glänzend-klare Oberfläche. Sobald das flüssige Metall unruhig wird und zu kochen anfängt, ist Ueberhitzung eingetreten, welche eine poröse und unbrauchbare Legierung liefert. Für 18karätiges Gold, welches relativ leicht schmilzt, darf der Tiegel nicht weiss-, sondern nur rotglühend werden. 14 Karat und geringere werden erst nach erreichter Weissglut ausgegossen. — Da die einzelnen Metalle einer Legierung nicht gleich schwer sind, so mischen sie sich, auch in flüssigem Zustande, nicht völlig gleichmässig. Es empfiehlt sich deshalb, die geschmolzene Mischung mit einem feuerfesten, fingerdicken Thonstabe umzurühren, um eine ganz gleichmässige Verteilung der Einzelbestandteile herbeizuführen; dieser Stab muss, um ein Anhängen des Metalles zu verhüten, vorher am Ende glühend gemacht werden. Den gleichen Zweck erreicht man, wenn man den gegossenen Lingot nach dem Erkalten gleich wieder in Stücke zerschneidet und zum zweitenmale schmilzt. Versäumt man eine derartige Vorsichtsmassregel, so wird die fertige Planche in ihren einzelnen Teilen von ungleichem Feingehalte sein, und die daraus hergestellte Ware wird teils mehr, teils weniger Feingehalt haben als eigentlich beabsichtigt war. Besonders ist dies bei Frischlegierungen notwendig; beim Schnipfelschmelzen erzielt sich eine gleichmässige Legierung leichter. Schnipfel müssen übrigens vor dem Schmelzen ausmagnetisiert werden, um die darin etwa enthaltenen Eisenteile zu entfernen. — Endlich sei noch bemerkt, dass die Grösse des verwendeten Tiegels in richtigem Verhältnis stehen muss zu der Quantität des Metalles, da bei einem zu grossen Tiegel dieses beim Herauslaufen leicht sich zu sehr abkühlt und hängen bleibt. Das fertig geschmolzene Metall lässt man zum Erkalten in sogen. Eingüsse laufen. Dies sind zweiteilige Giessformen, die zum Zuklappen eingerichtet und mit einem Giessloch versehen sind. Sie dienen dazu, das legierte Metall nach dem Schmelzen in eine handliche Form zu bringen. Der Blecheinguss ist so eingerichtet, dass er eine flachviereckige Planche ergiebt (Abb. 6); er wird neuerdings durch Schrauben nach Länge und Dicke verstellbar gemacht. Der Drahteinguss (Abb. 7) ist nicht verstellbar, wird aber in verschiedenen Grössen gefertigt. Er ergiebt eine viereckige oder runde Planche. Der in einem Betrieb benutzte Drahteinguss muss sich in seiner Grösse stets nach der vorhandenen Drahtwalze richten. — Die Eingüsse müssen vor jedem Guss eingeölt und von Zeit zu Zeit abgebrannt werden; die entstehende Russschicht gewährleistet einen glatten Ausguss. —

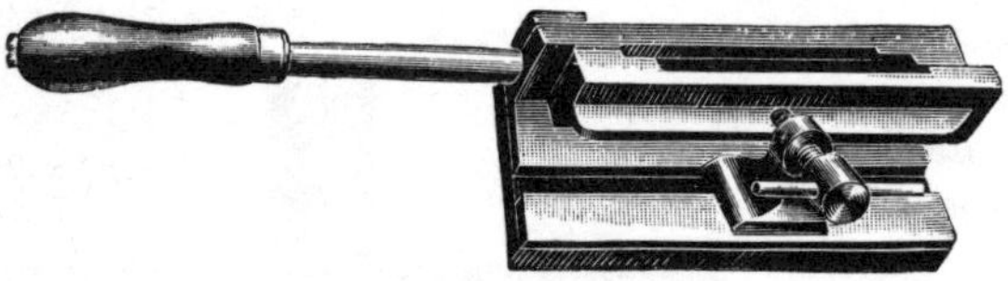

Abb. 6. **Liegender Einguss für Blech und Draht.**
(Lenz & Feiler, Pforzheim.)

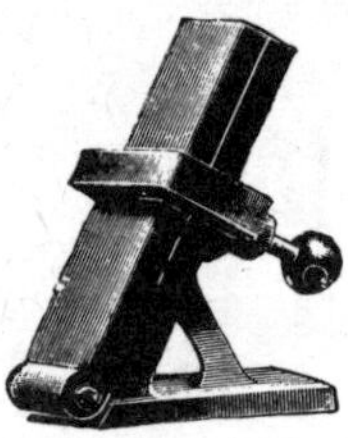

Abb. 7. **Aufrechtstehender Einguss für Blech und Draht.**
(Lenz & Feiler, Pforzheim.)

Vor dem Ausgiessen des Goldes oder Silbers aus dem Tiegel werfen manche etwas Borax, Unschlitt oder ein Stück dürres Holz hinein und giessen den Inhalt noch während des Verbrennens dieser Substanzen aus; dies soll den Zweck haben, den Luftzutritt fernzuhalten und ein vorzeitiges Abkühlen des Metalles zu verhindern. Der Erfolg ist aber zweifelhaft und das Verfahren bringt leicht Unreinigkeiten in den Guss. —

Sobald sich auf der geschmolzenen Metallfläche der schon erwähnte „Spiegel“ zeigt, wird der Tiegel mit der Zange gefasst und ausgegossen. Je nach dem Feingehalte der Legierung muss dies in verschiedener Weise geschehen. Beispielsweise wird 18 Karat ganz langsam, 14 Karat schneller ausgegossen, während 8 Karat ausgestürzt werden muss. Beim Erkalten zieht sich das Metall im Einguss ganz wenig zusammen. — Der im Tiegel verbleibende Rückstand, die sogen. „Gusshaut“, wird gleich nach dem Ausguss durch Aufschlagen der Zange, welche den Tiegel hält, auf den Giesstisch ausgeklopft. Was auf diese Art nicht zu entfernen ist, kann durch Auskratzen beseitigt werden.

Der fertige Ausguss, die „Planche“ oder der „Lingot“ wird meistens auf der Hochkante mit dem Hammer gestaucht und auf der Breitseite an einem Ende konisch zugehämmert, um das Auswalzen zu erleichtern.

Das beste Kennzeichen einer tadellos geschmolzenen Legierung ist das Aussehen ihrer Schnitt- resp. Bruchfläche. Schneidet man die Planche nämlich mit der Blechschere, so stellt sich der Querschnitt am oberen Teile als scharfe, glänzende Schnittfläche dar, während der übrige Teil abgedrückt wird und daher sehr fein gleichmässig gekörnt aussieht, und zwar um so feiner, je feiner die Legierung ist. Wurde aber durch zu schnelles Ausgiessen, durch Ueberhitzen oder sonstwie ein Fehler während des Schmelzens begangen, so erscheint die Schnittfläche porös, die Planche ist unbrauchbar und muss nochmals geschmolzen werden.

Lot kann in fertigem Zustand und in den verschiedenartigsten Zusammensetzungen von den Legierungsanstalten bezogen werden, wird aber in vielen Geschäften selbst bereitet. Das Verfahren ist im allgemeinen das gleiche, wie bei dem eben beschriebenen Legierungsschmelzen. Es muss nur bemerkt werden, dass Kadmium und Spiauter (pewter), die bei leichtflüssigen Loten beigesetzt werden, erst dann in den Tiegel kommen dürfen, wenn die übrigen Bestandteile schon im Fluss sind, da diese beiden Metalle bei längerer Erhitzung sich gerne verflüchtigen. Lotlegierungen kommen meist in den Blecheinguss.

Fehlerhaft geschmolzenes, also poröses Gold und Silber, bringt bei der weiteren Verarbeitung die unangenehmsten Zufälle mit sich. Es ist spröde, bricht oder reisst beim Walzen oder wird doppelt, lässt sich schlecht färben und polieren. Beim Glühen blähen sich die Poren auf, so dass die Oberfläche blasig wird, die fertige Ware ist unsolide und brüchig. Ohne sorgfältigstes Schmelzen ist keine flotte Arbeit möglich.

Wie schon erwähnt, legiert man teils aus technischen Gründen, teils aus künstlerischen, d. h. der Farbe wegen. Letzteres ist jedoch nur beim Gold der Fall, da Silber sich durch Beimengung anderer Metalle nicht in künstlerisch verwertbarer Weise färben lässt. Gold dagegen kann durch verschiedene Zusätze in den mannigfaltigsten Farbenabstufungen dargestellt werden.

Für die Praxis haben sich das Silber und das Kupfer als die verwendbarsten Zusätze bewährt, weil sie, in den richtigen Verhältnissen angewendet, weder das Aussehen, noch die Geschmeidigkeit des Goldes wesentlich ändern. Dieses wird daher für die Schmuckherstellung immer mit Silber und fast immer auch mit Kupfer legiert. Für geringe Legierungen kommt noch Legiermessing in Betracht.

Die gebräuchlichste Farblegierung ist Rotgold, welches seine Farbe dem Kupferzusatz verdankt; es eignet sich seiner Geschmeidigkeit wegen sehr gut zum Verarbeiten. Dagegen ist das Gelbgold, mit verhältnismässig stärkerem Silberzusatz, sehr hart und spröde. Es wird mit Vorteil verwendet zur Herstellung solcher Schmucksachen, welche stark getragen werden und Beschädigungen sehr ausgesetzt sind, wie Ringe, namentlich Eheringe und Ketten. Für die seltener vorkommende grüne Goldfarbe findet eine Legierung von Gold mit Kadmium, Silber und Kupfer Anwendung. Für Arbeiten à quatre couleurs, also in 4 Metallfarben, kommt zu den angeführten Legierungen noch Silber oder Platina (für Weiss) hinzu.

Die Lote werden im allgemeinen dem Legierungsverhältnis der zu lötenden Ware entsprechend hergestellt. Kleinere Differenzen sind unauffällig und können vernachlässigt werden.

Beifolgend ist eine Tabelle mit 12 der gebräuchlichsten Legierungen für Gold gegeben, wobei die Verhältniszahlen jeweils in doppelter Berechnung vorhanden sind. In der oberen Reihe sind sie so berechnet, dass ihre Gesamtsumme = 1000 ist. Also im ersten Beispiel: 8karätige Gelbgoldlegierung: 333 Teile Feingold, 160 Teile Silber, 307 Teile Kupfer, 200 Teile Komposition (Legiermessing) = 1000 Teile. — In der zweiten Reihe ist angegeben, wie viele Gramm der einzelnen Metalle zu einer Krone = 10 M. zugefügt werden müssen, um die gewünschte Legierung zu erhalten. Das erste Beispiel würde also, in Worten ausgedrückt, lauten: Um

8karätiges Gelbgold zu erhalten, müssen zu einer Krone (= 10 M.) 1,722 g Silber, 2,905 g Kupfer und 2,152 g Komposition gegeben werden. Die Bestandteile und das Totalgewicht der genannten Münze ist unten hinzugefügt.

Die gebräuchlichsten Legierungen.

Farbe:	gelb			rötlich (Farbgold)			rot		
8 Kar. = 333	Silber 160	Kupfer 307	Komp. 200	Silber 120	Kupfer 450	Komp. 97	Silber 75	Kupfer 487	Komp. 105
zu 1 Krone = 10 M.	Gr. 1,722	Gr. 2,905	Gr. 2,152	Gr. 1,291	Gr. 4,445	Gr. 1,044	Gr. 0,807	Gr. 4,843	Gr. 1,130

Farbe:	gelb		rötlich (Farbgold)		rot	
12 Kar. = 500	Silber 250	Kupfer 250	Silber 160	Kupfer 340	Silber 100	Kupfer 400
zu 1 Krone = 10 M.	Gr. 1,793	Gr. 1,393	Gr. 1,147	Gr. 2,039	Gr. 0,717	Gr. 2,469
14 Kar. = 585	Silber 208	Kupfer 207	Silber 140	Kupfer 275	Silber 83	Kupfer 332
zu 1 Krone = 10 M.	Gr. 1,271	Gr. 0,873	Gr. 0,857	Gr. 1,287	Gr. 0,492	Gr. 1,652
Farbe:	gelb		rötlich (Farbgold)		rot	
18 Kar. = 750	Silber 125	Kupfer 125	Silber 83	Kupfer 167	Silber 40	Kupfer 210
zu 1 Krone = 10 M.	Gr. 0,598	Gr. 0,199	Gr. 0,398	Gr. 0,398	Gr. 0,199	Gr. 0,597

Münze	Gold	Silber	Kupfer	Total-Gewicht
1 Krone = 10 M.	Gr. 3,584	—	Gr. 0,398	Gr. 3,982

Die Gewichte der zuzusetzenden Metallmengen sind für vollwichtige Kronen berechnet; bei zehn Kronen verschiebt sich das Komma um eine Stelle nach rechts u. s. w.

Das Silber schmilzt bei ungefähr 950° Celsius. Es hat die Eigenschaft, beim Schmelzen aus der zuströmenden Luft Sauerstoff aufzunehmen, bis zu dem 22fachen seines Volumens. Bei langsamer Abkühlung lässt es diesen ohne besondere Erscheinung wieder entweichen; findet diese aber zu rasch statt, so erstarrt das Silber an der Oberfläche, während es im Innern noch flüssig ist. Mit der zunehmenden Abkühlung des Innern wird der Sauerstoff frei und durchbricht die erstarrte Oberhaut, wobei kleine Silberteilchen mit herausgeschleudert werden. Diese Erscheinung nennt man das Spritzen oder Spratzen des Silbers. Wird geschmolzenes Silber bei Luftzutritt in dünne Zaine gegossen, welche ein rasches Abkühlen gestatten, so wird ein Teil des Sauerstoffes zurückgehalten, wodurch das Silber so ausserordentlich spröde wird, dass es bei mechanischer Bearbeitung rissig wird oder zerbricht. Um absolut dehnbares Silber zu erhalten, gebraucht man den Kunstgriff, das geschmolzene Metall so weit abkühlen zu lassen, bis das Spratzen vollständig aufgehört hat, dann es durch kurz andauerndes Verstärken der Hitze, eventuell unter Aufstreuen von kalciniertem Borax, welcher rasch schmilzt und den Zutritt der Luft abhält, wieder ganz flüssig zu machen und zu Blöcken oder Zainen zu giessen. — Wer viel mit Legierungen und Legierungsberechnen zu thun hat, dem sei als praktisches Hilfsmittel die „Tabellen zur Berechnung von 108 der gebräuchlichsten Goldlegierungen . . . und 12 verschiedene Silberlegierungen“ von Dr. A. Richter, Pforzheim, empfohlen. (O. Rieckers Buchhandlung.)

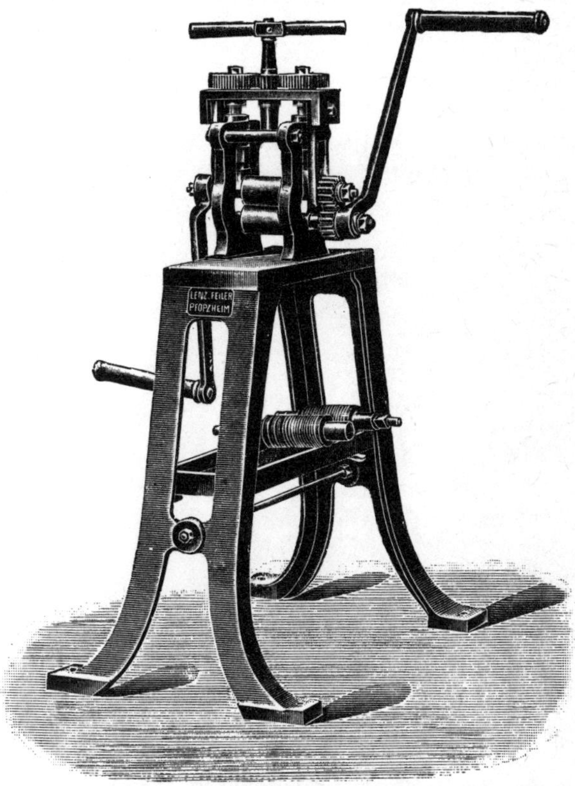

Abb. 8. **Walze für Handbetrieb.**
(Lenz & Feiler, Pforzheim.)

---

2. Die Arbeit des Goldschmiedes.

Der Goldschmied im engeren Sinne des Wortes hat nichts mit der Verzierung oder dem Ausputz des Schmuckstückes zu thun; er stellt die Form des Ganzen her, im künstlerischen und technischen Sinne. Seine Aufgabe ist es vor allem, die Komposition, die Werkzeichnung ins Material zu übertragen, ins Plastische zu übersetzen. Das erfordert ein nicht unbedeutendes Maass künstlerischer Fertigkeiten; der Goldschmied muss jeden Linienzug in Draht, jede Modellierung in Blech wiederzugeben verstehen. Er muss dem Ganzen einen wirkungsvollen Aufbau und den Einzelheiten ein klares Zusammengehen zu geben wissen. Sind diese Forderungen erfüllt, so kommen technische Bedingnisse in Menge: Da muss alles solide verbunden und befestigt sein, ohne dass man etwas davon sieht. Da darf nichts zu weit hervorstehen, nichts kratzen und reissen; was hängt, muss frei beweglich sein und in schöner Linie hängen. Alles was zum Anziehen und Befestigen des Schmuckes dient: Scharniere, Schliessen, Nadeln, Haken, Kettchen, Federn — muss möglichst unauffällig, möglichst solide und bequem angebracht sein. Wie man von der Schauseite des Schmuckes Eleganz und Schönheit, so verlangt man von der Rückseite praktische, glatte Bequemlichkeit. Da muss Rücksicht genommen werden auf Kleider, Spitzen, Federn und sonstige zarte und zerreissliche Anhängsel der Trägerin, dass der Schmuck sich nicht daran festhakt. Und endlich ist es des Goldschmiedes Sache, dafür zu sorgen, dass seine Mitarbeiter in der Schmuckwerkstätte, Fasser, Graveure, Vergolder und Polisseusen, ihre

Arbeit in möglichst praktischer und passender Weise einzufügen vermögen. Auch das endgültige Zusammenfügen aller der von verschiedenen Händen hergestellten Einzelteile bleibt schliesslich ihm überlassen.

Dieser ganze, umfangreiche und komplizierte Thätigkeitsbereich kann in mehrere Gruppen zerlegt werden:

1. Die Bearbeitung des Edelmetalles zu Blech und Draht;
2. Die Herstellung der notwendigen, künstlerischen und technischen Einzelformen aus Blech und Draht;
3. Die Verbindung der Einzelteile durch Löten, durch Scharniere, Stifte u. s. w.;
4. Der Aufbau des Schmuckstückes.

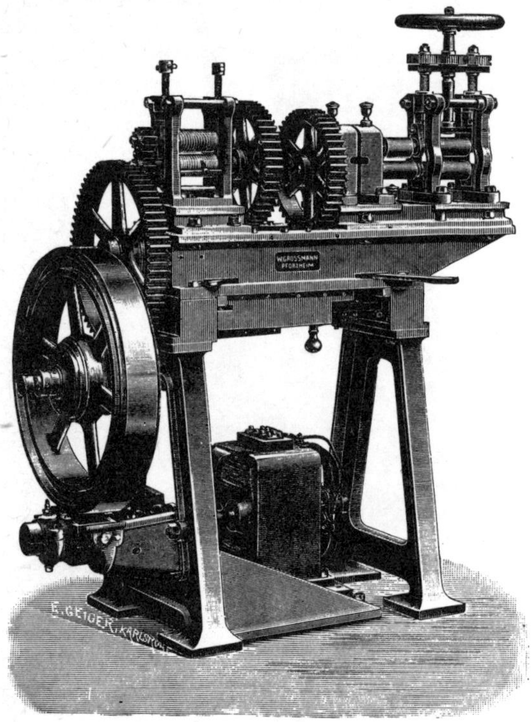

Abb. 9. **Walze für zwei Walzenpaare für elektr. Betrieb.**
(W. Grossmann, Pforzheim.)

Ich will hier gleich für die ganze, nun folgende Darstellung vorausschicken, dass von den darin beschriebenen Manipulationen und Herstellungsverfahren viele auch auf maschinellem Wege erfolgen können. Der Goldschmied muss ihrer deswegen doch mächtig sein, da bei ungewöhnlichen oder selten vorkommenden Arbeiten nur die Handarbeit diejenige Anpassungsfähigkeit besitzt, die in solchen Fällen sich als nötig erweist.

Die Herstellung von Blech aus der „Planche“ oder dem „Lingot“, als welche das Edelmetall den Einguss verlässt, geschieht durch Walzen auf der Blechwalze, welche für den Hand- oder Maschinenbetrieb eingerichtet sein kann. Das Blech wird dabei zwischen die beiden horizontal übereinander lagernden Walzenrollen geschoben, die in einem besonderen Walzengestell festgehalten sind. An diesen Walzenrollen sind vermittelst Verlängerungszapfen zwei Kurbeln angebracht, an der unteren rechts, an der oberen links, durch deren Bewegung die Walzen zur Umdrehung und das Blech zum Vorwärtslaufen gebracht wird. (Abb. 8.) Durch zwei Stellschrauben, welche senkrecht von oben auf die beiden Walzenrollenlager rechts und links drücken, kann der Abstand der beiden Walzen und die Stärke des fertigen Bleches beliebig reguliert werden. — Im allgemeinen wird der zu walzende Lingot nach dem Schmelzen erst eingestaucht, d. h. auf den beiden Schmalseiten auf dem Amboss geschmiedet, bis dieselben glatt sind; dies hat den Zweck, ein an den Rändern glattes Blech zu erhalten, welches in seiner ganzen Breite verwendbar ist. Unter Umständen kann dies auch unterbleiben, wenn sehr sorgfältig beim Schmelzen verfahren worden ist. Als Regel für das Glühen des zu walzenden Metalles gilt, dass Legierungen bis zu $^{700}/_{000}$ f. Goldgehalt vor dem Walzen, sowie während desselben geglüht werden müssen; Legierungen von $^{700}/_{000}$ f. Gold aufwärts dürfen vor und während des Walzens nicht geglüht werden. Es kommt dies davon her, dass Gold von diesem höheren Feingehalt weicher und dehnbarer ist, als geringeres und dass es durch das Walzen ohne Glühen eine grössere

Dichtigkeit und Geschmeidigkeit erhält. Ganz tadellos geschmolzenes Gold kann übrigens auch in geringeren Feingehalten ungeglüht durch die Blechwalzen gehen; es ist aber im allgemeinen nicht rätlich.

Die Herstellung des Drahtes, welchen der Goldschmied ja in ausgedehntem Maasse benötigt, beruht auf der gleichen Manipulation wie beim Blech, nur benützt man dabei eine besondere Drahtwalze. Statt der beiden glatten Walzenrollen bei der Blechwalze hat diese zwei Walzenrollen mit Einkerbungen, welche so aufeinander passend angebracht sind, dass die obere und die entsprechende untere Kerbe jeweils eine stumpf-viereckige Oeffnung bilden. Die Kerben werden von einer Seite zur andern in gleichmässigem Verlauf kleiner. Das hierfür stangenförmig gegossene Metallstück wird, nachdem es etwas glatt geschmiedet und geglüht ist, in eine entsprechend grosse Kerbe oder „Riefe“ eingeführt. Ist nunmehr der Draht durch die erste

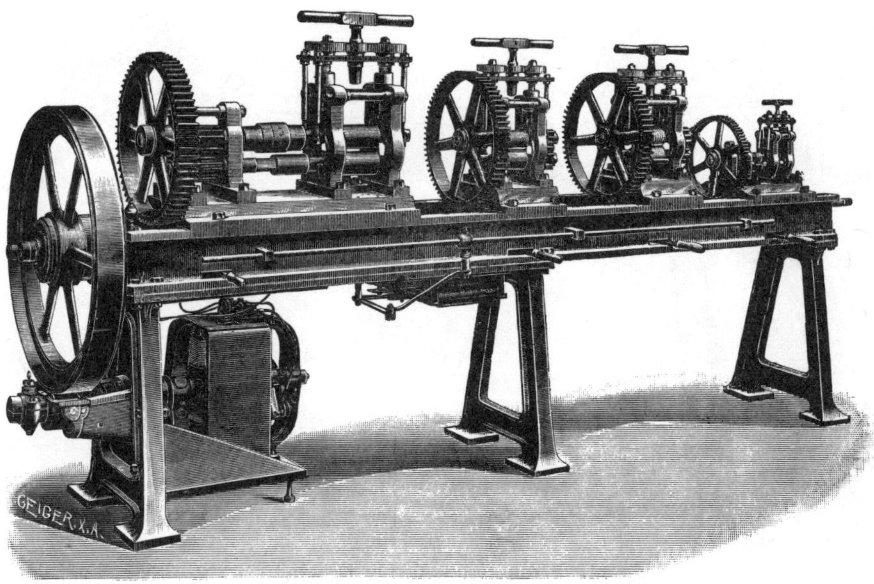

Abb. 10. **Walze für vier Walzenpaare, mit elektr. Antrieb.**
W. Grossmann, Pforzheim.

Riefe durchgewalzt, was gewöhnlich mehrere Male geschehen muss, so folgt die zweite, dritte u. s. f., jedesmal eine etwas kleinere, bis die gewünschte Drahtstärke erreicht ist.

Das Durchwalzen geschieht ebenfalls durch Kurbelbewegung wie bei der Blechwalze; es muss aber beim Draht darauf geachtet werden, dass die beim jedesmaligen Durchlaufen seitlich sich ergebende hohe Kante beim darauffolgenden Walzen nach oben gerichtet werde, um so den Draht gleichmässig zu erhalten. Andernfalls bildet sich diese Kante zu einem Grate aus, welcher den Draht zur Weiterverarbeitung untauglich macht.

Zu der Anfertigung von Eheringen gebraucht man starken Draht von oben halbkreisförmigem, unten flachem Querschnitt. Zur Herstellung desselben hat man eine besondere Eheringwalze konstruiert, welche den Draht gleich in der gewünschten Form liefert; dieselbe hat nämlich verschiedene Walzenrollen, von denen die obere halbkreisförmige, von der einen Seite zur andern kleiner werdende Einkerbungen trägt, während die untere glatt ist. Mit dieser Walze hergestellter Draht kann sofort zu Eheringen verarbeitet werden.

Grössere Walzen werden für Elementarantrieb eingerichtet. Auf elektrischem Wege wird die Walze Abb. 9 in Bewegung gesetzt. Sie trägt sowohl eine Draht- als auch eine Blechwalze; ist eine besondere Drahtwalze vorhanden, so kann man die Maschine mit besonderen Walzenpaaren zum Vor- und Feinwalzen ausstatten. Für Geschäfte, wo viel gewalzt wird, ist eine grosse Walze (Abb. 10) am Platze, auf der zugleich Blech und Draht vor- und feingewalzt werden kann. Dieselbe ist so eingerichtet, dass jedes Walzenpaar einzeln abgestellt und in Bewegung gesetzt werden kann, und bietet noch Platz zum Anbringen verschiedener Hilfsapparate, wie Lotfeilmaschinen, Scheren u. dergl.

Zu weiterer Umformung und Bearbeitung wird der Draht gezogen durch Zieheisen. Dies kann mit der Hand oder an der Ziehbank gemacht werden. Die Zieheisen sind längliche Platten

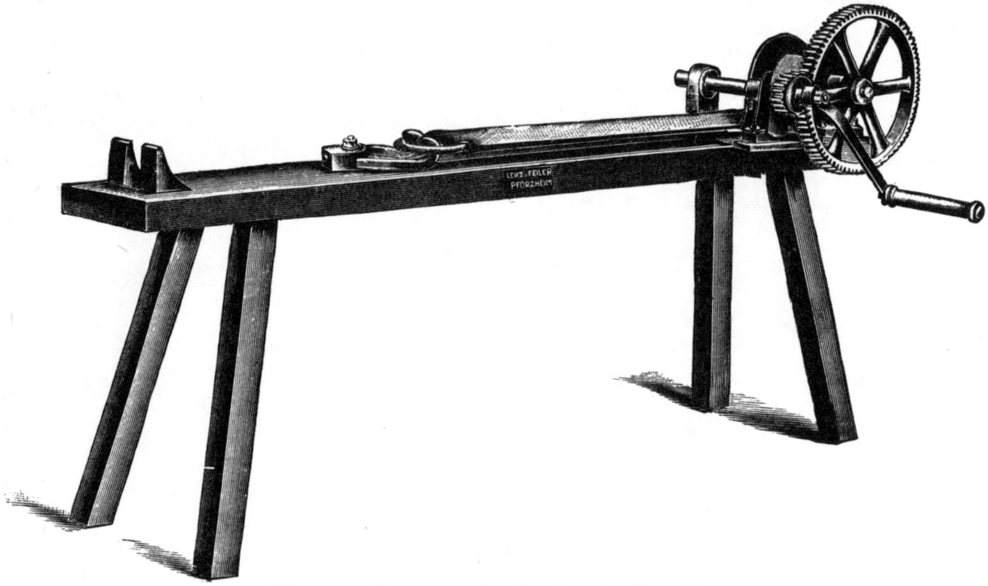

Abb. 11. **Drahtziehbank für Handbetrieb.**
Lenz & Feiler, Pforzheim.

aus gehärtetem Stahl, die mit einer Reihe von Löchern oder Durchbrüchen von abnehmender Grösse versehen sind. Von Hand werden nur dünn ausgewalzte Drähte gezogen. Man spannt dabei das Zieheisen in einen Schraubstock; der Draht wird gespitzt, in das entsprechende Loch im Zieheisen eingeführt und so weit wie angängig durchgesteckt, damit er mit der Ziehzange ergriffen und durchgezogen werden kann. Nacheinander lässt man nun den Draht durch immer engere Löcher laufen, bis er so dünn ist, als man ihn haben will. Auf der Ziehbank, welche vor der Einführung der Drahtwalze deren Stelle zu vertreten hatte, werden jetzt nur noch die stärker gewalzten Drähte bearbeitet. Sie besteht der Hauptsache nach aus einem hölzernen Bock, auf dessen eiserner Kopfplatte eine besonders konstruierte Zange, die Schleppzange, in welche der zu ziehende Draht eingespannt ist, an einer Kette langsam fortgezogen wird. Am Kopfende der Ziehbank ist das Zieheisen in aufrechter Stellung befestigt. Der Antrieb erfolgt von Hand vermittelst einer Kurbel. — Abb. 11 stellt eine Ziehbank mit Gurte und Uebersetzung für Handbetrieb dar. Bei stärkerem Bedarf an Draht ist eine Rundzug- oder Trommelziehmaschine zu empfehlen, welche für Kraftbetrieb eingerichtet ist. An ihr sind zwei Trommeln angebracht zum Ziehen längerer Drähte, die eine zum Auf-, die andere zum Abwickeln. Wenn der Draht durch das Zieheisen gezogen ist, so werden die Trommeln gewechselt. Ein besonderer Vorteil der Rundzugmaschine ist, dass der Draht nicht nachgegriffen zu werden braucht. Der Goldschmied verwendet den Draht in allen möglichen Querschnittformen: Rund, halbrund, drei- und viereckig, sternförmig, messerförmig u. s. f. Jede besondere Form des Querschnittes erfordert natürlich ein besonderes Zieheisen.

Der glatte, rund gezogene Draht kann nun noch weiter verziert werden durch das Kordieren d. h. das Einschneiden eines seichten Schraubenganges auf denselben und durch Zusammendrehen mehrerer Drähte, das Kordelieren. Zu beiden bedient man sich der Kordier- oder Wickelmaschine. Dies ist eine einfache Vorrichtung, deren wesentlichster Bestandteil eine in ihrer Achse durchbohrte stählerne Spindel ist, von 40—60 mm Länge. Am vorderen Ende derselben sind zwei Backen. Ausserdem braucht man ein kleines Schneideisen mit Löchern, wie die Dicke des Drahtes sie verlangt; der Draht wird nun in die Backen eingespannt, die Maschine in Bewegung gesetzt, so dass der Draht sich um sich selbst dreht. Das Schneideisen wird mit der Hand geführt und schneidet in den Draht ein Gewinde ein. Unter Abb. 12 ist eine Wickelmaschine mit doppelter Uebersetzung dargestellt. An ihr ist eine auswechselbare, längere Spindel eingesetzt, welche zum Wickeln runder oder ovaler Ringchen, „belières“, Kettenglieder u. dergl. dient. — Kordierter Draht wird zu mancherlei Zierzwecken verwendet; auch zum Aufstecken von Perlen wird er, des besseren Haltens wegen, benützt. Lässt man einen geschnittenen Draht durch eine Walze laufen, so dass er platt gedrückt wird und von dem Schraubengang nur noch eine Zahnung auf den Schmalkanten übrig bleibt, so hat man die bekannte Abart des eigentlichen Filigrandrahtes hergestellt. Mit der Herstellung von façonniertem Draht befassen sich besondere Spezialgeschäfte. — Sollen mehrere Drähte umeinander gewickelt werden, so benützt man den gleichen Apparat, nur spannt man ein Häkchen in die Backen, auf welches man die Drähte, die nach Belieben zwei-, drei- und vierfach genommen werden können, einhängt. Nun wird der Draht am andern Ende mit der Schnallzange gefasst und stramm angezogen, die Maschine in Umdrehung versetzt und so der Draht gewickelt; während des Wickelns muss er von Zeit zu Zeit geglüht werden. Durch das Zusammendrehen eingeschnittener und glatter, sowie verschieden façonnierter Drähte lassen sich sehr effektvolle Muster erzielen.

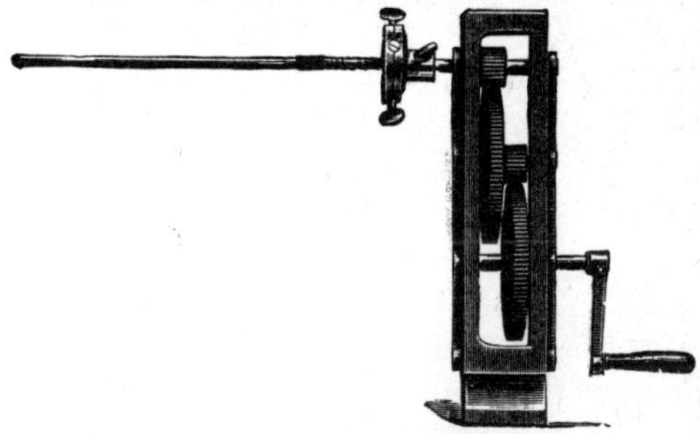

Abb. 12. **Wickelmaschine.**
Lenz & Feiler, Pforzheim.

Eine dem Kordieren entsprechende Bearbeitungsweise kann auch mit Blech vorgenommen werden, wenn es sich darum handelt, demselben eine korkzieher- oder schraubenartig gewundene Gestalt zu geben. Man walzt sich das Stück Blech am besten aus einem Draht auf der Flachwalze, was den Vorzug hat, dass es an den Enden rund wird. Es werden zwei runde Kupferdrähte an beide Seiten des Blechstreifens gelegt (Abb. 13) und Blech und Drähte wie zum Kordieren eingespannt und umeinander gewickelt. Die Drähte geben dabei dem Blech den nötigen Halt, dass es sich gleichmässig dreht. Nach dem Drehen wird das Ganze geglüht und die Kupferdrähte entfernt. Für stärkere Stäbe, wulstartige Einfassungen und ähnliche Einzelteile, die in massiver Ausführung zu schwer oder zu teuer werden würden, oder auch zur Herstellung von

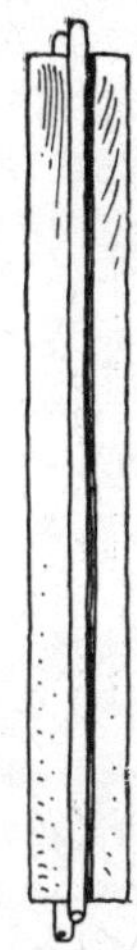

Abb. 13. **Winden von Blech.**

Gelenkscharnieren verwendet man beim Schmuck sehr häufig hohle Blechröhren, sogen. Scharniere. Sie werden, allgemein gesprochen, dadurch hergestellt, dass man das Blech um einen Draht legt und das Ganze vermittelst des Zieheisens rund zieht. Dabei wird feines Gold über Kupferdraht gezogen, Silber aber und geringhaltiges Gold und Doublé über Eisen. Der Kupferdraht wird nämlich nachträglich wieder durch Salpetersäure entfernt, was bei Silber u. s. w. nicht angewendet werden darf. Dagegen widersteht dieses einem Gemisch von Salz- und Schwefelsäure, womit man den Eisendraht herausätzt. — Der Kupferdraht wird zunächst in der gewünschten Stärke gezogen, wobei die Golddicke abgerechnet wird; man bestimmt seinen genauen Umfang, schneidet das Goldblech danach, und zwar so, dass es zum bessern Durchziehen eine Spitze erhält. Dann glüht man es (bei dem sehr harten Gelbgold ist nach dem Glühen noch Ablöschen in verdünntem Spiritus erforderlich, um die nötige Weichheit zu erzielen) und klopft oder reibt es mit Hammer oder Punzen in eine Holzkerbe. Nun lässt man das Scharnier, zunächst ohne Draht, so oft durch's Zieheisen laufen, bis die Fuge sich nahezu schliesst; dann erst steckt man den Kupferdraht hinein und zieht fertig. Nach dem Ziehen wird das Ganze auf der Kordiermaschine mit Binddraht dicht umsponnen und geglüht, damit die Fuge geschlossen bleibt. Bleibt das Scharnier gerade, so wird der innen befindliche Kupferdraht herausgestreckt: Man löst an beiden Enden das Gold vom Kupfer, zieht letzteres, indem man es in die Ziehbank einspannt, in die Länge, also dünner, bis es entfernt werden kann. Soll das Scharnier gebogen werden, so biegt man es entweder, so lange das Kupfer noch innen und der Binddraht aussen daran ist und ätzt dann erst beides mit Salpetersäure weg, oder man füllt es vor dem Biegen mit Kitt, was der Einkitter mit der Kittmaschine besorgt. Zuletzt, bezw. vor dem Kitten, wird die Fuge noch zugelötet. Viereckige oder vieleckige Scharniere werden in ganz ähnlicher Weise hergestellt. Man zieht den Kupferdraht in der gewünschten Form, zieht das Goldblech erst rund und dann auf dem Kupferdraht durch das Façoneisen. Die Fuge lässt man dabei je nach Bedarf auf eine Kante oder eine Fläche fallen. — Scharniere, die einen andern, als kreisförmigen Querschnitt haben, können auch schraubenförmig um sich selbst gedreht werden. Man lässt zu diesem Behufe nach dem Glühen — also vor dem Löten — den Binddraht darum, spannt sie in einen Schraubstock und dreht von Hand. — Konische Scharniere werden auf besondere Art verfertigt: Man zieht den Kupferdraht so dick, dass er der grösseren Stärke des gewünschten Scharniers entspricht, und feilt ihn nach Verlauf zu. Dann wird das Blech entsprechend zugeschnitten und das Ganze gestossen, d. h. es wird nach und nach in die verschiedenen Löcher des Zieheisens, vom kleinsten angefangen, so weit wie möglich hineingestossen und schliesslich durch das letzte durchgedrückt. — Gleichzeitig kann das Scharnier zur Herstellung der viel angewendeten Fasskasten und sonstigen Kasten verwendet werden, indem man eine Zarge vom Scharnier absägt und einen Boden anlötet. Für grössere Sachen werden die Zargen aus Blechstreifen gebogen. Soll der Kasten eckig werden, so pflegt man die Zarge an der entsprechenden Stelle mit einer dreieckigen Nadelfeile bis auf halbe Goldstärke einzufeilen, resp. mit dem Spitzstichel abzustechen, um beim Biegen scharfe Kanten zu erzielen. Für konische Kasten sind die Zargen in entsprechend veränderter Form zuzuschneiden.

Die in Vorstehendem behandelten Manipulationen haben zum Zweck, die technisch notwendigsten Bearbeitungs- und Einzelformen des Edelmetalles für die Schmuckkunst herzustellen. Um demselben die künstlerische Formgestaltung geben zu können, hat der Goldschmied dreierlei Mittel: das Aussägen, das Biegen, und das Treiben oder Auftiefen. Ueber das Aussägen ist wenig zu sagen; es geschieht mit einer feinen Laubsäge; die aufgepauste Zeichnung wird mit Fischleim auf das Blech aufgeklebt und genau der Kontur entlang gesägt. Wenn nötig, wird der ausgesägte Kontur noch durch Feilen verfeinert. Zum Biegen von Blech oder Draht bedient man sich besonderer Biegezangen. Es sind dies entweder Flach- oder Rundzangen. Die ersteren haben ein glattes, gerades Maul, dessen innere Flächen entweder glatt oder, des festeren Anfassens wegen, behauen sind. Sie führen den Namen Spitzzangen, wenn das Maul sehr schmal und gleichsam zugespitzt ist. Die Flachzangen dienen zur Hervorbringung eckiger Biegungen an Drähten und Blechstücken, sowie zum Zusammendrehen des Drahtes. Die Rundzangen haben statt der vierkantigen Teile des Maules runde Stifte von cylindrischer oder kegelförmiger Gestalt. Sie dienen zur Herstellung von kurzen runden Biegungen; die Halbrundzange, mit einem runden und einem glatten Teil, zu flacheren Schweifungen. Das klingt sehr einfach. Aber es gehört eine ungemein geübte und feinfühlige Hand dazu, um mit so einfachen Werkzeugen jene auf kleinstem Raume sich entfaltenden zierlichen, eleganten und komplizierten Linienläufe herzustellen, wie der moderne Schmuck sie verlangt.

Wenn zu der Drahtarbeit noch die Verwendung kleiner Kügelchen hinzutritt, so haben wir die eigentliche Filigrantechnik (filum = Draht, granum = Kügelchen). Das Filigran gehört zu den ältesten Formen der Edelschmiedekunst; es war schon den Aegyptern bekannt und wurde von Phöniziern und Etruskern mit bewundernswerter Meisterschaft ausgeübt. Interessant ist die heutige, überaus weite Verbreitung dieser Technik als Volkskunst, die uns in gleicher Weise bei den Bewohnern des nördlichsten Skandinaviens, wie bei den Völkern des Orients bis nach Ostasien hinüber begegnet.

Filigran wird ebensowohl auf einer Unterlage von Blech, wie in ganz durchbrochener Arbeit ausgeführt. Auf der Blechfläche wird zunächst das Muster vorgezeichnet, hierauf werden die einzelnen Abschnitte des Drahtes in der gewünschten Weise gebogen und mit Tragantgummi nach der Zeichnung auf die Unterlage aufgeklebt. An geeigneten Stellen werden auch die Kügelchen und kleine Blechflitter (Pailleten) hinzugefügt. Bei à jour-Filigran dient statt des Bleches ein glattgeschliffenes Stück Holzkohle, auf welchem die Zeichnung vorgerissen und der Draht aufgeklebt wird. Zum Schluss wird in der üblichen Art gelötet. — Filigran wird meist aus Drähten verschiedener Stärke hergestellt, wobei die dickeren die Einfassung, bezw. das Gerippe des ganzen Musters, die feineren das eigentliche Ornament bilden. Letztere werden auch, namentlich im Volksschmuck, bündelweise verwendet.

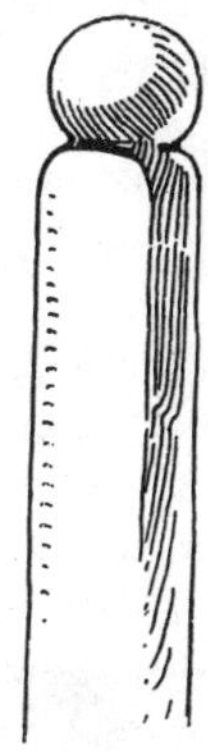

Abb. 14.
Vertiefstempel.

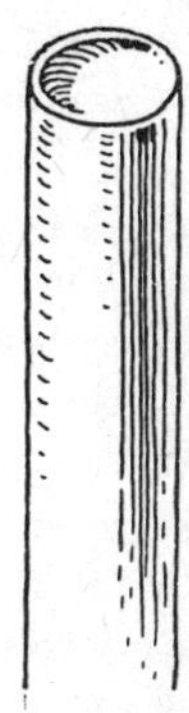

Abb. 15.
Handaushauer.

Diese Technik ist allerdings gegenwärtig aus der Mode gekommen und wird nur wenig mehr gepflegt. Aber die Drahtarbeit in doppeltscharfem und namentlich in Messerdraht hat für das ganze Gebiet des montierten Schmuckes seine Bedeutsamkeit und künstlerische Verwendung beibehalten und wird sie auch nicht verlieren. Der moderne, naturalistische Schmuck kann seiner zur Herstellung der Stengel, zur Verbindung der Blüten und Blätter nicht entraten. Biegungen in Blech vermittelst der Zange werden bei Schmuck seltener für sich, als vielmehr als Beihülfe beim Auftiefen und Treiben vorkommen. Dieses, das Auftiefen, kann auf zweierlei Weise, einer mechanischen und einer mehr künstlerisch freien, vorgenommen werden. Die erstere erfolgt auf einer stählernen, eisernen oder messingenen Unterlagsplatte, der Anke, welche mehrere halbkugelförmige, tiefere oder seichtere, Vertiefungen hat, die manchmal reihenweise mit allmählich abnehmendem Durchmesser angeordnet sind. Dazu gehören so viele Stempel (Buckeleisen, Vertiefstempel) als Löcher vorhanden sind (Abb. 14). Der abgerundete, untere Teil muss immer etwas kleiner sein, als die für ihn bestimmte Vertiefung, damit Raum für das Blech bleibt. Auf diese Weise werden im Blech halbkugelförmige Erhöhungen, Buckel, hervorgebracht und kreisförmige Blechplättchen halbkugelförmig aufgetieft. Zur Herstellung solcher Plättchen bedient man sich der sogen. Handaushauer (Abb. 15). Damit das Blech beim Hineinschlagen keine Falten bekommt, pflegt man es vorher über dem Vertiefstempel mit dem Hammer ein wenig aufzubuckeln und nachher erst in die Anke hineinzuschlagen. Soll durch das Auftiefen eine künstlerische Gestaltung des Bleches erzielt, d. h. soll es modelliert werden, wie dies bei Laub- und Blumenblättern notwendig wird, so arbeitet man mit dem Bretthammer, sowie mit verschiedenen Punzen. Zur Unterlage des aufzutiefenden Bleches verwendet man Blei, welches dem Druck des Punzens nachgiebt und bewirkt, dass nur auf der Stelle ein Eindruck entsteht, auf welche der Punzen aufgeschlagen wird. Während der Arbeit muss öfter ausgeglüht werden, da das Metall sonst hart und spröde wird und leicht reisst. Muss eine besonders starke Höhlung hergestellt werden, so tieft man vorher auf Bleiunterlage, eventuell auch für besonders hohe Formen auf Treibpech entsprechend auf, um zu verhindern, dass das Metall zu dünn geschlagen wird. Dieses Auftiefen, zu dem für stärkere Biegungen von Spitzen und Zacken noch das Biegen mit der Zange angewendet wird, ist hauptsächlich von Wichtigkeit bei der Herstellung von einzelnen Blättern und ganzen Blumen. Soll eine Blume aus Blech hergestellt werden, so ist das nächste Erfordernis, sich eine Art von Werkzeichnung zu machen. Die Blume besteht bekanntlich aus mehreren Teilen oder einzelnen Blattkreisen: Dem Kelch, den Blumenblättern, den Staubfäden und dem Fruchtboden. Dieser letztere wird meist durch einen gefassten Chaton dargestellt; die Staubfäden biegt man aus Draht. Die Blumen- und Kelchblätter aber müssen zunächst einzeln oder als zusammenhängender Blattkreis (Abb. 16) in ebener Projektion aufgezeichnet werden, damit nachher beim Auftiefen und Zusammenbiegen die gewünschte Gestalt herauskomme. Beim Aussägen thut man gut, die Säge etwas ausserhalb des Striches laufen zu lassen, da die Blattfläche durch das Wölben und Aufbuckeln stets etwas zusammengeht. Die Blattrippen werden für Weissjuwelenarbeit durch Aussägen dargestellt; sonst auch durch Schlagen mit scharfen Punzen oder (bei gefärbten Arbeiten) durch Gravieren. — Die Herstellung einer gut ausgearbeiteten Blumenbrosche ist eine mühsame und zeitraubende Arbeit, zu deren Bewältigung eine beträchtliche künstlerische Fertigkeit vorausgesetzt werden muss.

Um die Einzelteile eines Schmuckes untereinander und zu einem Ganzen verbinden zu können, kann man sich beweglicher und unbeweglicher Verbindungen bedienen. Die wichtigste unbewegliche Verbindung von Metallteilen untereinander für Schmuckarbeiten jeder Art ist das Löten. Löten heisst zwei Metallstücke mittels einer in geschmolzenem Zustande dazwischen gebrachten, leichter schmelzbaren Metalllegierung (Lot) zu vereinigen. Je nach der Art der zu verbindenden Metallstücke, nach dem Zwecke, der Festigkeit, dem Aussehen u. s. w. werden verschiedenartige Lote verwendet. Nach dem Grade der Schmelzbarkeit unterscheidet man Weichlote, die bei geringer Hitze schmelzen, und Hartlote, die eines höheren Hitzegrades zum Schmelzen bedürfen. Für feine Ware, sowie für solche, die im Verlauf der weiteren Bearbeitung einer sehr hohen Hitze ausgesetzt werden, z. B. beim nachträglichen Emaillieren, Färben etc. wird sehr strengflüssiges Lot angewendet; dagegen für geringere Ware ein mehr weiches, leichtflüssiges Lot. Je nachdem Gold oder Silber gelötet werden, benützt man Gold- oder Silberlote; zum Verstärken dünner Gegenstände nimmt man Schwemmlot (Lot-Feilung). Alle diese verschiedenen, zum Löten dienenden Metalllegierungen werden in gebrauchsfähigem, d. h. dünn gewalztem Zustand schon in den Handel gebracht. Um seinen Zweck erfüllen zu können, muss das Lot geschmolzen werden. Dies geschieht durch eine Gas- oder Spiritusflamme. Die letztere, welche nur in Ausnahmefällen, wo eben kein Gas zu haben ist, zur Anwendung kommt, wird in einer besonderen Lötlampe aus Weissblech erzeugt. Für das Löten mit Gas giebt es verschiedene Lötlampen. Eine einfache Art, welche gegenwärtig wohl am weitesten verbreitet ist, besteht aus einem senkrechten Rohr mit schalenförmiger Mündung, das auf einem Fuss aufmontiert ist, so dass man das Ganze nach Belieben auf dem Arbeitstisch hin- und herrücken kann. Die Gaszuleitung erfolgt auf gewöhnliche Art vermittelst eines Gummischlauches. In der Mündung steckt

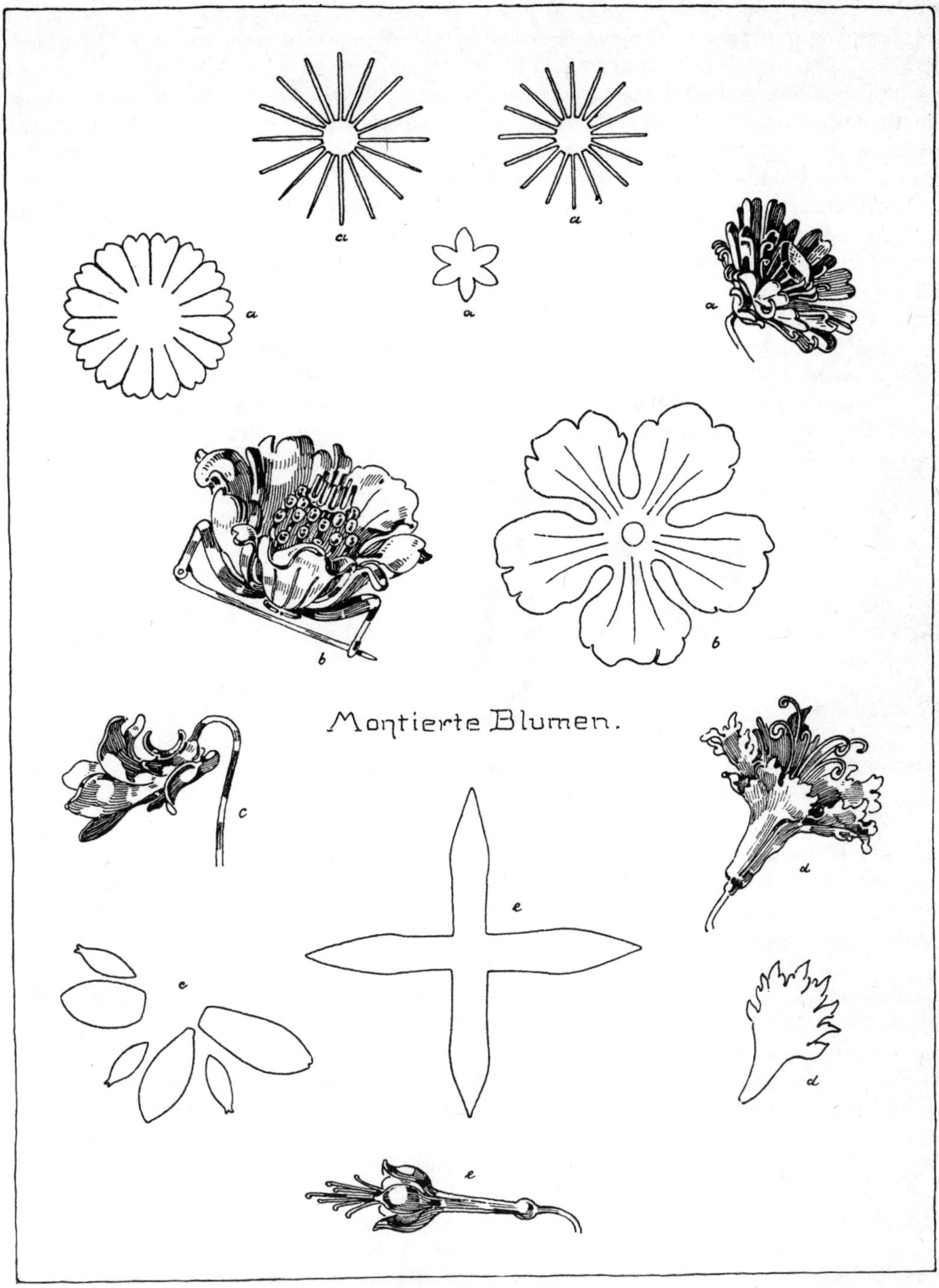

Abb. 16. **Werkzeichnungen für montierte Blumen.**

ein dichter Knäuel von dünnem Binddraht, der zur Verbreitung der austretenden Flamme dient. Da die Temperatur derselben für das Hartlöten zu niedrig ist, so wird sie durch Einblasen von Luft erhöht. Der in der Luft enthaltene Sauerstoff bedingt eine völlige Verbrennung des im Gas befindlichen Kohlenstoffes und damit eine wesentlich grössere Hitzeerzeugung. Dieses Einblasen der Luft geschieht mit dem Lötrohr, einer kegelförmigen, 20—27 cm langen Blechröhre, welche gegen das dünnere Ende rechtwinklig umgebogen ist. Letzteres wird mit seiner engen Oeffnung in die Flamme gehalten, während am weiteren mit dem Munde die Luft eingeblasen wird. Die Flamme wird durch den aus dem Lötrohre austretenden Luftstrom zugleich auf den Punkt hindirigiert, wo das Lot zum Fliessen gebracht werden soll. Soll die Wirkung der Flamme nur auf einen sehr kleinen Raum beschränkt bleiben, so erzeugt man eine sogenannte Spitzflamme, welche schmal und spitzig ist; hierzu ist erforderlich, dass die Oeffnung des Rohres in die Flamme tief hineingesteckt wird. Wenn die Flamme sich über eine grössere Stelle verbreiten soll, so wird die Spitze des Lötrohres ausserhalb derselben gehalten.

Eine neue Lötlampe mit selbstthätiger Regulierung des Gasverbrauches durch Lötrohrdruckluft bringt die deutsche Waffen- und Munitionsfabrik in Karlsruhe in den Handel. Dieselbe hat den Vorteil, dass der Gaszufluss sich selbstthätig reguliert, im Verhältnis, wie der Arbeiter bläst. Solange dieser überhaupt nicht bläst, brennt nur eine kleine Zündflamme; eine Lötflamme entsteht selbstthätig in dem Moment, wo mit Blasen angefangen wird. Deshalb hat auch der Arbeiter bei Unterbrechung der Lötarbeit keine Flamme vor den Augen, was für ihn eine weitere Annehmlichkeit bedeutet. Abb. 17 stellt das eine Modell dieser Lötlampe dar, mit gusseisernem Fuss und Regulierhahn, Abb. 18 ein zweites, als Armbrenner konstruiertes, ebenfalls mit gusseisernem Fuss und Regulierhahn.

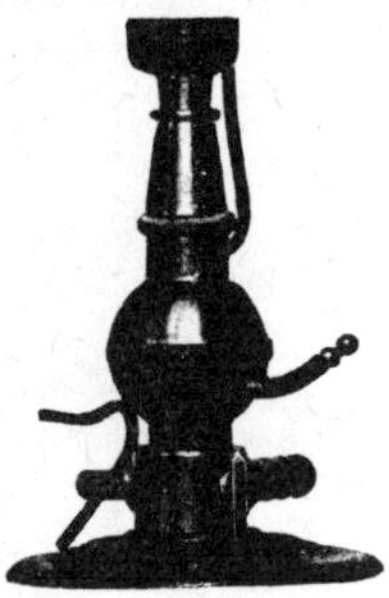

Abb. 17.

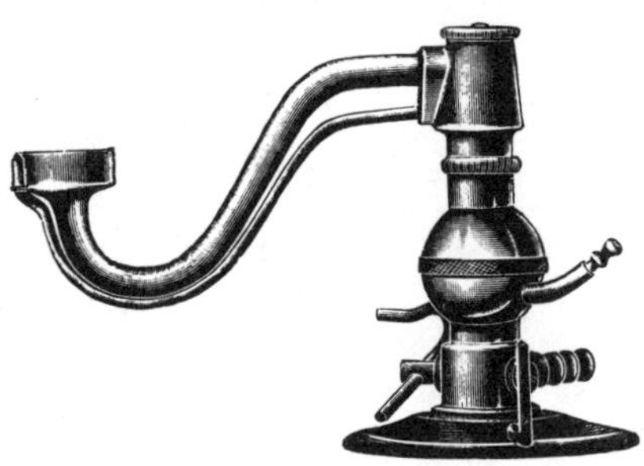

Abb. 18.

Lötlampen der deutschen Waffen- und Munitionsfabrik Karlsruhe.

Zum Löten grösserer Sachen erweist sich die Lötpistole als praktisch: Es ist dies ein auf den Gasschlauch aufgesetztes, besonders konstruiertes Mundstück, welches mit einem zweiten Schlauch in Verbindung steht, der den nötigen Luftstrom herbeiführt, und zwar vermittelst eines Blasebalges mit Fussbetrieb. Somit fällt das Blasen mit dem Munde weg. Der Apparat wird wie eine Pistole in der rechten Hand gehalten und beliebig dirigiert; durch eine federnde Reguliervorrichtung kann der Gaszufluss nach Belieben stärker oder schwächer gemacht oder ganz unterbrochen werden.

Der Vorgang des Lötens ist folgender: Das Lot wird in ganz kleine Schnitzel („Paillons“) geschnitten und in dieser Form an die Lötstelle gebracht. Die Lötstelle ist die Fuge, welche durch das Zusammenlegen der zu verlötenden Stellen entsteht. Diese beiden zu vereinigenden Flächen müssen völlig metallisch rein („gefrischt“), jedenfalls frei von Oxyd und Schmutz sein, weil eine unreine Lötstelle das Lot schlecht oder gar nicht annimmt. Auch ist es gut, wenn die Lötfuge etwas schräg durchschneidet, um dem Lot mehr Fläche zu geben. Während des Lötens muss die Luft von den Lötstellen abgehalten werden, um sowohl das erhitzte Metall, als auch das Lot vor Oxydation zu bewahren. Zu diesem Behufe deckt man die Lötstelle, unter Umständen auch den ganzen Gegenstand, mit dick geriebenem Borax, den man durch Reiben von Borax (meist krystallisiertem Borax) mit Wasser auf steinerner oder schieferner Reibeplatte herstellt.

Diese Lösung, mit dem Pinsel aufgetragen, löst etwaige Schmutz- und Oxydspuren und schützt vor Luftzutritt. Die Lotpaillons werden ebenfalls mit dem Boraxpinsel aufgetragen. Das zu lötende Stück pflegt man auf ein Stück Holzkohle oder Asbest zu legen, und befestigt die einzelnen Teile desselben, wenn nötig, noch besonders mit Binddraht aneinander, um die Lötfuge gut beisammen zu halten.

Beim Löten wird zuerst nur angewärmt; dadurch wird der Borax trocken und ein Abspringen der Lotteilchen verhütet. Dann wird stärker geblasen, bis das Lot schmilzt und sich in die Fuge hineingezogen hat. Damit ist die Arbeit des Lötens beendigt.

Beim Löten eines hohlen Röhrchens, eines Scharniers, wird das Lot zu einem langen, ganz schmalen Streifen geschnitten, den man aufrecht in die Scharnierfuge steckt. Um die Fuge innen mit Borax betragen zu können, füllt man das ganze Röhrchen durch Ansaugen mit dem Mund auf einen Augenblick mit Borax und lässt diesen wieder ablaufen.

Bei der Anfertigung von Schmuckstücken ist es in vielen Fällen nicht möglich, alle Teile im Feuer zu löten. In solchen Fällen bedient man sich des Lötkolbens. Dieser ist ein geschmiedetes, mit einem eisernen Stiele versehenes Kupferstück, je nach Bedarf spitzig oder flach, welches man erhitzt und damit die Lötstelle heiss macht, während der übrige Gegenstand kalt bleibt. Hierbei kann nur Zinnlot in Anwendung gebracht werden. Der Lötkolben wird hauptsächlich beim Kettenmachen und beim Finieren benutzt. —

Die verschiedenen sonstigen Arten der Verbindung von Metallteilen untereinander, welche der Goldschmied anwendet, werden am besten bei der Beschreibung der Montierung eines bestimmten Schmuckstückes vorgeführt. —

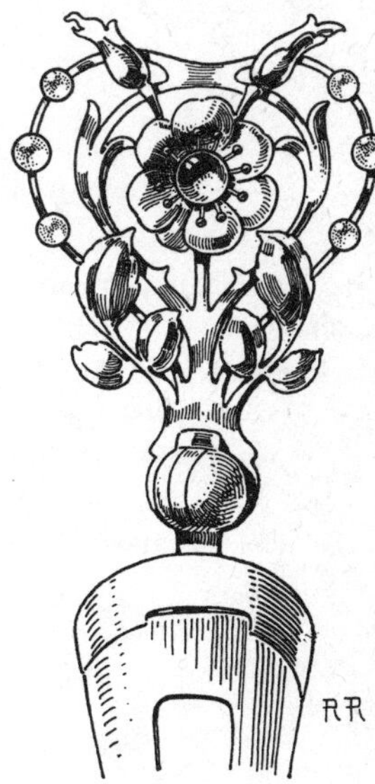

Abb. 19.
Montierter Haarstecker.

Es sei ein Aufsatz für einen Haarstecker, in beweglicher Verbindung mit letzterem, und mit einer federnd aufmontierten Blume in der Mitte, herzustellen. (Abb. 19.) Es wird zunächst die Blume ausgesägt, aufgetieft und zurecht gebogen, ebenso die Blätter. Die Knospen sind massiv aus dem Vollen zugefeilt und die Zipfel angelötet. Die scharfen Kanten und Einschnitte werden vom Graveur angestochen, die Kerben mit einer dreieckigen Nadelfeile eingeschnitten. Die Lotstellen müssen verfeilt werden, damit es weiche Uebergänge giebt. Sind die Einzelheiten so vorgerichtet, so werden die Drähte, in diesem Falle einfachscharfer Messerdraht, gezogen; die Hauptstiele werden jedoch nicht hieraus gefertigt, sondern aus viereckig gewalztem Draht nach Verlauf zugefeilt und gebogen; in ihrem obern Teil werden die Drähte, um Schwerfälligkeit zu vermeiden, etwas niederer gefeilt. Dann werden die kleinen Stiele zurechtgebogen, genau angepasst und an den Hauptstiel befestigt. Die Blätter werden mit Stielen versehen und angefügt, nötigenfalls unten noch besondere Verstärkungsdrähte beigegeben. Gut ist es, wenn man die Einzelteile vor dem endgültigen Verlöten erst mit Wachs zusammenfügt, um die Biegung der Drähte und die Verteilung der Massen auszuprobieren. — Die grosse Blume in der Mitte der Komposition soll auf eine Feder aufmontiert werden, so dass sie beim Tragen sich zitternd bewegt. Man führt zu diesem Zwecke (Abb. 20 und 21) durch die Blume einen Stift, auf den der Chaton, in welchem der Stein in der Mitte der Blume sitzt, aufgelötet wird. Hinten auf den Boden der Blume wird ein Ring (a) gelötet, auf welchem senkrecht ein zweiter Ring (b) steht. Nun wird aus Draht ein Sicherheitsbügel (c) gebogen, der frei in dem Ring (b) spielt; derselbe steht auf einem, in ein Scharnier (d) eingeschraubten Stift. Die Feder (e) wird aus rundem Gelbgolddraht flach gewalzt und zur Feder gerollt. Dieselbe trägt innen ein Scharnier, in das ein Stift eingeführt wird, der an dem Ring b sitzt. Die Feder wird nun einerseits an diesen Stift, am andern Ende seitwärts an die Sicherheit (c) festgelötet, und zwar mit Zinnlot, des Gelbgoldes wegen. Die Befestigung der Blume auf dem Scharnier d erfolgt durch Schrauben. Die Verbindung des ganzen Aufbaues mit der Nadel geschieht vermittelst eines verbödneten Kastens. Häufig wird auch eine Scharnierverbindung hergestellt; dieselbe (Abb. 19) wird entweder als Scharnier gezogen und zugefeilt oder direkt aus dickem Blech gefeilt; nunmehr wird ein Plättchen, welches in das Scharnier passt, auf die Fassung der Nadel gelötet und dieses mit dem Scharnier verstiftet. — Zu allerletzt wird gefasst und die Perlen eingesetzt. Auf den Messerdrähten werden die Perlen befestigt wie folgt: Man haut Schüsselchen aus, tieft sie auf, feilt unten eine Kerbe ein, setzt sie damit auf den Draht und lötet fest. Dann wird in das Schüsselchen ein Drahtstift mit Schraubengängen eingelötet und die Perlen, wenn es echte, grosse Stücke sind, aufgeschraubt. Kleinere Perlen werden auf den Stift festgeleimt oder gekittet, echte mit Steinkitt oder Mastix, Wachsperlen mit Fischleim. Indessen ist es auch in diesem Falle gut, wenn der Drahtstift mit einem Schraubengang versehen ist.

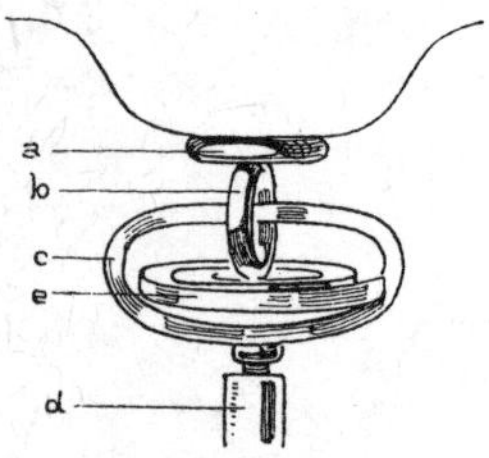

Abb. 20.

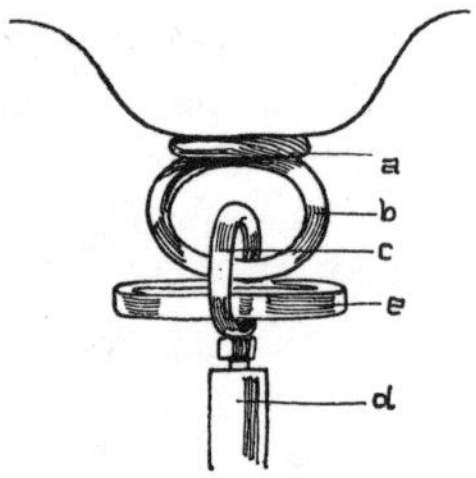

Abb. 21.

Federnde Aufmontierung.

Armbänder werden, allgemein gesprochen, auf der Armbanddohle (Abb. 22) gewickelt. Dies ist ein offener Reif mit einem eingespannten Keil. Nach dem Wickeln und Glühen wird dieser Keil herausgezogen, so dass das Armband leicht herabgestreift werden kann. Bei billigerer Ware wird die Rohform nicht auf diesem Wege, sondern maschinell hergestellt, „gerändelt".

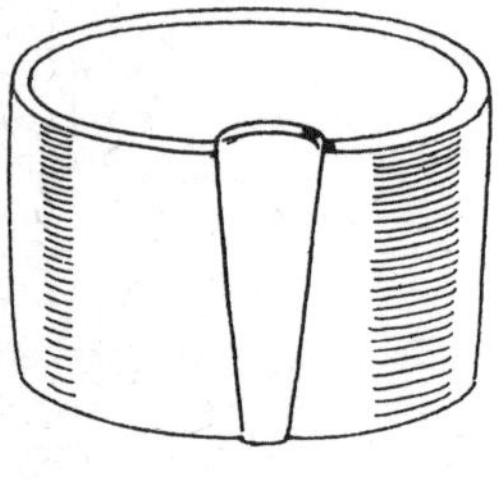

Abb. 22.

Armbanddohle.

Zur Herstellung von gerändelten Armbändern bedient man sich der Beihilfe von Spezialgeschäften, welche das Oberteil des Armbandes, d. h. die äussere Peripherie desselben (im Gegensatz zum innern Umkreis, dem Unterteil, so genannt), als fertig gerändelten, d. h. hohl gewalzten an einer Stelle offenen Ring, liefern. Man lötet dieses Oberteil zunächst zu einem geschlossenen Ring zusammen und feilt den vom Rändeln stehen gebliebenen Grat gleichmässig ab. Dann wird es zwischen zwei flachen Holzkohlen gleichmässig am Gasgebläse geglüht, damit es sich vollkommen flach zieht; nunmehr wird der Boden von einem sorgfältig gerichteten Blech schnurgerade abgeschnitten und über einer mugligen Dohle geglüht, damit es sich rund zieht. Man schneidet das Unterteil am besten etwas breiter als das Oberteil ab, damit man das Lot auf den überstehenden Rand legen kann. Endlich werden Ober- und Unterteil aneinander gelötet. Der überstehende Rand des Bodens wird dann abgeschnitten oder abgesägt und verfeilt.

Für den im Mittelpunkt des Aufsatzes befindlichen runden Kasten (Abb. 23 d e) wird eine runde Zarge gebogen, auf dem Ringriegel geriegelt und flach abgezogen. Jetzt lötet man oben einen Boden darauf und sägt in diesen ein kreisförmiges, konzentrisches Loch, so dass ein Rand (biseau) stehen bleibt. An diesen Biseau lötet man von hinten ein entsprechend grosses, ausgetieftes Schüsselchen, in welches dann der Chaton mit dem Stein zu sitzen kommt. Der Kasten wird nun so eingefeilt, dass er auf dem Bracelet-Oberteil genau aufsitzt, für das Schüsselchen muss eine entsprechend grosse Oeffnung in dieses eingeschnitten werden (Abb. 23 e). Das

Armband ist jetzt ein geschlossener Reif. Um es anziehen zu können, muss es zum Oeffnen und Schliessen eingerichtet werden (Abb. 23). Dazu dient das Scharnier (Abb. 23 b) und der Verschluss (Abb. 23 a). Das Scharnier (Abb. 24) besteht aus zwei Teilen, dem Laufscharnier (Abb. 24a), welches eine Gelenkverbindung darstellt, die in bekannter Weise aus drei Röhrchen mit durchgestecktem Stift besteht, und dem Kontrescharnier (Abb. 24b), einer Hülse, welche das Laufscharnier einschliesst. Die beiden äusseren Laufscharniere sind an der obern Hälfte des Armbandes, d. h. an derjenigen, welche den Aufsatz trägt, angelötet, das mittlere an der untern. Um die Scharnierverbindung herzustellen, wird zunächst für das Kontrescharnier von aussen in das Armband, d. h. in die gewölbte, äussere Fläche desselben, eine Rinne eingefeilt und das Kontrescharnier, eine oben offene Röhre, deren Länge der Breite des Bracelets entspricht, eingelötet. Zugleich muss an die Herstellung des Schlusses (Abb. 25) gegangen werden, der aus Schlussplatte (a), Cliquet (Sperrhaken) (b) und Drücker (c) besteht. Die Schlussplatte, in welche die Oeffnung für das Cliquet eingefeilt ist, wird etwas schräg eingefeilt, des besseren Schlusses wegen, und eingelötet. Man führt am Scharnier vom Boden aus einen Sägenschnitt bis zum

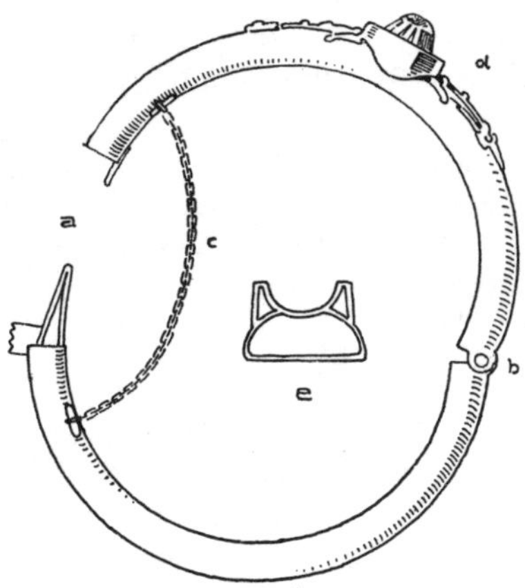

Abb. 23.

Armbandverschluss und Aufsatz.

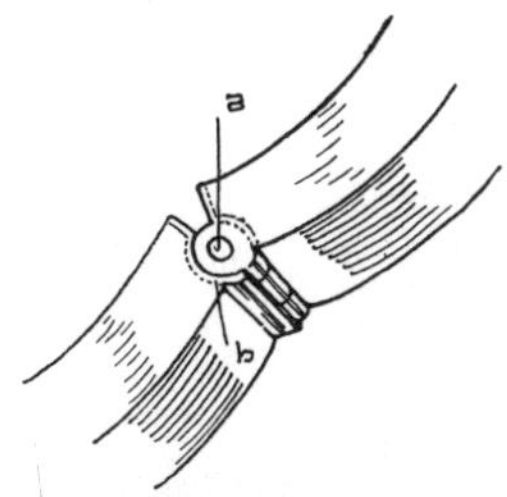

Abb. 24.

Scharnier eines Armbandes.

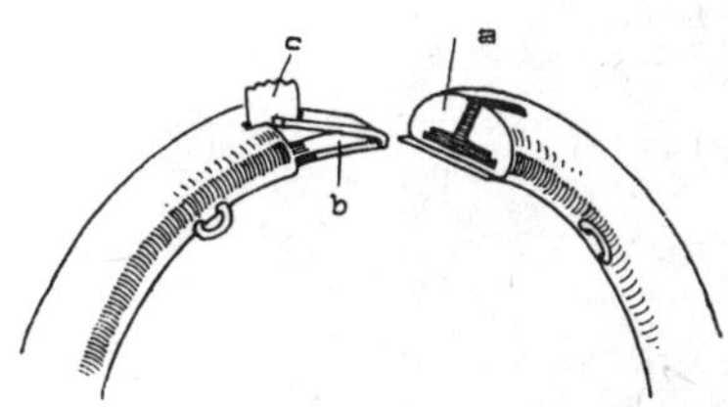

Abb. 25.

Verschluss eines Armbandes.

Kontrescharnier, so dass dieses unten noch durchgeschnitten wird. In diesen Schnitt wird ein Speidel (ein umgebogenes Blech) eingeführt und festgelötet, damit die Höhlung des Armbandes späterhin beim Oeffnen nicht sichtbar wird. Nachdem noch die drei Laufscharniere vorläufig im Kontrescharnier mit Lot befestigt sind, wird die Schlussplatte von oben zum Boden durchgesägt, so dass das Armband jetzt in zwei Hälften geteilt ist. Man lötet die drei Laufscharniere jetzt endgültig ein und verstiftet sie, lötet das Cliquet ins Unterteil und den Drücker aufs Cliquet. — Zu beiden Seiten des Schlusses befinden sich zwei kleine Ringchen (bélières) angelötet. Sie sind aus rundem Draht als offene Ringe gebogen und werden so auf die offene Stelle gesetzt, dass sie durch das Auflöten zugleich geschlossen werden. In diese Ringe wird ein Sicherheitskettchen eingehängt, damit das Armband nicht verloren geht, wenn etwa der Schluss durch Zufall sich beim Tragen öffnen sollte (Abb. 23 c). Soll ein Scharnierarmband mit Begleitschienen versehen werden, so werden dieselben vermittelst dazwischen gelöteter Kugeln befestigt; und zwar erst die Kugeln an das Scharnier, dann an diese die als Begleitschienen verwendeten Messerdrähte. — Ein flaches oder montiertes Bracelet besteht aus einer breiten Blechschiene, an deren innerer Seite zur Verstärkung zwei Scharniere umlaufen, an jeder Kante eines (Abb. 26 a). Man

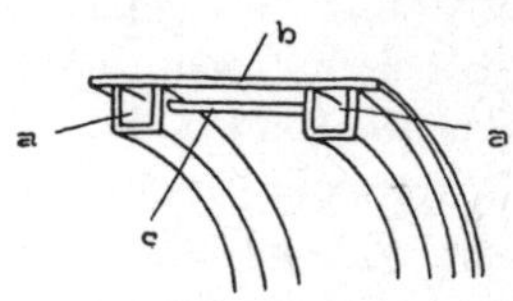

Abb. 26.

Scharnierarmband.

zieht sich ein niederes, hochviereckiges Scharnier und wickelt dasselbe auf die Braceletdohle auf, in doppelt so viel Windungen als man Armbänder haben will. Dabei ist zu beachten, dass nach dem Wickeln die Fuge, die man beim Ziehen auf eine der schmalen Flächen gerichtet hat, nach oben zu sitzen komme. Das ganze wird geglüht, nach der Braceletdohle am Schluss die Mitte angezeichnet und dort die Reifen aufgeschnitten. Man richtet jeden einzelnen flach, stösst ihn zusammen und lötet. Nachdem er nochmals mit dem Hornhammer auf dem Bretteisen flach gerichtet ist, kommt er wieder auf die Dohle. Der Keil derselben wird fest eingeschlagen und die obere Fläche mit der Fuge mit der Flachfeile abgefeilt. Nun entfernt man das Kupfer, das vom Ziehen her noch darin steckt, schneidet den Boden etwas breiter, so dass er rechts und links übersteht, und bindet ihn mit den Scharnieren durch Binddraht zusammen. Damit die beiden Scharniere genau parallel laufen, richtet man sie genau mit dem Richtstab (Abb. 26c). Beim Löten wird das Lot auf den aussen überstehenden Rand des Bodens (Abb. 26b) gelegt, der dann abgeschnitten und verfeilt wird. Wo Scharnier und Schluss hinkommen sollen, wird hinten quer eine Verstärkung aufgelötet, worauf die weitere Herstellung der Gelenkverbindung in der schon beschriebenen Weise erfolgt.

Hat der Goldschmied sein Werk so weit gefördert, dass das rohe Schmuckstück fertig ist, so wird dasselbe, soweit wie möglich, wieder auseinandergenommen, damit Polisseuse, Fasser, Graveur, Emailleur, Goldfärber und wer sonst noch damit zu thun hat, leichter arbeiten können

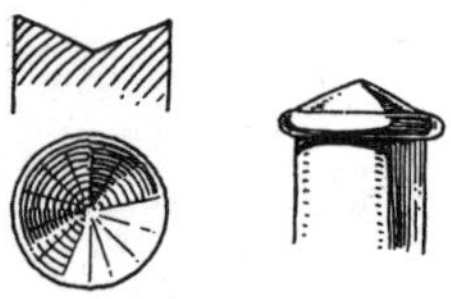

a b

Abb. 27.

Abbohrer. Abgebohrter Stift.

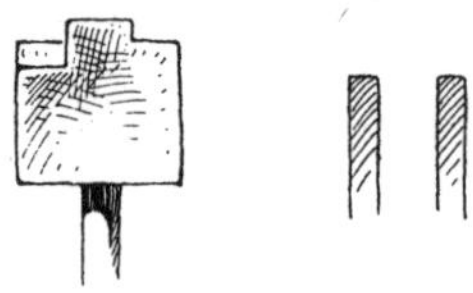

a b

Abb. 28.

Scharnierabbohrer.

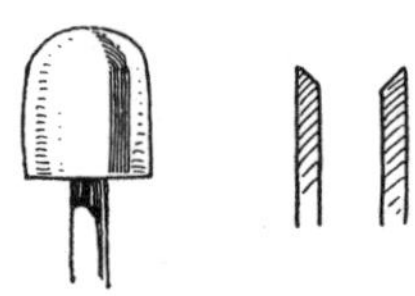

a b

Abb. 29.

Scharnierabbohrer.

und Beschädigungen vermieden werden. Diese einzelnen Teile wandern dann, nachdem diese Hilfstechniken je nach Bedarf das Ihrige an Schmuck und Glanz dazugethan haben, wieder zurück in die Hand des Finierers, gewöhnlich eines besonders erfahrenen und geschickten Goldschmiedes, der das endgültige Zusammensetzen der fertigen Einzelheiten zu besorgen hat. Er biegt alle Verbindungsringe wieder zu, steckt die auf Scharniere oder Stifte aufgelöteten Chatons, die jetzt mit Steinen ausgefasst sind, auf, lötet sie mit dem Lötkolben fest, und zwar mit Weichlot (Zinn), damit nichts mehr verdorben wird, und leimt die Perlen ein. Um das auf der Rückseite vorstehende Ende der Stifte wird ein Drahtring (bélière) zum besseren Halten gelötet (Abb. 27b). Die Stifte und Scharniere, vermittelst deren die Chatons aufgesteckt sind, müssen, damit dieselben nicht kratzen und reissen können und ein glattes, gleichmässiges Ansehen erhalten, noch von hinten abgebohrt werden. Dazu benutzt der Finierer verschiedene Abbohrer. Der Stiftabbohrer (Abb. 27a) wird aus einem runden Bohrerstahl in der Weise gefertigt, dass man die obere Fläche desselben mit einer dreieckigen Nadelfeile so über Kreuz befeilt, dass der Mittelpunkt vertieft wird, während nach aussen, gegen den Rand, das Metall stehen bleibt. Das abgebohrte Stiftende erhält die Abb. 27b gezeichnete Gestalt. Für das Bohren von Scharnieren sind zweierlei Werkzeuge bestimmt. Soll das Scharnierende den in Abb. 29b dargestellten Querschnitt erhalten, so benutzt man den nebenstehenden (Abb. 29a) Bohrer, der durch Feilen eine geriefte Oberfläche erhält. Zum Flach- und Niederbohren des Scharniers, wenn eines zu weit vorstehen sollte, braucht man eine Art Centrumsbohrer (Abb. 28a). Diese Abbohrer braucht man in den verschiedensten Grössen. Endlich ist noch das Fertigmachen der Scharnierverbindungen, dass die einzelnen Teile nicht sperren, nicht fallen oder lottern, Sache des Finierers, wie auch das Ausreiben und Verstiften derselben. Nicht unerwähnt darf schliesslich das bei hohlen Schmucksachen vielfach vorkommende Auskitten bleiben. Es wird dies in der Regel vermittelst einer besonderen Maschine, einer Art Spritze, von besonderen Auskittern besorgt und hat den Zweck, dem dünnen Blech einen gewissen Halt und Schutz gegen das Verbiegen zu geben.

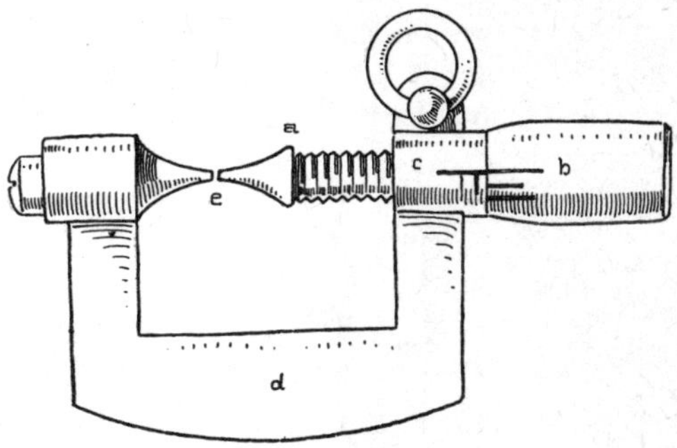

Abb. 30. **Mikrometer.**

Es erübrigt noch, eine Anzahl Werkzeuge zu beschreiben, deren Erwähnung in den vorstehenden Erläuterungen nicht angängig war. Zum Messen dienen verschiedene Arten von Zirkeln, ausser dem gewöhnlichen Spitzzirkel noch der durch Schrauben verstellbare, federnde Federzirkel und der Federtaster, der zum Abgreifen an runden Körpern dient. Zu sehr genauen Messungen, etwa von Blechdicken, dient das Mikrometer (Abb. 30). Die Schraube a wird durch Umdrehen der fest mit ihr verbundenen Hülse b, welche auf dem kreisrunden Ansatz c des Bügels d gleitet, auf- und zugeschraubt. Ihre Ganghöhe beträgt genau einen Millimeter. Will man eine Blechdicke wissen, so bringt man das Blech zwischen die beiden Flächen bei e und schraubt zu. Es sind zwei Teilungen vorhanden, eine parallel zur Schraubenachse, auf dem Ansatz c, und eine auf dem Umkreis der Hülse b. Durch Kombination der beiden Teilungen kann man die Dicke eines eingeklemmten Gegenstandes in ganzen, zehntel und zwanzigstel Millimetern direkt ablesen. Auch eine Schieblehre wird vielfach benützt. Bei dem Dixiememaass

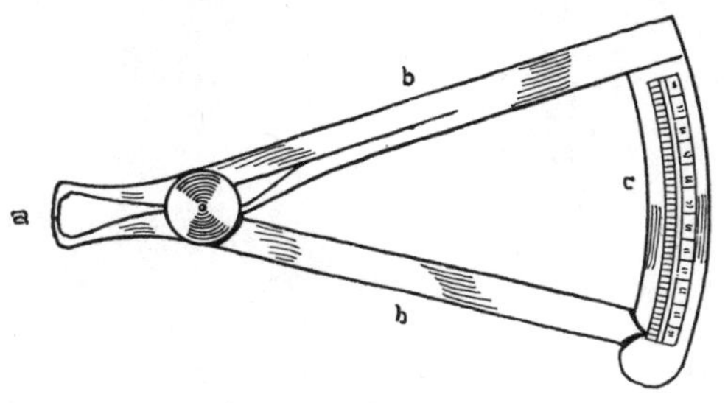

Abb. 31. **Dixième.**

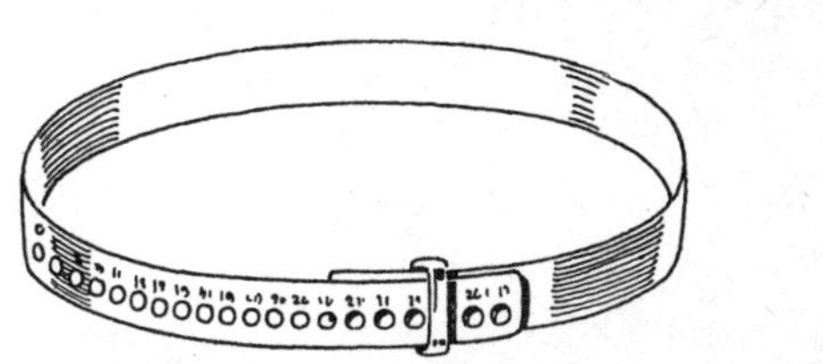
Abb. 32. **Armbandmaass.**

(Abb. 31) erscheint das zwischen den beiden Spitzen bei a gewonnene Maass durch den Ausschlag des Schenkels b auf dem Bügel c in zehnfacher Grösse. Bei der Blechlehre wird das Maass durch Schrauben gewonnen und von einer Spitze auf einer Kreiseinteilung des Zifferblattes angezeigt. Für das Armbandmaass (Abb. 32) ist eine Erklärung überflüssig. Die Ringmaasse werden bei Gelegenheit der Ringfabrikation besprochen werden. — Zum Festhalten von Werkzeugen und Arbeitsstücken dienen gewöhnliche und Parallelschraubstöcke, die keine erwähnenswerten Besonderheiten aufweisen. Ein Schraubstock im kleinen ist der Feilkloben, der in der Hand gehalten wird; für sehr zarte Arbeiten hat man auch hölzerne Feilkloben; sind sie sehr klein, so versieht man sie mit einem Stiel, um sie bequemer handhaben zu können, und nennt sie dann Stielkloben. In solche Stielkloben werden wohl auch zur Erleichterung der Arbeit

Reibahlen und Bohrer eingespannt. Zum Festhalten von Draht und Blech, das befeilt werden soll, benutzt man Schnallzangen, die ein gerauhtes Maul und dadurch einen sehr festen Halt haben. Korn- oder Federzangen, Pincetten, sind zum Aufnehmen von solchen Gegenständen bestimmt, die für das Halten mit den Fingern zu klein oder zu zart sind (Abb. 33). Sie bestehen aus zwei federnden Schenkeln von Stahl oder Messing, die unten entweder zugespitzt, abgerundet oder abgestutzt sind; ein geringer Druck reicht hin, die Schenkel zu schliessen. Manchmal versieht man das hintere Ende des Werkzeuges mit einer Schaufel, um Edelsteine und Perlen damit aufnehmen zu können (Abb. 33). Man fasst manchmal Lötstücke mit solchen Zangen an und hält sie so in die Lötflamme. Mit Vorteil bedient man sich hierzu einer be-

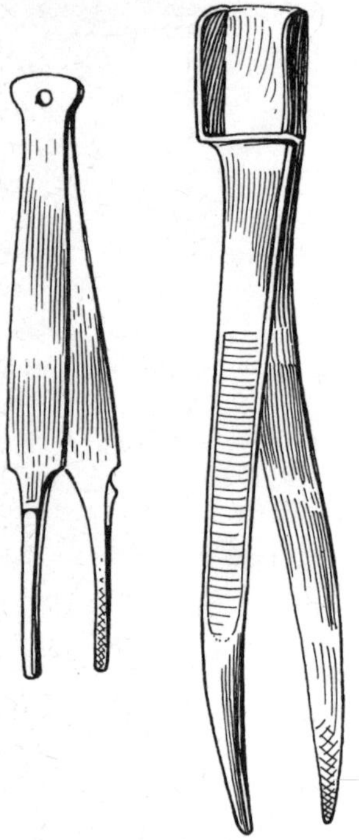

Abb. 33.
Kornzangen (die rechts für Juweliere).

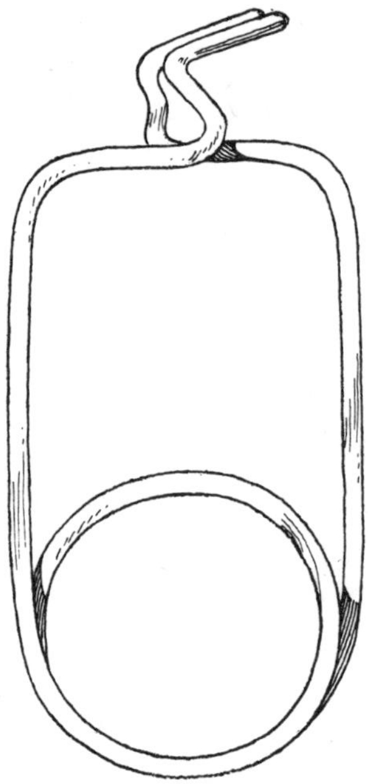

Abb. 34.
Lötzange.

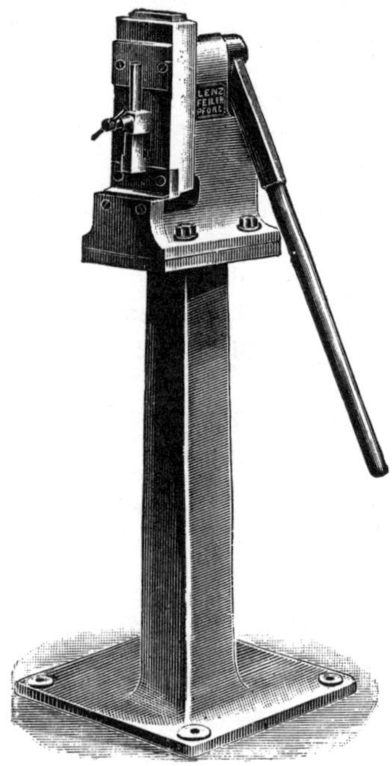

Abb. 35.
Excenter- oder Lingotschere.
Lenz & Feiler, Pforzheim.

sonderen Lötzange (Abb. 34), durch die der Gegenstand nur an einem einzigen Punkte gehalten wird. Infolgedessen hat die Flamme besser Zutritt, es wird weniger Wärme an die Zange abgeleitet und das Arbeitsstück ist leicht zu beobachten. Zum Zerteilen von Blech oder Draht, sowie um eine bestimmte Zeichnung auszuschneiden, hat der Goldschmied die Blech- und Zwickschere, für stärkeres Material die Lingotschere. Die Excenter- oder Lingotschere (Abb. 35) wird vermittelst eines Hebelarmes in Bewegung gesetzt. Das Metall steckt man in den auf der Abbildung ersichtlichen Schlitz. Damit werden besonders die Gussplanchen je nach Bedarf zerkleinert. Die Zwickzangen dienen zum Abzwicken von Drähten, die nicht gequetscht werden dürfen. Die schräg gearbeitete Zwickzange wird besonders beim Finieren benutzt, wenn es sich um das Abzwicken von Drähten handelt, bei denen man mit der Schere nicht mehr beikommt.

Der Gebrauch der Lochzangen erklärt sich von selbst. Löcher, die gebohrt werden müssen, stellt der Goldschmied, im Gegensatz zum Fasser, mit einer Bohrrolle her, die vermittelst des Drehbogens in Bewegung gesetzt wird. Zum Ausschneiden kreisrunder Blechscheiben werden Schneidezirkel benutzt. Als ebenfalls noch hierher gehörig ist das Scharniereisen (Kaliber) zu erwähnen, vermittelst dessen Scharniere flach abgestossen werden können. Von Hämmern sind ausser dem gewöhnlichen Goldschmiede- oder Niethammer noch die Horn- und Holzhämmer besonders anzuführen; dieselben haben den Vorteil, während des Biegens und Treibens das Metall kaum merklich in sich selbst zusammenzudrücken, wobei es seine Weichheit und Biegsamkeit nicht verliert, während es durch eiserne Hämmer hart und zum Reissen geneigt würde. Als Unterlage beim Klopfen oder Hämmern dient entweder der Brettamboss, der lose auf dem Werkbrett liegt, oder der Hornamboss von konischer, bezw. kegelförmiger Gestalt; dieser wird speziell für kleinere, hohle oder runde Gegenstände, z. B. Ringe, benutzt und in der Regel in einer grossen Fadenrolle oder einer ähnlichen Vorrichtung befestigt. Eine wichtige Rolle spielen bei dem Schmuckarbeiter die Werkzeuge zum Feilen und Schaben. Die sehr verschiedenartigen Feilen sind zum Teil schon bei der Beschreibung der Arbeitsoperationen erwähnt worden; ihre Benutzung geht meist schon aus ihrer Benennung hervor. Charakteristisch sind die Nadelfeilen. Dieselben bestehen, Griff und gehauener Teil, aus einem Stück, in der Regel aus Schmiedeeisen, damit man sie biegen und in Vertiefungen der Arbeitsstücke hineingelangen kann. Der behauene Teil ist 6—12 cm lang. Wenn irgend eine runde Oeffnung, z. B. ein Scharnier zu eng ist, so wird sie ausgerieben mit einer Reibahle, einem konischen, runden Eisen mit Längsnuten. Diese Operation ist beim Finieren öfter notwendig. Zum Gebrauch steckt man das Eisen in einen Reibahlenhalter. Das Schaben hat den Zweck, von den befeilten Arbeitsstücken den Feilstrich wegzunehmen und dieselben dadurch für das unmittelbar darauffolgende Schleifen vorzubereiten. Man nimmt hierzu scharf geschliffene, stählerne Werkzeuge von verschiedener Gestalt, mit welchen man feine Späne wegnimmt, wodurch die Arbeit schon einen gewissen Glanz erhält. (S. Abb. 39.)

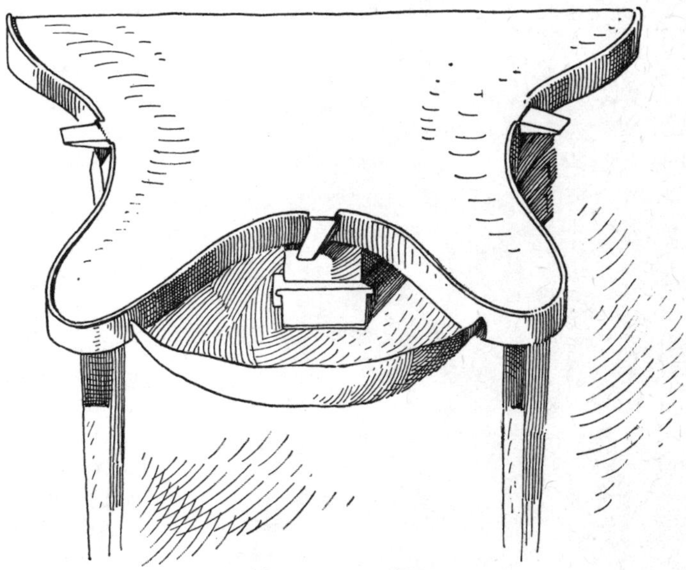

Abb. 36. **Werkbrett.**

Der Arbeitstisch, bezw. das Werkbrett des Goldarbeiters zeichnet sich (Abb. 36) durch seine eigentümlich geschweifte Gestalt aus, welche es dem Arbeiter ermöglicht, die Arme seitlich aufzustützen. Um das Herunterfallen kleinerer Gegenstände zu verhüten, benagelt man die Kanten mit geschlitztem Meerrohr, um heruntergefallene aufzufangen, ist an jedem Sitz ein Fangfell angebracht. Unter dem Feilnagel befinden sich Schubladen zur Aufnahme von Werkzeugen u. dgl. Das Werkbrett steht auf zwei Füssen und wird mit der Rückseite an die Fensterwand angestossen.

Für die verschiedenen Feuerarbeiten hat der Goldschmied eine ganze Anzahl Vorrichtungen; die einfachste ist eine offene Esse mit Holzkohlenfeuerung; ausser den schon erwähnten Gas- und Koaksschmelzöfen giebt es noch besondere Glühöfen, Dubléschweissöfen, Wasserwärmapparate und anderes mehr. Als sehr einfach und praktisch ist der Grötz'sche Universalofen zu empfehlen (St. Grötz, Pforzheim), der gleichzeitig als Schmelzofen, Glühofen, zum Doubléschweissen, zum Abkochen, sowie zum Erhitzen von Wasser, Sand, Sägemehl und Säure dient (Abb. 37). Derselbe ist für Koaksfeuerung eingerichtet und allseitig isoliert. Die beiden Längsseiten sind mit je zwei Thüren versehen, welche die durchgehende Glühmuffel und den durchgehenden Abkochraum abschliessen. Auf der schmalen vordern Seite befindet sich die seitlich verschiebbare Feuerthüre mit dem Feuer- und Schmelzraum; auf der oberen Fläche des Ofens sind verschliessbare Oeffnungen angeordnet, in welchen gleichzeitig das Wasser erhitzt, sowie Sand, Sägemehl und Säure erwärmt werden.

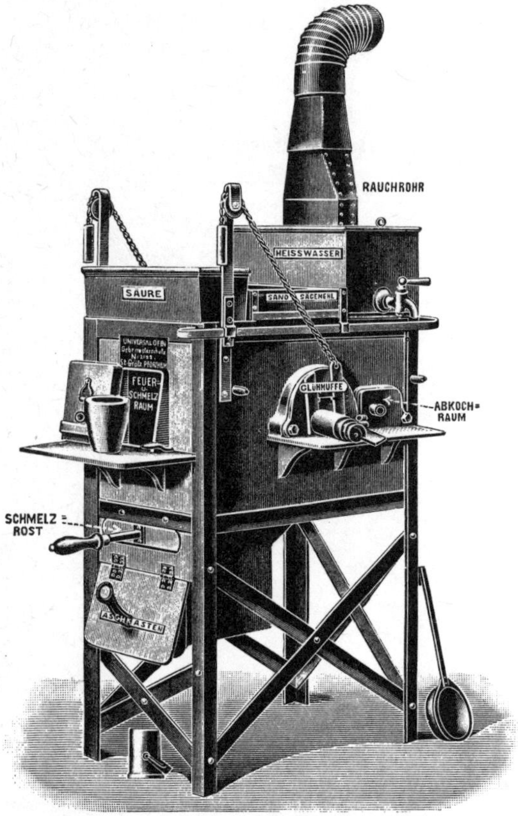

Abb. 37. **Grötz'scher Universalofen.**
St. Grötz, Pforzheim.

---

3. Das Treiben und Ciselieren.

Unter Ciselieren versteht der Goldschmied das Modellieren von Metallblech. Zur Hervorbringung der Erhöhungen und Vertiefungen bedient man sich verschieden geformter Stahlstifte oder Punzen, die mit Hammerschlägen gegen und in das Metall getrieben werden. Dabei muss das zu treibende Blech im allgemeinen auf einem Körper liegen, welcher dem Druck des Punzens nachgiebt, zugleich aber so viel Festigkeit besitzt, dass nur diejenige Stelle einen Eindruck erhält, auf welche der Punzen aufgeschlagen wird. Diesen Anforderungen entspricht als Unterlage vollständig nur das Treibpech, eine Mischung von Pech und Ziegelmehl, mit etwas Talg, Wachs oder Terpentin; je nach dem gewünschten Härtegrad wird mehr oder weniger Ziegelmehl zugesetzt. Im allgemeinen verwendet man zwei Teile schwarzes Pech und einen Teil Ziegelmehl. Um das zu treibende Stück richtig handhaben zu können, wird es auf einer Treibkugel (vgl. Kapitel: Gravieren) aufgekittet, einer hohlen eisernen Halbkugel, welche auf einen entsprechend geformten Lederring aufgesetzt wird und in demselben nach allen Seiten gedreht werden kann. Das Blechplättchen wird vorteilhaft mit einem ringsumlaufenden, nach rückwärts aufstehenden Rande versehen, um mehr Halt zu haben. Beim Aufkitten wird, um hohle Stellen zu vermeiden, der geschmolzene Kitt an die Rückseite des Bleches gegossen und dieses so auf dem Kitt, mit welchem die Innenfläche der Treibkugel übergossen ist, befestigt. — Die vom Ciseleur benutzten Hämmer sind die gleichen, wie sie bei dem Kapitel über das Gravieren besprochen und abgebildet sind. Es giebt die verschiedensten Abstufungen bezüglich der Grösse und Schwere; die Form der eigentlichen Hammerbahn ist stets die gleiche; der rückwärtige Teil des Hammers ist entweder meisselartig oder knopfförmig gestaltet und wird beim Ausarbeiten der Modellierung in gewissen Fällen mitbenutzt. Die aufgepauste Zeichnung wird zuerst mit dem Spitzpunzen nachpunktiert oder auch mit einer Radiernadel angerissen. — Die Arbeit mit Hammer und Punzen bringt auf der bearbeiteten Seite des Bleches natürlich nur Vertiefungen hervor; Erhöhungen müssen stets von rückwärts hervorgetrieben werden. Um die Zeichnung während der Arbeit nicht zu verlieren und um dieselbe zugleich auch für das nachher erfolgende Auftiefen auf der Rückseite zu haben, werden die Umrisse derselben zunächst in kräftigen Linien eingeschrotet, mit dem Lauf-, Schrot- oder Ziehpunzen (Abb. 38 a b c) (Tracoir), der in einer geraden und einer halbrunden Form (für gekrümmte Linien) in scharfer oder mehr stumpfer Ausführung benutzt wird. Ein gewandter Ciseleur kann übrigens unter Umständen das Einschroten der Umrisse auch unterlassen und wird dadurch eine viel grössere Weichheit im Aussehen der fertigen Arbeit erzielen können.

Ist die Arbeit soweit gefördert, so wird das Blech von der Kittunterlage losgelöst, was durch Erwärmen am Feuer, etwa mit der Lötpistole, geschieht. Das noch anhaftende Treibpech wird abgebrannt, das zu treibende Blech geglüht und gereinigt. Darf der Gegenstand nicht mehr ins Feuer kommen, so wird er mit Aetzkali ausgesotten oder mit Spiritus und Terpentinöl gereinigt. Zum Auftiefen kann man dasselbe nun verkehrt, mit der Rückseite nach oben, wieder

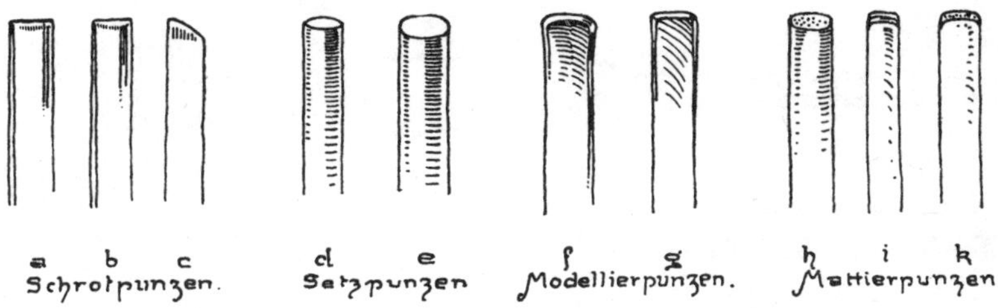

Abb. 38. **Werkzeuge des Ciseleurs.**

auf die Treibkugel aufkitten; praktischer ist es aber, diese Manipulation auf einer Unterlage von besonders weichem Treibpech vorzunehmen. Man wärmt dieselbe vorher an und reibt sie mit Federweiss ein, damit sie nicht klebt, und legt das Arbeitsstück umgekehrt darauf. — Das Heraustreiben der erhöhten Teile von rückwärts geschieht zunächst, um das Metall zu schonen, mit Holzpunzen, einfachen Holzstäben von verschiedener Dicke. Damit kann natürlich keine bestimmte Modellierung hervorgebracht werden; man erhält nur rundliche Vertiefungen, resp. Erhöhungen von unbestimmter Form. Deshalb arbeitet man nach Bedarf auch mit dem stählernen Modellierpunzen nach, bis die plastische Form im allgemeinen fertiggestellt ist. Nachdem die Blechplatte wieder in der richtigen Lage auf die Treibkugel aufgekittet ist, kann nunmehr auf der Vorderseite das eigentliche Ciselieren beginnen.

Zunächst wird der Grund niedergesetzt vermittelst der Setzpunzen (Abb. 38 d e). Diese haben eine durchaus flache Bahn, aber von verschiedener Gestalt, je nach der herzustellenden Form. Damit wird der Grund, d. h. alles, was an der fertigen Arbeit eben und nicht plastisch erscheinen soll, niedergeschlagen, genau nach den Umrisslinien, so dass die Auftiefungen in genauer Form und Zeichnung erscheinen. Das feinere Ausmodellieren der plastischen Form geschieht mittelst der Modellierpunzen (Abb. 38 f g), die einen stumpfviereckigen Querschnitt und eine halbkugelige bis flachgewölbte Bahn haben. Dazu kommen noch die vertieften und die erhabenen Perlpunzen, zur Hervorbringung von kreisrunden Vertiefungen oder Erhöhungen. In der Arbeit mit dem Modellierpunzen zeigt sich im wesentlichen die künstlerische Selbständigkeit des Ciseleurs. Es genügt nicht, dass er die Modellierung seiner Arbeit schliesslich deutlich und richtig herausbekommt: Sicher, fest und feinfühlig muss seine Hand das Werkzeug über das Metall laufen lassen, untrüglich muss er die Stärke seiner Schläge zu schätzen wissen. Kein Schlag zu viel und keiner zu wenig sollte das Ideal der Arbeitsweise eines tüchtigen Ciseleurs sein.

Stellt sich während des Ausmodellierens heraus, dass eine Stelle nicht genügend aufgetieft wurde oder ist während der Arbeit irgendwo zu sehr in die Tiefe gegangen worden, so muss das Blech losgelöst und von rückwärts entsprechend bearbeitet werden. Bei dieser Gelegenheit wird es stets geglüht, sowohl um es zu reinigen, als auch um die im Laufe der Bearbeitung sich einstellende Sprödigkeit zu beseitigen.

Auch kommt es häufig vor, dass das ganze Arbeitsstück sich verbiegt oder wirft. Dann wird es von der Kittkugel genommen, gut gereinigt und eben gerichtet. Dies geschieht auf dem Amboss, zuerst mit dem Holzhammer, dann mit dem eisernen Planier- oder Schlichthammer und schliesslich durch Schlagen mit Holzpunzen, wobei natürlich sehr darauf geachtet werden muss, an der Arbeit nichts zu verderben. So, in beständigem Wechsel der Bearbeitung der Vorder- und Rückseite, wird endlich die plastische Behandlung des Arbeitsstückes beendigt. Zur feineren Ausarbeitung werden ausser den Punzen noch verschiedene Schaber (Abb. 39), Riffelfeilen und die verschiedenen Poliermittel des Goldschmiedes benutzt. Doch müssen diese mehr mechanischen Mittel sehr mit Vorsicht in Anwendung gebracht werden, um der fertigen Arbeit nicht ein charakterloses, verschliffenes Ansehen zu geben. Wer Hammer und Punzen richtig zu führen weiss, wird die Spuren ihrer Thätigkeit im allgemeinen auch sehen lassen dürfen.

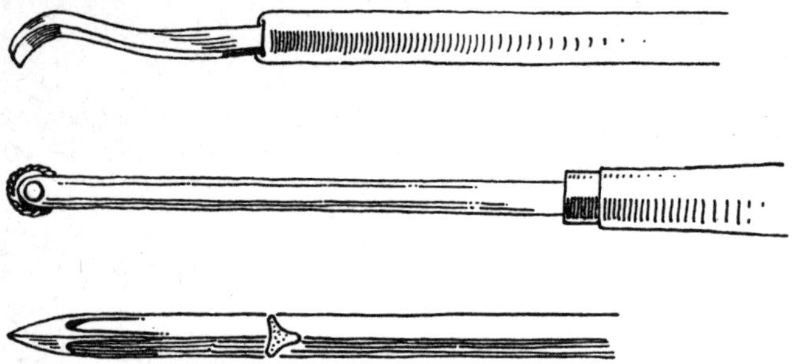

Abb. 39. **Schaber und Rädchen.**

Das Gleiche gilt für die verschiedenen Arten der Oberflächenbehandlung, wie sie in den Ciseleurwerkstätten üblich sind. Es handelt sich hier namentlich um die verschiedenen Mattierungen, Staubmatt (Abb. 38 h, k), Kreuzmatt, Fadenmatt (Abb. 38 i) u. s. w., die alle dadurch hervorgebracht werden, dass der angewendete Punzen (Abb. 38) an seiner Arbeitsfläche irgendwie gemustert, punktiert oder gerauht ist, und diese seine Musterung in gleichmässigem Einschlagen dem Metallgrunde mitteilt. Auch kleine Laufrädchen werden zur Belebung und Bemusterung des Grundes benutzt (Abb. 39). Die Variationen dieser Bearbeitungsweise, von welcher beim Gravieren noch die Rede sein wird, sind natürlich unbeschränkt und können von jedem Ciseleur nach Belieben vermehrt werden. Der Wert und die Schönheit einer getriebenen Arbeit können aber nur dann dadurch gewinnen, wenn diese mechanische Flächenbehandlung sehr diskret und geschmackvoll angeordnet und ausgeführt wird. — Alle bisher angeführten Punzen werden in den verschiedensten Grössen und Formen benutzt und aus den rohen Stahlstiften („Pranteln") vom Ciseleur selbst angefertigt. Ein gut eingerichteter Ciseleur hat 200—250 oder mehr Punzen vorrätig.

Kleine Einzelheiten, wie Blumen oder Blätter, können auch ganz freigetrieben, d. h. auf der Bleiunterlage völlig fertig gemacht werden, so dass sie gar nicht aufgekittet zu werden brauchen. Dieses Verfahren erfordert zwar eine ziemliche Gewandtheit, ermöglicht aber dafür eine sehr flotte und kecke Wirkung.

Das Treiben und Ciselieren ist die künstlerisch höchststehende Bearbeitungsweise des Edelmetallbleches. Alle die guten Eigenschaften desselben, seine Geschmeidigkeit, Zähigkeit, seine glanzvolle und einer so verschiedenartigen Behandlung fähige Farbenwirkung kommen in ihr aufs schönste zur Geltung. Eine ciselierte Arbeit muss, soll sie anders eine wirklich künstlerische im modernen Sinne genannt werden, vor allem von dem Standpunkt aus gearbeitet sein, dass diese Eigenschaften sich an ihr entfalten können. Demgemäss ist sowohl blitzender Glanz, als auch zerhackte, rauhe Mattigkeit zu meiden: Ein weicher, vibrierender Schimmer soll über dem Ganzen liegen. Alles gewaltsam und möglichst hoch Herausgetriebene, wie auch alles Ausgetüftelte, Harte und Detaillierte widersprechen seiner eigensten Natur. Eine fliessende, grosszügige Modellierung, eine schlichte, klare, weiche Formgebung nur kann als „Stil" der Metallciselierung bezeichnet werden. Und noch etwas muss berücksichtigt werden. Ciselieren ist Handarbeit. Ihre Erzeugnisse können durch mechanische Hilfsmittel, durch Giessen, durch Pressen und den galvanischen Niederschlag, der äusseren Form nach wenigstens, bis in die feinsten Details hinein nachgeahmt werden, und natürlich, der möglichen Vervielfältigung wegen, wesentlich billiger. Was aber nicht nachgeahmt werden kann, das ist die ausdrucksvolle Lebendigkeit der Oberfläche, welche hervorgerufen wird durch die künstlerisch-feinfühlige Punzenarbeit; und diese zu entwickeln und zu steigern muss das Ziel jedes Ciseleurs sein, wenn die künstlerische Handarbeit wieder den ihr gebührenden Platz neben der mechanischen Reproduktion einnehmen soll. Sein Werk muss, durch Hammer und Punzen hindurch, den Anschlag der Künstlerhand fühlen lassen; nur dann wird es ein Kunstwerk sein.

Von diesem Standpunkt aus betrachtet, gewinnt auch das Gussciselieren eine erhöhte Bedeutung: Es soll dadurch eben dem Guss die lebendige Oberfläche gegeben werden, welche der mechanisch erstarrten, toten Gusshaut fehlt. Diese ist aber auch spröde und wenig zur Bearbeitung geeignet: Es wird sich also zunächst darum handeln, diese Gusshaut zu entfernen. Man kann den Guss entweder auf die Kittkugel aufkitten, oder, wenn er stark genug ist, auch einfach in einen mit Blei- oder Holzbacken versehenen Schraubstock einspannen. Sämtliche Gussnähte werden mit Feile und Meissel beseitigt und die Konturen mit dem Laufpunzen nachgegangen; den dabei entstehenden Grat beseitigt man durch Ueberarbeiten mit einem schrägen Setzpunzen. Die Gusshaut wird zunächst durch Riffeln mit der Riffelfeile soweit wie irgend möglich entfernt, die dadurch entstandenen Risse und Rauhigkeiten mit dem Schaber (Abb. 39) wieder geglättet. Nach dem Schaben schleift man den Gegenstand mit den verschiedenen Schleifmitteln, worauf er mit den bekannten Punzen, wie dies oben beschrieben wurde, überarbeitet wird.

Der künstlerische Schwerpunkt der Gussciselierung liegt in der stofflichen Charakterisierung der durch den Guss hergestellten Formen. Haut, Haare, Gewandstoffe, Blumenblätter und dergleichen können bei geschickter Behandlung dadurch zu einer wahrhaft künstlerischen Kontrastwirkung gebracht werden, wie sie der moderne Schmuck in steigendem Maasse erfordert.

4. Das Stahlgravieren.

Dem Edelmetall wird seine plastische Form, seine Modellierung bei der Herstellung von Schmuck gegeben durch Auftiefen, durch Giessen, Treiben und Ciselieren, sowie durch Feilen. Das ist Handarbeit und das damit erzielte Arbeitsstück wird naturgemäss entsprechend bezahlt werden müssen. Für billigere, massenhaft herzustellende Ware oder entsprechende Einzelteile derselben bedient man sich daher eines mechanischen Verfahrens: Man prägt dieselben mit Hilfe von Stahlformen, teils erhabener (Patrizen, „Pfaffen") oder vertiefter (Matrizen, „Gesenke"). (Abb. 41 a, b.) Die Herstellung dieser stählernen Pressformen ist Sache des Stahlgraveurs. Seine Arbeit kann am besten als ein Modellieren in Stahl bezeichnet werden, wofür er sich ähnlicher Werkzeuge bedient, wie sie beim Ciselieren gebräuchlich sind, nur von einer, dem Material entsprechenden stärkeren Beschaffenheit. Ausser Feile und Stichel benutzt er aber vorzugsweise Meissel und Punzen aller Art, um die gewünschte Form aus dem Vollen herauszuarbeiten und zu modellieren. —

Das zu bearbeitende Stahlstück wird vermittelst Klemmbacken in die Graveurkugel eingespannt und an demselben seitlich die Höhe, oben der Umriss der herzustellenden Form an-

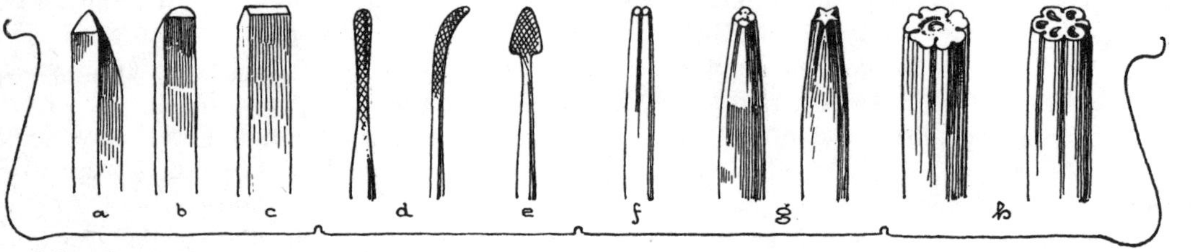

Spitz-, Rund-, Flachmeissel — Riffel-, Schaufelfeile — Doppelter Perlpunzen — Einschlagpunzen — Handaushauer

Abb. 40. **Werkzeuge des Stahlgraveurs.**

gezeichnet, in gleicher Weise, wie dies der Ciseleur macht. Das überschüssige Material wird zunächst aus dem Groben mit einer derben Stossfeile weggenommen (niedergesetzt); im weiteren Verlauf der Arbeit werden immer feinere Werkzeuge angewendet. Rund-, Halbrund- und Scharnierfeilen benutzt der Stahlgraveur in gleicher Weise wie der Goldschmied. Zum Wegmeisseln dienen der Flach-, der Spitz- und der Rundmeissel (Abb. 40 a, b, c), die in den verschiedensten Grössen im Gebrauch sind. Die Hämmer sind im allgemeinen wie gewöhnliche Ciselier- oder Graveur-

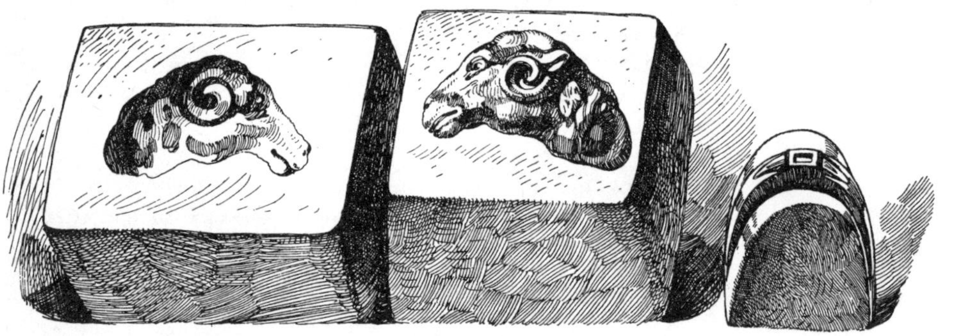

a) Gesenk — b) Pfaff — c) Ringpfaff

Abb. 41.

hämmer geformt, nur etwas kräftiger gebaut. — Ist die plastische Form des Arbeitsstückes fertiggestellt, so erfolgt die feinere Ausarbeitung mittelst Sticheln, Punzen und verschieden geformter Riffelfeilen (Abb. 40 d, e), die in ihrer äusseren Gestalt etwa an Modellierhölzer erinnern. Damit werden Unebenheiten beseitigt und die Härten und Schärfen in der Form weggenommen. Sehr wichtig ist nunmehr noch das Schleifen der Arbeit. Dies ganz tadellos auszuführen, ist unerlässlich, damit auch das Gesenk nachher entsprechend glatt ausfällt. — Man schleift mit fein zugespitzten Oelsteinen. Bei flachen Formen wird mit verschieden feinen Schmirgelfeilen, bei runden Sachen kann auch mit Bürste und Schmirgel poliert werden. Für Arbeiten, bei denen es weniger auf sehr feine und scharfe Ausführung ankommt, benutzt man sogen. Gusspfaffen. Es wird ein Modell in Wachs hergestellt, dies (mit Formsand) abgeformt und in Eisen gegossen; ein nachträgliches Ueberarbeiten ist jedoch nicht zu umgehen.

Das Gesenke wird aus dem Pfaffen*) durch Eindrücken in weichen Stahl gewonnen. Zu diesem Behufe muss der Pfaff, der natürlich in weichem Zustande bearbeitet wird, erst gehärtet werden. Dies geschieht auf folgende Art: Der Pfaff wird in eine Blechschale eingesetzt, welche mit Schuhasche gefüllt ist, und dann ins Feuer gestellt, bis der Stahl kirschrot wird. Nunmehr wird er herausgenommen und durch Eintauchen in Wasser gehärtet; da er dadurch etwas zu hart wird, lässt man ihn wieder nach, indem man ihn mit der Bodenseite auf eine glühende Eisenplatte stellt, bis er einen gelblichen Ton annimmt. Endlich wird noch einmal in Wasser abgelöscht, mit Salzsäure abgebürstet und nötigenfalls nachpoliert. — Gusspfaffen müssen, ehe sie ins Wasser zum Härten kommen, rasch mit gepulvertem Blausäurekali überstreut werden.

Für die Herstellung des Gesenkes wird ein Stück Stahl genau im Winkel gerichtet und gut eben und glatt gefeilt; das Eindrücken des Pfaffen besorgt meistens der Mechaniker; er stellt denselben auf das hergerichtete Stahlstück, bringt beide unter eine starke Kugelpresse und drückt zu. Kleine Sachen werden in das kalte Gesenke gedrückt, weil es dann eine glättere Arbeit giebt; bei grossen Stücken und bei Gusspfaffen muss das Gesenke glühend gemacht werden. Es muss aber dann noch einmal kalt nachgedrückt werden, um alle Formen scharf zu erhalten. Die scharfen Ränder am Gesenke müssen alle sorgfältig gerundet und geglättet werden. Das Polieren des Gesenkes geschieht mit in Wasser angemachtem Rubinpulver. Endlich wird es noch gehärtet. Unter Umständen kann es sich vorteilhaft erweisen, hauptsächlich bei grösseren Gegenständen, das gewünschte Muster direkt ins Gesenke einzuarbeiten, ohne erst einen Pfaffen herzustellen. Man nimmt dann von Zeit zu Zeit einen Wachsabdruck, um das Aussehen der Arbeit kontrollieren zu können, oder man modelliert das Stück erst in Wachs und fertigt darüber eine Gipsform, nach welcher man das Gesenk herstellt. — Bei Gegenständen, welche eine sehr verschiedenartige Modellierung haben, z. B. bei Schmetterlingen, deren Körper voluminös, deren Flügel, Füsse und Fühler sehr dünn sind, erweist es sich als praktisch, bloss die stärkeren Teile, in unserem Falle also den Körper, in dem Pfaffen auszuarbeiten und ins Gesenk einzudrücken; was jedoch seiner Dünne und Zartheit wegen sich am Pfaffen schwer in erhabener Arbeit ausführen und auch nicht leicht ins Gesenk eindrücken liesse, wie die Flügel, die Füsse u. s. w., arbeitet man direkt ins Gesenk. Dementsprechend wird man auch feine Punkte und Striche, die an dem zu pressenden Stück erhaben erscheinen sollen, ins Gesenk, und wenn sie vertieft erscheinen sollen, in den Pfaffen eingravieren. — Dies geschieht namentlich bei der Herstellung von Stanzen für gepresste Filigranimitationen. — Soll irgend eine Form, z. B. ein Tierkopf (Abb. 41 a, b) in vollrunder Ausführung hergestellt werden, so setzt man ihn aus zwei gepressten Hälften zusammen, für die man dann auch zweier Pfaffen, resp. Gesenke, bedarf. Zur Herstellung billiger Ringe bedient man sich besonderer „Ringpfaffen" (Abb. 41 c).

Auf mannigfache Weise sucht sich der Stahlgraveur seine mühevolle Arbeit zu erleichtern, wenn es sich um die öftere Wiederholung von Einzelformen handelt. Zum Herstellen feiner und genauer Einteilungen fertigt er sich zweispitzige Punzen von entsprechenden Abmessungen an. Für regelmässig gemusterte Hintergründe, für fortlaufende Friese und Bordüren bedient er sich eigens hergestellter Einschlagpunzen (Abb. 40 g), in welche das zu wiederholende Ornament oder ein einzelnes Blatt, eine Blüte, ein Stern und dergleichen ausgearbeitet ist, und die dann ins Gesenke eingeschlagen werden. Es scheint aber nicht überflüssig, zu bemerken, dass auf

*) Für diese Bezeichnungen wendet man auch die Ausdrücke „Stanze" und „Stempel" an.

diese Art nur streng ornamental gehaltene Darstellungen ausgeführt werden sollten. Einem irgendwie naturalistisch gehaltenen Motiv widerstrebt eine derartige schematische Behandlung durchaus. Verwandt mit diesen Punzen, jedoch von grösseren Abmessungen sind die Handaushauer (Abb. 40 h), welche der Goldschmied zum Aushauen von Einzelteilen, namentlich Blättern und Blumen, aus Metallblech benutzt und deren Anfertigung dem Stahlgraveur obliegt. Ein solcher Handaushauer ist eigentlich nichts anderes als ein auf der Spitze eines Punzens sitzendes Gesenke, dessen Ränder scharfkantig gehalten sind, um das untergelegte Blech durchschneiden zu können; als Unterlage benutzt man eine Zinnplatte.

Die Kunst des Stahlgravierens nimmt in der Edelschmiederei vergleichsweise eine Stellung ein, wie etwa die graphischen Techniken in der bildenden Kunst. Sie ist berufen, künstlerische Darstellungen im Schmuck und für Schmuck zu verbilligen und der Allgemeinheit zugänglich zu machen. Sie wird diesen Beruf aber nur erfüllen, wenn sie wirklich künstlerische Darstellungen bietet und wenn sie sich der Grenzen ihrer Technik genau bewusst bleibt; die Zeit um die Mitte unseres Jahrhunderts bis in die siebziger Jahre herein, in der die Presserei alles beherrschte und die montierte Arbeit gar nicht aufkommen liess, war für das Stahlgravieren wohl vom geschäftlichen Standpunkt aus eine Blütezeit, vom künstlerischen aber ganz gewiss nicht.

---

5. Das Pressen und Prägen.

Das Pressen geschieht mittelst des Fallwerkes (Abb. 42). Dieses besteht im wesentlichen aus einem schweren eisernen Fallhammer, der sich zwischen zwei aufrechten eisernen Leitstangen auf- und abwärts bewegt. Gehoben wird dieser Fallhammer durch ein über eine Rolle gehendes Seil, an welchem vermittelst eines Riemens unten eine Art eiserner Steigbügel hängt; er schlägt auf einen eisernen Klotz, in dessen Mittelpunkt das Gesenk oder die Stanze durch vier Schrauben befestigt wird, welch letztere das Einbringen sowohl grosser und kleiner, als auch viereckiger und runder Gesenke und deren genaue Einstellung gestatten. Der Arbeiter steht in einer Grube vor dem Fallwerke, setzt, während er zugleich mit beiden Händen das Seil erfasst, einen Fuss in den Steigbügel und hebt, während er auf diese Weise das Seil niederzieht, den Fallhammer, welcher dann beim plötzlichen Loslassen des Seiles mit Gewalt auf das Gesenk herniederfällt. — An der unteren Fläche des Fallhammers ist ein besonderes Eisenstück, der Presskopf, befestigt, welcher den zum Pressen nötigen Stempel trägt. Dieser Stempel muss von dem Presser für jedes Gesenk erst besonders angefertigt werden; der vom Stahlgraveur hergestellte Pfaff, über welchen das Gesenke gemacht ist, lässt sich zum Pressen nicht verwenden, weil er das weiche Gold- oder Silberblech ohne weiteres zerquetschen und zerreissen würde. Der Pressstempel muss vielmehr aus weichem Metall und darf nur so gross sein, dass er das Gesenke nicht völlig ausfüllt, d. h. es muss eben noch Raum da sein für das zu pressende Blech. Um einen solchen Stempel zu verfertigen, verfährt man auf folgende Weise: Man legt ein glühendes Kupferstück von der entsprechenden Form und Grösse auf das Gesenk und lässt den Fallhammer auf dasselbe herabfallen. Der Presskopf ist an seiner unteren Seite mit vielen kleinen, schief eingebohrten Löchern versehen, in welche das weiche Metall sich eindrückt und so an dem Presskopf fest haften bleibt. Nun wird der Stempel mehrmals schnell hintereinander in das Gesenke hineingeschlagen, bis er genau dessen Form angenommen hat. Um ihm die passende Grösse zu geben, legt man auf das Gesenke ein Stückchen Messingblech, welches zugleich mit dem Stempel hineingeschlagen wird, so dass dieser um die Blechdicke kleiner wird. Für sehr empfindliche

Bleche ist auch das Kupfer zu hart und man benutzt zunächst Bleistempel, welche auf gleiche Art angefertigt werden. Erst nachdem der Bleistempel vorgearbeitet hat, wird ein kupferner gefertigt und mit diesem fertig gepresst. Die notwendige Grössendifferenz zwischen Stempel und Stanze wird in vielen Fällen durch Befeilen des ersteren, nötigenfalls auch unter Zuhilfenahme des Punzens, hergestellt werden müssen.

Ist die Arbeit beendet und soll die Stanze ausgewechselt werden, so lässt sich der Stempel leicht durch seitwärts geführte Hammerschläge entfernen. Bei Pressungen in massivem Metall kann man auch ohne Stempel, einfach mit einem glatten Presskopf, arbeiten.

Die Arbeit des Pressers ist eine weniger mechanische, als es nach dieser Beschreibung den Anschein haben möchte. Je nach der Stärke des zu bearbeitenden Bleches, je nach dem mehr oder minder starken Relief der Stanze muss auch der Presser mit grösserer oder geringerer Vorsicht arbeiten, um ein Reissen des Metalles zu verhüten.

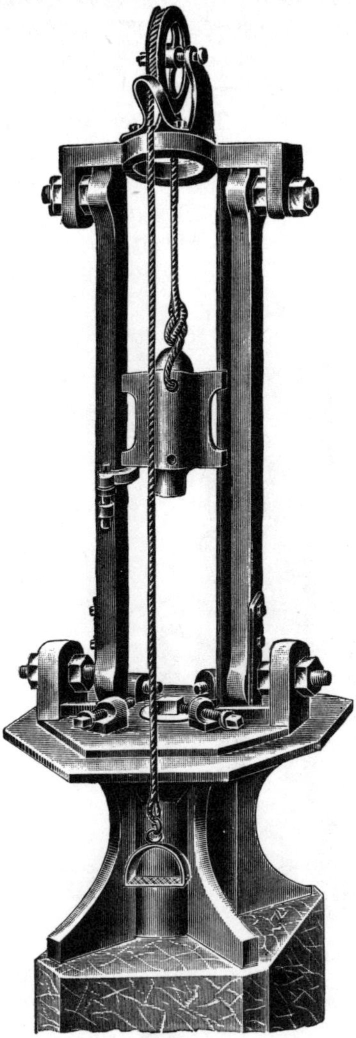

Abb. 42.
Fallwerk.
Lenz & Feiler, Pforzheim.

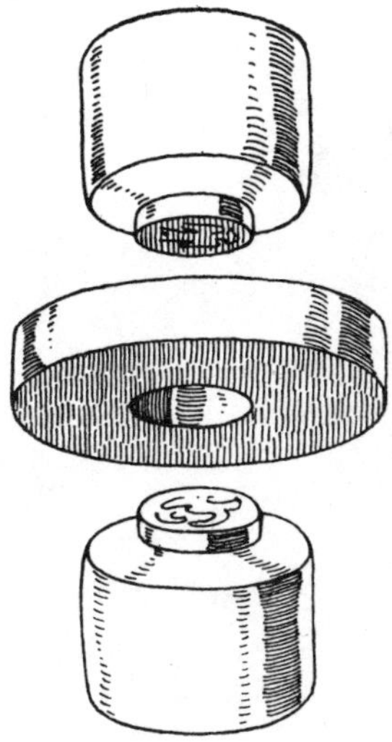

Abb. 43.
Prägestempel und Prägering für Münzen und Medaillen.

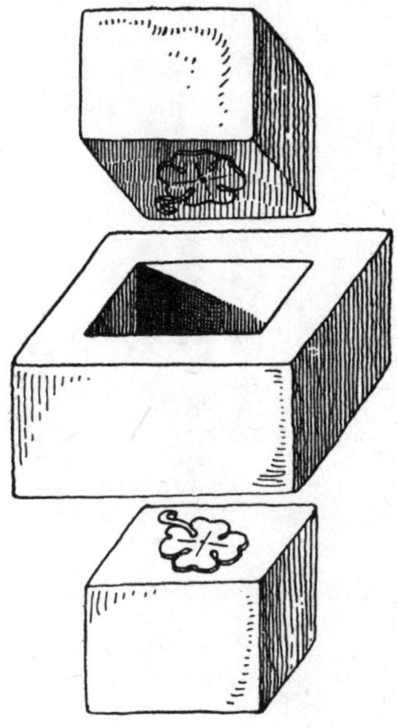

Abb. 44.
Prägestempel und Prägering für sonstige Arbeiten.

Oft enthält die Stanze eine Zeichnung von solcher Beschaffenheit, dass sich die richtige Lage des Stempels auf derselben nicht unmittelbar von selbst ergiebt, z. B. bei rosettenartigen Bildungen; in diesem Falle muss man an irgend einer Stelle der Stanze ein bemerkbares Zeichen anbringen, das sich am Stempel ausprägt und wonach man sich beim Auflegen desselben richtet. — Die mit Fallwerken zu bearbeitenden Bleche müssen vorher durch Ausglühen weich und geschmeidig gemacht werden. Seichte Muster können mit einem, tiefere müssen durch wiederholte Schläge ausgepresst werden. Im letzteren Falle muss das Blech auch während der Arbeit ausgeglüht werden.

Vermittelst des Pressens können im allgemeinen nur hohle, d. h. nur von einer Seite erhaben erscheinende Gegenstände hergestellt werden. Die Art und Weise, vermittelst welcher doppelseitige Stücke mit zwei Schauseiten gefertigt werden, nennt man Prägen. Dies erfordert eine nachhaltigere und stärkere Kraftwirkung, als sie beim Pressen verlangt wird, da sie ja auch in massivem Metall arbeitet. Der Druck wird daher nicht durch das Herabfallen eines Hammers, sondern durch schnelles Zudrehen einer grossen, senkrecht stehenden Schraube mit sehr steilen Gängen bewirkt. Dies ist das Arbeitsprinzip der nachher noch zu beschreibenden Spindelpresse.

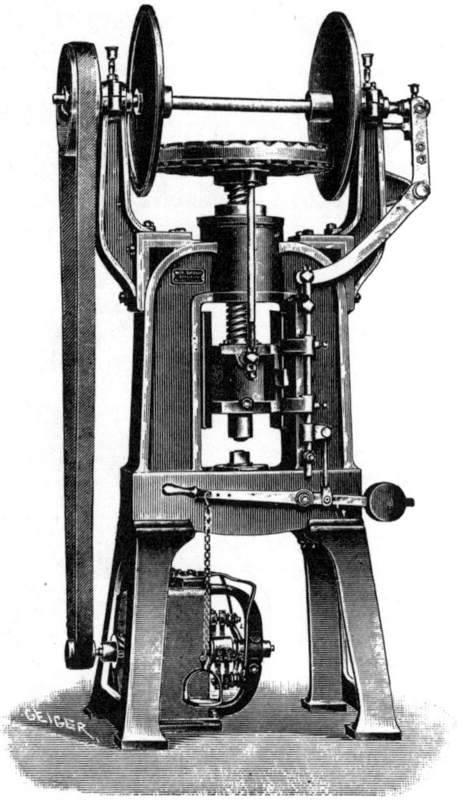

Abb. 45. **Friktionspresse.**
W. Grossmann, Pforzheim.

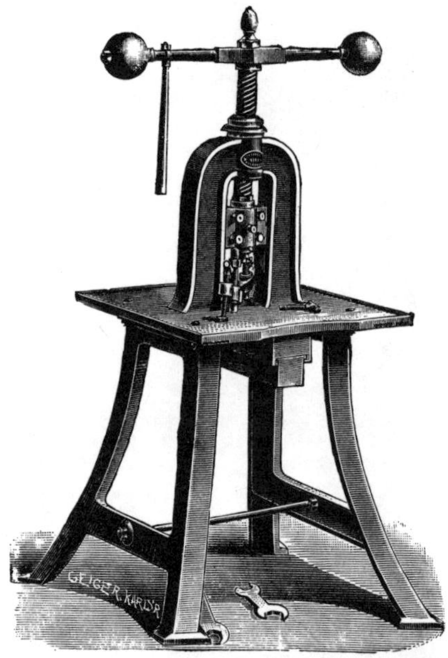

Abb. 46. **Spindelpresse (Kugelpresse).**
Lenz & Feiler, Pforzheim.

Anstatt Stempel und Stanze braucht man für das Prägen zwei Stempel (Abb. 43), in deren jeden eine Seite der Münze oder der Medaille eingearbeitet ist. Der eine Stempel ruht unbeweglich, der andere bewegt sich mit der Schraube auf und ab. Auf den unteren Stempel wird der Prägring aufgelegt, in dessen kreisrunden oder sonstwie geformten Durchbruch das zu prägende Metallstück genau passt, und durch den es in seiner Lage unbeweglich festgehalten wird. Durch schnelles Zudrehen der Presse werden nun die auf den beiden Stempeln enthaltenen Darstellungen in das Metall beidseitig eingedrückt. So kann man nur Gegenstände von sehr einfachem Umriss prägen; für solche von komplizierten Formen, z. B. die für Anhänger so beliebten Kleeblätter, bedient man sich anderer Prägstempel und -Ringe (Abb. 44); das verwendete Blech muss hier ebenfalls in den Durchbruch genau passen und das Muster nach dem eingeprägten Umriss nachträglich ausgesägt oder mit einem sog. französischen Aushauer ausgehauen werden.

An Stelle des nur für den Handbetrieb sich eignenden Fallwerkes und für das Prägen und Aushauen überhaupt, verwendet man neuerdings mit Vorliebe Pressen mit maschinellem Antrieb. Eine besonders viel benutzte Maschine ist die Friktionspresse (Abb. 45), die sich für jede Art von Kraftbetrieb eignet. (Die abgebildete ist für direkten elektrischen Kraftbetrieb ausgerüstet.) Sie kann, vermöge ihrer grossen Kraftentwickelung, auch grössere Prägstücke bearbeiten, sowie Gesenke herstellen durch Eindrücken der Pfaffen. Auch für Aushauen und Pressen ist sie praktisch und hat dabei den Vorteil, die Kraft des Arbeiters im Vergleich zu dem Fallwerk sehr zu schonen. Dem gleichen Zwecke, jedoch mit geringerer Kraftentwickelung, dient die Spindelpresse (Kugelpresse, Balancier) (Abb. 46). Sie wird von der Hand in Bewegung gesetzt und erhält ihre Stosskraft durch den Schwung schwerer Kugeln, die an dem wagrechten

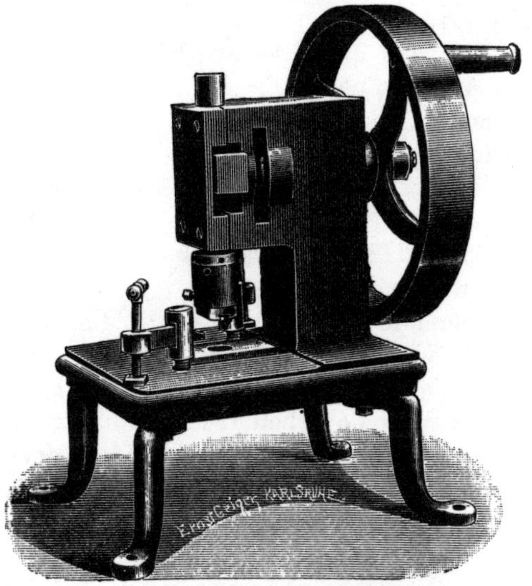

Abb. 47. **Excenterpresse.**
Lenz & Feiler, Pforzheim.

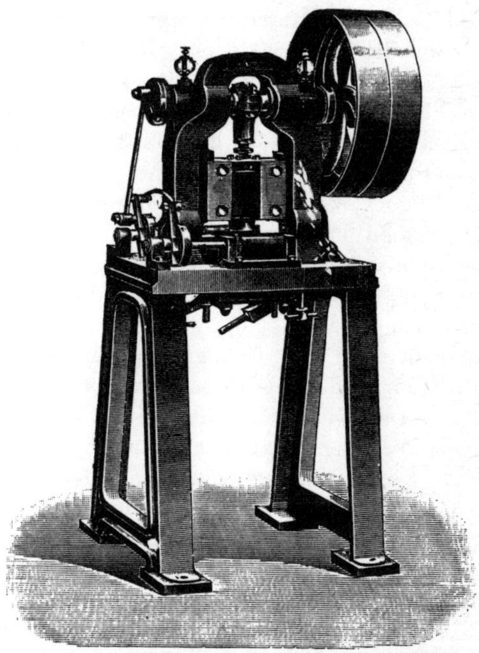

Abb. 48. **Doppelarmige Excenterpresse.**
Lenz & Feiler, Pforzheim.

Hebel sitzen. Sie ist allgemein im Gebrauch in der Schmuckfabrikation; besonders wichtig ist sie bei der Chatonsherstellung. Die Massenfabrikation bedient sich mit Vorteil der Excenterpressen, auf denen man aushauen, pressen und auch prägen kann. Sie sind für Hand- und Kraftbetrieb geeignet. Vermöge ihres sehr ruhigen Ganges schonen sie die verwendeten Arbeitswerkzeuge besonders (Abb. 47). Bei der doppelarmigen Excenterpresse mit selbstthätigem Materialvorschub (Abb. 48) wird zugleich die Bedienung durch Menschenhand auf das geringste Maass reduziert.

6. Das Formen und Giessen.

Zum Giessen von Schmuck und Schmuckteilen in Gold, Silber und geringeren Metallen bedient man sich hauptsächlich des Formsandes, eines äusserst feinen, gleichmässigen, in frischem Zustand gelb aussehenden Sandes, den man gebrauchsfertig im Handel bekommt. Es ist sehr empfehlenswert, frisch gekauften Sand zunächst zu trocknen, zur Hälfte mit altem, schon gebrauchtem zu vermengen und mit einer Holzwelle zu reiben. Er erhält so eine sammetartige Weichheit und liefert sehr scharfe Formen. Ein guter Formsand muss fett, d. h. stark mit Thon versetzt sein und eine gewisse Bindekraft haben, also in gestampftem oder gedrücktem Zustand fest zusammenhängen. Er hat vor dem Blackfischbein oder der Sepia den Vorzug, besonders glatte Abgüsse zu liefern. — Der Formsand wird stets in der Weise benutzt, dass man ihn in sogen. Formkasten (Formflaschen, Giessflaschen) einstampft. Dies sind länglich-viereckige Rahmen aus Eisen oder Messing, deren Leisten innen etwas ausgehöhlt sind, damit der Sand gut hält. Je zwei dieser Formkasten aufeinander gesetzt, bilden eine Form. Damit die beiden Teile sich nicht gegeneinander verschieben können, gehen von den vier Ecken des einen Zapfen aus, welche sich in entsprechende Ringe oder Hülsen des andern Teiles einfügen. Jeder Formkasten hat an der einen Seite die Hälfte eines Eingussloches, derart, dass sich beim Zusammensetzen zweier Kasten ein geschlossenes Loch bildet. Ausserdem hat man als Unterlage bei der Arbeit des Einformens hölzerne Formbretter und bedient sich zum Einschneiden in den Sand und zum Handhaben der Formmodelle eiserner, löffel- oder spatelförmiger Werkzeuge. Da die für Schmuck in Frage kommenden Gussstücke stets klein sind, so werden in der Regel mehrere derselben in einem Formkasten abgeformt und zusammen gegossen. — Der Sand wird zum Gebrauch in geringem Grade angefeuchtet, weil er so besser bindet. Formsand, welcher einige Zeit im Gebrauch ist, sieht mehr oder weniger schwarz aus, was davon herrührt, dass er während der Arbeit öfter mit Kohlenstaub aus einem durchlässigen Beutel bepudert wird.

Das Einformen eines Gegenstandes geht nunmehr folgendermassen vor sich: Man legt einen Formkasten auf das Formbrett und darein das Modell, welches gegossen werden soll. Der Sand wird vermittelst eines sehr feinen Siebes darüber gesiebt, bis das Modell völlig davon bedeckt ist. Dann kann man ein gröberes Sieb nehmen, mit dem die Arbeit rascher von statten geht, und endlich, wenn der Aufwurf hoch genug ist, den Sand auch ohne Anwendung eines Siebes darauf schütten, bis der Formkasten eben gefüllt ist. Nun stampft man den Sand mit einem Stück Holz oder einem besonders hergerichteten Stampfer fest, streicht den Sand glatt ab und dreht den gefüllten Kasten um, so dass das eingesenkte Modell nach oben zu liegen kommt und sichtbar wird. Das Modell wird jetzt vorsichtig ausgehoben und das ganze mit Kohlenpulver eingestäubt. Ist die Form gut geworden, so setzt man das Modell wieder ein, setzt den Kasten so auf das Formbrett, dass es nach oben sieht und setzt einen zweiten Kasten auf den ersten auf; dieser wird in der schon beschriebenen Weise mit Formsand vollgesiebt, resp. gefüllt und derselbe ebenfalls festgestampft. Das Einstäuben mit Kohlenpulver verhindert dabei, dass die beiden Formhälften aneinander kleben. Wenn man jetzt die beiden Formkasten auseinander nimmt, so hat man eine vollständige negative Form des zu giessenden Gegenstandes.

Dieses an sich ja einfache Verfahren erleidet natürlich, je nach der mehr oder weniger komplizierten Form des Gussmodelles, verschiedene Abänderungen. Wenn dieses letztere nur auf einer Seite erhaben modelliert, auf der andern dagegen flach und eben ist, so kann es ganz in der beschriebenen Weise eingeformt werden, wobei zu beachten ist, dass man beim ersten Einformen die flache Seite nach unten auf das Formbrett legt, so dass beim Umdrehen diese nach oben kommt, und also das Metall ganz in den Sand des ersten Formkastens versenkt ist.

Wenn aber beide Seiten des zu giessenden Gegenstandes mit konischen Erhabenheiten versehen sind, so wendet man eine sogenannte falsche Form an. Man füllt nämlich einen Formkasten mit Sand, stampft fest und streicht ihn glatt und drückt das Modell bis etwa zur Hälfte seiner Dicke hinein. Diese falsche Form dient anstatt des Formbrettes als Unterlage beim ersten Einformen. Man stellt einen weiteren Formkasten auf dieselbe, siebt den Sand in der beschriebenen Weise hinein und dreht den Formkasten herum, wenn er mit festgestampftem Sande gefüllt ist. Das Modell soll nur in allen seinen Teilen ungefähr um die Hälfte seiner Höhe im Sand eingebettet sein, dieser darf aber keinen Teil überdecken. Wo dies, bei tiefliegenden Partien, der Fall sein sollte, nimmt man den Sand sorgfältig mit einer eisernen Spachtel weg. Die falsche Form hat ihren Zweck jetzt erfüllt und kann wieder entleert, d. h. der Sand kann aus dem Kasten wieder herausgeschlagen werden. In der schon erläuterten Art wird endlich auch die zweite Hälfle der Form hergestellt, so dass das Modell zu gleichen Teilen in die Sandkörper beider Formkasten eingesenkt ist. — Wenn bei einem Modell enge Durchbrüche vorhanden sind, so kann es vorkommen, dass der Formsand darin stecken bleibt, bezw. dass er beim Herausnehmen des Modelles mit herausgerissen wird. Um dem vorzubeugen, steckt man, so lange der abzuformende Gegenstand noch im Formsande eingebettet liegt, dünne Drähtchen in die Durchbrüche hinein, welche diese gefährdeten Partien der Form festhalten. — Das Herausnehmen des Gussmodelles aus dem Sande muss mit der grössten Sorgfalt und Vorsicht geschehen. Man pflegt es dadurch vorzubereiten, dass man ein eisernes Stäbchen in eine passende Vertiefung des Gegenstandes einsetzt und ihn durch vorsichtiges Anschlagen gegen dieses mit einer leichten Spachtel oder dergleichen in seiner Bettung lockert.

Sind die Formhöhlungen in tadellosem Zustande fertig, so schneidet der Former die Gussrinnen ein, welche das flüssige Metall in die Form leiten, und einige seichte und dünne Rinnen, welche das Entweichen der Luft ermöglichen. Wenn mehrere Formen in einem Giesskasten vereinigt sind, so lässt man eine Hauptrinne in sanfter Krümmung vom Giessloche an unmittelbar bis an die entfernteste Form gehen. Die seitwärts liegenden Formen sind durch Zweigrinnen mit der Hauptrinne zu verbinden, so zwar, dass jene nach der Hauptrinne zu schräg nach abwärts verlaufen, was den Zweck hat, beim Giessen ein vorzeitiges Füllen der dem Giessloche näher liegenden Formen und somit ein zu frühes Abkühlen des eingegossenen Metalles zu verhindern. Es muss sich also die vom Giessloche am weitesten entfernte Form zuerst, und dann der Reihe nach die näher liegenden füllen. — Bei sehr zarten Gussstücken, namentlich wenn sie vielfach durchbrochen sind, ist es vorteilhaft, das Metall möglichst schnell von allen Seiten zuleiten zu können, weil sonst das in dünne Ströme zerteilte Metall zu schnell erstarren würde. Man lässt zu diesem Zweck eine Rinne rund herum laufen, welche durch eine entsprechende Anzahl Zweigrinnen mit der Form in Verbindung steht.

Nachdem alle diese Rinnen eingeschnitten sind, werden sie vermittelst eines Pinsels mit Wasser bestrichen, damit der Sand wieder glatt und fest wird, und dann beide Formteile (die Gussrinnen werden nur in einen eingeschnitten) gründlich mit Kohlenpulver eingestäubt. Hierauf stellt man beide Formkasten in einen Wärmofen, wo man sie etwa zwölf Stunden trocknen lässt. Hierdurch wird der Formsand vollständig hart und man kann das Eingiessen des Metalles vornehmen.

Eine Sandform hält nur einen einzigen Abguss aus. Für jeden weiteren muss eine neue Form hergestellt werden. Der benutzte Sand wird zerstossen, eingenetzt und kann dann von neuem gebraucht werden.

Beim Giessen werden stets mehrere Formen, bezw. so viele, als mit dem nämlichen Metalle ausgegossen werden können, miteinander in eine Presse gethan, so dass das Gussloch nach oben steht.

Die Modelle für das Sandformen werden am besten in Silber oder Bronze angefertigt. Weichere Metalle oder Materialien leiden leicht bei dem Einformen und sind auch viel schwieriger zu behandeln. — Wie aus der Beschreibung des Einformens hervorgeht, kann nicht schlechtweg jedes Modell geformt werden. Unerlässliche Grundbedingung für ein solches ist, dass keine unterschnittenen, oder mit andern Worten ausgedrückt, dass nur konische Formen daran vorkommen. Ein Gussmodell kann nun entweder nur nach einer Seite oder nach beiden rund modelliert sein. Im letzteren Falle soll es etwa von der Mitte aus nach beiden Seiten konisch sein.

Für das Formen von hohlen Gegenständen braucht man einen Kern, was übrigens bei Schmucksachen nur selten vorkommen wird. Dieser wird aus fettem Sand in zweiteiligen Formen, den sogen. Kerndrückern, verfertigt und vor seiner Anwendung gebrannt. Damit er den auszugiessenden Raum frei lässt, muss er an passenden Stellen mit Verlängerungen versehen sein, welche in entsprechende Vertiefungen im Sande zu liegen kommen.

Für kleinere Gegenstände, namentlich Ringe, kann man auch die sogen. Sepia (ossa sepiae, Blackfischbein) verwenden. Man glättet zwei solcher Sepienstücke durch Aneinanderreiben, stäubt sie mit Kohlenpulver ein, und stellt die Form durch Eindrücken des Originales, resp. Modelles, in die Sepia ein, in jedem Teil jeweils bis zur Hälfte. Wenn nötig, wird oben für den Aufsatz noch ein drittes Formstück eingefügt. Vor dem Guss muss man die notwendigen Gussrinnen einkratzen. Das Verfahren ist sehr bequem und leicht anwendbar, liefert aber keine so scharfen Abgüsse wie der Formsand.

---

7. Die Galvanoplastik.

Unter Galvanoplastik versteht man die Herstellung eines Metallniederschlages auf nassem Wege, und zwar auf Formen von Guttapercha, Wachs, Gips, Stearin oder Leim, welche metallisiert sind. Man bedient sich dazu fast ausschliesslich des Kupfers. Die Salze dieses Metalles werden leicht zersetzt und der gewonnene Niederschlag kann gut vergoldet oder versilbert werden. Man kann aber auch galvanoplastische Niederschläge in Gold und Silber ausführen, was aber einesteils wegen des hohen Preises, andernteils wegen der schwierigeren Ausführung nicht so oft vorkommt.

Der Niederschlag geschieht in der Weise, dass man die metallisierten Formen in ein Kupferbad einhängt, worin dieselben durch die Wirkung einer chemischen Reaktion der Kraft der Elektricität ausgesetzt werden, welche die Ausscheidung des Metalles und damit den galvanoplastischen Niederschlag bewirkt.

Die häufigste und für die Schmuckindustrie wichtigste Anwendung der Galvanoplastik ist die, eine beliebige Anzahl absolut genauer Nachbildungen eines Gegenstandes, z. B. einer Schliesse, dadurch zu erhalten; dies geschieht in der Weise, dass man den betreffenden Gegenstand abformt, oder, anders ausgedrückt, dass man ein Negativ davon herstellt, dieses metallisiert und darauf das Metall niederschlägt.

Ist der Niederschlag fertig, so wird er von der Form getrennt, worauf man die Prozedur beliebig oft wiederholen kann. — Andererseits kann man durch einen solchen Metallniederschlag auch Gegenstände, welche ihrer Natur nach sehr vergänglich und empfindlich sind, widerstandsfähig und dauerhaft machen. Modelle von Wachs oder Gips, Insekten, kleinere Tiere, Pflanzen und dergleichen werden geschützt durch einen Metallüberzug, welcher auch die feinsten Formendetails wiedergiebt.

Zur Galvanoplastik braucht man ein Bad, welches das betreffende Metall in Lösung enthält, einen Behälter für das Bad, eine besondere elektrische Batterie oder ein sogen. Diaphragma, und endlich die Mittel, um den abzuformenden oder zu überziehenden Gegenstand metallisch leitend zu machen.

Ein Bad für Kupferniederschläge stellt man her, indem man eine gewisse Menge Wasser bei erhöhter Temperatur vollständig mit reinem, schwefelsaurem Kupferoxyd sättigt (bis 30%), wodurch eine klare, schön blaue Lösung entsteht. Wendet man statt destillierten Wassers gewöhnliches Brunnenwasser an, so erhält man eine trübe Lösung; diese Trübung, die übrigens wenig stört, kann durch Zusatz von etwas Schwefelsäure entfernt werden. — Ein solches Kupfervitriolbad muss, wenn es in Thätigkeit ist, beständig gesättigt erhalten werden, d. h. man muss diejenige Menge Kupfervitriol, welche, um den Metallniederschlag zu liefern, zersetzt wird, durch Hinzufügen entsprechender Mengen von Salz jeweils ersetzen.

Zu diesem Zweck hängt man an den oberen Rand des Behälters Säckchen von Leinen oder Haargeflecht oder Körbchen von Weiden, Guttapercha oder Blei, welche mit Kupfervitriol gefüllt sind, so auf, dass sie in die obere Flüssigkeitsschicht eintauchen. Die erste Bedingung für das Gelingen eines galvanoplastischen Niederschlages ist, sich dabei nur ganz reinen, guten Kupfervitriols zu bedienen. Da es im Handel verschiedene ungleichwertige Sorten giebt, so muss hierauf besonders geachtet werden.

Galvanoplastische Kupferbäder werden stets in der Kälte angewendet; sie geben einen guten Niederschlag, wenn sie eine Konzentration von 24 bis 30% zeigen.

Zur Galvanoplastik in Gold und Silber werden folgende Bäder benutzt:

Goldbad:

Destilliertes Wasser	1 Liter.
Cyankalium	150 Gramm.
Neutrales Goldchlorid	50 Gramm.

Silberbad:

Destilliertes Wasser	1 Liter.
Cyankalium	100 Gramm.
Geschmolzenes, salpetersaures Silber	25 Gramm.

Zur Aufnahme der Bäder eignen sich am besten Gefässe von Steingut, Porzellan, Glas und Fayence; für grössere Apparate, welche in diesen Materialien nicht so leicht erhältlich sind, kann man auch hölzerne Wannen nehmen, welche im Innern mit einer dünnen Lage Guttapercha oder mit einer dünnen Bleiplatte ausgekleidet sind. Selbstverständlich dürfen weder Zink, Eisen oder Zinn zur Anwendung kommen, wegen der chemischen Reaktion, welche zwischen diesen Metallen und dem Kupfersalz eintreten würde.

Wenn man sich zur Ausscheidung des niederzuschlagenden Metalles einer besonderen Batterie bedient, so befestigt man das Objekt, auf welches niedergeschlagen werden soll, an dem vom negativen Pol ausgehenden Leitungsdraht und hängt es in die Lösung. Andererseits befestigt man an dem positiven Leitungsdraht der Batterie ein Kupferblech oder ein Blech des entsprechenden Metalles, dessen Oberfläche mindestens so gross sein muss, wie das eingetauchte Objekt. Nunmehr beginnt der Apparat sofort seine Thätigkeit, und man kann das Entstehen des Niederschlages verfolgen, wenn man den Gegenstand von Zeit zu Zeit aus dem Bade herausnimmt. Arbeitet man auf einer wohl gereinigten Metallfläche, so setzt sich das Metall beinahe augenblicklich auf allen Punkten der Oberfläche ab. Leitet diese weniger gut, ist sie z. B. mit Graphit metallisiert, so beginnt der Niederschlag an den Stellen, welche sich in unmittelbarer Berührung mit dem Leitungsdraht befinden, zuerst und setzt sich von da über die ganze Fläche fort. Dabei ist auf die Stromstärke zu achten. Ist diese zu schwach, so geht die Operation eben langsam, aber ohne andere Unannehmlichkeiten vor sich; ist der Strom zu stark, so wird der Niederschlag körnig, ungleich stark und teilweise unzusammenhängend.

Der galvanische Strom kann auch — und dies geschieht in der Mehrzahl der Fälle — im Apparate selbst erzeugt werden. Hierzu bedient man sich sogen. Diaphragmen. Dies sind Gefässe, welche imstande sind, Flüssigkeiten aufzunehmen, dieselben aber dann langsam wieder durchsickern lassen durch ihre Poren. Meist benutzt man dazu sogen. Thoncylinder oder Gefässe von verglühtem Porzellan, welche von den stärksten Säuren nicht angegriffen werden. Auch solche aus Gips sind ihrer starken Porosität wegen sehr praktisch, aber weniger haltbar. In dieses Diaphragma stellt man eine Zinkplatte oder einen Zinkcylinder und füllt das Ganze mit einer Kochsalzlösung oder mit durch drei- bis fünfgradige Schwefel- oder Salzsäure angesäuertem Wasser. Diese Flüssigkeit erzeugt durch ihre Einwirkung auf das Zink, welches sie langsam löst, den galvanischen Strom.

Ein einfacher Apparat zu kleinen Kupferniederschlägen lässt sich leicht in folgender Weise zusammensetzen: In ein passendes Gefäss von Steingut, Fayence oder Porzellan bringt man die Kupfervitriollösung und stellt alsdann in die Mitte ein Diaphragma von porösem Thon oder verglühtem Porzellan, füllt dieses mit Wasser, 4—5 % Schwefelsäure und 1 % Amalgamiersalz; in das Diaphragma senkt man einen Zinkcylinder ein, auf welchem oben zwei sich kreuzende Messingstöcke aufgelötet sind, welche eine kreisförmige Galerie desselben Metalles tragen. An diese hängt man die zu bearbeitenden Objekte an Messingdrähten so auf, dass sie die zu bedeckende Fläche dem Diaphragma zuwenden. Die Zinkfläche in dem Diaphragma muss sowohl im richtigen Grössenverhältnis zu den zu verkupfernden Flächen stehen, als auch mit denselben soviel wie möglich parallel stehen. — Zwei kleinere Säckchen mit Kupfervitriol werden am oberen Rande des äusseren Gefässes so befestigt, dass sie in das Bad eintauchen, um, wie schon erwähnt, diesem die nötige Sättigung zu bewahren.

Grössere Apparate sind im Prinzip ebenso eingerichtet, nur kann man je nach Bedarf und nach der Grösse und Anzahl der eingetauchten Gegenstände eine grössere Anzahl von Diaphragmen einstellen, wodurch die Wirkung natürlich entsprechend gesteigert wird. Auch die Aufhängung der eingetauchten Objekte kann in irgend einer andern Weise geschehen; dieselben müssen aber selbstverständlich stets leitend, d. h. durch einen Metalldraht mit der Zinkplatte im Diaphragma in Verbindung stehen. — Wie auch die Form des Gegenstandes sei, man muss ihn immer von Zeit zu Zeit herumdrehen, damit die oberen Teile nach unten im Bade kommen, weil die unteren, schwereren, mehr mit Kupfersalz gesättigten Schichten desselben den reichlichsten Niederschlag liefern. Unterlässt man dies, so zeigen die fertigen Niederschläge leicht Streifungen, welche durch die in den mehr oder minder gesättigten Flüssigkeitsschichten entstehenden Strömungen hervorgerufen werden. — Die Flüssigkeit in den Diaphragmen darf nicht höher stehen als in dem Bade, eher umgekehrt, da sich sonst leicht die Zinklösung mit der Kupferlösung mischt. Da die erstere nach einiger Zeit infolge der Sättigung der Säure an Wirkung verliert, so muss die Batterie stets in angemessenen Zwischenräumen neu hergerichtet werden. Ihre Wirksamkeit wird verlängert, wenn man etwa alle 24 Stunden in jedes Diaphragma einige Tropfen Säure und etwas Amalgamiersalz giebt. Sobald aber eine gewisse Menge Zink sich gelöst hat, verstopft dieses die Poren des Diaphragmas und es wird eine Neuherrichtung notwendig. Auch ein äusserer Kupferansatz kann erfolgen und die gleiche Wirkung haben. Das innen ankrystallisierte Zink wird durch heisses, mit etwas Schwefelsäure angesäuertes Wasser entfernt, ein äusserer Kupferniederschlag mit Salpetersäure gelöst und mit Wasser abgewaschen. Poröse Thoncylinder kann man von eingedrungenen Säuren und Salzen dadurch reinigen, dass man sie mit reinem Wasser füllt und dieses durchsickern lässt. —

Bei Bädern, welche mit einer getrennten Batterie arbeiten, bleibt immer neutrales Salz in der Lösung, weil die Metallanode sich in dem Maasse löst, als das gelöste Metall niedergeschlagen wird; erregt man den Strom mittelst eines Diaphragmas, so wird im Bade bald Schwefelsäure frei, und dieses wird sauer, also schlechter und mit der Zeit unbrauchbar. Dann muss es erneuert werden.

Es kann vorkommen, dass der Gegenstand, auf welchen niedergeschlagen werden soll, ein geringeres spezifisches Gewicht hat als die Kupfervitriollösung; dann beschwert man ihn mit einem Stück gefirnisten Blei. Ist der Gegenstand selbst nicht leitend, so muss er mit einer mehr oder weniger leitenden Substanz (Graphit, Broncepulver, reduziertes Silber) vorher überzogen werden. Dabei ist es vorteilhaft, an dem Hauptleitungsdrahte eine Anzahl feiner Nebendrähte anzubringen, deren Spitzen das Objekt an verschiedenen Stellen berühren. Der Niederschlag geht dadurch rascher und gleichmässiger vor sich. — Will man die Wirkung des Bades auf bestimmte Stellen verhindern, so deckt man diese mit einem Firnis aus geschmolzenem gelben Wachs oder erweichter Guttapercha. Ebenso werden die Haken und Drähte zum Aufhängen, mit Ausnahme der Berührungspunkte, gedeckt.

Will man eine Medaille oder ein Relief aus Metall galvanoplastisch kopieren, resp. vervielfältigen, so reinigt man das wieder zu gebende Stück und reibt es mit einer in Graphitpulver getauchten Bürste oder bürstet nur etwas Talg auf, um das Anhaften des Niederschlages zu verhindern. Durch einen Niederschlag im Bad erhält man natürlich zunächst eine umgekehrte (negative) Form, aus der man durch einen zweiten Niederschlag die getreue Wiedergabe des Originales herstellt. Ist dieses letztere von Zink, Eisen oder Zinn, so muss es vorher in einem Doppelsalzbade galvanisch verkupfert werden, da diese Metalle das Kupfervitriol zersetzen. — Arbeitet man mit einer Gipsform, so muss diese erst durch Eintauchen in heisses Stearin oder Wachs dicht gemacht und sorgfältig graphitiert werden. Beim Abtrennen des fertigen Niederschlages geht die Gipsform meistens in Stücke und kann daher nur einmal verwendet werden. Demgegenüber haben Formen aus Guttapercha den Vorzug, dass sie nach vorgängigem Erwärmen ohne Schwierigkeit sich loslösen lassen. — Der fertige Niederschlag wird durch Ausglühen und Abbeizen gereinigt. Sehr zarte Gegenstände reinigt man durch Bürsten mit Alkohol, Terpentinöl oder Benzin.

Galvanoplastische Niederschläge in Gold und Silber werden vermittelst der schon angegebenen besonderen Bäder hergestellt. Man arbeitet dabei meist mit getrennter Batterie und mit Gold- oder Silberanode. Man kann auch Diaphragmen anwenden, muss aber dann als Erregungsflüssigkeit mehr oder minder konzentrierte Cyankaliumlösung benutzen. Die Formen oder Gegenstände zum Niederschlagen dürfen in diesem Falle keine fettigen Substanzen enthalten, weil diese sofort angegriffen und verseift würden. Auch genügt hier die Anwendung von Graphit nicht zum Leitendmachen. Am besten benutzt man Formen von Zinn, Blei oder dem sogen. Darcet'schen Metall. Ist die Form aus anderem Material, so überzieht man sie mit einem dünnen galvanoplastischen Kupferniederschlag und schlägt Gold oder Silber hierauf nieder. Nötigenfalls kann man nachträglich das Kupfer durch Ammoniak oder verdünnte Salpetersäure wieder lösen. Solche Kopien können aber, des über dem Original befindlichen Kupferhäutchens wegen, nicht sehr genau ausfallen.

C. Die Ziermittel der Schmuckkunst.

1. Das Email.

Die Emailkunst hat im Lauf der Zeiten die verschiedensten Spezialzweige entwickelt; wiewohl gegenwärtig für Schmuck nur eine begrenzte Anzahl derselben in Uebung stehen, erscheint es doch von Interesse, im Zusammenhange einen Ueberblick über die Gesamtheit zu gewinnen. — Die beiden grossen Hauptabteilungen sind die Emaillierung und die Emailmalerei. Die erstere reibt ihre Farben mit Wasser an und trägt sie mit der Betragspitze auf, die letztere mischt die ihrigen mit Oel und malt mit dem Pinsel. Ist jene eine ornamentale angewandte Kunst, welche die einzelnen Schmuckteile nach Bedarf mit ihren Farben überzieht, so ist die Malerei ein selbständiger Kunstzweig, welcher mit der Bijouterie nur insofern in Verbindung tritt, als er ihr entweder gemalte Plättchen liefert, welche als Schmuck montiert werden sollen, oder die weitere Ausmalung emaillierter Flächen übernimmt. Es leuchtet ein, dass für unsere Betrachtung die Emaillierung ungleich wichtiger sein muss als die Emailmalerei.

Die erste grosse Gruppe der Emaillierkunst oder des „Goldschmiedeemails“, wie man sich im Gegensatz zum „Maleremail“ wohl auch auszudrücken pflegt, ist das Grubenemail (Email champlevé), die für unsere heutige Emailbijouterie gebräuchlichste Art; sie gräbt die Vertiefungen, welche das Email aufnehmen sollen, in das Unterlagsmetall ein, so dass die Oberfläche des Emails mit der des stehenbleibenden Metalls in eine Ebene kommt. Im Gegensatz hierzu setzt das Zellenemail (Email cloisonné) auf den Metallgrund feine aufgelötete Metallstreifen oder Drähte auf, die zur Trennung der einzelnen Farben bestimmt sind. Diese Technik ist vorwiegend im Orient gepflegt und für Schmuck nicht häufig angewendet worden. Unter gemischtem Email (Émail mixte) versteht die Kunstgeschichte die in dem frühmittelalterlichen rheinischen Grubenschmelz vorkommende Erscheinung, dass ausgehobene („champlevierte“) Gruben von grösserer Ausdehnung durch eingesetzte Drahtzellen geteilt wurden. Die genannten Techniken werden so gehandhabt, dass die fertige Arbeit eine glatte Fläche bildet. Eine Abart des Zellenschmelzes, das Drahtemail, füllt die einzelnen Zellen nicht eben mit Farbe, sondern lässt die Drähte erhaben über die Farben vorstehen. Beim Filigranemail werden ausserdem nur die durch das Filigran erzeugten Figuren mit Schmelz betragen, während der Grund frei bleibt. Endlich beim Fensteremail (Émail à jour) fällt der Metallgrund ganz weg und die Schmelzfarben füllen frei die Zwischenräume eines Filigran- oder Drahtmusters. Auch diese Technik tritt im modernen Schmuck nicht selten wieder auf.

Grundsätzlich von den angeführten Verfahren verschieden sind diejenigen, welche nicht die Farbe in bestimmte Zwischenräume des Metalls, sondern frei auf die plastisch modellierte Oberfläche desselben anbringen. Je nach der Art der Unterlage unterscheidet man Reliefemail, wenn ein Relief mit Schmelz überzogen wurde, oder Fassemail (en ronde bosse), wenn Freifigürchen oder montierte, bezw. freimodellierte Schmuckteile damit geschmückt sind. Die letztere Art ist besonders von Paris aus in letzter Zeit mit hervorragendem Geschick wieder in die Fabrikation eingeführt worden.

Den bisher beschriebenen Gattungen von Schmelz steht als zweite Hauptgruppe das Maleremail gegenüber. Bei diesem wird die metallene Grundlage vollständig mit einer Lage Schmelz in einer Farbe überzogen, welche als Malgrund dient, auf den alsdann mit dem Pinsel weiter gearbeitet wird. Die ältere Gattung ist das (ausschliesslich auf Kupfer angewendete) Limoges-Email, das auf dunklem, schwarzem, braunem, auch wohl blauem Grunde arbeitet, und seine Darstellungen entweder nur in abschattiertem Weiss und Gold (Grisaillemanier) oder ausserdem noch in mehreren Farben über der weissen Grundierung ausführt. Die jüngere, heute allgemein verbreitete Art des Maleremail ist die auf weissem Grund, wobei mit den verschiedensten Farben gemalt wird. —

Eine Vermischung von Emaillierung und Emailmalerei findet vielfach statt. Es werden entweder emaillierte Muster mit eingemalten Details versehen oder die Untermalung für eine in Emailmalerei auszuführende Darstellung wird in Emaillierung (Kunstemaillierung) hergestellt. Unter „versenktem“ Email versteht man ein Verfahren, bei welchem eine Fläche aus dem Edelmetall ausgehoben (champleviert) und mit weissem Email ausgefüllt wird, auf welches dann in üblicher Weise gemalt wird.

Die Metallflächen, auf welche Email aufgeschmolzen werden soll, müssen absolut rein und metallisch glänzend, besonders frei von Fettspuren sein, wie solche durch Anfassen und dergleichen hervorgebracht werden. Sie werden deshalb schwach geglüht, in verdünnter Salpetersäure abgekocht (abgebeizt) und in reinem Wasser abgespült und gebürstet. Die Gegenstände dürfen jetzt natürlich nicht mehr mit den Fingern, sondern nur noch mit der Zange angefasst werden. — Ist das Metall im Verhältnis zur Grösse der zu emaillierenden Fläche stark genug, so kann ohne weiteres die Arbeit beginnen. Bei grösseren und relativ dünnen Plättchen wird zum Schutze gegen das einseitige Verziehen und Werfen des Metalles beim Brennen die Rückseite ebenfalls mit einer Emailschicht überzogen (Kontreemail), wozu man meistens Farbreste verwendet. Auch ist es nötig, den Plättchen eine gewölbte Gestalt zu geben, wobei die zu emaillierende oder zu bemalende Seite konkav oder konvex sein kann.

Die zum Emaillieren verwendeten Farben kann man in drei Abteilungen zerlegen: In den farblosen, durchsichtigen Glassatz, das sogen. Fondant, in die durchsichtigen (transparenten) Emailfarben und in die undurchsichtigen oder opaken. Die Grundlage für sämtliche Emailfarben bildet die farblose Glasmasse; durch Beimischung verschiedener Metalloxyde erzeugt man aus ihr sämtliche, überhaupt bei Email möglichen Farbtöne. Alle diese Farben sind zunächst durchsichtig; von vornherein undurchsichtig ist nur das Weiss, welches dadurch entsteht, dass man der farblosen, durchsichtigen Glasmasse Zinnoxyd (Zinnasche) zusetzt, dessen kleinste Teilchen unschmelzbar sind und deshalb das Glas undurchsichtig und zugleich weiss machen. Dieses deckende Weiss bildet die Grundlage für die opaken Emailfarben, d. h. man kann jedes durchsichtige Farbemail durch Beimischung von Weiss in opakes umwandeln. Gewissermassen in der Mitte zwischen durchsichtigem und undurchsichtigem Email steht das Opal-Email, welches, wie der betreffende Halbedelstein, transparent milchig blau, mit gelblicher Reflexwirkung, aussieht. — Die Palette des Emailleurs ist eine sehr reichhaltige, indem ihm eine grosse Auswahl fertiger Emailfarben vom Handel zur Verfügung gestellt wird. Er kann sich auch selbst durch Mischen neue Töne erzeugen. Bei fabrikmässigem Betrieb wird er dies allerdings nach Möglichkeit vermeiden.

Das Fondant, der farblose Glasfluss, wird in verschiedenen Tönungen geliefert, je nach dem Unterlagsmetall: Weiss für Gold, bläulich für Silber, gelblich für Unecht. Fondant ist der Anfang und das Ende für jede Emaillierarbeit: Er bildet den ersten Ueberzug des Metalles, auf welchen dann erst die weiteren Farben aufgeschmolzen werden, und er überzieht nach Fertigstellung der Arbeit das Ganze wiederum, um den Farben Schutz und den höchsten Glanz zu verleihen. Gemalt wird auf Fondant nur ausnahmsweise; hier ist der weisse Grund die Regel. Solien die Farben matt erscheinen, so wird das darüber befindliche Fondant matt gebeizt, was durch Auftragen einer im Handel erhältlichen Beize (mat Émail) vermittelst eines Pinsels geschieht. — Die fertig zu beziehenden Emailfarben tragen im Handel durchweg französische Bezeichnungen, da die Fabrikation der besseren Emaille fast ganz in französischen Händen liegt. Ihre Anzahl ist sehr gross, wie ein Blick in einen beliebigen Katalog darthut, und jedes Jahr bringt wieder Neuheiten. So hoch entwickelt die Fabrikation auch ist, so kommen doch immer grössere oder geringere Schwankungen in den Tönen vor, und man thut gut, von jeder neuen Sendung eine Probeschmelzung zu machen. Man wird etwa sagen können, dass der Emailmaler, der viele Farbtöne durch Mischen erhält, mindestens 40, der Emailleur, der dies weniger thut, mindestens 120 Farben vorrätig haben muss.

Die durchsichtigen Emailfarben mit ihrer, jeder andern Technik unerreichbaren, wie aus dem Innern herauskommenden Farbenglut und dem durchschimmernden Metallglanze sind es hauptsächlich, welche der modernen Schmuckemaillierung ihren besonderen Charakter aufprägen. Welche grosse Rolle hierfür das mehr oder minder edle Unterlagsmetall spielt, wurde schon besprochen. Selbstverständlich ist jeweils zu erwägen, welche Metallfarbe mit dem betreffenden Emailtone am besten zusammengeht: Für Rot und Gelb wird man Gold, für Blau und Grün vorzugsweise Silber wählen u. s. w.

Um die Glanzwirkung des Metalles zu erhöhen, wird es gerne „flinkiert", d. h. mit eingravierten oder guillochierten Strichlagen oder Mustern versehen. Bei billiger, gepresster Ware wird die Flinkierung ins Gesenk eingegraben und dieses besonders sorgfältig poliert. Die scharfe Glanzwirkung einer guten Handgravierung oder Guillochierung kann freilich — glücklicherweise — durch ein derartiges mechanisches Verfahren nicht vollkommen nachgeahmt werden.

An und für sich kann auf alle Metalle emailliert werden, welche dem hierzu nötigen Hitzegrad widerstehen. Unter den für Schmucksachen üblichen Metallen ist ganz feines Gold, bezw. solches von 20 Karat das geeignetste; jedoch wird auch viel auf stark mit Kupfer legiertes Gold, auf Silber und vergoldete Bronze (Tombak) emailliert. Doublé eignet sich dazu insofern weniger gut, als es ein wiederholtes Einbrennen schlecht aushält. Werden undurchsichtige (opake) Farben verwendet, welche das Metall ganz zudecken, so kommt für dieses natürlich nur die technische Verwertbarkeit in Betracht; bei transparenten Farben aber ist es von grösster Wichtigkeit, dass das Aussehen des Metalles nach dem Brand ein solches ist, welches dem Feuer und der Reinheit des betreffenden Farbtones zu gute kommt. Hierfür kann man als Regel aufstellen: Je feiner das Metall, desto schöner das Aussehen des transparenten Emails. Deshalb wird z. B. bei Goldlegierungen, welche einen geringeren Feingehalt als $^{750}/_{000}$ Teile haben, unter transparente Farben eine Schicht Feingold (resp. auch Feinsilber) aufgebracht, und zwar auf folgende Weise: Nachdem der Gegenstand in der schon erwähnten Weise gereinigt und vorbereitet ist, wird die zu emaillierende Fläche mit Fondant betragen und dieses aufgeschmolzen. Auf dieses wird das Blattgold, resp. Blattsilber vermittelst Quittenkernensaft aufgeklebt und fest angedrückt. Nun wird noch einmal gebrannt, wodurch das Blattgold fest mit dem darunter befindlichen Fondant zusammenschmilzt. Man kann jetzt, wie bei gewöhnlichem Metallgrund, das transparente Email darüber schmelzen. — Bei Goldlegierungen, welche mehr als $^{750}/_{000}$ Teile haben, kann direkt emailliert werden, und zwar wird man für transparentes Rot Kupferlegierung benutzen, während für die übrigen Farben nur Silberlegierungen verwendbar sind. —

Andererseits verhalten sich auch die Emaillen verschieden. Es giebt solche, welche sich für alle Metalle eignen, während gewisse andere jeweils nur für Gold, Silber, Unecht etc. zu verwenden sind. Die nötigen Angaben hierüber finden sich in den Verkaufskatalogen angegeben. So sind besonders für Silber und Silberlegierungen alle möglichen Transparentfarben zu haben. Beim Emaillieren auf Unecht, d. h. auf Kupfer und Tombak, pflegt man neuerdings das Metall erst mit einem besonderen Fluss, dem sogen. Kupferfondant, zu überziehen, da auf dieses besser emailliert werden kann, als auf das Metall direkt.

Die Technik des Emaillierens ist folgende: Die zu verwendenden Glassätze werden in einem Mörser zerbrochen und zerstossen, und schliesslich mit Wasser vermittelst einer Reibkeule, welche, wie der Mörser, am besten aus Porzellan oder Achat besteht, zu einem feinen Pulver zerrieben (Abb. 49), eine Arbeit, welche sehr sorgfältig ausgeführt werden muss und einen beträchtlichen Zeitaufwand erfordert. Neuerdings werden zu diesem Zwecke übrigens auch Mahlmaschinen verwendet. Das fertig geriebene Emailpulver wird während der Benutzung in Porzellanschalen aufbewahrt. Um den Staub abzuhalten, wird stets so viel Wasser zugegossen, dass dasselbe ganz davon bedeckt ist. Der Wasserzusatz ist übrigens schon aus dem Grunde notwendig, weil das Email nur in breiartigem Zustande aufgetragen werden kann. Wenn fertig geriebenes Email längere Zeit nicht benutzt wird, so bewahrt man es vorteilhaft unter einer Glasglocke auf. — Das Auftragen des Farbpulvers erfolgt mit kleinen stählernen Stiften (Abb. 50, links) von verschiedener Gestalt und Grösse, bald flach, bald spitz oder mehr rundlich. Durch sorg-

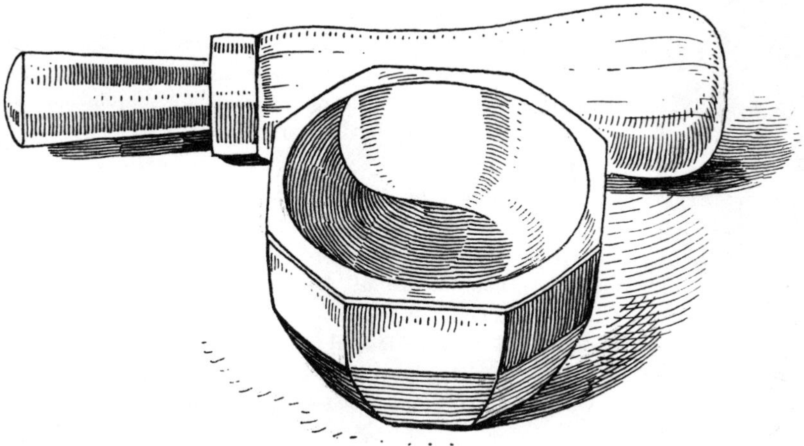

Abb. 49. **Reiber und Schale aus Achat.**

fältiges Hin- und Herreiben derselben auf dem Metallgrund sucht man der Emailschicht eine möglichst gleichmässige Verteilung und Stärke des Auftrages zu geben. Bei grösseren Flächen hilft man mit einer glatten Spachtel nach, mit der man den Emailbrei glatt streicht (Abb. 50, rechts). Ehe man zum Einbrennen schreitet, muss nach Möglichkeit alles überschüssige Wasser entfernt werden. Dies bewerkstelligt man durch vorsichtiges Betupfen mit einem weichen Leinwandlappen; ist ein vorläufiges Abtrocknen erzielt, so reibt man mit dem mittleren Teile des Betragstiftes (Abb. 50), welcher zu diesem Zwecke mit Riefen versehen ist, einige Mal am Rand des betreffenden Metallplättchens auf und ab. Dadurch wird ein besseres Setzen der Emailfarbe und ein Zutagetreten des etwa noch vorhandenen Wassers bewirkt, so dass dieses entfernt werden kann. — Der auf diese Weise mit Email „betragene“ Metallgegenstand wird nun auf das Emaillierblech gelegt, eine kreisförmige, mit Füssen versehene, durchlöcherte Eisenblechscheibe, an deren Stelle auch eine feuerfeste Thonplatte treten kann, und in den Emaillierofen gebracht. Dieser steht vorteilhaft in einem Raum, welcher dunkel ist oder verdunkelt werden kann, da dies für die Be-

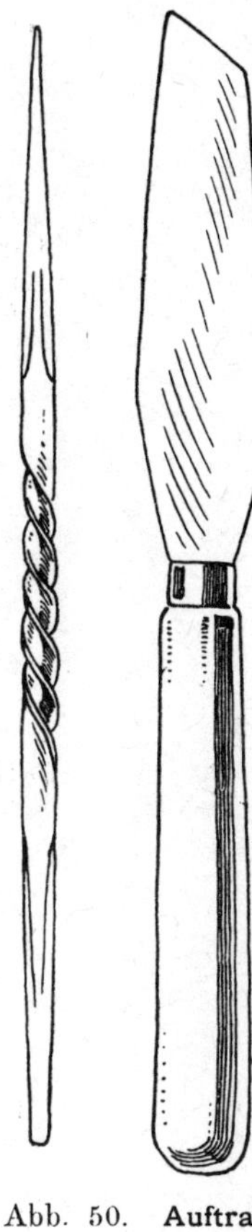

Abb. 50. **Auftragstift und Spachtel.**

obachtung günstig ist. Das Schmelzen der Emaille erfolgt in einer, in den Feuerraum eingelassenen Muffel von feuerfestem Thon. (S. Abb. 51.) Beim Einbrennen oder „Passieren“, wie der hierfür übliche technische Ausdruck lautet, muss besonders darauf geachtet werden, dass kein höherer Hitzegrad angewendet wird, als notwendig ist, um eben die Emaille zu schmelzen. Sobald man den Anfang des Schmelzens des Emailsatzes bemerkt, dreht man die Unterlage mit der Zange vorsichtig herum, damit die Hitze gleichförmiger auf alle Teile einwirken kann. Ist das Email geschmolzen, was man an dem glänzenden Aussehen desselben erkennt, so zieht man den Gegenstand nach dem vorderen Teile der Muffel, wo man ihn soweit abkühlen lässt, um ihn ohne Gefahr herausziehen zu können. Setzt man das Email zu lange der Erhitzung aus oder brennt man zu scharf, so wirft sich leicht das Metall, und auch die Farbe „verbrennt“ unter Umständen, d. h. sie erhält ein unreines und ungleiches Aussehen. — Die so geschmolzene Emailfarbe ist nun glänzend und hart geworden und haftet fest an der Unterlage; aber sie ist zusammengesunken, d. h. der Auftrag ist nach dem Schmelzen niederer und dünner, als der nasse Farbenbrei war. Wenn das Email also z. B. eine eingravierte Vertiefung füllen oder sonst eine bestimmte Stärke erhalten soll, so wird ein wiederholtes Auftragen und Brennen nötig sein. Ist die gewünschte Stärke erreicht, so wird das Ganze noch mit Fondant überschmolzen. Die Oberfläche der Arbeit ist nunmehr noch wellig und uneben. Dies wird beseitigt durch Feilen mit Schmirgel, dem man eine feilenartige Gestalt gegeben hat. Diese Schmirgelfeilen werden im Verlauf der Arbeit stets von Zeit zu Zeit mit Wasser benetzt. Nach dem Feilen ist die Oberfläche des Emails eben und glatt, aber auch matt und glanzlos. Der Glanz wird ihm durch nochmaliges Passieren im Ofen wiedergegeben, worauf als letztes noch ein doppeltes Polieren erfolgt, zunächst auf einer dicken Hartholzscheibe (Buchsbaum) mit Trippel, und dann auf einer Filz- oder Lederscheibe, welche mit Pariserrot betragen wird. Dadurch erhält das Email seinen höchsten spiegelnden Glanz. Es wird endlich noch ausgewaschen und getrocknet und ist damit fertig.

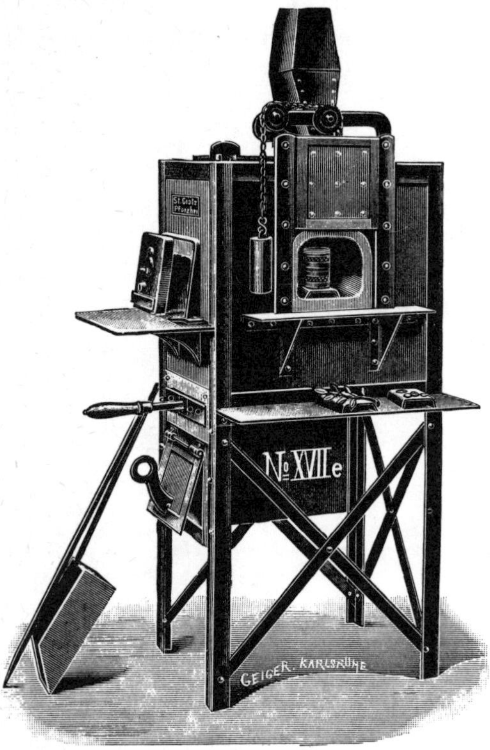

Abb. 51. **Emaillierofen.**
St. Grötz, Pforzheim.

Es würde falsch sein, dem Emaillierverfahren die Qualifikation einer Kunstübung absprechen zu wollen. Man kann sehr wohl von einer „Kunstemaillierung“ sprechen. Erfordert schon einesteils die richtige Auswahl der Farben künstlerischen Geschmack und Verständnis, so ist andernteils auch das Auftragen derselben nicht in jedem Falle die einfache Sache, nach der sie aussieht. Besonders ist dies der Fall, wenn in verlaufenden Tönen emailliert werden soll, wenn also zwei Farben ohne scharfe Grenze ineinander verfliessen sollen. Das gleichmässige Vertreiben derselben ineinander erfordert ein sehr exaktes und gewandtes Arbeiten. Auch das neuerdings viel geübte Auftragen von transparenten Farben auf ziselierte und montierte Einzelteile ist nur bei ganz gleichmässigem Ueberziehen des Metalles mit einer hauchartig dünnen

Emailschicht, welche die Modellierung in keiner Weise beeinträchtigt, von guter Wirkung. Dagegen wird das Email à jour, das nicht auf Metallgrund, sondern in den Maschen eines Drahtmusters ruht, von dem Laien wohl stets für schwieriger gehalten, als es ist. Das Email wird hier in der gleichen Weise aufgetragen, wie auf Grund, und das Auftragen und Einbrennen so oft wiederholt, bis die Zwischenräume zwischen den Drähten sich geschlossen und der Schmelz eine genügende Stärke erreicht hat. Das Metallgerüst für dieses Email à jour oder Fensteremail, um einen deutschen Ausdruck zu gebrauchen, wird übrigens neuerdings vielfach nicht mehr in der erwähnten Weise aus Draht zusammengesetzt, sondern aus Blech ausgesägt und verfeilt. Wenn die fertige Arbeit erhaben modelliert oder gewölbt sein soll, so wird das Blech vor dem Aussägen entsprechend aufgetieft, resp. getrieben. Man kann auf diese Weise, durch Zusammenfügen entsprechend behandelter Einzelteile, bis zu körperlich vollrunder Darstellung kommen.

Beispiele für Arbeiten in modernem Fensteremail sind auf den Tafeln **164.** 2., **169.** 2. 3. 4. 6., **170.** 3. nachzusehen.

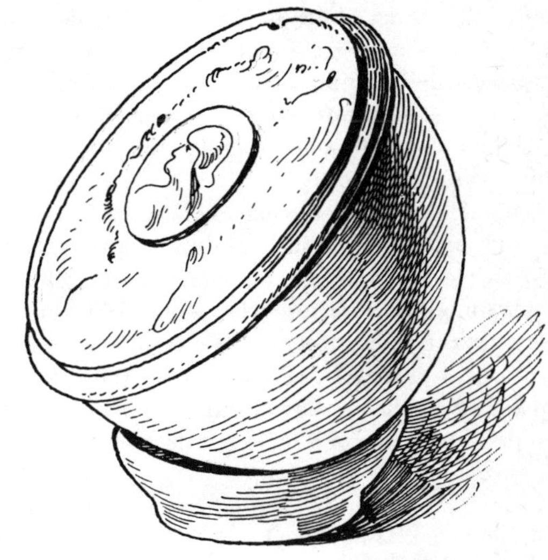

Abb. 52. **Holzkugel zum Emailmalen.**

Der Emailmaler malt, wie schon erwähnt, mit dem Pinsel (Marderpinsel), indem er seine Farben, die er fertig in gepulvertem Zustande bezieht, mit Lavendelöl oder Sandelholzöl zu einem mehr oder minder dickflüssigen Brei mischt, in der Regel auf einer matten Glasplatte. Der Malgrund wird stets dadurch hergestellt, dass man die Metallfläche mit einer gleichmässigen Emaillierung überzieht, auf der die Umrisse der Zeichnung aufgepaust werden. Zu bequemerer Handhabung der Arbeit kann man sie mit Wachs auf die ebene Fläche einer hölzernen Halbkugel aufsetzen, welche etwa einer Graveurkugel in verkleinertem Maassstabe entspricht (Abb. 52). Zur Unterstützung der arbeitenden Hand ist ein hölzernes Armbänkchen praktisch (Abb. 53). Im übrigen ist bei der Arbeit des Emailmalens, wie beim Emaillieren, das Fernhalten von Staub und Unreinigkeit selbstverständliche Grundbedingung. —

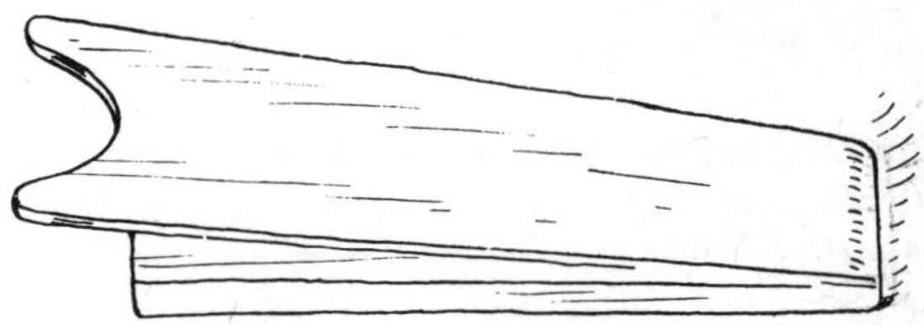

Abb. 53. **Armbänkchen.**

Die zum Malen benutzten Farben sind undurchsichtig, wie Oelfarben. Wo durchsichtige Töne, etwa beim Uebermalen von Metallfolie, gewünscht werden, benutzt man am besten eine transparente Emaillierfarbe. Indessen sind für diesen Zweck auch besondere durchsichtige Malfarben, die sogen. Krystall- oder Opalfarben, im Handel erhältlich. Der Malgrund ist heutzutage meistens weiss emailliert, was vom technischen Standpunkt aus die einfachste und müheloseste Arbeitsweise gestattet. Um das Metall vollständig zu decken, ist es nötig, den weissen Malgrund zweimal aufzutragen.

Die Emailmalerei auf weissem Grunde ist es hauptsächlich, welche gegenwärtig für die Zwecke der Bijouteriefabrikation in Frage kommt. Sie wird in der Regel als sogen. „versenktes

Email“ gehandhabt, indem eine ausgravierte oder angepresste Vertiefung mit weissem Email ausgefüllt wird, welches nunmehr als Malgrund zu dienen hat. Um sich für den fabrikmässigen Betrieb, bei welchem es sich meistens um die mehr oder minder häufige Wiederholung derselben Darstellung handelt, das immerhin mühsame und zeitraubende Aufpausen der Umrisse zu sparen, hat man verschiedene Verfahrungsweisen erdacht, welche auf ein Abziehverfahren hinauslaufen. Die gewünschte Zeichnung wird dabei zunächst vom Graveur in eine Stahlplatte gestochen und diese mit einer besonderen Druckfarbe eingerieben, so dass die eingegrabenen Linien damit ausgefüllt sind. Hierauf legt man ein besonders präpariertes, durchsichtiges Druckpapier, das vorher in Wasser getaucht ist, auf die Stahlplatte und lässt beides durch eine Walze laufen, wodurch die Zeichnung auf das Papier übertragen wird. Dieser Abzug wird auf den Emailgrund aufgelegt, mit einem nassen Pinsel überfahren und mit einer Gummirolle festgedrückt. Nachdem man nunmehr das Papier abgezogen hat, bleibt die Zeichnung fest haften und kann eingebrannt werden.

Ausser dieser weissgrundigen Emailmalerei wird hier und da noch das eingangs erwähnte Limogesemail geübt, das auf dunklem Grunde arbeitet. Da hierfür die Malerfarben nicht genügend decken, so ist eine Grundierung der Darstellung mit einem besonderen Limogesweiss nötig (Blanc relief limoges), welches, wie schon die Bezeichnung andeutet, reliefartig dicken Farbenauftrag gestattet. Ueber dieser in Weiss abschattierten Darstellung können dann einzelne Farbtöne angebracht werden. Auch wird von Malergold, sowie von farbig überschmolzener Folie eine besonders reichliche Anwendung gemacht. Arbeiten in Limogesemail sind schwieriger zu behandeln als gewöhnliches Maleremail. Gut ausgeführt, machen sie einen sehr vornehmen Eindruck.

Um dem auf deckendem Emailgrunde ausgeführten Emailbilde den Reiz des Metallglanzes beifügen zu können, giebt es verschiedene Hilfsmittel. Zunächst ist im Handel pulverförmiges (echtes) Malergold und Malersilber zu haben, mit welchem, wie mit den gewöhnlichen Emailfarben, gemalt werden kann. Es kann aber natürlich mit diesen nicht vermischt werden und wirkt vollständig deckend. Daher wird es vorzugsweise zu ornamentalen Musterungen an Gewändern, zu Einfassungen, zur Belebung des Grundes u. s. w. benutzt. Da es nur einen schwachen Brand erträgt, so pflegt man es zuletzt aufzubringen. — Wünscht man für einzelne Teile des Bildes den Effekt von Transluzidemail über Metallgrund anzuwenden, so klebt man auf dieselben mit Tragantgummi oder Quittenkernsaft ausgeschnittene Metallfolie auf, welche als Gold-, Silber- und Platinafolie käuflich ist. Diese wird dann mit durchsichtiger Emaillefarbe überschmolzen, über welche einzelne Details und Schattierungen nachträglich aufgemalt werden können. — Endlich kann man noch ausgehauene Metallverzierungen, Sterne, Blümchen, Rosetten oder sonstige Figuren, auf dem Email zur Belebung der Flächen anbringen. Sie werden, wie die Folien, mit Gummi vorläufig befestigt und entweder mit einer färbenden Transluzidfarbe oder nur mit Fondant überschmolzen. Emaillierte Metallstückchen, gewölbt in der Form von Kabochonsteinen, finden Verwendung als „Edelsteinimitationen“.

Aufs höchste wird die dekorative Schmuckwirkung eines Emailbijous gesteigert durch das Zusammenwirken der verschiedenen Techniken. In welcher Weise dies geschehen kann, und wie dazu noch ziseliertes Metall und gefasste Steine mitzuwirken vermögen, kann am besten bei der Beschreibung eines Beispieles erläutert werden. Ein kreisrundes, als Brosche montiertes Schmuckplättchen zeigt ein weibliches Brustbildnis mit reichem Kopfputz und entsprechender Gewandung. Der Grund ist mit einem geflechtartigen Muster flinkiert und transparent rot emailliert. Der für die Figur bestimmte Raum ist weiss emailliert und darauf das Gesicht in Maleremail ausgeführt. Ein von dem Kopfputz herabfallendes Band, sowie die den Halsausschnitt füllende, gemusterte Hemdkrause sind mit weisser Farbe reliefartig aufgesetzt. Die Kopfhaube, die Aermel und der Brustteil des Kleides sind in verschiedenen Farben über Gold- und Silberfolie durchsichtig emailliert und leicht nachschattiert. Am Brustausschnitt und an der Haube sind Bänder aus Gold von dem Email frei geblieben, welche mit verschiedenfarbigen Steinen ausgefasst sind. Ueber den Scheitel des Kopfschmuckes läuft eine Reihe spitzenartiger, in Goldblech ausgehauener Verzierungen, die leicht graviert sind. Ein über die Schultern gelegtes Band ist in leicht ziseliertem Golde ausgeführt. — Unter der Bezeichnung „kaltes Email" versteht man in Terpentin lösliche Lackfarben, die man für billige Schmuckwaren verwendet. Sie haben ein ähnliches Aussehen wie Email, auch eine gewisse Haltbarkeit. Künstlerische Darstellungen können damit nicht ausgeführt werden.

2. Das Niello.

Niello ist eine schwärzliche, der Hauptsache nach aus Schwefel und Silber bestehende Masse. Der Name wird von dem lateinischen Worte nigellum (schwärzlich) abgeleitet. Es wird gegenwärtig in der Schmuckindustrie weniger verwendet, da sein blaugrauer bis schwarzer Farbton sich vorzugsweise gut mit Silber verbindet, und sein Hauptgebiet daher die Verzierung von Kleingeräten ist. Immerhin kommt es aber für Ketten, Kettenbijouterie, Knöpfe und dergl. oft genug vor, um seine Darlegung hier notwendig erscheinen zu lassen.

Niello wird dazu verwendet, um auf Metallflächen mit dem Stichel eingegrabene Vertiefungen auszufüllen, so dass sie als dunkelfarbige Flächenornamente von der Grundfläche sich abheben. Das Niellieren ist eine sehr alte Kunst, die schon an römischen Edelmetallarbeiten vorkommt und namentlich im 15. Jahrhundert von den lombardischen und überhaupt italienischen Goldschmieden zu hoher Vollendung ausgebildet wurde. Die folgenden Jahrhunderte beschäftigten sich weniger mit ihr, und erst in den letzten Jahrzehnten regten die aus der russischen Stadt Tula kommenden niellierten Waren auch unsere Goldschmiede wieder an, diese schöne Technik wieder aufzunehmen. Besonders haben die Wiener Goldwarenfabrikanten hervorragende Arbeiten in ihr ausgeführt. Diese haben die Niellotechnik insofern bereichert, als sie dieselbe mit der Inkrustierung verbanden, d. h. neben der schwarzen Niellozeichnung inkrustierte Ornamente in roter und gelber Goldlegierung ausführten. So gewann der Gegenstand ein ungemein reiches Aussehen, wie denn nielloverzierte Silberteile neben Gold ungemein fein wirken.

Die Arbeit des Niellierens ist an und für sich eine ziemlich einfache. Man graviert die Vertiefung ziemlich tief aus, füllt sie mit einem Gemenge von Schwefelmetallen (Gemischen aus Schwefelsilber, Schwefelkupfer und Schwefelblei), schmilzt dieselben auf, schleift das Ganze glatt und poliert endlich.

Zur Herstellung von Niello giebt es eine ganze Anzahl verschiedener Rezepte, die alle ein brauchbares Gemenge liefern; die Härte und Widerstandsfähigkeit desselben ist aber je nach der Zusammensetzung eine sehr verschiedene. Aeltere Niellomassen scheinen keinen Schwefel enthalten zu haben, sondern lediglich eine Legierung aus Silber, Kupfer und Blei darzustellen. Ihre tiefdunkle Farbe haben diese Kompositionen vermutlich erst einige Zeit nach ihrer Anfertigung durch Oxydation des Metalles erhalten. Umgekehrt sind unsere modernen Niellomassen meist verhältnismässig arm an Silber, da man gelernt hat, eine dauerhafte Mischung von schönem Aussehen mit geringerem Silberzusatz herzustellen.

Für die Darstellung des Niello würde ein Gemenge von Schwefel und Silber ausreichen. Dies ist aber so weich, dass man es mit dem Messer schneiden kann; es wäre daher, an Gebrauchsgegenständen verwendet, einer allzu schnellen Abnutzung unterworfen. Es muss also, und zwar mit Kupfer und Blei, legiert werden, um ihm eine grössere Härte zu verleihen.

Um eine vollkommene Verbindung dieser Metalle untereinander und dem notwendigen Schwefelzusatz zu erhalten, pflegt man in der Praxis ein mehrmaliges Ein- und Umschmelzen der Komposition anzuwenden. Man schmilzt zunächst die Metalle in einem Graphittiegel, und zwar unter einer Decke von Borax, und giesst die geschmolzene Legierung in einen nebenstehenden grösseren Tiegel, der mit geschmolzenem Schwefel gefüllt ist. Beim Eingiessen des Metalles verdampft und verbrennt in der Regel ein sehr grosser Teil des Schwefels, so dass die Schwefelung der Masse zunächst noch keine genügende ist. Man bringt sie deshalb nochmals in Fluss, und zwar in einem andern Tiegel, in welchem ebenfalls Schwefel enthalten ist. Ein anderes Verfahren, welches sofort eine gute, gleichmässige Niellomasse liefert, ist folgendes: Man schmilzt in einem Tiegel, der in einen Windofen eingesetzt ist, Schwefel und erhitzt ihn bis zum Kochen. Dann macht man von Silber und Kupfer eine genügende Menge in Form von Drahtstückchen oder Blechschnitzeln bereit und macht diese glühend durch Einlegen in Kohlen. Das Blei wird in Gestalt von etwa erbsengrossen Stückchen verwendet. Man wirft nun zuerst die Silberstückchen in den kochenden Schwefel. Das glühende Metall verbrennt im Schwefeldampfe unter starker Lichtentwickelung zu Schwefelsilber, welches sofort schmilzt und zu Boden sinkt. Nach dem Silber wirft man das Kupfer in den Tiegel, zuletzt das Blei. Ist alles eingetragen, so rührt man das Gemenge mit einem feuerfesten, thönernen Stabe um, um zu untersuchen, ob alles gleichmässig geschmolzen ist, und um die Metalle unter sich und dem Schwefel recht innig zu mischen.

Damit ist das Niello aber noch nicht gebrauchsfähig, weil man es so nicht auftragen kann. Zu diesem Zwecke muss es erst gepulvert werden. Um dies zu ermöglichen, giesst man die in geschmolzenem Zustande befindliche Masse, wie es bei der Herstellung ordinärer Lote geschieht, ins Wasser, wobei man quer über das Wassergefäss einen Reisigbesen legt, durch welchen man das flüssige Metall schüttet. Dieses wird dadurch in viele kleine Tropfen zerteilt, welche beim Einfallen ins Wasser augenblicklich erstarren. Die schnelle Abkühlung giebt ihnen einen gewissen Grad von Sprödigkeit, der das weitere Zerkleinern erleichtert. Dieses wird in gusseisernen Mörsern vorgenommen, bis ein möglichst feines Pulver entstanden ist. Es ist praktisch, die gröberen Teilchen davon durch Schlämmen zu entfernen, und diese beim nächsten Pulvern wieder zu verwenden.

Beim Niellieren selbst wird in folgender Weise verfahren: Man trägt in die eingravierte Vertiefung das Pulver in trockenem Zustande auf und lässt es vor dem Lötrohr schmelzen; diese Manipulation wiederholt man so oft, bis alles genügend gefüllt ist. Das überschüssige Niello wird vorsichtig abgefeilt, bis die Zeichnung wieder vollständig klar und scharf hervortritt und die Oberfläche glatt und eben ist.

Wenn man, wie anfangs erwähnt, neben dem Niello noch Inkrustation anbringen will, so graviert man diejenigen Linien, welche in Gold erscheinen sollen, wie gewöhnlich ein und belegt sie mit Golddraht von entsprechender Stärke, den man mit dem Polierstahl kräftig eindrückt. Das über die Fläche vorragende Gold wird mit der Feile weggenommen. Erst nachdem die Arbeit der Inkrustation vollendet ist, wird wie gewöhnlich nielliert. In der Schmuckfabrikation wird anstatt dieser eigentlichen Inkrustation das Gold auch einfach aufgelötet.

Nachstehend sind einige Mischungsverhältnisse für Niellomassen angegeben, wie sie hauptsächlich gebräuchlich sind. Zu bemerken ist dabei, dass hauptsächlich die auf die Metalle bezüglichen Zahlen Wert haben, während diejenigen, welche Borax, Salmiak und Schwefel betreffen, nicht massgebend für die Eigenschaften des Niello sind; denn die beiden ersteren gehen gar nicht in die Komposition ein, und der Schwefel wird in der Regel bei der ersten Operation nicht in solcher Menge angewendet, um alle Metalle zu binden.

	I	II	III	IV	V
Silber	8	2	3	1	2
Kupfer	18	5	5	2	1
Blei	13	3	7	4	—
Schwefel	4	2	6	5	3
Borax	90	30	24	—	—
Salmiak	—	—	2	—	4

Die Niellomasse, welche sich nach der Vorschrift V ergiebt, ist ziemlich hart und schön zu polieren; jene, welche mit I bezeichnet ist, hat ein mehr bleistiftgraues als schwarzes Aussehen und ist dabei ziemlich spröde. In der Komposition No. V ist es die geringe Menge Kupfer, welche die grosse Härte bedingt, in No. I ist der grössere Gehalt an Schwefelblei die Ursache der mehr grauen als schwarzen Färbung.

In Russland werden speziell in der Stadt Tula in mehreren grossen Fabriken Gegenstände in nielliertem Silber hergestellt, die mit sehr zierlichen, stern- oder netzförmigen Figuren in Niello gemustert sind. Um die teure Herstellung dieser Musterung in Handarbeit zu vermeiden, wird dieselbe dem Silberblech vor seiner Verarbeitung maschinell eingeprägt. Dieses gestanzte Silberblech wird dann verarbeitet und in der oben beschriebenen Weise nielliert. In der Herstellung der Niellomasse weicht man in Russland von der bei uns üblichen Weise etwas ab. Man stellt zuerst eine Legierung her, welche besteht aus

Silber	1
Kupfer	5
Blei	7

und mischt andererseits

Schwefelpulver	4
Boraxpulver	24
Salmiak	4

in der Weise, dass man aus Salmiak und Wasser eine möglichst gesättigte Lösung herstellt, diese mit dem Pulver des Schwefels und des Borax zu einem Brei anmacht, mit welchem man einen Schmelztiegel innen ausfüttert; das Ganze lässt man an einem warmen Orte gut austrocknen.

Nunmehr schmilzt man die ersterwähnte Metalllegierung, giesst sie in den Tiegel und erhitzt diesen so lange, bis auf der Masse eine Decke von geschmolzenem Borax schwimmt. Dann wird der Inhalt des Tiegels in Wasser gegossen, gepulvert und mit Salmiak und Wasser aufgetragen. —

Unter der Bezeichnung: „Galvanoplastisches Niello“ versteht man ein Verfahren, welches eine billige und rasche Nachahmung des Effektes inkrustierter Arbeit bezweckt. Dasselbe eignet sich dazu, um unter Zuhilfenahme des galvanischen Stromes auf Bronze, Messing, Kupfer oder Stahl Zeichnungen in Gold- und Silberlinien herzustellen, und wird folgendermassen ausgeführt:

Die Zeichnung, welche in Gold oder Silber erscheinen soll, wird auf der blanken Metallfläche mit einer besonderen Farbe sorgfältig hergestellt. Die Farbe bereitet man sich aus Bleiweiss und Gummiwasser und trägt sie je nach Bedarf mit dem Pinsel oder der Feder auf. Der Grund um die Zeichnung wird mit Asphaltlack gedeckt, worauf man die Farbe in Wasser aufweicht und vollständig abspült. Jetzt legt man den Gegenstand in ein Glasgefäss, verbindet ihn mit dem positiven Pol einer galvanischen Batterie und übergiesst ihn mit verdünnter Salpetersäure. Diese vermag das Metall nur an der, in dem Asphaltlack ausgesparten Zeichnung anzugreifen, und ätzt diese in einiger Zeit ein, als wenn sie graviert wäre. Nachdem man den Gegenstand in Wasser gut abgespült hat, legt man ihn in das Versilberungs- oder Vergoldungsbad eines galvanoplastischen Apparates und schlägt in den Vertiefungen Silber oder Gold nieder. Schliesslich entfernt man den Asphaltlack durch Einlegen in Benzin und poliert das Ganze.

Wenn durch ein solches Verfahren auch weder die gediegene, feine Wirkung der echten, in Handarbeit ausgeführten Inkrustation, noch deren unverwüstliche Haltbarkeit erreicht werden kann, so ist es doch geeignet, eine angenehme Wirkung auf schnelle Weise zu ermöglichen.

3. Das Reinigen und Färben.

Ein vom Goldarbeiter fertiggestelltes Schmuckstück sieht zunächst gar nicht so aus, als wenn es von Gold wäre; infolge des vielen Anfassens ist es mit Fett und Staub überzogen, durch das wiederholte Erhitzen beim Löten ist das in der Legierung enthaltene Kupfer an der Oberfläche in Kupferoxyd verwandelt worden, so dass die Färbung ein unscheinbares Graubraun oder Schwarz darstellt. Will man den Schmuck also in seiner natürlichen Legierungsfarbe erscheinen lassen, so muss dieser Ueberzug entfernt werden. Das hierbei nötige Verfahren nennt man das Gelbsieden oder Abkochen.

Die auf der Oberfläche haftenden Schmutzteile entfernt man am besten durch Ausglühen des Arbeitsstückes, was zugleich noch den Vorteil hat, dass eine gleichmässigere Kupferoxydschicht darauf entsteht, wodurch auch ein gleichmässigeres Ergebnis beim Gelbsieden erzielt wird. Man verwendet zum Gelbsieden gewöhnlich konzentrierte Schwefelsäure oder Salpetersäure, die man jeweils mit gleichen Teilen Wasser verdünnt und in denen man die Gegenstände kocht. Die Salpetersäure muss völlig frei von Chlor sein, da dieses auch das in den Legierungen enthaltene Gold und Silber lösen würde. Man benutzt dabei am besten Porzellangefässe oder auch Kupferschalen. Glasgefässe werden zwar von der Säure auch nicht angegriffen, sind aber zu zerbrechlich. Emaillierte Eisengeschirre werden in der Regel von starken Säuren so zerfressen, dass nach kurzer Zeit das blanke Metall zum Vorschein kommt.

Bei der Arbeit des Gelbsiedens muss berücksichtigt werden, welcherlei Legierungen man zu bearbeiten hat. Es kommen dabei drei Arten in Betracht:

1. Gold-Kupfer- oder Gold-Silberlegierung;
2. Gold-Kupfer-Silberlegierung;
3. Goldlegierung mit anderen Metallen (Kadmium u. s. w.).

Benutzt man beim Gelbsieden Schwefelsäure, so wird durch dieses nur das Kupferoxyd entfernt, weil Silber von verdünnter Schwefelsäure auch beim Kochen mit derselben nicht angegriffen wird. In diesem Falle erhält der Gegenstand also nicht die reine Goldfarbe, sondern die hellere einer Gold-Silberlegierung. Wenn man durch Sieden mit Schwefelsäure eine reine Goldfarbe erzielen will, so darf man sie nur für Gold-Kupferlegierungen anwenden. In Salpetersäure löst sich gleichmässig Silber wie Kupferoxyd. Behandelt man ein Schmuckstück, in dessen Legierung Silber enthalten ist, mit Salpetersäure, aber nur kurze Zeit, so wird fast nur Kupferoxyd aufgelöst, und es erscheint der gelbgesottene Gegenstand durch den Silbergehalt etwas hellfarbiger, als wenn nach längerer Einwirkung der Säure auch das Silber gelöst wird und die reine Goldfarbe hervortritt. Es ist also für denjenigen, welcher das Gelbsieden vornimmt, notwendig, zu wissen, aus welcher Legierung die zu siedende Ware hergestellt ist und welcher Ton erzielt werden soll. Man wird daher praktischerweise immer die Waren gleicher Legierung für das Sieden zusammen nehmen.

Bei solchen Gegenständen, welche aus anderweitigen farbigen Legierungen — aus Kadmium, Stahl etc. — gefertigt sind, erfordert das Gelbsieden besonders grosse Vorsicht, damit die beabsichtigte Legierungsfarbe durch die Flüssigkeit nicht geändert wird.

Wenn man zu siedende Schmuckstücke aus irgend einem Grunde, weil etwa leicht schmelzbare Lote daran verwendet sind, nicht ausglühen will, so kann man diese Prozedur auch durch Behandlung mit kochender Natronlauge ersetzen. Man hält die Natronlauge zweckmässig in einer flachen Eisenpfanne, welche von unten so erwärmt wird, dass die Lauge nahezu kocht. Wenn die Stücke etwa 10 Minuten lang in der heissen Flüssigkeit verweilt haben, hebt man sie heraus, spült die Lauge ab und verwahrt sie unter Wasser auf, bis sie in das Säurebad kommen.

Wie lange man Goldsachen im Gelbsiedebad lässt, kann man nicht allgemein bestimmen; es hängt dies einesteils von der Konzentration der Säure, andernteils von der Menge des wegzuschaffenden Oxydes ab. Man nimmt vorteilhaft von Zeit zu Zeit vermittelst eines Glashakens ein Stück aus dem Säurebad heraus, spült es ab und prüft die Farbe. Sobald diese das gewünschte Aussehen zeigt, nimmt man die Schale vom Feuer, spült die herausgenommenen Gegenstände mehrmals ab und trocknet.

Was beim Golde das Gelbsieden, das ist beim Silber das Weisssieden. Alle Arbeiten aus Silber haben dadurch, dass sie während der Bearbeitung wiederholt ausgeglüht und mit den Fingern angefasst wurden, einen feinen, schwarzbraunen Ueberzug aus Oxyd; wenn man aber diesen auch auf mechanischem Wege, durch Feilen und Schaben, entfernen könnte, so wirkt doch der rötliche Ton der Kupferlegierung, sobald er sich irgend stärker bemerkbar macht, nicht angenehm; man sucht daher jedenfalls das Kupfer an der Oberfläche wegzuschaffen und eine reine Silberfarbe zu erzielen. Eine reine und gleichmässige Beschaffenheit der Oberfläche für das nachfolgende Sieden erhält man durch mässiges Ausglühen, oder, wenn dies nicht angängig ist, durch Behandlung mit starker Aetzlauge.

Zum Weisssieden des Silbers wird eine Flüssigkeit angewendet, welche wohl das Kupferoxyd, aber nicht das Silber auflösen kann. Dazu sind mehrere Zusammensetzungen geeignet. Gewöhnlich gebraucht man dazu eine Auflösung von 15 Gramm feingepulvertem Weinstein und 30 Gramm Kochsalz in $^1/_2$—$^3/_4$ Liter Wasser; diese erhitzt man in einem kupfernen Gefässe bis zum Sieden und legt die Gegenstände so lange hinein, bis sie beim Herausziehen blank erscheinen. Die dazu erforderliche Zeit ist je nach dem Feingehalte des Silbers verschieden; bei 12- oder 13lötigem Silber z. B. beträgt sie etwa eine Viertelstunde. Eine sehr kräftig wirkende Lösung, welche bei der Benutzung nicht erwärmt zu werden braucht, erhält man durch Auflösung von 50 Gramm Kaliumbisulfat in $^1/_2$ Liter Wasser.

Durch einmaliges Sieden erlangen Silberwaren noch nicht die genügende Weisse. Man glänzt sie daher mit einer Kratzbürste von Messingdraht, glüht sie abermals und wiederholt das Sieden. Oefter wird das ganze Verfahren auch noch ein drittes Mal vorgenommen. Arbeiten, welche matt bleiben sollen, werden vor dem zweiten Sieden mit einem Brei aus Wasser und Pottasche bedeckt, getrocknet, geglüht und in Wasser abgelöscht. Die Pottasche wirkt durch ihre Fähigkeit, Kupferoxyd aufzulösen, und verleiht der Metallfläche ein schöneres und gleichförmigeres Matt. Uebrigens kann man weissgesottene Silberwaren auch durch Bürsten mit Seifenwurzelwasser matt oder glänzend machen, indem man sie im ersteren Falle mit einer Stahl-, im letzteren mit einer Messingdrahtbürste behandelt.

Handelt es sich bei Silbersachen nur darum, eine vom Liegen an der Luft herrührende Anlaufschicht aus gelbem oder braunschwarzem Schwefelsilber zu entfernen, so kann man auf verschiedene Weise verfahren; entweder man erhitzt das Stück und beizt es dann durch Eintauchen in verdünnte Schwefelsäure (1 : 5) oder man reinigt die Oberfläche durch Putzen mit einem fettfreien, wollenen Lappen, den man in eine 5%-Cyankaliumlösung oder in eine 30%-Lösung von unterschwefligsaurem Natron in Wasser getaucht hat.

Für kleinere Gegenstände empfiehlt es sich, eine kalt gesättigte Lösung von Borax zum Sieden zu bringen (60 Teile Borax auf 1 Liter Wasser) und in diese Lösung die in ein siebartig durchlöchertes Zinkgefäss gelegten, angelaufenen Silbergegenstände zu bringen. Hierdurch wird die Silberfläche sehr schnell blank. Die auf vorstehende Weise gereinigten Silbersachen haben ein mattes Aussehen und können, wenn nötig, durch Kratzen mit geeigneten Bürsten glänzend gemacht werden.

Etwas von den bis jetzt behandelten Verfahren zur Verschönerung von Arbeiten aus Edelmetall prinzipiell Verschiedenes ist das sogen. Färben des Goldes. Man wendet dasselbe an, um die Farbe der Legierung bei kupferhaltiger Ware zu verbessern, resp. zu verdecken, und dafür die des reinen Goldes hervorzubringen.

Man kann zwar den gleichen Effekt auch durch galvanische Vergoldung erzielen; die Reinheit und Haltbarkeit des Tones lassen aber darum die Anwendung des Färbebades für goldene Schmucksachen noch nicht als entbehrlich erscheinen. — Da die Flüssigkeiten, deren man sich dabei bedient, das dem menschlichen Körper höchst schädliche Chlorgas entwickeln, so sind alle Vorkehrungen zu treffen, welche geeignet sind, die Einwirkungen desselben zu verringern, resp. unschädlich zu machen. Dies geschieht am einfachsten — wenn man nicht einen eigenen Raum dafür bestimmen kann — so, dass der Tisch, an welchem gefärbt wird, an einer gut beleuchteten Stelle an die Wand gestellt, an den übrigen drei Seiten aber mit bis an die Decke reichenden Glaswänden eingeschlossen ist. In der Wand muss eine Oeffnung angebracht sein, welche mit einem gut ziehenden Schornstein in Verbindung steht. Die vordere Glaswand wird mit einem Schiebefenster versehen. Auf dem Tische befindet sich ein passendes Gestell zur Aufnahme der Porzellanschale, in welcher das Färbebad durch eine untergesetzte Gas- oder Spiritusflamme erhitzt wird. Wenn der Arbeiter während der Ausführung der Färbung das Schiebefenster so stellt, dass er mit den Händen an die Schale gelangen kann und die Schale durch das Glas sieht, so ist sein Gesicht gegen die Einwirkung der schädlichen Dämpfe geschützt, welche durch den Schornstein entweichen, ohne in den übrigen Arbeitsraum zu gelangen.

Eine zweckmässige, von älteren Rezepten abweichende Komposition zum Färben von Goldwaren wird auf folgende Weise hergestellt:

Getrocknetes Kochsalz	115
Salpeter	230
Wasser	150
Starke Salzsäure	170

Man bringt zuerst das Kochsalz und den Salpeter in die Porzellanschale, übergiesst sie mit Wasser und erhitzt unter stetem Umrühren so lange, bis alles Wasser verdunstet ist und eine innige Mischung der beiden Salze zurückbleibt. Die Behandlung der Salze mit Wasser kann auch unterbleiben, wenn man sie sehr fein pulvert und in einer Reibschale innig vermengt. Diese Salzmasse wird mit Salzsäure übergossen und das Gemenge so lange erhitzt, bis sich Chlor entwickelt, was an dem eigentümlich stechenden Geruch dieses Körpers sich zu erkennen giebt. Zur Ausführung des Färbens hängt man die zu färbenden Gegenstände am besten an Platindraht auf, senkt sie in das kochende Färbebad auf 2—3 Minuten ein, hebt sie wieder aus, spült ab, um die Färbung beurteilen zu können, und wiederholt das Eintauchen und Herausnehmen so oft, bis der gewünschte Ton erreicht ist.

Der Vorgang beim Färben ist der, dass die Salpeter- und die Salzsäure, die sich beim Kochen der Lösung entwickeln, zusammen Königswasser bilden; dieses löst an der Oberfläche des Metalles Gold auf, welches aber durch die Einwirkung des vorhandenen metallischen Kupfers sofort wieder chemisch rein ausgefällt wird. Somit fängt der Gegenstand an, sich mit einer Schicht reinen Goldes zu überziehen. Enthält die betreffende Legierung auch Silber, so wird auch von diesem ein Teil gelöst und in Chlorsilber verwandelt, aber nicht wieder gefällt, sondern durch das Kochsalz in Lösung erhalten.

Die äusserste erreichbare Grenze der Färbung, bei welcher der äussere Goldüberzug schon eine beträchtliche Dicke erreicht haben muss, ist die des Hochgoldes. Unterbricht man das Färben früher, so wird der erzielte Ton die Mitte halten zwischen dem der ursprünglichen Legierung und des reinen Goldes. Es ist also durchaus in die Hand der die Färbung ausführenden Person gelegt, einen bestimmten Ton zu erzielen. Es ist zu empfehlen, öfter nachzusehen, wie weit die Entwickelung der Goldfarbe vorgeschritten ist; denn eine zu schwache Färbung kann durch nochmaliges Eintauchen verbessert werden. Ist aber der gewünschte Ton nach der Goldseite zu überschritten, so ist nichts mehr zu ändern.

Nach der Färbung werden die Objekte in Wasser gelegt, dann abgewaschen, in heisses Wasser getaucht und sofort getrocknet.

Wie aus dem oben Gesagten hervorgeht, beruht das Färben der Goldgegenstände auf der Behandlung derselben mit einer Flüssigkeit, aus welcher sich Chlor entwickelt. Man kann daher auch an Stelle der angeführten Komposition unmittelbar Königswasser benutzen, welches mit der entsprechenden Menge Wasser und Kochsalz versetzt ist. Die folgende Mischung lässt sich mit Vorteil verwenden:

Konzentrierte	Salzsäure	3
„	Salpetersäure	1
Kochsalz		2
Wasser		40

Die Mischung muss jedesmal frisch bereitet werden; das Kochsalz kann auch wegbleiben, wenn die zu färbende Legierung kein Silber enthält. Uebrigens ist dieses Färbebad ein stärkeres als das vorher beschriebene, weshalb die Zeit der Einwirkung entsprechend kürzer zu bemessen ist.

Durch das Färben erscheint die Oberfläche der Gegenstände glanzlos und matt, wie mit ungemein kleinen Goldkrystallen bedeckt; man pflegt daher Schmucksachen, welche gefärbt werden sollen, nur wenig zu polieren.

Sehr stark legiertes Gold (unter 583 Tausendteilen fein) lässt sich nicht mehr färben, weil es durch die Behandlung in der Farbe, vermöge seines grossen Kupfergehaltes, schwarz wird. Wenn ein Schmuckstück teils gefärbt, zum Teil aber poliert, also glänzend erscheinen soll, so muss auf der zu polierenden Partie die obere gefärbte Schicht weggeschabt werden, worauf wie gewöhnlich poliert wird. Diese polierten Teile erscheinen dann natürlich in der ursprünglichen Karatierungsfarbe, was einen angenehmen Kontrast mit den gefärbten Teilen bildet. — Auch durch Bürsten kann der gefärbten Goldfläche ein gewisser Glanz erteilt werden. Man lässt sie aber in der Regel ganz matt, wenn man nicht das vorbeschriebene Verfahren anwendet.

4. Das Vergolden und Versilbern.

Man kann wohl sagen, dass auf der Möglichkeit, geringere Metalle oder solche Metalllegierungen mit einem dünnen Ueberzug von Edelmetall zu versehen, also sie zu vergolden, ein grosser Teil unserer ganzen Schmuckindustrie überhaupt beruht. Auch wer an die Schönheit seines Schmuckes nur ganz geringe Ansprüche stellt, und wer vor allem nur ganz wenig dafür zu zahlen gewillt ist, der mag eben doch auf eines nicht verzichten — auf den Goldglanz. Und wir haben es in der industriellen Geschicklichkeit schon so weit gebracht, dass dieser Goldglanz thatsächlich oft das Einzige ist, was von dem edlen Metall an einem Schmuckstück überhaupt vorhanden ist. Nicht nur der unechte Schmuck bedarf der Vergoldung, um äusserlich dem echten gleich zu sein; auch das Silber benutzt einen teilweisen Ueberzug von Gold, um eine angenehme Abwechslung in seine farbige Erscheinung zu bringen. Geringhaltige Goldlegierungen werden aus naheliegenden Gründen vergoldet, und selbt der feine Goldschmuck sucht, wenn es nicht möglich war, ihm in allen seinen Teilen eine tadellose Politur beizubringen, diesen Mangel durch einen leichten Anhauch von Vergoldung zu verdecken. Schliesslich können auch, wo es sich um gefärbte Vergoldung handelt, rein künstlerische Gründe in Betracht kommen.

Man unterscheidet verschiedene Arten der Vergoldung:

1. Die Vergoldung mit Blattgold.
2. Die Feuervergoldung.
3. Die Vergoldung auf kaltem Wege (Anreiben)
4. Die galvanische Vergoldung.
5. Das Vergolden durch Eintauchen (Goldsud).

Beim Vergolden mit Blattgold wird zuerst der Untergrund mit einem Klebemittel (Oel, Eiweiss, Wasser) zugerichtet und dann das Gold mit einem breiten, weichen Pinsel aufgetragen und angedrückt oder angerieben. Sie kommt für die Schmuckherstellung nicht in Betracht.

Die Feuervergoldung war bis zu der Erfindung der galvanischen Vergoldung auf hydroelektrischem Wege das einzige Verfahren, wodurch man im Stande war, Metalle ohne Anwendung eines Klebemittels zu vergolden. Sie ist auch jetzt noch eines der besten Verfahren zur Erzielung einer haltbaren, gediegenen Vergoldung. Dass sie weniger angewendet wird, hat verschiedene Gründe. Sie ist einesteils sehr kostspielig; dann erfordert sie ungemein viel Gewandheit und Uebung von seiten des ausführenden Arbeiters, und endlich wirkt sie leicht gesundheitsschädlich. Es sind deshalb besondere Vorsichts- und Schutzmassregeln nötig, um den Arbeiter gegen die schädliche Wirkung der Quecksilberdämpfe zu schützen.

Im Feuer werden Silber, Kupfer und Bronze vergoldet. Ihrem Wesen nach besteht die Feuervergoldung darin, dass man auf die ausgeglühte, mit Säuren gebeizte und in Wasser sorgfältig abgespülte Metallfläche das sogen. Goldamalgam, ein Gemenge von Gold und Quecksilber, aufträgt, und das Quecksilber durch Erhitzen verflüchtigt, wodurch das Gold sich mit dem Unterlagsmetall fest verbindet. Gold- (und Silber-) Amalgam werden dadurch hergestellt, dass man Quecksilber bis beinahe zum Sieden erhitzt, das vorher angewärmte, ganz dünn gewalzte Metall zugiebt, das Ganze tüchtig umrührt und in Wasser ausgiesst. Es hat dann die Konsistenz von Butter. Man nimmt zu seiner Bereitung etwa zwei Teile Quecksilber auf einen Teil Gold und presst das überschüssige Quecksilber durch sämisch Leder ab. Damit die Metallfläche dieses Amalgam gut annimmt, ist es vorteilhaft, sie vorher zu „verquicken“, d. h. mit metallischem Quecksilber zu überziehen. Dies geschieht, indem man die Gegenstände in Quickwasser, eine 1%-Lösung von salpetersaurem Quecksilberoxydul in salpetersäurehaltigem Wasser, eintaucht, oder dieses mit einer Bürste oder einem Pinsel aus feinem, elastischem Messingdraht aufträgt. Dann wird das Goldamalgam auf einer kleinen Steinplatte flach gedrückt, mit der Kratzbürste aufgenommen und auf den Gegenstand aufgetragen. Der Kunstgriff des Arbeiters besteht darin, diesen Auftrag recht gleichmässig zu machen, da dies für eine gleichmässige Stärke der Vergoldung sehr wichtig ist. Man kann das Verfahren auch insofern abkürzen, als man das besondere Anquicken unterlässt und nur die Kratzbürste während des Amalgamierens wiederholt in das Quickwasser taucht. Der gleichmässige Auftrag bietet aber dabei leicht Schwierigkeiten. Die mit Goldamalgam überzogenen Gegenstände werden nunmehr bis zu einer Temperatur erhitzt, welche höher liegt als der Siedepunkt des Quecksilbers, und in dieser so lange erhalten, bis dieses vollständig verdampft und nur der Goldüberzug noch da ist. Bei dieser Operation, welche man das „Abrauchen" nennt, ist vor allem darauf zu achten, dass die giftigen Quecksilberdämpfe abziehen können, ohne in den Arbeitsraum zu gelangen. Das Abrauchen wird daher am besten in einem Windofen vorgenommen, in dem die Kohlen auf einem Roste liegen und bei dem der ganze Raum, bis auf die vordere, nicht zu grosse Oeffnung, mit Mauerwerk umgeben ist. Er muss mit einem Schlot in Verbindung stehen, der genügenden Zug entwickelt, um die Quecksilberdämpfe abzuführen.

Durch eine brennende Gasflamme kann dieser Zug zweckmässig verstärkt werden. Kleinere Gegenstände legt man auf einen in gewisser Höhe über den glühenden Kohlen angebrachten Rost, grössere hält man mit einer Zange frei über das Feuer. Beim Abrauchen soll nur soweit erhitzt werden, dass das Quecksilber ganz langsam, ohne eigentlich unter Blasenbildung zu sieden, verdampft. Sind einzelne Stellen nicht genügend mit Amalgam gedeckt, so kann man währenddem nachbessern. Von Zeit zu Zeit nimmt man den zu vergoldenden Gegenstand auch vom Feuer und verteilt das Amalgam, welches sich leicht an einzelnen Stellen zusammenzieht, von neuem mit der Kratzbürste. Erscheint die Vergoldung blassgelb und ist der Gegenstand so heiss geworden, dass ein darauf fallender Wassertropfen sofort verdampft, so ist die Arbeit beendet. Soll die Vergoldung besonders stark werden, so kann die ganze, soeben beschriebene Prozedur zwei-, auch wohl dreimal wiederholt werden.

Wenn die Arbeit des Abrauchens sich auch scheinbar einfach darstellt, so setzt sie doch grosse Genauigkeit und Erfahrung bei dem ausübenden Arbeiter voraus. Es giebt eine ganze Anzahl Kunstgriffe, um während der Arbeit etwa sich einstellende Fehler wieder gut zu machen und die Vergoldung in möglichst schöner Farbe erscheinen zu lassen. Erscheint diese z. B. trübe und fleckig, so wendet man das sogen. „Treibenlassen" an. Man erhitzt stark und lässt dadurch das Quecksilber vollständig verdampfen, und reibt dann mit einer Kratzbürste, die in einen Aufguss von Eibischwurzel getaucht ist, bis der richtige Goldglanz erscheint.

Eine auf diese Art durchgeführte Feuervergoldung zeigt die Farbe des chemisch reinen Goldes. Man kann diese aber auch färben, d. h. ihr im ganzen oder an bestimmten Teilen des Gegenstandes einen ins Rötliche, Grünliche, Hellgelbe u. s. w. gehenden Ton verleihen. Man benutzt dazu das sogen. Glühwachs oder verschiedene Gold- oder Malerfarben, welche man auf das vergoldete Stück, so lange es noch warm ist, einwirken lässt.

Um die sogen. Orangevergoldung hervorzubringen, wird die Arbeit während des Abrauchens möglichst wenig mit der Kratzbürste behandelt, dann stark angewärmt und nach geringer Abkühlung mit der entsprechenden Farbe behandelt. Diese ist ein Gemenge von feinst gepulvertem Alaun, Kochsalz und Caput mortuum oder Engelrot (Eisenoxyd), das mit Essig etwa zur Konsistenz einer Oelfarbe angemacht ist. Damit bemalt man alle Stellen, welche in Orangevergoldung erscheinen sollen, trocknet und erhitzt so stark, bis dieselben anfangen, schwärzlich auszusehen. Endlich taucht man die Arbeit in Wasser mit einem ganz geringen Zusatz von Salpetersäure, spült in reinem Wasser ab, trocknet und poliert.

Für die rote Vergoldung, welche in der Farbe der allgemein üblichen roten Karatierung entspricht, ist die Anwendung des schon erwähnten Glühwachses erforderlich. Für seine Herstellung giebt es eine Menge Rezepte, die an und für sich gleichwertige Ergebnisse liefern. Der Erfolg hängt eben der Hauptsache nach von der Geschicklichkeit des Arbeiters ab. Das Glühwachs wird hergestellt aus:

I

Gelbes Bienenwachs	32	Grünspan	2
Rötel	3	Gebrannter Alaun	2

II

Gelbes Bienenwachs	32	Grünspan	4
Rötel	24	Kupferasche	4
Gebrannter Alaun	4		

III

Gelbes Bienenwachs	36	Kupferasche	8
Rötel	18	Zinkvitriol	18
Grünspan	18	Eisenvitriol	6
Borax	3.		

Bei der Herstellung werden die auf das Feinste gepulverten einzelnen Bestandteile mit dem geschmolzenen Bienenwachse innig verrührt. Dieses Glühwachs wird auf das feuervergoldete Stück aufgetragen und durch Erhitzen desselben zum Abbrennen gebracht, worauf man den Gegenstand mit einer in Essig oder verdünnte Salzsäure getauchten Kratzbürste behandelt, mit Wasser abwäscht und trocknet. Durch entsprechende Abänderungen in der Zusammensetzung des Glühwachses kann man die dadurch hervorgebrachte Farbe der Vergoldung in verschiedenen Nuancen herstellen. Verwendet man z. B. das Rezept No. III, so erhält man einen grünlichen Goldton; benutzt man ein solches, welches kein Kupfer, dafür aber Zinksalz enthält, so erzielt man eine gelbe, ins Weissliche neigende Färbung, u. s. w.

Sollen feuervergoldete Gegenstände Hochglanz erhalten, so reibt man sie mit glattem Blutstein oder Achat, den man in verdünnten Essig getaucht hat, wäscht mit kaltem Wasser und trocknet ab.

Umgekehrt kann man die fertige Vergoldung auch mattieren. Dazu benutzt man das Mattierpulver, welches so zusammengesetzt ist, dass es beim Erhitzen Chlorgas entwickelt, welches seinerseits das Gold angreift und rauh, d. h. matt macht. Das Mattierpulver wird aus einem innig verriebenen Gemenge von

Salpeter	40
krystallisiertem Alaun	25
Kochsalz	35

hergestellt, unter fortwährendem Rühren geschmolzen und zum Gebrauche gepulvert. Diejenigen Stellen des Arbeitsstückes, welche nicht mattiert erscheinen sollen, werden mit einer Schutzschicht aus Zucker- und Gummilösung mit fein geschlämmter Kreide überstrichen. Die Mattierung, welche eine überaus schwierige, die grösste Aufmerksamkeit erfordernde Manipulation ist, erfolgt nach genügendem Anwärmen des Stückes, auf welches man das Pulver so gleichmässig wie möglich ausbreitet. Sobald es geschmolzen ist, trägt man wiederholt neues Mattierpulver auf und lässt auch dieses schmelzen. Die geschmolzenen Ueberzüge, sowie die etwaige Schutzschicht werden entfernt, indem man den Gegenstand noch heiss ins Wasser taucht; endlich wird er noch mit Wasser und weichen Bürsten behandelt.

Bei Uhrketten kann die Feuervergoldung nicht ganz in der gewöhnlichen Art ausgeführt werden; die Kettenglieder haben stets Berührungsstellen, auf welche man das Amalgam mit der Kratzbürste nicht wohl auftragen kann. Man bringt deshalb die Ketten in ein verschliessbares Gefäss (sogenannte Flasche) und schüttelt sie mit dem Amalgam, bis sie ganz damit überzogen sind.

Ist eine Feuervergoldung misslungen oder soll aus sonst irgend einem Grunde dieselbe von der Metallfläche wieder entfernt werden, so bedient man sich zum Entgolden am besten des Königswassers (Mischung aus 3 Raumteilen Salzsäure mit 1 Raumteil Salpetersäure und 1—4 Teilen

Wasser). In dieses taucht man das betreffende Stück öfter nacheinander und beobachtet die Farbenveränderung; sobald man aus dieser erkennt, dass alles Gold gelöst ist, spült man in Wasser ab. Das gelöste Gold kann leicht wieder gewonnen und weiter verwendet werden.

Eine sehr bequeme, aber wenig haltbare Art der Vergoldung ist die sogen. kalte Vergoldung. Sie kann auf Silber und Messing sofort angewendet werden, während Eisen und Stahl erst zu verkupfern sind. Man löst dabei in dem erwähnten Königswasser Gold und taucht in diese Lösung Leinwandlappen, die man trocknet und zu Zunder verbrennt. Dieses Anreibepulver mischt man mit einer konzentrierten Kochsalzlösung zu einem steifen Teig, den man mit dem Daumen oder einem durch Ankohlen hart gemachten Kork kräftig auf die zu vergoldenden Stellen reibt. Die Vergoldung lässt sich brünieren und polieren. Anwendbar ist das Verfahren auf Silber-, Messing- und Kupfergegenstände mit ebenen Flächen.

In neuerer Zeit ist die galvanische Vergoldung die wichtigste und verbreitetste geworden, weil sie verhältnismässig sehr haltbar, und rasch und billig auszuführen ist. Ausserdem ist der Goldüberzug mit Leichtigkeit in jeder gewünschten Stärke und in verschiedenen Farbtönen zu erhalten.

Unmittelbar kann man galvanisch vergolden: Alle Gold- und Silberlegierungen, ebenso Kupfer und Kupferlegierungen (Bronze, Messing) und Nickel. Bei Eisen und Stahl ist es zwar nicht unbedingt notwendig, aber des leichteren Arbeitens wegen zweckmässig, wenn man die Gegenstände vorher verkupfert.

Zur galvanischen Vergoldung verwendet man galvanische Batterien und ein Zersetzungsgefäss, welches das Bad für die zu vergoldenden Arbeitsstücke aufnimmt. Ein solches Bad enthält das Gold immer in Form der Doppelverbindung Kaliumgoldcyanür, welche in einem Ueberschuss von Cyankalium gelöst ist; diese Verbindung wird entweder direkt aus Goldchlorid und Cyankalium oder aus nassem Knallgold durch Lösen desselben in Cyankalium dargestellt.

Man hat Vergoldungsbäder von verschiedener Stärke, deren Goldgehalt mit der Grösse der zu vergoldenden Gegenstände steigt. Für Bijouterie wird im allgemeinen auf 1 Liter Wasser ein Goldgehalt von 2 bis höchstens 3 Gramm Gold genügen. Eine Grundbedingung für jede tadellose Vergoldung ist es, dass die betreffenden Metallflächen unmittelbar vor dem Einbringen in das Bad absolut metallisch rein sind. Das Reinigen geschieht durch Auskochen mit Soda, Aetznatron oder Aetzkali, nachdem man bei unterschafften Gegenständen noch Benzin angewendet hat; unechte Gegenstände brennt man mit Benzin ab, nachdem man sie vorher geglüht oder mit Benzin ausgewaschen hat. Das zu vergoldende Stück wird an dem negativen Zinkgolddraht mit einem Haken oder mit Binddraht aufgehängt, also an der Kathode; an den positiven Kupfergolddraht, der Anode, hängt man zweckmässig ein Stück Blech aus Feingold, welches den Goldgehalt des Bades reguliert, bezw. auf gleicher Höhe erhält. Sobald der elektrische Strom auf das Goldbad einwirkt, erfolgt eine Zersetzung desselben insofern, als eine gewisse Menge des in ihm enthaltenen Goldes sich ausscheidet und auf die eingehängten Gegenstände niederschlägt. Da das Kaliumgoldcyanür dieser Zersetzung durch den elektrischen Strom einen ziemlichen Widerstand entgegensetzt, so muss man darauf bedacht sein, entweder ziemlich kräftige Ströme anzuwenden oder die Leitungsfähigkeit des Bades zu erhöhen. Letzteres kann entweder durch Vermehrung seines Cyankaliumgehaltes oder durch Erwärmung geschehen. Namentlich wenn es sich darum handelt, rasch zu arbeiten, ist das warme Bad zweckmässig, dessen Temperatur man bis auf 60—70° erhöht.

Kalte Bäder kann man in Gefässen aus Glas oder Steingut halten; für warme sind gut emaillierte, eiserne oder glasierte Porzellangefässe zu empfehlen, die man nicht über offenem Feuer, sondern in einem entsprechend geformten Wasserbade wärmt und warm hält. Da hierbei ein beständiges Verdunsten des Wassers und dadurch eine steigende Konzentration des Bades stattfindet, so muss man an dem Gefäss nach Erreichung der richtigen Temperatur eine Höhenmarke für den Flüssigkeitsspiegel angeben, und von Zeit zu Zeit, während der jeweiligen Unterbrechung der Arbeit, eine entsprechende Menge Wasser nachgiessen. Da auch durch das erwähnte Einsetzen eines Bleches aus Feingold jeweils die ausgeschiedene Goldmenge des Bades wieder durch neuaufgelöste ersetzt wird, so bleibt ein solches Vergoldungsbad durch lange Zeit brauchbar. Scheut man die Anschaffung eines Goldbleches der einmaligen Ausgabe wegen, so muss man von Zeit zu Zeit das wegen zu geringen Goldgehaltes unbrauchbar gewordene Bad durch ein neues ersetzen. Seine Brauchbarkeit kann zwar auch in diesem Falle durch jeweiliges Zusetzen von Knallgold oder Goldchlorid verlängert werden. Jedoch ist dabei genau auf das richtige Verhältnis in Bezug auf den Cyankaliumgehalt zu achten und nötigenfalls — wenn die Flüssigkeit nicht ganz klar und farblos ist — dieser zu erhöhen. Auf die Dauer kommt man so übrigens teurer weg, als bei Anwendung eines Goldblechs. — Man hängt die Anode vorteilhaft einige Millimeter von den Waren entfernt ins Bad, und bewegt sie so um die Gegenstände herum, dass sie von allen Seiten denselben sich nähert, ohne in Berührung zu kommen.

Die Ausscheidung des Goldes ist bei dem warmen Bade von einer Wasserstoffentwickelung begleitet, welche einen guten Maassstab abgiebt zur Beobachtung des Vergoldungsprozesses. Ist dieselbe ungewöhnlich stark, so ist dies ein Beweis, dass der Strom zu kräftig ist, so dass das Gold sich unter Umständen gar nicht niederschlägt, sondern in Form des bekannten braunen Pulvers ausscheidet. Eine mässige Gasentwickelung deutet den richtigen Verlauf an und man erhält eine dunkelgoldfarbene, schönglänzende Vergoldung. Eine solche von hellgoldgelber Farbe wird erzielt, wenn die Zersetzung so langsam von statten geht, dass man gar keine Gasausscheidung beobachten kann.

Ist der Vergoldungsprozess zu rasch vor sich gegangen und hat infolgedessen ein fehlerhaftes Resultat ergeben, so kann man den Gegenstand dadurch wieder entgolden, dass man ihn mit der Anode verbindet, an welcher erst das Goldblech war, und diese an die Kathode bringt. Dann löst sich das in der Vergoldung enthaltene Edelmetall wieder und schlägt sich auf dem Goldbleche nieder. Nach abermaligem Umtausch kann dann zum zweiten Male vergoldet werden.

Die zu vergoldenden Gegenstände müssen je nach der Geschwindigkeit der Goldabscheidung und der verlangten Stärke der Goldschicht verschieden lange im Goldbade bleiben. Gegenstände kleinerer Art, z. B. galvanisch zu vergoldender Silberschmuck, sind gewöhnlich in 3—4 Minuten genügend vergoldet.

Ist die Vergoldung fertig, so werden die Gegenstände aus dem Bade genommen, mit einer feinen Messingkratzbürste gekratzt, indem man sie mit Seifenwurzelabkochung benetzt, in heissem Wasser abgewaschen und dann mit Sägespänen getrocknet. Genügt, wie in den meisten Fällen, ein leichtes Reiben mit weichen Wollentüchern nicht, um den Goldglanz hervorzubringen, so kann wie gewöhnlich poliert werden, — wenn der Goldüberzug stark genug ist. Eine matte Vergoldung kann man dadurch erhalten, dass man den glänzenden Goldüberzug, der sich während eines kurzen Eintauchens gebildet hat, mit der Kratzbürste behandelt und dann weiter vergoldet. Im allgemeinen erhält übrigens eine nicht zu starke Vergoldung, je nach der vorgängigen Beschaffenheit des vergoldeten Stückes, von selbst eine matte oder glänzende Oberfläche.

Ein Bad für kalte Vergoldung, welche meist für grössere Bronzegegenstände in Gebrauch ist und für die man höheren Goldgehalt und stärkere Ströme verwendet, wird erhalten, wenn man 3—4 Gramm Feingold in Knallgold verwandelt und dieses in einer Lösung von 12—20 Gramm Cyankalium auflöst. Ein derartiges Goldbad erfordert eine Stromspannung von 3 Volt; die Gegenstände müssen wenigstens 10 Minuten lang im Bad bleiben. — Für warme Vergoldung stellt man das Bad aus 1 Gramm Feingold in Knallgold verwandelt, unter Anwendung von 5—6 Gramm Cyankalium auf 1 Liter

Flüssigkeit, dar; die erforderliche Stromspannung ist zwischen 2—2½ Volt gelegen. Beim Arbeiten mit Knallgold müssen die Bäder sowohl für kalte, wie für warme Vergoldung vor dem Gebrauche so lange erhitzt werden, bis jede Spur von Ammoniakgeruch verschwunden ist.

Wenn eine galvanische Vergoldung die Farbe des roten Goldes in seinen verschiedenen Abstufungen erhalten soll, so verfährt man folgendermassen: Man hängt in ein ziemlich gesättigtes Goldbad (5—6 Gramm pro Liter Flüssigkeit) eine Platte aus reinem Kupfer, die man mit der Batterie verbindet. Es wird sich nunmehr zunächst das im Bade enthaltene Gold auf den eingehängten Gegenstand niederschlagen. Durch den Einfluss des elektrischen Stromes wird aber auch Kupfer aufgelöst und zugleich mit dem Golde niedergeschlagen, so dass man nach einiger Zeit eine aus einer Goldkupferlegierung bestehende Vergoldung erhält, deren Farbe jeweils dem Verhältnis dieser beiden Bestandteile zu einander entsprechen wird. Ist der gewünschte Farbenton erreicht, so nimmt man die Kupferplatte heraus und ersetzt sie durch eine Platte aus Rotgold, mit welcher die Vergoldung vollendet wird. Grüne Vergoldung wird erzielt, indem man eine Silberplatte anstatt des Kupfers einhängt und diese nach Erreichung des gewünschten Tones durch eine Grüngoldplatte ersetzt. Will man in dem Gelbgoldbad einen dunklen, ins Orangefarbene gehenden Ton erzielen, so taucht man bei starkem Strom die Anoden ganz tief ins Bad; den helleren, mehr ins Citrongelbe gehenden Ton erhält man bei schwachem Strom und nur wenig eintauchender Anode. Ebenso liegt es in dem Belieben des Vergolders, aus dem Rotgoldbad verschiedene Abstufungen zu erhalten; am hellsten rot wird die Vergoldung bei Anwendung einer Kupferanode und starkem Strom; bei schwachem Strom und kleiner Platin- oder Goldanode erfolgt dagegen die Farbe rötlichgelb. Einige Tropfen Silberbad zugesetzt, geben dem Niederschlag die Farbe der gelben Legierung von 14—18 Karat.

Eine Vergoldung in verschiedenen Farbtönen auf demselben Gegenstande erhält man durch Anwendung verschiedener Bäder. Wie aus dem Vorgehenden ersichtlich, giebt kupferhaltige Goldlösung eine rötliche Farbe, ein silberhaltiges Bad einen grünlichen Ton; Cyangold in Cyankalium helles Gold, ein silber- und kupferhaltiges Goldbad aber rosenfarbige Nuancen. Das Nebeneinandersetzen der verschiedenen Farbtöne erfolgt dadurch, dass man diejenigen Stellen nach der ersten Vergoldung firnisst, welche den zweiten Ton nicht erhalten sollen, oder indem man das ganze Stück deckt, und aus dem Firnis die gewünschte Zeichnung, welche in einem bestimmten Farbenton erscheinen soll, durch Gravieren ausarbeitet.

Ausser dem schon beschriebenen galvanischen Entgoldungsverfahren kann man auch die Vergoldung durch Abschleifen oder Abschmirgeln wieder entfernen oder indem man die Gegenstände mit einem Gemisch von rauchender Schwefelsäure, konzentrierter Salzsäure und Salpetersäure von 40° R. in der Wärme behandelt. Zu künstlerischen Zwecken kann man ein teilweises Abreiben einer galvanischen Vergoldung von Silber vermittelst eines weichen Lappens ausnutzen. Wenngleich die Arbeit ziemlich mühsam ist, auch wohl nur für grössere Gegenstände in Betracht kommt, so ist der Effekt der bleichen Silbertöne im Gegensatz zu dem in den Tiefen sitzenden Golde ein sehr feiner und lohnender.

Wenn man Gegenstände aus Kupfer, Bronze oder Silber in die erhitzte Lösung eines Goldsalzes taucht und sie dann mit einem Stück Zink berührt, so bilden die Metalle miteinander ein galvanisches Element und es entsteht ein elektrischer Strom. Da die Elektrizität die Zersetzung von Verbindungen befördert, so schlägt sich das Gold in Form eines zusammenhängenden Niederschlages in ähnlicher Weise auf den Gegenstand nieder, wie es bei der galvanischen Vergoldung geschieht. Daher bezeichnet man diese Art der Vergoldung als Kontaktvergoldung, weil sie unter Kontakt (Berührung zweier ungleichartiger Metalle) erfolgt. Durch Kontakt lassen sich kleinere Gegenstände, die selbstverständlich vorher metallisch rein gemacht werden müssen, in beinahe ebenso dauerhafter Weise vergolden, wie bei dem galvanischen Verfahren, wenn man sie in eine fast kochende Lösung von Cyangoldkalium von derselben Zusammensetzung, wie für die galvanische Vergoldung eintaucht. Die Waren werden lose, oder kleine Gegenstände an Metalldrähten aufgereiht, in das 60—70° R. warme Bad gebracht und mit zwei Zinkstäben unter fortwährender Berührung umgewendet. Damit keine Flecken entstehen, muss dies flink und geschickt geschehen. Sobald der Ueberzug erreicht ist, nimmt man die Waren schnell heraus, kratzt, wenn nötig, und trocknet sie. Die Zinkstäbe sind blank zu erhalten; man muss daher öfters die anhaftende Vergoldung abschaben. Greift das Bad nicht mehr an, so ist es entweder zu arm an Cyankalium und es muss davon $^1/_2$ grammweise zugesetzt werden, oder es ist zu arm an Gold und Silber geworden, und kann dann nur mehr noch zum Vorvergolden oder Vorversilbern benutzt werden.

Das Eintauch- oder eigentliche Ansiedeverfahren erfolgt ohne Zuhilfenahme von Zink; dieses eignet sich nur für unechte Gegenstände aus Kupfer und dessen Legierungen. Man bringt dieselben, gut gereinigt, in einem Seiher oder einem Sieb aus Porzellan oder Thon, oder an Metalldrähte befestigt, in den kochenden Sud. Der Ueberzug erfolgt sofort in sehr schöner Farbe. Nötigenfalls bürstet man leicht mit Seifenwurzelabkochung. Man färbt auf diese Art kleine Gegenstände der Kurzwarenindustrie, Knöpfe, Schliessen etc. Nachfolgend sind noch einige Rezepte aufgeführt für Kontakt- und Ansiedevergoldung.

Rezepte zur Kontaktvergoldung und zum Ansiedeverfahren.

1. Man löst 156 Gramm Gold in 1100 Gramm Königswasser, lässt im Wasserbade verdunsten, löst den Rückstand im Wasser auf, filtriert etwaiges Chlorsilber ab, ergänzt mit Wasser auf 20 Kilogramm Flüssigkeit, setzt 10 Kilogramm saures kohlensaures Kalium zu und erzeugt durch zweistündiges Kochen Goldoxydkali.

2. Ansiedeverfahren nach Elkington. Man löst 156 Gramm Gold in einer Mischung aus 656 Salpetersäure und 434 Salzsäure, dampft im Wasserbade bis zur Trockne ein, löst das Chlorgold in Wasser, verdünnt mit 20 Liter Wasser, fügt 10 Kilogramm kohlensaures Kali zu und kocht zwei Stunden. Die gereinigten Gegenstände hängt man mittelst dünner Zinkdrähte an einem stärkeren Zinkdrahte auf und taucht das Ganze in das heisse Vergoldungsbad. Letzteres enthält Goldoxydkali, aus welchem das Gold abgeschieden wird.

3. Kontaktverfahren nach Regnault. Man löst 100 Gramm Gold in einer Mischung von 250 Gramm Salpetersäure, 250 Gramm Salzsäure und 250 Gramm Wasser und fügt zur klaren Lösung 3 Kilogramm zweifachkohlensaures Kali zu. Letzteres darf nur allmählich zugesetzt werden, indem die Flüssigkeit infolge des Entweichens der Kohlensäure stark aufschäumt. Die Flüssigkeit wird dann in einen eisernen Kessel gegossen, in welchem sich 20 Liter kochendes Wasser befinden, und ist das Vergoldungsbad zum Gebrauche fertig, nachdem man durch zwei Stunden gekocht und das verdampfte Wasser beständig ersetzt hat. — Die blank gebeizten Gegenstände werden nach dem Abspülen in Quickwasser getaucht, damit sich ein leichter Quecksilberüberzug bildet, an Messingdrähten durch 30 bis 60 Sekunden in das heisse Goldbad getaucht, abgespült und getrocknet. Soll die Vergoldung dicker werden, so verwendet man Zinkdrähte.

4. Kontaktverfahren nach Elsner. In 50 Teilen kochenden Wassers wird 1 Teil trockenes Goldchlorid, 5 Teile Kochsalz und 5 Teile gelbes Blutlaugensalz gelöst, die Gegenstände in die siedende Flüssigkeit versenkt und mit einem Zinkstücke berührt; nach 2—3 Minuten ist die Vergoldung beendet und werden die Gegenstände durch Reiben mit Weinsteinpulver und Wasser glänzend gemacht.

Die Versilberung hat eine geringere Bedeutung in der Schmuckwarenbranche als die Vergoldung. Einige besondere Angaben darüber können daher wohl kürzer gefasst sein. Die Feuerversilberung wird gegenwärtig nur in Ausnahmefällen ausgeführt, indem der galvanische Prozess ebenso schöne Ueberzüge liefert wie die Feuerversilberung, und überdies letztere nicht so fest haften wie die der Feuervergoldung. Der Hergang ist sinngemäss der genau gleiche wie bei der Feuervergoldung. Der Silberüberzug wird in manchen Fällen vor dem Polieren noch weissgesotten. Das Verfahren zur Anreibeversilberung ist folgendes: Man macht das Silberpräparat ($1^1/_2$ Teile Chlorsilber, 4 Teile Kochsalz) durch Zusatz von wenig Wasser zu einem dicklichen Brei an, welchen man mittelst eines Pinsels auf die Gegenstände aufträgt. Dieselben werden dann mit Kork oder einem Wolllappen tüchtig gerieben, bis sie trocken und vollständig versilbert worden sind. Das Verfahren eignet sich nur für unechte Metalle und ganz geringhaltiges Silber, ist aber sehr bequem und schnell, wo es sich nur um eine dünne Versilberung handelt. — Das Verfahren beim Versilbern von Schmuckwaren mittelst des galvanischen Stromes ist dasselbe wie bei der kalten Vergoldung. Man muss indessen einen viel schwächeren Strom anwenden, damit der Niederschlag gut haftet und nicht aufsteigt. Am empfehlenswertesten ist eine Tauchbatterie mit verdünnter Schwefelsäure (1 Teil Säure, 10 Teile Wasser), statt mit Chromsäure gefüllt. Als Anode verwendet man Feinsilberbleche, resp., wenn die zu überziehenden Flächen klein sind, Streifen von Silberblech oder Silberdraht. Man lässt die Waren einige Minuten im Bad und glänzt sie dann mittelst einer feinen Kupferdrahtbürste. Soll der Niederschlag matt erscheinen, so wird er mittelst Glassand mattiert. Gelb anlaufende Niederschläge macht man weiss, indem man sie in eine Cyankaliumlösung von $10^0/_0$ Cyankaliumgehalt taucht, mit kaltem und dann mit heissem Wasser auswäscht und in Sägespänen trocknet. Eine Versilberung durch Ansieden wird erreicht, wenn man die Gegenstände etwa eine Viertelstunde lang in eine kochende Lösung von 1 Teil Weinstein, 1 Teil Kochsalz und $^1/_6$ Teil Chlorsilber eintaucht, was in einem irdenen oder emaillierten Gefässe geschieht.

5. Das Polieren.

Unter allen Eigenschaften der Edelmetalle ist wohl die Fähigkeit, einen hohen Grad von Politur resp. Glanz anzunehmen und zu behalten, der am meisten in die Augen springende Vorzug. Am Glanz von Gold und Silber erfreut sich schon der Naturmensch, der an eine künstlerische Verarbeitung desselben noch kaum denkt, und der Glanz ist denn auch fast das Einzige, was bei manchen billigen modernen Schmuckwaren von Edelmetall noch übrig geblieben ist. Diese Eigenschaft der Edelmetalle tritt in die Erscheinung durch das Polieren, welches eine sehr wichtige Thätigkeit in jedem Bijouteriebetrieb darstellt.

Dem eigentlichen Polieren des Gold- und Silberschmuckes voraus geht das Schleifen. Dies geschieht von Hand vermittelst kleiner Schleifsteine aus blaugrauem Thonschiefer von der ungefähren Gestalt und Grösse eines Bleistifts, dessen eines Ende je nach Bedarf geformt wird. Diese Schleifsteine werden während der Arbeit stets mit Wasser benetzt, der abgeschliffene Schlamm (Schliff) wird gesammelt, um später aus ihm das Gold wieder zu gewinnen. Mitunter verwendet man auch einen passend geformten Bimsstein mit Wasser. Es wird auch mit Holzscheiben vermittelst Maschinenbetrieb geschliffen. Durch dieses Schleifen erhält die Arbeit eine feine makellose Glätte, jedoch noch nicht den Glanz, welchen das eigentliche Polieren verleiht.

Dieses wird in unseren Bijouteriefabriken ausnahmslos mit Hilfe der Poliermaschine vorgenommen, welche nichts anderes ist, als eine kleine Drehbank, die auf den Arbeitstisch aufgestellt wird, und auf deren wagerechte, freistehende Spindel die verschiedenen Polierwerkzeuge aufgeschoben oder aufgesteckt werden. Der Apparat kann auf elektrischem Wege, mit Dampf- oder Fussbetrieb in Bewegung gesetzt werden. Als Polierwerkzeuge werden nacheinander verwendet kreisförmige Borstenbürsten, Filzscheiben (diese nur für solide Goldware, nicht für

Doublé) und zum Schluss Wollscheiben; wo eine besondere Gestaltung des Schmuckes dies erfordert, steckt man Borstenpinsel auf die Spitze der Spindel, so dass sie sich um ihre Längsachse drehen. Für das Handpolieren, welches für einzelne bessere Arbeiten und überhaupt bei kleinerem Betriebe sich als angemessen erweist, benutzt man gerade Politurbürsten mit zwei Reihen Borsten, oder Polierfeilen, halbrunde, mit Filz überzogene Holzlineale. Als Poliermittel dienen Trippel, in Oel verrieben, und Pariser Rot in festen Stücken oder Pulver.

Zunächst wird eine Borstenbürste auf die Polierspindel aufgeschoben und vermittelst eines Pinsels mit Oel und Trippel betragen; das Arbeitsstück wird dann an die schnell rotierende Bürste gehalten und erhält so seine erste Politur. Nach Beendigung derselben wird es durch Eintauchen in Aetzkali und darauffolgendes Abwaschen in Seifenwasser gut gereinigt, und nunmehr einer zweiten Politur mit Pariser Rot unterzogen. Hierzu nimmt man zuerst auch eine Borstenbürste, dieselbe, wie man sie zum Trippelpolieren hat. Nur pflegt man, um Verwechslungen vorzubeugen, für Trippel schwarze und für Pariser Rot weisse Bürsten zu benutzen. — Nachdem die Bürste auf die Spindel aufgeschoben ist, beträgt man sie mit Pariser Rot, indem man sie rotieren lässt und ein Stück Rot kurze Zeit dagegen drückt. Die mit dieser Bürste bewirkte Politur wird noch verfeinert, indem man die Borstenbürste durch eine, auf die gleiche Weise mit Rot betragene Filzscheibe ersetzt. Zum Schlusse arbeitet man noch mit einer dicken Wollscheibe („Mullscheibe“, daher der Ausdruck „abgemullt“), die jedoch nicht mehr besonders mit Rot versehen wird, da für diesen Zweck das noch auf dem Arbeitsstück befindliche Pulver genügt. Hiermit wird der letzte, spiegelnde Hochglanz erzeugt, und es erübrigt nur noch, das Schmuckstück mit Aetzkali und Seifenwasser gründlich zu reinigen und in warmem, buchenen Sägmehl, welches harzfrei ist, resp. unbedingt sein muss, abzutrocknen.

Schliesslich erhält hochglanz polierte Ware noch einen leichten galvanischen Gold- resp. Silberüberzug, damit auch die Stellen, welche nicht bearbeitet werden konnten, die richtige Edelmetallfarbe erhalten. Nach nochmaligem Bürsten, „Abmullen“ und Auswaschen ist die Ware fertig zum Verkauf.

Mit diesen rotierenden Polierscheiben wird man nun nicht immer in alle Vertiefungen und Durchbrüche gelangen können, und diese Stellen müssen dann von Hand poliert werden. Die Poliermittel bleiben dabei die gleichen, nur die Werkzeuge sind andere. Hauptsächlich wird mit kleinen Holzstäbchen gearbeitet, vermittelst welchen man die Pulver aufträgt und verreibt; so werden Vertiefungen poliert. Durchbrüche (à jour) poliert man, indem man Leder- oder Filzriemchen, bei kleineren Gegenständen auch zusammengedrehte Zwirnsfäden, die mit Pulver betragen sind, durch dieselben hindurchzieht und das Arbeitsstück darauf hin- und herreibt. Für das Handpolieren wendet man das Pariser Rot ebenfalls sowohl in fester als in Pulverform an.

Die angeführten Schleif- und Poliermittel wirken in der Art, dass sie die feinen Unebenheiten der Metalloberfläche wegnehmen, je das Nachfolgende immer feiner und vollständiger, bis der höchste Glanz erreicht ist. Eine solche Glanzgebung kann daher nur bei einem Materiale angewendet werden, welches ein gewisses Wegnehmen von der Oberfläche erträgt, ohne an Aussehen einzubüssen, also bei Gold, Silber und Doublé, welches in der natürlichen Farbe des Metalles, resp. der Legierung, erscheinen darf und soll. Vergoldete und versilberte, gefärbte oder weissgesottene Arbeiten, oder solche aus Amerikanerdoublé können auf diese Art nicht bearbeitet werden.

Für galvanische Vergoldung oder Versilberung wird die Politur vorher auf dem Grundmetall ausgeführt; dann erscheint der galvanische Niederschlag gleich in glänzender Politur, so dass nicht mehr nachpoliert werden muss. Bei Feuervergoldung, die stets matt erscheint, muss mit dem Polierstahle geglättet („brüniert“) werden; Polierstähle müssen aus glashartem Stahl und selbst auf das Feinste poliert sein. Man hat sie zungenförmig, am Ende abgerundet, zugespitzt u. s. w., je nach Bedarf. Während der Arbeit werden sie mit Seifenwasser benetzt, damit sie schlüpfrig bleiben und besser wirken. Bei anhaltendem Gebrauch werden sie leicht wirkungslos, indem sich feine Metallteilchen anhängen. Man frischt sie auf, indem man sie auf Leder, welches mit feinster Zinnasche überstreut ist, reibt. — Durch das Polieren mit dem Polierstahl wird der feine Goldüberzug glatt gerieben, ohne dass irgend ein Teilchen davon weggenommen wird. Die gleichmässige Schönheit der Pulverpolitur kann allerdings auf diese Weise nicht erzielt werden.

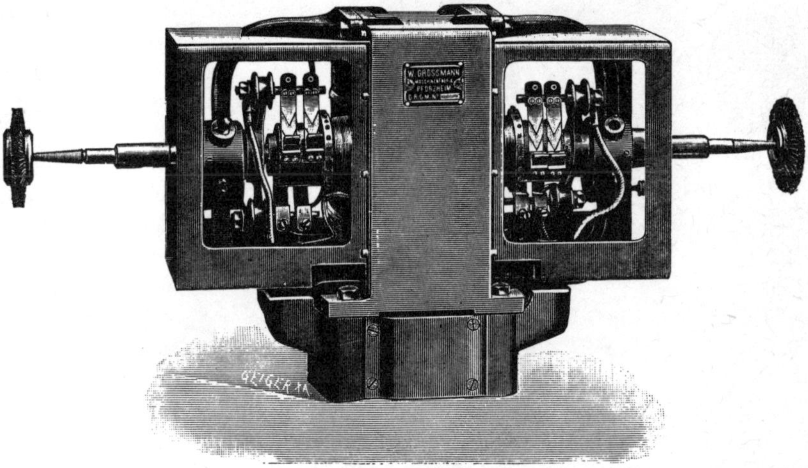

Abb. 54. **Transformator.**
W. Grossmann, Pforzheim.

Gefärbte Gold- und weissgesottene Silberarbeiten lässt man im ganzen, der schönen Farbe wegen, immer matt; ein Polieren kann aber für einzelne Partien derselben in Frage kommen. In diesem Falle deckt man diejenigen Teile, welche matt bleiben sollen, mit Schellacklösung, schabt die freibleibenden erst mit dem Schaber und schleift dann mit dem Schleifstein, so dass die ursprüngliche Legierungsfarbe dort wieder, und zwar glänzend, zum Vorschein kommt.

Als Vorbereitung für das Polieren, namentlich um den „Sud“ zu entfernen („Sud“ ist der Ueberzug, der sich während der Bearbeitung auf der Oberfläche der Ware niederschlägt), benutzt man die aus Messingdraht gefertigte Kratzbürste; ihre Wirkung beruht, ähnlich wie beim Polierstahle, auf einem Glattreiben des Arbeitsstückes. Während der Arbeit wird sie mit Seifenwasser benetzt.

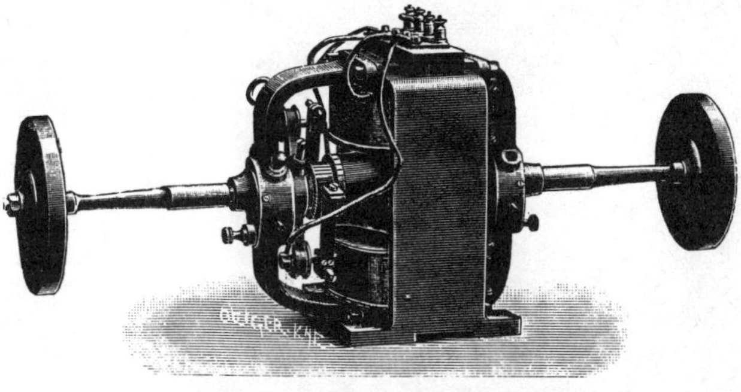

Abb. 55. **Motor zum Polieren und Schleifen.**
W. Grossmann, Pforzheim.

Das Gegenstück zur Politur ist das Mattieren des Metalles; wie jenes den Glanz, so entwickelt dieses einseitig die Farbe: Mattes Gold ist gelber, Silber weisser als bei glänzender Oberfläche; ja man kann Silber (durch galvanischen Niederschlag) so weiss darstellen, wie ein Blatt Papier. Die verschiedenen Arten zur Hervorbringung einer matten Metalloberfläche bei Schmuck können jedoch wohl nicht einheitlich dargestellt werden, da sie teils zum Gravieren und Ziselieren, teils zum Feuervergolden, zum Färben oder Weisssieden gehören, bezw. dadurch bedingt sind und daher am besten bei den betreffenden Techniken mit erläutert werden. Nur eine ganz selbständige Art des Mattierens, das „Sandeln", soll hier seine Stelle finden. Man benutzt dazu einen an der Decke angebrachten Blechkasten mit trichterförmiger Oeffnung, der mit gleichmässig feinem Sande gefüllt ist; diejenigen Stellen des Schmuckstückes, welche nicht matt werden sollen, werden mit Schelllack gedeckt und dasselbe nun in den herabfallenden Sandstrahl gehalten; durch diesen wird in kurzer Zeit ein gleichmässiges Matt erzeugt.

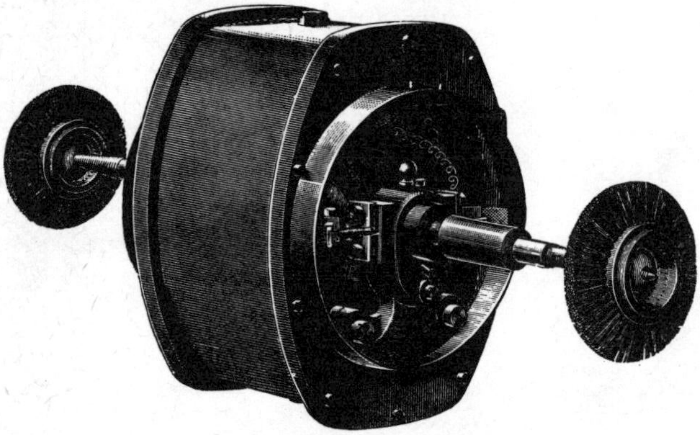

Abb. 56. **Poliermotor.**
W. Grossmann, Pforzheim.

Wie schon erwähnt, verwendet man zum Polieren, auch bei wenig umfangreichem Betrieb, mit Vorteil Maschinen; für diese, wie überhaupt für Bijouteriemaschinen, hat der elektrische Antrieb besonders deshalb seine grossen Vorzüge, weil er so wenig Platz einnimmt, dass man den Motor in vielen Fällen bequem unter der Arbeitsmaschine oder wo er sonst am wenigsten stört, anbringen kann. Zugleich kann man auf dem denkbar engsten Raume die verschiedenartigsten Arbeitsapparate vereinigen. Ein Beispiel für diese Vielseitigkeit elektrischer Arbeitsmaschinen bietet der auf Abb. 54 dargestellte Apparat, der, obgleich keineswegs ausschliesslich zum Polieren verwendet, doch der Einfachheit wegen hier seine Stelle finden mag. Er ist mit einem Transformator für Gleichstrom ausgerüstet und dient daher zum Vergolden und Entgolden; zugleich kann man damit schleifen, polieren, sägen und, wenn es notwendig ist, noch eine andere Maschine antreiben. Abb. 55 stellt einen speciell für Schleifen und Polieren bestimmten Motor dar. Er ist mit Doppelspindel ausgerüstet, auf welche je nach Bedarf Holz-, Leder-, Filz- oder Schmirgelscheiben aufgesteckt werden. Nicht zum Schleifen, sondern nur zum Polieren und Mattbürsten ist der Motor Abb. 56 bestimmt. Er hat ebenfalls eine Doppelspindel und repräsentiert (mit elektrischem Antrieb) eine so billige Arbeitskraft, dass

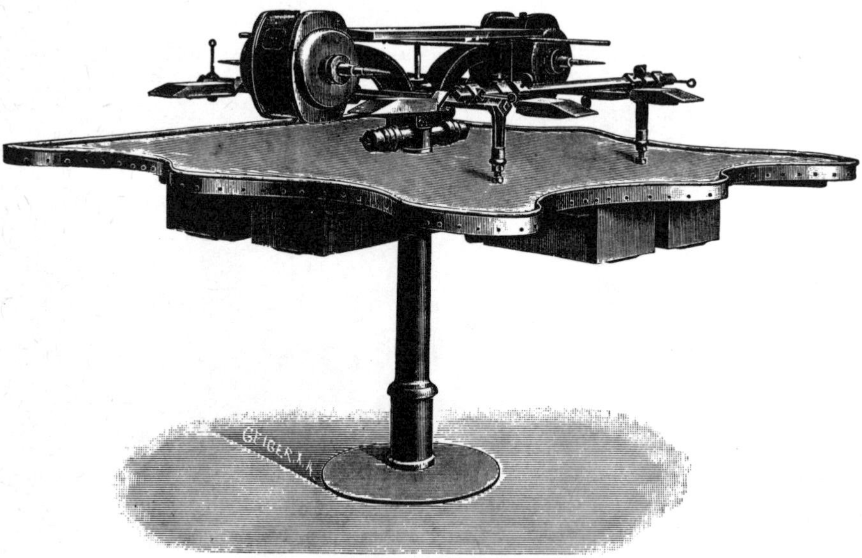

Abb. 57. **Sechssitziger Poliertisch.**
W. Grossmann, Pforzheim.

der Betrieb, pro Polisseuse und Tag berechnet, unter Umständen auf nicht mehr als fünf Pfennige veranschlagt werden muss. Abb. 57 ist ein sechssitziger Poliertisch mit sechs Schubladen und zwei Doppelspindeln; es können also vier Polisseusen daran arbeiten, während zwei Plätze für Lehrmädchen bestimmt sind. Für besondere Arbeiten sind sechs Feilnägel und ebenso viele Ziehhaken vorhanden zum Einhängen der Schnüre zum Polieren von Ketten u. a., welche verschiebbar, bezw. abnehmbar sind. Die ganz fertige Ware kommt auf das oben angebrachte Warenbrett. Da sich die Sitze, der Beleuchtung wegen, nur auf drei Seiten verteilen, so kann man durch Aneinanderstossen von zwei-, vier- oder sechssitzigen Poliertischen beliebige Kombinationen herstellen. In der Regel wird auch eine (auf unserer Abbildung weggelassene) Entstäubungsanlage angebracht.

---

6. Das Oxydieren und Patinieren.

Oxydieren und Patinieren sind die allgemein üblichen, wenn auch nicht immer korrekt angewendeten Ausdrücke für Metallfärbungen, oder anders ausgedrückt, für künstlich hervorgebrachte Tönungen, die nicht auf einem metallischen Ueberzuge, sondern teils auf einer chemischen Veränderung der Oberfläche beruhen, teils aber auch nichts anderes als farbige Anstriche sind. Für unsere Zwecke können wir uns darauf beschränken, dieselben nur in Bezug auf die Edelmetalle Gold und Silber kennen zu lernen, wenngleich gerade die geringeren Metalle, namentlich Kupfer, einen viel grösseren Reichtum an zu erzielenden Tönen aufweisen. Vereinzelte französische Schmuckkünstler, und die Japaner von jeher, haben auch unedle Metalle und Legierungen solcher für Schmuck verwendet, und damit bemerkenswerte Effekte erzielt; auch kann vom rein künstlerischen Standpunkt aus gegen ihre Anwendung keinerlei Einspruch erhoben werden. Aber dieselbe ist doch eine zu seltene und ausnahmsweise, als dass sich dadurch ein Eingehen auf das ungemein reichhaltige Gebiet der Metallfärbung überhaupt rechtfertigen liesse.

Für Schmuck im besonderen haben erst die letzten Jahre wieder eine umfänglichere Anwendung der farbigen Tönung des Metalles gebracht und die Zukunft wird aller Wahrscheinlichkeit nach in dieser Beziehung eher noch weiter gehen. Je reicher sich die Formenwelt des Schmuckes wieder gestaltet, je mehr wieder plastisch behandelte Flächen in demselben erscheinen, desto notwendiger ist ein entsprechender Farbenschmuck, der verstärkend, vermittelnd und zusammenstimmend die dekorative Wirkung des Ganzen unterstützt. Lange genug haben wir uns damit begnügt, den Glanz des polierten Metalls, das Blitzen der geschliffenen Steine als die einzigen Farbenakkorde in der äusseren Erscheinung des Schmuckes zu sehen. Wie in so vielem andern, ist auch für das Prinzip der Farbigkeit des Schmuckes die Arbeitsweise der Hochrenaissance als die künstlerisch reichste und für uns nachahmenswerteste zu betrachten.

Die Emaillierung, die Niellierung, die verschiedenen Legierungen und verschiedenfarbigen Vergoldungen sind alles farbige Behandlungen des Goldes und Silbers, die aber mit Oxydieren und Patinieren nichts zu thun haben. Da die oben angeführten Operationen schon beschrieben sind, so wird mit der Erläuterung der letzteren der Kreis der Färbungsmöglichkeiten der Edelmetalle im allgemeinen geschlossen sein. Dass jede Färbung des Metalles erst nach erfolgter Reinigung desselben geschehen kann, dürfte nach dem Vorhergegangenen wohl selbstverständlich sein.

Am wichtigsten und am meisten gehandhabt ist die sogenannte Oxydierung des Silbers. Man würde richtiger sagen: „Schwefeln“, da Silber bekanntlich als Edelmetall überhaupt nicht oxydiert, und es sich bei der so bezeichneten Prozedur thatsächlich nur darum handelt, einen

Ueberzug von Schwefelsilber zu stande zu bringen. Es geschieht dies vermittelst verschiedener Schwefelverbindungen. Man stellt eine solche her aus

5 Gramm Schwefelleber
10 Gramm kohlensaurem Ammoniak

auf 1 Liter Wasser, erhitzt sie bis auf 80° C. und legt die Silberwaren so lange hinein, bis der gewünschte dunkle Ton erreicht ist. Diese beginnen sofort nach dem Eintauchen sich hellgrau zu färben, werden dann dunkler und schliesslich tiefschwarzblau. Unter Umständen ist es zweckmässig, das Oxyd mit dem Pinsel, und zwar nur auf die plastisch behandelten Teile, aufzustreichen. Ist die Ware versilbert, so muss auf die Stärke der Silberauflage geachtet werden; ist diese zu schwach, so wird im günstigen Falle nur ein grauer Ton erzeugt, im ungünstigen nimmt das Bad die Versilberung wieder weg. Bei sehr starker Versilberung kann man das Bad auch doppelt so stark machen. Ist eine solche Oxydierung misslungen, fleckig oder sonst fehlerhaft, so taucht man die Arbeit in eine warme Cyankaliumlösung, welche das entstandene Schwefelsilber rasch wieder löst. Das Oxydierungsbad muss öfters erneuert werden, da es sich ziemlich bald zersetzt. Auf kupferhaltigem Silber fällt der Ton weniger schön aus, weshalb aus solchem hergestellte Stücke erst weissgesotten werden müssen.

Setzt man befeuchtete Silbergegenstände den Dämpfen von Schwefelwasserstoffgas aus, so werden sie, je nach der Dauer der Einwirkung, ebenfalls sehr schön gefärbt.

Einige weitere Vorschriften sind:

Man löst 1 Gramm Schwefelleber in 1 Liter Wasser und erhitzt bis zum Sieden; die Färbung fällt je nach der Länge des Eintauchens heller oder dunkler aus.

Oder: 4—5 Gramm Schwefelammoniumlösung
auf 1 Liter Wasser.

Oder: 4 Gramm Schwefelammonium
8 Gramm Chlorammonium
1 Liter Wasser, Temperatur 70—80° C.

Sehr langsam, aber sehr gut, wirkt folgende Lösung:

12 Gramm Schwefelcalcium
40 Gramm Chlorammonium
10 Liter Wasser.

Eine französische Vorschrift lautet:

25 Gramm Schwefelkalium
10 Gramm kohlensaures Ammonium
1 Liter Wasser.

Wenn statt der blauschwarzen Tönungen mehr reinschwarze gewünscht werden, so kann man das Arbeitsstück mit einer dünnen Quecksilberschicht überziehen und diese dann mit Schwefelleber oder Schwefelammoniumlösung färben, wobei sich Schwefelquecksilber bildet. Das vorherige Verquicken wird durch Eintauchen in eine Lösung von salpetersaurem Quecksilberoxydul erreicht.

Taucht man den zu oxydierenden Gegenstand in eine Flüssigkeit, die aus

10 Teilen Kupfervitriol
5 Teilen Salmiak
100 Teilen Essig

besteht, so nehmen die blanken Stellen des Silbers einen warmen, braunen Ton an.

Eine andere hierzu brauchbare Lösung ist folgende:

2 Teile Kupfervitriol, 1 Teil Kalisalpeter,
2 Teile Chlorammonium, 10 Teile Essig.

Taucht man Silberschmucksachen in verdünntes Chlorwasser, in Chlorkalklösung oder in Eau de Javelle, so bildet sich eine dünne Schicht Chlorsilber, welche unter der Einwirkung des Lichtes sich dunkel färbt und eine weitere Art der Oxydierung darstellt.

Durch Kombination verschiedener Oxydfärbungen mit der blanken oder vergoldeten Silberfläche lassen sich sehr angenehme Effekte erzielen. Auch kann man farbige Zeichnungen hervorbringen. Deckt man gewisse Stellen mit Asphaltlack, so oxydieren im Bade nur die ungedeckten Teile; wäscht man den Asphaltlack (mit Terpentinöl) wieder weg, so erscheinen diese Partien weiss. Sogar dunkle Zeichnungen auf hellem Grunde lassen sich erhalten, wenn man dieselben mit einer Tinte ausführt, welche aus einer mit Gummi verdickten, konzentrierten Schwefelleberlösung besteht. Diese Zeichnung lässt man trocknen und erhitzt den Gegenstand soweit, dass die Gummilösung abspringt oder durch schwaches Klopfen sich entfernen lässt.

Um silbernen oder versilberten Schmucksachen den Ton von Altsilber zu geben, werden dieselben mit einem dünnen Brei aus

6 Teilen Graphit
1 Teil pulverisiertem Blutstein

und Terpentinöl bestrichen; nach dem Trocknen der Mischung bürstet man mit einer weichen Bürste das überschüssige Pulver ab und reibt mit einem in Spiritus getauchten Leinwandläppchen die glatten, erhabenen Stellen blank. Eine dieser Tönung ähnliche Farbe auf Silber kann man auch erhalten, wenn man es mit einer weichen Bürste behandelt, die mit ganz verdünnter alkoholischer oder wässeriger Lösung von Platinchlorid befeuchtet wurde.

Ein weiteres Rezept, um Silber einzuschwärzen, ist folgendes:

Man macht Beinschwarz mit Leinöl und Siccativ an, bestreicht damit das Objekt und reibt es rasch ab; bei flachen Gegenständen nimmt man mehr Siccativ, lässt den Anstrich hart werden und wischt mit einem, mit ganz wenig Terpentinöl getränkten Lappen ab.

Alle diese Oxydierungen und Färbemittel werden fast ausschliesslich nicht für ebene Flächen, sondern für plastisch behandelte Teile angewendet und sind vorzugsweise bestimmt, die körperliche Wirkung derselben dadurch feiner und wirksamer zu machen, dass sie Glanz und Farbe des Edelmetalles einerseits dämpfen, andererseits die erhabenen Stellen besonders hervor- und die tiefen mehr zurücktreten lassen. Zu diesem Zweck schleift oder reibt man die Oxydschicht, bezw. das Färbemittel, nach vollendetem Auftrage teilweise wieder ab, indem man es mit Bimsmehl, sehr feinem Trippel, Schmirgel, Glaskratzbürsten und dergl. Putzmitteln behandelt. Je nachdem genügt auch wohl ein weicher Lappen. Diese Arbeit muss mit grosser Geduld und Sorgsamkeit, vor allem auch mit eingehendem künstlerischen Verständnis ausgeführt werden, um rohe Wirkungen, ein fleckiges Blankscheuern oder ähnliche unfeine Effekte zu vermeiden. Gut ist nach dem Abreiben ein vorsichtiges Sandeln mit feinem Flusssand, wenn es sich nicht gerade um sehr zarte und detaillierte Darstellungen (Medaillen u. s. w.) handelt, bei denen diese Operation leicht ein wolliges Aussehen verursacht. Unter dieser Voraussetzung ist das Verfahren ein überaus wirkungsreiches und künstlerisch wertvolles.

Bei silberner, vergoldeter Ware ist die farbige Belebung der Oberfläche, wie wir sie bei dem Oxydieren des Silbers kennen gelernt haben, nur in beschränktem Maasse ausführbar, weil der dünne Ueberzug der Vergoldung durch das nachträgliche Abschleifen und Abwischen des Ueberzuges leiden, resp. mit weggerieben werden würde. Wenn man daher hier die Tiefen dunkler und matt, die Höhen heller und glänzend erscheinen lassen will, so hilft man sich mit geeigneten

Farbenaufträgen, welche mit der betreffenden Legierungsfarbe gut stimmen. So kann man gewöhnliche chinesische Tusche verwenden, die man mit dem Pinsel aufträgt und von den höher gelegenen Teilen wieder wegwischt. Ihr bräunlicher Ton wirkt sehr gut. Ebenso wird Oelfarbe häufig benutzt; verwendet man z. B. Rot, so erhält die Metallform einen äusserst feurigen, durchsichtigen Charakter. Auch Lackfarben (kaltes Email) und gewöhnliche Aquarellfarben können zu einer derartigen gewischten Tönung goldener oder vergoldeter Stücke verwendet werden und wirken bei geschmackvoller Verwendung gut und lebendig. An die Haltbarkeit einer solchen „Patinierung" darf man freilich keine allzu hohen Ansprüche stellen. Am empfehlenswertesten für eine derartige Behandlungsweise von Goldwaren sind die matten Oelwachsfarben, hergestellt von Schönfeldt & Co., Düsseldorf. Sie werden, mit Terpentinöl verdünnt, auf die (mattierte) Metallfläche vermittelst des Pinsels aufgetragen und dann mit einem Läppchen leicht abgewischt. Sie haben den Vorzug, matt aufzutrocknen, und sich im Effekt gut mit dem Goldton zu verbinden.

Um Goldgegenständen ein feines Aussehen zu geben, verfährt man (nach Langbein) wie folgt:

Man mischt:	3	Gewichtsteile pulverisierten	Alaun
	6	„ „	Kalisalpeter
	3	„ „	Zinkvitriol
	3	„ „	Kochsalz

mit soviel Wasser, dass ein dünnflüssiger Brei entsteht, den man möglichst gleichmässig auf die Ware mit dem Pinsel aufträgt; man lässt den Ueberzug trocknen und erhitzt die Arbeitsstücke auf einer heissen Eisenplatte bis zum Schwarzwerden. Dann wäscht man mit Wasser, kratzt die Gegenstände mit Weinessig, trocknet und poliert.

Nach einer französischen Vorschrift erreicht man das gleiche Resultat, wenn man mischt:

	3	Gewichtsteile pulverisierten	Kupfervitriol
	7	„ „	Grünspan
	6	„ „	Salmiaksalz
	6	„ „	Kalisalpeter
und	31	„	Essigsäure.

Die vergoldeten Waren werden in diese Mischung getaucht oder dieselbe aufgebürstet, dann ebenfalls auf einer heissen Platte bis zum Schwarzwerden erhitzt und nach dem Erkalten in konzentrierter Schwefelsäure abgebeizt.

Eine angenehme rötliche Tönung des Goldes wird erhalten, wenn man Rötel mit einem klebrigen Oel anmacht, auf das Gold aufträgt, trocknet und oberflächlich abwischt.

7. Das Gravieren.

Unter Gravieren versteht man eine künstlerische Behandlung der Metalloberfläche vermittelst Stichel, Punzen und Hammer, stechend, schneidend und schlagend; hierdurch können alle Arten von Verzierungen, Schrift, Figuren, Ornamente, Netz-, Band- und sonstige Flachmuster ausgeführt werden. Alle die verschiedenen Arten des Gravierens laufen auf die Herstellung besonders behandelter Linien und Flächen hinaus; eine plastische, modellierende Thätigkeit ist die Sache des Graveurs nicht.

Sein Arbeitstisch ist besonders reich mit Werkzeugen beschickt. Die wichtigsten Stichel (Abb. 58) sind: der Spitzstichel, der Flachstichel, der einfache und der doppelte Hohlstichel, sowie der Fadenstichel; für die an der Innenseite von Eheringen anzubringende Schrift bedient man sich eines besonderen Ringstichels, und zum Vorzeichnen der Muster auf das Metall ausser dem Bleistift auch der Radiernadel (Tracierspitze) (Abb. 58). Die eben genannten Werkzeuge dienen dazu, um in das Metall zu schneiden. Um es schlagend zu bearbeiten, bedarf es des Hammers und verschiedener Punzen (Abb. 59). Die wichtigsten sind: der Tracoir (Ziehpunzen), der Frissoir (der Mattpunzen), der hohle und gewölbte Perlpunzen, der Karreau- und der Sägepunzen. Das Arbeitsstück wird auf dem Kittstock befestigt, und dieser in die Graveurkugel (Abb. 59) eingespannt, welche auf einen ledernen Ring aufgesetzt wird, und in demselben frei

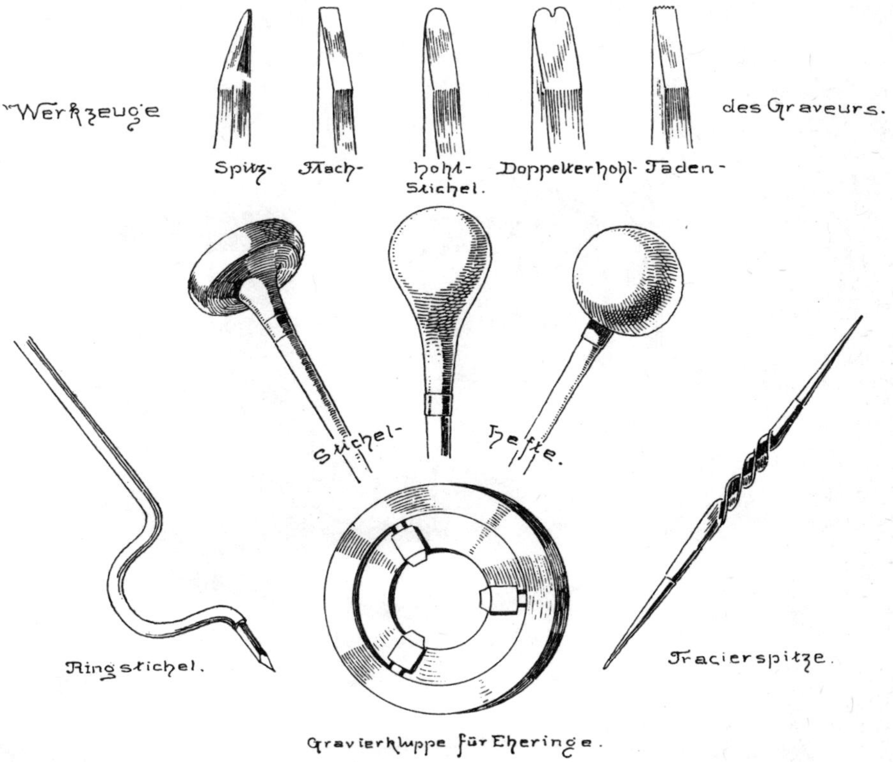

Abb. 58. **Werkzeuge des Graveurs.**

bewegt und gedreht werden kann. Für Eheringe bedient man sich besonderer, sehr praktischer Ringkluppen (Abb. 58) zum Halten. Die Stichel bedürfen sorgfältiger Herstellung und Instandhaltung. Sie werden in 6—8 nummerierten Grössen gekauft und auf dem Schleifstein vorn etwas abgeschliffen, des besseren Vorbeisehens bei der Arbeit wegen. Die zum Gravieren notwendige Schärfe wird durch Zuschleifen auf dem Oelstein hergestellt; je nach der Art der damit vorzunehmenden Arbeit muss der Stichel noch poliert werden, was durch Reiben auf dem Schwarzstein bewerkstelligt wird. Oft wird hierzu auch Zinnasche, Pariser Rot oder eine feine Schmirgelfeile benutzt. Der Hammer (Abb. 59) des Graveurs zeichnet sich durch eine flache Bahn und feingeformten, federnden Stiel aus. —

Zunächst lernt der angehende Graveur gerade Striche mit dem Spitzstichel schneiden; der Stichel wird dabei schiebend bewegt, das Heft desselben gegen die innere Handfläche gestemmt. Dann kommen Bögen, wobei nicht die Hand mit dem Stichel, sondern hauptsächlich die Graveurkugel bewegt werden muss, um den Strich hervorzubringen. Kreise werden mit dem Stellzirkel

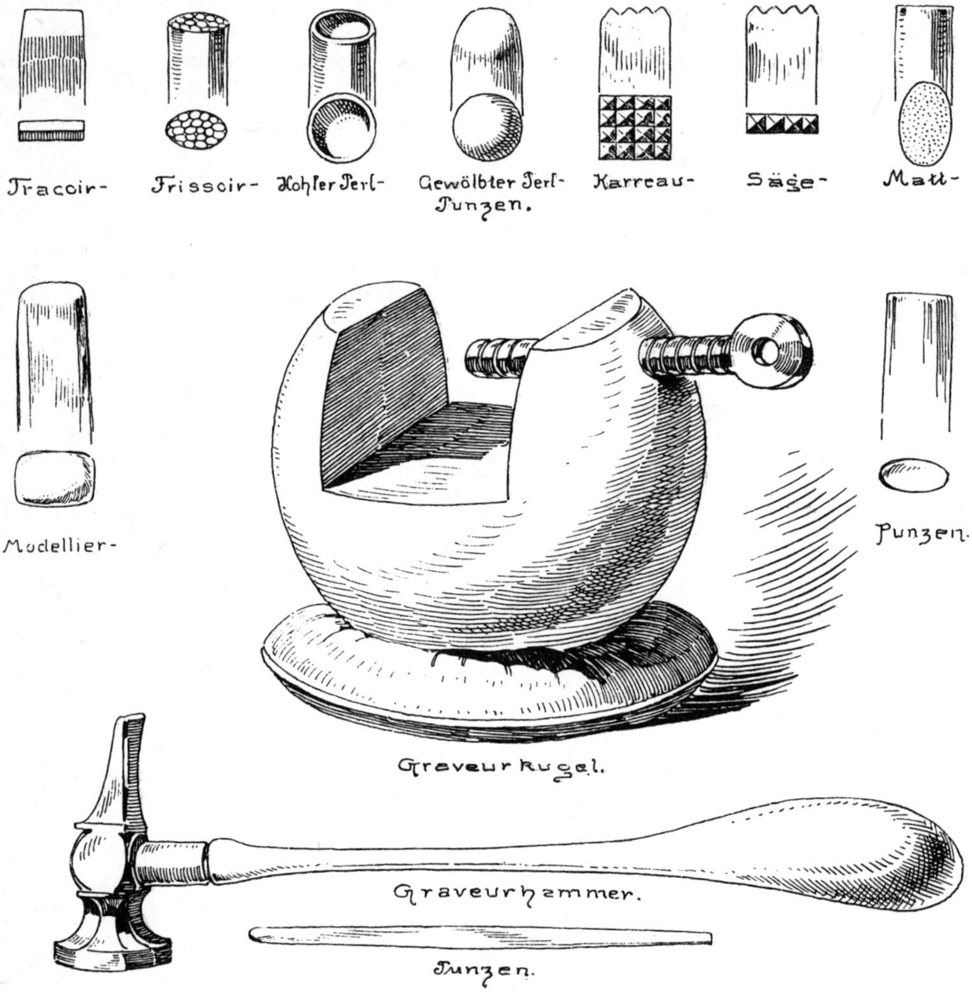

Werkzeuge des Graveurs zum Ciselieren.
Abb. 59.

angerissen und nachgeschnitten. Aus dem Kreise werden durch verschiedenartige Teilung allerhand Figuren entwickelt, an denen der Lehrling sich übt, zunächst stets mit dem Spitzstichel, mit dem am leichtesten zu arbeiten ist. Besondere Schwierigkeiten pflegt anfangs das sogen. Absprengen zu machen, nämlich das Entfernen des Grates, der, vor dem Stichel sich herschiebend, am Ende des Striches sitzen bleibt. Es muss dies durch ein besonderes, mit Worten nicht wohl darstellbares Aufwärtsschnellen des Stichels bewirkt werden. Auf die Bögen folgen allerhand Laub- und Blattformen, Blumen u. s. w., wobei die Bewegung der Graveurkugel mit der linken Hand wieder eine grosse Rolle spielt. Der feine Spitzstichel dient ausserdem noch zur Herstellung von Schattierungen und parallelen und gekreuzten Strichlagen, wie bei einer Federzeichnung, wobei man es verstehen muss, den Strich auslaufen zu lassen. Der Flachstichel, dessen Fläche gut zu polieren ist, wird zum sogen. „Glanzschneiden“ einzelner, mit dem Spitzstichel hergestellter Linien verwendet, damit diese breiter und lebhafter, mit scharfen Lichtern und Glanzschatten, wirken. Auch die Blatteinschnitte, die „Augen“, macht der Flachstichel (Abb. 62, unten). Mit diesen einfachen Mitteln und Werkzeugen sind nun die reichsten, wie die bescheidensten Muster und Zeichnungen darstellbar. — Die eben beschriebene Art des Gravierens, welche ihr Dessin sozusagen in Strichmanier, mit mehr oder weniger tiefen und breiten Linien in den Grund einschneidet, nennt man Damaszieren. Sie ist das einfachste und leichtverständlichste, aber auch künstlerisch höchststehende Gravierverfahren, gegenüber dem alle jetzt noch zu beschreibenden

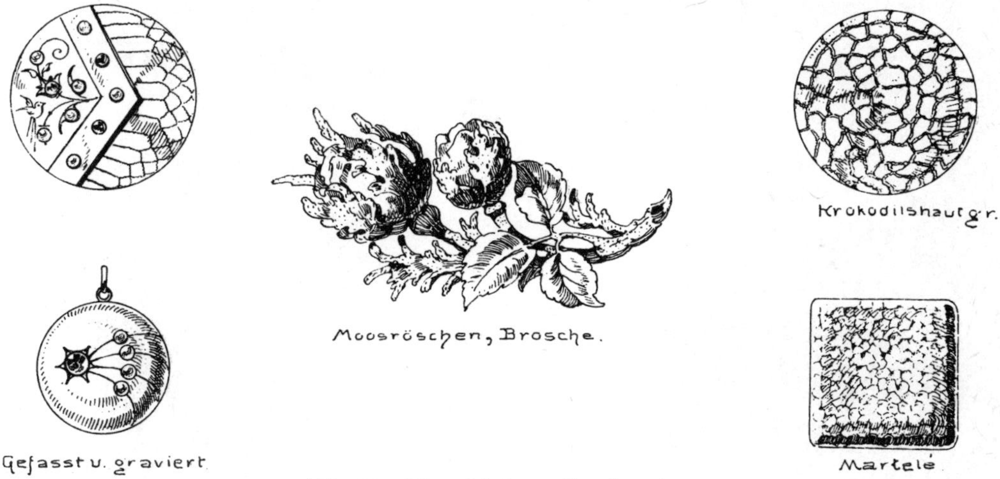

Abb. 60. **Verschiedene Gravierarten.**

Manieren als mehr oder weniger mechanische Hilfstechniken gelten können. Wie die beigegebenen Abbildungen (Abb. **61.** 1. 2. 3. 5.) zeigen, ist ihr Darstellungskreis so gut wie unbeschränkt; was aber keine graphische Darstellung wiedergeben kann, das ist der eigenartige Reiz, welcher dem in das edle Metall eingeschnittenen Strich anhaftet. Die zarte Weichheit und Glätte der dünnen, der blitzende Glanz der mit schrägen Seitenflächen eingeschnittenen, breiten und tiefen Striche bringen die besonderen Vorzüge des Materiales zur vollen Geltung, zwingen aber andererseits zu klarer, einfacher und scharfer Ausführung des Musters, vor allem zu ruhiger und fester Stichelführung, damit das Ganze nicht unruhig wirke. Aus diesen Gründen eignet sich das Gravieren ganz besonders zur Ausführung von Monogrammen und Zierschriften, ein Arbeitszweig, der sich als Schriftgravierung denn auch zu einer besonderen Spezialität entwickelt hat.

Um den Grund gleichmässig zu beleben und zu mustern, giebt es verschiedene Arten der Behandlung. Die wichtigsten derselben sind die Eis- und die Moosgravierung, die besonders auf billigen Schmuckstücken häufig angewendet werden. Die Eisgravierung (Abb. 62) wird folgendermassen ausgeführt: Man macht einzelne, ziemlich tief mit dem Spitzstichel in sternförmiger Anordnung ausgeführte Stiche, die nach aussen tief werden, so dass die Mitte des Sternes etwas

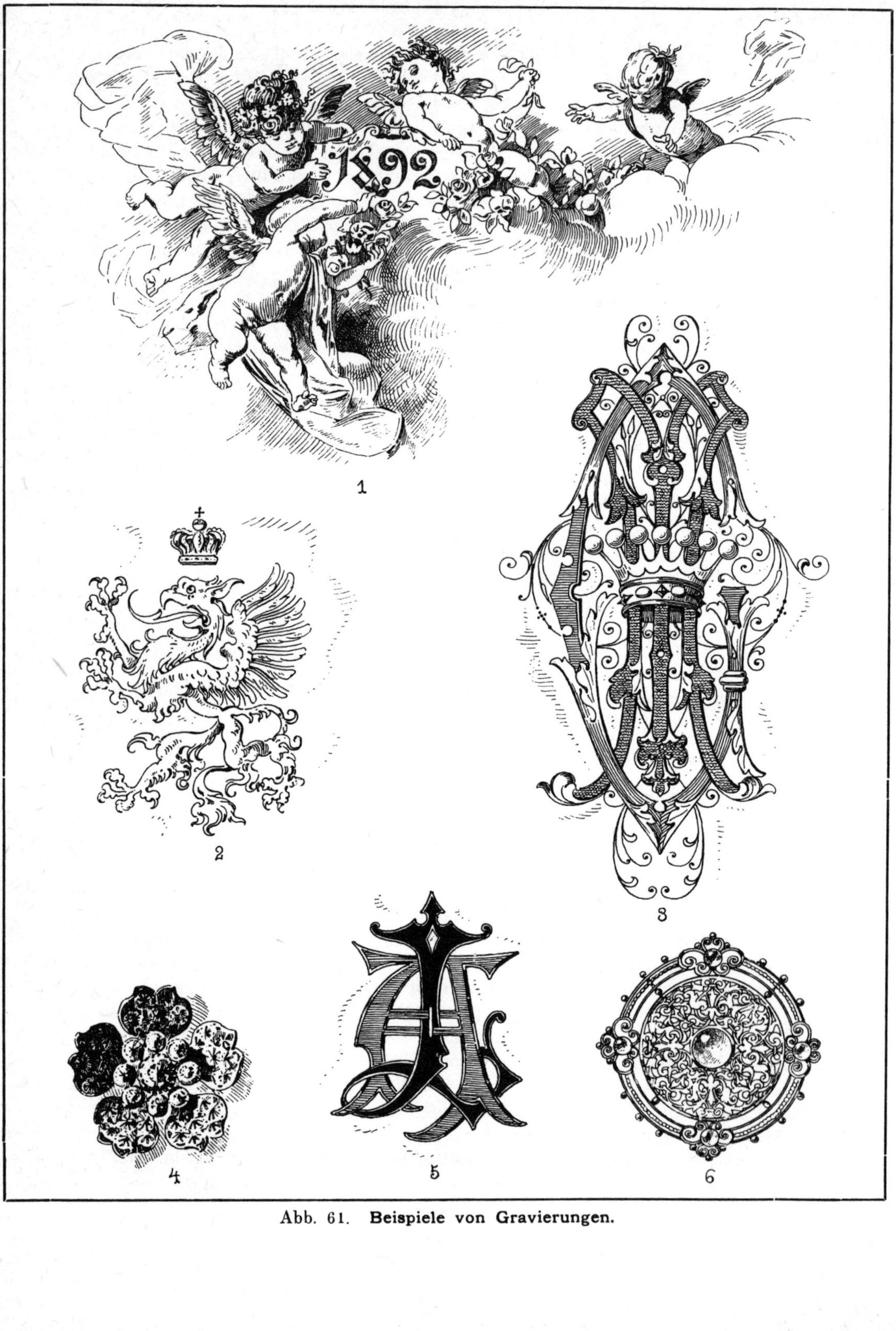

Abb. 61. **Beispiele von Gravierungen.**

erhöht stehen bleibt. Es muss der ganze Grund mattgestochen, also mit Stichen und Sternen ausgefüllt sein, damit durchaus kein Glanz mehr sichtbar bleibt. Sehr ähnlich ist die gleicherweise mit dem Spitzstichel gearbeitete Moosgravierung (Abb. 62). Es sind gleichfalls Sterne, aber mit gebogenen Strahlen, die von aussen nach innen, und zwar so gestochen werden, dass die Stiche nach innen zu stärker sind. Der Mittelpunkt jeden Sternes muss unberührt bleiben. Man kann die Gravierung nachher noch vorsichtig polieren und aufputzen. — Viele Graveure bezeichnen das hier als „Eisgravierung“ beschriebene Verfahren auch mit dem Namen „Sternstich“ und verstehen unter Eisgravierung eine eisblumenähnliche Musterung, wobei der Grund durch kreuz und quer gelegte, kurze Schraffierungen gedeckt wird. Etwas ähnliches ist die

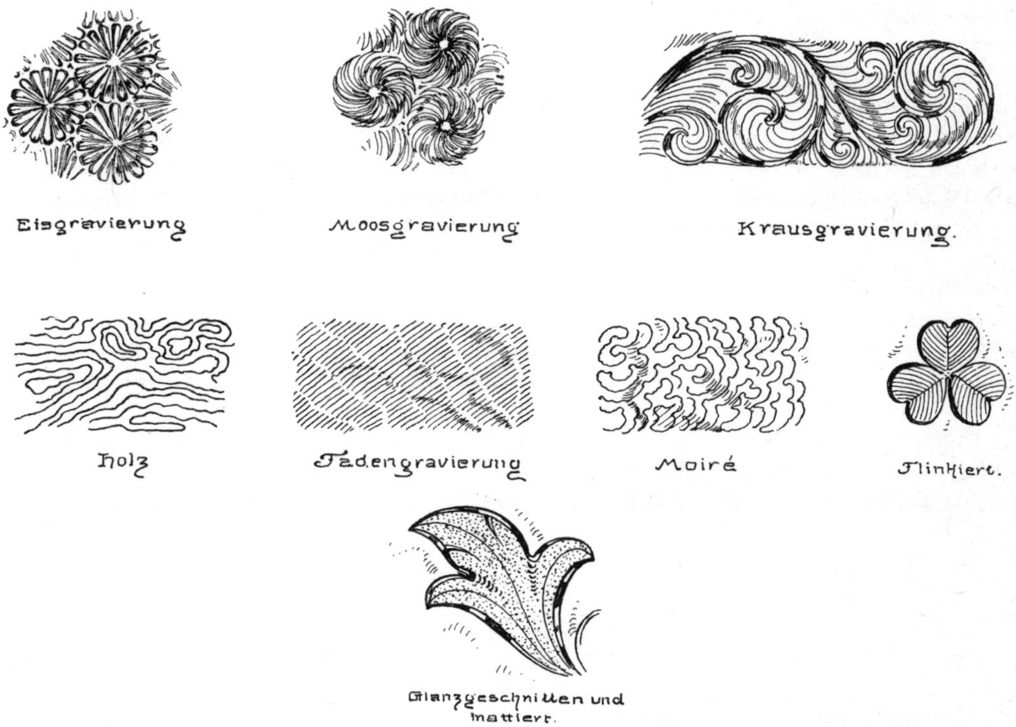

Abb. 62. **Verschiedene Gravierarten.**

sogen. Krausgravierung (Abb. 62), die zu Rand- und Grundausfüllungen verwendet wird. Sie stellt sich dar als eine fortlaufende Folge von spiraligen Schnörkeln; dabei werden die Hauptbögen mit dem Flachstichel, die feinen, kurzen Bogenlinien mit dem dünnen Spitzstichel geschnitten. — Eine Manier, mit der sehr feine und reiche Wirkungen erzielt werden können, ist die Repercéarbeit (Abb. 61. 6.); hierbei werden die Zwischenräume des auf dem Metall aufgezeichneten Musters ganz durchgestochen, also eine durchbrochene Arbeit (à jour) hergestellt. Die notwendigen Verbindungsstege zwischen den Einzelteilen werden bis auf halbe Metallstärke tiefgestochen; aussägen lässt sich Repercé nicht, weil die Arbeit viel zu fein ist und zerbrechen würde. Sobald das Muster mit dem Spitzstichel durchgestochen ist, wird das Ganze abgeschliffen, nachpoliert und die Einzelheiten endlich mit dem Flachstichel glanzgeschnitten. Es wird auch ein sogen. Halbrepercé geübt, wobei die Zwischenräume nicht ganz durch-, sondern nur bis auf halbe Metallstärke tiefgestochen werden; die sonstige Behandlung ist die gleiche. — Die Repercéarbeit wird übrigens, ihrer mühsamen und teuren Herstellungsweise wegen, heutzutage leider kaum mehr ausgeführt.

Gewissermassen eine Zwischenform zwischen der Linien- und Flächengravierung bildet das Tremblieren (Abb. **61.** 3.). Man versteht darunter eine wiegende Vorwärtsbewegung des Stichels, wodurch ein weicher, breiter, aus zusammenhängenden Einzelstichen bestehender, mattwirkender Strich hervorgebracht wird. (S. Abb. **60**, links oben.) Man verwendet dazu den Hohl- und den Flachstichel, sowie den einfachen und den doppelten Fadenstichel, je in verschiedenen Breiten. Hohlsticheltremblé wird hauptsächlich als schmale, matte Randverzierung angewendet. Es werden aber auch ganze Dessins so austrembliert, die dann wieder mit Spitz- und Flachstichel glanzgeschnitten werden. Ebenso kann mit dem Doppelhohlstichel gearbeitet werden, der eine doppelte Reihe zusammenhängender Punkte giebt. Fadensticheltremblé wird besonders als Einfassung bei kuranter, dünner Ware angewendet, da man so am seichtesten arbeiten kann. Das sogen. Matttremblé wird gerne für Blumenstücke verwendet; es wird die ganze Zeichnung mit dem Fadenstichel austrembliert, so dass ganz matte Flächen entstehen, wobei mit dem Spitzstichel die Konturen nachgestochen werden, sowie etwaige Schattierungen und dergleichen. Mit dem Fadenstichel kann das Tremblé enger oder weiter ausgeführt werden, je nach der mehr oder weniger ausgiebigen Bewegung der Hand. Die mit dem Flachstichel ausgeführte Arbeit sieht fast ebenso aus, wie die des Fadenstichels, ist aber glänzend, während jene immer matt ist. In tremblierter Arbeit werden auch noch verschiedene Verzierungsweisen des Grundes ausgeführt, indem man denselben mit schuppenförmigen Mustern (Krokodilshautgravierung) (Abb. 60) oder mit regellos gewundenen Linien (Moirée) ausfüllt. — Die Tremblierung und die Damaszierung kommen häufig vereint am gleichen Muster vor.

Endlich hat der Graveur auch an Schmucksachen die Vertiefungen herzustellen, in welche Email eingeschmolzen werden soll. Diese Arbeit wird „Champlevieren“ genannt (Abb. **61.** 5.). Es kann dabei natürlich entweder der Grund oder das Muster vertieft werden. Dies geschieht mit dem Hohl-, Flach- oder mit dem Fadenstichel. Die Anwendung des Fadenstichels, der dem Grund die Glätte nimmt und dadurch das Halten des Emails begünstigt, hat gewisse Vorzüge. Feinere, engere Partien werden mit dem Spitzstichel tiefgestochen. Die Tiefe der Aushebung muss danach bemessen werden, dass das Email möglichst gut hält, da zu tief, wie zu seicht fehlerhaft ist.

Bei der Anwendung von transparenten Emailfarben muss der Grund graviert oder „flinkiert“ werden, wie der Fachausdruck in diesem Falle lautet (Abb. 62), um das Feuer und die Lichtbrechung der Farben zu erhöhen. Wo das Feld sich dazu eignet, wird auch guillochiert. Andernfalls geschieht das Flinkieren mit dem Spitz- oder Hohlstichel und kann als ein in kräftigen Strichen ausgeführtes Schraffieren charakterisiert werden, dessen besondere Art je nach Form und Besonderheit der zu behandelnden Fläche wechselt. Bei montierten Stücken kann es vorkommen, dass der Graveur an den tiefer liegenden Stellen mit dem Stichel nicht arbeiten kann, ohne höher liegende Teile zu gefährden. In diesem Falle wird er gezwungen sein, die Flinkierung mit passend gearbeiteten Punzen einzuschlagen. Die flinkierte Fläche wird vor dem Emaillieren noch je nach der aufzutragenden Farbe mit Feingold oder Feinsilber überzogen, was der Emailleur durch Einschlagen mit einer Bürste bewerkstelligt.

Eine ausschliessliche Flächenbehandlung ist das Mattieren. Matte Metallflächen haben eine sehr angenehme Kontrastwirkung gegen glänzend gehaltene und haben ausserdem die Eigenschaft, die Farbe des betreffenden Metalles besser zur Geltung zu bringen. Mattsilber ist weisser, Mattgold gelber als dieselben bei polierter Oberfläche. Je feiner und gleichmässiger das Matt, desto reiner die Farbe. — Die zu mattierende Metallfläche wird durch Schlagen mit besonderen Punzen bearbeitet. Es giebt eine derbere und eine feinere Art des Mattierens. Die erstere führt die Bezeichnung Farbmatt, weil sie meistens bei Schmuck angewendet wird, der nachher noch gefärbt werden soll. Man benutzt hierzu zweierlei Punzen, den Karreau- und den Sägepunzen (Abb. 59). Das Mattieren geschieht mit senkrecht gehaltenem Punzen, unter fortwährendem Hin- und Herdrehen desselben zwischen den Fingern. Der Sägepunzen wird da angewendet, wo man, wegen starker Modellierung der Arbeitsfläche, den Karreaupunzen nicht benutzen kann. — Es muss übrigens bemerkt werden, dass der letztere von vielen Graveuren überhaupt nicht mehr gebraucht wird. — Die zu mattierende Fläche wird gerne vorher mit einem groben Fadenstichel austrembliert, da dies die nachfolgende Mattierung sehr erleichtert. Das Einschneiden der Rippen, Augen u. s. w. bei Blattwerk erfolgt nach fertiger Mattierung.

Die feinere Art des Mattierens nennt man Rotmatt, da sie meist an Einzelteilen polierter Ware angebracht wird, welche man ja fast ausschliesslich aus Rotgold herstellt. Man benutzt hierzu den Mattpunzen, einen im Durchschnitt spitzovalen, oben genau flach und eben gefeilten Stahl; seine Arbeitsfläche wird vermittelst eines gehärteten Spitzens mattgeschlagen. Auch hier wird gerne vorher trembliert, aber mit dem feinen Fadenstichel. Die Arbeit mit dem Mattpunzen erfolgt gleichfalls unter beständigem Hin- und Herdrehen und kreisender Bewegung des Punzens; es muss aber mit dem Hammer weicher geschlagen werden; auch das nachträgliche Glanzschneiden ist feiner zu halten.

Die gesamte, mit dem Punzen vom Graveur hergestellte Arbeit wird im allgemeinen mit dem Ausdruck „Ciselieren“ bezeichnet. Unter diesen Sammelnamen fallen eine ganze Anzahl verschiedener Gravierungen, zu deren Ausführung eine grosse Anzahl Punzen notwendig ist, die in allen Grössen und Façonen, scharf und stumpf, fein und grob, breit und schmal, flach, gewölbt, hohl u. s. w. (Abb. 59) meist vom Graveur selbst angefertigt werden. Ein auf Ciselierung eingeübter Graveur hat mindestens 100—150 verschiedene Punzen nötig. Die Variationen der damit auszuführenden Arten der Oberflächenbehandlung sind unendliche. Eine der bedeutsamsten ist das gegenwärtig sehr beliebte und viel angewendete Martelé (Abb. 60). Hierbei wird die Fläche mit einem gewölbten Punzen mit lauter konkaven, dicht aneinanderstossenden Vertiefungen bedeckt, welche Hammerschläge nachahmen sollen; sie rufen ein lebhaftes Spiel von Licht und Schatten hervor und verleihen der Arbeit einen energischen markigen Charakter. Ein sehr wirkungsvolles, kräftiges Matt bringt man vermittelst der sogen. Fadengravierung hervor (Abb. 62). Das Arbeitsstück wird dabei vermittelst eines schmalen Punzens mit lauter kurzen, parallelen Strichlagen überzogen. Auch eine an die Maserierung des Holzes erinnernde Holzgravierung (Abb. 62) ist üblich und wird ebenfalls mit dem Punzen ausgeführt. In analoger Weise werden mit dem Ziehpunzen (Tracoir, Abb. 59) Ornamente und Schnörkel, besonders auf Ringen hergestellt, die nicht durch Schneiden, sondern durch Schlagen gearbeitet sind und deshalb einen matteren, weicheren Effekt machen. Endlich benutzt der Graveur auch noch Modellierpunzen (Abb. 59), um eine feine Belebung der Modellierung und der Oberfläche überhaupt hervorzurufen. — Es können auch mehrere der angeführten Techniken bei einer Arbeit gemeinsam angewendet werden, wodurch sich oft schöne Kontrastwirkungen ergeben. So ist auf Abb. **61.** 3. der eine Buchstabe teils wagerecht, teils der Länge nach schraffiert, der andere austrembliert. Bei dem Monogramm Abb. **61.** 5. ist das L champleviert und nielliert zu denken. — Breite, glanzgeschnittene Striche wirken auf mattgeschlagenem Grunde vorzüglich. Auch in Verbindung mit gefassten Steinen oder Perlen kann eine geschickt verwendete Gravierung ungemein reizvolle Wirkungen erzielen (Abb. 60). Plastisch gebildete, also aufgetiefte und montierte Schmuckformen bieten für die verschiedenen Arten der Oberflächenbehandlung ein dankbares Feld. An der Moosröschenbrosche z. B. (Abb. 60) ist die Oberfläche des Stengels, der Kelchblätter u. s. w. mit dem Stichel gerauht.

Graviermaschinen sind für geringere Arbeiten, die eine mehr mechanische Arbeitsweise erlauben, mit Vorteil zu verwenden. Die in Abb. 63 abgebildete Vorrichtung besteht aus einer Röhre b, in welcher der auswechselbare Punzen a federnd befestigt ist. Seitlich von der Röhre ist unten die Spitze c angebracht. Auf dieselbe wird der Apparat während des Arbeitens aufgesetzt und so gedreht, dass der Punzen, der mit dem Hammer niedergeschlagen wird und federnd wieder aufschnellt, eine sternförmige Verzierung hervorbringt. Je nach der Art des eingesetzten Punzens wird diese verschieden sein (Abb. 64). Der zweite Apparat (Abb. 65) dient zum Mattieren. Zu seiner Handhabung dienen der Handgriff a und die verstellbare Stütze b. Zum Festhalten und Führen des arbeitenden Punzens k ist die Hülse i bestimmt, und vermittelst des Zugringes c und der Drahtrolle d wird der Antrieb bewerkstelligt. Eine kräftige Spiralfeder (e) rollt nach jedem Zug den Zugdraht wieder auf die Rolle auf und eine bei f befindliche Uebersetzung verwandelt die vor- und rückwärts gehende Bewegung derselben in eine gleichmässige Drehung, wobei das Ruckweise des Antriebes durch ein Schwungrädchen aus Messing (h) ausgeglichen wird. Der federnd eingesetzte Punzen k ruht vermittelst eines gebogenen Kopfes auf der dreiseitigen Welle g; die drei Kanten derselben übertragen die Drehung als rasch aufeinanderfolgende Stösse auf den Punzen, was im Verein mit der Federung diesen in eine schnurrende Bewegung versetzt. Die Arbeit des Mattierens geht so sehr rasch von statten.

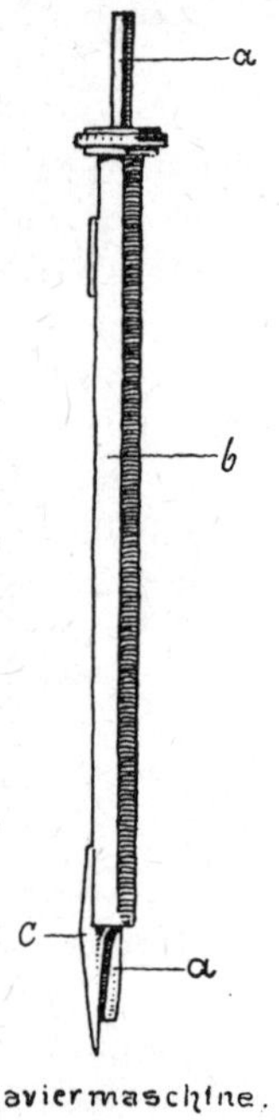

Abb. 63.

Unter Abb. **61. 4.** ist eine „brillantierte“ Silberbrosche dargestellt. Mit diesem Ausdruck bezeichnet man Arbeiten aus Silber, deren Oberfläche so bearbeitet ist, dass sie den Anschein erhält, als sei sie mit lauter Brillanten besetzt, d. h. sie zeigt Erhöhungen, deren jede die Form und die Facettierung von Brillanten hat. Diese werden hervorgebracht durch einen starken Punzen, der sich aus sechs oder mehr einzelnen Punzenstäben zusammensetzt. Jeder derselben ist am Ende so zugeschliffen, dass er beim Auftreffen eine Brillantfacette erzeugt. Alle zusammen werden also eine ganze Brillantform hervorbringen. Der Zusammenschluss der einzelnen Punzen geschieht in einer Metallhülse, dem Punzenkopf, vermittelst einer Schraube. Die sämtlichen Punzenenden bilden zusammen eine Brillantform oder sonst eine ähnliche Figur. Beim Arbeiten wird dieser Punzenkopf mit dem Punzen in eine Fusstritthebelpresse eingespannt, in der er senkrecht auf und ab bewegt werden kann. Senkrecht unter ihm steht, unbeweglich befestigt, der Gegenpunzen mit gewölbter Endfläche. Beim Brillantieren wird das Arbeitsstück mit der Rückseite auf den Gegenpunzen gelegt und der Facettenpunzen auf die Vorderseite gestossen, so dass sie beide, wie Patrize und Matrize wirkend, die gewünschte Form erhaben in dem Metall ausprägen. Nach dem Belieben des Arbeitenden kann das betreffende Schmuckstück ganz oder nur teilweise mit der Brillantverzierung bedeckt, oder es können durch Anwendung verschiedener Punzen die verschiedensten Einzelformen hervorgebracht werden. Als Material wird ausschliesslich weissgesottenes Silber verwendet; ein nachträgliches Polieren findet nicht statt.

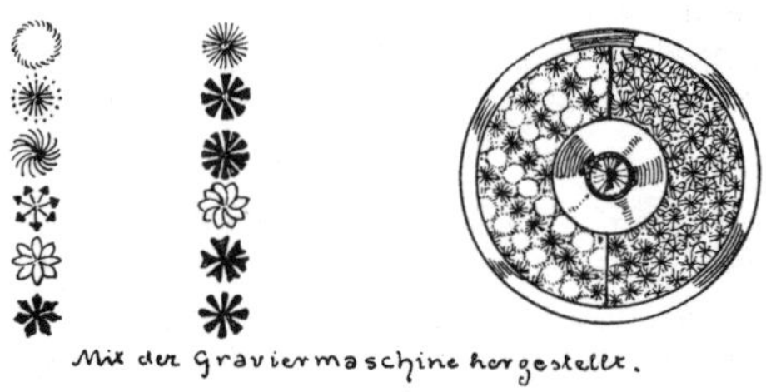

Abb. 64. **Graviermuster.**

Das Brillantieren kam in England, in den Birminghamer Werkstätten, auf, wurde dann eine Zeitlang mit besonderem Geschick in Florenz gepflegt und hat sich seither überallhin verbreitet, ist aber neuerdings stark in Abnahme begriffen.

In amerikanischen Schmuckwerkstätten wird das Gravieren in mancher Beziehung anders betrieben, als bei uns. Zunächst wird für das Goldgravieren eine ganz andere Kugel benutzt. Diese läuft in ihrer oberen Hälfte verjüngt und etwas ausgeschweift zu; oben ist sie flach abgedreht, bis zum Umfange des Kittstockes oder Klobens, welcher die Arbeit hält. In der Mitte

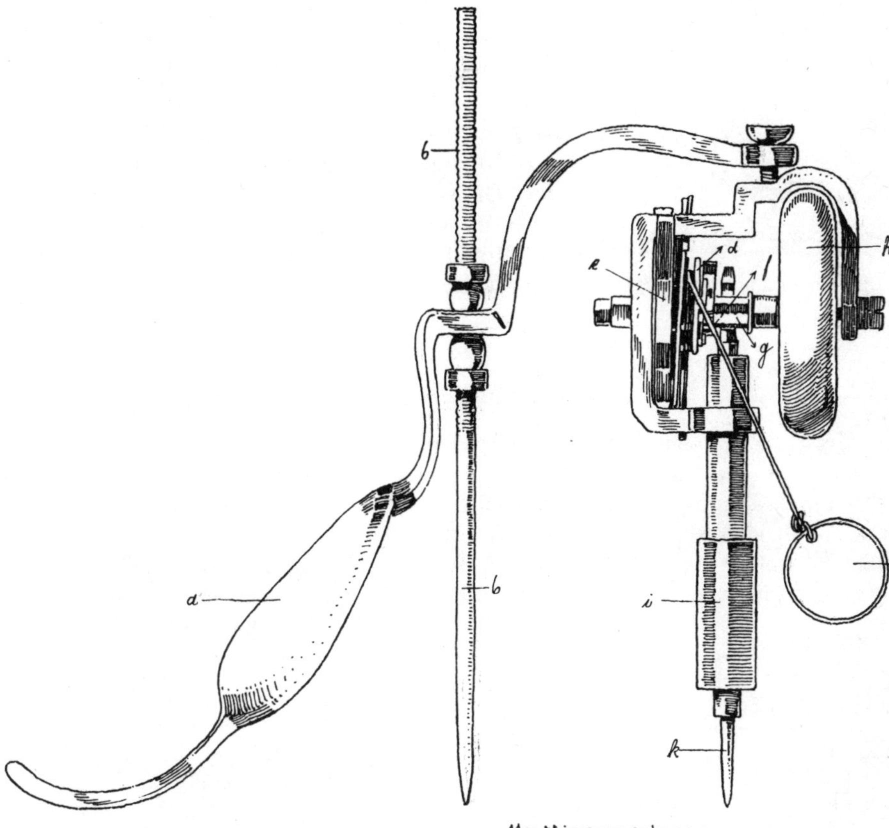

Abb. 65.

dieser oberen Fläche sitzt ein runder Zapfen, auf welchen der Kittstock, welcher unten ein entsprechendes cylindrisches Loch hat, lose aufgesetzt wird (Abb. 66). So kann die Arbeit von dem Graveur mit viel grösserer Leichtigkeit gedreht werden, als wenn die schwere Treibkugel bewegt werden muss. Diese wird dann nur in den Fällen benutzt, wo ihre Schwere als Widerstand bei der Arbeit notwendig ist, also beim Treiben oder Mattieren. Ausser den bei uns gebräuchlichen Sticheln wird der gleichseitig viereckige „Grabstichel" besonders zum Damaszieren und Verschneiden viel benutzt, überhaupt seiner rechtwinkligen Spitze halber vor jedem andern Stichel bevorzugt.

Um sich bei einer in mehrfacher Wiederholung herzustellenden Gravierarbeit das wiederholte Aufzeichnen zu sparen, verfährt der amerikanische Graveur folgendermassen: Er legt ein Stück Papier über die Originalgravierung und reibt mit einer stumpfen Holz- oder Bleistiftspitze so lange darüber, bis sich das Papier in die tieferen Teile des Musters gedrückt hat und die Zeichnung erhaben dasteht. Dann reibt er mit der befeuchteten Fingerspitze auf einem Stückchen Seife einen leichten Brei und bestreicht damit ganz leicht die untere Seite des Papiermusters. Sobald dieser Anstrich getrocknet ist, kann er von dem Stück Papier Dutzende von Abdrücken auf flache, gewölbte oder vertiefte Metallflächen machen, indem er leicht auf das polierte Metall haucht, den trockenen, beseiften Abdruck darauflegt und mit dem Finger fast ohne Druck darüber hinfährt. Das ganze Muster bleibt auf dem Metall stehen als dünne Seifenschicht, und der Graveur kann anfangen zu stechen, ohne erst zeichnen oder ankratzen zu müssen. Für den Abdruck auf weissem Metall, wo die grauliche Seife nicht gut sichtbar wäre, färbt man diese leicht mit Kohle oder Pariser Rot.

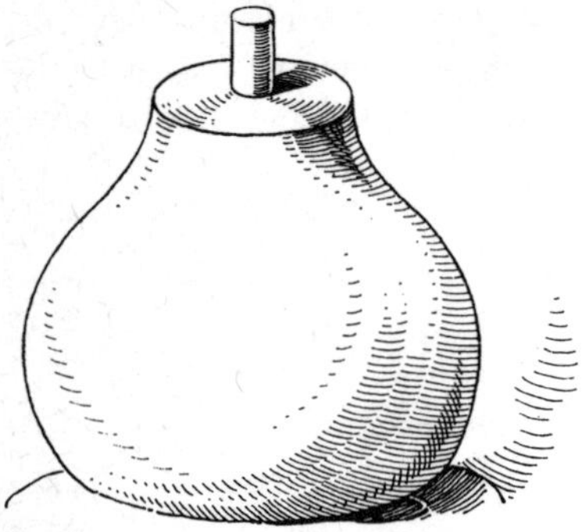

Abb. 66. **Amerikanische Graveurkugel.**

8. **Das Guillochieren.**

Guillochieren ist ein mechanisches Gravierverfahren, vermittelst dessen geometrische Linearverzierungen aus geraden, kreisförmigen, elliptischen, glatten oder wellenförmigen, mehr oder weniger breiten und tiefen Strichen in paralleler, radialer, gekreuzter oder verschlungener Anordnung in das Metall eingeschnitten werden können. Das Einschneiden erfolgt vermittelst einer Art starker Stichel, welche je nach Bedarf auf dem Schleifstein zu der gewünschten Form zugeschliffen werden. Die Arbeit erfolgt auf einer drehbankartigen, mit besonderem Betriebsmechanismus versehenen Maschine, der Guillochiermaschine. Dieselbe besteht aus zwei Hauptteilen, dem Träger des zu guillochierenden Stückes und dem Träger des arbeitenden Stichels, dem Support; zur Ausführung sämtlicher Arten von Guillochierung braucht man zwei Formen der Maschine, den Geradzug und den Rundzug. Beide sind ganz ungemein komplizierte und sinnreiche Apparate, zu deren Beschreibung hier der Ort nicht ist. Es soll nur in kurzem die Art ihrer Verwendung auseinandergesetzt werden. Die Arbeit am Geradzug erfolgt in der nachstehend beschriebenen Weise: Der Stichel ist am Support wagerecht eingespannt, in unbeweglicher, aber verstellbarer Verbindung mit einem stumpfen, polierten Stift, dem Leitstichel, der ein tieferes Eindringen des Arbeitsstichels, als beabsichtigt ist, zu verhindern hat. Der Teil, der den Stichel trägt, gleitet auf Schienen vor- und rückwärts, so dass die Stichelspitze bald zur Berührung mit dem Arbeitsstück gebracht und bald von demselben entfernt werden kann. Der Stichel lässt sich auch etwas schräg stellen, wodurch ein breiterer Strich entsteht. Das Arbeitsstück wird auf dem Kittstock befestigt; der Kittstock des Guillocheurs hat hinten eine Holzschraube, vermittelst deren er in eine an der Maschine befindliche Schraubenmutter eingeschraubt werden kann. Es steht nun dem Stichel gerade gegenüber und kann vermittelst einer Kurbel

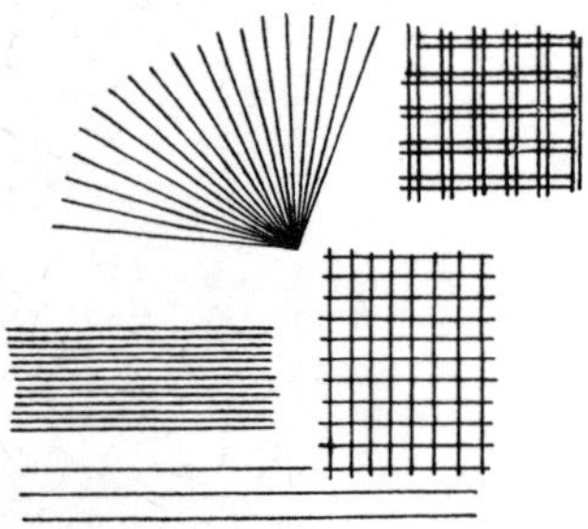

Abb. 67.
Geradlinige Guillochierungen.

auf einer Schraubenspindel senkrecht auf und ab bewegt werden. Wird nun der Stichel auf das Arbeitsstück gedrückt, so entsteht durch die Bewegung desselben eine gerade Linie (Abb. 67). Sollen mehrere Parallelen gezogen werden, so wird der Stichel vermittelst einer Zahnradvorrichtung jeweils so weit seitlich verschoben, als der Abstand der Striche betragen soll. Eine an dem Zahnrad angebrachte Skala macht ein durchaus gleichmässiges Fortrücken des Stichels möglich. Der Guillocheur beobachtet den Fortgang der Arbeit durch eine am Support angebrachte Lupe. Um Linien verschiedener Richtung, z. B. von einem Punkt ausstrahlend, gravieren zu können (Abb. 67), ist das Arbeitsstück auf einer Scheibe befestigt, welche durch eine, auf ihre aussen angebrachte Verzahnung wirkende Schraubenspindel um ihre Achse drehbar ist. Nun wird ein Strahl gezogen, die Scheibe mit dem Arbeitsstück etwas gedreht, ein zweiter gezogen u. s. w. Auf die gleiche Art werden Kreuzschraffierungen hergestellt (Abb. 67). Sollen, anstatt der bisherigen glatten, wellenförmige Linien erzeugt werden, so bedarf man einer sogenannten Patrone. Dies ist ein Stahlstück in der Form etwa eines starken Lineals, 12—15 Centimeter lang, das an den beiden Längskanten zickzackförmig ausgeschnitten ist (Abb. 68). Die Patrone wird auf den unbeweglichen, seitwärts stehenden Patronenstock gespannt, aufrecht stehend, so dass die wellenförmige Kante dem Teil des Guillochierapparates zugewendet ist, welcher das Arbeitsstück trägt. Mit diesem ist ein länglicher Führungsstift verbunden, der an der Kante der Patrone bei der Bewegung der Maschine auf und ab gleitet. Da diese durch eine Feder mit einer gewissen Kraft gegen die Patrone gepresst wird, so teilt sich die Bewegung des Führungsstiftes dem Arbeitsstück mit und dieses steigt wellenförmig rüttelnd auf und ab, wodurch eine entsprechende Linie erzeugt wird. Diese Linien können entweder parallel, oder, durch jeweiliges Auf- und Abschrauben der Patrone, in verschränkter Anordnung gezogen werden (Abb. 69). Eine ähnliche Vorrichtung gestattet es, Schrift zu guillochieren. Die Schrift wird erhaben in ein Stahlstück graviert; ein Leitstift gleitet die erhabene Schrift entlang, und dieser ist so durch ein sogen. „Springwerk“ mit dem Stichel verbunden, dass die Wirkung der Patrone diesmal nicht auf das Arbeitsstück, sondern auf den Stichel übertragen wird. Sobald der Führungsstift in die Vertiefungen zwischen den Buchstaben kommt, greift der Stichel die zu bearbeitende Metallfläche an; sobald ersterer oben über die Buchstaben weggleitet, greift er nicht mehr an (Abb. 70). So unaufhörlich in senkrechten, dicht nebeneinander liegenden Zügen über die Schrift weggeführt, bringt das Zusammenwirken von Führungsstift und Stichel eine Schrift zu stande, die aus einer senkrechten, parallelen Schraffierung mit ausgesparten Buchstaben besteht. Auf diese Art können auch anderweitige Darstellungen in Guillochierung übertragen werden. — Für Herstellung von Kreisbögen wird eine etwas modifizierte Maschine, der Rundzug, verwendet. Der Support ist hier der gleiche. Der Teil des Apparates, welcher das Arbeitsstück trägt, besteht im wesentlichen aus einer wagerecht liegenden Achse, und die Bewegung desselben ist eine drehende. Vorn an der Achse, dem Stichel gegenüber, sitzt das Arbeitsstück; dasselbe ist auf einer besonderen Scheibe, dem Kreuzschieber (excentric) befestigt,

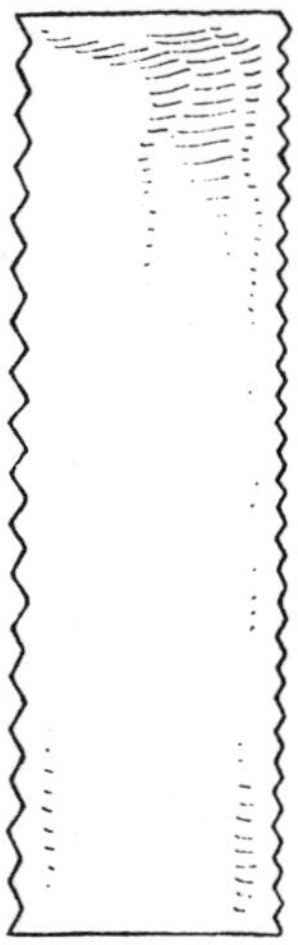

Abb. 68. **Patrone für den Geradzug.**

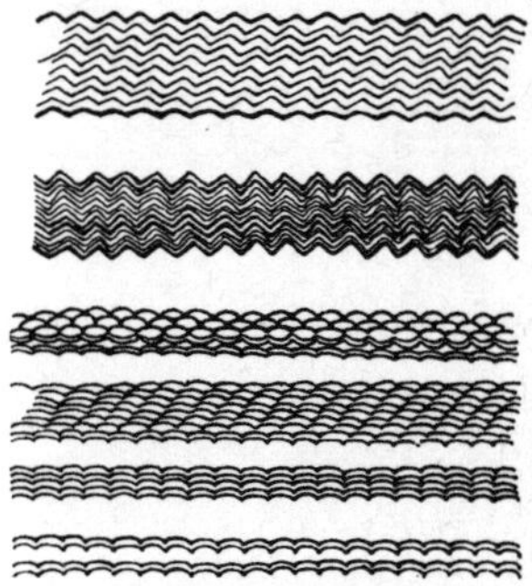

Abb. 69. **Verschiedene Guillochierungen.**

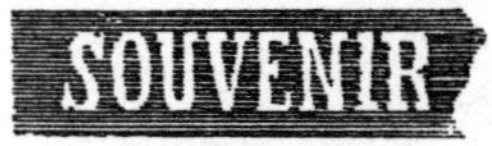

Abb. 70. **Schriftguillochierung.**

der durch Schrauben eine Verschiebung desselben gestattet, so dass excentrische Ringe ermöglicht werden. Das Hin- und Herschrauben des Stichels regelt den mehr oder weniger grossen Radius des betr. Kreisbogens. An dem Kreuzschieber ist eine Zahnradvorrichtung, die Teilscheibe, welche eine gewisse Anzahl Zähne hat, 144 oder 120 meist; diese ist zur genauen Einteilung von Kreisornamenten aller Art unentbehrlich. Auch hier werden Patronen verwendet, die in der Form kreisrunder Scheiben („Rosetten") (Abb. 71 unten) auf der Achse sitzen; der Rand ist in verschiedener Teilung seicht ausgezackt; so sind gewöhnlich elf auf einem Rundzug. Dazu kommen drei Sternpatronen (Abb. 71 oben), deren Rand wellenförmig geschwungen ist. Der Durchmesser der Scheiben ist jeweils 15—17 Centimeter. Die Patronen wirken auf die Bewegung des drehenden Teils der Maschine, der sogen. „Wiege". Diese ruht nämlich unten auf zwei Dornen, in denen sie, wie ein umgekehrter Perpendikel, hin- und herschwingen kann, sobald die Schraube, welche dies für gewöhnlich verhindert, geöffnet ist. Seitlich ist an einem eisernen

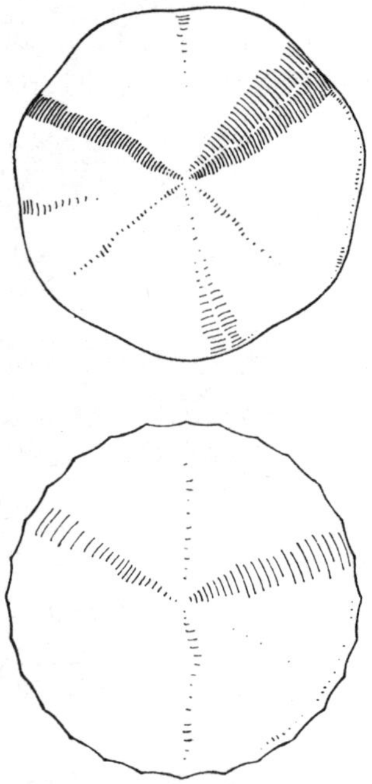

Abb. 71. **Patronen für den Rundzug.**

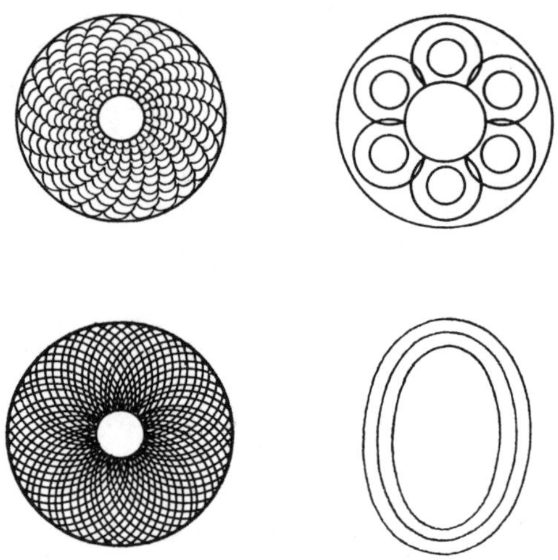

Abb. 72. **Rundlinige Guillochierungen.**

Träger ein sogen. „Dusch", ein unbeweglicher Stahlstift, angebracht, der sich an den Umkreis irgend einer der Rosetten, welche gerade benutzt werden soll, anlegt. Da die Wiege durch eine Feder gegen den Stift gepresst wird, so überträgt sich die Form des Umfangs der Rosette auf die drehende Bewegung der Wiege und damit auf die des Arbeitsstückes und der hervorzubringenden Kreislinie. Es können natürlich die verschiedensten Kreise unter Benutzung der gleichen Rosette gezogen werden; je kleiner der Kreis wird, um so feiner erscheint dann auch die Zähnung, da sich die gleiche Anzahl Zähne auf einen viel kleineren Kreisumfang verteilen. — Der Antrieb des Rundzuges erfolgt von Hand durch ein Schwungrad, oder auch durch eine Kurbel vermittelst Uebersetzung. Der Teil der Achse, auf dem die Rosetten sitzen, heisst die Trommel; die Rosetten können durch eine Schraube derart verstellt werden, dass bei der Hervorbringung konzentrischer Kreise die Wellen verschränkt erscheinen. Hiervon wird besonders beim „Flinkieren", beim Gravieren von Metallflächen, welche in durchsichtigen Farben emailliert werden sollen, ein effektvoller Gebrauch gemacht. Man füllt die Fläche mit dicht aufeinanderfolgenden gewellten Kreisen; dadurch nun, dass man nach Fertigstellung eines jeden derselben die betreffende Rosette ein klein wenig verstellt, verschieben sich die Wellen jedes folgenden Kreises etwas gegen die des vorhergehenden. Die fertige Arbeit gewährt schliesslich den Anblick eines Sternes mit aneinanderschliessenden, geschwungenen Strahlen, — eine sehr lebhaft und glänzend wirkende Musterung, die unter transparentem Email sich sehr günstig ausnimmt (Abb. 72). — Der Rundzug gestattet eine grosse Reichhaltigkeit der Bemusterung; durch geschickte Benutzung der Verstellvorrichtungen kann man Spiralen, blattartige Formen und natürlich die mannigfaltigsten, geometrischen Muster gravieren, wobei die Maschine die verwickeltsten Kreiseinteilungen mit grosser Schnelligkeit und Genauigkeit herzustellen gestattet. — Eine weitere Bereicherung wird durch das Einstellen eines Ovalwerkes herbeigeführt. Es wird zu diesem Behuf auf die Achse des Rundzuges eine besondere Scheibe aufgesetzt, die auf der Rückseite zwei vorstehende Backen hat. Diese Backen laufen auf einer zweiten kleineren Scheibe, die excentrisch verstellbar ist. Dadurch zieht sich die Kreisbewegung der Scheibe ins Elliptische (Abb. 72). Je weiter diese Scheibe aus dem Mittelpunkt gerückt wird, desto spitziger wird die Ellipse werden. Selbstverständlich kann man hierbei die Rosetten u. s. w., wie beim gewöhnlichen Rundzug, zur An-

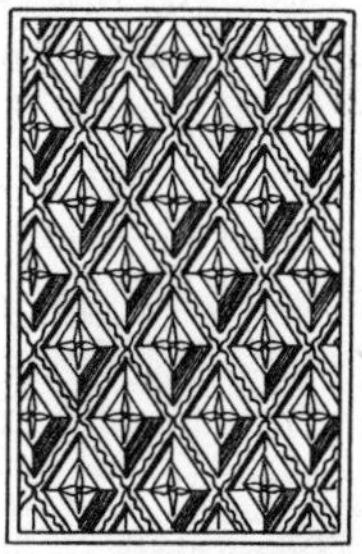
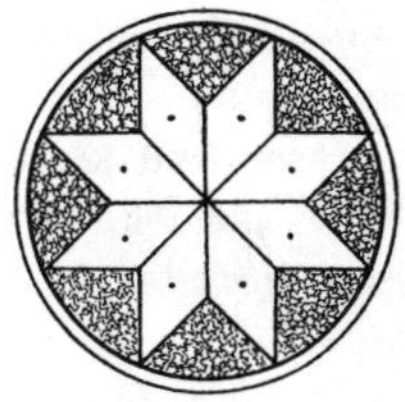

Abb. 73. **Kombinierte Guillochierungen.**

wendung bringen. Auch kann das gleiche Arbeitsstück nacheinander mit Geradzug, Rundzug und Ovalwerk bearbeitet werden. Beispiele einer kombinierten Musterung zeigen die Abbildungen 73.

---

9. Das Fassen.

Unter „Schmuck“ versteht man kleine Kunstwerke aus Edelmetall, vorzugsweise in Verbindung mit Edelsteinen und Perlen; nur die gleichzeitige Verwendung beider entspricht völlig der Bedeutung des Wortes. Steine ohne die metallene Fassung sind praktisch gar nicht verwertbar, d. h. können nicht getragen werden. Metallschmuck ohne die Zuthat derselben ist, wenigstens vom modernen Standpunkte aus, als vorübergehende Geschmacksrichtung zu betrachten, die bis jetzt noch nie Bestand hatte und schwerlich je haben wird. So ist die Kunst des Fassens ein wichtigster Bestandteil, ein durchaus typisches Charakteristikum der Schmuckkunst geworden. Es ist eine sehr alte Kunst, jedenfalls so alt, wie die Verwendung der Edelsteine überhaupt. Aber ebenso, wie die Steinschleiferei sich stetig entwickelt und leistungsfähiger wird, wie durch den vielseitiger und gründlicher betriebenen Abbau der natürlichen Fundstätten das im Umlauf befindliche Steinmaterial an Quantität und Qualität stets zunimmt, so muss auch die Fasserei mit sich steigernden Ansprüchen an ihre Arbeitsleistungen rechnen.

Während es früher ein Hauptstudium des Fassers, resp. des Juweliers war, Fehler und Flecken des Steines zu verdecken, werden ihm heutzutage nur höchst selten Steine mit so groben Fehlern in die Hand kommen, dass man denselben durch handwerksmässige Kunstgriffe zu Leibe zu gehen für nötig halten müsste. Demgemäss ist die in den Werken über die Goldschmiedekunst stets mit so grosser Wichtigkeit behandelte Anwendung der Folie in unseren Bijouteriewerkstätten und Fabriken auf ein Minimum zusammengeschrumpft. Ebensowenig kann dem Unterschiede zwischen Kastenfassung und Fassung à jour diejenige technische Bedeutung beigemessen werden, wie dies in Lehrbüchern geschieht. Eine Einteilung unserer modernen Fasserei kann man darauf keinesfalls gründen, da der ganze Unterschied heutzutage darauf hinausläuft, ob die Fassung von unten Licht zulässt oder nicht.

Die bessere Fasserei ist Handarbeit. Die Maschine wird nur zur Herstellung der nötigen Metallteile in ihrer allgemeinen Form verwendet, mit einer Ausnahme, die bei Besprechung der Chatonfassung Erwähnung finden wird. Die grosse Kostbarkeit des verwendeten Materials, wenn es echt, — und seine Empfindlichkeit, wenn es unecht ist, verlangen eben die Behandlung durch die geschickte und sorgfältige Menschenhand. Metall und Stein muss genau auf- und ineinander passen. Bei Glasflüssen, Halbedelsteinen und Perlen kann man sich durch geringfügige Befeilungen helfen — bei allen harten Steinarten muss die Metallfassung aufs genaueste der jedesmaligen Form angepasst werden —, eine Thätigkeit, die man mit dem Ausdruck Justieren bezeichnet und welche die grösste Genauigkeit seitens des Arbeiters voraussetzt. Um in Metallblech Steine fassen zu können, ist eine gewisse Blechstärke nötig; es ist aber nicht immer zweckmässig, diese Fassstärke dem ganzen Arbeitsstücke zu geben, das dadurch leicht zu schwer und massig werden könnte. Man hilft sich in diesem Falle dadurch, dass man an denjenigen Stellen, wo ein Stein sitzen soll, eine angelötete Verstärkung unterlegt. — Es wird sich im weiteren Verlaufe der Beschreibung zeigen, dass nicht nur grösste Pünktlichkeit und Genauigkeit, sondern auch Geschmack und ein sicheres Auge von einem tüchtigen Fasser verlangt werden müssen, wobei noch bemerkt werden mag, dass die heutige starke Konkurrenz ihn zu einer gewandten, möglichst zeitersparenden Arbeitsweise nötigt.

Das Werkzeug des Fassers ist ziemlich einfach (Abb. 74). Er verwendet den Drill- oder Centrumsbohrer (Dreil) mit einem, den verschiedenen Steingrössen entsprechenden Satze von Bohrern. Er schneidet das Bohrloch genau nach Form und Grösse des Steines aus mit dem Justierstichel. Sitzt der Stein, so wird die Fassung verschnitten mit verschiedenen Sticheln, besonders dem Spitz- und dem Flachstichel. Zum Andrücken oder Anreiben des Metallrandes dient der Anreiber (ein konischer, vorn abgerundeter Stift) und der sogen. Bocksfuss oder flache Andrücker. Der Bocksfuss wird verwendet bei Kastenfassungen, die nachher von aussen verschnitten werden, der Anreiber bei glatt eingeriebenen, unverschnittenen Fassungen. Ein weiteres, wichtiges Instrument ist das Korneisen (Korndrücker). Es dient zur Hervorbringung der Körner, kleiner, kugelförmiger Erhöhungen im Metall, über die noch des ferneren gesprochen werden wird. Es sind dies runde, in einem Grabstichelheft befestigte Stahlstifte, die in ihrer kleinen, kreisförmigen Endfläche ein poliertes, halbkugelförmiges Grübchen enthalten. Man hat meist einen Satz von etwa zwölf Korneisen verschiedener Grösse. Die Korneisen bedürfen einer sorgfältigen Instandhaltung von seiten des Fassers. Die nötige Glätte erhält er ihnen durch Polieren auf Rotleder und ähnlichen Poliermitteln. Bei stärkeren Abnutzungen bedient man sich einer Matrize; dieselbe besteht aus einem Stahlstück, in welches Kügelchen von entsprechend verschiedener Grösse versenkt eingearbeitet sind. Das betreffende Korneisen wird geglüht, in die Matrize geschlagen und nach sorgfältigem Polieren wieder gehärtet. — Beim Fassen wird das Arbeitsstück entweder auf dem Kittstock aufgekittet — einem 12—14 Centimeter langen, cylindrischen Holzstock, den der Arbeiter in der linken Hand hält — oder, wie beim Treiben in eine Treibkugel. Der

Kitt ist die bekannte Komposition aus schwarzem Pech, Terpentin und Ziegelmehl. Häufig wird auch Schellack verwendet, mit dem zwar etwas umständlich, aber reinlicher zu arbeiten ist; für empfindliche Sachen, z. B. gefärbte Arbeiten, ist er entschieden vorzuziehen und verdirbt auch bei etwaigen Berührungen die Stichel weniger, als der oben erwähnte schwarze Kitt.

Ringe und Schmuckstücke von ähnlicher, geringer Grösse spannt man in den hölzernen Fasskloben. Die Steine werden mit einem Stäbchen, an dessen Ende etwas Wachs angebracht ist, angefasst und gehandhabt. Bei kleinen Steinen wendet man dazu den Setzstift an, der wie ein Korneisen geformt ist und beim Gebrauche angefeuchtet wird; er besteht vorteilhaft aus weichem Metall.

So einfach dieser Werkzeugsatz, so interessant und vielseitig ist die damit auszuführende Technik. Das ganze einschlägige Gebiet kann im allgemeinen eingeteilt werden in Inkrustations-

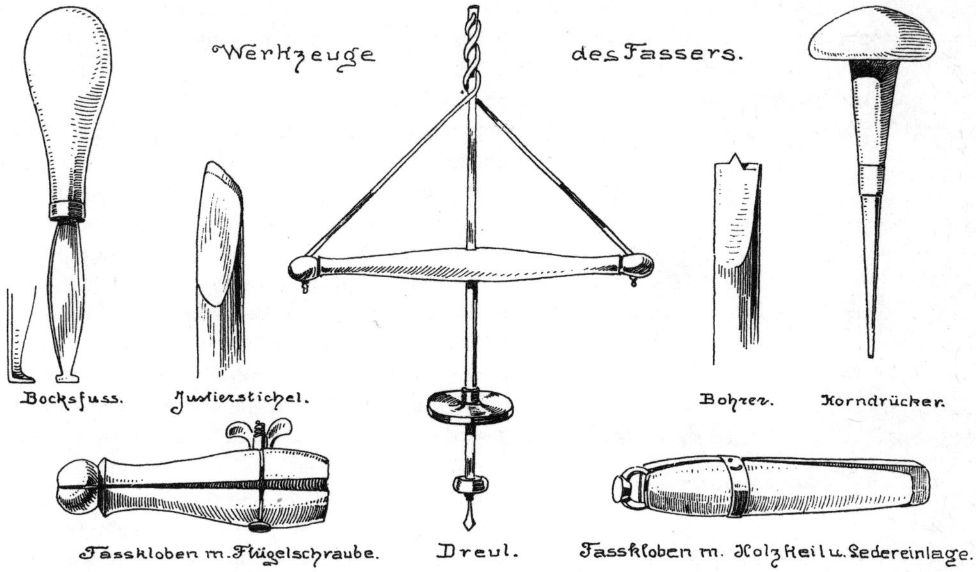

Abb. 74. **Das Werkzeug des Fassers.**

fassung, in Zargenfassung, in Chaton- oder Galerienfassung und die Karmoisierung. Dazu kommen noch einige minder wichtige Besonderheiten, wie das Einsetzen von birn- oder tropfenförmigen Steinen, resp. Perlen in Kapseln und das Aufschrauben ganzer Perlen. Jede der angeführten Hauptfassungsarten kann als Kasten- oder à jour-Fassung, d. h. mit offenem oder geschlossenem Boden, ausgeführt werden; für jede können durchsichtige oder undurchsichtige, foliierte oder nichtfoliierte Steine zur Anwendung gelangen. Weniger der Stein und die beabsichtigte künstlerische Wirkung desselben werden die Anwendung der einen oder anderen Technik bedingen, als die praktische Rücksicht auf den künftigen Gebrauch des Schmuckstückes, ob der Stein geschützt liegen muss oder hoch hervorragen darf, ob er die Anwendung dieses oder jenes Befestigungsmittels erträgt, bezw. erfordert oder nicht. Auch wird es von Wichtigkeit sein, welche Rolle in dem künstlerischen Entwurfe des Schmuckstückes der Steinwirkung im Verhältnis zum Metalle zugedacht ist. Je nach dem Ueberwiegen des einen über das andere wird auch eine entsprechende Fassungsart zu wählen sein. Auch spielt natürlich die Form des

Steines, ob Rose oder Körperstein, eine entscheidende Rolle. Halbe Perlen und mugelig (glatt gewölbt) geschliffene Steine (Cabochons) werden im allgemeinen wie Rosen behandelt; auf ganze Perlen findet das eigentliche Fassen selten Anwendung.

Das Hauptmerkmal der Inkrustationstechnik besteht darin, dass die Auflage durch Einbohren in die Metalloberfläche vertieft hergestellt wird, dass also stets ein Teil des Steines, resp. der Perle in das Metall versenkt erscheint. Um uns diese Art zunächst an einem ganz einfachen Beispiel klar zu machen, nehmen wir an, es solle etwa ein Manschettenknopf in einer Ecke durch einen inkrustierten kleinen Opal mit sogen. Sternfassung verziert werden (Abb. 75, links). Es wird zunächst in das Metall an der entsprechenden Stelle mit dem Drillbohrer, in den ein Bohrer von dem Durchmesser des Steines gesteckt wird, ein flaches Loch hergestellt. Da der Opal Licht von unten braucht, um richtig zu wirken, so wird der Bohrer gegen einen kleineren ausgewechselt und damit eine kleinere Oeffnung durchgebohrt, um dem Steine das nötige Licht zuzuführen und eine Auflage zu schaffen. Eine beliebte äussere Verzierung, die in der Bezeichnung „Sternfassung" ausgesprochen, technisch übrigens bedeutungslos ist, wird nun dadurch angebracht, dass rings um das Loch mit dem Facetten-, resp. Flachstichel die Strahlen eines meist achtspitzigen Sternes eingeschnitten werden. Ist das Bohrloch justiert und der Stein eingesetzt, so geschieht bei derartigen geringeren Fassungen die endgültige Befestigung des Steines durch zwei, rechts und links vom Steine mit dem feinen Spitzstichel applizierte Stiche, wodurch an den entsprechenden Stellen das Metall an den Stein angedrückt und seine Befestigung erreicht wird. Bei grösseren Steinen wäre diese Befestigung technisch ungenügend und auch nicht effektvoll genug. Soll z. B. ein Brillant in Silber (Weissjuwelen) oder Gold inkrustiert werden, so wird folgendermassen verfahren (Abb. 75, rechts). Es wird zunächst ein Loch, etwas kleiner als der Brillant, ganz durchgebohrt, da ja in diesem Falle ebenfalls das Licht von unten her Zugang haben muss. Diese Oeffnung wird mit dem Justierstichel konisch ausgeschnitten oder vom Goldschmied ausgefeilt bis zur Grösse des Steines, oder besser etwas darüber, damit die Rundiste unterhalb der Oberfläche des Metalles zu sitzen kommt. An Stelle des Justierstichels wird von manchen Fassern mit Vorteil auch der Hohlstichel benutzt, bei dessen Anwendung sich oben kein Grat bildet. Die Seitenfläche der solchergestalt konisch geformten Oeffnung wird etwas winkelig eingeschnitten, um der Rundiste eine bessere Auflage zu geben. Der Stein wird nunmehr einprobiert und, wenn er genau passt, wieder herausgenommen und mit dem Spitzstichel durch schiebendes Eingraben in das Metall kleine Partikel desselben, die schon erwähnten „Körner" oder kurzweg „Korn", gegen das Bohrloch zu aufgestochen. Diese Körner werden mit dem Korneisen gerundet, indem man dasselbe darauf aufsetzt und mit einigem Drucke herumdreht. Jedes einzelne Korn wird mit dem Spitzstichel von aussen nach innen derart frei gestochen, dass das Ganze einen, meistens achtstrahligen Stern darstellt. Nachdem nun die Strahlen an ihren Seitenflächen mit dem Flachstichel glanzgeschnitten sind und der Umkreis der für den Stein bestimmten Oeffnung aufs sorgfältigste mit dem Justierstichel gesäubert ist, wird der Stein eingesetzt und die Körner mit dem Spitzstichel über die Rundiste herübergedrückt. Dabei arbeitet man stets über Kreuz, d. h. man nimmt zwei einander gegenüberliegende Korn unmittelbar nacheinander vor, damit der Stein nicht aus der richtigen Lage verschoben wird. Damit ist die Befestigung vollendet, da

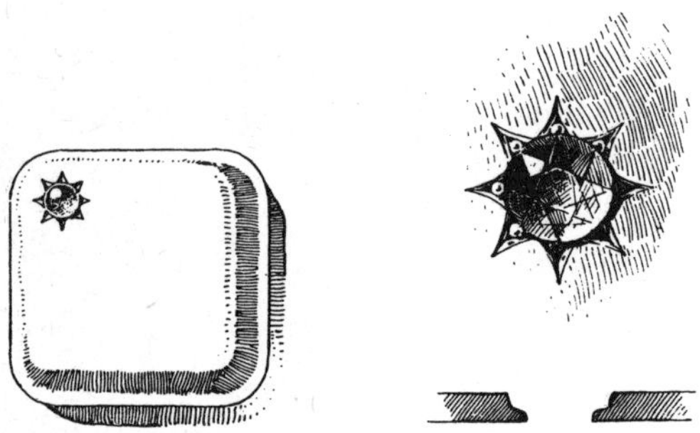

Abb. 75. **Inkrustationsfassung.**

die auf dem Oberteil des Steines aufliegenden Körner ihn unverrückbar festhalten. Es werden jetzt nur zum Schluss die Körner noch einmal rund und glatt gedreht. Diese Art der Inkrustation wirkt, gut ausgeführt, ebenso schön wie charaktervoll und wird überaus häufig angewendet. Bei ganz feiner, gediegener Arbeit wird auch so verfahren, dass der Fasser den Stein nach dem Justieren gleich sitzen lässt, die Körner aufsticht und das Verschneiden der Fassung vom Umkreis des Steines an nach aussen vornimmt, anstatt, wie oben beschrieben, von aussen herein. Man erreicht auf diese Art einen sehr satten Zusammenschluss von Stein und Fassung. Die Arbeit ist aber natürlich schwieriger, und man kann, des Raumes wegen, den rechtwinkeligen Flachstichel nicht, sondern nur den Spitzstichel verwenden.

Wenn die Inkrustationsfassung auf Aufsätzen, d. h. auf ausgehauenen und auf das Arbeitsstück aufgelöteten Einzelformen, wie Sterne, Blumen, Blätter etc., angewendet wird, so erleidet ihre Anwendung wohl Modifikationen, ihr Prinzip ist stets dasselbe. Es soll, um wieder ein konkretes Beispiel zu wählen, die Ausfassung eines Kleeblattes mit drei Perlen beschrieben werden (Abb. 76, links). In jedem der drei Blattlappen wird an der vorgezeichneten Stelle ein Loch, in diesem Falle, da die Perle kein Licht von unten braucht, nur bis zu einer gewissen Tiefe, ausgebohrt. Im Centrum des Kleeblattes werden drei bei einander sitzende Körner, für jede Perle eines, ausgehoben, gerundet und freigeschnitten. Nachdem man mit dem Drillbohrer den Kreis nochmals glatt gebohrt hat, um etwaige, durch die Bearbeitung der Körner entstandene

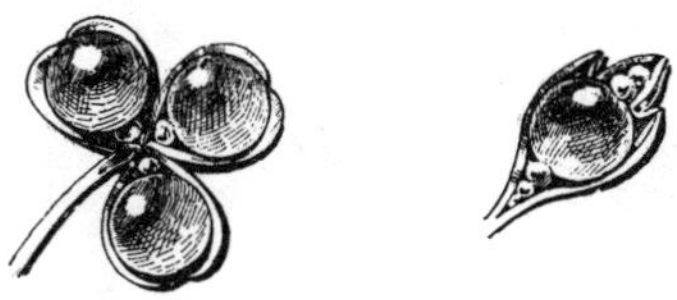

Abb. 76. **Ausgefasste Aufsätze.**

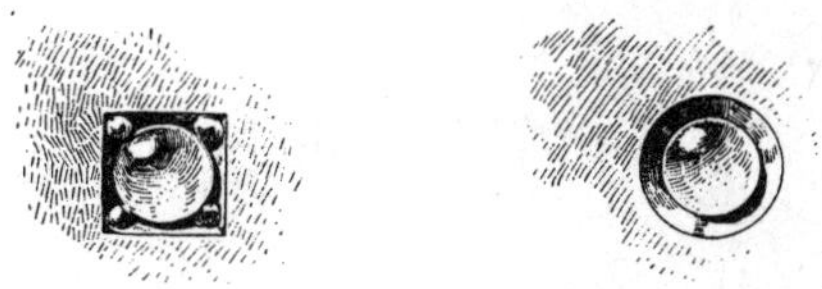

Abb. 77. **Karreau- und Kreisfassung.**

Gräte oder Unebenheiten zu beseitigen, werden die Perlen eingesetzt und je mit einem, dem Korn gegenüber angebrachten Stiche vorläufig befestigt. Durch das Andrücken des Kornes ist die Fassung der Perle vollendet. Will man eine solche in ein einfaches, zweizackiges Laub fassen (Abb. 76, rechts), so wird am besten für jede Zacke ein Korn gegeben, mindestens aber zwei einander gegenüberliegende. Bleibt in einer Blattspitze noch Raum frei, so wird derselbe durch nach Verlauf gearbeitete Korn ausgefüllt, die zum Unterschiede gegen die Fasskörner als Zierkörner bezeichnet werden. Das Freischneiden der Körner wird so weit ausgedehnt, dass die Zacken des Laubes dadurch zugleich eine gewisse Modellierung, bezw. Vertiefung nach der Mitte zu erhalten. Um eine klare Kontur zu erzielen, muss die oberste Kante in wenig nach aussen geneigter Fläche abgeschnitten werden. Auf diese Weise können ganze Zweige und Sträusse, sei es in ausgesägter, resp. ausgehauener Arbeit als Aufsatz, sei es als gravierte Zeichnung, mit Stein- und Perlenschmuck versehen werden.

Eine besondere Abart der Inkrustationstechnik ist die Karreaufassung (Abb. 77, links). Sie unterscheidet sich dadurch, dass hier nur vier Körner hergestellt werden. Nachdem man dieselben, wie gewöhnlich, freigeschnitten hat, schneidet man mit dem Spitzstichel von einem jeden Korn zum nächsten scharf und glatt, schräg nach innen geneigte, glänzende („glanze") Flächen ein, die zusammen ein Quadrat bilden, in dessen nach oben sich erweiternden Wänden der Stein oder die Perle sich spiegeln. Dies ist eine beliebte und vielfach angewendete Art, die namentlich zu bandartiger, sich wiederholender Anordnung benutzt wird. Dieselbe Manier wird auch zu kreisrund geschnittener Fassung ausgebildet (Abb. 77, rechts). Auch hier wird das

Loch mit dem Drillbohrer ausgebohrt, dann aber mit einem besonders hergerichteten, rückwärts geschliffenen Flachstichel in schräger, nach aussen steigender Fläche scharf und glänzend abgeschnitten. Die scheinbar naheliegende Verwendung eines konisch geformten Bohrers würde wohl die gleiche Form, niemals aber die glatte, „glanze“ Fläche ergeben, welche den eigenen Effekt dieser Fassungsart ausmacht. Körner werden hier keine angedrückt, sondern die Befestigung geschieht nur durch zwei einander gegenüberliegende, möglichst feine und wenig sichtbare Stiche. Diese kreisrunde Fassung wird meist für Perlen angewendet. Die beiden eben beschriebenen Arten der Karreau- und Rundfassung werden auch in kombinierter Art hergestellt (Abb. 78). Soll ein halbmondförmiger Aufsatz durch nach Verlauf angeordnete Perlen geschmückt werden, so wird die Fassung so gearbeitet, dass die an der inneren Bogenseite des Halbmondes der Karreau-, an der äusseren der Rundfassung entspricht. Es werden also auf jede Perle je zwei Körner kommen. Die äussere Seite des Halbmondes ist aus halbkreisförmigen Bogen zusammengesetzt, und zwischen den Perlen bleibt je ein aus den zusammenstossenden Schrägflächen der Fassung gebildeter Metallgrat stehen. Die nach aussen durch das Beschneiden entstehende scharfe Kante wird abgeschnitten. Die Halbmondform, die in unserer Bijouterie nicht selten zur Anwendung kommt, kann auch so ausgefasst werden, dass die Perlen enge, ohne den trennenden Metallgrat, aneinandersitzen (Abb. 79). In diesem Falle werden die Bohrlöcher so angesetzt, dass sie mit ihrer Peripherie aneinanderstossen; eine etwa stehen bleibende Zwischen-

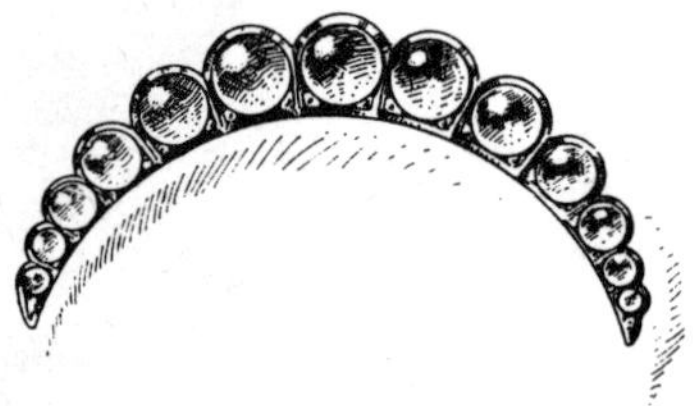

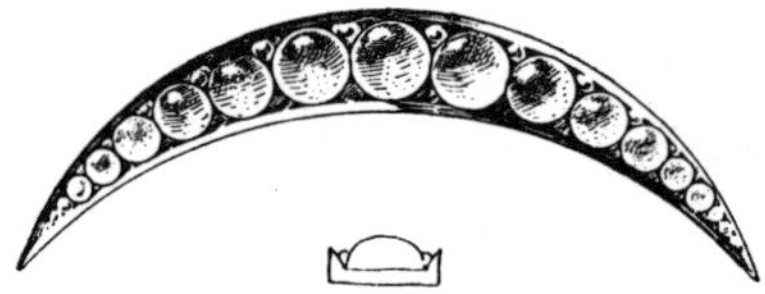

Abb. 78. **Halbmonde, mit Perlen gefasst.** Abb. 79.

wand wird nachträglich durchbrochen. Zwischen zwei Perlen wird je ein Korn angedrückt, natürlich, der Anordnung derselben entsprechend, ebenfalls nach Verlauf, also immer kleiner werdend nach den Spitzen des Halbmondes hin. Die Körner werden freigeschnitten und das Ganze so „verschnitten“, dass der um die Perlen freibleibende Metallrand des Halbmondes endlich zu einer spitzwinkeligen Rinne ausgetieft erscheint mit „glanzen“ Seitenflächen. Die äussersten Spitzen dieser Schmuckform, wo wegen des Raumes keine Perlen mehr gefasst werden können, werden mit nach Verlauf gearbeiteten Körnern dekoriert. — Eine zur Zeit nur noch wenig angewendete Fassungsart ist die Pavé-Fassung (pavé = gepflastert). Man versteht darunter die Ausfassung einer geschlossenen Fläche in eng gedrängter Anordnung der Steine. Es ist Inkrustationstechnik, wobei die zwischen den Steinen stehen bleibenden Zwickel vom Fasser verschnitten und die Ecken mit „Korn“ ausgefüllt werden. Für Granatwaren ist diese Art noch am ehesten beliebt, sie wird aber hier in einer ganz eigentümlichen Weise ausgeführt: die Befestigung der Steine geschieht vermittelst einzelner, in die Zwischenräume eingelöteter Stotzen, die, oben breit gedrückt, die Steine in ihrer Lage festhalten.

Unter die Inkrustationsfassungen müssen wir auch die angetriebene Fassung rechnen. Es ist dies eine besonders solide Art, die speziell für Ringsteine bestimmt ist, die dem Anstossen mehr als sonst irgend ein Schmuck ausgesetzt sind (Abb. 80, links). Der Stein wird in die Ringschiene — es muss aber solide Ware sein — auf gewöhnliche Art justiert und mit zwei Stichen vorläufig befestigt. Da das Antreiben mit Treibhammer und Flachpunzen geschieht, so besorgt es fast durchweg der Graveur; er treibt den durch das Justieren entstandenen Grat vorsichtig über die Rundiste des Steines, denselben so in der einfachsten und zugleich zuverlässigsten Weise befestigend. Bei weichen Halbedelsteinen, z. B. bei dem gegenwärtigen Modestein, dem Opal, ist das Antreiben übrigens eine riskierte Sache, da diese es unter Umständen nicht ertragen und Schaden nehmen. — Im allgemeinen wird die soweit fertige angetriebene Fassung nicht bestochen, sondern nur verfeilt und poliert. Sollte das Ganze zu schmucklos erscheinen, so kann in den angetriebenen Grat ein Biseau, ein Rand, angefeilt oder eine Hohlkehle eingestochen werden. Man kann Steine jeder Form, runde, ovale, viereckige, einzeln oder zu mehreren nebeneinander „antreiben".

Die Zargenfassung unterscheidet sich von der Inkrustation dadurch, dass der haltende, fassende Rand nicht durch eine Vertiefung in das Metall, sondern durch Auflöten eines schmalen, hochkant gestellten Metallstreifchens, einer Zarge, auf dasselbe hergestellt wird. Sie hat, je nachdem der eingesetzte Stein durchsichtig ist oder nicht, einen geschlossenen oder durchbrochenen Boden. Die Zargenfassung ist einfacher, auch weniger vielseitig und zierlich, als die Inkrustation. Sie kann beispielsweise an einem Ringe zur Verwendung kommen, wenn sich gegen eine andere Art, etwa gegen die eben erwähnte getriebene Fassung, technische Bedenken irgend welcher Art erheben (Abb. 80, rechts). Die Zarge wird dann an der für den Stein

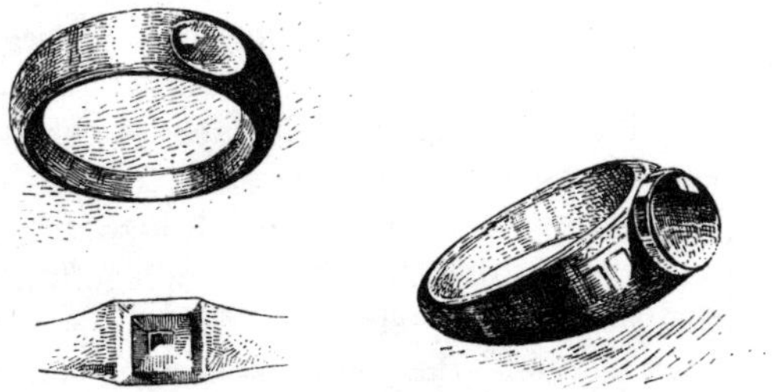

Abb. 80. **Angetriebene und Zargenfassung.**

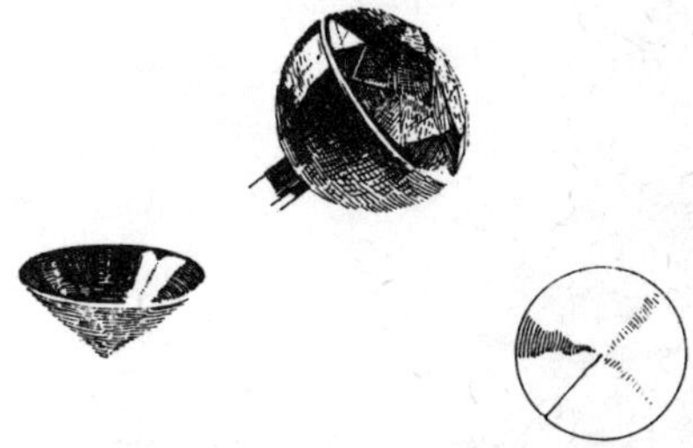

Abb. 81. **Fassung auf Folie.**

bestimmten Stelle des Ringes in entsprechender Grösse und Form aufgelötet. Der Stein wird eingesetzt, die Zarge ringsum angedrückt und mit einem stumpfen Instrument angerieben, schliesslich mit dem Stichel glatt geschnitten. — Keine eigentliche Zargenfassung, aber nahe mit ihr verwandt ist die Art, wie die bekannten Hemdbrustknöpfchen unserer Herren mit Brillanten geschmückt werden. Um die Foliierung, soweit sie noch gebräuchlich ist, mit hereinziehen zu können, sei die Verwendung einer Rose angenommen, der man durch die Foliierung das Aussehen und die Wirkung eines Körpersteines verleiht. Die eigentliche Fasserarbeit ist einfach (Abb. 81). Eine ganze, hohle, auf maschinellem Wege hergestellte Metallkugel wird zur Hälfte abgefeilt, der Metallrand justiert und mit Auflage versehen. Für weisse Folie wird neuerdings fast immer Platinfolie angewendet, da Silberfolie mit der Zeit oxydiert. Das Folieblättchen wird kreisrund ausgeschnitten (Abb. 81), erhält dann einen radialen Schnitt vom Rande zum Mittelpunkt und wird endlich durch einen Druck in die Fassung gedrängt, so, dass die Schnittränder, in der Fassung nach der Mitte zu aufgetieft, sich übereinanderlegen und ein trichterförmiges Schüsselchen entsteht. Die Folie wird möglichst tief unter den Stein eingelegt, damit sie beim Bearbeiten desselben nicht zerknittert werden kann. Ist der Stein eingesetzt — er darf die Folie nicht berühren —, so wird der durch das Justieren rings entstandene Grat angedrückt, resp. angerieben. — Soll eine Inkrustation foliiert werden, so muss das Bohrloch — wenigstens gilt dies bei besseren Arbeiten — unten schüsselförmig ausgetieft sein, um der Folie den nötigen

Raum zu gewähren, wenn man es nicht vorzieht, ein montiertes Schüsselchen unten anzufügen. Zur Notwendigkeit wird letzteres, wenn man bei der noch zu behandelnden Chatonfassung Folie anzuwenden wünscht. Wenn ich noch erwähne, dass hier und da unter schwachleuchtende Farbsteine farbige Silberfolie unterlegt wird, so habe ich die Anwendung der Folie in unserer modernen Fasserei erschöpft. — Unter Bogenfassung wird eine Zargenfassung (Abb. 82, links) verstanden, bei welcher, nachdem der Stein, resp. die halbe Perle eingesetzt und die Zarge angedrückt ist, in dieselbe von aussen mit dem meisselförmigen Andrücker Ecken oder Winkel eingedrückt werden, dergestalt, dass das zwischen zwei solchen Winkeln befindliche Metallblech sich bogenförmig herauswölbt. Die Zarge wird also in bogenförmigen Absätzen den Stein umkreisen, was zwar schmucklos, aber ungemein energisch wirkt. Unter Mille-griffes-Fassung versteht man eine Zarge, deren ganzer oberer Rand mit aneinanderstossenden Körnern dekoriert ist.

Eine sehr interessante und schöne Art, die am besten wohl hier angeschlossen werden wird, ist die abgedeckte Fassung (Abb. 82, rechts). In eine starke Zarge oder einen massiven „Butzen", rund oder oval, wird ein Stein eingesetzt und der Metallrand ringsum soviel als möglich gegen den Stein angedrückt, um einen möglichst knappen Anschluss zu erzielen. Auf dem oberen Rande wird nun eine gewisse Anzahl, etwa acht Korn, angedrückt und das Metall zwischen diesen schräg nach aussen, möglichst weit hinab- und glanzgeschnitten, so dass die Korn freisitzen und, von oben betrachtet, Stein und Metall ohne bemerkbaren Absatz ineinander übergehen. Von der Seite gesehen, erscheint nun der obere Teil der Fassung mit flach geschnittenen, nach unten sich verjüngenden Griffen dekoriert, deren jeder auf seiner Spitze ein Korn trägt. Wird die Arbeit gut ausgeführt, so wird sich kaum ein markigerer Ausdruck finden lassen für die stumme Thätigkeit des Metalles beim Steinfassen, als eine solche abgedeckte Fassung. Solche Zargen können auch mit der Maschine vorgepresst werden, so dass der Fasser bloss noch das Einsetzen und Justieren des Steines und etwa das Nachschneiden der Fassung zu besorgen hat. Bessere Arbeiten werden aber stets von Hand gefertigt. Auch auf die schon beschriebene Ausfassung eines Halbmondes mit Perlen oder Steinen kann die abgedeckte Art angewendet werden (Abb. 83). Es wird dabei der Metallrand ebenfalls satt an den Stein gedrückt und oben die Korn angebracht, entweder so, dass in die Zwischenräume zwischen zwei Perlen je drei Korn, oder aber, dass je auf die Mitte einer und in den Zwischenraum zweier Perlen je ein Korn gegeben werden, die man zum Schluss in der angegebenen Art freischneidet.

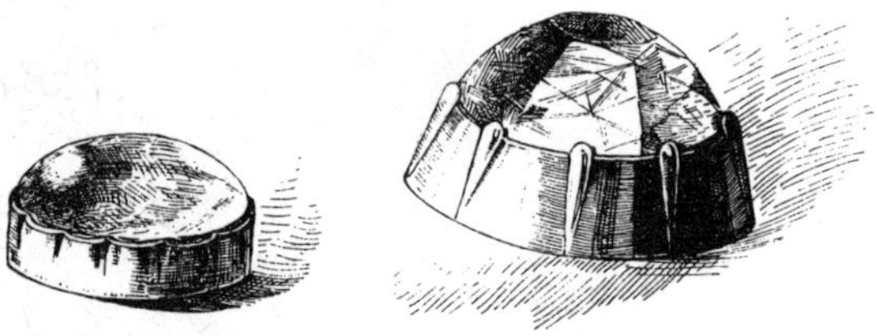

Abb. 82. **Bogen- und abgedeckte Fassung.**

Die bisher beschriebenen Arten der Fassung haben den Stein entweder mit dem ganzen, angeriebenen Metallrande oder mit den einzelnen angedrückten Metallkörnern festgehalten. Bildet man dieses letztere Verfahren in seinen Konsequenzen weiter aus, zieht man die Körner sozusagen in die Länge, so erhält man einzelne Metallpföstchen, technisch Stotzen oder Krabben, die den Stein in die Höhe heben und festhalten. Man kann sich eine solche Fassung aus einzelnen Stotzen montieren; in den weitaus meisten Fällen wird man sich aber eines Massenproduktes der Maschine, des Chatons, bedienen (Vergleiche die Beschreibung dieser Fabrikation unter: Abteilung D.), der aus einem mehr oder minder zierlich ausgebildeten Fussreifen und der nötigen Anzahl Stotzen, in einem Stück ausgehauen und ausgetieft, besteht. Das ist die luftigste Art der Fassung, diejenige, bei welcher der Stein am meisten vor- und das Metall am meisten zurücktritt. Der technische Vorgang ist sehr einfach (Abb. 84). Soll eine

Rose oder eine Perle in einen Chaton gefasst werden — dieselben werden natürlich in allen notwendigen Grössen fabriziert —, so wird jeder Stotzen mit dem Flachstichel von oben ein Stück zurückgestochen, bezw. gespalten, dergestalt, dass der eine Ast, der nicht abgestochen werden darf, nach innen gerichtet ist und dem Steine eine sichere Auflage bietet. Der Stein wird eingesetzt und jede Krabbe mit der Flachzange angedrückt. Zur Verschönerung werden die Krabben aussen und oben schräg abgestochen, mit dem Korneisen rund gedreht und, wenigstens bei besseren Arbeiten, schliesslich noch bis etwa auf die Hälfte ihrer Höhe glanzgeschnitten. Soll ein Körperstein in einen Chaton gefasst werden, so werden die Krabben ebenfalls oben abgestochen, die nach innen gerichteten Späne des Metalles aber weggeschnitten, da diese sich an dem Körper des Steines stossen würden. Dann wird auch wieder jede einzelne Krabbe nach innen gebogen, und die sonstige Behandlung ist die gleiche wie vorhin. In Amerika wird das Auflager an Chatons vielfach auf mechanischem Wege hergestellt; man benutzt dazu Drehbohrer von verschiedener Form und Grösse, spannt sie in eine Drehbank und hält den Chaton dagegen; dadurch wird der sonst vom Arbeiter abzustechende Teil gleichmässig und schnell herausgehobelt. Von den beiden abgebildeten Formen (Abb. 85) von Drehbohrern ist a für ganze Perlen und Kugeln bestimmt, b für Körpersteine. Von besonderer Wichtigkeit ist der

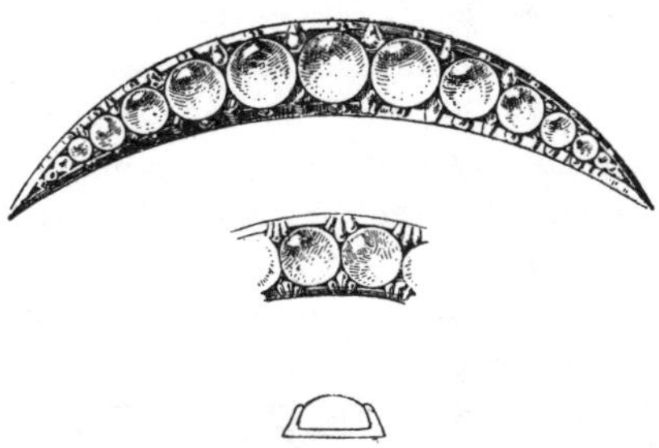

Abb. 83. **Abgedeckte Halbmondfassung.**

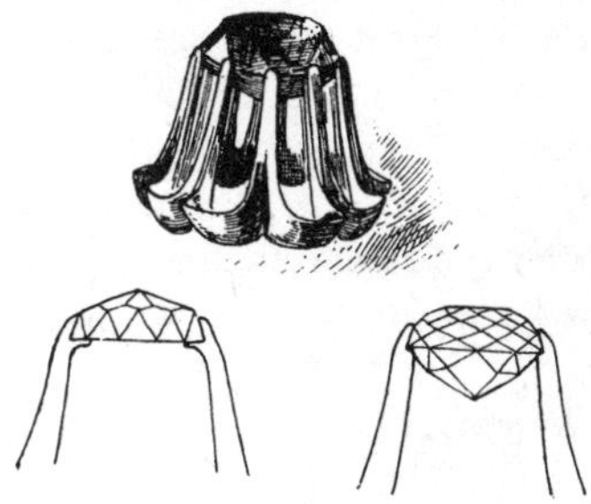

Abb. 84. **Chatonfassung.**

oberhalb des gerieften Teiles befindliche „Hals“, auf welchem die Chatonspitzen aufsitzen, so dass ein krummes Bohren fast ganz ausgeschlossen ist. — Für ungewöhnlich grosse Steine würde ein Chaton zu plump sein. In diesem Falle bedient man sich einer Galeriefassung. Eine Galerie ist ein durchbrochenes, zierlich façonniertes Blechstreifchen, das nach oben in Krabben ausläuft und ebenfalls in allen erdenklichen Mustern von der Maschine geliefert wird. Man biegt eine solche für den betreffenden Stein zargenförmig zurecht und verfährt des weiteren wie bei der Chatonfassung. Die grösseren Amethyste und Topase sieht man meist in Galeriefassungen. — Chatons und Galerien werden in unserer Bijouterie massenhaft verwendet, da sie sehr billig sind und mit dem luftigen, leichten Genre unserer modernen Schmuckware gut harmonieren. Die Chatonfassung ist auch die einzige, welche mit einer in den letzten Jahren aufgekommenen Maschine hergestellt werden kann. Diese Maschine, ein kleiner Handapparat, der auf den Arbeitstisch aufgeschraubt wird, enthält als wesentlichsten Bestandteil einen wagerecht liegenden Stern aus einzelnen Metallzacken, die durch einen Handhebel radial, gegen den Mittelpunkt und zurück, bewegt werden können. Der zu fassende Chaton liegt im Mittelpunkte des Sternes, festgehalten durch ein aus zwei Hälften bestehendes Stahlstück, das ausgewechselt werden kann, wenn eine andere Chatongrösse bearbeitet werden soll. Vermöge von Einschnitten, die an diesem Stahlstück innen angebracht sind, kommt der Chaton stets so zu sitzen, dass jeder Zacke des Apparates eine Krabbe des Chatons entspricht. Lässt nun der Arbeiter den Hebel spielen, so bewegen die Zacken sich vorwärts und drücken mit ihrem leicht nach aufwärts gebogenen Ende die Stotzen über die Rundiste hinüber. Des besseren Aussehens wegen sind die Zacken am Ende etwas eingekerbt, so dass die Stotzen nachher leicht facettiert erscheinen. Auf diese Weise kann sehr rasch gearbeitet werden; Bedingung ist, dass der Chaton konisch geformt und mit einer angepressten Auflage versehen ist. Der Stern ist durch Schrauben verstellbar, so dass auch ovale Fassungen gemacht werden können.

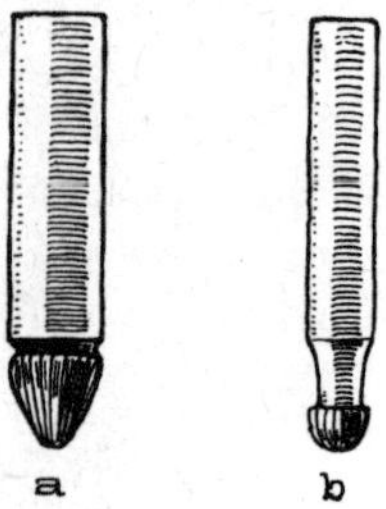

Abb. 85. **Amerikanische Chatonbohrer.**

Als letzter und kompliziertester Art der Fassung sei endlich der Karmoisierung gedacht (Abb. 86). Die Karmoisierung soll eine rosettenförmige (kreisrunde oder ovale) Anordnung von Steinen in der Art ermöglichen, dass ein grösserer Mittelstein von einem dichten Kreise kleinerer umgeben erscheint. Das hierzu nötige Metallgerüst besteht aus einer Deckplatte, einer Zarge und einem unteren Biseau, einem Fussreif. Die Deckplatte wird zunächst mit den nötigen Bohrlöchern versehen, die jeweils den äusseren Rand durchbrechen, sich aber gegenseitig nirgends berühren. Das Mittelstück erhält ebenfalls ein Bohrloch. Es muss stets sehr hoch auftragend angeordnet sein. Ist es eine ganze Perle, so wird sie auf einen Stift aufgeschraubt. Ist es ein Körperstein (Abb. 86, III), so werden in den inneren Umkreis des mittleren Bohrloches Einschnitte eingesägt und viereckig gezogene Drahtstotzen eingelötet, in welche derselbe gefasst wird. Zunächst wird die Platte genau justiert und die Steine in der entsprechenden Reihenfolge und, gleich den Bohrlöchern, einstweilen mit Nummern versehen, auf Wachs aufgesetzt; die Platte wird auf die Zarge aufgesetzt, welche ziemlich dick und stark konisch geformt sein muss. Sie wird in der Weise von oben und unten ausgefeilt, dass jeweils auf die Mitte jedes Bohrloches ein Stotzen kommt, der den Stein zu halten hat. Abwechselnd mit diesem stehen noch Griffe, die in erster Linie die obere Deckplatte stützen. Ist diese Arbeit vollendet, die so geschehen soll, dass von oben möglichst wenig Gold sichtbar ist, so wird der untere Rand oder Biseau angelötet und mit einer gefeilten Hohlkehle versehen. Jetzt wird ein Stein eingesetzt und der Stotzen a (Abb. 86, II) mit der Zange über die Rundiste herübergedrückt; der zweite Stein folgt, das Läppchen b wird mit dem Stichel so gespalten, dass die beiden Hälften sich rechts und links an die Steine andrücken. Der Stotzen a wird angedrückt und in dem inneren Zwischenraum, je zwischen zwei Steinen, ein Korn angedreht. So fährt man fort, bis der Umkreis gefüllt und die Fassung vollendet ist. Der Stotzen a und das Läppchen b werden schliesslich noch etwas, aber nicht viel, verschnitten, um glanze Flächen zu zeigen. Bei einer Karmoisierung müssen häufig Goldschmied und Fasser zusammen arbeiten, da nicht immer ein Fasser in der Lage sein wird, diese komplizierte Montierung selbst herzustellen. Der technische Sprachgebrauch versteht aber unter Karmoisierung nicht bloss die hier behandelte Anordnung. Diese kann vielmehr auch oval oder spitzoval (Markisenfassung) sein, oder es kann in der Mitte ein quadratischer Stein sitzen, anstatt eines runden. Auch die bandartige Ausfassung der Schienen bei Ringen oder Armbändern kann als Karmoisierung angesprochen werden, sobald die Seitenzargen die oben charakterisierte Behandlung zeigen. Endlich sei noch erwähnt, dass in manchen Fällen auch mechanisch hergestellte Zargen und Deckplatten für diese Art der Fassung

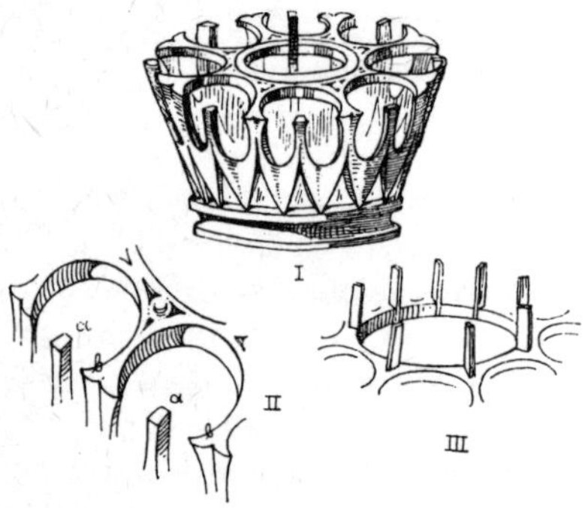

Abb. 86. **Karmoisierung.**

benutzt werden. — Steine oder Perlen, die als Gehänge Verwendung finden sollen, werden bis über die Mitte ihres Durchmessers gebohrt, auf einen Stift aufgeschraubt und mit Steinkitt oder Mastix in den kleinen konischen oder kelchförmigen Kapseln befestigt, die hierzu gebräuchlich sind.

Das Fassen ist meistens die letzte Arbeitsoperation, welche vor dem Finieren an einem Schmuckstück vorgenommen wird. Besonders ist es im allgemeinen nicht rätlich, Steine oder Perlen mit in das Färbe- oder Vergoldebad zu bringen, da sie es je nach ihrer Beschaffenheit entweder überhaupt nicht aushalten, oder aber doch leicht an Schönheit des Aussehens einbüssen. Andererseits kann an gefärbten oder vergoldeten Schmucksachen nicht gut mehr gefasst werden, weil jeder Schnitt des Stichels die oberflächliche Färbung wegnimmt, gefärbtes Gold auch spröde ist und sich zu weiterer Bearbeitung schlecht eignet. Daher wird am besten so verfahren, dass der Fasser seine Arbeit so weit ausführt, dass nur noch der Stein eingesetzt zu werden braucht. Dann wird die Vergoldung, Färbung u. s. w. vorgenommen, und erst nachher der Stein eingesetzt und festgedrückt.

Anhang: Die Reihenfolge der Techniken.

Nachdem die einzelnen Manipulationen, welche bei der Herstellung eines Schmuckes in Betracht kommen können, beschrieben sind, erscheint es zweckmässig, noch einiges über die zeitliche Aufeinanderfolge und den technischen Zusammenhang ihrer Anwendung zu sagen. Man kann die sämtlichen Arbeitsoperationen in zwei Teile einteilen, nämlich in diejenigen vor dem Reinigen, und die anderen, welche an dem gereinigten Schmuckstück vorgenommen werden. Das Reinigen (Abkochen) bildet also eine Grenzscheide, nach welcher gewisse Arbeiten nicht mehr vorgenommen werden dürfen und vor welcher andere überhaupt nicht zur Ausübung resp. zur Wirkung gelangen können.

Aus der im richtigen Verhältnis zusammengeschmolzenen Metalllegierung wird Blech oder Draht gewalzt resp. gezogen. Aus diesem Rohmaterial werden die nötigen Einzelformen ausgesägt, aufgetieft, gebogen und modelliert, oder auch gestanzt, gepresst, geprägt oder in irgend sonst einer Weise geformt. Sind so die Formen hergestellt, so erfolgt die Lötung an allen Stellen, deren Verbindung nicht auf andere Weise bewerkstelligt werden soll. Damit ist das Schmuckstück im Rohen gefertigt, aber auch mit Unreinigkeiten aller Art, Oxyd u. s. w. überzogen. Ehe man weiter arbeitet, wird das Ganze durch Abkochen gereinigt. Soll emailliert oder nielliert oder auch im Feuer vergoldet werden, so geschieht dies jetzt; andernfalls wird nach dem Abkochen poliert und gefärbt oder weissgesotten. Nach diesem kommt in der Reihenfolge das Gravieren; weil der Graveur unter Umständen mit dem Hammer zu arbeiten hat, lässt man das Fassen erst vornehmen, wenn jener seine Arbeit vollendet hat, damit nicht etwa ein Stein wieder aus der Fassung springt. Ausserdem können die eingefassten Steine den Graveur an der Arbeit hindern. Wenn das Schmuckstück fertig ausgefasst ist, so erhält der Finierer die einzelnen Teile, fügt sie mit Stift und Scharnier zusammen und richtet das Ganze fertig her. Nunmehr kommen die verschiedenen Arten der galvanischen Vergoldung, das Oxydieren, Patinieren u. s. w. an die Reihe, um dem Stücke seine endgültige Farbe zu geben. Den Beschluss macht das Aufputzen (Abmullen), womit das Schmuckstück verkaufsfertig ist.

In einem modernen Betriebe werden diese Arbeiten nur in den allerseltensten Fällen von derselben Hand vorgenommen. Vielmehr hat das Schmuckstück fast immer durch so viele Hände zu gehen, als Arbeitsoperationen an ihm vorgenommen werden, wenn es nicht, wie es bei der industriellen Fabrikation der Fall ist, eine ganze Anzahl sogen. Spezial- oder Hilfsgeschäfte durchwandern muss.

D. Spezielle Fabrikationszweige.

1. Die Doubléfabrikation.

Das Bestreben, die äusseren Vorzüge der Edelmetalle auf billige Schmuckware zu übertragen, hat, wie wir gesehen haben, zu dem Verfahren geführt, Zierüberzüge von Gold und Silber auf unedle Metalle und Legierungen herzustellen. Diese, stets auf chemischem, bezw. elektrischem Wege hergestellten Ueberzüge sind jedoch verhältnismässig zart und werden deshalb immer erst der fertigen, keiner irgendwie eingreifenden Bearbeitung mehr unterworfenen Ware gegeben. Die Schmuckindustrie ist aber noch weiter gegangen und verwendet heute in weitestem Umfange das sog. Doublémetall, bei welchem schon das zu verarbeitende Blech und der Draht mit Edelmetall überzogen ist, und zwar auf mechanischem Wege. Die Erzeugung des Doublébleches beruht auf der Eigenschaft der Metalle, sich in Plattenform bei reinen Oberflächen durch einfachen Druck so aufeinander befestigen zu lassen, dass sie miteinander ein Ganzes bilden und sich weiter miteinander ausdehnen und verarbeiten lassen, ohne sich je wieder zu trennen. Man unterscheidet einfaches Doublé, bei welchem das geringere Unterlagsmetall einseitig mit Edelmetall belegt ist, und Doppeldoublé, bei welchem dieser Belag auf beiden Seiten erfolgt, so dass das Unterlagsmetall ganz eingehüllt ist.

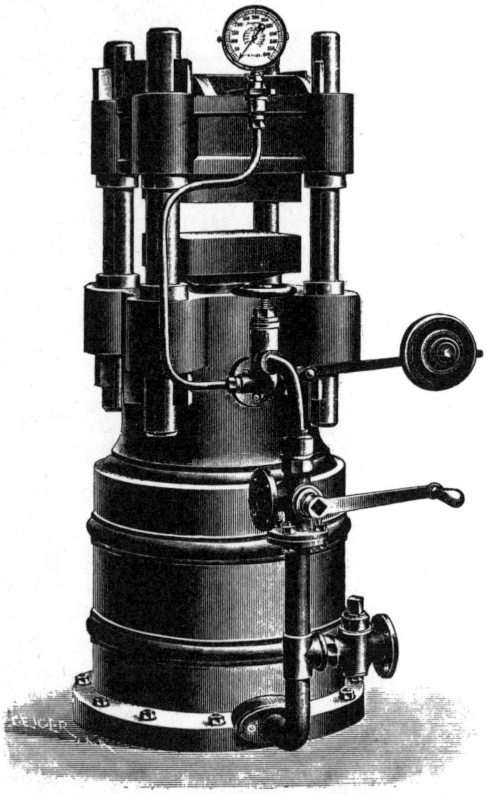

Abb. 87.
Hydraulische Presse zur Doubléfabrikation.
W. Grossmann, Pforzheim.

Man doubliert hauptsächlich Gold und Silber in allen üblichen Legierungen und Feingehalten auf Kupfer, Tombak und Bronze; das Aufdoublieren von Gold auf Silber wird auch geübt und erzeugt das sogen. Silberdoublé; nicht selten wird auch Platin als Ueberzug und Neusilber als Unterlage (für Silber) verwendet. Die Bezeichnung Doublé giebt also noch keinerlei Anhalt für die mehr oder weniger grosse Kostbarkeit des betreffenden Metalles, indem der Gehalt einer solchen Plattierung an Edelmetall in den weitesten Grenzen schwanken kann, je nachdem der Feingehalt der aufgeschweissten Legierung mehr oder weniger hoch und je nachdem diese im Verhältnis zur Unterlage dicker oder dünner ist.

Das Verfahren bei der Herstellung von Doubléblech ist folgendes. Die beiden, miteinander zu verschweissenden Metalle werden in Platten von gleicher Grösse und Form hergestellt, so dass sie genau aufeinander passen. Die Schweissungsflächen, an welchen die Verbindung stattfinden soll, werden vor allem sorgfältig metallisch rein gemacht, was man früher durch Schaben, gegenwärtig durch Schmirgeln mit Schmirgelpapier bewerkstelligt. Jedes anhaftende Stäubchen, jede Unreinigkeit macht eine homogene Verbindung der Metalle an der betreffenden Stelle unmöglich, worunter die Brauchbarkeit des fertigen Bleches sehr leidet. Die Metalle werden nun mit der gereinigten Seite aufeinandergelegt, im Ofen bis zur Weissglut erhitzt und in eine starke, hydraulische Presse gegeben, welche einen Druck von 150 000 bis 400 000 Kilogramm auszuüben im stande ist. Eine solche, die einen Druck von 100 000 Kilogramm (ohne Pumpen) hervorbringt und sehr rasch arbeitet, ist auf Abb. 87 dargestellt. Hierdurch verbinden sich die Metalle so innig miteinander, dass sie als ein homogenes Blech behandelt und verarbeitet werden können. — Das ist der einfache Gang der Herstellung von Doublé. Aus Gründen der Zweckmässigkeit wird man aber bei fabrikmässigem Betriebe nicht einzelne Bleche herstellen, sondern man unterwirft stets eine ganze Anzahl derselben gemeinsam dem Prozesse des Glühens und Schweissens. Zu diesem Zwecke legt man mehrere der gereinigten Plattenpaare übereinander; damit sie sich nicht in ungehöriger Weise untereinander verschweissen, trennt man jedes Paar vom nächsten durch ein dazwischen gelegtes Eisenblech, welches einer Verbindung widerstrebt; der ganze Stapel wird zu grösserer Festigkeit zwischen zwei starke Eisenplatten gelegt, mit Messingblech umhüllt und mit Draht zu einem Paket verschnürt. Dieses wird nunmehr in der oben beschriebenen Weise behandelt und dadurch eine ganze Anzahl doublierter Platten auf einmal erhalten. Dieses Doublé kann für die Verarbeitung in Blech von beliebiger Dicke ausgewalzt werden.

Bei dem Doublédraht ist das Innere, der Kern des Drahtes, aus geringem Metall, während aussen eine Hülle von Edelmetall ist. Zur Herstellung von solchem giebt es verschiedene Methoden.

Bisher wurde fugloser Doublédraht gewöhnlich auf folgende Weise angefertigt: Es wurden aus Doubléblech runde Platten ausgehauen, aufgetieft und dann vermittelst verschieden starker Dorne durch die entsprechenden Löcher mehrerer Ziehringe gestossen, bis man schliesslich kleinkalibrige Röhren erhielt. In diese wird ein Kupferdraht eingesteckt und festgelötet, und hierauf das Ganze, was jetzt einen massiven Draht darstellt, zu der gewünschten Stärke ausgezogen. Dieses Verfahren ist zeitraubend und mühsam; ausserdem leidet die Goldauflage leicht bei den verschiedenen Manipulationen, so dass häufig unbrauchbare Drähte entstehen. Auch giebt es bei dem Ausstanzen runder Platten aus fertiggestelltem Doubléblech vielen Abfall, was die Herstellung verteuert.

Bei einem anderen Verfahren legt man um einen Draht eine Goldplatte herum und bringt diese unter fortwährender Rotation durch eine Lötflamme zum Schmelzen an den Kern; hierbei ergiebt sich leicht eine Verschmelzung des Goldes mit dem Kern, so dass das schöne Aussehen des ersteren beeinträchtigt wird.

Eine neuere Herstellungsweise für Doublédraht greift auf die bei dem Doubléblech übliche Manipulation des Schweissens zurück. (Deutsches Reichspatent der Firma Fr. Kammerer in Pforzheim, Nr. 88 589.) Es wird dabei um einen massiven Kern Gold herumgelegt, dieses umwickelte Kernstück mit eisernen Pressbacken umgeben, mit diesen durch eine Umwickelung mit Draht verbunden und das Ganze in einem Glühofen bis auf die zum Schweissen notwendige Temperatur erhitzt. Die erwähnten Pressbacken sind nun so eingerichtet, dass sie, in eine geeignete Matrize in einer hydraulischen Presse eingespannt, einen allseitigen Druck auf das Kernstück ausüben. Dadurch tritt eine vollständige Schweissung des Kernes mit dem ihn umgebenden Golde ein, und die auf diese Weise entstandenen Doublébarren können zu massiven Drähten von beliebiger Stärke ausgezogen werden. Es ist also hier, dem geänderten Produkt entsprechend, das Prinzip der einseitigen Pressung für Blech in ein solches allseitiger Pressung für Draht umgewandelt.

---

2. Galerien und Chatons.

Die Herstellung von Galerien und Chatons ist wesentlich maschineller Art und beschäftigt besondere Spezialfabriken. Die hierbei benutzten Maschinen und Apparate genau zu schildern, ist nicht Aufgabe unseres Werkes. Aber den Hergang bei iher Fabrikation kennen zu lernen, erscheint notwendig und von besonderem Interesse.

Galerien sind feine, gitterartig und in zierlich-ornamentaler Ausstattung durchbrochene Blechstreifchen, die ihre Verwendung entweder beim Fassen der Steine (Fassgalerien) finden,

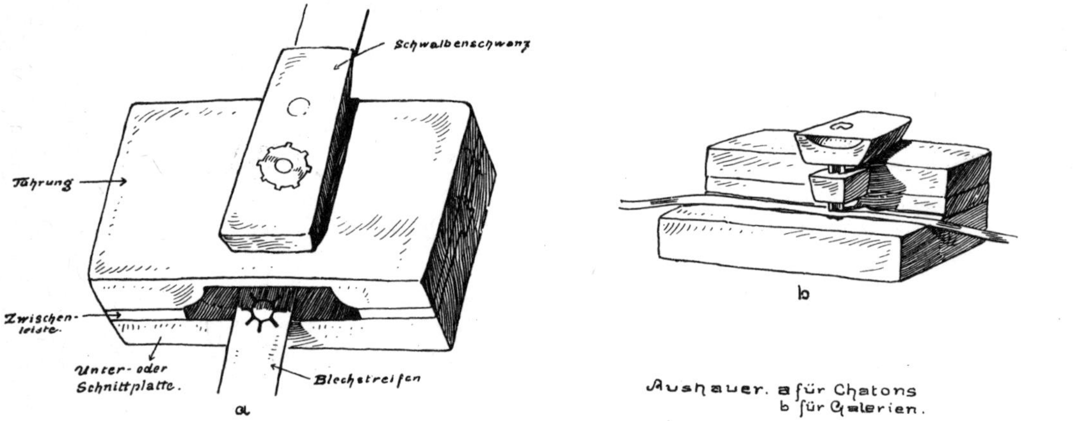

Abb. 88. **Aushauer.**

oder als auf die Unterseite von Schmuckstücken aufgelötete Zierränder (biseaux). Im ersteren Falle besteht die Galerie aus einem unteren Randstreifen und läuft nach oben aus in einzelne Krabben oder Stotzen, im zweiten Fall hat sie zwei Randstreifen, zwischen denen das durchbrochene Muster hinläuft. Das ausgehauene Muster ist meist noch entsprechend modelliert.

Die Galerien werden, kurz gesagt, dadurch hergestellt, dass man auf einem Blechstreifen durch Dessinwalzen ein Muster aufdrückt und dessen Grund dann mit einem entsprechend geformten Aushauer herausschlägt. Es handelt sich also zunächst darum, das Muster auf die Walze zu bringen. Zu diesem Behufe stellt man, da es sich natürlich stets um Muster aus sich wiederholenden Einzelformen handelt, den einmaligen Rapport desselben, also einen so grossen Teil, dass seine Wiederholung das Gesamtmuster ergiebt, auf einem Stahlstempel erhaben dar; vermittelst dieses Stahlstempels schlägt man den sich wiederholenden Teil entsprechend oft in ein flaches Stahlstück, genau aneinanderschliessend und in schnurgerader Linie, so dass man auf diesem Stahlstück (der sogen. Galerieschiene) das ganze Dessin vertieft erhält. Von der Galerieschiene wird dasselbe auf eine starke, kreisrunde, stählerne Scheibe, den „Randler", und zwar auf dessen äusseren Umkreis, übertragen, wobei es natürlich wieder umgekehrt, d. h. erhaben, erscheint. Von dem Randler endlich überträgt man die Bemusterung auf die Galerienwalze.

Dies geschieht dadurch, dass man das Rädchen und die Walze in einen besonderen Walzapparat, der in der Galerienfabrikation gebraucht wird, einspannt und die auf dem Rändelrädchen befindliche, erhabene Verzierung durch mehrfaches Vor- und Zurückdrehen und unter allmählichem Schärferanziehen der Stellschraube vertieft in die Galerienwalze einpresst. — Aus diesem Vorgang erhellt von selbst, dass die Wiederholung des Musters in dem betreffenden Kreisumfang der Walze aufgehen muss.

Nachdem auf der Galerienwalze die Bemusterung klar und genau ausgeprägt ist, wird die Walzenrolle noch gehärtet und ist damit zum Gebrauche fertig. Man stellt nun an Stelle des Rändelrädchens eine zweite, glatte Walze ein. Beim Pressen der Galerie lässt man den aufs Genaueste zugerichteten Blechstreifen zwischen der Galerienwalze und der glatten durchlaufen, und erhält so das Muster auf demselben ausgeprägt; es gilt nun noch, die Durchbrüche herzustellen und, bei Fassgalerien, die Stotzen auszuschneiden. Beides geschieht vermittelst eines Aushauers (Abb. 88).

Darunter ist ein kleiner, sehr komplizierter Apparat zu verstehen, welcher im wesentlichen besteht aus einer Unterlagsplatte, in und durch welche die gewünschten Durchbrüche des sich wiederholenden Musters genau nach Form und Entfernung eingearbeitet sind. Sie sind nach unten konisch erweitert, damit die ausgestossenen Blechteile leicht durchfallen; eine Kopfplatte enthält die nötigen Stempel, welche genau in die entsprechenden Durchbrüche passen. Ein besonderer Stift vermittelt die genaue Führung des Ganzen. Dieser Aushauer wird in eine Fusstritthebelpresse eingespannt, damit der oder die Arbeitende die Hände frei behält. Mit den Händen wird nun der gewalzte Blechstreifen in den Aushauer eingeführt und festgehalten, mit den Füssen die Presse in Bewegung gesetzt. Jeder Schlag der Presse haut die Durchbrüche einer Wiederholung des Musters aus; der Blechstreifen muss jedesmal genau um die entsprechende Breite weiter gerückt werden, wobei ein am Aushauer angebrachter Vorsprung als Anhalt dient. Ist der ganze Streifen durchgelaufen, so ist die Galerie fertig.

Der ganze, bisher geschilderte Vorgang wiederholt sich bei jedem neuen Muster; es muss also für jedes derselben ein besonderer Stempel, Galerieschiene, Rändelrädchen, Galerienwalze und Aushauer hergestellt werden. Da jedoch der Randstreifen erst auf der Galerienwalze, und zwar durch Eindrehen aus der Hand, hinzugefügt wird, so kann man durch verschiedenartige Ausgestaltung desselben immerhin aus einem Muster wenigstens mehrere mit verschiedenartigen Randstreifen herstellen. Man kann denselben hoch oder nieder, flach oder rundlich, einfach oder mehrfach, glatt oder — vermittelst besonderer Rändelrädchen — gemustert bilden. Man pflegt deshalb auf der Walze dasselbe Muster in entsprechenden Abständen mehrmals einzudrücken und jeden Eindruck mit anderen Randstreifen auszustatten. Auch beim Aushauen können insofern noch Verschiedenheiten angebracht werden, als man entweder alle Ausschlagstempel einsetzt und wirken lässt, oder den einen und den andern weglässt, so dass einmal mehr, das andere Mal weniger Durchbrüche entstehen.

Chatons sind aufrecht stehende, mit Krabben oder Stotzen besetzte Reifchen, welche zum Fassen von Steinen oder Perlen dienen. Sie werden auf Schwunghebelpressen erzeugt; man schlägt sie zunächst vermittelst eines Aushauers aus einem Blechstreifen aus in Gestalt flacher Sterne mit einer, genau in der Mitte sitzenden Oeffnung und sechs, acht, zehn oder zwölf Strahlen, je nach der gewünschten Anzahl von Stotzen. Der Aushauer für Chatons (Abb. 88 a) unterscheidet sich von dem für Galerien hauptsächlich dadurch, dass der Blechstreifen hier von hinten nach vorn durch den Aushauer durchläuft, während bei Galerien seine Bewegung von rechts nach links geschieht, so dass ihn der Arbeitende stets genau überblicken kann. Das Auftiefen geschieht dann mit entsprechend geformten Stempeln in glatten Gesenken; so werden die gewöhnlichen, glatten, nach oben und aussen konischen Chatons erzeugt. Soll der Chaton, resp.

die Stotzen, senkrecht stehen, so wird das zunächst konisch gepresste Stück nachträglich vermittelst eines mit cylindrischer Höhlung versehenen Stempels gerade gedrückt. Es werden auch Chatons gefertigt, deren Stotzen mit einer mittleren Einkerbung versehen sind und bei denen der untere geschlossene Reif je zwischen zwei Stotzen sich bogenförmig herauswölbt, wohl auch nach unten in abgerundete Spitzen ausläuft; hierfür müssen besondere Gesenke angefertigt werden und der eingesetzte Chaton wird unter mehrfacher Umdrehung wiederholt gepresst.

Die Chatons sind für die moderne Steinfasserei ganz unentbehrlich geworden und werden in weitestgehendem Maasse angewendet, da sie zierlich und luftig wirken und den Stein in die Höhe bringen. Wie der Fasser sich ihrer bedient, ist an anderer Stelle geschildert worden. Die formale Ausbildung der Chatons ist eine überaus mannigfaltige. Bezüglich der Anzahl der Stotzen unterscheidet man 4, 6, 8, 10, 12 und 16 teilige Chatons; solche mit einer noch grösseren Anzahl Stotzen werden wohl mit dem französischen Ausdruck Milles-griffes bezeichnet. Die Grundform ist fast immer die des Kreises, jedoch giebt es auch viereckige, ovale und spitzovale.

Der Reif bleibt meistens glatt, da Verzierungen wenig zur Geltung kommen. Am wirkungsvollsten und beliebtesten ist diejenige Ausbildung desselben, bei welcher er sich in so viele Bogen auswölbt, als Stotzen da sind (Cuvetten- oder Bogenchaton). Es wird dadurch ein leb-

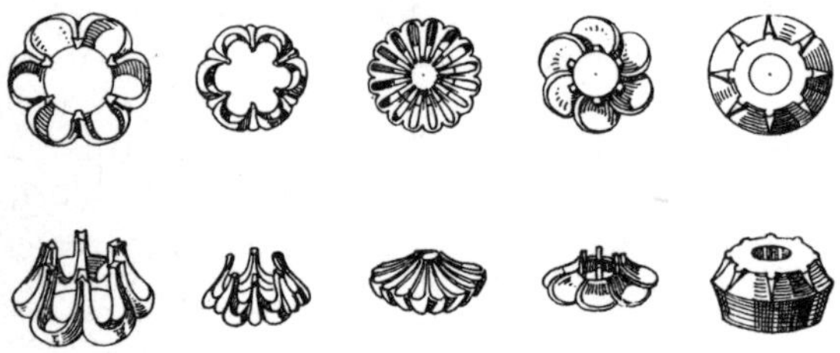

Abb. 89.
Chatons aus dem Katalog von F. Ferré Succ. in Paris.

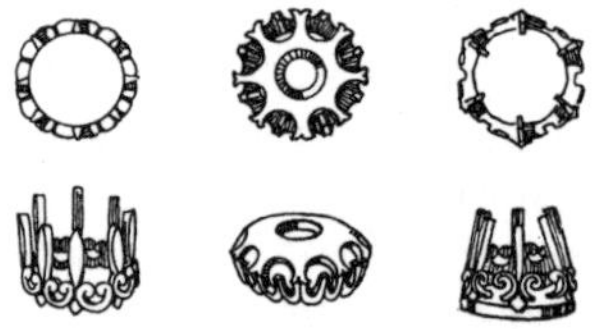

Abb. 90.
Pariser Chatons. Handarbeit.

haftes Spiel von Glanzlichtern erzeugt, welches der Wirkung des Steines sehr zu Hilfe kommt. Damit diese Bogenwölbungen zur Geltung kommen, ist es notwendig, dass die Stotzen in einer nach innen geschweiften, resp. geneigten Linie aufsteigen, und dass der zu fassende Stein kleiner sei, als der äussere Umkreis des Chatons. Steigen die Griffe senkrecht vom geschlossenen Reife auf, so haben wir die schlichteste Form, den geraden oder Cylinderchaton, der für die Ansicht von oben unter dem gefassten Steine verschwindet. Der konische oder Illusionschaton, dessen Spitzen sich nach aussen neigen, dessen Umkreis also oben grösser ist als unten, am Reif, ist speziell für die Weissjuwelenfasserei von Wichtigkeit, da es hier darauf ankommt, vom Metall so wenig wie möglich blicken zu lassen. Endlich sei noch des Trèflechatons Erwähnung gethan, der aus drei zusammenstossenden Chatons besteht (trèfle = kleeblattförmiger Dreipass) und der dazu dient, die Fassung von drei nahe zusammenstehenden Steinen („Treff") zu ermöglichen.

Daneben sind noch mancherlei Phantasiemuster üblich; sehr hübsch wirkt eine zierlichere Ausbildung der einzelnen Griffe als Pfeile, als Blumenblätter, was auch in alternierender Weise, also in wechselnder Anordnung eines einfachen Krappens mit einer Zierform, erfolgen kann. Der ganze Chaton wird endlich auch blumenförmig, oder so komponiert, als ob er aus zwei, mit einander verflochtenen bestünde (Abb. 89 u. 90).

Auf dem gleichen Wege, wie die eben beschriebenen Chatons, werden die becher- oder schalenförmigen Fasskapseln, ferner die Zargen für angetriebene Fassung mit den angepressten

Stotzen, sowie die Deckplatten und Zargen für Karmoisierungen hergestellt, worauf bei der Beschreibung des Fassens schon hingedeutet wurde.

Unter Küvetten versteht man in der Mitte durchbrochene Schüsselchen, die 6-, 8- oder mehrteilige Ausbuchtungen haben; sie werden, wie die Chatons, kreisrund, elliptisch oder oval gefertigt und dienen als Untersätze oder Unterteller unter ausgefasste Chatons, um diese bedeutender und wirkungsvoller erscheinen zu lassen. Unter Umständen werden auch zwei Küvetten in versetzter Anordnung untereinander aufgebaut, um den Stein mehr in die Höhe zu bringen, wobei die untere natürlich entsprechend grösser sein muss.

Die Galerien zerfallen in Zier- und Fassgalerien. Ziergalerien sind durchbrochene Zargen, die man beim Aufbau von Schmuckstücken verwendet, um die Monotonie glatter Metallstreifen zu vermeiden. Fassgalerien dienen zum Fassen in allen den Fällen, wo die Benutzung eines Chatons nicht angängig ist. Also zunächst bei sehr grossen Steinen, bei denen ein solcher plump wirken würde. Dann auch bei ungewöhnlichen Umrissformen derselben. Ihrer Verwendung entsprechend, laufen die Fassgalerien nach oben stets in eine Reihe Krabben oder Stotzen aus. (Siehe auch den Artikel „Fassen“.)

Chatons und Galerien spielen in unserem Schmuck etwa die Rolle der Druckverzierungen in einem illustrierten Buche: Sie spielen, künstlerisch betrachtet, eine nur bescheidene Rolle und scheinen beim fertigen Schmuck oft nur dazu da zu sein, um übersehen zu werden. Aber sie sind vom praktischen Standpunkt aus ganz unentbehrlich und ein typischer Bestandteil modernen Steinschmuckes. Sie geben ihm seinen luftigen, hochauftragenden Aufbau bei geringem Materialverbrauch und Gewicht, sie lassen ihn lebhaft, glänzend und zierlich bewegt erscheinen. Aber ihr besonderer Charakter als mechanisch erzeugtes Massenprodukt der Maschine darf nicht übersehen werden, und lässt eine massvolle, überlegte Anwendung wünschenswert erscheinen. Ihre allzu ausgiebige Benutzung lässt die damit bedachte Arbeit leicht überzierlich und kraftlos, monoton und trocken aussehen. Auch die organische Verbindung, namentlich der Chatons mit der übrigen Komposition ist eine Aufgabe, die nicht ohne weiteres zu lösen ist; so hübsch ein Chaton, etwa als Mittelpunkt einer Blume angeordnet, sich ausnimmt, so unglücklich kann er unter Umständen auf einem Stengel angebracht sein.

Vom modernen Gesichtspunkte aus wird ausserdem für die formale Ausgestaltung der Chatons und Galerien eine möglichst einfache, kräftige Bildung und Vermeidung einer verwirrenden Zierlichkeit zu empfehlen sein.

3. Die Ringfabrikation.

Ringe werden aus Blech, aus Draht oder in massivem Metall, resp. durch Guss, hergestellt. Ihre Ausführung kann geschehen in massiver Ware, halbmassiv, verbödnet, also hohl, in Scharnier oder in Doublé.

Die Ausführung in Blech geschieht in der Regel durch Pressen vermittelst des Fallwerkes; es wird in der schon beschriebenen Weise ein Gesenke hergestellt, welches das Oberteil des Ringes mit dem Aufsatz enthält. In dieses Gesenk presst man ein Stück Blech, welches nötigenfalls, d. h. bei schwerer Ware, vorher etwas aufgetieft wird, und das man so gross nimmt, dass aus dem überstehenden Stück die in dem Gesenk nicht enthaltenen (unteren) Teile der Ringschienen herausgesägt werden können. Dann wird die Schiene über dem Ringriegel oder mit der Halbrundzange, unter Umständen auch auf der Randelmaschine, rund gerichtet und gelötet.

Für feinere Ware bedient man sich nicht der gewöhnlichen kupfernen oder bleiernen Kontrepfaffen, sondern fertigt solche besonders aus Stahl an. Diese müssen mit besonderer

Sorgfalt so hergerichtet werden, dass sie einesteils das Metall nicht zum Reissen bringen, andererseits es so dünn drücken, als die geschäftliche Oekonomie dies verlangt.

Einen Ring aus einem dünnen, flachen Blechstreifen zu tragen, würde wohl niemandem Vergnügen machen, wenn derselbe nicht durch die Pressung so gewölbt und aufgetieft würde, dass er eine scheinbare, solide Körperlichkeit, für die äusserliche Betrachtung beim Tragen wenigstens, erhielte. Ein solcher gepresster Blechring ist also, besonders in dem Oberteil mit dem Aufsatz, einer mehr oder weniger gewölbten, resp. aufgetieften Blechrinne zu vergleichen, deren Ränder nach innen auf der Haut des Fingers aufstehen. So können sie leicht kratzen oder doch durch ihre Schärfe unangenehm wirken. Um dies zu verhüten, lötet man an diesem inneren Rand ein nach innen gehendes, beim Tragen also unsichtbares Blechstreifchen (Cadre oder Biseau) an. Da nur der Oberteil des Ringes stärker gewölbt zu sein pflegt, so beschränkt sich dieses Rändchen in der Regel auch auf diesen.

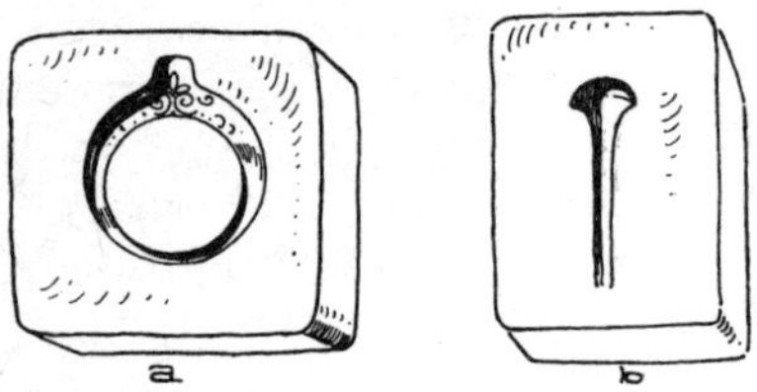

Abb. 91. **Ringgesenke.**

Wenn der Aufsatz des Ringes sehr hoch werden soll, so fertigt man für jede Hälfte ein besonderes Gesenk (Abb. 91 b). Man presst die beiden Hälften dann flach, d. h. gestreckt, lötet sie zusammen und biegt sie zum Ringe. Wenn die Ringschiene seitliche Verzierungen bekommen soll, so braucht man auch zwei Gesenke, nämlich für jede Seite des Ringes eine (Abb. 91 a); die beiden Hälften des Ringes bilden also, jede für sich, einen geschlossenen Reif, die nur noch miteinander verlötet werden müssen.

Billige Ringe werden auch hohl hergestellt, indem man an den äusseren rinnenförmigen Reif eine innere Verbödnung anlötet. Dieser äussere Reif erhält seine rinnenartige Querkrümmung entweder durch Aufbuckeln mit Walzen oder im Schlagwerk. — Um den Ring vor dem Verdrücktwerden zu schützen, füllt man seine Höhlung mit Kitt, und zwar vom Aufsatz aus, wo für den zu fassenden Stein zunächst noch ein Durchbruch, bezw. eine Oeffnung, bestehen bleibt; auch zieht man wohl durch den inneren Hohlraum eine Verstärkung aus Blech, einen sogen. „Cadre“.

Unter halbmassiven Ringen versteht man solche, welche in ihrer unteren Hälfte aus massivem Draht oder Blech, in ihrer oberen aus Boden und Oberteil bestehen, hier also hohl sind. Vielfach werden aber auch Blechringe, die nur im Oberteil aufgetieft, sonst aber flach sind, als „halbmassiv“ bezeichnet.

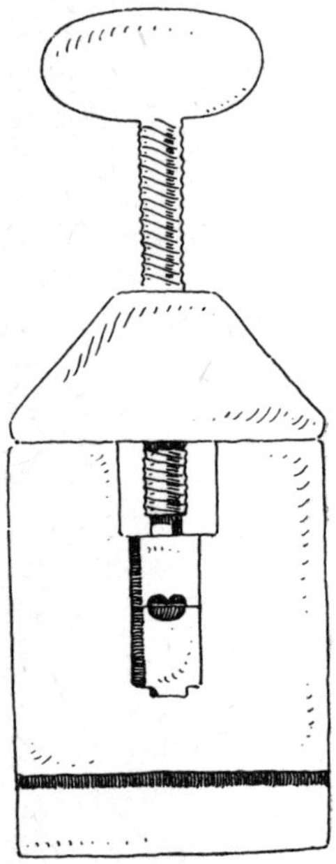

Abb. 92. **Seckenzug.**

Ein Scharnierring hat vor einem aus gewöhnlichen Blech den Vorzug grösserer Steifigkeit und solideren Ansehens. Ein solcher besteht aus rinnenartig gewölbtem Blech, dessen Ränder scharf eingebogen oder eingerollt sind. Zur Herstellung dieser eingerollten Ränder bedient man sich des Scharnier- oder Seckenzuges (Abb. 92). Der wirksame Teil des Seckenzuges besteht aus zwei Backen, deren jeder die Hälfte eines rundherzförmigen, konisch sich verjüngenden Durchbruches trägt. Diese Backen sind in einen Rahmen eingefügt, in welchem sie mit einer Stellschraube aneinander gehalten werden. Der Seckenzug wird wie ein Zieheisen gebraucht, also entweder auf einer Ziehbank befestigt oder in einen Schraubstock gespannt. Das betreffende Blechstück wird mit der Zange durchgezogen, wodurch es die gewünschte Form und namentlich die Einrollung der Ränder erhält. Ein Nachteil der Scharnierringe ist es, dass sie verhältnismässig leicht knicken.

Ueber die Anfertigung von Drahtringen ist wenig besonderes zu sagen. Sollen mehrere gleiche Ringe hergestellt werden, so windet man den Draht, wie bei Kettengliedern, spiralförmig über einen Dorn; die vom Dorn herabgezogene Spirale wird dann an einer Seite aufgeschnitten. —

Für Eheringe hat man besondere Eheringwalzen, welche den Draht in der gewünschten Stärke und Form des Querschnittes fertig liefern. Bei Ringen, welche mit einem Aufsatz versehen sind, ist oft das Unterteil verjüngt. Bei massiven Drahtringen wird dieses durch allmähliches Dünnerwalzen der beiden Enden des (noch nicht zum Ringe gebogenen) Drahtes bewerkstelligt.

Anstatt auf dem Fallwerk, kann man façonnierte Ringe (aber nur in hohler Ware) auch auf der Randelmaschine herstellen. Diese arbeitet mit zwei Walzen, von denen die eine den Pfaffen, die andere das Gesenke darstellt (Abb. 93); zwischen beiden läuft das Blech durch und erhält so scharf und genau seine Form. — Besonders starke Ringe müssen in einem besonderen Apparate gebogen werden. Man bedient sich dazu der Biegemaschine. Der Ringdraht wird dabei in eine halbkreisförmig ausgearbeitete Vertiefung gelegt und in dieselbe angedrückt durch einen kegelförmigen, sich absatzweise verjüngenden Dorn; dieser ist excentrisch auf einer Scheibe angebracht, welche von dem Arbeitenden vermittelst eines Hebels vor- und rückwärts gedreht wird. Die excentrische Anordnung des Dornes ermöglicht das Andrücken des Drahtes an die vertiefte Rundung.

Doubléringe fertigt man, um Schnittflächen zu vermeiden, welche die Zusammensetzung des Bleches erkennen lassen würden, aus sogen. fugenlosen Röhren an. Man erhält eine solche, indem man ein Stück Doubléblech zu einer röhren-

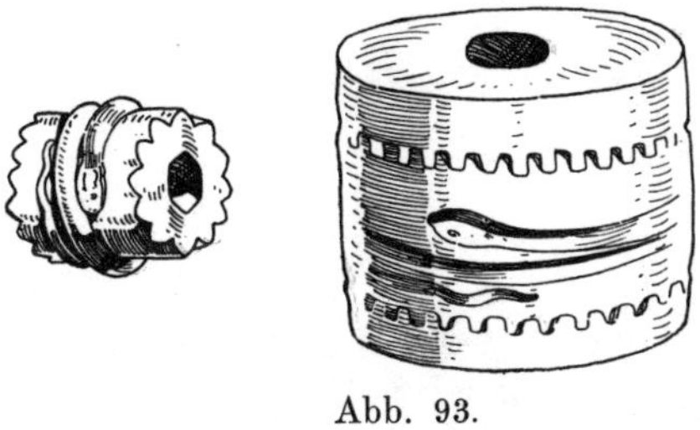

Abb. 93.
Randler für Ringe.

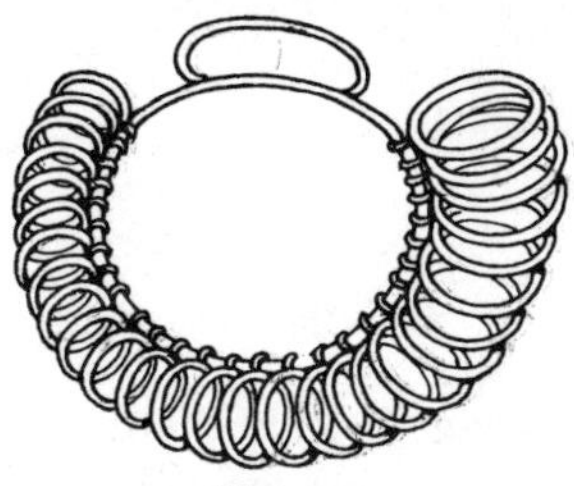

Abb. 94.
Ringmaasse.

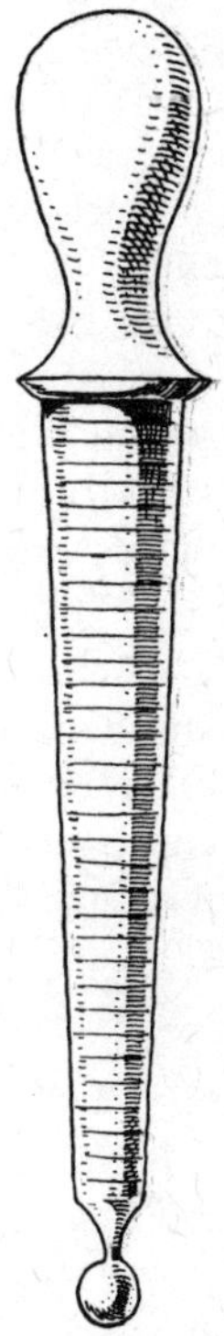

Abb. 95.
Ringkegel.

förmigen Schale auftieft (auf der Spindelpresse) und aus dieser durch fortgesetztes Ziehen durch ein Zieheisen eine Röhre formt, welche den Goldbelag aussen zeigt und natürlich nirgends eine Fuge hat. Diese Doubléröhren können nun, wie jeder andere Blechring, verarbeitet werden; nur darf selbstverständlich der Goldüberzug nirgends durch Schaben oder Feilen verletzt werden, da sonst das minderwertige Unterlagsmetall sichtbar wird. Die beiden offenen Enden der Röhre ordnet man so an, dass sie unter den Ringaufsatz kommen, und lötet sie zu.

Es giebt auch ein Verfahren, um massive Ringe ohne Lötfuge herzustellen; man stellt zu diesem Zwecke durch Giessen eine entsprechend weite und dicke Metallröhre her, zieht dieselbe durch ein Zieheisen und schneidet die einzelnen Ringe von der Röhre ab. Die gewünschte Form giebt man ihnen durch Drücken auf der Presse. — Es muss aber gesagt werden, dass ein derartiges Verfahren nur geringen praktischen Wert hat; es kommt ja häufig vor, dass, bei nicht auf spezielle Bestellung gefertigten Ringen, die Weite desselben für den Käufer nicht ganz passt. Dann muss der Ring aufgeschnitten, etwas enger gemacht und wieder zugelötet werden. Damit kommt ja doch eine Lötfuge hinein, die übrigens, bei solider Ausführung der Arbeit, weder der Haltbarkeit, noch dem Aussehen des Ringes Eintrag thut. — Den gleichen Zweck, die Lötfuge zu vermeiden, erreicht man auch, wenn man den einzelnen Ring giesst. Die dazu nötige Form kann in Sepia oder Formsand hergestellt werden.

Ausser den selbstverständlichen Bezeichnungen der Eheringe, der Herren- oder Siegelringe unterscheidet man je nach der Form des Reifes noch die breiten, flachen, ringsum gleichbreiten Bandringe und die gegen den Aufsatz zungenförmig auslaufenden Schienenringe, resp. Zungenringe. Chatonsringe tragen als Aufsatz einen gefassten Chaton, Stotzenringe fassen den Stein mit aufgesetzten Stotzen. Drahtringe setzen sich aus mehreren runden Drähten in mannigfaltigen Formen und Verschlingungen zusammen; unter Solitaires versteht man solche Ringe, die einen einzigen kostbaren Edelstein aufweisen, während Rivières-Ringe eine Reihe von Edelsteinen in bandförmiger Anordnung über die ganze Fläche ihres Oberteils weg tragen. Kettenringe sind als Ketten geformt; sie werden entweder flach gepresst und ausgehauen — sie sind dann auf der inneren Seite glatt und zeigen die Kettengliederung nur aussen —, oder man stellt den Ring aus einer wirklichen kurzen Kette her, wobei man in den meisten Fällen die einzelnen Glieder unbeweglich miteinander verlötet. Unter Markisenring versteht man solche mit spitzovalem, ausgefasstem Aufsatz.

Um das richtige Maass für einen zu fertigenden Ring zu erhalten, bedient man sich der Ringmaasse (Abb. 94); es sind dies messingene Drahtringe, der Grösse nach aufgereiht, welche man der Reihe nach probiert, bis die passende Grösse gefunden ist. Die Ringmaasse sind numeriert und ihre Nummern korrespondieren mit den auf dem Ringkegel (Abb. 95) befindlichen, so dass der Ring nur an der entsprechenden Stelle des Ringkegels gewickelt werden muss, um die richtige Grösse zu erhalten.

---

4. Manschetten- und Hemdknöpfe.

Die in den Hemdkragen, Manschetten und in der Hemdbrust getragenen Knöpfe werden vielfach als Schmuckgegenstände ausgeführt und sind Gegenstand einer speziellen Fabrikation geworden. Manschettenknöpfe werden in zwei Hauptformen getragen: Entweder der übliche Knopf aus Deckplatte, Stotzen und der zum Verschluss dienenden Fussplatte oder als sogen. Kettenknopf, der zwei durch eine kleine Kette verbundene Knöpfe darstellt. Hemd- und Kragenknöpfe bestehen aus Fussplatte, Stotzen und dem Knopf, der eine kreisrunde Platte darstellt oder eine kugelförmige oder (bei Kragenknöpfen, welche zugleich die Kravatte festhalten sollen) spitzkegelige Gestalt zeigt. Die künstlerische Verzierung der Knöpfe erstreckt sich naturgemäss nur auf den beim Getragenwerden sichtbaren Teil, also auf die Platte, resp. den Knopf. Die Platten der Manschettenknöpfe werden aus praktischen Gründen weniger mit plastischen Aufsätzen und Verzierungen versehen, als vielmehr in der Fläche mit Guillochierung, Emaillierung, Gravierung und Fassungen dekoriert. Natürlich wird bei mittelfeiner und billiger Ware die Pressung in ausgiebigster Weise herangezogen. Für die Köpfe der Hemdknöpfe ist das Einsetzen eines einzelnen Brillanten oder einer Perle das beliebteste. Während die Knopffabrikation früherer Jahrzehnte mit nur wenigen Grundformen zu rechnen hatte, hat die neuere Mode auch hier die mannigfaltigsten Typen geschaffen.

Die äussere Form der Knöpfe ist eine sehr mannigfaltige; Hemdknöpfe sind wohl meist rund, seltener quadratisch gestaltet, während Manschettenknöpfe, bei denen nicht die Platte, sondern nur der Fuss durch den Schlitz im Stoff gesteckt wird, eine weit grössere Mannigfaltigkeit im Umriss sich erlauben können.

Kettenknöpfe werden so getragen, dass die beiden Teile der Manschette nicht über-, sondern nur aneinander gehalten werden. Als die praktischste Art ist wohl diejenige zu betrachten, bei welcher die beiden, durch die Kette verbundenen Knöpfe verschieden gestaltet sind; der eine stellt einen glatten, cigarrenförmigen Knebel vor, der bei billiger Ware aus zwei hohlen, gepressten Hälften zusammengesetzt wird und zum Durchstecken durch die beiden Schlitze der Manschetten bestimmt ist; der andere ist ein gewöhnlicher Manschettenknopf, aber klein und von meist länglich-schmaler Gestalt oder von frei bewegtem Umriss. Nicht selten wird er auch als montierte Arbeit, aus verschlungenen Drähten, mit gefassten Steinen und dergleichen gebildet. — Die Platte des Manschettenknopfes ist in der Regel flach, resp. gleichmässig gewölbt. Ab und zu erhält sie eine, der Form der Manschette entsprechende Wölbung, welche diagonal, von einer Ecke zur gegenüberliegenden, verläuft.

Die Herstellung des Manschettenknopfes an sich, d. h. seiner Oberplatte, ist eine ziemlich einfache und gleichförmige. Während man früher dieselbe meistens einfach als dünne Blechscheibe ausstanzte, wird dies jetzt nur noch bei ganz geringer Ware dabei belassen. Des besseren Aussehens und der angenehmeren Benutzung wegen tieft man die Platte jetzt stets auf, so dass sie eine schalenförmige Gestalt mit aufstehenden Rändern erhält; diese Zarge wird entweder einfach umgebörtelt oder man lötet, bei besserer Ware, einen Rand (Biseau) an. So fasst sich der Knopf angenehmer an und erhält, von der Seite betrachtet, ein massiveres, körperliches Ansehen. Anstatt der Anbringung des Biseau kann man den Knopf auch „verbödnen“. — Auf der Unterseite der Platte pflegt man ein Verstärkungsblech, meist in der Gestalt eines ausgehauenen Sternes, anzulöten, namentlich auch der auf der Oberseite auszuführenden Fassungen wegen. Auf diese kommt der Stotzen zu sitzen, der als massive Blechstütze oder als Scharnier, neuerdings in der Regel als fugloses, hergestellt wird. — Soweit ist die Herstellung von Knöpfen Sache der eigentlichen Bijouteriefabrikation. Die Verschlussmechanik wird entweder von Spezialgeschäften oder doch nur von solchen Firmen fabriziert, welche aus der Erzeugung von Knöpfen aus Edelmetall eine Spezialität machen. Sie erfordert eine grosse Anzahl komplizierter mechanischer Apparate und kann daher hier nur andeutungsweise dargestellt werden.

Die Befestigung der Manschettenknöpfe in der Manschette erfolgte anfänglich durch eine kreisrunde, an dem Stotzen festgelötete Scheibe, welche durch die Stoffschlitze durchgesteckt wurde. Später brachte man, um das Durchstecken zu erleichtern, einen bogenförmigen Ausschnitt in der Platte an. Jetzt klappt man die Fussplatte, welche meistens länglich, etwa spatenförmig geformt ist, um, so dass sie parallel mit dem Stotzen steht, steckt sie so leicht durch die Schlitze und biegt sie nachher in ihre ursprüngliche Lage zurück. Eine Federung hält sie in ihrer jeweiligen Lage fest. Diese besteht aus einem federnden Stahlplättchen, welches im Innern der durch Prägung etwa kahnförmig ausgetieften Fussplatte liegt. Unter dieser Federplatte, welche etwas hohl liegt, greift der Stotzen mit einem rechtwinklig umgebogenen, eckig geformten Bügel durch. Vermöge seines eckigen Querschnittes drückt dieser Bügel beim Umklappen der Fussplatte die Feder in die Höhe und wird aus demselben Grunde in der Ruhelage von ihr festgehalten. — Bei einer neueren Abart dieser Klappmechanik ist die Fussplatte in zwei, um Scharniere bewegliche Flügel zerlegt, welche zusammengeklappt werden können und nach dem Loslassen selbstthätig wieder zurückschnellen. Hierbei liegt eine feine Spiralfeder im Innern des als fugloses Scharnier hergestellten Stotzens, deren beide Enden von Innen in die beiden Flügel hineingreifen und sie stets wieder in ihre ursprüngliche Lage zurückführen.

In der Knopffabrikation wird, wo es sich um billige Ware, namentlich um Hemdknöpfe handelt, von der Prozedur des Börtelns ein sehr umfangreicher Gebrauch gemacht. Man erspart sich damit das zeitraubende Zusammenlöten der einzelnen Teile.

---

5. Ketten und Kettenbijouterie.

Die moderne Kette nimmt im Schmuck unserer Tage insofern eine besondere Stellung ein, als sie zu einem ganz beträchtlichen Teile weniger ihrer Schmuckwirkung wegen, als aus praktischen Gebrauchsrücksichten gekauft und getragen wird. Der Mensch der Neuzeit, dem mehr als je vorher Zeit Geld ist, fühlt sich unbehaglich, wenn er seinen Zeitmesser, seine Taschenuhr, nicht stets bei sich trägt, und diese verlangt eine praktische Befestigung. So trägt denn jedermann seine Uhrkette, auch wenn ihm sonst der Gedanke an Schmuck durchaus fern liegt.

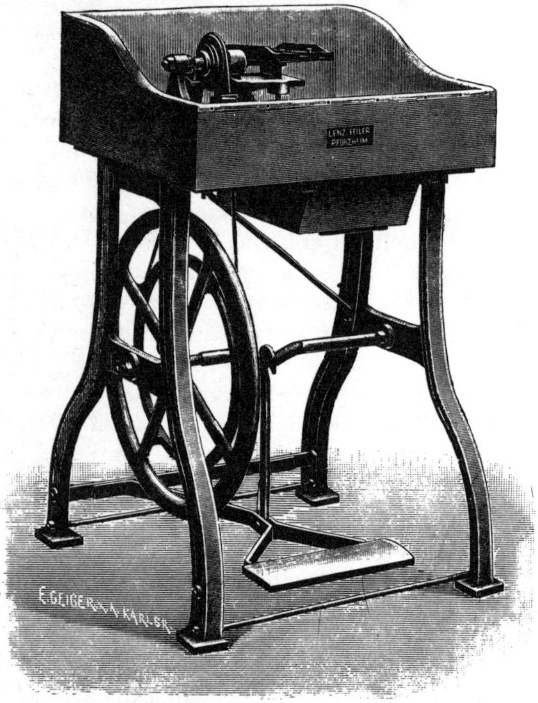

Abb. 96. **Zirkularsägemaschine.**
Lenz & Feiler, Pforzheim.

Um dem Wunsche nach mannigfaltiger und reicherer Ausgestaltung der Kette zu genügen, wurden nicht nur die vielgestaltigsten Kettenmuster ersonnen, sondern auch zur Anbringung aller möglichen Anhängsel Gelegenheit geboten: Künstlerische Anhänger und Gehänge, Charivari aller Art, Medaillons, Münzen, Glücksschweinchen, Cigarrenabschneider und anderes mehr. Die Herrenkette unterscheidet sich von der Damenkette nicht nur durch Gestalt und Trageweise, da den Damen ja keine Westentaschen zur Verfügung stehen, sondern auch durch eine im allgemeinen reichere und zierlichere Ausbildung der letzteren. — Unter Kettenbijouterie verstehen wir alles, was der Kette als solcher an Schmuckteilen irgend welcher Art beigefügt zu werden pflegt. Das einzelne Kettenglied kann man aus Blech oder aus Draht herstellen; die Verwendung des Drahtes überwiegt jedoch bei weitem. Er wird rund oder halbrund, oval, vierkantig oder bandartig flach, entweder glatt oder kordiert oder anderweitig verziert, verarbeitet. Das Hauptwerkzeug des Kettenmachers ist die Spindel, ein meist kupferner, seltener eiserner Stab, den er sich je nach Bedarf selbst anfertigt, und dessen Durchschnitt je nach der Gestalt, die man den Ringen geben will, wechselt; man hat demgemäss solche von quadratischem, kreisrundem, flachviereckigem, elliptischem, spitzeiförmigem u. s. w. Durchschnitt. Die Kettenglieder werden nun im allgemeinen dadurch hergestellt, dass man den Draht in eng aneinander liegenden, schraubenförmigen Windungen um die Spindel wickelt. Ist die Spindel eine kreisrunde, so lässt sich die so gebildete Drahtspirale leicht herabziehen, weil sie vermöge ihrer Federkraft nach dem Wickeln aufspringt. Hat die Spindel jedoch eine andere Form, oval etwa, so muss sie mitsamt dem Draht ausgeglüht werden, damit die einzelnen Ringe ihre Form beibehalten. Nach dem Glühen liegt die Drahtspirale aber fest und satt an, so dass sie nicht ohne weiteres herabgezogen werden kann. Der Kettenmacher weiss dies auf zwei verschiedene Arten zu ermöglichen: Entweder die Spindel wird gleichmässig mit einem etwa einen Centimeter breiten Streifen aus Packpapier umwickelt und auf dieses erst der Draht aufgebracht. Beim Glühen verbrennt das Papier, und der dadurch entstehende Zwischenraum genügt, um die Drahtspirale herabziehen zu können. Oder aber man spannt die Spindel nach dem Glühen in einen Schraubstock und zieht sie mit der Zange lang, wodurch sie dünner wird; hierdurch entsteht ebenfalls ein genügender Spielraum zum Herabziehen des Drahtes. Dieses letztere Verfahren ist jedoch nur bei kupfernen Spindeln anwendbar und hat den Nachteil, dass man eine solche gestreckte Spindel, für die gleiche Gliedergrösse wenigstens, nicht mehr anwenden kann. — Die einzelnen Glieder werden mit einer Laubsäge oder einer Sägemaschine (Abb. 96) von der gewickelten Drahtröhre abgesägt und stellen nach dem Abschneiden naturgemäss keinen geschlossenen Ring, sondern eine kurze, einmal gewundene Drahtspirale vor, deren Enden nicht aufeinander stehen. In manchen Fällen reiht man die Glieder erst auf einen starken Draht auf und richtet sie mit der Zange gerade, was man mit dem technischen Ausdrucke „Fugen" bezeichnet. Um sie ineinander hängen zu können, drückt man Ringe aus breitem Draht über einen keilförmigen Dorn, so dass die Fugen sich entsprechend weit öffnen. Glieder aus rundem oder ovalem Draht werden seitwärts gebogen und dann zusammengehängt. — Man hängt nunmehr so viele Kettenglieder ineinander,

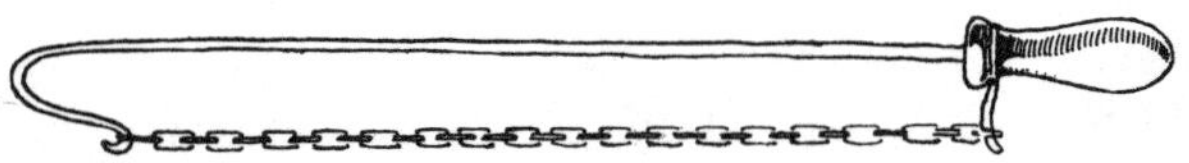

Abb. 97. **Kettenhaken.**

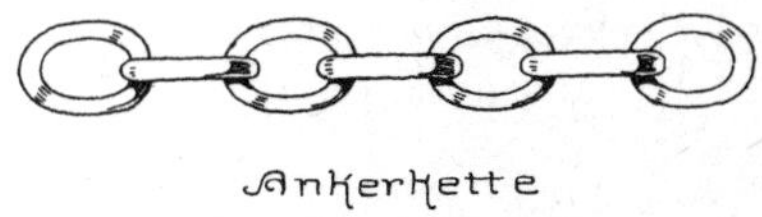

Abb. 98.

bis ein Kettenstück von etwa 20 Centimeter Länge entstanden ist, welches mit seinem ersten Ring zur besseren Handhabung an den Haken eines starken Eisendrahtes eingehängt wird (Abb. 97). Der Kettenmacher fasst den Haken und das freihängende Ende des Kettenstückes mit der linken Hand, beträgt die sämtlichen Fugen mit Borax und Lot und lötet die einzelnen Fugen mit dem Lötrohr zusammen. Bei sehr kleinen Kettengliedern ordnet man die Fugen so an, dass jeweils eine nach oben, die nächste nach unten u. s. f. gerichtet ist. Es werden also jeweils von zwei benachbarten Ringen die Fugen aneinander stossen, was den Vorteil bietet, dass sie beide zugleich mit Lot betragen werden können.

Nach dem Löten sind die betreffenden beiden Kettenglieder unbeweglich miteinander verbunden, so dass stets ein Gelenk und eine feste Verbindung von zwei Gliedern an der Kette miteinander abwechseln. Sie wird dadurch fester, ohne dass ihre Biegsamkeit beeinträchtigt würde.

Ketten, deren Herstellungsweise der beschriebenen entspricht, haben als charakteristisches Merkmal die rechtwinklige Stellung der Kettenglieder zueinander, von denen stets das eine ein „stehendes" Glied, das nächste ein „liegendes" darstellt (Abb. 98).

Ketten aus kleinen, aus halbrundem Draht gefertigten Gliedern bezeichnet man mit dem Namen „Erbskette"; die feinsten dieser Ketten, aus fast unbegreiflich kleinen Ringchen zusammengesetzt, wurden lange Zeit in Italien gefertigt, weshalb sie die Bezeichnung „Venezianerkette" erhielten. Im allgemeinen nennt man diejenigen kleineren Kettenarten, welche meterweise gefertigt werden und von denen nach Bedarf abgeschnitten wird, kurzweg „Meterketten".

Die Ankerkette besteht, wie erwähnt, aus abwechselnd liegenden und stehenden Gliedern. Um eine gleichmässig flach liegende Kette zu erhalten, biegt man die beiden Hälften eines jeden

Ringes in entgegengesetzter Richtung um die Längsachse desselben, so dass der Ring, um einen mathematischen Ausdruck zu gebrauchen, nicht mehr in einer geraden, sondern in einer windschiefen Ebene liegt. Damit ist man zur Panzerkette gelangt (Abb. 99). Ihre Herstellung weist insofern einige Besonderheiten auf, als man hierbei jedes Glied nach dem Abschneiden von der gewickelten Röhre einzeln einhängt und lötet. Nach dem Löten wird es mit der Flach- und der Hakenzange gefasst und gedreht. Bei Charnierketten muss dabei mit Vorsicht gearbeitet werden, da der innen befindliche, spröde Eisen- oder Kupferdraht leicht den Bruch des Ringes herbeiführt. — So ist wenigstens die gewöhnliche Art der Fabrikation; es ist aber möglich, die Kette zunächst auf gewöhnliche Weise herzustellen und die Drehung sämtlicher Glieder auf einmal auszuführen. Es sind zwei Arbeiter dazu nötig, von denen der eine die mit dem einen Ende in den Schraubstock gespannte Kette um sich selbst dreht, während der andere jede einzelne Partie derselben, sobald deren Glieder die richtige Form erhalten haben, festhält, um eine Ueberdrehung derselben zu verhindern. Es ist aber eine schwierige Manipulation, die nur gut eingearbeiteten Leuten gelingt.

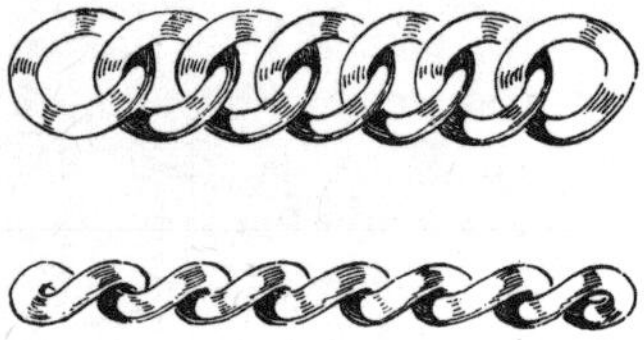

Panzerkette

Abb. 99.

Jede fertig gelötete Kette, speziell die auf die letztere Art gearbeiteten Panzerketten, wird, wenn sie auch noch so sorgfältig gearbeitet ist, sich zunächst noch nicht zum Tragen eignen, weil sie sich verdreht und schlecht hängt. Um ein glattes, gleichmässiges Aussehen und Hängen zu erzielen, reibt man die Kette zwischen flachen Hölzern, in welche Kerben von verschiedener Breite eingeschnitten sind. Ein Arbeiter hält dabei die im Schraubstock befestigte Kette straff gespannt, während der andere die Hölzer quer über dieselbe zusammenlegt, sie mit den Händen zusammenpresst und unter starker Druckanwendung über der Kette hin und her reibt, wodurch ein schönes tadelloses Hängen, natürlich das erste Erfordernis für jede Kette, erzielt wird.

Viele Ketten, namentlich Herrenpanzerketten, sind nach Verlauf gearbeitet, d. h. die Glieder nehmen von einem Ende zum andern an Grösse ab. Diese verschiedenen Grössen werden jede auf einer besonderen Spindel gewickelt; man wird dies natürlich immer für eine grössere Anzahl Ketten zugleich thun.

Bei der Doppelpanzerkette wird die von der Spindel abgeschnittene Spirale nicht direkt geschlossen, sondern es wird in den grossen Ring eine kleinere Spirale, einfach oder doppelt, gestellt und so angelötet, dass dieser dadurch geschlossen erscheint. Dann wird der grosse Ring an dem anderen Ende wieder aufgeschnitten, der folgende eingehängt und der erste durch eine in die ersterwähnte Spirale eingehängte Oese, welche sich zugleich in den folgenden grossen Ring und dessen Spirale hängt, geschlossen. (S. Abb. 100.)

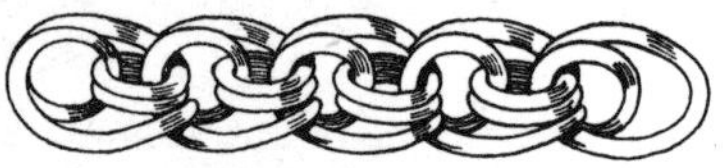

Doppelpanzerkette

Abb. 100.

Die Königskette besteht nicht aus einzelnen, ineinander eingehängten Gliedern, sondern aus mehr oder weniger feinen, einzelnen Drahtspiralen, welche man gewissermassen ineinander verschraubt, und zwar quer zur Längenrichtung der herzustellenden Ketten. Die fertige Kette macht den Eindruck eines feinen, gleichmässigen Metallgeflechtes, und ist jeweils so breit, als die zu ihrer Ausführung verwendeten Drahtspiralen lang waren. Die Längsseiten der Kette werden dann noch gleichmässig abgefeilt und geglättet. Aus einer solchen flachen Königskette kann man nun auch eine runde machen, indem man sie wie einen Charnier rund zieht, so dass man eine hohle, aus lauter Drahtspiralen bestehende Röhre erhält. Das Rundziehen muss so erfolgen, dass die Fuge der Röhre fürs Auge vollkommen geschlossen ist. Ein Löten oder sonstiges Verschliessen derselben ist nicht nötig, da die Federkraft des rundgezogenen Drahtes das Ganze fest geschlossen erhält.

Die Kordelketten (Abb. 101) haben äusserlich das Ansehen einer gedrehten Schnur, sind aber auch aus einzelnen Metallringen zusammengesetzt. Diese werden aus rundem Draht auf runden Spindeln gewickelt; nach dem Abschneiden werden sie aber nicht, wie sonst, „zusammengefugt", d. h. ihre Enden werden nicht aufeinander gerichtet, sondern man belässt sie in der Form einer offenen, kurzen, einmal gewundenen Spirale, als welche sie von der Spindel kommen.

Indem nun die ganze Kette aus spiraligen Einzelgliedern sich zusammensetzt, erhält sie das angegebene Aussehen.

Die Ringe bleiben an der fertigen Kette offen und werden je zwei und zwei zusammengelötet. Beim Einhängen derselben wird immer jeweils die eine Fuge nach aufwärts, die andere nach abwärts gerichtet.

Eine andere interessante Kettenart arbeitet nicht, wie die bisherigen, mit je einem einfachen Umlauf um die Spindel, sondern mit anderthalbfachen. Jeweils zwei derselben werden mit ihren Enden durch übergeschobene Oesen (bélières) verbunden, so dass jedes einzelne Kettenglied aus drei ineinander verschlungenen Umläufen besteht. Wie dieselben ineinander

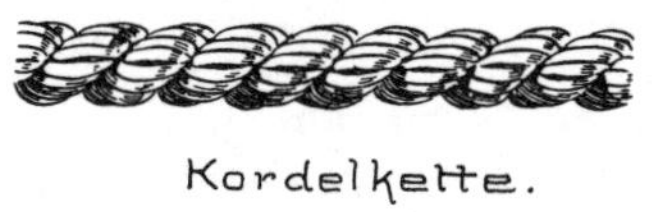

Abb. 101.

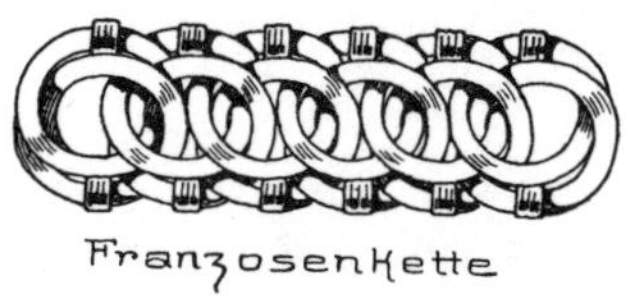

Abb. 102.

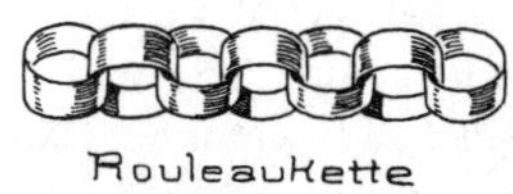

Abb. 103.

gehängt sind, zeigt die Zeichnung (Abb. 102). Man bezeichnet diese Art mit dem Ausdruck: Franzosenkette.

Sollen bandartig breite Kettenglieder hergestellt werden, so können diese durch Wickeln eines entsprechend breiten, flachen Drahtes auf der Spindel erhalten werden. Beim Geraderichten („Fugen") solcher Glieder muss mit besonderer Sorgfalt gearbeitet werden, weil die fertige Kette sich sonst schlecht hängt. Diese Schwierigkeit wird vermieden, wenn man sich die einzelnen Glieder von einem entsprechend grossen Scharnier in der gewünschten Breite absägt. Man bedient sich hierzu der Sägemaschine, deren Einrichtung ein besonders rasches Abschneiden der Kettenringe in genau gleicher Grösse, und zwar sowohl im rechten, als auch in jedem beliebigen schrägen Winkel zur Längsachse des Scharniers, ermöglicht.

Abb. 96 stellt eine Zirkularsägemaschine mit Fussbetrieb dar. Sie ist übrigens auch mit Kraftbetrieb in Anwendung und dient hauptsächlich zum Aufsägen von Scharnieren und Kettengliedern und wird deshalb in der gesamten Fabrikation, jedoch ganz besonders häufig in der Kettenbranche benutzt.

Sehr beliebt sind zu diesem Zweck geriefte, und zwar sowohl quer- als längsgeriefte Scharniere. Es ist einleuchtend, dass man beim Absägen von einem quergerieften Scharnier ein in der Richtung seines Umkreises geriefte Kettenglied —, und von einem mit Längsriefen versehenen Scharnier einen Ring mit Querriefen erhält. Solche Ketten nennt man „Rouleauketten" und das einzelne Glied ein „Rouleau" (Abb. 103).

Eine eigenartige Kettenspezies ist diejenige aus ausgehauenen Blechgliedern, deren Herstellung sich dadurch auszeichnet, dass sie einer Lötung nicht bedarf. Die einzelnen Kettenglieder werden auf der Aushauerpresse ausgehauen und sind in ihrem Aussehen etwa zu vergleichen mit zwei flachen Ringen, die durch einen dünnen Mittelsteg zusammengehalten werden. Um diesen Steg wird das Glied so zusammengebogen, dass die beiden Hälften einander decken und vor allem die beiden Durchbrüche übereinander zu liegen kommen. Durch diese wird jeweils das folgende Glied durchgeschoben, wodurch das erste geschlossen wird. Auf diese Art entsteht eine Kette von unlöslich ineinander hängenden Blechgliedern (Abb. 104). Diese letzteren erhalten oft, um eine höhere Schmuckwirkung zu erzielen, zugleich mit dem Aushauen irgend eine ornamentale Pressung. Mit dem technischen Ausdruck „ausgehauene Kette“ bezeichnet man

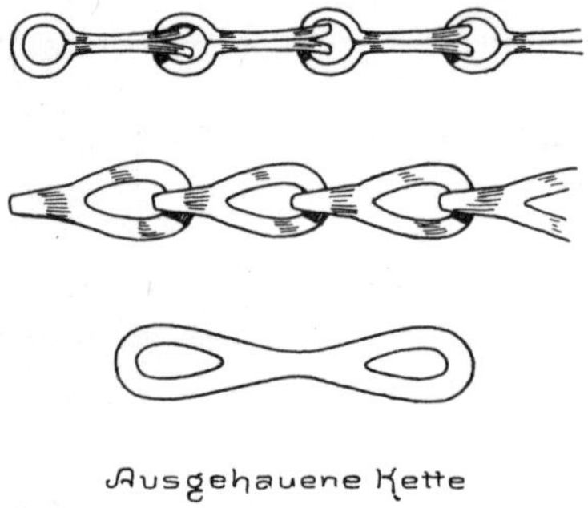

Abb. 104.

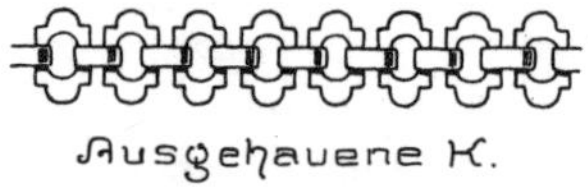

Abb. 105.

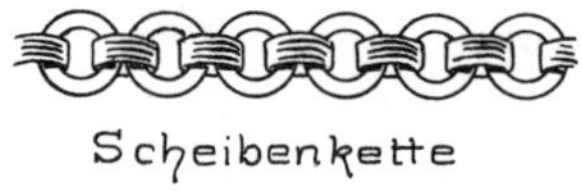

Abb. 106.

übrigens nicht die eben beschriebene Art allein, sondern auch solche, welche aus flachen, in Blech ausgehauenen Gliedern, die gewöhnlich durch ein „Rouleau“ miteinander verbunden sind (Abb. 105), bestehen.

Die „Scheibenkette“ (Abb. 106) besteht aus Rouleau- und flachen Gliedern. Die flachen sind hier aber nicht ausgehauen, sondern durch Flachschlagen von runden Drahtgliedern auf der Patschmaschine entstanden (Abb. 107).

Massiver Gold- oder Silberdraht erweist sich für die Kettenfabrikation vielfach als zu schwer und zu teuer. Man verarbeitet deshalb sehr häufig Scharniere, auch für ganz dünne

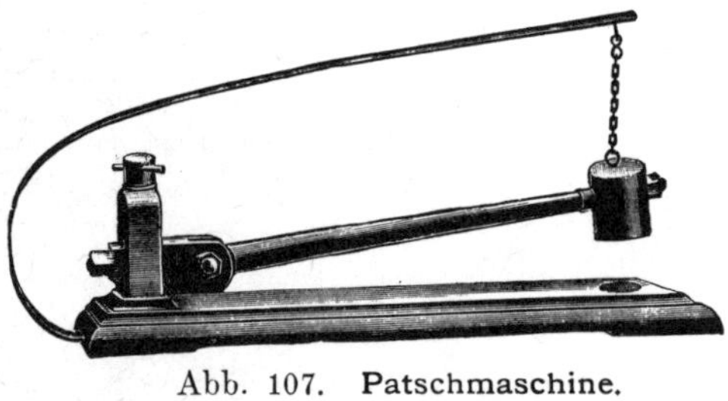
Abb. 107. **Patschmaschine.**
Lenz & Feiler, Pforzheim.

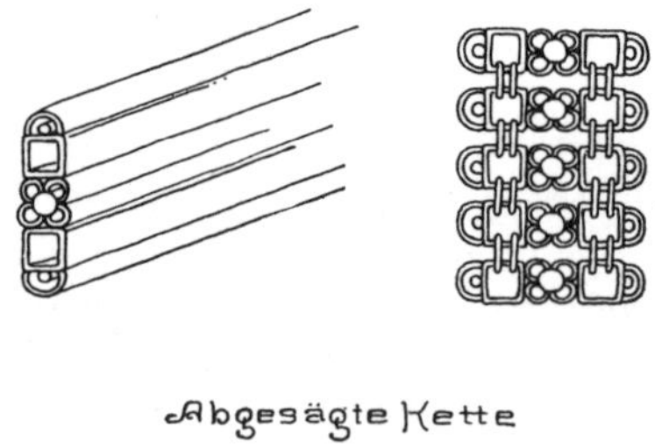

Abb. 108.

und feine Ketten. Je nach dem Feingehalt werden dieselben über Kupfer oder Eisen gezogen, nämlich gutes Gold über Kupfer, Silber und geringes Gold über Eisen. Da dieser Kern wieder herausgeätzt werden muss, was natürlich erst nach der Verarbeitung, d. h. erst nach Fertigstellung der Kette geschehen darf, so muss man beim Ziehen der Scharniere darauf achten, dass die Fuge so weit offen bleibt, dass eine Einwirkung der Säure auf den Kupfer- oder Eisenkern ermöglicht wird. Man verwendet bei der ersterwähnten Art der Scharniere Scheidewasser, bei der zweiten Vitriol. Die Fugen bleiben an den fertigen Ketten offen. Da man Sorge trägt, sie stets nach der inneren Seite der Kettenglieder zu richten, so entgeht dieser Umstand dem Nichteingeweihten fast immer.

Wenn man verschieden geformte Scharniere in wechselnder Anordnung der Länge nach übereinander lötet, so kann man durch Absägen von denselben mehr oder weniger kompliziert gestaltete Kettenglieder erhalten, die durch eingehängte Ringe miteinander zur Kette verbunden werden. Man nennt dies eine „abgesägte Kette". Ihre Herstellung wird aus Abbildung 108 ersichtlich.

Da eine Kette zu ihrer Herstellung verhältnismässig viel Material verbraucht, ohne dass von dem Publikum im allgemeinen viel Geld dafür angelegt würde, so spielt in der Fabrikation einesteils die Herstellung aus Scharnier, andernteils aus Doublé eine grosse Rolle. Im Zusammenhang damit steht es andererseits, dass die „Façon", d. h. die auf die einzelne Kette entfallenden Arbeitskosten, nach Möglichkeit verringert werden müssen. Zu diesem Zwecke arbeitet die Kettenindustrie vielfach mit Maschinen, deren ausführliche Beschreibung nicht in den Rahmen unseres Buches fällt. — Doubléketten werden nur sehr selten, fast nur bei Armbandketten, hohl, sonst immer massiv hergestellt.

Grössere Betriebe für Doubléketten bedienen sich häufig besonderer Apparate für das Drahtziehen, entweder Kettenziehbänke mit endloser Kette oder einer Vorrichtung mit einer kurzen, senkrechten Walze, welche den Draht gleichzeitig aufwickelt und durch das Zieheisen zieht (Trommelziehbank). Ebenso wird das Wickeln des gezogenen Drahtes auf die Spindel zum Teil maschinell verrichtet. In diesem Falle tritt dann auch wohl eine weitgehende Arbeitsteilung ein, indem ein Arbeiter das Drahtziehen und Wickeln, der zweite das Einhängen der Ringe und das Löten u. s. f. besorgt. Da bei Doublé nicht gefeilt werden darf, weil das unedle Unterlagsmaterial sonst zum Vorschein käme, so werden Facetten und derartige Verzierungen ausnahmslos angepresst, wobei ebenfalls verschiedene komplizierte Apparate zur Verwendung gelangen.

Es bleiben noch einige technische Besonderheiten der Kettenfabrikation nachzuholen. Um an massiven Drahtketten Facetten an den einzelnen Ringen anzubringen, drückt man dieselben entweder einzeln auf der Schwunghebelpresse in zwei Gesenken, wie beim Prägen, oder feilt sie an. Dazu bedient man sich einer Feilmaschine; dies ist ein durch Schrauben verstellbarer Klemmapparat, in welche die fertig gelötete Kette der Länge nach und zwar so eingeklemmt wird, dass nur die eine Hälfte eines jeden Ringes sichtbar bleibt; nunmehr können die Facetten für ein ganzes Kettenstück auf einmal und in gleichmässiger Weise angefeilt werden. Andere spannen sie auch mit Draht über ein walzenförmiges Holzstück, das am Werkbrett angebracht ist. — Einzeln zu lötende Kettenringe werden nicht auf die Lötkohle gelegt, sondern, um die Fuge für die Lötflamme frei zugänglich zu erhalten, mit der Lötzange gehalten. Dies ist eine federnde Drahtzange, welche selbstthätig schliesst und durch Druck sich öffnet (Abb. 34). — Feinere, kleinere Ketten werden nach dem Löten wohl noch vorsichtig durch ein Zieheisen gezogen, um ein gleichmässiges Aussehen und Hängen zu erzielen.

Unter „Maschinenketten" versteht man solche Fabrikate, welche rein auf maschinellem Wege, ohne Zuhilfenahme der Handarbeit, gefertigt werden. Die wichtigsten sind die Kugel- und die Fuchsschwanzketten.

Kugelketten bestehen aus hohlen Blechkugeln, welche durch eingesteckte, mit Köpfchen versehene Stifte miteinander vernietet sind. Die Herstellung solcher Ketten ist folgende: Man nimmt ein fugloses Scharnier und schiebt in ihr Inneres einen Draht, der so gewalzt ist, dass er eine aneinander hängende Reihe von Nietstiften darstellt. Die Verbindung der einzelnen Nietstifte untereinander ist eine möglichst dünne, so dass sie späterhin leicht abgebrochen werden kann. Das Scharnier mit dem darin befindlichen Drahte läuft nun durch ein doppeltes Gesenke,

d. h. ein von oben und unten gleich wirkendes, dessen beide Teile eine Reihe halbkugeliger Vertiefungen tragen. Die erste ist nur ein flaches Grübchen, die nachfolgenden werden stets tiefer, bis die volle Halbkugelform erreicht ist. Wenn jeder Teil des Scharniers unter steter Umdrehung durch diese Vertiefungen gepresst worden ist, so ist das Ganze in eine Reihe zusammenhängender, hohler Blechkugeln verwandelt, in dessen Innern der gewalzte Draht so steckt, dass die dünnen Verbindungsstellen je zweier Stifte in die Mittelpunkte der Kugeln fallen. Das Ganze ist also noch unbeweglich. Durch leichtes Knicken bricht man die einzelnen Nietstifte und Kugeln auseinander und erhält dadurch eine gegliederte, durch die Nietköpfchen der einzelnen Stifte zusammengehaltene Kette (Abb. 109).

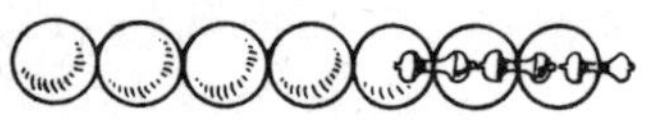

Abb. 109.

Die zur Kugelkettenfabrikation verwendete Maschine zeigt Abb. 110.

Eine Kettenart, die, wie die vorige, keinerlei Lötung bedarf, ist die sogen. Fuchsschwanzkette. Jetzt ausschliessliches Maschinenfabrikat, wurde sie ursprünglich auch von Hand hergestellt. Man stellte hierbei durch Wickeln auf einer besonders breiten und flachen Spindel längliche, schmale Drahtglieder her, deren beide Hälften so bügelförmig aufgebogen wurden, wie die untenstehende Figur es zeigt (Abb. 111). Indem man nun immer das folgende Glied durch die schleifenförmigen Enden des vorhergehenden schob, entstand eine Kette, die im Prinzip der schon beschriebenen ausgehauenen Kette gleich war, die aber aus Draht bestand und deren einzelne Glieder gelötet werden mussten. Dies fällt bei der heutigen maschinellen Herstellung fort. Hier werden die einzelnen Glieder aus flachgewalztem, ursprünglich rundgezogenem Draht gefertigt; der gewalzte Draht muss die Breite des gewünschten Kettengliedes haben; dieses wird auf einer Aushauerpresse hergestellt, welche erst die innere Oeffnung des Gliedes aus- und dann dieses selbst abhaut. Man verwendet hierzu gewalzten Draht und nicht Blech, weil die scharfen Ränder des letzteren beim Verarbeiten und beim Tragen sich unangenehm bemerkbar machen würden. — Die ausgehauenen Kettenglieder fallen selbstthätig auf eine senkrecht hängende Spindel; ist diese voll, wird sie abgenommen und geglüht. Nunmehr kommt sie auf die Kettenmaschine, wo sie wieder senkrecht aufgehängt wird, so zwar, dass sie um die Stärke eines Kettengliedes vom Boden entfernt ist. Ein wagrecht sich bewegender Stift schiebt das erste, von der Spindel herabrutschende Glied heraus, so weit, dass ein zweiter, senkrecht auf- und abgehender Stift genau auf die Mitte desselben trifft und ihn durch seinen Stoss in der beschriebenen Weise bügelförmig aufbiegt. Die beiden Endschleifen des Ringes müssen nun erweitert werden, um das Durchschieben des folgenden Gliedes zu gestatten. Dies bewirkt eine Nadel, welche in wagrechter Richtung dem erstgenannten Stifte entgegenarbeitet (Abb. 112 und 113).

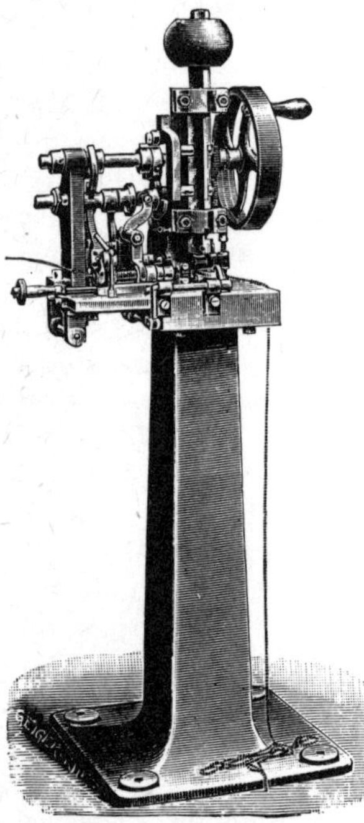

Abb. 110. **Kugelkettenmaschine.**
Lenz & Feiler, Pforzheim.

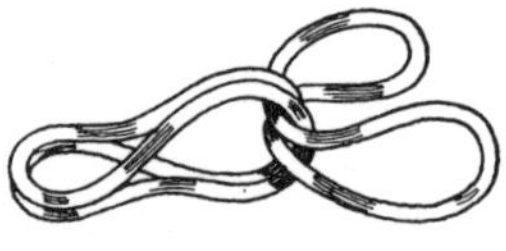

Abb. 111.

Unter Gliederketten versteht man solche, welche aus einzelnen grösseren, meist ornamental ausgestalteten Gliedern bestehen, welche ihrerseits durch Drahtringe verbunden und zur Kette zusammengefügt wurden. Wenn man Kettenringe nicht nur nach einer Richtung, sondern nach verschiedenen ineinanderhängt, so entstehen geflechtartige Ketten, wie sie namentlich für Kolliers vielfach Verwendung finden, und die etwa das Aussehen eines mehr oder weniger feinen Metallnetzes oder -Gewebes darbieten.

Wenn die Glieder einer Kette noch Gravierverzierungen erhalten sollen, spannt man in die Graveurkugel ein kreis- oder halbkreisförmiges, mit Treibkitt überzogenes Brettchen, dessen Umfang etwa der durchschnittlichen Länge einer Kette gleich ist, und kittet die ganze Kette aussen darauf. Sobald eine Reihe Kettenglieder fertig gestochen ist, dreht man das Brettchen entsprechend weiter herum, so dass die ganze Arbeit vollendet werden kann, ohne dass man loszukitten brauchte.

Das Polieren der Ketten findet im allgemeinen mit den sonst in der Bijouteriefabrikation üblichen Mitteln und Werkzeugen statt; nur werden hier noch der Polierstahl oder der Blutstein zum Glattreiben (Brünieren) verwendet, jedoch nur bei unechten Ketten.

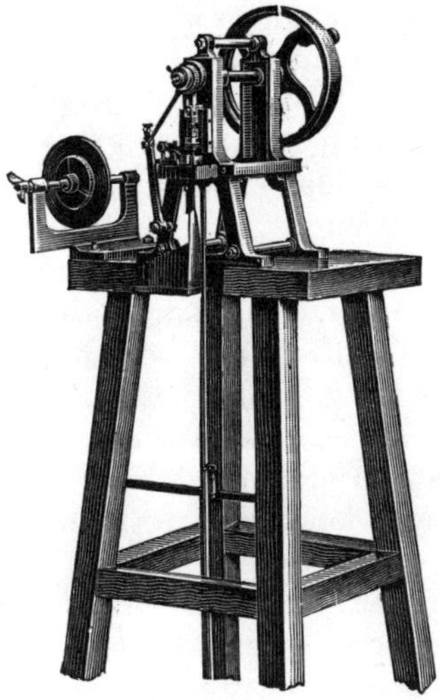

Abb. 112. **Automatische Aushauermaschine für Fuchsschwanzketten.**

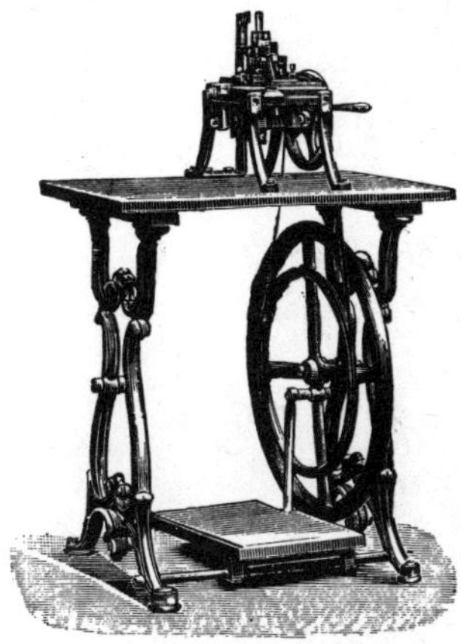

Abb. 113. **Automatische Einhängemaschine für Fuchsschwanzketten.**

Lenz & Feiler, Pforzheim.

Mit den angeführten Herstellungsarten ist die Mannigfaltigkeit der Kettenfabrikation noch keineswegs erschöpft. Abgesehen von den in reiner Handarbeit hergestellten Drahtketten, bei denen jedes Glied in irgend welcher, mehr oder weniger komplizierten Weise gebogen und in das nächste eingehängt wird, ist durch das vielfältige Hinzutreten der freien Handarbeit zur mechanischen Fabrikation eine unabsehbare Fülle von Gestaltungen entstanden, deren jede im Handel seine besondere, oft sehr wunderliche Bezeichnung führt. Alle aber werden sich in irgend einer Weise aus den vorstehend beschriebenen Arbeitsoperationen erklären lassen.

Die Ketten zerfallen, soweit sie als Befestigungsmittel für die Uhr dienen, in Herren- und Damenketten (Tafel 187, 188). Unter der Bezeichnung Herrenkette kurzweg wird die allgemein gebräuchliche Art verstanden, welche einesteils an der Uhr befestigt, andererseits im Knopfloch eingehakt wird. Wer seine Freude am gemeinsamen Tragen von Uhr und Feuerzeug, Cigarrenabschneider etc. hat, bedient sich der Doppel- oder Kavalierkette (Tafel 187, oben), bei welcher vom Knopfloch zwei Ketten nach den beidseitigen Westentaschen laufen.

Die Chatelaine ist ein kurzer, in der Regel ziemlich breiter Kettenstrang (Tafel **189.** 2. 3. 4. 10), der von der Uhr frei herabhängt und mit einem Anhänger nach unten abschliesst. Da sie wohl eine bequeme Handhabung der Uhr, aber eine nur sehr unsichere Befestigungsweise derselben gewährleistet, so ist sie gegenwärtig weniger im Gebrauch.

Von den Damenketten entspricht die sogen. Viktoriakette etwa der gewöhnlichen Herrenkette (Tafel **189.** 5. 6. 11); ein- oder zweisträngig gestaltet, trägt sie am einen Ende den Ring zur Befestigung, am andern die Uhr; vom Befestigungsring herab hängt ein kurzes Kettenstück mit Anhänger.

Die Damenchatelaine ist ähnlich gestaltet wie die Chatelaine für Herren, nur in schmälerer, zierlicherer Form. Da sie jedoch so auch keine genügende Befestigung bietet, hat man aus ihr die Promenadekette dadurch gebildet, dass sie einen Federring erhielt, von dem aus ein Kettenstrang zur Befestigung der Uhr ausgeht; sie entspricht der Viktoriakette, trägt aber am Ring entweder zwei lang herabhängende Kettchen von ungleicher Länge mit Anhängern, oder einen grösseren Anhänger, der von zwei oder drei Kettensträngen getragen wird (Tafel **189.** 1. 7. 8). Eine weitere, und zwar die gegenwärtig beliebteste Form der Damenkette ist die Hals- oder Fächerkette, welche Kollier und Uhrkette vereinigt: Sie umschlingt den Hals und fällt bis zur Taille herab (Tafel 190). Vor der Brust wird sie zusammengehalten entweder durch ein feststehendes „Mittelstück“ oder durch einen beweglich auf der Kette gleitenden „Schieber“; dieser letztere besteht aus einer Kapsel mit einem Zieraufsatz oder ohne einen solchen und wird, damit die Kette beim Durchgleiten einerseits nicht zerkratzt wird, andererseits einen gewissen Halt hat, mit einem federnden Korkfutter im Innern versehen.

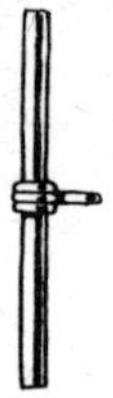
Knebel
Abb. 114.

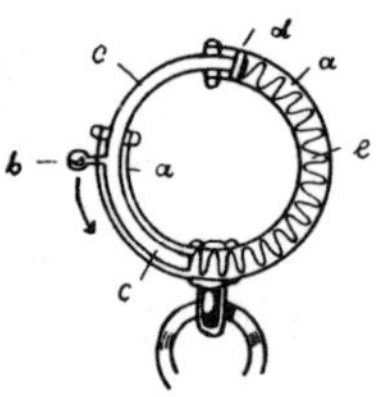
Springring
Abb. 115.

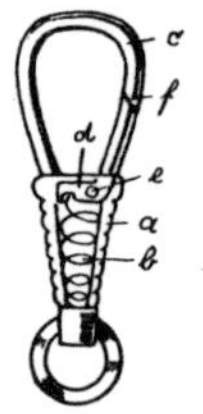
Karabiner
Abb. 116.

Die Uhrkette ist, soweit sie nicht um den Hals getragen wird, an der Kleidung, bezw. im Knopfloch befestigt durch den Knebel (Abb. 114), ein gerades Metallstäbchen mit drei übergeschobenen Oesen, wovon die mittlere beweglich ist und einen Ring trägt, in welchen sich das erste Kettenglied einhängt.

Praktischer und häufiger im Gebrauch ist der Springring, dessen äussere Gestalt wohl als bekannt vorausgesetzt werden darf (Abb. 115). Er besteht aus einem kreisförmig gewickelten Scharnier (a), aus dem ein Viertelkreis zur Aufnahme des Verschlusses (c) herausgesägt ist. Dieser, der sogen. Springer, dessen Kopf (b) in einem Schlitz des Scharniers läuft, ist mit einer, durch den halben Kreis gehenden Federung (e) versehen, welche ihr Widerlager bei d in einem dort festgelöteten Plättchen findet. — Zur Befestigung der Uhr an der Kette dient der Karabiner (Abb. 116), welcher aus dem Karabinerhaken und der Kapsel besteht. Die Kapsel (a) ist hohl und hat im Innern eine Spiralfeder (b). Der Haken (c) ist ein bügelförmiger, starker Draht, der einerseits angelötet, andererseits durch einen Stift (e) eine bewegliche Verbindung mit der Kapsel erhält. Sein Ende (d) ist hier rechtwinklig umgebogen und hat unten eine eingefeilte Rinne, in welche das Ende der Spiralfeder eingreift. Endlich führt man bei f einen schrägen Schnitt durch den Haken. Beim Oeffnen drückt man dieses untere, bewegliche Stück nach innen, wodurch die Feder zusammengedrückt wird, so dass sie durch ihre Spannung das Schliessen selbstthätig besorgt.

Bezüglich der Herstellung der hohlen Karabinerkapsel ist noch nachzuholen, dass zu diesem Zweck aus einem Blechstreifen runde Scheiben ausgehauen werden, die mit Stempeln auf mechanischem Wege aufgetieft (aufgezogen) werden, wie dies Abb. 117 klar macht. Für feinere Ware, in gutem Gold, lötet man die Karabinerkapsel aus zwei Hälften zusammen.

Ausser den künstlerisch frei gestalteten Anhängern an Uhrketten, deren Mannigfaltigkeit natürlich keine Klassifikation zulässt (Tafel 187—189), sind als besonders häufig vorkommend die hohl gefertigten Kugeln und Kapseln, der Kompass und die Quasten zu erwähnen, welch letztere in der Regel aus einem Büschel kurzer Fuchsschwanzketten bestehen.

Ausser zum Befestigen der Uhr werden Ketten auch zur Herstellung von Kolliers oder Halsketten verwendet, welche ein broschenartiges Mittelstück oder einen Anhänger tragen (Tafel 191). Diese werden im Nacken mit einem röhrenförmigen Verschluss zugehakt. Diese Halskettenschlösschen (Abb. 118) bestehen aus einem cylindrischen Röhrchen, dessen vordere

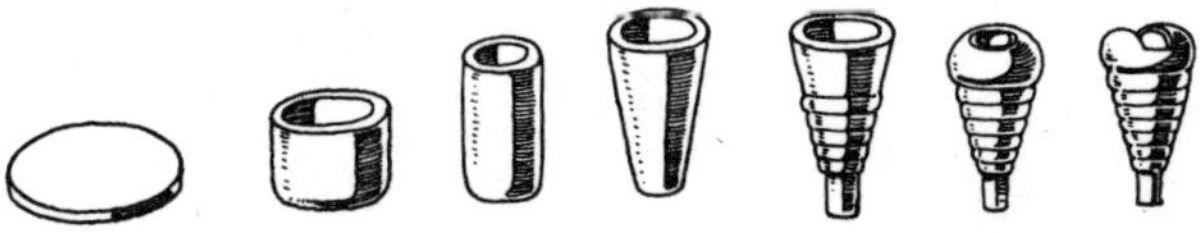

Abb. 117. **Herstellung einer Karabinerkapsel.**

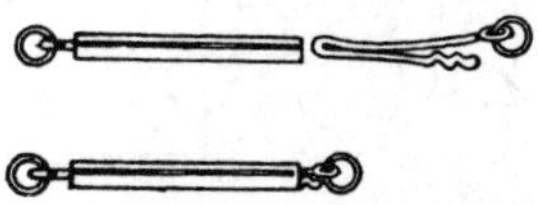

Abb. 118. **Halskettenschlösschen.**

Oeffnung einen Rand hat, welcher in eine der Kerben des federnden Verschlussbügels eingreift. — Auch Kettenarmbänder sind beliebte und gern getragene Schmuckstücke (Tafel 196). Ihr Verschluss erfolgt durch das schon beschriebene Armbandschloss. Zur Herstellung dieser Armbänder bedient man sich meistens der Panzerketten; um den Verschluss anbringen zu können, wird ein Glied der Kette glatt durchgesägt und mit einem angelöteten Blechboden versehen. — Ausnahmsweise werden auch Kettenringe fabriziert, deren Glieder meist unbeweglich miteinander verlötet werden. —

Endlich sei noch der Gürtelketten Erwähnung gethan, an welchen die Damenwelt allerhand Utensilien der feineren Toilette zu tragen pflegt: den Fächer, Flacons mit Parfüm, Necessaires und dergleichen (Tafel 192). Die Befestigung im Gürtel erfolgt meist mit einem schildförmigen Haken, von welchem mehrere Kettenstränge mit je einem Anhängsel auszulaufen pflegen. Entsprechende Ketten existieren auch für Herren (Hosenketten), zum Anhängen von Messern, Cigarrenabschneidern u. a. m.

II. TEIL.
DIE GESCHICHTE DES SCHMUCKES.

Einleitung.

Eine Geschichte des Schmuckes zu schreiben, bietet seine eigentümlichen Schwierigkeiten. Aus den vorhandenen Kunsthandbüchern ist, wie jeder sich überzeugen kann, für dieses Spezialgebiet wenig zu holen. Die Fachwerke über Schmuck oder Goldschmiedekunst im allgemeinen bieten wohl eine Fülle von vorbereitetem Material, gehen aber meist von rein künstlerischem Standpunkte aus. Das scheint für eine umfassende Geschichte des Schmuckes nicht genügend. Der Schmuck hat zu allen Zeiten in so innigen Beziehungen sowohl zum Kostüm, als zu der Kultur des Volkes, welches ihn erzeugte und trug, gestanden, dass nur im Zusammenhang mit diesen beiden Faktoren seine künstlerische Eigenheit klar zu erläutern und zu begreifen ist.

Schmuck ist das älteste Kunsterzeugnis der Menschheit; er ist ohne Zweifel älter als die Kleidung. Es giebt Völker, die nackt gehen, aber es giebt keine ohne Schmuck. Ueberhaupt steht die mehr oder weniger reiche Entwickelung des Schmuckwesens in keinem ursächlichen Zusammenhang mit der absoluten Kulturhöhe eines Volkes. Vielmehr werden die nachfolgenden Blätter zeigen, dass ein solcher Zusammenhang vorwiegend mit der relativen Kulturbewegung besteht: Sozial und politisch aufsteigende Völker pflegen wenig Schmuck zu tragen. Erst wenn ein Kulturabschnitt seiner Blütezeit sich nähert, pflegt er, im Gefolge der übrigen Künste, seinen Schmuck zu entwickeln.

Dieser zerfällt nun in Kleider- und Körperschmuck, d. h. in solchen, der auf dem Kleide, und solchen, der auf der blossen Haut oder dem Haar getragen wird. Der Unterschied ist ein ziemlich durchgreifender: Gemeinschaftlich für beide Gebiete ist eigentlich nur der Kettenschmuck.

Der Kopfzierat ist fast ganz dem Gebiete des Körperschmuckes zuzuweisen, da der Hut nur wenig Metallverzierung erhalten hat. Diademe, Kämme, Haarstecker und -nadeln zieren direkt das Haar, die Stirn oder das Ohr. In das gleiche Gebiet gehören das Armband, das nur auf dem entblössten Arm, und der Ring, der nur auf der blossen Hand an seinem Platze ist. Das Halsband wird, als der bedeutsamste Kettenschmuck, sowohl auf dem Kleide, als auf der Haut getragen. Damit ist für den Kulturmenschen das Gebiet des Körperschmuckes abgeschlossen. Eine der wichtigsten Schmuckkategorien ist direkt aus dem Bedürfnis, den Stoff der Kleidung zusammenzuhalten, entstanden: Der Heftschmuck, der als Fibel, Agraffe, Spange, Schliesse und

Brosche in dem Schmuck fast aller Kulturvölker seine bedeutsame Rolle gespielt hat. Desgleichen der Gürtel, der aber mit der zunehmenden Kultur mehr Mode- als Gebrauchsartikel wurde. Was sonst noch an besonderen Schmuckstücken getragen wurde, lässt sich wohl stets in eine dieser Kategorien einreihen. —

Das Verzeichnis der in Frage kommenden Materialien ist ein ungemein reichhaltiges. Neben den allgemeinsten und kostbarsten, Gold und Silber, ist Kupfer, Messing, Eisen, Zinn und eine Fülle von unedlen Legierungen zu nennen. Edelsteine und Halbedelsteine, Perlen, Korallen, Muscheln, Glasfluss und gebrannte Erde müssen zum weiteren Ausputz herhalten. Je nachdem nun der eine oder andere dieser Stoffe bevorzugt wird, können ganz auffallende Verschiedenheiten in dem Gesamthabitus des Schmuckbildes eines Zeitabschnittes oder eines Volkes entstehen. Man vergleiche nur den fast ganz aus Gold bestehenden Schmuck der klassisch-hellenischen Zeit mit dem email- und steinprunkenden der Byzantiner, oder den schlichten, erz- oder bronzegegossenen Zierat unserer Altvordern mit indischer Geschmeidepracht: Es ist jeweils beides Schmuck, und doch, wie wenig Verwandtes zeigen beide miteinander! Der Höhepunkt einer jeden Schmuckproduktion aber ist die Verarbeitung des Goldes: Nur primitive oder stabile Kulturabschnitte begnügen sich prinzipiell mit Silber oder geringerem, unedlem Material.

Betrachtet man den Schmuck vom Standpunkte des Künstlers, des Ornamentisten, so fällt auf, dass in ihm rein naturalistische Kunstströmungen in nur geringem Grade Wurzel geschlagen haben, dass im allgemeinen die ornamentalen und die der Technik entspringenden Formen die der Naturnachahmung immer überwogen. Das hat seine Gründe teils in der Technik, teils in der Art der Anwendung des Schmuckes.

Edelsteine und Perlen, diese so wichtigen Bestandteile jeder Schmuckbildung, können teils gar nicht, teils nur in ganz bestimmten Formen, jedenfalls aber nicht in freier künstlerischer Umformung, verarbeitet werden. Je organischer und umfänglicher sie im Schmuck Verwendung finden, je weniger ist ein ausgeprägter Naturalismus am Platze. Ausserdem aber hat dieser bei Schmuck überhaupt schon deshalb seine bedenklichen Seiten, weil dieser zwar den künstlerisch höchststehenden, aber eben doch einen Bestandteil der Kleidung darstellt, und weil Schmuck und Kleidung in ihrer Gesamtwirkung nur eine dekorative, eine ornamentale Rolle gegenüber der zu schmückenden Persönlichkeit spielen dürfen.

In den nachfolgenden Darstellungen ist versucht worden, die eben skizzierten Gesichtspunkte festzuhalten.

Da es sich hierbei um keine wissenschaftliche Leistung handelt, ist jedes Eingehen auf kunstgeschichtliche Streitfragen grundsätzlich vermieden worden.

A. Der antike Orient.

Die Heimat aller Schmuckfreude und Schmucklust ist der Orient. Dort, wo die Natur alle ihre Erscheinungen in herausfordernder Pracht und Ueppigkeit vor die Augen des Menschen stellt, musste auch ihm das Bedürfnis, sich zu schmücken, zur andern Natur werden. Und die leichte Kleidung, welche das Klima erlaubt, die kräftigen Tinten, welche die Hautfarbe der Stämme der heissen Landstriche aufweist, sie fordern noch des weiteren dazu auf. Freilich, die Kunst kam etwas zu kurz dabei; als eigentliche Schmuckkünstler lernen wir nur die Bewohner des alten Aegyptens kennen, denen sich die Phönizier — die „sidonischen Männer", von denen Homer alle kunstreiche Metallarbeit herstammen lässt — als gewandte und umsichtige Schmuckfabrikanten, wie wir heute sagen würden, anschliessen. Assyrien und das alte Troja liefern noch eine kleine Ausbeute; das gewaltige Persien aber, welches das politische Erbe der genannten Völker antrat, hat uns nichts von Belang an Schmuckarbeit hinterlassen. Was sonst noch den Osten der alten Welt bewohnt, kann für das in Rede stehende Zeitalter noch nicht in Betracht kommen.

1. Die Aegypter. (Tafel 1—5.)

Ueber ägyptischen Schmuck sind wir besonders gut unterrichtet, besser als über den von uns zeitlich viel näher liegender Epochen. Wir verdanken dies der Art ihres Totenkultus, welcher eine sorgfältige Bestattung des Leichnams und ein gewisses Mindestmaass von Schmuck, welches demselben mitgegeben werden musste, vorschrieb. Reichere Leute gaben, wie dies die Funde beweisen, ihren Toten die von ihnen im Leben mit Vorliebe getragenen Schmucksachen mit. Minder Begüterte liessen besonderen Leichenschmuck in minderwertigem Material und flüchtiger Ausführung anfertigen. Wie wir aus dem ungeheuer zahlreichen Vorkommen solcher Schmucksachen, wie auch aus manchen bildlichen Darstellungen schliessen müssen, besassen die Aegypter eigene Faktoreien, oder, moderner ausgedrückt, Fabriken, welche die massenhafte Herstellung solcher Ware gewerbsmässig betrieben. Dies muss man festhalten, wenn man nicht durch die verschiedenartige Ausführung der ägyptischen Schmuckstücke irre gemacht und auf falsche Schlüsse bezüglich der Leistungsfähigkeit jener alten Goldschmiede gebracht werden will.

Aegypten überrascht nicht nur durch den Reichtum an edlen Materialien, namentlich Halbedelsteinen, sondern auch durch die Gediegenheit und Gewandtheit seiner Goldschmiedetechnik. Ein charakteristischer Zweig derselben ist die Zellentechnik, welche die zu dekorierende Fläche mit Zellen bedeckt, die mit verschiedenfarbiger glasiger Masse gefüllt sind. Echtes Email hat sich nur in zwei Farben, hell- und dunkelblau, was überhaupt die Emailfarben der alten Welt sind, nachweisen lassen. Die übrigen Farben sind aus geschliffenen, bezw. gefeilten Stücken aus Halbedelsteinen oder farbigem Glase hergestellt. Die Zellen werden entweder in die Oberfläche vertieft eingeschnitten oder eingetrieben, oder aber durch Auflöten schmaler, hochkant gestellter Blechstreifchen hergestellt, die einzelnen, zugeschnittenen Steine eingekittet und das Ganze schliesslich poliert. Diese Technik blühte schon um 1800 v. Chr. Um diese Zeit müssen die Aegypter also schon im Besitze der Kunst, Draht zu ziehen, zu löten und Steine zu schneiden, gewesen sein, wobei sie sich ähnlicher Werkzeuge bedienten wie wir. Das Email wurde ihnen erst unter den Ptolemäern, also 300 v. Chr., bekannt; sie benutzten es besonders gern zur Ausfüllung von Hintergründen, wobei die Figuren in Metall stehen blieben. Endlich ist noch die Herstellung verschiedener Arten von Ketten aus feinem, geflochtenen Golddraht zu erwähnen, die ebenfalls schon in sehr alter Zeit verstanden wurde.

Der Schmuck der Aegypter hatte vorzugsweise einen religiösen, bezw. symbolischen Charakter; besonders häufig tritt der Skarabäuskäfer, das Symbol des ewigen Lebens, auf (Tafel **1.** 5, Tafel **3.** 16. 18, Tafel **4.** 5, Tafel **5.** 12). Das Petschaft, das Zeichen der Wiedererneuerung (Tafel **1.** 3, Tafel **2.** 10, Tafel **3.** 8, Tafel **4.** 5. 13, in den Fängen der Vögel), der Nilschlüssel (Tafel **2.** 5), das heilige Auge (Tafel **2.** 4) — das alles spielt eine Rolle in der Schmuckkunst dieses Volkes. Dazu kommt die Fülle der Götterbilder und der heiligen Tiere, der Geier, Sperber und Uräusschlangen. Von Pflanzenformen kommt ganz überwiegend der Lotus vor, dessen mannigfache Anwendung an der grossen Aegide (Tafel **1.** 11) studiert werden kann. Die uralte Darstellung des heiligen Baumes, der von zwei Greifen oder sonstigen Tiergestalten flankiert wird, ist häufig zu finden, besonders auf Armbändern (Tafel **3.** 13, Tafel **4.** 2). Ganz originell sind die meisterhaft stilisierten Fliegen, die als Anhänger an Kolliers vorkommen (Tafel **3.** 2. 17). Eine breite, feste Zeichnung und ein nie versagendes Stilgefühl sind die hervorragendsten Vorzüge des ägyptischen Schmuckes in seiner guten Zeit, die bis zum Eindringen griechischer Kultur, also bis zur nachalexandrinischen Epoche, währte. Damit wurde die griechische Kunst Mode, wie im ganzen westlichen Orient, so auch in Aegypten. Die guten alten Formen wurden vernachlässigt und zogen sich aufs Land zurück, in die Werkstätten bäuerlicher Goldschmiede, unter deren Händen die Tradition allgemach erstarrte und verkam. In den Städten begnügte man sich mit plumpen und schwerfälligen Nachahmungen der antiken Muster.

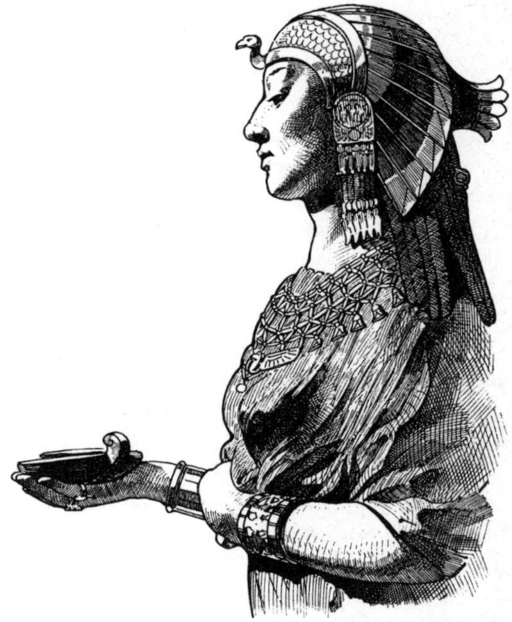

Abb. 119. **Vornehme Aegypterin.**

Das wichtigste Schmuckstück für den Aegypter war der Ring. Es ist das ein Zeugnis für ihre hoch entwickelte Kultur; denn primitive Völker kennen den Ring nicht, wie ihn z. B. auch die homerischen Griechen nicht gekannt haben. Inder und Aegypter kannten ihn seit ältester Zeit, nicht als Schmuck, sondern als Symbol, als Erkennungszeichen irgend einer Macht und Würde. In Aegypten führte zu seiner Erfindung zweifellos das Bedürfnis, ein Siegel ständig bei sich zu führen. Man befestigte es also mittelst eines Golddrahtes am Finger. Die ersten Ringe sind ohne Zuhilfenahme der Lötung, die in jenen ältesten Zeiten unzweifelhaft noch nicht bekannt war, hergestellt. Das Hauptstück daran war der Siegelstein, der eine flache und eine gewölbte Seite aufwies. Er ist fast ausnahmslos aus Stein oder Glas, seltener aus gebrannter Erde, hergestellt in der Form eines Skarabäus, der an seiner unteren, flachen Seite die eingravierten Schriftzeichen trägt; er ist der Länge nach durchbohrt. Der Reif wurde aus einem dicken Golddraht spindelförmig zugehämmert, die beiden Enden abgeplattet und dann zum Ring gebogen. Die platten Enden wurden durchlöchert, durch diese Löcher und die Bohrung des Ringsteines ein dünner Draht gezogen, der schliesslich, die Ringenden spiralig umschlingend, die Verbindung des Ganzen bewerkstelligte. Der Stein war also drehbar. Zum Siegeln wurde seine flache Seite nach aussen genommen, zum Tragen nach innen, so dass sie auf dem Finger auflag. So sind auf Tafel 3 die Ringe 16 und 18 hergestellt. Später verliert der Ring seine steigbügelähnliche Form und wird mehr kreisrund (Tafel **1.** 1. 2. 4); man lässt den Stein auch weg und ersetzt ihn durch eine Abflachung des entsprechend verdickten Ringes (Tafel **1.** 10). Statt des Skarabäus werden auch anders geformte Siegel eingeführt und überhaupt die zierlichsten und mannigfaltigsten Ringlösungen versucht (Tafel **2.** 2. 14, Tafel **4.** 7).

Was für den Aegypter der Ring, das ist für die Aegypterin (Abb. 119) die Halskette —, ein Schmuck, den sich auch die ärmste Bäuerin nicht versagte. Die vielen, gerade bei Halsbändern angebrachten religiösen Symbole und Amulette scheinen darauf hinzudeuten, dass bei der Bevorzugung dieses Schmuckstückes auch abergläubische Beweggründe mitsprachen. Viele werden wohl als Ehrengeschenke aufzufassen sein, wie vielleicht z. B. die Kette mit den drei Fliegen (Tafel **3.** 17). Die eigentliche Kette wurde meistens aus aufgereihten Perlen, Cylindern und Röhrchen aus Lapis, Korallen und Gold, aber auch Glas und emaillierter, gebrannter Erde, zusammengesetzt. In gleicher Art, aus aufgereihten Glasperlen und -Plättchen, die in ihrer Zusammenstellung Muster bildeten, sind manschettenartige Armbänder gebildet. Goldene Bracelets bestehen aus zwei starren Halbkreisreifen, die sich vermittelst Scharnieren öffneten (Tafel **3.** 13, Tafel **4.** 2. 9, Tafel **5.** 15. 16). Für vornehme Frauen war ein eigenartiger Kopfschmuck, eine Art Haube aus Edelmetall, üblich, deren Formen den heilig gehaltenen Geier nachahmten (Abb. 119). Ohrgehänge treten in Aegypten vom 15. Jahrhundert v. Chr. an auf; allgemein scheinen sie erst in den letzten Zeiten des Reiches geworden zu sein, was die vielfachen griechischen Anklänge in ihrer Komposition erklärt. Tafel **3.** 5 ist ein für Aegypten merkwürdiger Typus, dessen Verzierung, die aus Kugeln gebildeten Dreiecke, später in Mittelasien mit dem griechisch-scythischen Schmuck am schwarzen Meer wieder auftaucht. — Fibeln und Broschen kannten die Aegypter nicht; dafür eine besondere Art eines oft prachtvoll ausgebildeten Brustschmuckes, der Aegide (Tafel **1.** 3. 11). — Aegypten hat die älteste und weitaus bedeutendste Schmuckkunst des antiken Orients entwickelt; seine Formen sowohl, noch weit mehr aber seine Technik, speziell die Zellentechnik, sind von weittragendster Bedeutung für die Gesamtgeschichte des antiken Schmuckes.

---

2. **Die Assyro-Chaldäer.** (Tafel 6.)

Die Schmuckkunst der assyro-chaldäischen Kulturperiode erinnert in manchen Einzelheiten an die ägyptische, ohne an künstlerischer Bedeutsamkeit mit jener verglichen werden zu können. Die erhaltenen Skulpturen geben uns mannigfache Darstellungen von Schmuck, Armbänder für Handgelenk und Oberarm, Ohrgehänge, Diademe, Halsbänder. Die Originale aber sind sehr selten. Es scheint, dass der Schmuck je nach den Ständen aus verschiedenem Material war: Für die Masse des Volkes mehr oder minder kostbarer Steinschmuck, auch Glas und gebrannte emaillierte Erde, für den König und den Adel Gold und Bronze. Dass die Assyrer das Giessen und wahrscheinlich auch das Prägen von Schmuckteilen verstanden, geht aus den aufgefundenen Hohlformen aus hartem Kalkstein oder Serpentin hervor. — Eine besondere Ausbildung erfuhren die Siegelringe, die mit geschickt geschnittenen Steinen versehen sind (Tafel **6.** 6. 8); die Ohrgehänge kennen wir hauptsächlich aus den Skulpturen von Khorsabad aus dem 8. Jahrhundert v. Chr. (Tafel **6.** 5. 7. 10. 12). Die Armbänder sind meist offen und laufen in Tierköpfe aus (Tafel 6. 9). Mit hervorragend reichem Schmuck von vermutlich symbolischem Charakter sind die assyrischen Königsdarstellungen ausgestattet. — Die ganze Geschmeidepracht, welche wir bei diesen reichen und prachtliebenden Völkern voraussetzen müssen, ist sowohl den Originalwerken, als auch ihrer kunstgeschichtlichen Wirkung nach fast spurlos verschwunden. Die Meder und Perser, deren Ansturm erst Ninive, dann Babylon (6. Jahrhundert v. Chr.) unterlag, mögen manches von ihnen angenommen haben; die Schmuckkunst als solche hat keinen nachhaltigen Einfluss durch sie erlitten. —

3. **Die Phönizier.** (Tafel 7. 8.)

In einer Geschichte der Schmuckkunst muss der Phönizier besonders gedacht werden; denn wenn sie auch meistens darauf ausgingen, fremden Geschmack zu befriedigen, so entbehren sie doch keineswegs eigener Erfindungsgabe und sind jedenfalls Meister in jeglicher Handwerkstechnik. Sie verarbeiteten alles, Steine, Perlen, Glaspasten, Gold, Silber; sobald sie durch ihren Handel geringwertige Metalle in die Hand bekamen, auch Kupfer, Bronze und Goldlegierungen, ja sie haben, aus Billigkeits- und Handelsrücksichten, silberne und bronzene Schmucksachen gefertigt, die mit Gold plattiert wurden. Ausser Edelstein- und Goldschmuck brachten sie besonders die Filigran- und Granulierungsarbeit zu selbständiger Entwickelung und hoher Vollendung. Sie sind hierin die Lehrer der späteren griechischen und etruskischen Schmuckkünstler geworden. Der Heimatsitz der Phönizier war Syrien; ausserdem müssen noch Cypern, Rhodos und Sardinien als Heimstätten phönizischer Kunstübung angesehen werden. In Syrien und Cypern waren asiatische, besonders assyrische und ägyptische Einflüsse die überwiegenden, während die rhodischen Erzeugnisse sich mehr griechischer Art zuneigen. Ganz eigentümliche Formen zeigt Sardinien (Tafel 8. 4).

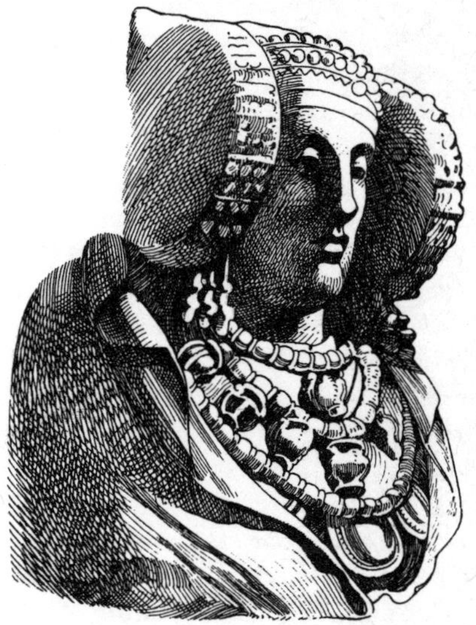

Abb. 120. **Gräko-Phönizierin.**
Nach einer antiken Skulptur.

Unter der Unmenge von Schmuckformen für jeden einzelnen Körperteil, welche die phönizische Kunstindustrie entwickelte, fallen hohle, offene Spiralen oder Reifen auf, welche, nach einer in Cypern gefundenen Statue zu schliessen, als Haarschmuck verwendet wurden. Tafel 7. 3. 9. 11 zeigt zwei Beispiele solchen Haarschmuckes. Auf Rhodos kommen reiche Schläfengehänge vor (Tafel 8. 2. 3), die aber jedenfalls nicht für den Alltagsgebrauch bestimmt, sondern vielleicht einem Götterstandbilde geweiht waren. Eine Fülle von Modellen weist das phönizische Ohrgehänge auf. Syrien ist dabei speziell der Typus eines Füllhornes zu eigen, wie ihn Tafel 7. 5 und Tafel 8. 9 zeigen. Wir finden unter diesen Ohrgehängen Formen, die uns in der Geschichte des Schmuckes nicht mehr begegnen werden. Ich verweise auf No. 10 auf Tafel 7, das wie aus Glas geformt erscheint, und auf das merkwürdige sardinische Kreuzgehäng (Tafel 8. 4). Für Halsbänder, Armbänder und Ringe haben die Phönizier nichts Neues geschaffen; hier haben sie nur nachgeahmt und verbessert. In ihrem Bestreben, sich mit ihren Waren auch minderbegüterten

Käufern anzupassen, stellten sie hohle, goldene Halsbänder her, die mit Schwefel gefüllt wurden, Ringe aus Glas und Bernstein und ähnliches. Auch haben sich eine Masse Einzelformen in gepresster Ware erhalten, welche dazu bestimmt scheinen, nach Bedürfnis einzeln als Ohrgehäng oder aufgereiht als Halsband getragen zu werden. Zum erstenmal bei den Phöniziern taucht auch die Fibel auf, unserer Sicherheitsnadel ähnlich, auf der Höhe des Bogens meist mit einem Vogel in primitiver Arbeit verziert. So nahm ihr Schmuck an den formalen Erfindungen aller der Völker teil, welche von ihren Kaufleuten besucht wurden und wirkte, einesteils verwirrend und vermischend, andererseits befruchtend und anregend, auf die stilistische und technische Entwickelung des antiken Schmuckes im gesamten Mittelmeerbecken. Abb. 120 zeigt die Schmucktracht einer gräko-phönizischen Frau, nach einer antiken Skulptur.

4. Kleinasien und Troja. (Tafel 9.)

Die kleinasiatischen Völker, die letzten Vertreter des antiken Orients, die noch zu betrachten sind, haben äusserst wenig Beweise eigener Schmuckproduktion hinterlassen, und davon ist das meiste ohne künstlerischen Wert. Lydische Schmucksachen von bemerkenswerter Ausführung besitzt das Louvre in Paris (Tafel **9.** 8. 11); sie sind mit Götter- und Tierbildern, Rosetten, Goldperlen und sonstigen geometrischen Ornamenten geschmückt. Ueber den Schmuck des ersten mächtigen Staates in Kleinasien, Troja, sind wir durch die Ausgrabungen Dr. Schliemanns (1870 – 73) unterrichtet worden. In der dritten, der verbrannten Stadt, fand er viele Schmucksachen, an denen die Abwesenheit jeder Inkrustation oder Steinfassung besonders auffällt. Die Einzelformen und Verzierungen sind sehr primitiv und urwüchsig, das zur Verwendung kommende Material in den meisten Fällen beinahe reines Gold. In legiertem Golde hätten sich die vielfach vorkommenden, äusserst feinen Drähte und Ketten mit den damaligen Hilfsmitteln wohl auch gar nicht darstellen lassen. Das wichtigste Stück der trojanischen Goldfunde ist der prächtige Stirnschmuck (Tafel **9.** 2). An den Ohrringen (Tafel **9.** 7. 9) sehen wir rätselhaft feine Granulierarbeit, die so hergestellt wurde, dass man Reihen kleiner Löcher einschlug und in diese die Goldkörnchen einlötete. Es sei noch erwähnt, dass Fibeln und ähnliche Schmucksachen hier fehlen, dass dagegen der Haarschmuck, wie er bei den Phöniziern beschrieben wurde, auch hier erscheint (Tafel **9.** 5). — Ein Zusammenhang dieser Arbeiten, in stilistischer und zeitlicher Hinsicht, mit der alten Kultur Mesopotamiens und Aegyptens kann vermutet werden.

B. Das antike Abendland.

Der Schmuck des Orients hatte vorzüglich auf farbige Wirkung hingezielt, weniger auf plastische. Die Zeit der klassischen Antike, in die wir jetzt treten, kehrt dieses Verhältnis völlig um: Sein Schmuck ist hauptsächlich plastischer Art, Steine, Email und farbige Pasten treten in den Hintergrund. Speziell der griechisch-klassische Schmuck pflegt auf der Höhe seiner Entwickelung den reinen Goldstil. Aber je mehr im Verlauf der Geschichte durch die Züge Alexanders des Grossen, durch die Aufrichtung des römischen Weltreiches die Beziehungen zum Orient wieder lebhaftere und nachhaltigere wurden, um so mehr dringt auch das farbige Email- und Steinwerk wieder ein, so dass wir am Ende dieser Epoche einen Schmuck haben, der mit dem ursprünglich klassischen Vorbild kaum noch etwas gemein hat.

Die Kleidung des antiken Abendlandes, deren Schönheit und Eigenart im wesentlichen auf freiem, vollem Faltenwurf beruhte, war der Entfaltung eines dekorativ wirksamen Schmuckes wenig günstig. Wir sehen denn auch solchen nur in Ausnahmefällen, während die Mehrzahl der uns erhaltenen — übrigens verhältnismässig wenig zahlreichen — Arbeiten von mehr zierlicher und gehaltener Wirkung ist.

1. **Mykenä.** (Tafel 10.)

Die ältesten Schmuckarbeiten, die wir Griechenland zuschreiben dürfen, sind die von Dr. Schliemann in Mykenä ausgegrabenen Funde. Man setzt dieselben ins 9. Jahrhundert v. Chr. und vermutet unter ihren Verfertigern das alte seefahrende Volk der Karer. In der That deuten die Motive der Ornamentierung, die getriebenen Tintenfische, die seesternähnlichen Bildungen vielfach auf Meeresanwohner. Sonst kommen noch Schmetterlinge, allerhand andere, lebendig aufgefasste Tierbilder und ein reizvolles Spiel bewegter Wellenlinien dazu, um die Oberfläche zu dekorieren, alles in flach getriebener Arbeit. Steine, Email und sonstige Zuthat ist nirgends zu erkennen, es ist alle und jede Verzierung in Metall ausgeführt. (Vergl. Abb. 121.) — Am zahlreichsten kommen Goldplättchen vor, zum Aufnähen auf die Kleider, kreis- und sternförmig (Tafel **10.** 1. 2), mit Spiralen und Strahlenlinien ornamentiert, auch in der Form stilisierter Blätter mit Rippen und Adern, oder endlich mit den erwähnten Tierbildern geschmückt. Etwas abweichend davon sind die grossen Golddiademe (Tafel **10.** 7) in ausserordentlich feiner und reicher Arbeit meist mit Rosetten und Spiralornamenten verziert. Endlich sind noch Ringe mit den in die goldene Platte vertieft eingegrabenen Darstellungen erwähnenswert. — Es ist eine seltsam fremde Kunst, die sich in diesen Goldarbeiten offenbart, barbarisch und dennoch schön. Leider steht der ganze Fund durchaus vereinzelt da und wir vermögen es nicht, den Faden, der zu der Entwickelung der späteren griechischen Schmuckkunst hinüberleitet, wieder anzuknüpfen.

2. **Griechenland.** (Tafel 11. 12. 13. 14. 15.)

In welcher Weise sich die Schmuckkunst auf hellenischem Boden entwickelt hat, wie allmählich die fremden, asiatischen Elemente überwunden oder mit nationalhellenischen verschmolzen wurden, vermögen wir nicht anzugeben. Soviel ist sicher, dass die Griechen der ersten historischen Zeit bis zu den Perserkriegen sehr wenig Gold und entsprechend wenig Schmuck besassen. Erst mit ihrer politischen Entwickelung steigerte sich beides, der Goldbesitz und der Schmuckluxus. Dabei thaten sich die griechischen Kolonisten am schwarzen Meer, in Kleinasien und in Italien stets hervor vor ihren Stammesgenossen im Mutterland, was einesteils eine Folge ihres grösseren Wohlstandes, anderenteils ihrer nahen Berührung mit ihren prunkliebenden, barbarischen Nachbarn war. — Die Menge des in Griechenland selbst aufgefundenen Schmuckes ist leider sehr unbedeutend. Für die Ringe haben die Griechen ohne weiteres die ägyptischen Formen des Skarabäen- und des sogen. Chevalierringes (à la chevalière) angenommen. An Stelle des Steines ist meist ein flaches Goldplättchen mit in das Gold selbst eingeschnittenen Darstellungen verwendet. Wir besitzen einige wenige Kolliers aus griechischen Fundstätten, die durch sehr zierliche, elegante Arbeit auffallen. Die Armbänder, die von den Männern der besseren

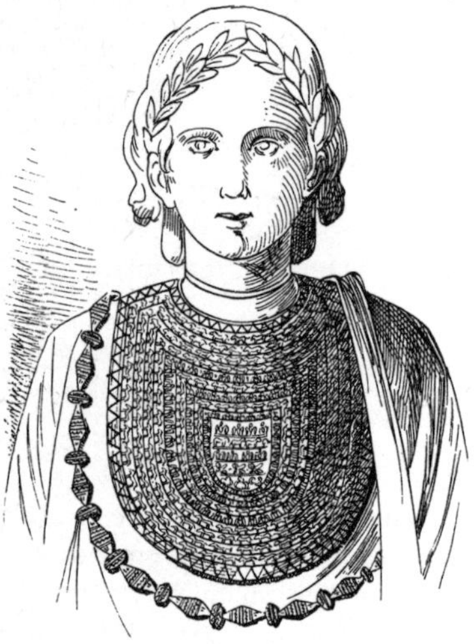

Abb. 121.
Altgriechischer Brustschmuck.
Nach den Funden von Mykenä.

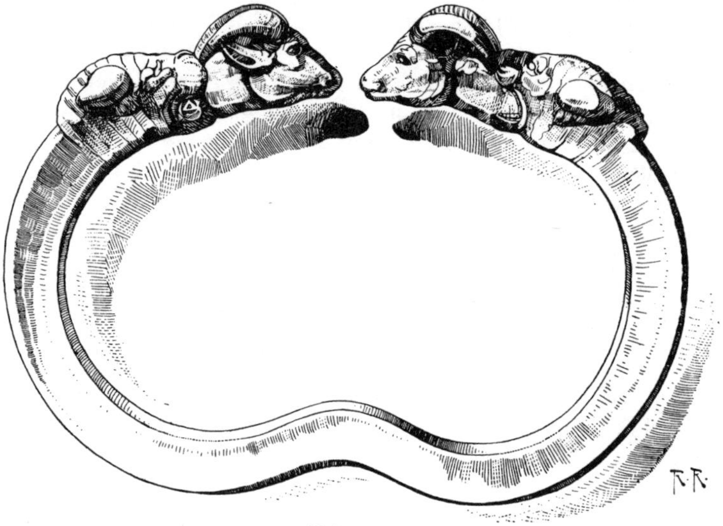

Abb. 122.
Griechischer Armring mit Widderköpfen.
Altertumssammlung Karlsruhe.

Stände nicht getragen wurden, sind teils starre, getriebene, massive Reifen (Abb. 122), oder aus einzelnen, durch Scharniere verbundenen Plättchen zusammengesetzt. Die Fibeln, die von Männern und Frauen getragen wurden, sind von einfachster Form und ohne künstlerisches Interesse.

Die kunsttechnische Behandlung des Schmuckes bei den Griechen bietet ein wesentlich anderes Bild als bei den bisher behandelten Völkern. Weder kommen architektonische Motive vor, noch spielt das Pflanzen- und Tierornament eine so hervorragende Rolle, wie bei den Aegyptern; auch die wesentlich lineare und geometrische Ornamentation der troischen und mykenischen Funde ist überwunden. Vielmehr verdankt der Typus seine Entstehung durchaus der Wesenheit des Stoffes selbst, der Technik des Materials und der Methode seiner Verarbeitung. Die flache Scheibe und das Plättchen, das Kügelchen oder der längliche, birnenförmige Tropfen, der Draht in einfacher oder gewundener Form, das sind die Elemente, aus denen sich die Komposition des griechischen Schmuckes zusammensetzt. Dass dabei auch Motive figürlicher, tierischer und pflanzlicher Art, Vasen und ähnliches, in vollrunder oder halberhabener Arbeit, gegossen und getrieben, nicht fehlten, ist bei der reichen Phantasie des hellenischen Künstlers selbstverständlich. Diese meisterliche Beherrschung der Metallbearbeitung ist mit einer ausgesprochenen Abneigung gegen Steinschmuck verbunden, der dem eigentlich klassischen Altertum stets als etwas Barbarisches und Unfeines erschien. Email in den zwei Tönen hell- und dunkelblau wurde in Verbindung mit Filigran nicht selten angewendet. — Der hellenische Schmuck bezeichnet den künstlerischen Höhepunkt der Entwickelung dieses Kunstzweiges im Altertum; Filigran und getriebene Arbeit sind seine Hauptausdrucksmittel, denen gegenüber alles andere zurücktritt.

Die Funde aus der Krim. (Tafel 11—15.)

Die deutlichste Vorstellung von griechischem Schmuck gewinnen wir durch die Funde, die auf der Halbinsel Krim durch die Arbeiten der kaiserlich russischen archäologischen Kommission entdeckt wurden und die jetzt in den Sammlungen der Ermitage in Petersburg in einzig dastehender Fülle beisammen sind. Es ist freilich keine rein griechische Kunst, die sich hier ausspricht; denn die seit alter Zeit dort vorhandenen griechischen Kolonien, die im 4. bis 3. Jahrhundert v. Chr. ihre höchste Blüte erreichten, konnten sich der Beeinflussung der umwohnenden skythischen Volksstämme, deren Grosse häufig als Besteller für Schmuck auftraten, nicht völlig entziehen. Aber glücklicherweise sind die Grenzen dieser Beeinflussung leicht zu ziehen. Sie zeigt sich zunächst, wenngleich nicht sehr häufig, in der Wahl der Motive; so in dem Halsband (Tafel **15.** 4), welches eine auf der Steppe weidende Herde zeigt; so in den beiden skythischen Reitern, in welche der Halsreif (Tafel **12.** 2) ausläuft. Ferner kommen hier Schmuckstücke vor, die unter den Griechen nicht üblich waren: Der schon erwähnte starre Halsreif (Tafel **12.** 2) und das prächtige Männerarmband (Tafel **13.** 9) wurden an einer skythischen Königsleiche gefunden. Weder das eine noch das andere wurden von Griechen getragen. Schliesslich ist auch sowohl der geschliffene Steinschmuck, der auf Tafel **12.** 1 und Tafel **14.** 3 vorkommt, wie auch die Inkrustationen (Tafel **13.** 1. 4), auf barbarische Einflüsse, vielleicht sogar teilweise auf barbarische Arbeit, zurückzuführen.

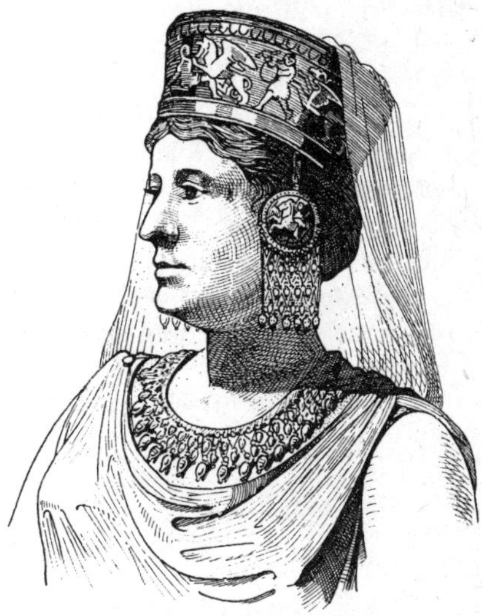

Abb. 123.
Griechische Priesterin (Kertsch).

Bringt man diese fremden Beimengungen in Abzug, so hat man Leistungen der reinsten griechischen, speziell attischen Kunstweise aus der Zeit ihrer höchsten Blüte, dem 4. und 3. Jahrhundert v. Chr., vor sich. — Die reichsten Funde haben die Umgebung von Kertsch, des alten Pantikapäon und die gegenüberliegende Halbinsel Taman, die zu der Kolonie Phanagoria gehörte, geliefert. Auf der letztgenannten wurde im Jahre 1864 ein Grabhügel, die sogen. grosse Blisnitza, aufgedeckt und dort das Grab einer Demeterpriesterin gefunden, deren Leiche mit dem vielleicht künstlerisch wertvollsten Schmuck bekleidet war, den je ein Mensch getragen hat (Abb. 123). Es waren zwei vollständige Schmuckgarnituren vorhanden, die jedenfalls je zu dem grossen und kleinen Kostüm der Priesterin gehörten. Zum grossen Kostüm müssen wir das Ohrgehäng (Tafel **12.** 3) rechnen, das jedenfalls an dem grossen Kopfschmuck, dem Kalathos, so getragen wurde, dass es das Ohr bedeckte. Die Darstellung zeigt Thetis, welche die für Achill bestimmten Waffen überbringt. Der untere Behang des Stückes mit seinen Ketten und

Eicheln ist typisch griechisch. Die kreisrunde Platte ist an der Rückseite mit Gips ausgegossen, der grösseren Haltbarkeit wegen. Zu dem gleichen Funde gehört der merkwürdige Kopfschmuck (Tafel **15.** 2), der in seiner Dekoration an ein zierlich frisiertes Lockengeringel erinnert. Auch das schon erwähnte Kollier des gleichen Blattes, No. 4, und das Armband, No. 3, sind Teile dieses grossartigen Schmuckes. Letzteres ist aus dickem, doppelt gewundenem Golddraht hergestellt, offen, und läuft aus in zwei meisterlich gearbeitete, aufspringende Löwinnen. Dazu kommt noch ein grosses und ein kleineres goldenes Halsband, letzteres mit Anhängseln, welche eine freie Nachbildung des Buchensamens sind. Im ganzen besteht der ganze Schatz aus zehn derartigen prächtigen Schmuckstücken. Dazu kommen noch vier Ringe, eine Anzahl verschieden geformter Schmuckplatten zum Aufnähen auf die Gewänder und endlich Knöpfe von zartester Ausführung. — Unter den sonstigen Funden aus der Krim spielen Ohrgehänge eine wesentliche Rolle; ich erwähne das grosse (Tafel **13.** 3), mit einer reliefierten Nachbildung der Athena parthenos des Phidias geschmückt, und die drei kleineren auf Tafel **11** (1. 3. 4), von denen jedes mit einigen fast mikroskopisch kleinen Figürchen geschmückt ist. Die beiden abgebildeten Diademe (Tafel **11.** 6 und Tafel **12.** 1) sind durch die geschickte Anwendung der Hängemotive beachtenswert. Der auf Tafel **15.** 1 abgebildete goldene Olivenzweig ist ein Beispiel eines griechischen Leichenkranzes, der in papierdünnem Golde meist in dieser naturalistischen Weise gearbeitet wurde. Bei den kleinen Ohrgehängen ist auf die geschickte Auswahl solcher Formen aufmerksam zu machen, die schwebend gedacht werden können, so die Ente (Tafel **13.** 7) und der Amor (Tafel **12.** 4), der an und für sich ein beliebter Frauenschmuck war. Durch kühne Stilisierung ist der Besatzschmuck (Tafel **14.** 1) bemerkenswert. Der grosse Halsschmuck des gleichen Blattes zeigt, ausser der reichlichen Verwendung von Steinen, auch in den häufig vorkommenden, in Dreiecksform gruppierten Kügelchen, asiatische Beeinflussung. An grossartiger, schönheitserfüllter, ruhiger Pracht stehen diese griechisch-skythischen Schmuckwerke ohne gleichen da.

---

3. **Italo-griechischer Schmuck.** (Tafel 16.)

Einen wesentlich andern Charakter trägt der Schmuck der griechischen Kolonien in Unteritalien. Er ist in der Mannigfaltigkeit seiner Phantasie und der Zierlichkeit seiner Ausführung eine durchaus selbständige Erscheinung. Was ihn von dem übrigen griechischen Schmuck unterscheidet, ist eine gewisse Vorliebe für ägyptische Einzelformen und eine häufigere Anwendung von Steinen und Glaspasten. Einen wesentlichen Fortschritt in eleganter Ausbildung haben die Ringe den Italogriechen zu verdanken. Sie sind entweder als Spiral- oder Schlangenringe (Tafel **16.** 8. 10), letztere teilweise in reicher Verschlingung, geformt, oder sie tragen einen Stein, an den die Schiene des Ringes mit Löwentatzen oder -Köpfen sehr sinnvoll anschliesst. Die italogriechischen Halsbänder verraten besonders deutlich das Bestreben, die Monotonie des Metalles durch farbige Zuthaten aus Edelstein, Glas oder Email zu brechen. Sie sind meistenteils von sehr reicher Zusammenstellung und vermeiden nicht immer eine gewisse Ueberladung (Tafel **16.** 5. 9). Von glücklicher Erfindung sind die meisten der uns erhaltenen Ohrgehänge. Einesteils bildet sich hier der aus Aegypten und Kleinasien herübergekommene halbmondförmige Typus weiter aus (Tafel **16.** 6), andernteils wird das schon einmal erwähnte syrische Füllhornmotiv wieder aufgenommen. Verhältnismässig dünn und lang ausgezogen, läuft es häufig in eine weiblich Sphinxfigur (Tafel **16.** 1. 3) oder in Vögel, Tauben, Pfauen, Adler und Schwäne aus. Manchmal sieht man über den Vögeln, kreisrund in Metall gefasst, einen Granat- oder einen Glasfluss.

---

4. Voretruskischer Schmuck. (Tafel 17.)

Die Etrusker sind ein rätselhaftes Volk, dessen Abstammung und Geschichte noch wenig hat geklärt werden können. Noch rätselhafter sind gewisse Schmuckfunde, die auf dem Boden des alten Etruriens gemacht worden sind, von denen man bis jetzt nichts mit Sicherheit zu sagen weiss, als dass sie uralt, dass sie voretruskisch sein müssen. Nichtsdestoweniger bieten sie ein hervorragendes Interesse. Das verwendete Material ist Bronze, untermischt mit Glasflüssen; die charakteristische Verzierungsform ist die Spirale. Lötung ist nirgends sichtbar; dagegen ist beim Zusammenbiegen dieser Halsbänder, Ketten und Fibeln aus dicken Bronzedrähten eine bewunderungswürdige Geschicklichkeit entwickelt. Eine rätselhafte Verzierung zeigt auf Tafel **17** No. 1 und 4 als Anhänger verwendet, eine Form, die etwa einem grossen lateinischen A gleicht. Die Fibel, Tafel **16.** 6, deren abnorme Grösse vielleicht durch die Annahme einer Fellkleidung erklärt werden kann, besteht nur aus zwei Stücken: Der äussere Bogen, die Nadel und die Nadelrast sind aus einem Draht gehämmert und gebogen. Der zweite Bogen mit den vier Schwänen ist aus einem Stück gegossen und angenietet. Das altetruskische Halsband aus Gold, No. 5, zeigt in Form und Dekoration, welch letztere in eingeschlagenen Kreisen und runden Punkten besteht, eine deutliche Verwandtschaft mit dem vorgeschichtlichen Bronzehalsband, No. 2, nur dass es wesentlich feiner ausgeführt ist. Man wird also einen Zusammenhang zwischen diesem voretruskischen Schmuck mit dem der geschichtlichen Zeit annehmen dürfen. Ueber die Zeit der Entwickelung dieses letzteren fehlen genaue Daten; man kann nur insofern aus den Gräberfunden unsichere Schlüsse ziehen, als zu verschiedenen Zeiten bei den Etruskern auch verschiedene Arten der Bestattung üblich waren.

---

5. Die Etrusker. (Tafel 18—22.)

Es mag etwa um das 7. Jahrhundert v. Chr. gewesen sein, zu einer Zeit, als in Etrurien sich kleinasiatische, später auch griechische Einflüsse geltend machten und das Gold allgemeiner zu werden anfing, dass sich diese Schmuckkunst zu künstlerischer Höhe entwickelte. Ausser Gold verwendeten die Etrusker auch Glaspasten, die sie aus Phönizien und Karthago bezogen, und Bernstein. Sie verstanden sich auf das Walzen, Giessen und Pressen des Metalls; bei ihren Schmucksachen muss unterschieden werden zwischen dem soliden, ausgearbeiteten Schmuck für Lebende und dem leichten, flüchtig behandelten Leichenschmuck. Vom technischen Gesichtspunkte aus kann man etwa auch eine Einteilung in gepressten, gelöteten, filigranierten und granulierten Schmuck vornehmen, wobei aber betont werden muss, dass auch frei getriebene Einzelteile vorkommen. Der gepresste Schmuck, der nicht immer Totenschmuck ist, trotz seiner Leichtigkeit, besteht in der Regel aus einem dünnen Blechstreifen, auf den Goldstückchen in der Form von Palmetten oder Blättern befestigt sind, wie dies an einem Diadem im Louvre zu sehen ist (Tafel **22.** 5). An manchen solcher kleinen Einzelformen findet man übrigens auch Löcher, die keinen Zweifel darüber lassen, dass sie auf Stoff aufgenäht getragen wurden. Der gelötete Schmuck, später als der eben behandelte, war auch durch Stampfen hergestellt; aber er setzte sich aus zwei Hälften zusammen, die zusammengelötet wurden, so dass sie äusserlich als massive Arbeit erscheinen. Sie sind aber sehr leicht und verletzlich. Man stellte so Kugeln, Perlen, Amphoren, Menschenköpfe, Tiere u. s. w. her. Am Ausgange des 7. Jahrhunderts kannte man keine anders hergestellten. Diese gepressten und gelöteten Schmucksachen mögen die Etrusker zu ihrer Vorliebe für filigranierte und granulierte Dekoration gebracht haben. Der Filigrandraht wurde à jour und auf Unterlage angewendet; auch kannte man geflochtene Ketten. Noch feiner ist die Granulierung, die in dem Auflöten, bezw. Befestigen unbegreiflich kleiner Goldkörnchen auf den Grund besteht und denselben für das Auge matt, für die Berührung rauh macht. Wenn vermittelst dieser Kügelchen Linien und Zeichnungen auf dem Metall hergestellt werden, so ist dies Filigran im strengsten Sinne des Wortes, d. h. aus Körnchen bestehende Fäden (filum-granum). Die Herstellungsweise der etruskischen Granulierung ist bis jetzt noch nicht völlig bekannt. Meister wie Kastellani haben sich vielfach bemüht, hinter das Geheimnis zu kommen. Es wird vermutet, dass die Etrusker natürlichen aus den Flüssen aufgefischten Goldstaub verwendeten; interessant ist, dass in der Gegend von Umbrien heute noch eine ähnliche Technik in Uebung ist. Uebrigens sind die Etrusker auch von den gleichzeitigen Griechen in der Feinheit der Granulierung selten erreicht, nie übertroffen worden. Die Verwendung von Edelsteinen, Email- und Glaspasten tritt zwar mehr zurück, wird aber keineswegs vernachlässigt.

Der etruskische Schmuck ist sehr reichhaltig; wir finden Stirnschmuck, Ohrgehänge, Halsbänder, Armreifen, Ringe, Fibeln und Agraffen. Dem Kopfschmuck wurde von Männern und Frauen grosse Sorgfalt gewidmet; mit Nadeln, Diademen und selbst förmlichen Drahtgerüsten aus Bronze oder Gold wurde der Lockenbau geziert und festgehalten. Die Nadeln wurden zierlich geschmückt, der Knopf wohl auch mit einer figürlichen Darstellung abgeschlossen (Tafel **19.** 2, Tafel **22.** 2. 4). Der Stirnreif wurde meist mit Pflanzenblüten und -blättern, wie Myrte, Lorbeer, Bohne, Olive, Traube, Eppich, Epheu dekoriert, denen dabei jedenfalls eine symbolische Bedeutung unterlegt war. Die meisten sind so dünn und zerbrechlich, dass man sie wohl für Totenschmuck halten muss; andere dagegen sind zweifellos für den Gebrauch Lebender bestimmt. Die Blätter sind auf einem Streifen Goldblech befestigt, der in der Mitte, über der Stirn, wieder durch gepresste Ornamente ausgezeichnet ist. Dabei kommt es vor, dass die Verbindung der Einzelteile mit dem Bande vermittelst Scharnier oder Zapfen geschieht, so dass sie bei jeder Bewegung zittern. Bei dem ferneren Kopfschmuck muss unterschieden werden zwischen Ohr- und Schläfengehängen. Manches, was als Ohrschmuck schwer und massig erscheint, mag als Schläfenbehang, an den Seiten des Kopfes getragen, sehr gut gewirkt haben. Auch der bei den Phöniziern beobachtete Haarschmuck scheint bei den Etruskern üblich gewesen zu sein (Tafel **21.** 2). Die Ohrgehänge werden in der mannigfachsten Grösse und Ausbildung getragen, oft mit minutiösen Einzelheiten förmlich überladen (Tafel **19.** 4). Die meisten bleiben aber der Tradition einfacher Eleganz treu; als Anhänger werden Schwäne, Löwen, Köpfe, Amphoren und dergleichen verwendet. Charakteristisch und mehrfach vorkommend ist die Form einer umgekehrten Pyramide. — Das bevorzugteste Schmuckstück bei den Etruskern war das Halsband. Dieses wird getragen von jedem Alter und Geschlecht, selbst die Götterbilder tragen solche. In den Motiven kommt dabei vielfach lokaler Aberglaube zum Ausdruck. Ein Hauptstück des Halsbandes war die Bulla, eine linsenförmige Kapsel, der man eine schützende Kraft zuschrieb (Tafel **19.** 7). Manche sind auf der Vorderseite mit gravierten oder getriebenen Darstellungen, meist mythologischer Art, verziert. Es giebt Halsbänder, die aus lauter aufgereihten Bullen bestehen. Zu Kolliers werden vielfach Kettengeflechte verwendet (Tafel **21.** 1). Andere bestehen ganz aus Gehängen, die in mehreren Reihen übereinander angeordnet sind; auch geschnittene Steine werden darunter gemischt. Besonders häufig sind Halsbänder mit abwechselnd wiederkehrenden, gepressten Darstellungen (Tafel **18.** 4, Tafel **20.** 1), wobei unter Umständen durch Verwendung von verschieden legiertem Golde noch ein koloristischer Effekt hervorgebracht wird. Unter all den als Anhängseln verwendeten Formen, den Kugeln, Oliven, Eicheln, Medusenköpfen, Medaillen u. s. w. kommt keine so häufig vor, wie die Amphore. Ein speziell etruskischer Brauch ist es, die Einzelteile vermittelst röhren- oder tubenförmiger Blechösen auf das Band aufzuschieben (Tafel **18.** 9, Tafel **19.** 7, Tafel **20.** 1). Diese Aufhängeringe im Verein mit kugelförmigen Zwischengliedern bilden oft die ganze Kette, — eine sehr glückliche Zusammenstellung (Tafel **18.** 9,

Tafel **20.** 1). Das Armband wurde von Männern und Frauen getragen, am Handgelenk, über und unter dem Ellbogen und am Schultergelenk, meistens an beiden Armen. Um Monotonie zu vermeiden, werden sie in der mannigfaltigsten Weise ausgebildet und aus allen denkbaren Stoffen und Metallen gefertigt. Sie waren teils offen, teils geschlossen. Manche bestanden auch aus einzelnen, durch Scharniere aneinander befestigten Platten, wie auf Tafel **22** No. 6, wobei die abwechslungsreiche Dekoration derselben in Filigran zu rühmen ist. Auch starre, breite, mit reicher Granulierung versehene Blechstreifen, die nach der Form des Armes gebogen wurden, kommen vor. Ringe wurden übermässig getragen, an allen Fingern, selbst an dem Daumen. Darunter kommen eiserne vor, die mit dünnen Goldblättchen belegt sind. Die ältesten etrurischen Goldringe haben mit keinem sonst bekannten Typus Aehnlichkeit; sie sind, ohne Stein, ganz in Gold gefertigt, mit stark vorspringendem elliptischen Aufsatz (Tafel **20.** 3. 5), in dessen Metall Darstellungen von assyrisch-persischem Charakter, bald in Hohlschnitt, bald in Relief eingeschnitten sind. Auch ägyptische Ringformen treffen wir hier wieder an; so den Skarabäenring, mit ziemlich kleiner Skarabäe, und, abweichend von der ägyptischen Form, fast kreisrunder Schiene (Tafel **22.** 3). Die Fibel, welche den altasiatischen Völkern fremd war, ist allem Anschein nach eine etruskische Erfindung; die Nadel derselben ruht in einer länglichen Scheide, während der ziemlich kurze, nach der Mitte zu verdickte Bogen dazu bestimmt war, die Stofffalten zurückzuhalten. Die Nadelhülse oder deren Fortsetzung ist oft mit rund gearbeiteten kauernden Löwen, sitzenden Sphinxen, Blüten u. s. w. geschmückt (Tafel **18.** 6, Tafel **19.** 1, Tafel **20.** 6. 8, Tafel **21.** 3. 5. 6). — Der ganze etruskische Schmuck bringt, so geschickt und elegant er ausgeführt ist, doch wenig Originelles, Neues hervor. Aber die Etrusker waren nichtsdestoweniger Goldschmiede ersten Ranges, die, trotz gelegentlicher Verstösse gegen den guten Geschmack, Arbeiten von bestrickendem, dekorativen Reize geliefert haben.

---

6. Die Römer. (Tafel 23. 24.)

Die römische Schmuckkunst fasst die Ergebnisse des orientalischen, griechischen und etruskischen Schmuckes zusammen und führt sie zugleich ihrem Untergange entgegen. Namentlich in der Spätzeit entwickelten die Frauen einen unkünstlerischen, dem eigentlichen Altertum völlig fremden Luxus in Steinen, die ihnen die mannigfaltigen Handelsbeziehungen des Riesenreiches selbst aus Indien her lieferten. Das Haupt schmückten sie mit Diademen, Kronen (vergl. Abb. 124) und Nadeln, deren Kopf mitunter hohl und zur Aufnahme von Parfüm bestimmt war. Fibeln von sehr verschiedener Gestalt waren im Gebrauch, ohne sich aber vom etruskischen Typus wesentlich zu entfernen. Wohl der interessanteste Bestandteil des römischen Schmuckes sind die Ringe, die stark von italo-griechischen und etruskischen Vorbildern beeinflusst erscheinen. Zugleich zeigt sich aber auch an ihnen die römische Neigung zum Massigen und Ueberladenen am unangenehmsten. Charakteristisch sind in dieser Beziehung diejenigen Ringe, deren Schienen in der hinteren Hälfte einfach, in der vorderen dreifach sind, besetzt mit drei Steinen (Tafel **24.** 7). Bei manchen ist der vordere Teil fünffach, was unschön wirkt. An Stelle des Steines wird auch ein Knoten angeordnet, oder der Ring bleibt offen und läuft in zwei Schlangenköpfe aus. Siegelringe und Ringe mit geschnittenen Steinen, die mit besonderer Geschicklichkeit bearbeitet wurden, spielen eine hervorragende Rolle. In Pompeji wurden interessante Schmuckfunde gemacht (Abb. 125): Verlobungsringe aus zwei Ringschienen bestehend, deren jede einen Stein als Aufsatz zeigt, Saphir und Rubin zum Beispiel; Freundschaftsringe, ebenfalls aus zwei Schienen bestehend, die in nestelartiger Verschnürung durch einen Golddraht verbunden sind. Ein interessanter Ring ist auf Tafel **24.** No. 9 dargestellt; er trägt als Aufsatz eine Münze mit dem Bildnis des Kaisers Maximin I. (235—238 n. Chr.), wodurch er genau datiert werden kann, und zeigt zum erstenmal an der Schiene zierlich durchbrochene Arbeit. Den hereinbrechenden Verfall der Schmuckkunst zeigen die teils wunderlichen, teils plumpen Ringe No. 10 und 12 auf Tafel **24.** Armbänder wurden von den Damen verschiedene unter verschiedener Benennung getragen: Am rechten Handgelenk ein schlichter, dünner Goldreif, dextrale oder dextrocherium; zwischen Ellbogen und Schulter eine elastische Spirale, der spinther; am linken Handgelenk wurden An-

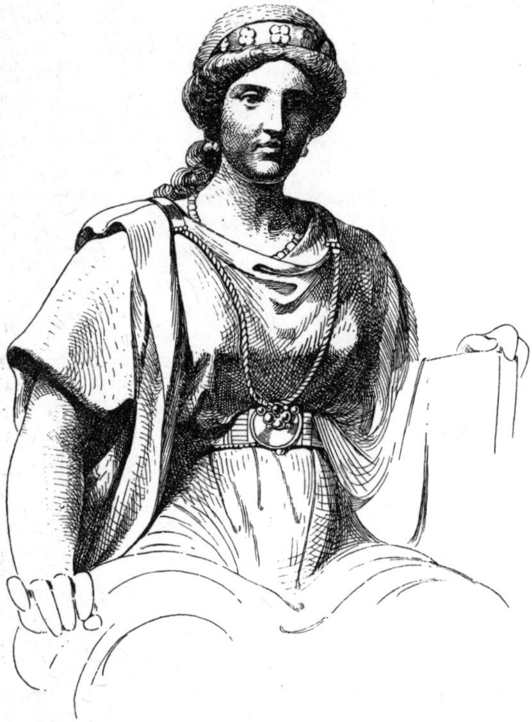

Abb. 124. **Römerin.**

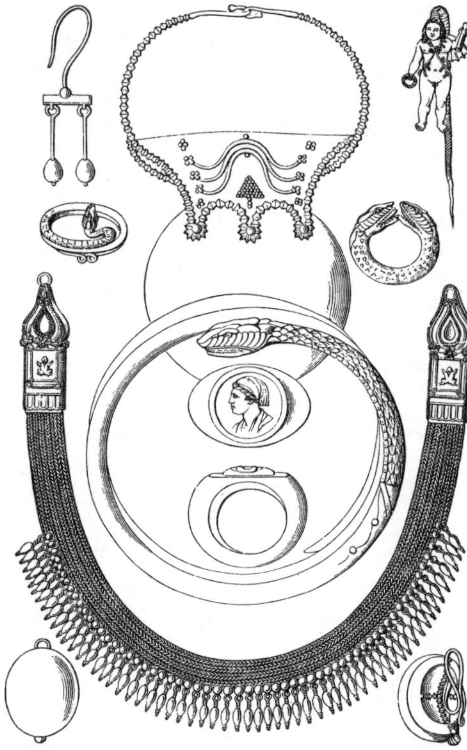

Abb. 125. **Goldgeschmeide aus Pompeji.**

hängsel mit einem Kettchen befestigt: spathalium. Der römische Ohrschmuck ist ohne Originalität: Ein besonderer Typus, der mit einem doppelten oder mehrfachen Gehänge aus Perlen oder Glasfluss versehen war, wurde crotalium genannt (Tafel **24.** 11, Abb. 125). Besonders üppig wurden Steine und Perlen verwendet, oft in einer Weise, die sich völlig von jeder antiken Tradition loslöst (Tafel **23.** 8, Tafel **24.** 1—3). Merkwürdige Formen weisen die Ohrgehänge auf Tafel **23.** 1 und 3 auf, die auch auffallend schwer sind. In all diesen, zwar wirkungsvollen, aber doch unfeinen Formen zeigt sich deutlich das Ueberwuchern der barbarischen Einflüsse über das, was von antiker Kunst noch lebendig war.

Firma/Name

Abteilung/z. H.

Postfach/Straße

Postleitzahl/Ort

Datum Unterschrift

»libri rari« – seltene Bücher,
die unsere Kultur und Technik
in den vergangenen Jahrhunderten
mitgeprägt haben,
wieder herausgegeben vom
Verlag Th. Schäfer, Hannover

Für eilige Bestellungen:
☎ (05 11) 34 99-4 08 oder (05 11) 34 99-0

Verlag
Th. Schäfer GmbH
Tivolistraße 4

D-3000 Hannover 1

C. Der Schmuck der Völkerwanderung.

Es wird etwas verwundern, unter dieser Ueberschrift auch den Schmuck des alten Byzanz behandelt zu finden, der doch weder in technischer noch in künstlerischer Beziehung in eine Reihe gestellt werden darf mit den primitiven Erzeugnissen, wie sie die nordischen und die asiatischen Volksstämme hervorzubringen vermochten, die vertreibend und wieder vertrieben das alte Römerreich nach allen Richtungen durchkreuzten. Es ist ein anderer Grund, der ihre Zusammenstellung veranlasst hat: Der byzantinische Schmuck und derjenige der Stämme der Völkerwanderung bilden miteinander den Uebergang vom antiken Schmuck zum mittelalterlichen Während dieser ganzen Zeit und noch lange nachher war die alte Kaiserstadt am Bosporus die Lehrerin der Völker des Westens gerade in der Kunst der Verarbeitung des Edelmetalles und der Steine; aus dem, was die neu in die Geschichte getretenen Völker in der Schule der Byzantiner gelernt hatten, daraus schufen sie später die mittelalterliche Schmuckkunst.

Der Charakter dieser Schmuckkunst ist der einer naiven Prunklust, welche alle vorhandenen Kunstformen und Schmuckmaterialien mit kecker Hand zusammenrafft, um daraus ein Neues zu bilden, das, wenn es auch nicht immer den Anforderungen eines verfeinerten Kunstgeschmackes entspricht, doch durch seine frische Ursprünglichkeit für sich einzunehmen vermag. Im übrigen bietet sie ein so buntes und mannigfaltiges Bild, wie es nur in jener gährenden Zeit entstehen konnte.

---

1. Byzanz. (Tafel 25. 26. 27.)

Der Schmuck des alten Byzanz war ohne Zweifel ein sehr prunkvoller und reicher; aber er war grossenteils reiner Kostümschmuck, d. h. er bestand aus einzelnen, auf dem Stoff befestigten Steinen, Perlen, Goldfäden und -Blechen (Abb. 126). Selbständiger Schmuck von künstlerischer Bedeutung scheint weniger vorgekommen zu sein; jedenfalls ist er uns nur in sehr wenigen Exemplaren erhalten geblieben. — Mit dem Jahre 395 n. Chr., in dem die beiden Hälften des römischen Reiches sich trennten, beginnt die byzantinische Aera, beginnt eine byzantinische Kunst sich zu entwickeln, die bald die besten Kräfte des alten Rom, speziell die Goldschmiede, an sich zog. Ihr Hauptcharakteristikum ist die stark orientalisch beeinflusste Technik. Was die antike Schmuckkunst stets mit einer gewissen Reserve behandelte, Email und farbigen Steinschmuck, wurde nun der künstlerische Angelpunkt des Schmuckes überhaupt. Das Email der Byzantiner, als Zellenemail in seiner höchsten und feinsten Ausbildung, ist auf persische Einflüsse zurückzuführen und ist sein Erscheinen in Osteuropa etwa in das 2. und 3. Jahrhundert zu setzen. Von da aus gelangte es etwa im 4. oder 5. Jahrhundert nach Gallien, im 6. Jahrhundert nach Italien und nach Skandinavien im 6. oder 7. Jahrhundert. Byzantinische Zellenemails zeichnen sich durch äusserst zierliche und feste Zeichnung, sowie durch tiefe harmonische Farbengebung von geradezu unverwüstlicher Schönheit aus. Gegen die Eleganz und Feinheit dieser Arbeiten stechen die mit Steinen gezierten Schmucksachen einigermassen ab. So geschickt der oströmische Goldschmied auch die Steine zu gruppieren und zu fassen wusste, so musste er eben doch mit mangelhaft geschliffenen, oft nur geglätteten Steinen arbeiten, die dem Ganzen ein mehr prunkhaftes als feines Gepräge gaben. Die Inkrustations- oder Zellentechnik, das Einlegen von Glas-

oder Steinplättchen in Zellenwerk, wurde ebenfalls geübt (Tafel **25.** 6), jedoch wurden Email und Körpersteine stets bevorzugt. Auch die meisterlich betriebene Filigranarbeit der Byzantiner trägt ein orientalisches Gepräge; eine reine, feinfühlige Kontur, bestimmt ausgeprägter Stilcharakter und aufs höchste vollendete Technik sind ihre auszeichnenden Eigenschaften, welche die nachahmenden Filigrankünstler des gesamten westlichen und nördlichen Europa vergeblich zu erreichen suchten. — Zum erstenmal begegnet uns hier das Kreuz in künstlerischer Ausführung als Schmuckobjekt. Das Brustkreuz der Königin Tamar von Georgien (1184—1212), ganz aus Rubinen, Smaragden und Perlen zusammengesetzt, ist eine in dekorativer Hinsicht echt byzantinische Arbeit (Tafel **25.** 4). Als eines der besten Muster des Emails des 11. Jahrhunderts muss das Brustkreuz der Königin Dagmar († 1212) aus ihrem Grabmal im Kloster Ringstedt, jetzt im Museum zu Stockholm, gelten. Grössere und reichere Kreuze sind noch auf Tafel **25.** 1 und Tafel **26.** 1 und 2 abgebildet. Sie zeigen in ihrer Dekoration den kirchlichen Charakter, der dem grössten Teil des byzantinischen Schmuckes aufgeprägt ist. Von byzantinischen Ringen ist nur ganz wenig auf uns gekommen. Darunter ist der auf Tafel **26.** 6 dargestellte von besonderer Bedeutung, weil er der noch sehr wenig bekannten Zeit des 6. und 7. Jahrhunderts n. Chr. angehört. Er ist nielliert, mit neutestamentlichen Darstellungen in winzigem Maassstabe. Der Ring auf Tafel **25.** 3 fällt durch seinen hoch auftragenden Stein und die von demselben herablaufenden feinen Drähte auf. Ein ganz ungewöhnliches Stück ist die grosse Fibel auf Tafel **25.** 6. Sie wurde 1852 in Nagy-Myhaly (Komitat Ungvar, Ungarn) gefunden; sie ist in Zellentechnik ausgeführt und spätestens um das 7. Jahrhundert gefertigt, da nach dieser Zeit diese Fibeln mit Anhängseln nicht mehr vorkommen. Die ungewöhnliche Form des Stückes lässt vermuten, dass es vielleicht als Geschenk für irgend einen barbarischen Fürsten gearbeitet worden sei. — Das grosse Ansehen, dessen sich die byzantinischen Schmuckkünstler im ganzen damaligen Abendland erfreuten, lässt den ausgedehnten Export ihrer Erzeugnisse begreiflich erscheinen. Am innigsten war dieser Verkehr mit dem alten Russland, auf dessen Boden sehr zahlreiche byzantinische Schmuckarbeiten gefunden wurden, die jedenfalls auf russische Bestellung und für russische Abnehmer gearbeitet wurden. Dahin gehören die beiden Ohrgehänge (Tafel **26.** 3 und 5), die einem Typus angehören, der bisher noch nirgends anders als auf russischem Boden angetroffen wurde. Dahin gehören vor allem die auf Tafel 27 dargestellten Schmuckgegenstände. Aber auch auf westeuropäischem Boden sind schon hochbedeutsame Schmuckstücke byzantinischer Herkunft gefunden worden; z. B. in neuester Zeit (1896) in Mainz zwei prächtige Fibeln, welche Dr. Schneider-Mainz als „dem byzantinischen Osten mit Einschluss seiner italischen Ausläufer“ entstammend bezeichnet. — Den byzantinischen Goldschmieden, die bis ins 14. Jahrhundert hinein die Lehrer des gesamten Westeuropa waren, muss das Verdienst zugeschrieben werden, die im Orient, vorweg in Persien gepflegten Schmucktechniken übernommen, weitergebildet und dem Abendland überliefert zu haben.

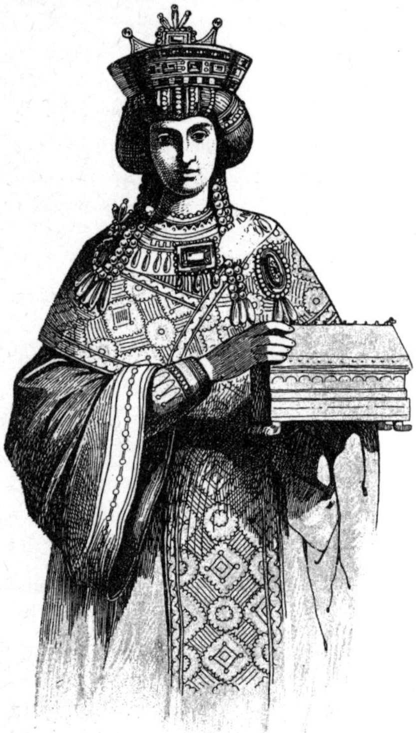

Abb. 126. **Byzantinische Prinzessin.**

2. Sibirische Schmuckfunde aus der Zeit der Völkerwanderung. (Tafel 28.)

Die Völkerwanderung trieb in wechselnden Stössen unzählbare Scharen über die Gefilde der alten Welt. Beinahe drei Jahrhunderte lang dauerte es, bis die Völker Europas wieder zur Ruhe kamen, bis jede Nation ihren Heimatsitz hatte. Es ist unmöglich, sich einen klaren Einblick zu verschaffen in die kaleidoskopartig durcheinander geschüttelten Kunstströmungen jener Zeit. Wenn auch die Gräber der Völkerwanderungsepoche uns verhältnismässig reichliche Schmuckausbeute gegeben haben, so ist die Bestimmung der nationalen Zugehörigkeit immer eine missliche Sache. — In der ersten Hälfte des 18. Jahrhunderts wurden in Sibirien, in dem durch Wolga, Ob, Irtisch und Jenissei begrenzten Gebiete — näheres ist nicht mehr bekannt — Goldarbeiten gefunden, darunter sehr bemerkenswerte Schmucksachen, die ins 2. und 3. Jahrhundert v. Chr. zu setzen sind. Sie sind zweifelsohne im Lande gefertigt, denn es sind darauf u. a. speziell sibirische Tierarten dargestellt, z. B. der sibirische Steinbock (Tafel **28.** 3), das Renntier (Tafel **28.** 5). Während sich in der Formgebung klassische und orientalische Einflüsse kreuzen, ist die Technik ganz orientalisch. Das hervorragendste Stück ist die grosse Aigrette (Tafel **28.** 3); ein phantastischer Vogel mit Adlerschnabel, am Kopf und dem langen Hals mit einem Kamm geschmückt, hält in seinen Fängen einen im Todeskampfe sich windenden Steinbock. Ciseliert in mässig dickem Goldblech, zeigt der Schmuck eine ebene Oberfläche; Kopf und Hals, in mässigem Vorsprung gekrümmt, sind aus einer besonderen Röhre gefertigt. Die verschiedenartig geformten, jetzt leeren Zellen waren jedenfalls ursprünglich mit Granat oder Karneol gefüllt. Der Steinbock zeigt keine Zellentechnik; am Gehörn und an den Gliedmaassen sitzen, in das Goldblech eingelassen, Zargen, in denen noch Reste von Türkisen zu sehen sind: Eine uralt ostasiatische Fassungstechnik. Das eigentümliche Ornament auf seinem Hinterschenkel findet sich auf vielen asiatischen Tierdarstellungen. Die übrigen auf Tafel 28 dargestellten Schmuckstücke entsprechen in der Technik dem eben geschilderten. Durch scharfe Naturbeobachtung ragen besonders hervor die Hirschkuh (Tafel **28.** 1) und die beiden kauernden Löwinnen von Tafel **28.** 6.

---

3. Schmuckfunde aus dem Kaukasus. (Tafel 29.)

Eine zweite Gruppe von Fundstätten für den Barbarenschmuck der Völkerwanderungszeit liegt in den Kaukasusländern. Mindestens ein Teil der auf Tafel 29 dargestellten Schmuckgegenstände wird den alten Alanen zuzuschreiben sein, die im 4. Jahrhundert n. Chr. durch den Hunneneinfall in die Thäler des Kaukasus gedrängt wurden und deren Nachkommen die heutigen Osseten sein sollen. Der künstlerische wie technische Charakter dieser Funde ist bedeutend barbarischer als die eben beschriebenen. Gold ist selten, die Stücke sind meist aus Bronze gefertigt. Zellentechnik kommt vor und Arbeiten des sogen. Barbarenemails (Tafel **29.** 9), dessen Beispiele über ganz Europa verstreut gefunden worden sind. Granulierung, Filigranierung und der einfache gedrehte Metalldraht werden, oft in ziemlich einförmiger Weise, verwendet, echte Perlen oder solche aus Korallen oder Glas kommen häufig vor. Charakteristisch ist auch die urwüchsige Tierornamentik, die sich an verschiedenen Stücken findet (Tafel **29.** 1. 2. 4).

---

4. Schmuckfunde im europäischen Russland. (Tafel 30.)

Die meisten der wandernden Barbarenvölker nahmen von Asien nach Europa ihren Weg durch die weiten Steppen des östlichen Russland. Der zeitweilige Aufenthalt derselben, bis ein erneuter Anstoss sie zum Weiterwandern zwang, hat Schmuckstücke hinterlassen, die als typische

Beispiele für den Barbarenschmuck jener Zeit gelten dürfen. Es sind grosse, schwere Arbeiten, die Freude an derben Effekten und eine nicht sehr zierliche Technik verraten. Aus letzterer sind die Zellentechnik (Tafel **30.** 2. 8. 9), die sich im Gefolge der Völkerwanderung über ganz Europa verbreitete, und eine kräftige Draht- und Kügelchenarbeit (die Kügelchen vorzugsweise im Dreieck angeordnet) (Tafel **30.** 3. 4. 7. 8) hervorzuheben. Wichtig ist das Ohrgehäng (Tafel **30.** 8), weil es einen Typus darstellt, der unter dem Namen Kolt in Altrussland sich einbürgerte (Tafel **27.** 4. 5). Unter den Funden des nördlichen Russland ragen die finnischen durch eine gewisse Originalität und durch den Umstand hervor, dass man stilistische Veränderungen an denselben verfolgen kann, je weiter sie auf ihrem Wege von Centralasien nach Skandinavien vorrücken. Es wandelt sich nämlich die Tierornamentik immer mehr in das Linienornament um, wie das an den beiden Armbändern (Tafel **30.** 5. 6) zu beobachten ist. — Die bisher betrachtete Schmuckkunst der Völkerwanderung ist als die der ersten Epoche zu bezeichnen, einer Epoche, welche vorwiegend sich in den Gebieten des heutigen europäischen und asiatischen Russland bemerkbar macht und ihr stilistisches Gepräge erhält durch die Kreuzung griechisch-römischer Einflüsse aus der Krim und orientalischer über den Don und die Wolga.

---

5. Altnordischer Schmuck (Bronzezeit). (Tafel 31.)

Der Schmuck aus dem europäischen Norden des Altertums bietet ein besonderes Interesse dadurch, dass in diesen, von dem allgemeinen Verkehr der damaligen Zeit abgelegenen Ländern die Bronze- und Eisenkultur besonders lange und rein sich erhalten hat, was zu einer charakteristischen Ausprägung des Schmuckwesens führte. Für die skandinavische Halbinsel, von der besonders zahlreiche und schöne Funde vorliegen, setzt man für das Bronzezeitalter das Jahrtausend v. Chr. an. Die Dekoration der hierher gehörigen Schmuckstücke besteht aus mit dem Stichel eingravierten, eleganten Spiralen und Zickzacklinien, die oft eine beträchtliche künstlerische Fertigkeit verraten. Die frei auslaufenden Enden sind häufig in Spiralen und Voluten aufgebogen (Tafel **31.** 2. 10). Fast alle sind gegossen, erst gegen das Ende der ganzen Epoche bemerkt man Spuren von Hammerarbeit an der Bronze. Auch Behangschmuck von unleugbar asiatischem Charakter kommt vor (Tafel **31.** 5). Die Lötung war der ganzen Zeit unbekannt; zur Verbindung zweier Teile oder zu Reparaturen behalf man sich mit Nieten oder man goss, oft in sehr plumper Weise, Bronze über die Bruchstelle. Manche dieser Arbeiten sind mit Bernstein inkrustiert, andere mit einer dunkelbraunen Masse, wie Harz, die sich von der hellen, glänzenden Bronze sehr gut abhebt. Die Kunst des Vergoldens im eigentlichen Sinne war ebenfalls unbekannt; aber man findet oft Stücke mit dünnen Goldplättchen bedeckt. — Im Kostüm machen diese Schmuckstücke in ihrer massiven Ausführung oft mehr den Eindruck einer Schutzrüstung als eines Ausputzes (Abb. 127 und 128).

Die ethnographische Herkunft der skandinavischen Bronze ist nicht sicher; es wird teils Einwanderung eines keltischen Stammes von Asien her, teils Einführung durch die Phönizier vermutet.

---

6. Schmuck der nordischen Eisenzeit. (Tafel 32. 33.)

Die Eisenzeit des skandinavischen Nordens umfasst etwa das Jahrtausend nach Christi Geburt, ist also im Vergleich mit der antiken Welt sehr spät. Auf welche Weise das Eisen in den Norden Europas gedrungen sein mag, sei es durch Berührung mit den nördlichen römischen

Provinzen, sei es durch germanische Einwanderung, jedenfalls beweisen die in skandinavischen Gräbern gefundenen Münzen und Kunstgegenstände, dass diese Länder damals in lebhaftem, wenn auch nur mittelbarem Verkehr mit den damaligen Kulturcentren standen. Die Schmuckarbeiten der ersten Epoche der skandinavischen Eisenzeit, 1—450 n. Chr., zeigen eine grosse Aehnlichkeit mit den Arbeiten der germanischen Stämme in Deutschland, Frankreich und England, wenn sie auch vielfach starken römischen Einfluss verraten. Das Material dieser Zeit für Schmuck war meist Gold oder Bronze. Etwa um die Mitte der Eisenzeit, 450—700 n. Chr., gleichzeitig mit der Eroberung Italiens durch die Germanen und dem Eintreten der Normannen in den Dienst der byzantinischen Kaiser, entstanden eine Menge grosser Schmuckstücke in massivem Golde, in Silber und Elektrum, oder belegt mit einem dieser Metalle und mit Glas und Steinen geschmückt. Der Fall des römischen Reiches hängt jedenfalls mit dem Auftreten dieser luxuriösen Arbeiten zusammen, wie dadurch auch die griechisch-römischen Einflüsse, welche in dieser Fabrikation sich zeigen, erklärt werden. Münzenartige Schmuckgehänge, sog. Brakteaten, werden, aus dieser Zeit stammend, besonders häufig in Schweden gefunden. Sie sind meist aus Gold und mit Runen, geometrischen Bandverschlingungen und wohl auch mit primitiven nordischen Götterdarstellungen geschmückt. Da sie oft mit goldenen und gläsernen Perlen zusammen gefunden

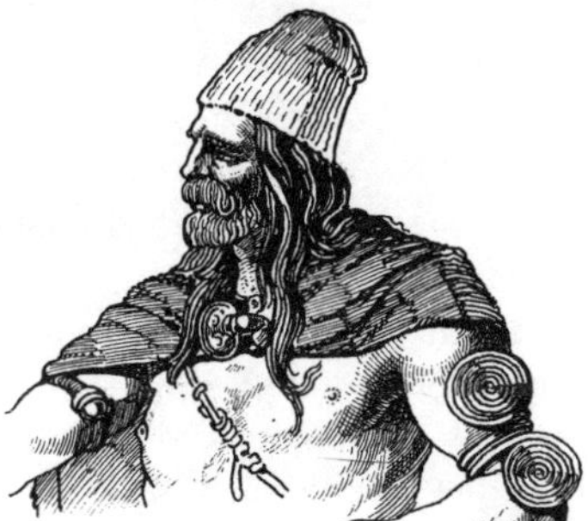

Abb. 127.

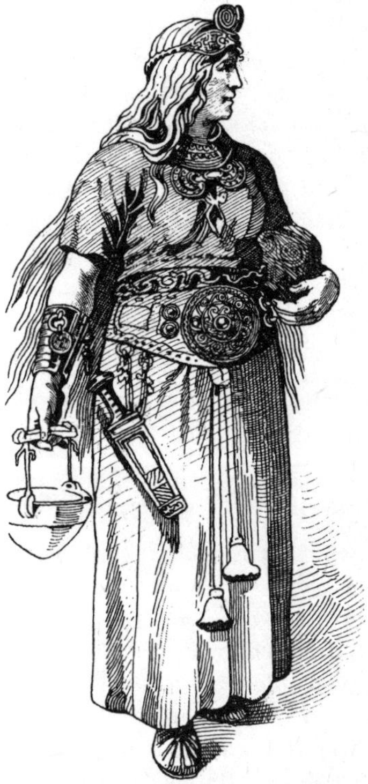

Abb. 128.

Schmuck aus der Bronzezeit.

wurden, so ist zu vermuten, dass diese Brakteaten, abwechselnd mit den Perlen aufgereiht, als Kolliers getragen wurden. Sie sind meistens sehr geschickt gearbeitet und müssen, weil sie anderswo nur selten vorkommen, wohl als einheimisches Fabrikat angesehen werden. Nicht weniger häufig findet man aber auch wirkliche ost- oder weströmische Goldmünzen, teils einzeln, teils als Schmuck verwendet, in den skandinavischen Fundstätten (Tafel 32. 9). — Kräftige, oft massige Hauptformen, zierliche, jedoch eintönige Dekoration mit Perlen, Bändern, Zickzacklinien und Rosetten, sowie eine besondere Hinneigung zu architektonischer Ausbildung einzelner Teile, die sich besonders in gehäuft umlaufenden Profilierungen ausspricht (Tafel 32. 4. 6. 8, Tafel 33. 2), sind die künstlerischen Merkmale der hierher gehörigen Schmuckarbeiten. Die letzte Epoche der skandinavischen Eisenzeit, 700—1000, war etwa die der Wikinger, deren Fahrten den heimischen Luxus durch Raub und Eintausch wesentlich steigerten und der Schmuckkunst auch orientalische Motive zuführten. Das Eindringen des Christentumes bereitete der altnordischen Kultur und Kunst ein Ende, was gegen das Ende des 1. Jahrtausends christlicher Zeitrechnung geschehen sein mag.

Fund von Hiddensoe. (Tafel 34.)

Von dieser letzten Zeit giebt ein kostbarer Schmuckfund Aufschluss, der sogen. Goldschmuck von Hiddensoe. Er wurde 1872—1874 auf der Insel Hiddensoe bei Rügen nach und nach gefunden und befindet sich jetzt im Provinzialmuseum zu Stralsund. Der Hauptteil des Fundes, nämlich zehn grössere und vier kleinere Stücke, gehörte zu einem ebenso kostbaren als künstlerisch bedeutsamen Hals- und·Brustschmuck (Tafel **34.** 3). Die Grundform der einzelnen Teile ist ein an einer Röhre befestigtes Kreuz, dessen drei Arme wieder Kreuzform haben. Die Ornamentation derselben, wie auch einer zu dem gleichen Funde gehörigen Fibula, besteht aus vielfach verschlungenen Bändern, die in phantastischen Formen endigen. Die Fibel (Tafel **34.** 1) war ausserdem durch vier in der Mitte eingesetzte Stücke grünen Glasflusses, wie Spuren zeigen, geschmückt. Alle diese Schmuckstücke sind hohl und bestehen aus zwei aufeinandergelöteten dünnen Goldblechen. Die Verzierungen sind in vollendeter Arbeit teils getrieben, teils durch aufgelötete Filigrandrähte und Körner gebildet. Der Halsring (Tafel **34.** 1) ist aus mehreren ineinandergeflochtenen und an den Enden zusammengeschmiedeten Drähten gearbeitet. Man wird diese Arbeit ins 10. Jahrhundert setzen dürfen.

---

7. **Gallischer Schmuck.** (Tafel 35.)

Der Schmuck der alten Gallier, vor ihrer Besiegung durch die Römer, zeichnete sich durch grossen Reichtum, vor allem durch hohen Materialwert, aus. Die goldführenden Flüsse Galliens wie die Kriegsfahrten seiner kriegerischen Stämme, mögen das Ihrige dazu beigetragen haben. Von dem Nationalschmuck der Gallier, dem steifen Halsring oder torques, haben sich Beispiele in Gold erhalten, die über 600 Gramm wiegen. Uebrigens war der torques, den zu tragen hauptsächlich dem Krieger zukam, meistens von Bronze und in der Regel auch nicht sehr kunstvoll gearbeitet. Die Dekoration des gallischen Schmuckes ist, wie bei allen primitiven Völkern, geometrisch, oft elegant, immer geschickt dem Raume angepasst. Vereinzelt kommen Tierformen, namentlich in Verbindung mit inkrustierter Arbeit vor (Tafel **35.** 3). Die Bronzearmbänder (Tafel **35.** 1. 2) wurden von beiden Geschlechtern paarweise getragen; sie waren offen oder geschlossen, gewunden oder mit Gravierung verziert. Manche sind auch aus mehreren Drähten zusammengewunden, die an den Enden in kleinen Schliessblechen festgehalten wurden. Die Nadeln, Tafel **35.** 3. 6, waren sehr beliebt und aufs mannigfaltigste ausgebildet. An den gallischen Fibeln ist die Scheibe, welche die Nadel überdeckt (Tafel **35.** 4) bemerkenswert; das Ganze erinnert auffallend an eine moderne Brosche. Auch scheint es sicher zu sein, dass die Gallier schon vor der römischen Zeit die Kunst des Emaillierens übten, und zwar sollen es die Aeduer gewesen sein, welche diese Kunst in ihrer Stadt Bibrakte ausgeübt haben.

---

8. Gallo-römischer Schmuck. (Tafel 36.)

Diese jedenfalls sehr primitive Fabrikation wurde später von den Gallo-Römern aufgegriffen und zu bemerkenswerter Vollkommenheit gebracht. Ihre Arbeiten zeichnen sich durch Feuer der Farben und glückliche Musterung aus. Die Hauptfarben sind blau, weiss und rot; wir besitzen eine grosse Anzahl solcher Schmucksachen, in goldinkrustierter und champlevierter Bronze, mit Kreisen, Rosetten, Schuppen, Vierecken, Kreuzen, Kleeblättern, sowie verschiedenen Tierfiguren dekoriert. Diese Industrie ging später auf die Merowinger über (Tafel **36.** 2. 4. 5. 6. 7). Der sonstige Schmuck der gallo-römischen Zeit zeichnet sich, ohne gerade von vollendeter Kunst zu sein, durch schlichte und geschickte Komposition aus. Besonders wurde die Verbindung der Steine mit dem Golde geübt, jedenfalls eine Folge orientalischer Einflüsse, welche damals anfingen, über die sinkende antike Tradition die Oberhand zu gewinnen. Erwähnenswert sind auch die Halsbänder aus gepressten Einzelteilen (Tafel **36.** 1. 3), und die merkwürdigen Schlüsselringe (Tafel **36.** 10), jedenfalls von den Römern eingeführt, die zum Aufschliessen kleiner Schmuckkästchen dienten. Auch der umgekehrt konische Aufsatz des Ringes No. 9 auf Tafel **36** ist als gallo-römische Besonderheit anzusehen. Die Fibel hat, wie die Abbildungen (Tafel **36.** 2. 4. 5. 6. 7) zeigen, fast ganz den Charakter unserer Brosche angenommen.

---

9. Germanischer Erzschmuck. (Tafel 37. 38.)

Inwieweit die in den alten Gebieten der germanischen Stämme bis jetzt gefundenen, ohne Hinzutritt von Steinen oder Glasfluss aus Erz hergestellten Schmuckstücke einer nationalen, althergebrachten Kunstthätigkeit zugeschrieben werden dürfen, oder wie weit sie als, für den Geschmack der Abnehmer berechneter Fabriks- oder Handelsartikel aus den südlichen Kulturzentren zu betrachten sind, ist eine zur Zeit von der archäologischen Forschung noch nicht zweifelsohne entschiedene Streitfrage. In der Dekoration lässt sich ein nationales Element nicht wohl erblicken; es herrschen hier die, in der barbarischen Schmuckkunst allgemein üblichen, geometrischen Zierformen vor, der Kreis, der Zickzack, die Spirale, in die Metallfläche eingraviert oder aus dickem Bronzedraht gebogen. Die Technik ist allgemein eine durchaus primitive; der gewundene Metallstab, der fast in der Goldschmiedekunst aller in der Entwickelung begriffener Kulturen seine Rolle spielt, wird vielfach zu Reifen und Bändern verwendet (Tafel **37.** 4). Die Bestimmung des hier dargestellten Schmuckringes ist nicht erkennbar; vielleicht ist er als Haarschmuck aufzufassen, da er für eine andere Verwendung, etwa als Halsring, zu scharfe Kanten aufweist. Er wurde dadurch hergestellt, dass ein vierkantiger, nach beiden Enden verjüngter Erzstab nach wechselnder Richtung umgedreht wurde. Je nach der gewünschten Stärke des Kantenvorsprungs musste derselbe auf allen vier Seiten mehr oder minder hohl ausgefeilt sein. Gewand- und Haarnadeln scheinen ein häufiger Schmuck der alten Germanen gewesen zu sein. Es ist nicht immer möglich, zu entscheiden, ob eine Nadel zu dem einen oder andern Gebrauche gedient habe. Im allgemeinen werden die Nadeln mit sehr langen Stiften und scheibenförmigen Köpfen als Haarnadeln zu gelten haben, da sie für Gewandnadeln kaum zu brauchen wären. Die Fibeln und Gewandnadeln tragen vielfach den Charakter einer fabrikmässig hergestellten und weit verbreiteten Handelsware. Tafel **37.** 2, Tafel **38.** 4 sind besonders glückliche Bildungen von Fibeln. Einigermassen unbegreiflich möchte es erscheinen, wie Armringe, die gleich dem No. 6 auf Tafel **38** gebildet waren, getragen werden konnten. Indessen treten sie unter den Funden jener Zeit keineswegs selten auf. Auch Glasarmringe (Tafel **38.** 5) wurden getragen, — eine Sitte, die uns auch von den Galliern überliefert ist. Funde von Diademen (Tafel **38.** 2.), in völlig antiker Form, sind bis jetzt ausschliesslich im Norden Deutschlands, und auch da nicht sehr häufig, zu Tage gekommen; offenbar fand dieser fremdartige Schmuck keinen dauernden Halt in der Nationaltracht (Abb. 129, 130). Eine für die Formgebung des Bronzeschmuckes allgemein äusserst charakteristische Verzierung zeigen die beiden auf Tafel 38 unter 7 und 8 dargestellten Stücke.

10. **Fränkisch-allemanischer Schmuck.** (Tafel 39. 40.)

Die germanischen Totenfelder, jene oft viele Hunderte von Grabstätten umfassenden Friedhöfe, welche die germanischen Stämme nach ihrer Besitznahme der römischen Provinzen in

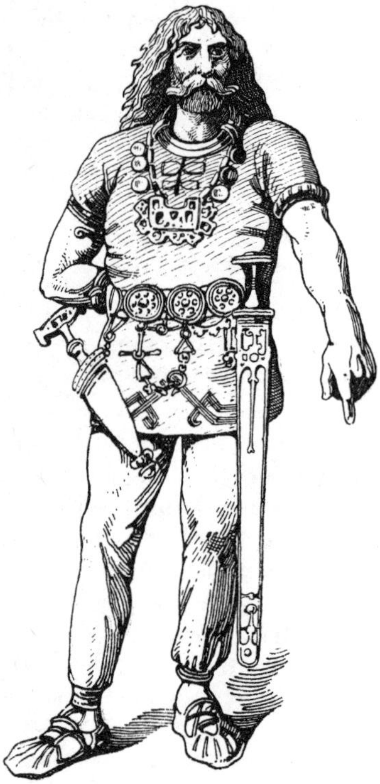

Abb. 129. **Germane.**

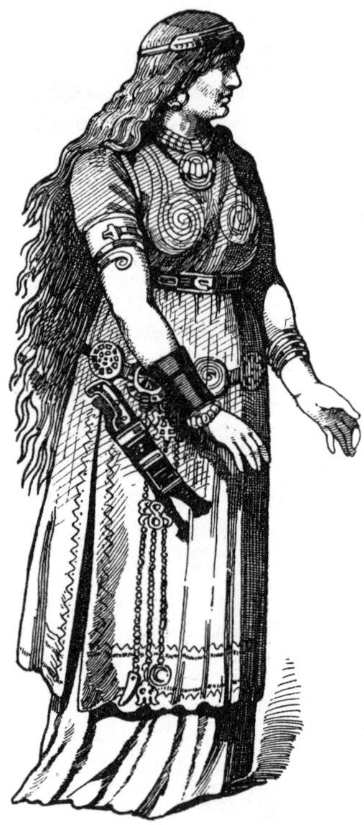

Abb. 130. **Germanin**

Deutschland, Schweiz, Burgund, Belgien, Frankreich und England anlegten, enthalten übereinstimmend die gleichen Funde. Technik, Form und Verzierung der Schmuckgeräte sind dieselben, sowohl bei jenen, welche unzweifelhaft latino-byzantinischen Ursprungs, als denen, welche als eigentümlich-germanische Arbeit zu betrachten sind. Diese Funde reichen, nach den mit aufgefundenen Münzen zu schliessen, vom 5. bis ins 7. und 8. Jahrhundert, bis nahe an die Zeit der Karolinger, mit welcher, bei den Franken wenigstens, die altnationale Bestattungsweise aufhörte. Die Hauptformen aller dieser Zierstücke, dieser Gürtelbeschläge, Schnallen, Spangen und Fibeln, sind römischen, bezw. latino-byzantinischen Ursprungs, wenn sie auch von den germanischen Stämmen selbständig ausgeführt und in einem besondern, dem gesamten Norden eigentümlichen ornamentalen Geschmack umgebildet worden sind. Mit besonderer Vorliebe scheint die Zellentechnik von ihnen aufgenommen und gepflegt worden zu sein, während das eigentliche Email bei der Eroberung der römischen Provinzen durch die Germanen verschwand. Auf Tafel **39** und **40** sind eine Reihe charakteristischer, fränkischen und allemanischen Gräbern entstammender Schmuckarbeiten zusammengestellt. Sie zeigen deutlich den nordischen Ornamentgeschmack, der sich durch den besonderen Reichtum an Einzelheiten auszeichnet. Die scheibenförmigen Gewandnadeln, meist von Gold, mit Einlagen von Edelsteinen und Glas, mit Filigranverzierungen, zeigen die geringste Abwechselung und nur wenige, dem latino-byzantinischen Stile fremde Elemente. Die bronzenen und silbernen, spangenförmigen Gewandnadeln dagegen zeigen die nordischen Eigentümlichkeiten im vollsten Maasse. Sie sind der Mehrzahl nach aus Silber gegossen und ciseliert, zeigen aber eine reiche Abwechselung der Metallfarben, indem die innern, mit tief eingeschnittenen Ornamenten oder mit Filigranarbeit verzierten Felder vergoldet und die dazwischen laufenden blanken Silberstreifen mit einer Art Niello geschmückt sind. Dieses Farbenspiel wird manchmal durch angesetzte, vergoldete oder naturfarbene Kupferknöpfe erhöht und besonders leuchtend durch eingesetzte Granaten oder Gläser in den Augen der Tier- und Vogelköpfe, welche bald am obern Teil, bald am Schluss der Spange angebracht sind (Tafel **39.** 1. 4). Auch eiserne, mit Silber belegte Gewandnadeln giebt es, aus denen die Ornamente in der Weise ausgeschnitten wurden, dass die dunkle Eisenfarbe den Grund bildet, wozu dann noch Messingeinlagen kommen (Tafel **39.** 3). Auf Tafel **40.** 9 ist ein interessanter Fingerring aus Gold; die Umrisse des barbarischen Brustbildes in der Mitte und der Drachenornamente in den vier Feldern sind mit blauem Glasfluss ausgelegt. Auch die Gewandnadel in Form eines Kreuzes, Tafel **40.** 2, ist sehr bemerkenswert; das Kreuz als Schmuckmotiv wird uns des weiteren, bei Goten und Langobarden, beschäftigen.

---

11. **Merowingischer Schmuck.** (Tafel 41.)

Im merowingischen Schmuck verschwinden alle die antiken Formen und Anklänge des gallo-römischen; geometrisches Ornament nordischer Provenienz überwuchert alles. Vom technischen Gesichtspunkte aus zeigt sich eine merkwürdige Mischung von Geschicklichkeit und Unerfahrenheit, von raffinierter und kindlich primitiver Arbeitsweise. Die edeln Metalle sind auffallend selten geworden, was wohl mit den Stürmen der Völkerwanderung zusammenhängt; allerhand unedles Surrogatmaterial, harter Kitt zum Ausfüllen hohler Ware spielen eine wesentliche Rolle. Arm- und Halsbänder kommen, infolge des Wechsels in Tracht und Mode, gar nicht oder äusserst selten vor. Ringe haben sich ziemlich häufig und in charakteristischer Ausbildung, speziell des Aufsatzes, erhalten (Tafel **41.** 4. 6). Eine beliebte Dekoration für Ringe bilden Nielloverzierungen. Dagegen ist die von den Gallo-Römern betriebene Email-Industrie so gut wie verschwunden. An die Stelle des Emails treten Steine und Glaspasten. Die Steinfassung geschieht in Zellen, durch einfaches Andrücken des Metalles, ohne Stiche oder Griffe. Um das hohe Hervorragen der Steine weniger auffällig zu machen, versieht man die Zwischenräume mit Filigranverzierung in einem durch Hämmern abgeplatteten und um sich selbst gedrehten Drahte (Tafel **41.** 9. 10). Charakteristisch ist auch das allmähliche Zurückdrängen der Fibel (Tafel **41.** 2) durch die broschenähnliche Agraffe (Tafel **41.** 7. 9. 10. 12). Die Nadel wurde gern recht kunstvoll und reich gestaltet (Tafel **41.** 3), besonders häufig in Zellentechnik. Im allgemeinen kann man wohl sagen, dass die Schmuckkunst der Merowinger eine abwärtsgehende Tendenz verrät, welche sich durch das Zeitalter der Karolinger noch fortsetzt. Durch die vom 6. bis 12. Jahrhundert herrschende byzantinische Schmucksitte des Aufnähens von Gold, Perlen und Edelsteinen auf die Kleider und durch die hochgeschlossene Frauentracht verschwand der Schmuck als solcher fast gänzlich, wofür das bei den Männern damals übliche Tragen eines kleinen, kunstvoll gearbeiteten Reliquiariums um den Hals keinen Ersatz bot.

---

12. Langobarden und Westgoten. (Tafel 42.)

Ehe wir uns dem Schmucke des Mittelalters zuwenden, erscheint es geboten, noch einen Blick zu werfen auf die bezügliche Hinterlassenschaft zweier Völker, die in der Zeit der Völkerwanderung eine grosse Rolle spielten und deren Reiche sich teilweise bis tief ins Mittelalter hinein selbständig erhielten, der Langobarden und der Westgoten. Bei beiden, früh zum Christentum übergetretenen Stämmen spielt nach byzantinischem Muster das Kreuz als Schmuckform eine wesentliche Rolle. Zum Aufnähen auf die Kleider bestimmte Kreuze sind besonders oft in langobardischen Gräbern nachgewiesen. Die schönsten Beispiele derartiger Schmuckkreuze sind uns als Anhängsel an Prachtkronen erhalten geblieben, die als Votivgaben in Kirchen zu stiften, eine besondere Sitte jener Zeit gewesen sein muss; eine solche befindet sich heute noch in der Basilika des hl. Johannes zu Monza, die der langobardischen Königin Theodolinde zugeschrieben wird, mit einem daran hängenden, von König Agilulf (7. Jahrh.) herrührenden, grossen Kreuze; an seiner Dekoration sind besonders die Perlenschnüre und die zierlichen Kelche an den Kettengehängen bemerkenswert (Tafel **42.** 2). Die übrigen, auf Tafel **42** dargestellten Kreuze stammen von den in Spanien ansässigen Westgoten; das eine, Tafel **42.** 1. 4, wurde mit anderen Schätzen 1858 bei la fuente de Guarrazar in der Nähe von Toledo, und zwar an der bekannten Votivkrone des Reccesvinthus hängend, gefunden, scheint aber, nach einigen aufgenieteten Ueberresten zu schliessen, ursprünglich als Spange oder Fibel gedient zu haben. Ornamental noch interessanter ist ein zweites Kreuz, Tafel **42.** 3, das einige Zeit später, ebenfalls in der Nähe von Toledo, entdeckt wurde; in dem durch einen einfachen Einschnitt zweiteilig gespaltenen Blattornamente, das auf den Ausläufern der Kreuzbalken immer wiederkehrt, erblickt man die ersten leisen Anfänge zu dem bekannten Typ des romanischen Blattes; anderseits ist wiederholt durch Durchbrechungen und Gravierungen die Form phantastischer Vogelköpfe mit weit geöffnetem Schnabel hergestellt, wie wir sie an Arbeiten aus fernliegenden Epochen der Völkerwanderung antreffen. So deutet sich hier, wenn auch unklar und verschwommen, ein Uebergang an zu einem neuen Schmuckstile, dem des eigentlichen Mittelalters.

D. Der Schmuck im Mittelalter.

1. Von den Karolingern bis zum 13. Jahrhundert einschliesslich. (Tafel 43. 44. 45.)

Die Zeit des frühen, westeuropäischen Mittelalters, von den Karolingern bis zum Ende des 13. Jahrhunderts, ist eines der schwierigsten Kapitel in einer Geschichte der Schmuckkunst. Die Grabfunde, welche uns über frühere Perioden so ausführlich berichteten, sind spärlich geworden, so spärlich, dass sie bis jetzt eigentlich nur für den Schmuck kirchlicher Würdenträger von einer gewissen Ergiebigkeit gewesen sind. Funde, die auf zufälligen Verlust zurückzuführen sind, liegen in nicht ganz unbeträchtlicher Anzahl vor, speziell aus der Umgegend von Mainz. Sonstige Quellen, wie Abbildungen oder litterarische Notizen, ergeben ebenfalls nur wenig, das für unsere Zwecke brauchbar wäre. So sind wir auf ein Material angewiesen, das verschwindend gering genannt werden muss, gegenüber dem Geschmeideluxus, den wir für diese ganze Geschichtsepoche anzunehmen berechtigt sind. Der Grund zu der Seltenheit frühmittelalterlicher Schmuckoriginale ist wohl hauptsächlich darin zu suchen, dass der Schmuck damals nicht nur als solcher, sondern auch als Kapital diente, und deshalb seinen Besitzer ebenso leicht und schnell wechselte, wie in der Neuzeit das bare Geld. Die riesigen Werte, welche nach alten Inventarien vermögliche Familien in Schmuck anlegten, werden verständlich, wenn man erwägt, dass dies eine Kapitalanlage darstellt, welche anstatt der Zinsen das Vergnügen der Benutzung abwarf, in Zeiten der Not aber jederzeit und unbedenklich wieder veräussert wurde. Auf diese Art mag der grösste Teil dessen, was das Mittelalter an Schmuck geschaffen, durch Einschmelzen oder wiederholtes Umarbeiten für uns verloren gegangen sein. Auch die besondere Art, wie das Frühmittelalter überhaupt Schmuck trug, mag das erleichtert haben. Wie auf allen Gebieten geistigen und künstlerischen Lebens, war auch hier der Einfluss von Byzanz ein sehr spürbarer. Daher kam es, dass man damals in den westlichen Ländern ausser Kronen, Ketten und Ringen überhaupt keinen selbständigen Schmuck, sondern nur auf das Kleid aufgenähten trug. Die Goldschmiede pflegten zu diesem Zweck einzelne Chatons zu fertigen, welche mit Steinen ausgefasst wurden und mit Klammern zum Aufnähen versehen waren. So ist das Aufnähen von Gold und Edelsteinen auf Borten und Kleider, welches u. a. im Nibelungenliede so häufig vorkommt, zu verstehen (Abb. 131 u. 132). Ohrringe, Armreifen, Halsbänder und Anhänger kennt das Mittelalter nicht, höchstens letztere in der Form von (oft unter dem Kleid getragenen) Reliquiarien und etwa noch Kreuzen. — Die ausschliesslich byzantinische Beeinflussung des Schmuckwesens geht bis ins 12. Jahrhundert und charakterisiert sich durch eine reichliche Verwendung von Steinen, Filigran und Email. — Die damals gebräuchlichen Edelsteine waren Diamant, Rubin, Saphir, Smaragd, Topas, Amethyst, Hyazinth, Granaten, Opal und Chalcedon; sie wurden ausnahmslos als Kabochon geschliffen, d. h. aussen abgerundet und poliert; unten sind sie flach; nur Saphir und Smaragd, andere Steine selten, erhalten unten einen abgestumpften Rand. Auf diese Art machte der Diamant natürlich nicht mehr Eindruck als ein Bergkrystall. Zur Zeit des hl. Ludwig begann man Rubine, Saphire, Smaragde und Diamanten in Tafelform zu schneiden, wodurch sie immerhin schon ein bedeutend stärkeres Feuer erhielten. Anfänglich ahmte man diese Kabochonedelsteine auch vielfach nach in der von Byzanz gekommenen Technik des transparenten Emails, das sich aus diesem Grunde einer grossen Beliebtheit erfreute; es verschwand erst mit dem zunehmenden Häufigerwerden des Steinmaterials. —

Für die ganze Epoche ist wohl das bezeichnendste Schmuckstück, das zugleich die gediegenste künstlerische Durchbildung erfahren hat, die Agraffe oder Schliesse. Ausnahmsweise wird sie wohl noch in der, an antike Vorbilder erinnernden Schnallenform gebildet (Tafel **44.** 4), in den weitaus meisten Fällen aber als mehr oder weniger streng kreisförmig, bezw. central komponierte Brosche (Tafel **44.** 7. 8, Tafel **43.** 1. 8). Ihre Grösse ist oft, wenigstens nach unseren Begriffen von Schmuck, eine sehr bedeutende. Im Jahre 1880 wurde in Mainz eine derartige

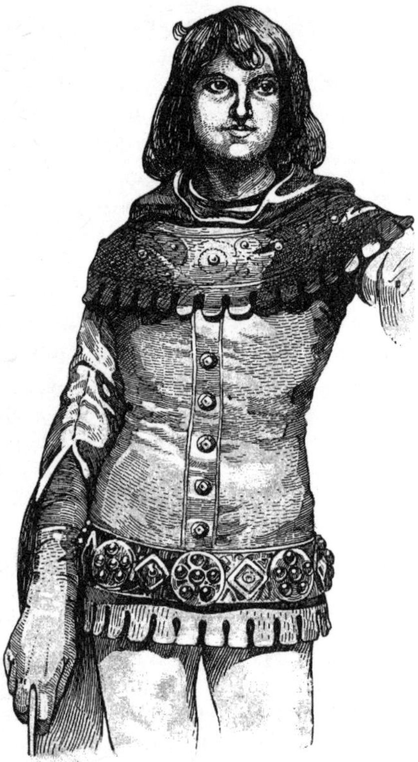

Abb. 131.

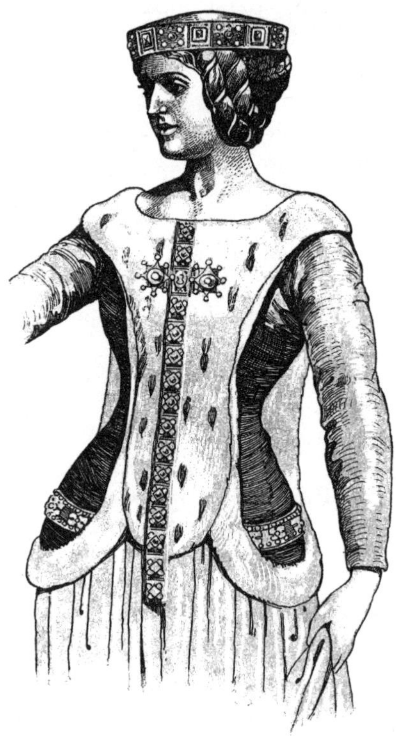

Abb. 132.

Schmucktracht des Mittelalters.

Fibula gefunden (Tafel **43.** 1), die nach Grösse, künstlerischem Wert und guter Erhaltung wohl an die erste Stelle aller Schmuckfundstücke aus dem Frühmittelalter zu setzen ist. Ein emaillierter, heraldisch gebildeter Adler füllt das innere Rund eines flachen, durchbrochenen Filigranringes aus, der für den Kopf in einen besondern Drahtbügel übergeht. Das Sehmuckstück, an dem klare, bewusste Komposition und vollendete Beherrschung der Emailtechnik zu rühmen sind, stammt aus der Zeit der Ottonen, kurz vor dem Jahre 1000. Etwa aus dem 12. Jahrhundert mag das auf Tafel **44.** 1. 2 dargestellte Prunkstück herrühren, das unter dem Namen des Schaffhauser Onyx bekannt ist. Es ist eine vorzüglich geschnittene Gemme römischer Herkunft, welche mit einer prachtvollen mittelalterlichen Fassung versehen und so zu einer mächtigen Schliesse verarbeitet wurde. — Die zwischen den Steinfassungen angebrachten Adler und Löwen sind getrieben, die Köpfe gegossen und aufgesetzt. (Bestimmt und beschrieben von Dr. Schneider, Mainz.) Es mag bei dieser Gelegenheit bemerkt werden, dass diese Verwendung antiker geschnittener Steine zu Schmuck von der Zeit der Karolinger an bis ins 13. Jahrhundert zu verfolgen ist, wo sie ausser Gebrauch kommt. Dieser Schmuck aus der ersten Frühzeit hat einen orientalisierenden, prunkhaften Charakter, der durch die Kreuzzüge und die damit verbundene Berührung mit dem Morgenlande stets neue Nahrung erhielt. Das 13. Jahrhundert brachte hier eine Aenderung, eine Wendung zu grösserer Selbständigkeit und Einfachheit. Es ist ein unverkennbarer Rückschlag zu beobachten zu schlichten, straffen Formen von eleganterer Durchbildung als bisher und zu mässigerer Schmuckwirkung, wenigstens soweit es sich um Laienschmuck handelt. Denn der hohe Klerus behielt den alten, luxuriösen Schmuck bei, ja wir finden hier gerade in der Zeit zwischen 1220—1280 die grösste Geschmeidepracht. Auf Mitra, Handschuhen, Kasula, Stolen und Manipeln, ja selbst auf den Schuhen finden sich Metallplatten mit Stein- und Emailschmuck oder perlendurchwirkte Goldstickereien (Abb. 135). Speziell der Grubenschmelz, der seit dem 12. Jahrhundert am Niederrhein, in der Maasgegend und in Limoges blühte, fand für priesterlichen Schmuck Verwertung (Tafel **52.** 6). Das 13. Jahrhundert brachte auch die Arbeit in aufgetieftem und getriebenem Blech auf, in scharfem Gegensatz zu den bisher herrschenden, byzantinischen Gepflogenheiten. Ein prächtiges Beispiel ist das ebenfalls bei Mainz (1885) gefundene Adlerkleinod. (Bestimmt und beschrieben von Dr. Schneider) (Tafel **45.** 5). Dasselbe ist aus zwei dünnen Schalen Feingold; die Vorderseite ist flott und energisch getrieben, das Ganze von höchst eleganter Zeichnung. Das beiderseits aufgerollte Rankenpaar zeigt schon Anklänge gotischer Formbildung; die Arbeit stammt jedenfalls aus der Hohenstaufenzeit. — Dass auch Buchstaben als Motiv für Schmuckgegenstände verarbeitet wurden, zeigen einige, freilich ziemlich seltene Beispiele (Tafel **45.** 7. 9). Seit dem 13. Jahrhundert fingen die Männer auch wieder an, Halsbänder, bezw. Ketten zu tragen, die auf die Brust herabhängen und auf den Schultern liegen. Sie sind meist als ritterliche Abzeichen aufzufassen, denen man wohl Medaillons und Reliquiarien anhing.

---

2. **Vom 13. Jahrhundert bis zur Renaissance.** (Tafel 46—57.)

Die oben erwähnte Neigung zur Einfachheit blieb nicht lange bestehen. Mit dem 14. Jahrhundert, also mit dem Anfange der eigentlich gotischen Epoche, steigert sich der Schmuckreichtum wieder, besonders in Frankreich, wo am Königshofe eine an Uebertreibung streifende Vorliebe für Schmuck sich entwickelte. Ihren Höhepunkt erreichte dieselbe aber am burgundischen Hofe, der eine Zeitlang vorübergehend die Führung in Mode und Luxus für Europa übernahm. Der auf das Kleid genähte Schmuck blieb auch fernerhin im Gebrauch; er besteht aber jetzt vielfach aus ausgestanzten und über das Kleid gesäeten Einzelformen, wie Blumen, Blätter, Tiere, Ornamente u. s. w. Die Technik treibt durchweg auf eine energische, plastische Ausgestaltung des Schmuckes hin und wendet zu diesem Behufe mit Vorliebe sich der Treib- und Gussarbeit zu. Die Hoch- und Spätgotik zeigt eine besondere, oft ermüdende Vorliebe für figürliche und architektonische Motive, die vielfach eine staunenswerte Beherrschung der Form und der Technik aufweisen. Damit hängt das Aufkommen des Fassemails (émail en ronde bosse) zusammen, das um diese Zeit, namentlich in der Anwendung von Weiss auf Gold, viel gepflegt wird. Von den Steinen fängt der Diamant an, sich einer grösseren Vorliebe und geschickteren Behandlung zu erfreuen, ohne dass man aber über den Schliff desselben als Tafelstein hinauskäme. In scharfem Gegensatz zu den Gepflogenheiten des Frühmittelalters findet die Filigranarbeit in der eigentlich gotischen Schmuckkunst fast gar keine Anwendung. Dagegen trifft man häufig auf Niello, speziell auf italienischen Arbeiten (Tafel **46.** 6, Tafel **50.** 4).

Der Kopfschmuck des Mittelalters war, besonders für die Frauen, ein sehr reicher (Abb. 132, 134, 135); Stirn- und Haarbänder, Diademe, ja sogar das Haarnetz wurden auf das reichlichste mit Gold, Steinen und Perlen belegt; zu selbständigen Schmuckbildungen kam es aber dabei nicht. Die hohen Stirnreife, die „Schapel", waren entweder ganz aus Metall gefertigt oder es wurden die aus Metallblech hergestellten Einzelteile, wie Blumen und dergleichen, auf eine gewirkte Borte aufgenäht (Abb. 132, 135). Auch für die Männer war dieser Schmuck bei sonst unbedecktem Haupte eine Zeitlang Sitte. Besonders prunkvolle Schapel pflegten fürstlichen Personen als Ehren- und Festgeschenke überreicht zu werden. Möglicherweise haben wir hierin den Ursprung der Rang- oder Adelskronen zu suchen. Der Mann trug noch einen besonderen Hutschmuck, den Hutbatzel

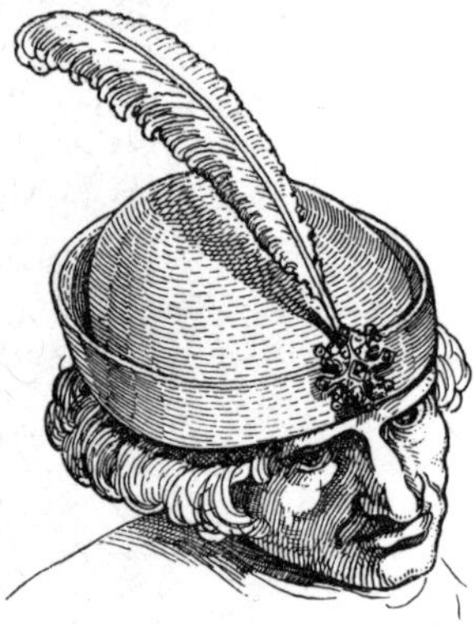

Abb. 133. **Hutagraffe.**
Mittelalter.

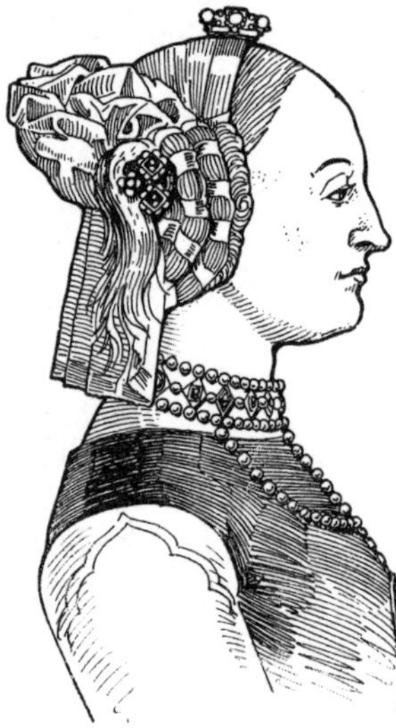

Abb. 134. **Kopfschmuck.**
Mittelalter.

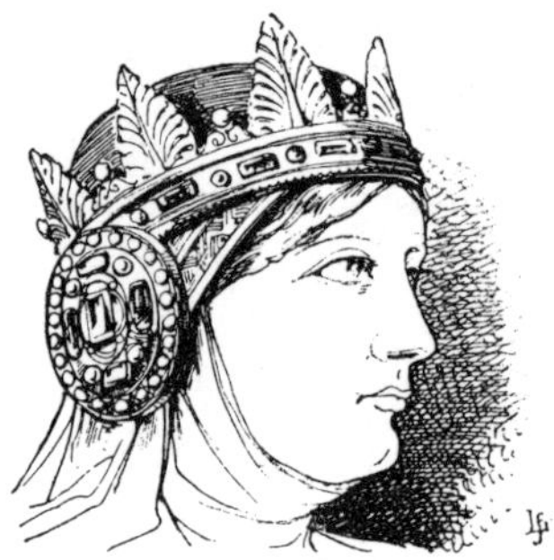

Abb. 135. **Kopfschmuck.**
Schapel.

(enseigne), der in der zentralen Form der mittelalterlichen Brosche, aber kleiner als diese, gebildet ist. Er dient teils zur Befestigung von Federschmuck (Abb. 133), teils wird er als selbständiges Schmuckstück dem Hute entweder über der Stirn oder seitlich angefügt (Tafel **45.** 8, Tafel **50.** 2). Häufig war es hierbei weniger auf Schmuck, als auf das Tragen eines religiösen oder kirchlichen Abzeichens abgesehen (Tafel **45.** 8, Tafel **50.** 3).

Einen ausgesprochen religiösen Charakter tragen die in mittelalterlichen Inventarien oft erwähnten sogen. Agnus dei, von denen eine kleine Anzahl bis auf uns gekommen sind. Man versteht darunter eine Kapsel, welche bestimmt war, ein scheibenförmiges Stück Wachs von der Osterkerze aufzunehmen, auf welches ein Bild des Lammes geprägt war. Sie standen in hoher Verehrung und wurden deshalb oft künstlerisch geschmückt (Tafel **46.** 2. 4. 7). Frauenhalsbänder treten erst gegen Ende des 14. Jahrhunderts wieder auf; sie bestehen zunächst aus dünnen geflochtenen Schnuren aus Golddraht oder aus Perlenketten; sie umfassen den Hals ursprünglich nur einmal ziemlich hoch, später werden sie mehrfach umgeschlungen und senken sich auf Brust und Schultern herab (Abb. 134). Sie sind meist mit einem Anhänger, oft in Gestalt eines Kreuzes, versehen. Sehr reiche und mannigfaltige Anhänger- und Halskettenformen weiss die Spätgotik, wohl unter dem Einflusse der beginnenden Renaissanceperiode, zu entwickeln (Tafel **52.** 3. 4. 5, Tafel **54.** 1. 2. 3. 7, Tafel **55.** 1. 2. 3. 5. 6). Wenigstens sind solche, als Hängstücke komponierte Anhänger, wie wir sie hier sehen, dem eigentlichen Mittelalter fremd gewesen. Die goldene Halskette für Männer, stets als Ehren- oder Gnadenkette aufzufassen, kommt namentlich im Gefolge der burgundischen Mode auf, entweder mit einem medaillonförmigen Anhänger oder mit Metallbommeln geziert (Tafel **44.** 3). Das sich entwickelnde Ordenswesen leistete dieser Sitte allen Vorschub. — Das fröhliche Aufblühen des deutschen Bürgertums gegen das Ende der gotischen Zeit lässt sich auch in der Geschichte der Schmuckkunst spüren an dem Aufkommen der Schützenketten, deren sich eine ganze Anzahl prächtiger Beispiele im Besitz unserer Städte und Museen erhalten hat. Sie bestehen aus einer möglichst voluminösen Kette, aus einem Schild mit dem oder den Schutzheiligen der Gilde und angehängten Schützenzeichen. So haben die Schmalkaldener Schützen an ihrer Kette einen Pfeil (Tafel **55.** 4), während an der auf Tafel **48.** 4 dargestellten der Vogel, nach dem geschossen wurde, und eine kleine Armbrust das Anhängsel bilden; zugleich befinden sich in jedem der sehr elegant gebildeten Kettenglieder zwei gekreuzte Pfeile. Die aus gerieftem Blech zusammengebogenen breiten Kettenglieder der Schmalkaldener Schützenkette sehen wir auch auf Porträts jener Zeit dargestellt; sie scheinen also verbreitet gewesen zu sein. Ebenfalls im Laufe des 14. Jahrhunderts begann man, den Gürtel kunstvoller auszugestalten. Man pflegte ausser dem engen Gebrauchsgürtel weite Prunkgürtel zu tragen, die in der Höhe der Hüften den Körper locker umschlossen (Abb. 132), und häufig aus einer Anzahl starrer, durch Scharniere verbundener Einzelteile bestanden (Tafel **47.** 3. 6. 7). Männergürtel pflegten mit knopfartigen Beschlägteilen und oft mit sehr grossen, prunkhaft gearbeiteten Schlössern geschmückt zu sein (Abb. 131); Frauengürtel waren sehr lang, so dass das überschüssige Ende frei vom Schloss herabhing (Tafel **46.** 1. 2, Tafel **47.** 7); sie waren manchmal gänzlich aus Metall und Steinen gearbeitet. Wie aus den Abbildungen ersichtlich, hat das Mittelalter für solche Gürtelbeschläge die elegantesten und reizvollsten Lösungen gefunden. Der Fürspan der Frühzeit, das broschenartig auf der Brust befestigte Schmuckstück, wandelte sich im Laufe der Zeit um zur Schliesse, speziell zur Mantelschliesse. Der Mantel wurde in doppelter Art geschlossen; entweder man bediente sich einer grossen Schliesse, welche den Mantel mitten auf der Brust, vor dem Halse, zusammenhielt (Abb. 136), oder man liess denselben vorne auseinanderklaffen und hielt ihn mittelst eines quer über die Brust laufenden Riemens oder Borte, die durch zwei kleinere Schmuckstücke, die „Tasseln“, jederseits an ihm befestigt waren. Die Borte kann aber auch in Wegfall kommen und eine solche doppelte Agraffe unmittelbar aneinandergeschlossen werden (Tafel **50.** 4, Tafel **52.** 8). Diese Schliesse ist das charakteristischste Schmuckstück des späteren Mittelalters, das auch in ziemlicher Anzahl uns erhalten geblieben ist. Verhältnismässig wenige nur sind rein ornamental gehalten; wir werden nicht fehl gehen, wenn wir dieselben als Laienschmuck bezeichnen (Tafel **47.** 1. 2). Ein prachtvolles Stück, geradezu ein Meisterwerk frühgotischer Goldschmiedekunst ist die grosse Mantelschliesse mit dem Adler aus dem Museum Cluny (Tafel **51.** 3), ein Prunk- und Paradeschmuck edelster Art. Er schliesst die Reihe unserer mittelalterlichen Adlerkleinodien aufs würdigste ab.

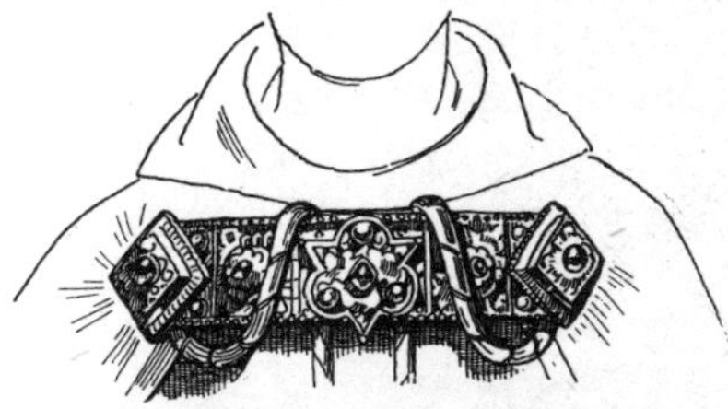

Abb. 136. **Grosse Mantelschliesse.**
(Mittelalterliche Priestertracht.)

Eine merkwürdige Agraffe ist noch in der auf Tafel **49.** 7 abgebildeten zu erwähnen. Jedenfalls ein ungarischer Frauenschmuck, der zwar derb, teilweise plump gearbeitet ist — er ist in Guss hergestellt — aber durch seine originelle, frische Komposition für sich einnimmt. —

Die weitaus meisten Schliessen der gotischen Epoche sind mit figürlichen Darstellungen religiösen Charakters geschmückt und können damit ohne weiteres als priesterlicher Schmuck, als Chormantel- oder Pluvialschliesse (Monile, Pektorale) angesprochen werden (Tafel **46.** 6. 8, Tafel **49.** 2. 4. 5, Tafel **52.** 6, Tafel **53.** 2. 3. 4. 5, Tafel **54.** 5). Ihr ausserordentlich zahlreiches Vorkommen beweist, wie allgemein der Gebrauch, solche künstlerisch ausgeführten Pluvialschliessen anfertigen zu lassen, bei dem gesamten damaligen Klerus gewesen sein muss. — Ein besonderes Interesse unter den auf unsern Tafeln angeführten Beispielen darf auch Tafel **53** No. 5 beanspruchen. Das etwa um die Mitte des 15. Jahrhunderts entstandene Rundbild der Geisselung Christi ist in flacher Elfenbeinschnitzerei ausgeführt. Die Einfassung ist der Hauptsache nach aus äusserst vielgestaltigem, wildgeworfenen Blattwerk verziert, das aber, wie eine nähere Besichtigung ergiebt, mit Hilfe von nur drei Schablonen hergestellt ist. Teilweise sind an diesen Blättern die Nerven durch Verschneiden mit dem Stichel gebildet, teilweise aber auch durch Auflöten eines dünnen, runden Drahtes, eine in dieser Periode häufig angewendete Technik, welche sowohl in der Sorge um die Solidität, als auch in dem Bestreben seinen Grund hatte, dem Blattornament mehr Leben und Charakter zu geben. Die Blattzüge sind matt vergoldet, der Grund ist glänzend gehalten, was eine sehr glückliche Kombination ergiebt. Das Schmuckstück ist, wie die Abbildung zeigt, auch zum Hängen eingerichtet. Ausser der Kreuzigung (Tafel **53.** 2) finden wir auch die Verkündigung mehrfach dargestellt, so in den beiden reizenden emaillierten Stücken (Tafel **46.** 8, Tafel **52.** 6). Am gebräuchlichsten aber ist die Darstellung von einem oder mehreren Schutzheiligen. Ein sehr reiches und typisches Beispiel für diese Art, wie auch für die Verwendung von Architekturformen im Schmucke der Hochgotik, bietet die im Besitze des Königlichen Kunstgewerbemuseums in Berlin befindliche Agraffe des Kanonikus Albert von Letelen (Tafel **54.** 5) in Minden. Sie erinnert in der Komposition an manche gleichzeitige Siegel und war, nach vorhandenen Spuren zu schliessen, ursprünglich teilweise emailliert. Endlich sei noch auf das prachtvolle Bischofskreuz (Tafel **47.** 4) hingewiesen. Dasselbe dient als Behälter für ein kleineres älteres Kreuz, welches die Sage mit dem Siege über die Hunnen auf dem Lechfelde (955 n. Chr.) in Verbindung bringt. Die fünf Rosetten, welche auf dem Mittelpunkte des Kreuzes und auf den kleeblattförmigen Endigungen desselben sitzen, sind aus einzelnen, in Tafelform geschliffenen Diamanten zusammengesetzt und durch eine Bogenfassung zusammengehalten. In der Mitte der grössten sitzt ein Rubin.

Das interessanteste aller mittelalterlichen Schmuckstücke ist der Ring. Wohl kein anderes Zeitalter hat dem Ring eine so grosse und vielseitige Bedeutung beigemessen, als eben dieses. Durchmustern wir die Zahl der uns erhaltenen mittelalterlichen Ringe, so drängt sich uns unwillkürlich die Beobachtung auf, dass die Zahl derjenigen, welche lediglich dem privaten Schmuckbedürfnis dienen sollten, jedenfalls die geringere ist, dass die Mehrzahl vielmehr Amts-, Siegel-, Ceremonien- und Wappenringe waren, oder dass sie als Unterpfand ehelicher oder freundschaftlicher Treue angesehen werden müssen. Auch die Wandlungen der mittelalterlichen Technik hier zu verfolgen, die sich am Ringe besonders klar ausprägen, ist ungemein interessant.

Zunächst knüpft dieselbe an byzantinisch-merowingische Ueberlieferungen und Einflüsse an; ein schöner Typus für diese frühesten Ringe ist der sogen. Lorscher Ring (Tafel **56.** 4), über den eine eigene Monographie*) existiert. Er ist anzusehen als eine deutsche Arbeit vom Ende des 10. oder Anfang des 11. Jahrhunderts und zeigt, sowohl in der hohen Röhrenfassung, in der Art der Filigranierung und der Dekoration durch kleine Kugelhäufchen aufs klarste die oben angedeutete Stilmischung. Ganz besonders interessant ist die eigenartige und fein durch-

*) Der Lorscher Ring, von Friedrich Henkel. Trier, 1896.

dachte Komposition des Aufsatzes und der beiden seitlich anschliessenden Flächen, die zur Schiene überleiten.

Einen beträchtlichen Fortschritt in Bezug auf selbständige künstlerische und technische Durchbildung bezeichnet der mächtige Pontifikalring Tafel **56.** 5. Er wurde 1804 in einem nicht näher festzustellenden Grabe eines Erzbischofs aus dem 13. Jahrhundert im Mainzer Dome gefunden und zeigt die entwickelten Formen des romanischen Stiles. Die Grösse der Zierscheibe erklärt sich aus der zeremoniellen Bedeutung des Stückes; der Stein, ein flachgerundeter Rubin, ist in einen schlichten Metallrand gefasst, der einen beträchtlichen Teil seiner Oberfläche deckt. Der schmale schlichte Reif fällt durch sein Missverhältnis zu der mächtigen Zierscheibe auf; er ist aber weit genug, um nach lithurgischer Vorschrift über den Handschuh gezogen werden zu können; jedenfalls lag hier die Absicht vor, den Ring zum Tragen bequem zu machen. Später, namentlich in der gotischen Zeit, pflegte man den Reif, dem Aufsatz entsprechend, immer grösser und dicker zu gestalten. Schliesslich wurden solche Pontifikalringe zu einer wahren Ungeheuerlichkeit der Verhältnisse hinaufgeschraubt (Tafel **44.** 6, Tafel **50.** 5, Tafel **57.** 2. 8), so dass das Tragen derselben höchst lästig oder nur durch besondere Vorkehrungen, wie Unterlegen eines kleineren Ringes, möglich war. Die auf den angeführten, in Bronze oder Kupfer hergestellten und vergoldeten Kardinalsringen befindlichen Wappen sind in der Regel nicht diejenigen des Trägers oder Besitzers, sondern desjenigen Papstes, der den Ring als Zeichen der damit verbundenen kirchlichen Würde verlieh. — Abgesehen von den Inschriften an Siegelsteinen, werden Inschriften auf Ringen sehr häufig gegen Ende des 14. und im Verlauf des 15. Jahrhunderts angebracht. Sie bedeckten oft den ganzen äusseren Umkreis des Ringes; wenn dieser zwei Schrägseiten mit einer Kante zeigte, so wurde wohl auch in zwei Linien geschrieben. Diese Schrägkanten, die mit der Feile abgefast wurden, überhaupt das Anfeilen breiter Flächen an die Ringe (Tafel **48.** 5, Tafel **50.** 1, Tafel **56.** 2), ist ein sehr charakteristisches Merkzeichen für die Zeit vom 13. bis 15. Jahrhundert, wie denn gegen das Ende des Mittelalters die Arbeit mit der Feile eine vorher noch nicht dagewesene Bedeutung für die Schmuckkunst erlangt. — Auffallend ist es, dass auf den uns erhaltenen Ringen des Mittelalters fast niemals Ganzedelsteine sich finden; da aber, nach den erhaltenen Inventarien zu schliessen, der Besitz an Edelsteinen damals ein ganz beträchtlicher gewesen sein muss, so kann dieser Umstand nicht anders erklärt werden, als dass die betreffenden Edelsteine durch Verkauf, Umfassung oder Umschleifung von ihrer ursprünglichen Stelle entfernt und anderweitig wieder verwendet worden sind. — Ein aus der spätgotischen Zeit, dem Anfange des 16. Jahrhunderts, wahrscheinlich aus einer Augsburger Werkstätte stammender Inschriftenring ist bekannt geworden unter der Bezeichnung: „Der Ring des Frangipani“ (Tafel **56.** 10) und hat eine gewisse Berühmtheit erlangt durch ein von seinem Entdecker darüber herausgegebenes Werk*); die Innenseite des Ringes ist glatt, die Aussenseite hat eine gewölbte Oberfläche und zeigt in edel einfacher Gravierung zwei mit einander abwechselnde, schräg laufende Bänder, deren eines mit einem welligen Streifen geziert ist, während das andere in gotischen Minuskeln die Inschrift zeigt: „Myt wyllen dyn eygen“. Eine besondere Verkettung von Umständen ermöglichte es, zu erfahren, dass dieser Ring das Geschenk einer Gräfin Frangipani an ihren fern im Feldlager als Feldherr Maximilian I. in Italien weilenden Gemahl war. Dieser Fund wirft ein helles Licht auf die bis ins späte Mittelalter reichende Sitte der Devisenringe. — Ringe aus der gotischen Zeit haben im allgemeinen die Eigentümlichkeit eines sehr hohen Aufsatzes (Tafel **50.** 1, Tafel **56.** 9); sehr zahlreich sind uns Wappen- und Siegelringe aus dieser Zeit erhalten (Tafel **48.** 5, Tafel **56.** 2. 6. 7, Tafel **57.** 10). Das schon an römischen Trau- resp. Verlobungsringen beobachtete Vorkommen verschlungener

*) Der Ring des Frangipani. Von H. Thode. Frankfurt a. M. 1895.

Hände ist auch in dieser Zeitepoche nichts seltenes (Tafel **56.** 11, Tafel **57.** 5. 13). Endlich muss auch noch der jüdischen Trauringe, deren Gebrauch vom 13. Jahrhundert ab datiert und die von orthodoxen Juden heute noch häufig benutzt werden, Erwähnung geschehen (Tafel **57.** 1. 3. 9. 11); sie zeigen einen eigentümlich orientalisierenden Charakter und tragen als Aufsatz meist ein Dach oder ein kleines Häuschen, auf der Innenseite des Reifes in der Regel einen Spruch aus dem Talmud oder einen Segenswunsch. Der Hauptfabrikationsort für diese Art Ringe war Venedig, das überhaupt auf die Schmuckkunst des Mittelalters, einesteils durch Vermittelung des Handels mit Byzanz und dem Orient, andererseits durch geschickte Nachahmung und Verbreitung beliebter Schmucksachen und Muster einen wesentlichen Einfluss ausgeübt hat.

E. Der Schmuck der Renaissance.

1. Allgemeines. (Tafel 58—84.)

Der Schmuck der Renaissance charakterisiert sich durch seine vollfarbige und vollplastische Wirkung, bei vielseitigster Ausnutzung aller zuständigen Dekorationsmittel. Er scheidet sich dadurch scharf einesteils von den spätmittelalterlichen Arbeiten mit ihrer überwiegenden Betonung der Metallarbeit, wie andernteils von dem Juwelenschmuck der zweiten Hälfte des 17. Jahrhunderts, also der Barockzeit. Seine Glanzzeit ist das 16. Jahrhundert, das man als eine Glanzzeit des Schmuckes überhaupt ansprechen darf. Niemals, weder vorher noch nachher, hat eine so glänzende Vielseitigkeit sowohl in der künstlerischen Komposition, als in der technischen Ausführung geherrscht. Niemals hat sich der Charakter, die Bestrebungen, das ganze Wesen und Sein einer Epoche so deutlich im Schmuck abgespiegelt, als gerade damals. Man könnte mit lauter Schmuckabbildungen eine Kulturgeschichte der Renaissance illustrieren. Niemals endlich sind Schmuck und Kleidung in so lebhafter Wechselwirkung gewesen; die reiche, anmutige und würdevolle Tracht jener lebensfrohen Zeit bot dem Schmuckwesen reichste Gelegenheit zur Entfaltung und zugleich, was wichtig ist, volle Freiheit im einzelnen. Denn man duldete den Schmuck überall da, wo er gut wirkte, und beschränkte ihn nicht auf die Stellen, wo eine Scheinfunktion als Nadel, als Knopf, als Agraffe seinem Dasein eine besondere Sanktion geben konnte. Mit einem Worte, der Schmuck der Renaissance ist die künstlerische Krönung der Kleidung, nicht der bescheidene Diener derselben, wie dies heutzutage der Fall ist.

Die Zahl unzweifelhafter Originalarbeiten in unsern Museen und den Schatzkammern fürstlicher Familien ist verhältnismässig gering, da wohl der grösste Teil der im Privatbesitz befindlichen Stücke mit der Veränderung des Geschmackes umgearbeitet, resp. eingeschmolzen wurde. Fundstätten von Originalschmuckstücken sind vor allem Fürstengräber, die schon in mehreren Fällen ein wertvolles Material ergeben haben. So besitzt der preussische Kronschatz mehrere Kassetten voll hervorragender Schmucksachen, die gelegentlich einer drohenden Wassersnot den alten Hohenzollerngräbern unter dem Berliner Dom entnommen wurden. So ist im Bayrischen Nationalmuseum in München eine Sammlung solcher, die aus der Pfalz-Neuburgischen Fürstengruft zu Lauingen stammen. Ausserdem sind die Sakristeien alter katholischer Kirchen in dieser Hinsicht beachtenswert. Die reichen Patrizier des 16. Jahrhunderts pflegten bei besonderen Anlässen Kleinode aus ihrem Familienbesitz in den Kirchenschatz zu stiften, wo sie meistens zur Ausschmückung der Monstranzen Verwendung fanden. Auf diese Art haben sich in den Münstern zu Freiburg im Breisgau und Ueberlingen am Bodensee, wie auch in Schwäbisch-Gmünd eine Anzahl prächtiger Schmucksachen in voller Frische erhalten. Ferner kann man eine reiche Auswahl von Schmuckmustern auch den Gemälden jener Zeit entnehmen, die vielfach sehr zuverlässige und verständnisvolle Darstellungen von Schmuck enthalten. Sie werden doppelt interessant dadurch, dass sie den Schmuck im Zusammenhang mit der Tracht darstellen und so die Art seiner Anwendung erläutern. Auch die italienischen und deutschen Miniaturisten, welche den Randschmuck von Gebetbüchern und Brevieren zu besorgen hatten, entledigten sich ihrer Aufgabe gern in der Weise, dass sie den ornamentalen Randleisten mit höchster Naturwahrheit gemalte Schmuckmotive einfügten. Beispiele sind in der Bibliothèque impériale zu Paris die „Fleures d'Aragon“, das von Monte de Giovanni gemalte Chorbuch in der Kathedrale zu Florenz und ein solches in Siena von Boccardino vecchio. Sodann noch das dem Hans Memling zugeschriebene Breviarium Grimani in Florenz. Von den Miniaturen des deutschen Malers Hans Mielich wird noch fernerhin die Rede sein.

Als ganz besonders bezeichnend erscheint es, dass zum erstenmal im 16. Jahrhundert einesteils Künstler, wie Dürer und Holbein, auf der Höhe ihres Ruhmes stehend, es nicht verschmähen, Entwürfe für Schmuck mit allem Reiz ihres überlegenen künstlerischen Könnens auszustatten, und dass andernteils hervorragende Fachleute, also Goldschmiede, fähig sind, ihre Ideen und Entwürfe in mustergültiger künstlerischer Darstellung zu Nutz und Frommen ihrer Fachgenossen stechen und in Druck ausgehen zu lassen. Wenn auch nicht anzunehmen ist, dass die Entwürfe dieser sogenannten Kleinmeister eine genaue Nachbildung bezw. Ausführung je erfahren haben, so ergänzen sie doch unsere Kenntnis von den künstlerischen Bestrebungen der Goldschmiede jener Tage in einer ganz unersetzlichen Weise und liefern ausserdem teilweise Leistungen von allgemein gültiger, unvergänglicher Schönheit. Diese Ornamentstiche des 16. Jahrhunderts werden, soweit sie speziell für Schmuck von Interesse sind, weiter unten eine besondere Würdigung erfahren.

Studiert man die künstlerische Komposition des Renaissanceschmuckes auf seine Motive hin, so fällt sofort das überaus häufige Vorkommen von Menschen- und Tierfiguren auf. Schon die Spätgotik hatte die menschliche Figur sehr oft, speziell zu Kirchenschmuck, verwendet. Diesem Umstande gemäss sind es auch meist Darstellungen kirchlichen und religiösen Charakters, Bischöfe, Heilige, alttestamentliche Personen etc. Ohne dieses Stoffgebiet ganz zu vernachlässigen, pflegen die Renaissancekünstler doch mit ersichtlicher Lust und Vorliebe ein weiteres, unserm Gefühl nach sehr verschiedenartiges: das mythologische. Entweder sind es ganze Darstellungen bestimmter Vorgänge, wie z. B. die Paris-Sage mehrfach vorkommt. Oder es sind einzelne, besonders gern chimärisch behandelte Figuren, Sirenen, Tritonen, Amoretten und sonstige antike Fabelgestalten. Auch die Symbolisierungslust der Zeit bethätigt sich in reichstem Maasse auf den Schmuckstücken: das zeigen die zahlreichen Darstellungen der Gerechtigkeit, der Weisheit, der Stärke und anderes mehr. Jedenfalls ist dieser Vorliebe für allegorische Bezüge auch die besondere Verwendung mancher Tiergestalten zuzuschreiben, die sonst an sich nicht sehr geeignet erscheinen. Ausser dem Adler und Löwen, die meist heraldisch aufgefasst sind, treffen wir nämlich häufig auch den Hahn, den Vogel Strauss, den Schwan, den Pelikan, das Kamel, das Einhorn und den Papagei. — Das Vorkommen von heraldischen Motiven und die Verwendung von Monogrammen und einzelnen Buchstaben ist ebenfalls nicht selten. Naturalistische Pflanzenformen sind äusserst selten. Auch das Akanthusblatt dominiert nur in der ersten Zeit. Später wird das Roll- und Kartuschenwerk durchaus vorherrschend. —

Die Kompositionsweise dieser ganzen Zeit geht nicht auf das Zierliche und Diskrete, sondern auf geschlossene, starke Wirkung hinaus. Damit hängt es auch zusammen, dass, obgleich eigentliche Architekturformen nicht sehr oft verwendet werden, doch alle grösseren und komplizierten Schmuckstücke stets auf dem Untergrunde eines architektonisch behandelten Gerüstes sich aufbauen, von dem ihre ganze Wirkung beherrscht bleibt.

So reich und mannigfaltig nun auch der Schmuck der Renaissance sich entfaltet, so schwer ist es, das ganze einschlägige Gebiet nach nationalen Kunstrichtungen zu gliedern. Die gegenseitige Beeinflussung der verschiedenen Ländergebiete aufeinander war eine so lebhafte, dass es ohne besondere Beglaubigung heute in den meisten Fällen nicht möglich ist, ein Schmuckstück mit aller Bestimmtheit dem einen oder andern Lande zuzuweisen. Italien hat, wie in der übrigen Kunst, so auch hier, den Anstoss gegeben und auch bezüglich der Eleganz und Feinheit der Arbeit, besonders der figürlichen, den Vorrang behalten. Von ihm in künstlerischer

Beziehung zunächst abhängig ist Frankreich, was durch die lange Anwesenheit Cellinis und anderer italienischer Künstler bedingt ist. Deutschland hat seinen gewohnten spätgotischen Schmuck erst später zu lassen vermocht, hat aber dann eine ausserordentliche Produktivität gerade in Schmuck entwickelt; die dabei gepflegte, kräftige und phantasievolle künstlerische Richtung war eine Zeitlang sowohl für Frankreich als auch für England massgebend; letzteres hat auch durch einen deutschen Künstler, Holbein, speziell für sein Schmuckwesen die nachhaltigste Anregung erfahren.

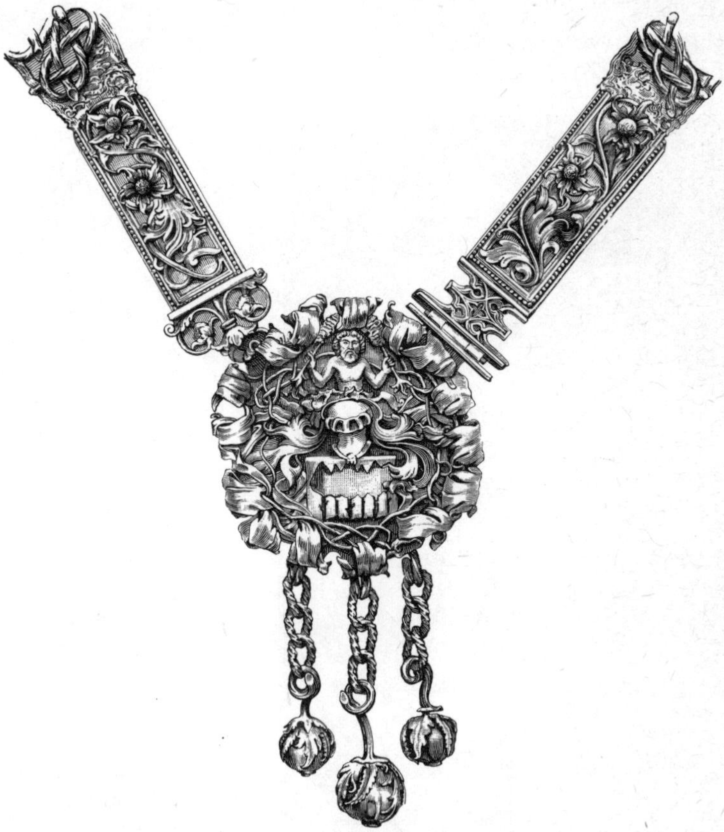

Abb. 137. **Waldmannkette.**
Schweizer Arbeit. Ende des 15. Jahrhunderts.

Die Technik der Renaissance beherrscht alle Mittel, die notwendig sind, um eine möglichst reiche, farbige und plastische Wirkung zu erzielen. Für die Freifigürchen wird der Guss angewendet mit nachfolgender Ciselierung. Für die Akanthusornamente, für das Rollen- und Kartuschenwerk tritt die getriebene Arbeit ein, während die Verwendung des Drahtes mehr zurücktritt. Die Fassungen der Steine sind stets sehr voluminös behandelt, so dass sie den gleichen oder einen grösseren Raum als der Stein selbst einnehmen, und sind meist ihrerseits zierlich mit getriebener oder gravierter Arbeit geschmückt. Und über das alles giesst nun die Emaillierung ihren Farbenschimmer in verschwenderischer Fülle. Die Freifigürchen werden in der Regel ganz mit Email überzogen (Fassemail, émail en ronde bosse), so dass nur kleinere Teile, Gewandsäume, Haare, Waffen, als blitzende Goldpünktchen stehen bleiben. Auch die Fassungen der Steine, die Ornamentformen, das Rollwerk, wird so emailliert, dass vom Metall nur schmale Ränder, Pünktchen oder Kreisbögen sichtbar sind. Dabei wird das Email in allen seinen Variationen, transparent und opak, über Relief oder auf flachem Grunde, meisterlich gehandhabt und eine unübertreffliche, weiche Harmonie der Töne erreicht. Die Rückseite besserer Schmuckstücke ist stets ganz glatt gehalten und mit einer reichen Bemusterung in Grubenemail oder Niello, welches ebenfalls eine grosse Rolle spielt, versehen. Die Herstellung dieser Flachmuster brachte die Gravierkunst, besonders in Italien, zu ausserordentlicher Blüte, die sich auch in der grossen Zahl von Vorlagenwerken für Niello und Gravierung deutlich kundgiebt. Die Steine wurden entweder rund (en cabochon) geschliffen oder tafelförmig, welche letztere Form als typisch für die Renaissance gelten kann. Die Fassung erfolgt im allgemeinen auf foliierten

22*

Grund, jedoch ist auch à jour-Fassung nicht unbekannt. Der Diamant wird entweder ebenfalls als Tafelstein geschnitten oder in seiner natürlichen Krystallform, nämlich der von zwei mit ihren Grundflächen aneinanderstossenden vierseitigen Pyramiden verwendet, besonders bei Ringen.

Der Schmuck bei Männern beschränkt sich meistens auf den Hutschmuck, die Kette mit oder ohne Anhänger und die Ringe. Der Hutschmuck (Batzel, enseigne, affiquet) stammt von dem mittelalterlichen, meist mit dem Bilde eines Heiligen verzierten Hutamulett. Er wird aber jetzt ausschliesslich als Schmuck und zwar meist in Medaillonform getragen; er ist oft mit figürlichen Darstellungen versehen, die bei besonders kostbaren Stücken wohl auch auf einen Grund aus Halbedelstein, Lapis, Achat, Kornalin etc. aufgesetzt wurden. Trug man ihn aussen an der Hutkrempe, so erhielt er wohl auch einen Behang (Tafel **68.** 8. 10). Das wichtigste Schmuckstück des Mannes ist die Kette (Tafel 58, Tafel 59). Sie ist meistens als Standes- oder Amtsauszeichnung aufzufassen (Abb. 137), wo es nicht direkt eine Ordenskette ist. Die Ketten enthalten in den reicher ausgebildeten Gliedern deshalb gern symbolische oder heraldische Motive und tragen häufig einen Anhänger, ein Medaillon oder dergleichen. Hierher sind auch die Schützengildenketten zu rechnen, die eine oft überaus kunstvolle Ausbildung erfahren (Tafel **58.** 7, Tafel **59.** 1, Abb. 150, 151). Diese Schmuck- und Ehrenketten werden nicht eigentlich um den Hals, sondern breit über die Schultern gelegt, getragen, und fallen entweder tief auf Rücken und Brust, oder sind, was noch öfter der Fall, nur halb, und werden mit den Enden auf jeder Schulter festgehakt. An sonstigem Schmuck kommen noch knopfartige Besatzstücke vor, die namentlich bei den gepufften Aermeln verwendet werden (Abb. 138). Auch der Halskragen wird unter Umständen reich mit Steinen, Perlen und Goldschmiedewerk besetzt. Bis zu welchem Luxus das Schmucktragen seitens der Männer unter Umständen gesteigert wurde, zeigt ein Porträt Heinrich VIII. von England, von Holbein, wo nicht nur das Barett, sondern auch die Aermel und die ganze Vorderseite des Leibrockes von Schmuck und Steinbesatz förmlich starren (Abb. 138). — Das Bestecken der Finger mit möglichst vielen Ringen gehörte zu den besonderen Passionen der Zeit (Tafel 66 und 67). Da die Mode das Tragen von Handschuhen vorschrieb, so zog man die Ringe über dieselben an oder schlitzte das Leder an der betreffenden Stelle auf, um sie sichtbar werden zu lassen. Man trug Ringe an allen Fingern, auch am Daumen, und zwar, wie gleichzeitige Porträts beweisen, unter Umständen an allen drei Fingergliedern. — War ein Stein in den Ring gefasst, so wurde stets die Fassung zum künstlerischen Angriffspunkte für die Komposition gemacht; sehr beliebt ist die Anbringung von Hermen, die mit beiden Händen über den Kopf greifend, den Stein halten. Oder die einzelnen, den Stein festhaltenden Griffe werden als Vogelklauen behandelt; diese Griffe werden im 16. Jahrhundert meist mit der Feile ausgearbeitet (Tafel **66.** 6). Die schon erwähnte Art, den Diamanten in seiner natürlichen Krystallform, der einer doppelten Pyramide,

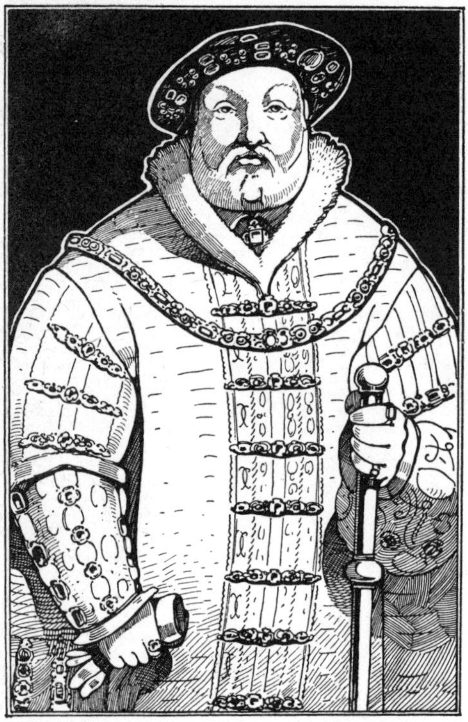

Abb. 138. **Heinrich VIII., nach Holbein.**

zu verwenden, kommt in Italien an Ringen zuerst auf; von dort wird sie nach Frankreich verpflanzt, wo wir sie in Woeriots Entwürfen wiederfinden. Auch das bekannte Wappen der Medici zeigt drei Ringe mit solchen Steinen. Die Fassung erfolgte in der Art, dass nur die oberste Pyramide sichtbar blieb, die untere im Chaton verborgen war (Tafel **66.** 3. 4). Da die Fassung die ansteigende Linie der oberen Diamantpyramide aufzunehmen pflegte, so resultierte daraus eine pyramidenförmige Gestalt des ganzen Aufsatzes, welche für jene Zeit ungemein charakteristisch ist (Tafel **67.** 2. 14). Uebrigens ist auch an Phantasieringen, welche keinen Stein, sondern einen Schild mit irgend welcher Darstellung, einen geschnittenen Kopf oder irgend eine Figur als Aufsatz tragen, kein Mangel (Tafel **67.** 3—10. 13). Die meisten Renaissanceringe sind teilweise emailliert. — Die weibliche Schmucktracht gewährt natürlich ein unendlich reicheres Bild als die der Männer, ein so unendlich reiches, dass es schwer hält, feste Grundzüge für die Betrachtung daraus loszulösen. Was zunächst den Kopfschmuck anbelangt, so wurde solcher teils im Haar, teils an der Kopfbedeckung getragen (Abb. 139). Von der ersteren Art findet man broschenartige Schmuckstücke, die entweder im Haar über der Mitte der Stirn — nach unten in der Regel mit einem Perltropfen abgeschlossen — oder aber zu beiden Seiten des Kopfes, etwa in Schläfenhöhe, getragen und durch ein Band oder eine Perlenschnur festgehalten wurden. Das

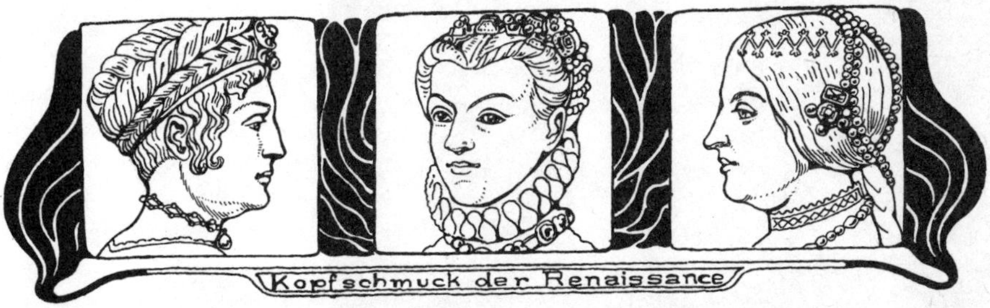

Abb. 139.

mittelalterliche Diadem, der Schapel, ist verschwunden; eine Erinnerung daran bieten die zwei prächtigen Kopfschmucke Tafel **68.** 1 u. 7. Ausserdem aber wurden auch die barett- und haubenartigen Kopfbedeckungen der Frauen aufs reichste mit Schmuck bedacht. Teils sind es wirkliche kleine Schmuckwerke, den Hutbatzeln der Männer entsprechend, die öfter auch freihängend getragen werden, teils ist es ein Besatz aus Perlen und Steinen, wobei letztere entweder nur mit der hochauftragenden, kompakten Metallfassung der Renaissance versehen oder zu kleinen knopfartigen Bijoux ausgebildet sind. Diese Knöpfe, Schliessen und Spangen, die übrigens an allen Teilen des Kostüms (Abb. 142, 143), auf den Kreuzungsstellen des zeitweise üblichen Haarnetzes, auf Aermeln, ja bis auf den Saum des Kleides hinunter angebracht wurden, wiesen oft geradezu reizende Bildungen auf (Tafel **68.** 4—6. 9. 11). Für Ohrgehänge ist die Haartracht der Renaissance, welche meistenteils das Ohr bedeckte, nicht günstig. Indessen auch, wo dies nicht der Fall war, wurde nur ein sehr bescheidener, mässiger Gebrauch von diesem Schmuckstück gemacht, das meist einfach aus einem Perltropfen bestand. Durch Berührung mit Spanien, wo es bei beiden Geschlechtern üblich war, wurde es unter Heinrich III. von Frankreich an dessen Hofe eine Zeitlang auch bei Männern üblich.

Der Hals- und Brustschmuck der Frauen, Tafel 58. 59 zeigt die allermannigfaltigsten Formen. Die einfachste Art ist die eines den Hals hoch und eng umschliessenden Halsbandes oder Kette mit oder ohne Anhänger (Abb. 140, 141). Man trug aber mit Vorliebe mehrere Ketten, von denen jede folgende in weiterem Bogen sich um Schulter und Brust schlang, wobei man gerne und ohne Skrupel Perlen- und Gliederketten verschiedener Art verwendete. Hatte das Kleid einen Ausschnitt, so versah man den bogenförmigen oder geraden Rand desselben ebenfalls mit Schmuckbesatz, so dass derselbe den reichen Eindruck des Kettenwerks noch verstärkte. Eine reizende, in Italien aufgekommene Besonderheit ist es, eine über die Brust herabfallende Perlenschnur in der Mitte durch eine Brosche aufzunehmen, so dass sie beiderseits guirlandenartig herabfiel. — Während dieser Brusthalsschmuck im Süden stets etwas Zierliches behielt, wurde er in den wohlhabenden deutschen Reichsstädten, z. B. in Nürnberg, besonders bei festlichen Anlässen zu einer förmlichen Verschnürung des Oberkörpers mit Ketten und Anhängern ausgebildet, — eine Schmucktracht, als deren letzte Ausläufer wir das silberne „Miedergeschnür" deutscher Bauerntrachten ansehen müssen. — Bei Brautketten nimmt man als Motive für die einzelnen Kettenglieder gerne die Wappenabzeichen oder Wappenschilder der Brautleute (Tafel **58.** 4, Tafel **59.** 2).

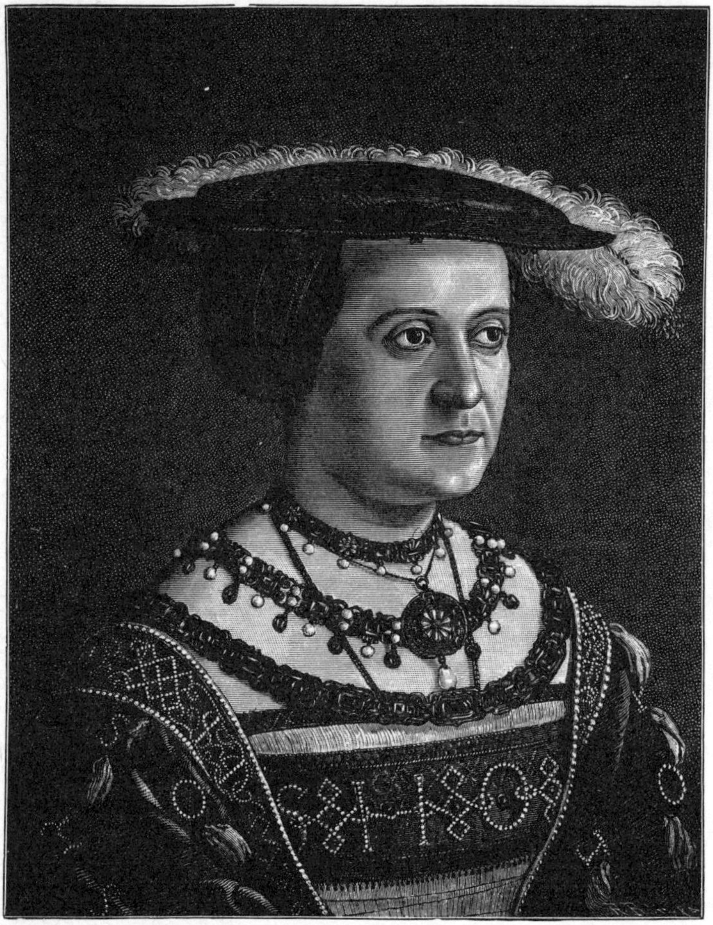

Abb. 140. **Kettenschmuck auf dem Brustbild einer bayr. Herzogin im Nationalmuseum München.**

Der Frauengürtel wurde verschiedenartig gebildet und auch verschieden getragen (Abb. 142, 143). Sein Gebrauch stammt aus dem Mittelalter; die Tendenz der Mode geht aber in den nachfolgenden Jahrhunderten dahin, ihn seiner Selbständigkeit zu berauben und mit dem Kleide als einfachen Besatz in der Taille zu vereinigen. Ursprünglich wohl meist aus Sammet oder Leder mit Metallbeschlag und Steinbesatz hergestellt, scheint er sich in dieser Art am längsten in Deutschland erhalten zu haben (Tafel **65.** 1. 5), wo er auch mit Vorliebe schräg, d. h. einerseits auf der Taille, andererseits auf der Hüfte aufliegend, getragen wurde (Abb. 143), so dass das Schloss seitlich sass; von da aus fiel ein besonderer Teil senkrecht herab und trug an seinem Ende eine Tasche, einen Fächer oder ein kostbares, mit Goldschmiedewerk verziertes Pelzwerk. In den südlichen Ländern bildete man den Gürtel bald als Kette oder Schmuckbesatz aus, und liess ihn genau der Form der Kleidertaille folgen; bei der spitzen oder geschweiften Schnebbentaille, die damals aufkam, sass das Schloss dann ziemlich tief (Abb. 143). Auch bei dieser Form liess man von demselben eine frei herabhängende Kette oder Perlenschnur ausgehen, welche man unten mit einem Schmuckanhänger, oft in Flaschenform (Tafel **69.** 7), abzuschliessen pflegte. Ebenso oft aber wird der Gürtel nur markiert durch einen Schmuckbesatz der Taillenlinie. — Schmuckanhänger wurden also sowohl an der Halskette, wie am Gürtel getragen. Sie sind das bevorzugteste Schmuckstück jener ganzen Zeit. Der Anhänger der Renaissance entwickelt sich aus der Reliquienkapsel des Mittelalters, die man in der Regel an einer Kette unter dem Gewande zu tragen pflegte. Sie verliert nunmehr ihre religiöse Bedeutung und ihre bisherige rosettenartige Form und wird zum länglich komponierten Zierstück von meist ziemlich stattlichen Dimensionen. Hier entwickelt nun die Renaissance den ganzen Reichtum ihrer Gestaltungskraft.

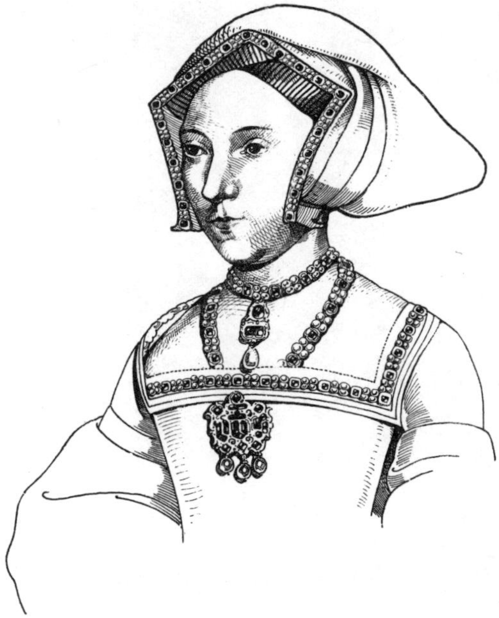

Abb. 141.

Anna Boleyn, nach Holbein.

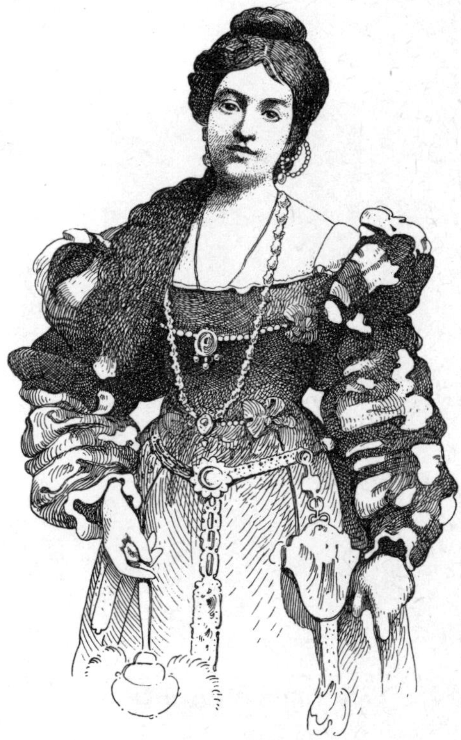

Abb. 142.

Schmuckkostüm der italienischen Hochrenaissance.

Alles was oben über die künstlerische und technische Eigenart des Renaissanceschmuckes überhaupt gesagt wurde, gilt in weitestem Umfange für das Spezialgebiet der Anhänger. Da sind zunächst zu erwähnen die auf einem architektonisch-ornamentalen Gerüste oder Hintergrunde aufgebauten figürlichen Darstellungen oder Gruppen. Die Höhepunkte des Effektes liegen in den Steinen, der Höhepunkt der künstlerischen Komposition in den Figuren. Das giebt dem ganzen Eindruck eine dekorative Breite, ein Gleichgewicht, wie es auf andere Art bei dem oft überreichen Inhalte nicht zu erreichen wäre (Tafel **60.** 1. 2. 3, Tafel **61.** 1. 6). Zunächst verwandt hiermit sind die als Anhänger ausgebildeten Chimären und Tierfiguren zu nennen, die ebenfalls durch reichliche Verwendung von Steinen aus dem Gebiete der blossen Naturnachahmung oder der reinen Kleinplastik herausgehoben sind (Abb. 148, 149). Viele von ihnen, namentlich diejenigen, welche einen heraldischen Charakter tragen, sind wohl in das Gebiet der sogenannten „faveurs“, der Ehren- und Gnadengeschenke der Fürsten, zu rechnen und gewissermassen als Vorläufer unserer Orden zu betrachten (Tafel **60.** 4, Tafel **61.** 3. 4. 5, Abb. 145, 146). Ziemlich sicher dürfen wir dies von jenen Anhängern annehmen, die als Mittelstück der Komposition einen Buchstaben oder ein Monogramm aufweisen (Tafel **61.** 2). Noch sind derartige Arbeiten in Form von Schiffen zu erwähnen (Tafel **60.** 5, Abb. 144), über deren besondere Bestimmung oder Bedeutung bis jetzt nichts bekannt ist. Eine besondere Spezialität sind Anhänger, deren Komposition sich auf der Verwendung einer Barockperle aufbaut (Tafel 62, Tafel 63). In der Regel ist die Brust oder der Leib von Tieren oder Figuren aus Perlmasse, die übrigen Teile aus Gold und Steinen hergestellt. Der phantastische, echt künstlerische Humor, der aus so vielen Erzeugnissen der Renaissance spricht,

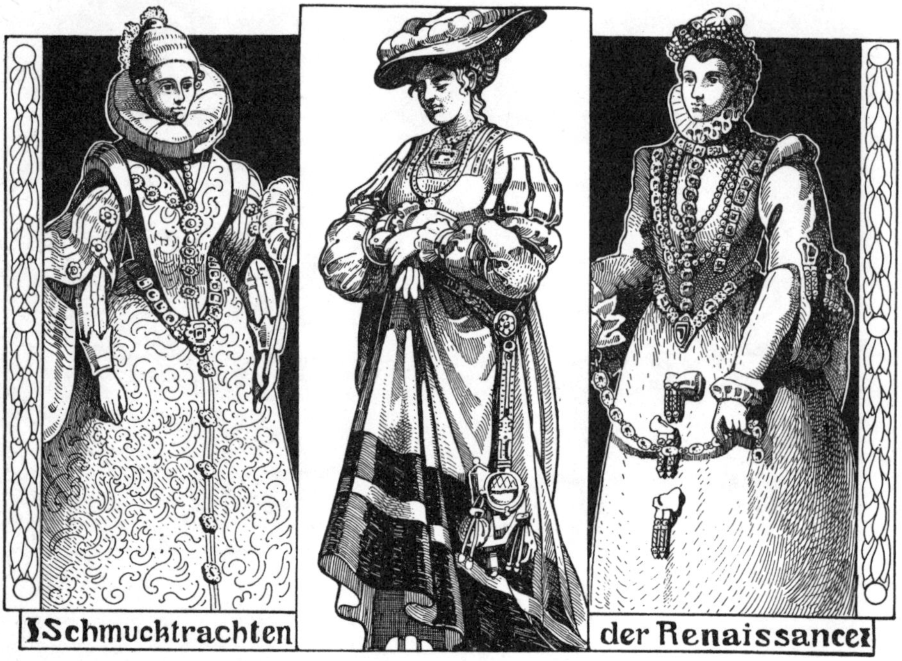

Spanien. Deutschland. Frankreich.

Abb. 143.

zeigt sich hier in seiner glücklichsten Entfaltung. (Vergleiche auch Tafel 73—84, Entwürfe der Schmuckkünstler des 16. Jahrhunderts.) Hier ist auch der Ort, die gefassten Kameen der Renaissance zu erwähnen, die allerdings nicht nur als Anhänger, sondern auch als Hut- und Besatzschmuck im Gebrauch waren (Tafel 64). Das Medaillenkabinett zu Paris enthält eine grössere Sammlung solcher Arbeiten, für welche auch ein französischer Künstler, Jehan Doublet, als Spezialist genannt wird. Diese gefassten Kameen zählen zu den vornehmsten Erscheinungen der gleichzeitigen Schmuckkunst. Ueber Damenringe gilt im allgemeinen das bei Gelegenheit des Männerschmucks Gesagte (Tafel 66, Tafel 67); dass diese feiner und zierlicher gehalten wurden als jene, ist selbstverständlich. Ueber Armbänder ist wenig zu sagen. Die wenigen vorhandenen Beispiele sind meist kettenartig aus einzelnen Gliedern zusammengesetzt und wurden über dem Aermel getragen. In vielen Fällen werden sie auch durch eine Schmuckborte vertreten. Als weniger oft vorkommendes Bijou ist noch das Kreuz zu nennen, in der Regel vorn mit Steinen, hinten mit Email geschmückt und meist ohne die Figur des Kruzifixus (Tafel **65.** 2. 3. 4, Tafel **71.** 6), und endlich die flaschenförmigen Gürtelgehänge, die wohl als Parfümbehälter gedient haben mögen (Tafel **69.** 7).

---

2. Der Renaissanceschmuck in Spanien. (Tafel 71.)

Spanien nimmt bezüglich seines Renaissanceschmuckes eine Sonderstellung ein; es gehen ihm zwar nicht Pracht und Würde, wohl aber jene heitere Anmut, jene fröhliche Phantastik ab, welche die Erzeugnisse jener Zeit sonst auszeichnet. Das liegt einesteils im spanischen Nationalcharakter begründet, andernteils ist es mit eine Folge maurischer Kunsteinflüsse. Obgleich Spaniens berühmtester Goldschmied, Juan de Arphe, der „spanische Cellini", sich sehr um die Einbürgerung der Renaissanceformen bemühte, obgleich man — bezeichnend genug — die Anwendung maurischer Kunstformen direkt verbot, blieben doch die spanischen Schmuckkünstler im grossen und ganzen unselbständig und von fremden Vorbildern, speziell deutschen und französischen, abhängig. Dessenungeachtet war der Schmuckluxus in Spanien ein selbst für jene schmuckfrohe Zeit ungewöhnlicher (Abb. 143). Aus der Mischung maurischer und Renaissanceformen (Tafel **71.** 6) hat sich der teilweise heute noch übliche spanische und portugiesische Bauernschmuck (Tafel **142.** **143**) entwickelt. — Eine besondere Spezialität bildeten die in Barcelona gefertigten Reliquienkapseln, die als Schmuck getragen wurden. Sie haben meist eine drei- oder

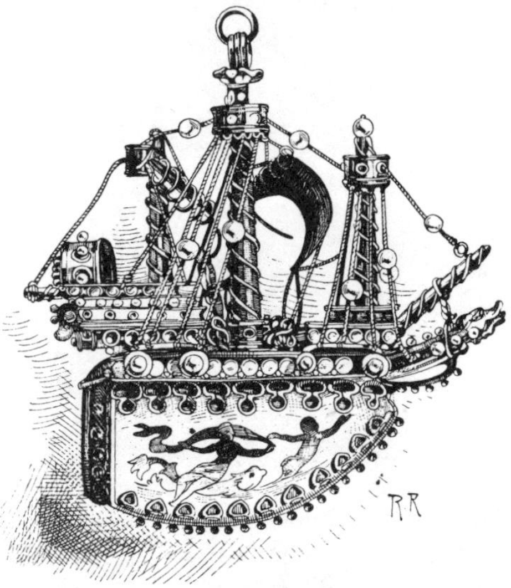

Abb. 144.
Schiffsanhänger.
Schatz des Freiherrn von Rothschild.

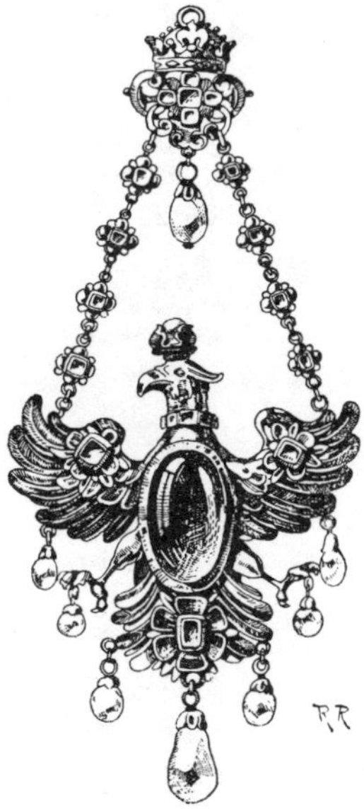

Abb. 145.
Adlerkleinod.
Sammlung Spitzer.

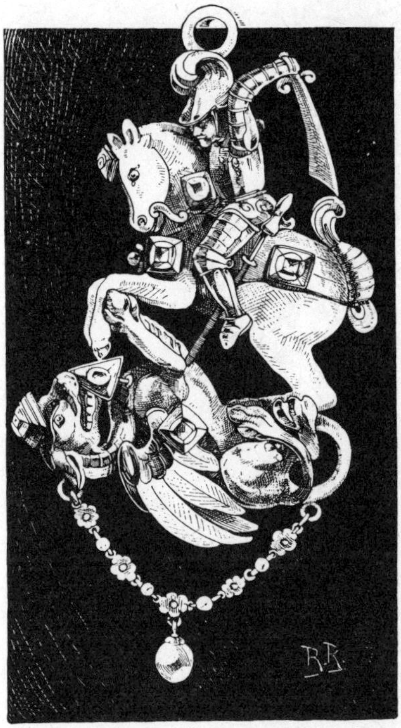

Abb. 146.
St. Georg mit dem Drachen.
Schatz des Freiherrn von Rothschild.

viereckige Form, sind aus vergoldetem Kupfer und mit einer besonderen Art Grubenemail geziert. Im 17. Jahrhundert sind die sogenannten „lazos“, meist mit Saphiren geschmückte Schleifenbroschen, sehr beliebt. Im 18. Jahrhundert bietet die spanische Schmuckkunst kein selbständiges Interesse mehr.

3. Der Renaissanceschmuck in Ungarn. (Tafel 72.)

Etwas ähnliches ist es um die ungarische Schmuckkunst des 16. und 17. Jahrhunderts. Auch hier ist das, was sich der Renaissancekunst als solcher anschliesst, gänzlich von fremden und zwar fast ausschliesslich deutschen Vorbildern abhängig. Eine sehr selbständige und reiche Entwickelung erfuhr aber hier der Volksschmuck, der in seiner nationalen Besonderheit ganz besonders von dem Adel, den Magnaten, gepflegt wurde (Abb. 152). Zu dem Gürtel, den Hut-

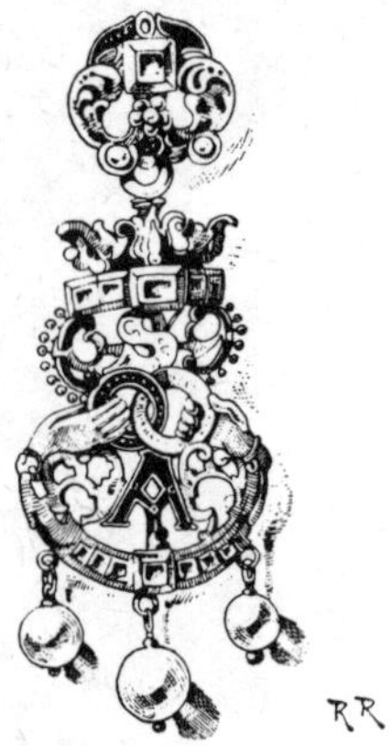

Abb. 147.
Verlobungsanhänger.
16. Jahrhundert.

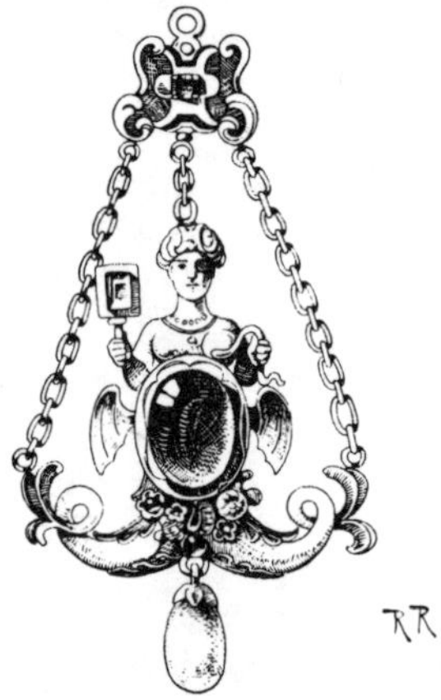

Abb. 148.
Sirene als Anhänger.
16. Jahrhundert.

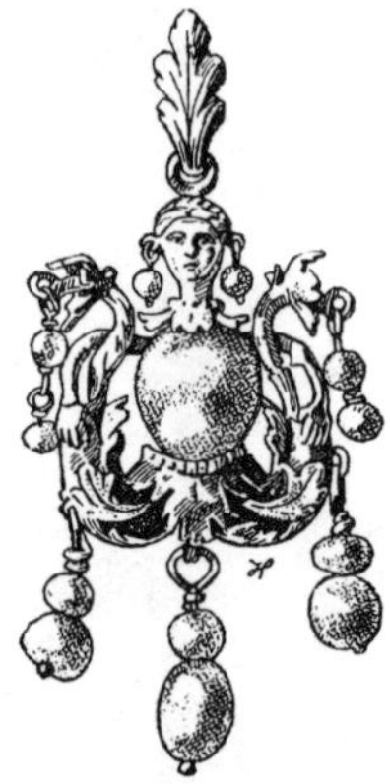

Abb. 149.
Anhänger in Gestalt einer Sirene.
Im Besitze des Herrn Stadtrat B. Zschille.

und Mantelagraffen, den Schmuckknöpfen, welche beide Geschlechter trugen, kamen für die Frauen noch Ohrgehänge, Hals- und Armbänder. Wie bei jedem eigentlichen Volksschmuck, ist auch hier Filigran eine beliebte Schmucktechnik. Ganz originelle Gestaltungen zeigt der bäuerliche Brustschmuck (Tafel **72.** 7) und die Haarnadeln mit den grossen Knöpfen (Tafel **72.** 5. 6. 8. 9). Eine weitere Besonderheit bildeten die sogenannten „boglars“ (Tafel **72.** 1. 3. 4). Sie werden sowohl als Brosche getragen, als Schmuckknopf aufgenäht und auch zu Ketten vereinigt.

4. Die Schmuckkünstler des 16. Jahrhunderts. (Tafel 73—84.)

Wer sich ein vollkommenes Bild davon machen will, was die Schmuckkunst der Renaissance erstrebte und wessen sie zu leisten fähig war, der darf sich nicht auf das Studium der vorhandenen Originale beschränken, sondern muss vor allem auch die Entwürfe derjenigen Meister jener merkwürdigen Zeit beachten, die für Schmuck gearbeitet haben.

Es war ja damals die Zeit der sogenannten „Kleinmeister“, jener Künstler, welche ihre Entwürfe in Kupferstich vervielfältigten und als Anregung und Vorbilder für ihre Kunstgenossen im Buchhandel erscheinen liessen. Besonders scheinen sich viele Goldschmiede so bethätigt zu haben, was sich vielleicht aus ihrer vielfältigen Beschäftigung mit dem Graveurstichel erklärt. Darin steht Deutschland quantitativ wie qualitativ den übrigen Kulturstaaten unbestritten voran. Der grübelnde Sinn, die schweifende Phantasie dieser deutschen Schmuckkünstler mochten sich oft in der praktischen Arbeit beengt fühlen und so die Gelegenheit gerne ergreifen, um sich einmal ungehemmt aussprechen zu dürfen. So müssen wir denn auch als ziemlich sicher annehmen, dass die wenigsten dieser so reizvollen Schöpfungen je wirklich ausgeführt worden sind. Andererseits sind eine Anzahl uns erhaltener Handzeichnungen und Malereien als Abbildungen

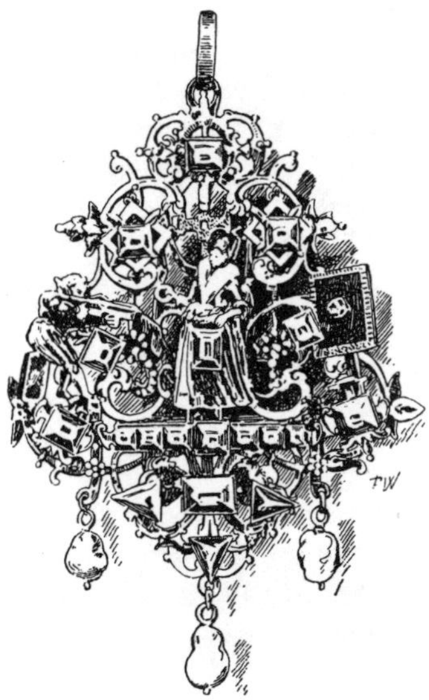

Abb. 150.
Schützenkleinod der Stadt Leipzig.

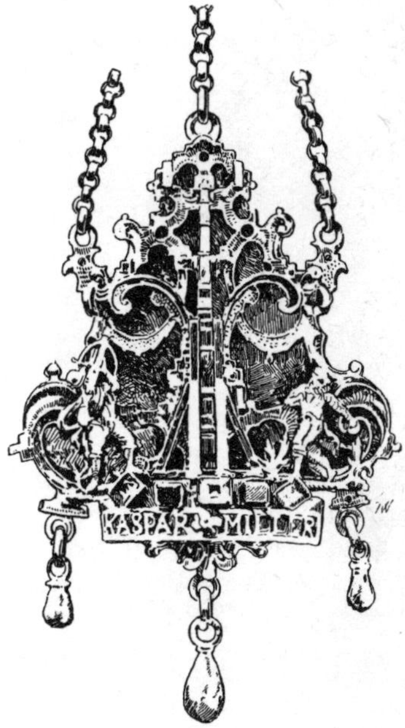

Abb. 151.
Anhänger der Schützengesellschaft zu Leipzig.

Nach einer Zeichnung im Besitze des Rats der Stadt Leipzig.

von ehemals vorhandenen ausgeführten Schmuckstücken nachgewiesen. Endlich sind uns auch Entwürfe erhalten, die auf feste Bestellung hin gearbeitet wurden. Alles auf diese Weise uns erhaltene Material ergänzt das Gesamtbild des Renaissanceschmuckes in unentbehrlicher Weise. — Ausser den deutschen Meistern sind nur noch französische und niederländische für den Schmuck des 16. Jahrhunderts von Bedeutung. Italien hat merkwürdigerweise sich an dieser besonderen Art von künstlerischer Arbeit für Schmuck nicht beteiligt.

Benvenuto Cellini. (Tafel 73.)

Dafür hat es ein überaus bedeutsames Litteraturwerk mit den interessantesten Aufschlüssen über die Technik der Renaissancegoldschmiede hinterlassen: Die berühmten Trattati des Benvenuto Cellini, eine Technologie der Goldschmiedekunst, welche bei dem Wiederaufleben unseres Kunstgewerbes um die Mitte des Jahrhunderts noch einmal Führerdienste hat leisten können. Der Urheber des Buches, der bekannte Goldschmied, Bildhauer und Festungsingenieur Cellini, der von 1500—1571 lebte, hat lange Zeit als der „König der Goldschmiede", als der hervorragendste künstlerische Vertreter des Faches, gegolten. Was an hervorstechenden Schmuckarbeiten der italienischen — und auch deutschen — Renaissance in unsern Museen vorhanden war, wurde früher ausnahmslos auf seinen Namen getauft. Die moderne Kunstforschung hat die Haltlosigkeit von fast allen diesen Zuschreibungen gezeigt. Sie hat ferner nachgewiesen, dass Cellinis Ruhm als Schmuckkünstler fast ausschliesslich auf seinen eigenen Angaben über seine Werke beruht, die er teils in seiner Lebensbeschreibung, teils in seinen Trattati giebt. Es ist aber zu befürchten, dass seine Prahlsucht, mit der er nachgewiesenermassen seinen eigenen Anteil an allen von ihm erzählten Begebenheiten zu vergrössern sucht, nicht vor den Beschreibungen der von ihm als Schmuckkünstler erzielten Erfolge Halt gemacht hat. — Von den Schmuckstücken, die unter Cellinis Namen auf Tafel 73 zusammengestellt sind, können nur die Brosche No. 4 (Leda mit dem Schwan) und der in zwei Ansichten dargestellte Stahlring (No. 3 und 5) mit ziemlicher Sicherheit ihm zugeschrieben werden. Der geschnittene Stein des letzteren ist ein Achat, die Fassung und die Innenseite des Ringes von Gold, das übrige aus Stahl. Interessant ist, dass, wie Cellini selbst angiebt, derartige Ringe, in Nachahmung von antiken Gräberfunden, damals ziemlich in der Mode waren. — Die übrigen Arbeiten auf Tafel 73 gelten zwar von altersher als ihm zugehörig; sicher ist aber nur, dass es zeitgenössische italienische Stücke sind — Immerhin wird man, auch wenn man den Mangel authentischer Beweisstücke zugeben muss, doch für Cellini den Ruhm eines der bedeutendsten Schmuckkünstler jener Zeit reservieren dürfen, denn er gilt auch seinen Zeitgenossen dafür, welche doch noch eine ganze Reihe von Fachgenossen vor Augen hatten.

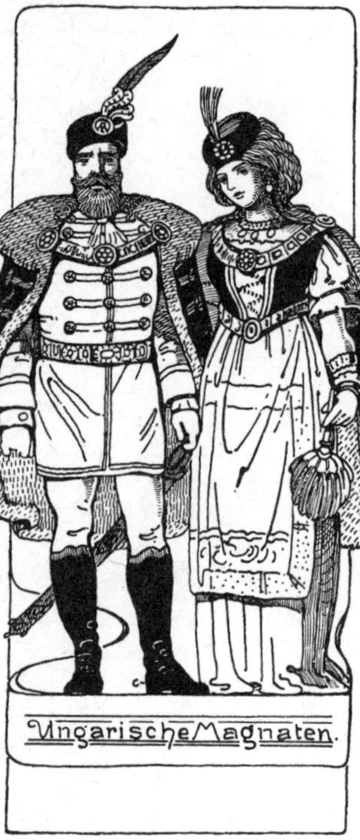

Abb. 152.

Da ist Pollajuolo, der als Erfinder des Reliefemails gerühmt wird; da muss Maso Finiguerra, der erste grosse Meister des Niello, und Caradosso (Foppa), der im Treiben und als Medailleur Bedeutendes leistete, genannt werden. Auch viele von den grössten Künstlern der italienischen Renaissance, wie der Architekt Brunellesko und der alle überragende Michelangelo, sind entweder aus der Goldschmiedewerkstatt hervorgegangen oder in irgend einer Weise mit ihr in Verbindung gestanden. —

Deutsche Schmuckkünstler. (Tafel 74—79.)

Von deutschen Künstlern, die für den Schmuck des 16. Jahrhunderts von Bedeutung sind, ist vor allem unser Altmeister Albrecht Dürer (1471—1528) zu nennen, der das Goldschmiedehandwerk ja praktisch erlernt hatte. Er hat zwar wenig eigentlichen Schmuck gezeichnet, immerhin aber genug, um seine liebenswürdige, phantastisch reiche Erfindungsgabe auch hier zu bewähren.

Das bezeugt der äusserst lebendig komponierte Anhänger mit dem Drachenkampf (Tafel **74.** 2); nicht weniger die drei Stücke Tafel **74.** 5. 7. 8, die jedenfalls als Entwürfe zu Jagdpfeifen aufzufassen sind, wie sie damals Sitte waren. Das Mundstück befindet sich hinten bei dem Schwanz der Tierfiguren, der Ton wird durch die hohle, mit einer Oeffnung versehene Kugel hervorgebracht, welche beim Kopf angeordnet ist. —

Weit bedeutsamer für die Geschichte der Schmuckkunst ist Dürers grosser Kunstgenosse, Hans Holbein der Jüngere (1497—1543). Wie bekannt, hat er einen grossen Teil seines Lebens in England zugebracht, wo er am Königshofe Ehre und Aufträge fand. Dort, für König Heinrich VIII., sind auch die Entwürfe entstanden, die auf Tafel 74 und 75 vereinigt sind. Im Gegensatz zu Dürers fröhlichem Naturalismus bevorzugt er die reine ornamentale Kompositionsweise, die er mit dem hinreissenden Zauber, mit der ganzen frühlingsfrischen Anmut der jungen Renaissancekunst auszustatten wusste. Von genialer Erfindungskraft zeugt besonders die Art, wie er so spröde Motive, wie die Bänderverschlingungen es sind (Tafel 74. 3. 4, Tafel 75. 4. 5. 6), behandelt: Nirgends etwas Langweiliges, Gequältes, alles frei, üppig, zierlich und reich. Heute noch mustergültig und unübertroffen ist die Verwendung der Steine in der Komposition. Sie sind so organisch verwendet, so hinein gewachsen, dass man keinen hinzu und keinen hinweg nehmen könnte,

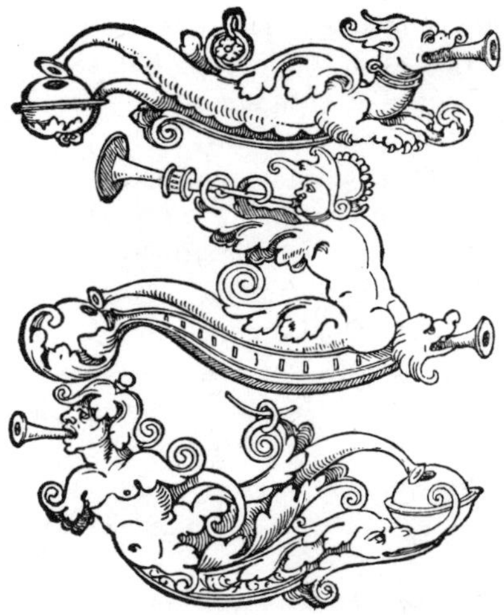

Abb. 153.
Hans Brosamer, Anhänger mit Pfeifen.
Deutschland, um 1540.

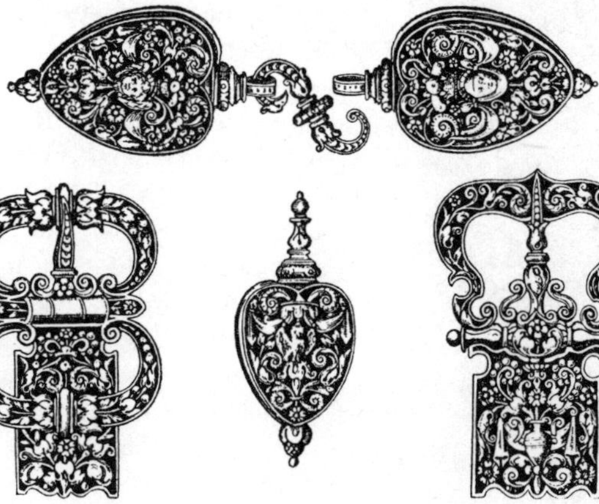

Abb. 154.
Theodor de Bry, Schnallen und Haken.
Deutschland, um 1590.

ohne das Ganze zu zerreissen. Dabei ist alles klar, einfach, grosszügig, in scharfem Gegensatz zu der oft überzierlichen und gehäuften Manier seiner Nachfolger. So hoch diese prachtvollen Schöpfungen vom zeichnerischen Standpunkte aus anzuschlagen sind, noch höher steht das Verständnis für die künstlerische Eigenheit des Materials, welches sich in ihnen ausspricht. Sie stellen die nicht wieder erreichte Spitze der Schmuckkunst des 16. Jahrhunderts dar.

Von den eigentlichen Kleinmeistern ist ihm Aldegrever (1502—1558) am ehesten an die Seite zu stellen (Tafel 76), insofern, als seine Entwürfe ebenfalls noch ganz im Charakter der deutschen Frührenaissance gehalten sind. An Stelle der Holbeinschen Grazie tritt bei ihm eine derb saftige, echt nationale Breite und Fülle des Ornaments; die Linienführung ist allerdings bedeutend weniger geistreich. Der charakteristische, feigenblattförmige Akanthus der Deutschrenaissance ist wohl von keinem zeitgenössischen Meister so rein und schön ausgebildet worden, wie von Aldegrever. Er nimmt indessen in seinen Entwürfen auf den eigentlichen Goldschmied weniger Bedacht; die auf Tafel 76 abgebildeten Schliessenentwürfe sind, wie ersichtlich, ganz ohne Steine oder Email gedacht und ausschliesslich auf Guss, resp. Silbertreibarbeit berechnet. —

Schon mehr für Juwelierarbeit bestimmt, wenngleich im ganzen mit den eben erwähnten Stücken noch nahe verwandt, sind die Entwürfe, die in dem „Kunstbüchlein" des Malers Hans Brosamer (1480—1554) von Fulda enthalten sind (Tafel 77). Es sind Anhänger von sehr gedrungenem Umriss, mit zentral gruppierten Steinen, von denen er die ovalen bevorzugt, und mit Perlanhängern. Ausser den hier abgebildeten Entwürfen hat er auch mehrere Anhänger in Gestalt von Pfeifen von origineller Erfindung gestochen. — An Brosamer ist der geschlossene Umriss seiner Schmuckstücke und die ruhige Verteilung der Massen vorzüglich zu rühmen. Eine gewisse Derbheit und Häufung der einzelnen Motive fällt gegen die vorerwähnten auf. (Abb. 153.)

Auf Tafel **77** sind noch (5. 6. 7. 9) einige Schmuckdarstellungen von wesentlich eleganterem Formenzug gebracht, als die eben besprochenen. Sie tragen das Stecherzeichen von Virgil Solis (1514—1562), dem gewandten und produktiven Nürnberger Künstler. Während man dieselben früher als Nachbildungen Jamnitzerscher Originalarbeiten ansah, hat die neuere Kunstforschung sowohl für diese, wie auch die auf Tafel 78 enthaltenen Arbeiten das Urheberrecht auf den erstgenannten Künstler übertragen. Diese Entwürfe tragen den Charakter des Ueberganges von dem anmutigen Laubwerk der Frührenaissance zur Hochrenaissance mit ihrem Rollwerk, ihrem mauresken Ornament und grottesken Figuren. Teilweise giebt V. Solis auch die glatte Rückseite des Schmuckes (Tafel **78.** 6. 8) mit gravierten Verzierungen in Email und Niello. Es ist der ausgeprägte emaillierte Goldschmuck der Renaissance, der hier in seine Rechte tritt, und an dessen Ausführung sämtliche Schmucktechniken in gleichem Maasse beteiligt sind. Diese zierlichen Schöpfungen von quellendem Erfindungsreichtum und tadelloser Durchbildung bis in jede Einzelheit hinein gehören wohl zu dem Besten, was die deutschen Kleinmeister in engerem Sinne an Schmuckentwürfen hervorgebracht haben.

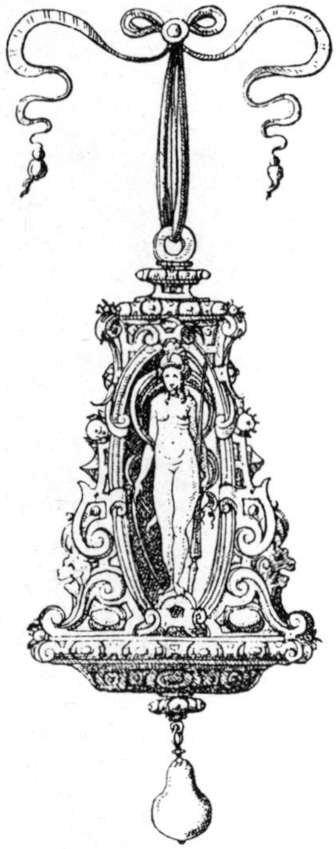

Abb. 155.
Erasmus Hornick, Anhänger.
Deutschland, um 1562.

Auf besondere Weise sind wir zu der Kenntnis eines eigenartigen andern deutschen Schmuckkünstlers gekommen, des Malers Hans Mielich. Dieser überaus geschickte und phantasiereiche Künstler (1516—1573) war um die Mitte des 16. Jahrhunderts in München Hofmaler des Herzogs Albrecht V. von Bayern. Für diesen fertigte er eine grosse Anzahl von Entwürfen für Goldschmiedearbeiten und Schmuck, deren ausgeführte Originale der Kunst- und Schatzkammer des Herzogs einverleibt wurden. Dieser geriet nun auf die glückliche Idee, von dem Künstler ein gemaltes Inventar herstellen zu lassen, d. h. genaue farbige Abbildungen dieser durchweg hervorragenden Arbeiten. Diese Schmuckmalereien befinden sich jetzt, nachdem sie lange verloren gewesen waren, auf der Königlichen Staatsbibliothek zu München. — Mielich (Tafel 79) verfügt über eine leichte Hand und grosse Erfindungskraft; seine Entwürfe sind alle mit feinem Geschmack, unter reichster Verwendung von Farbendekor, in einer ganz persönlich empfundenen, besonderen Ausprägung des Stiles der Hochrenaissance gearbeitet. Dass seine Schöpfungen alle direkt für die Praxis bestimmt waren, giebt ihnen noch einen besonderen Wert. —

In den zwei letzten Jahrzehnten des 16. Jahrhunderts kommt eine neue Art des Kleinornamentes auf, deren Hauptvertreter für Deutschland der um 1570 von den Niederlanden nach Frankfurt a. M. übergesiedelte Theodor de Bry (1528—1598) ist (Tafel **76.** 4. 5). Es ist eine bunte reiche Flächendekoration, meist weiss auf schwarzem Grunde dargestellt, aus locker gefügtem

Roll- und Bandwerk mit reichlich dazwischen gestreuten Blumen, Früchten, Tierfiguren und Grottesken bestehend; auch die winzigsten Flächen sind mit erstaunlicher Virtuosität des Stichels noch mit Ornamentwerk ausgefüllt. Von dieser Art, welche damals grossen Beifall fand, sind auf Tafel 76 zwei Kettenglieder (4. 5) gebracht. S. auch Abb. 154.

Von sonstigen deutschen Schmuckstechern des 16. Jahrhunderts seien noch Mathias Zündt (um 1560) mit seinen anmutigen Erfindungen genannt, und aus der zweiten Hälfte des Jahrhunderts Erasmus Hornick (um 1560), ein geschickter Stecher, aber ohne selbständige Erfindungsgabe. (Abb. 155.)

Niederländische Schmuckkünstler. (Tafel 80. 81. 82.)

Für die Kunstweise des de Bry dürfen wir den Anstoss und die Vorbilder wohl in den Werken des Niederländers Hans Kollaert (1540—1622) suchen, der eine beträchtliche Produktivität in Schmuckvorlagen entwickelte. Man kann dieselben in drei Gattungen zerlegen: In Chimärenanhänger, in Vorlagen für Juwelier- und solche für Graveurarbeit. — Seine Chimärenanhänger (Tafel 80) sind launig erdacht, vlämisch derb und wuchtig ausgeführt, so wuchtig, dass das unten angebrachte zierliche Ornamentwerk unorganisch wirkt. In den mächtigen Formen dieser Seeungeheuer, in den lebendig bewegten Figuren auf ihrem Rücken lebt etwas von dem Geiste eines Rubensschen mythologischen Gemäldes. Seine Graviervorlagen (Tafel **81.** 1. 2. 3. 4, Tafel **82.** 2. 4) sind erstaunlich reich und formengewandt, wobei das Ornament in flüssigster Beweglichkeit jede beliebige Flächenform ausfüllt. Eine besondere Beachtung aber erheischen Kollaerts Entwürfe für Juwelenschmuck, weil sich in ihnen zuerst jene Kunstrichtung ankündigt, welche in der weiteren Entwickelung dem Renaissanceschmuck den Garaus macht: Der Naturalismus und die Bevorzugung der Steine. Naturalistische Motive sind am stärksten auf Tafel **82.** 1. 5 vertreten in den Blumen, Schmetterlingen, Eichhörnchen u. s. w. dieser Kompositionen. Eine starke Bevorzugung des Steinschmuckes aber geht durch alle Arbeiten Kollaerts, auch durch die Chimärenanhänger.

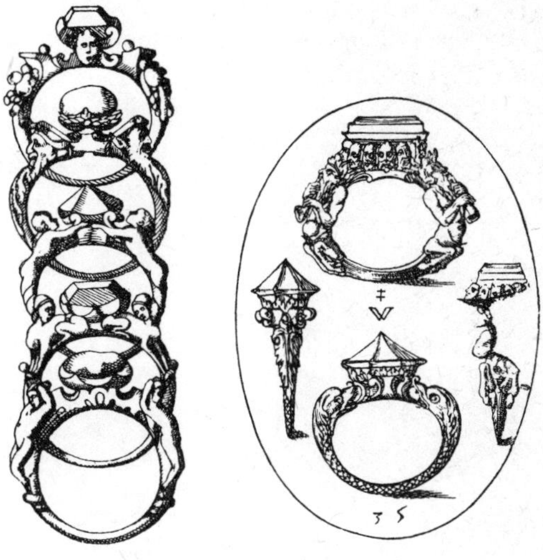

Abb. 156.
René Boyvin, Ringe. Pierre Woeiriot, Ringe.
Frankreich, um 1560.

Französische Schmuckkünstler. (Tafel 83. 84.)

Was die französischen Kleinmeister dieser Zeit an Vorlagen für Schmuck geschaffen haben, kann sich an Reichtum und Tiefe mit der deutschen Produktion nicht messen. Aber sie wissen durchweg jene oft kleinliche und bunte Motivenhäufung, welche so vielen deutschen Arbeiten anhaftet, zu vermeiden und eine klarere, mehr grossräumige Komposition zu erzielen. Das mag wohl davon herkommen, dass die französische Kunst viel mehr Gelegenheit hatte, sich an grossen dekorativen Aufgaben zu üben, — was unserer deutschen leider in viel geringerem Maasse zu teil wurde. Jacques Androuet Ducerceau (1515—1585?), der berühmte Architekt und Dekorationskünstler, zeigt auch in seinen Schmuckentwürfen (Tafel **83.** 2. 3) den klaren bestimmten Linienzug, die wirkungsvolle Flächenverteilung, die virtuos bewegten Figuren, welche seine sonstigen zahllosen Ornamentstiche so anziehend machen. Er verwendet nur wenige, aber grosse Steine, welche durch die breite Fassung noch grösser wirken. Weniger kraftvoll, aber anmutig und erfindungsreich, zeigt sich Pierre Woeiriot (1532—?), ein Goldschmied und Graveur lothringischer Abkunft, in seinen Schmuckstichen (Tafel **83.** 1. 4. 5. 7), Abb. 156. Bei ihm spielen die Figuren eine grosse Rolle; das ganze Schmuckstück besteht häufig nur aus einem Stein, der von zwei, vier oder noch mehr Figuren umgeben ist; er hat auch interessante Vorlagen für Ringe herausgegeben.

Etienne Delaune (1519 – 1583) hat sich besonders durch gestochene Füllungen mit Grotteskenornamenten einen Namen gemacht; seine Bethätigung für Schmuck ist weniger umfangreich und auch nicht ganz sicher. Tafel **83.** 6 zeigt eines der ihm zugeschriebenen Stücke. Endlich muss noch René Boyvin (geboren 1530; arbeitet noch 1576) erwähnt werden, ein der sogen. Schule von Fontainebleau angehöriger Stecher (Tafel 84). Abb. 156. Seine Kompositionen sind besonders wuchtig und grossformig, unter Vermeidung jedes zierlichen Details, ausgeführt, mit sehr geschickt und lebendig angeordneten Figuren. Dagegen ist die Verwendung geradliniger und rechtwinkliger Rahmenstücke nicht immer glücklich (Tafel **84.** 2. 6).

F. Der Schmuck des 17. und 18. Jahrhunderts.

(Tafel 85—101.)

1. Schmuck des 17. Jahrhunderts. (Tafel 85—92.)

Im 17. Jahrhundert kommt ein spezieller Zweig der Schmuckkunst auf, die Juwelierkunst, — ein Zweig, der aber bald so mächtig wuchert, dass er den ursprünglichen Stamm fast zu erdrücken droht. Verschiedene Umstände wirkten zusammen, um diese einschneidende Veränderung des gesamten Schmuckwesens hervorzubringen. Der ursprünglichste und am mächtigsten wirkende war jedenfalls die Veränderung des Geschmackes, welche die gesamte dekorative Kunst damals auf die Suche nach neuen und stärkeren Wirkungen trieb.

Die würdevolle, sich selbst genügende Schönheit des Renaissanceschmuckes hat ihre Aufgabe erfüllt, an die Stelle der Anmut der persönlichen Erscheinung trat Pracht und Eleganz, und diesem veränderten und einseitig gesteigerten Typus hatte der Schmuck sich zu fügen. An die Stelle harmonischer Farbenstimmung tritt Glanz und Gefunkel, an die Stelle des kunstvoll getriebenen Edelmetalles der mathematisch ausgeklügelte Steinschliff.

Damit wird die Schmuckkunst zu einer künstlerischen und technischen Spezialität, die ihre ganz eigenen Wege geht und verhältnismässig wenig Anregung von den übrigen Künsten empfängt, — eine Eigentümlichkeit, die sie fortan beibehielt und erst in der neuesten Zeit wieder abzustreifen anfängt.

Dieser Uebergang erfolgte ziemlich allmählich. Bis weit in dieses Jahrhundert hinein reicht der Schmuck der Renaissance, namentlich der im Kartuschenstil behandelte. Das Aufkommen des neuen Gestaltungsprinzipes geht von Frankreich aus und fällt zusammen mit der beginnenden Vorherrschaft der französischen Kunst überhaupt. Zunächst äussert dasselbe sich in dem gesamten Kostümwesen, das man ja als Nährboden für den Schmuck bezeichnen kann. An Stelle von Sammet und Brokat, welche während der Renaissance geherrscht hatten, trat der Damast und eine unbegrenzte Vorliebe für Spitzen und Bänder, welche nicht nur auf die allgemeine Anwendung, sondern auch auf die Formgebung des Schmuckes bestimmend einwirkte. Zugleich erhielt der Edelsteinmarkt ein ganz verändertes Aussehen durch die Handelsverbindungen, welche die französischen Kaufleute Chardin und Tavernier durch ihre berühmten Reisen eröffneten, durch die in jene Zeit fallende Entdeckung der Diamantminen von Golkonda in Indien und das Aufblühen des überseeischen Handels überhaupt. Das in grösserer Menge und Schönheit zur Verfügung stehende Material musste die Steinschneider zur Vervollkommnung ihrer Technik anspornen, und hiermit kommen wir auf die folgenschwerste Erfindung des 17. Jahrhunderts im Schmuckgewerbe, nämlich die des eigentlichen Diamantschliffes. Dem Kardinal Mazarin, einem grossen Liebhaber von Diamanten, schreibt man die Urheberschaft für die Versuche zu, welche in den Jahren 1641—1653 von holländischen Steinschleifern gemacht wurden und welche schliesslich zu einem Diamantschnitt mit 16 Facetten führten.

Mazarin liess nach dieser Methode 12 Steine schleifen, welche man die 12 Mazarins nannte; der Schnitt liess noch manches zu wünschen übrig, zeigte aber doch schon eine unbestreitbare Ueberlegenheit über den bisher üblichen Tafel- und Rosenschliff. Gegen Ende des Jahrhunderts gelangte man dann zu dem Schnitt mit 32 Facetten, womit dem Diamanten seine Ueberlegenheit über alle andern Schmuckmittel zugesichert war. Man kann sagen, dass die Geschichte des Schmuckes im 17. Jahrhundert sich charakterisiert durch ein stetiges Anschwellen der Steinverwendung in demselben. Und weil die echten Steine nicht jedermann erschwinglich waren, so tritt als weiteres Charakteristikum das Erscheinen von Surrogaten hinzu: Um 1758 erfand Strass die nach ihm benannte Quarzimitation des Diamanten. Berloques, aus Perlenschalen geschnitten, römische Wachs- und venezianische Glasperlen wurden viel und gern getragen. Denn auch die echte Perle tritt jetzt als selbständiger Schmuck auf.

Die im Vorstehenden skizzierte Aenderung im Schmuckwesen zeichnet sich in der künstlerischen Komposition des einzelnen Stückes am auffälligsten zunächst durch eine negative

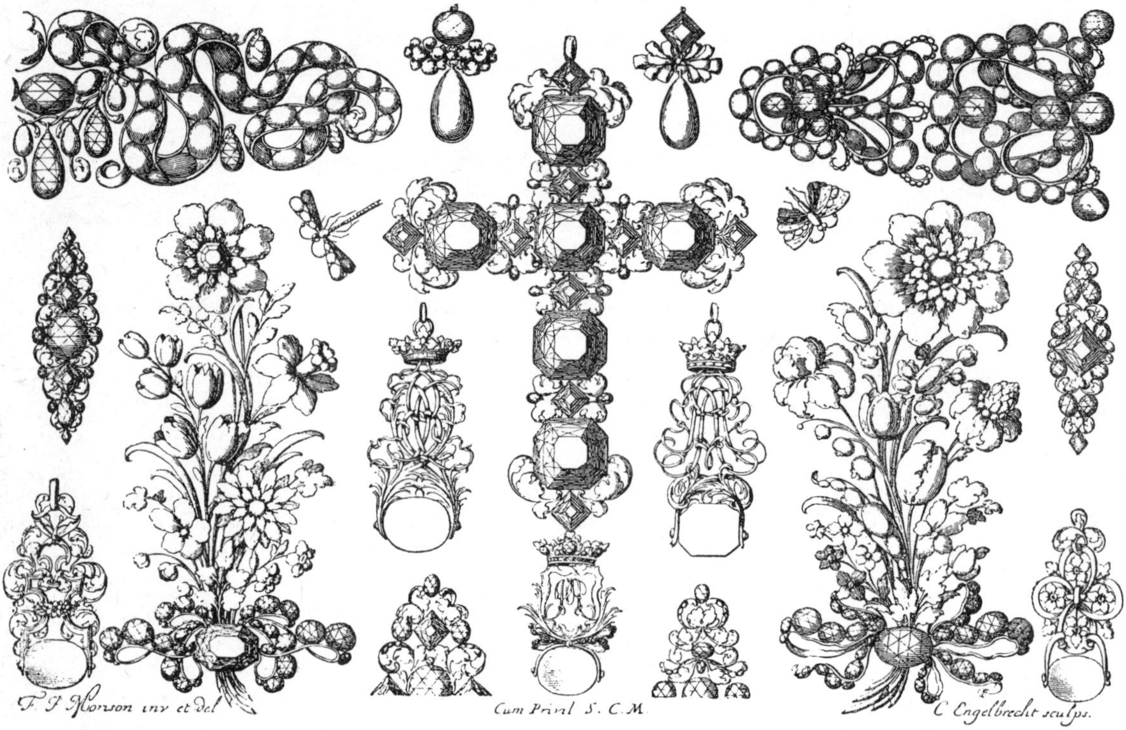

Abb. 157. **F. J. Morisson, Schmuckentwürfe.**
Deutschland, um 1700.

Thatsache ab: Durch das Verschwinden des figürlichen und tierischen Beiwerks. Auch heraldische Darstellungen, wie auf Tafel **85.** 5. 6, sind schon eine grosse Seltenheit. An dessen Stelle tritt, was wir an Renaissancestücken nur äusserst selten beobachten konnten, das naturalistische Pflanzen- und Blumenwerk (Tafel **86.** 1). Besonders zur Umrahmung von Kameen scheint dasselbe sehr beliebt gewesen zu sein (Tafel **86.** 5. 6), bald fast rund, bald mehr flach modelliert, meist emailliert, wobei die Emaillierkunst sich noch einmal der hohen Tradition des 15. und 16. Jahrhunderts würdig erweist. — Die Anwendung des eigentlichen barocken Akanthusornamentes, wie dies Figur 4 auf Tafel 86 zeigt, gehört zu den grössten Seltenheiten. Ausserdem werden Schleifen und Bandformen vielfach und mit Geschick verwendet (Tafel **85.** 3. 4, Tafel **86.** 2. 6, Tafel **90.** 7. 10). Dieses naturalistische Genre ist aber, wie stets in der Kunstgeschichte, nur als

Uebergangsstadium zu betrachten, das in kurzem durch das eigentliche stilistische Prinzip der Zeit, die dekorative Verwendung des Diamanten, abgelöst wird. Anfangs kommen noch Rubine, Saphire, Smaragde zur Verwendung, aber der farblose, blitzestreuende Diamant überwiegt mehr und mehr.

Die ersten Versuche, die Komposition des Schmuckstückes auf die in bestimmten Formen aneinandergereihten Steine zu begründen, sind uns in den Entwürfen des in Augsburg Ende des 16. und Anfang des 17. Jahrhunderts arbeitenden Stechers und Goldschmiedes Daniel Mignot (Tafel **88.** 3. 5. 6) erhalten, der, obgleich von Geburt wahrscheinlich ein Franzose, doch in deutscher Weise gearbeitet und komponiert hat. Er entwirft noch ganz symmetrisch und setzt die Steine mit Vorliebe reihenweise nebeneinander.

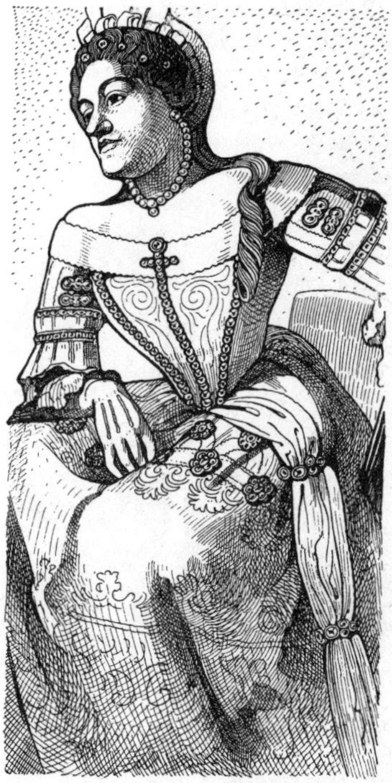

Abb. 158. **Kostüm aus der Zeit Ludwig XIV.**

Paul Birkenhultz, der um 1670, also fast ein Jahrhundert später, arbeitete, zeigt noch viele Verwandtschaft mit ihm (Tafel **88.** 1. 2. 4). Aber er verwendet viele spielende naturalistische Motive und ist auch sonst weniger streng.

Was uns von Arbeiten in diesem Genre erhalten ist, zeigt die im 17. Jahrhundert überhaupt bevorzugte Ausführung in Silber, welches die kleinen Diamantsplitter, die man häufig verwendete, grösser erscheinen liess. In diesen früheren Arbeiten spielt das Metall immer noch quantitativ und qualitativ die überwiegende Rolle gegenüber den Steinen. An den breiten, mit höchster Kunst und Zierlichkeit behandelten Fassungen entfaltet die Ciselierkunst der Zeit ihre ganze Geschicklichkeit (Tafel **85.** 1. 2. 3). Derartige Schmucke pflegen ziemlich gross zu sein und haben die Eigentümlichkeit, dass sie gern aus mehreren Einzelteilen zusammengesetzt sind, die eine bewegliche Verbindung durch Haken und Oesen erhalten. — Auch die bogenförmigen, sehr effektvollen à jour-Fassungen, wie Tafel **85**, Figur 6 sie zeigt, sind ein Beweis für hervorragende technische Geschicklichkeit. —

Das Bestreben, pflanzliche Ornamentformen mit möglichst viel Steinschmuck zu vereinigen, brachte ein eigenes Schmuckornament zur Entwickelung, das wir in keiner der andern gewerblichen Künste jener Zeit treffen: Die Erbsenschotenornamentik, wie sie nach einem französischen Ausdruck genannt wird (genre cosses de pois); ihr Hauptvertreter ist Pierre Marchant, der um 1623 in Paris arbeitete (Tafel 89). Seine Entwürfe sind flott und graziös und zeigen eine Form des Blattwerkes, welche der Verwendung reichlichen Steinmaterials sehr glücklich angepasst ist. Ausgeführte Schmuckarbeiten in dieser besonderen Art sind sehr selten. Ein ausgezeichnetes Beispiel ist auf Tafel **86.** 7 dargestellt. Es ist ausgeführt in weissem, schwarzem und dunkelgrünem undurchsichtigen Email; dieses eigenartige Schmuckwerk, welches jedenfalls an die Geschicklichkeit des Ausführenden ziemlich hohe Anforderungen stellte, scheint nicht lange in Uebung gestanden zu haben, — vielleicht eben aus diesem Grunde. —

Auf ihrer Höhe zeigt sich die Juwelierkunst des 17. Jahrhunderts in den Entwürfen des Gilles L'Égaré, der um 1663 in Paris arbeitete (Tafel 90). Hier ist schon der vollendete Diamantschliff vorausgesetzt; Blätter und Blumen, Bänder und Schleifen in zierlichem Reichtum und den charakteristischen flachen, straffen Linienzügen setzen die luftige Komposition zusammen. Die

Umrahmung grösserer Diamanten durch kleinere erscheint hier schon in bewusster Eigenart durchgeführt (Tafel **90.** 8. 10). In ähnlicher Weise, vielleicht weniger graziös und biegsam, aber originell und erfindungsreich, arbeitete in Augsburg und Wien Friedr. Jak. Morisson (um 1693). Von seinen Entwürfen sind auf Tafel 91 und in Abb. 157 einige bezeichnende zusammengestellt.

Wie in Komposition und Material, so unterscheiden sich die Schmuckarbeiten des 17. Jahrhunderts auch in Form und Anwendung von denen der Renaissance. Alles ist luftiger, offener gehalten, was schon das Zurücktreten der Metallarbeit bedingt. Im allgemeinen liebt man es, wieder im Gegensatze zur Renaissance, die einzelnen Schmuckstücke so anzubringen, dass sie unsymmetrisch, wie zufällig hingestreut, erscheinen (Abb. 158, 159). So die Zierstücke, die man unter Ludwig XIV. im Haar trug und aus denen sich die „Aigrette“ entwickelte, die namentlich im 18. Jahrhundert beliebt war (Tafel **86.** 2. 3); so die Perlenschnüre, mit denen die Frauen sich das Haar durchflochten; so die Agraffen und Bandschleifen in Gold und Steinen, die man an einer Schulter oder seitlich am Brustausschnitt anbrachte. Die Halskette mit dem Anhänger verschwindet beinahe; dafür ist die Perlenschnur eingetreten, die zwei-, dreimal und mehrfach den Hals um-

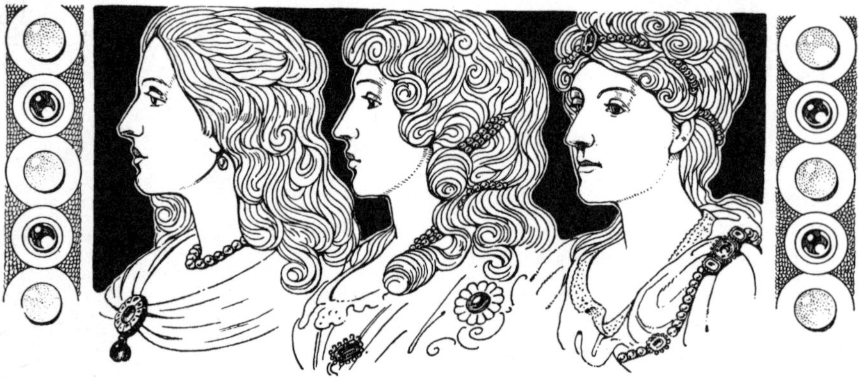

Abb. 159. **Kopfschmuck des 17. Jahrhunderts.**

schlingt (Abb. 158 u. 159), oder ein Sammetband mit einem Anhänger. Das Armband kam wieder auf, aber aus Perlenschnüren oder aus Stoff mit einem metallenen Schlussstück bestehend. Auch das so lange verachtete Ohrgehäng brachte es jetzt rasch zu grosser Beliebtheit, bestand aber gerade in den höheren Kreisen lediglich aus einem grossen Perltropfen oder einigen Diamanten. An Stelle des Siegelringes fängt das Petschaft an zu treten, dessen kurzer flacher Griff Veranlassung zur Ausbildung als Bijou gab (Tafel **90.** 2. 3. 9. 11). Unter den Ringen des 17. Jahrhunderts, wie sie auf Tafel 87 zusammengestellt sind, zeigen sich noch viele, die ganz in den Formen der Spätrenaissance (Tafel **87.** 2. 4. 5. 6) gehalten sind. Der aufs äusserste beschränkte Raum beim Ringe verzögert stets das sich Einbürgern von neuen Formen in seinem Aufbau. Dagegen zeigt sich die Neigung der Zeit zu zierlicher naturalistischer Ausgestaltung aufs schönste an Figur 1. 8. 10. Der Ring, No. 3, der ein flammendes, aus Steinen gebildetes Herz als Aufsatz trägt, kann als Vorläufer zu den sentimentalen Freundschafts- und Liebesringen des 18. Jahrhunderts betrachtet werden. Sehr eigenartig ist der Ring No. 9. Hier hat die Lust dieser Zeit zu reichlicher Steinverwendung einen graziösen und glücklichen Ausdruck gefunden.

Endlich sind noch die Namen einiger Stecher zu erwähnen, welche uns für ihre Zeit bezeichnende Arbeiten hinterlassen haben; zwei französische, Nolin und Rivard, die beide der ersten Hälfte, bezw. der Mitte des Jahrhunderts angehören. Einige ihrer Entwürfe sind auf

Tafel 92 (2. 7. 8. 10. 11. 12) zusammengestellt; besonders die Rivardschen Schlangenmuster sind äusserst geschickt und wirkungsvoll komponiert. Der Italiener C. Ciampoli (Tafel 92. 1. 3–6. 9) arbeitet schon ganz in den Formen der italienischen Barocke, und seine Ringe sind praktisch kaum denkbar; aber der wirkungsvolle und geschlossene Aufbau seiner Entwürfe ist zu rühmen.

---

2. Der Schmuck des 18. Jahrhunderts. (Tafel 93—101.)

Das 18. Jahrhundert zeigt zum erstenmal in der Kunstgeschichte einen dreimaligen Stilwechsel innerhalb eines Säkulums. Barock, Rokoko und der Louis XVI.-Stil stellen drei so scharf geschiedene und mit solcher Konsequenz durchgebildete Richtungen dar, dass es erklärlich scheint, wenn nach ihnen das Kunstvermögen der europäischen Kulturvölker geraume Zeit alle Symptome der Erschöpfung aufweist. Der Schmuck zeigt indessen diesen Wandlungen gegenüber ein mehr stabiles Verhalten; eine gewisse künstlerische Abgeschlossenheit gegenüber den Ornamentformen der jeweiligen Stilströmung tritt deutlich hervor. Die Schmucktendenzen des 17. Jahrhunderts bleiben nicht nur in Kraft, sondern es werden aus ihnen die letzten Konsequenzen gezogen. Prunkende Eleganz bleibt der Endzweck des Schmückens, wozu noch die scherzende, etwas oberflächlich anmutende Sentimentalität des Zeitalters hinzutritt, die sich in ihrer Schäferspielerei so anmutig ausspricht und welche aus den in allen möglichen Formen getragenen Freundschaftsandenken eine eigene Schmuckgattung schafft. Es wurde Mode, Miniaturbildnisse als Brosche, auf der Rückseite des Handspiegels, auf der Innenseite des Deckels der Tabaksdose zu tragen. Ein Juwelier Basan konnte eine Spezialität daraus machen, derartige Miniaturporträts zu fassen. Die begüterten Stände trieben mit Perlen und Diamanten einen unerhörten Luxus und die weniger bemittelten fuhren fort, Strassdiamanten und falsche Perlen zu tragen. Dazu kam noch als weiteres Surrogatmaterial das Similor oder Scheingold, eine goldähnliche Metalllegierung, welche der Goldschmied Rentz in Lille erfunden und Leblanc in Paris später verbessert hatte. Die grosse Verbreitung, welche dieselbe im 18. Jahrhundert fand, ist ein charakteristisches Zeichen der veränderten Zeitverhältnisse.

Vom Standpunkte des Ornamentikers aus betrachtet zerfällt auch der Schmuck des 18. Jahrhunderts, wie der des 17. in zwei Richtungen, die naturalistische und die streng stilistische. Aber es ist ein Umschwung in der Auffassung eingetreten: Der Naturalismus ist mehr verflacht, ist schematischer geworden. Nicht die Pflanze, sondern Federn und Bänder sind seine Hauptmotive, denen Blumen und Blätter in einer ziemlich spielenden Weise beigemischt sind (Tafel 100, Tafel 101). Ohne Zweifel sind das auch Kunstwerke; aber sie haben etwas an sich, das an Putzmacherei erinnert; der Schmuck ist völlig als Bestandteil der Toilette behandelt.

Der Schmuck aus der Zeit Ludwig XIV. pflegt im Ganzen die Tendenzen des 17. Jahrhunderts weiter und hat wenig Abweichendes von diesem. Erst die Zeit der eigentlichen Rokokokunst bringt jene breit angelegten, zierlich ornamentierten und massvoll bewegten Schmuckstücke hervor, die so ganz anders aussehen, als das, was die Neuzeit an angeblichem Rokokoschmuck hervorgebracht hat (Tafel 93, Tafel 94). Die Komposition wird durchaus von den Steinen beherrscht, die überall den Mittelpunkt der einzelnen Ornamentformen bilden. Und diese Ornamentformen wiederum machen den Eindruck, als seien sie aus dem Stein herausgewachsen, um ihn verschönernd zu umspielen und spielend mit den übrigen Teilen des Schmuckes zu verbinden. So ist das Ganze ein Meisterstück der Fassung, in technischem wie künstlerischem Sinne. Die zart geschwungenen Stengel, die vielen reichgebildeten Rosetten, das dazwischen verstreute zierliche Blattwerk geben dem Gesamtaufbau etwas durchaus Blumenhaftes, so wenig auch naturalistische Motive daran vorkommen, — wenn man nicht das ab und zu verwendete Muschelwerk als solche betrachten will (Tafel 94. 5).

Bemerkenswert sind auch die vielen, mit Oesen beweglich angehängten Einzelteile (Tafel **93.** 1—8). Ein interessantes Beispiel eines grösseren, in den Formen des Rokaillestiles gehaltenen Schmuckes zeigt Tafel **95.** 6. Dieses Meisterstück der Juwelierkunst des 18. Jahrhunderts stellt den Orden vom goldenen Vliesse dar, gefertigt für Ludwig XV. von Frankreich durch den Hofjuwelier Jacquemin im Jahre 1749. Das Mittelteil nimmt die Figur eines Drachen ein, dessen Kopf und Vorderkörper aus einem Rubin geschnitten sind. Flügel und Schwanz sind mit Brillanten, die aus dem Maul hervorbrechenden Flammen mit Topasen ausgefasst. Unten hängt das Symbol des Ordens, das goldene Widderfell. Zwischen ihm und dem Drachenkopf ist der berühmte blaue Diamant, einer der wertvollsten Bestandteile des ehemaligen französischen Kronschatzes, eingefügt. — Der Schmuck zur Zeit Ludwig XVI. pflegt mit besonderer Vorliebe das Motiv der Bandschleife (Tafel **96.** 2. 8, Tafel **97.** 1). Der ornamentale Aufbau enthält etwas Kühles, Symmetrisches, Berechnetes; die ciselierte Arbeit ist an den besseren Stücken, namentlich französischer Herkunft, ganz ausserordentlich fein und gediegen. Neu ist die Freude

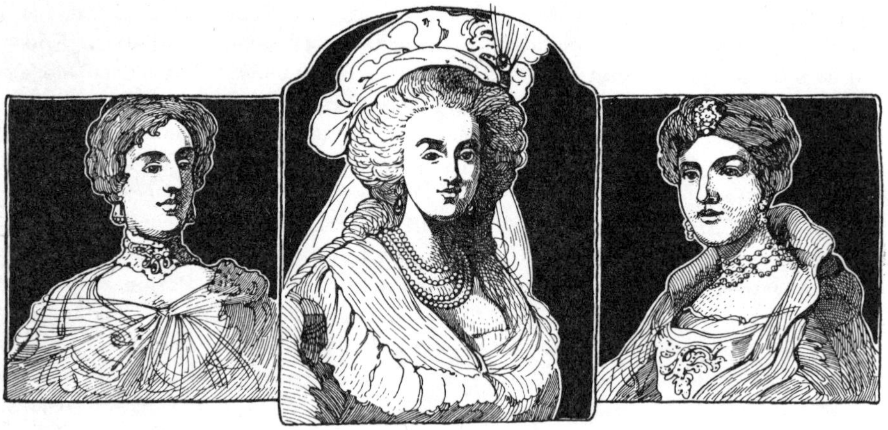

I. Hälfte. Louis XVI. I. Hälfte.

Abb. 160. **Schmucktrachten des 18. Jahrhunderts.**

an wechselnden Metallfarben: Silber und Gold für Diamanten und Farbsteine einerseits, andrerseits aber auch die unter dem Namen à quatre couleurs beliebte und zu hoher Vollendung gebrachte Anwendung der verschiedenen Goldlegierungen.

Dreierlei hat das 18. Jahrhundert neu in das Gebiet des Schmuckes eingeführt: Die Chatelaine oder Schmuckkette, den Schmuckknopf und die Schuhschnalle. Die Chatelaine (Tafel 98) ist eine reich ausgebildete Kette, welche mit einem Haken in den Gürtel eingehängt wurde und an dem frei herabhängenden Ende vermittelst eines Karabinerrings die Uhr oder ein Petschaft, ein kleines Flakon etc. zu tragen pflegte (Abb. 161). Diese Kette ist das einzige Schmuckstück der Zeit, welches dem Eindringen der Juwelen widerstand und darum zu einer wahren Zufluchtsstätte der eigentlichen Goldschmiedekunst wurde. Man vereinigte mehrere, drei oder fünf, Ketten zu einer Chatelaine und bildete die mittlere aus beweglich verbundenen, breiten Gliedern oder Plättchen. Diese bieten Raum zur Fassung farbenschöner Halbedelsteine (Tafel **98.** 1), zur Anbringung der damals so ungemein beliebten Emailmalereien und getriebenen oder gegossenen Darstellungen. Die entsprechend ausgebildeten Uhren übertreffen die Chatelaine womöglich noch an Reichtum und Zierlichkeit. Da finden wir die Schäferscenen, die Chinoiserien der Zeit, die mythologischen Landschaften und symbolische Zusammenstellungen, schnäbelnde Tauben, flammende Herzen, bandumschlungene Mandolinen und anderes mehr. Die Nebenketten tragen entweder unten einen Karabinerring, zur Aufnahme irgend eines kleinen Anhängsels, oder sie sind nur zum Schmuck da, und weisen oft die originellsten Bildungen auf (Tafel **98.** 2). Uhrschlüssel und Petschaft wurden als Bestandteil der Chatelaine auf das Schmuckvollste ausgebildet. Die verhältnismässig grosse Metalloberfläche dieser Ketten wurde besonders gern aus verschiedenen Metallen, bezw. aus den erwähnten verschiedenfarbigen Goldlegierungen zusammengesetzt und damit eine zartpolychrome, für die Zeit ausserordentlich charakteristische Wirkung hervorgebracht. — Wie die Chatelaine, so verdanken wohl auch Schuhschnallen und Schmuckknöpfe ihr Dasein wesentlich dem Bestreben der Männerwelt, sich ihren Anteil an dem allgemeinen Schmuckluxus zu sichern, denn diese Schmuckstücke waren auch ihnen zugänglich. Die Schuhschnalle wirkt im wesentlichen durch reichen Steinbesatz (Tafel **97.** 4. 6). Die Kleiderknöpfe waren vielfach wirkliche Kleinode, entweder mit Steinen besetzt oder mit Miniaturmalereien, Landschaften, allegorischen Gruppen oder satyrischen Darstellungen geziert (Tafel **97.** 7. 9). Auch die Stahlbijouterie, welche damals über Belgien aus England nach Frankreich kam, erzeugte viele Knöpfe. Kurz, die Knöpfe wurden in der mannigfaltigsten Ausbildung passioniert getragen und die Goldschmiede konnten kaum genug neue Muster schaffen, um ihre Kunden zu befriedigen. — Halsketten werden, wie im 17. Jahrhundert, wenig getragen. Der Anhänger bleibt dagegen in Gunst; man trägt ihn gerne an einem Sammetbande. Häufig wird er ersetzt durch eine Brillantschleife, welche auf den Sammet genäht ist. An Stelle dieses Halsschmuckes tritt auch die Perlenschnur, mehrfach, auch wohl in guirlandenartiger Anordnung, um den Hals gelegt (Abb. 160). Das Ohrgehänge fuhr man fort, in der Weise des 17. Jahrhunderts zu tragen; ein ungewöhnlich reiches aus dem Besitz der unglücklichen Königin Marie Antoinette zeigt Tafel **97.** 5. — Neben der Brosche trug man brillantenbesetzte Schulterschleifen (Tafel **100.** 1) und ähnliche Schmuckstücke auch auf andern Stellen des Kleides, besonders am Mieder. Auf der steifen Corsage, welche damals getragen wurde, liebte man einheitlich komponierte Schmuckeinsätze anzubringen (Tafel **101.** 3). (Abb. 160 rechts.) Der Haarschmuck besteht ausser den Perlenschnüren vorwiegend aus den Aigretten (— es giebt keinen entsprechenden deutschen Ausdruck —), zarten Schmucksträusschen aus Edelsteinen in sehr leichter Fassung (Abb. 161), die noch unter Maria Antoinette getragen werden (Tafel **101.** 2. 4. 5).

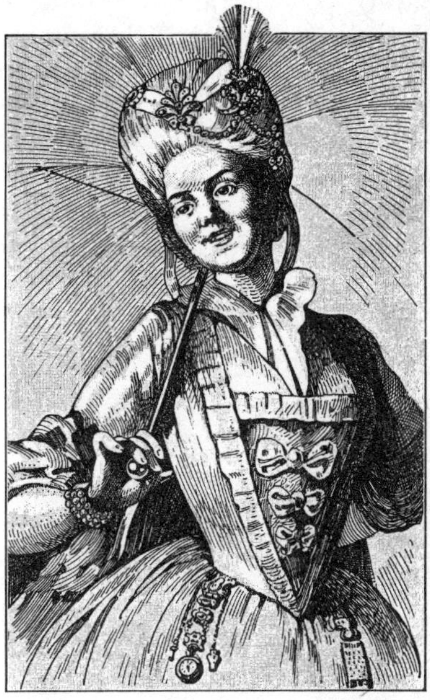

Abb. 161. **Schmucktracht aus der Mitte des 18. Jahrhunderts.**

Zu den besonderen Lieblingsschmuckstücken des 18. Jahrhunderts zählt der Ring (Tafel 99), der ganz neue Formen aufweist. Die Vorliebe für symbolische Darstellungen, welche wir schon an Ringen des 17. Jahrhunderts beobachten konnten, hat jetzt zu den Inschriften- und Devisenringen geführt, die, dem Geschmacke der Zeit entsprechend, gern einen etwas sentimentalen Charakter zeigen. Die Ausführung dieser Inschriften geschieht meist in Juwelenarbeit und pflegt äusserst geschickt und effektvoll zu sein. Auch allerhand Spielereien kommen vor, Buchstabenrätsel (Tafel **99.** 12) und die Darstellung einzelner Worte oder Namen durch verschiedene Steine, d. h. die Steine werden so gewählt und angeordnet, dass die Anfangsbuchstaben ihrer Namen, in ihrer Reihenfolge nebeneinander gestellt, das gewünschte Wort ergeben. Aus dem gleichen Streben, möglichst viel Bedeutung in den Ring zu legen, sind die Porträtringe entstanden (Tafel **99.** 11. 19). Das Bild ist in Miniatur- (auch Pastell-) Malerei ausgeführt und unter Krystallglas angeordnet. — Unter Ludwig XVI. kam eine ganz neue Art, der sogenannte Marquisenring, auf, der eine der originellsten Ausbildungen unseres Schmuckstückes darstellt (Tafel **99.** 3. 18). Der Aufsatz ist stark in die Länge gezogen, oval oder achteckig, und quer zum Ring gestellt, so dass er das ganze Fingerglied bedeckt. Die Umrandung ist meistens mit kleinen Diamanten besetzt, das Mittelstück in der Regel aus blauem oder dunkelfarbigem Glasfluss, flach oder gewölbt, auf dessen Fläche einzelne Diamanten eingesetzt sind, aus denen auch wohl ein Sträusschen oder eine andere Darstellung gebildet wird. — An Ornamentstichen ist verhältnismässig wenig anzuführen. Die auf Tafel 95 vereinigten Entwürfe (mit Ausnahme von No. 6) sind einem italienischen Werke unbekannten Urhebers entnommen, der die etwas wilden Formen des späten Rokoko pflegt. Die meisten seiner Schmuckstücke (Tafel **95.** 2. 3. 8. 9) können an jeder beliebigen Stelle des Kostüms getragen werden. Die Tafeln 100 und 101 zeigen den ausgesprochensten Stil Ludwig XVI. Sie haben auch untereinander eine grosse Aehnlichkeit und man kann eigentlich nur sagen, dass der Pariser Maria (Tafel 100), dessen Arbeiten der Stecher Babel ausgeführt hat, einen kraftvolleren Linienzug zeigt als die beiden andern, der Brüsseler van der Cruyzen und der Pariser Pouget fils (Tafel 101). Als Lehrer dieses letzteren sei endlich noch Lempereur genannt, der einer der Hauptmeister der Zeit war und namentlich in gefassten Bruststräusschen einen grossen Ruhm hatte.

G. Der Volks- und Bauernschmuck des Orients. (Tafel 102—135.)

Mit dem Ende des 18. Jahrhunderts war die europäische Schmuckkunst an einem Abschnitt ihrer Entwickelung angelangt. Das 19. vertritt in Tracht, Sitte und Kunstübung so abweichende Tendenzen, dass hier, auf der Grenze beider Jahrhunderte, der richtige Zeitpunkt zu sein scheint, um eine besondere, bisher noch nicht oder doch nur wenig berücksichtigte Art von Schmuck zu betrachten: Den Volks- und Bauernschmuck, und zwar zunächst den des Orients. Dieser erhält sein eigentümliches Gepräge dadurch, dass, ausser der Architektur, im heutigen, d. h. dem vorwiegend muhammedanischen Orient, das, was wir unter hoher Kunst verstehen, nicht existiert, so dass der Schmuckherstellung jede von daher zu beziehende formale Anregung mangelt. Daher kommt der durchweg festgehaltene, eigentümlich reizvolle Materialstil des orientalischen Volksschmuckes. Die schon einmal erwähnte Schmuckfreudigkeit des Orientes sorgt dafür, dass wir hier Schmucktrachten von verblüffendem Reichtum zu sehen bekommen werden.

Der russische Volksschmuck ist unter diese Abteilung aufgenommen worden, weil er einen natürlichen Uebergang bildet zu dem asiatischen Kunstgebiet, um welches es sich hier hauptsächlich handelt.

---

1. Der Schmuck in Russland. (Tafel 102. 103. 104.)

Der russische Schmuck würde in der Kunstgeschichte ohne Zweifel eine bedeutsamere Stelle einnehmen, als dies jetzt der Fall ist, wenn die Kunstschätze Russlands besser durchforscht und bekannt wären. Indessen setzt uns selbst das dürftige Material, welches uns zur Verfügung steht, in den Stand, eine zwar etwas verworren sich darstellende, aber doch überaus reichhaltige Entwickelung zu erkennen. — Die Kunst des christlichen Russland datiert etwa vom 12. Jahrhundert an und ist bis zum 17. Jahrhundert in ständiger Entwickelung begriffen. Ihren Ursprung hat sie, wie die Christianisierung Russlands überhaupt, in Konstantinopel, der Hauptstadt des byzantinischen Reiches. Die Verbindung der byzantinischen kirchlichen Bildnerei, wie die byzantinischen Missionare sie gebracht hatten, mit einem dekorativen Orientalismus, wie er schon lange im Lande einheimisch war, charakterisiert die Arbeiten der alten russischen Goldschmiede. Die Herrschaft der Tataren, die von 1238 bis gegen 1554 währte, schädigte die Entwickelung der russischen Kultur nicht wesentlich, da dieselben sich der Hauptsache nach mit der Zahlung eines Tributs begnügten, ja sogar geschickte russische Goldschmiede gern in ihre Dienste nahmen. — Ausser der byzantinischen Kunstrichtung übte in der Zeit vom 12. bis 16. Jahrhundert auch die persische Ornamentik einen grossen Einfluss auf die russische Goldschmiedekunst aus. Iwan III. (1462—1505), der sowohl Konstantinopeler Flüchtlinge als auch italienische Künstler an seinen Hof zog, gab damit zuerst das von seinen Nachfolgern vielfach nachgeahmte Beispiel der Errichtung kaiserlicher Goldschmiedeateliers. Die Einführung fremder Künstler aus den Kulturstaaten Europas pflegte besonders Peter der Grosse gegen Ende des 17. und Anfang des 18. Jahrhunderts, und zwar so energisch, dass eine fast völlige Umbildung der gewohnten nationalen Formen in fremdem, zumeist deutschem Geschmack erfolgte. — Wenngleich auch in diesen Arbeiten das spezifisch Russische sich nicht verkennen lässt, so kann doch von einer hoffnungsvollen, national russischen Schmuckkunst erst seit der Mitte unseres Jahrhunderts wieder die Rede sein, wo man, im Verfolg archäologischer Studien, wieder auf die alten Formen zurückgriff.

Auf den drei Tafeln 102. 103. 104 sind fast ausschliesslich Schmuckstücke aus dem 15. bis 17. Jahrhundert dargestellt, die ein Gemisch von westeuropäischen, byzantinischen und ganz

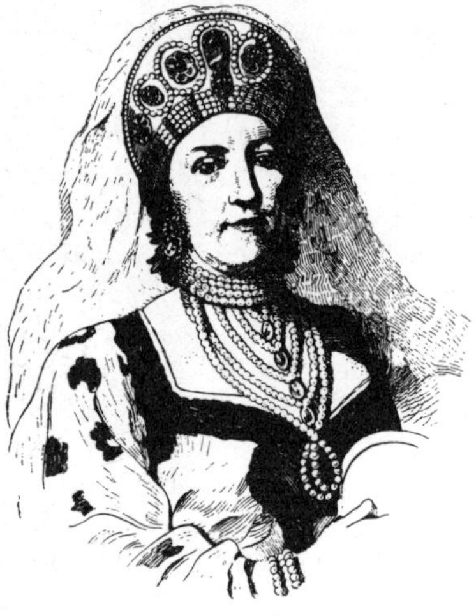

Abb. 162. **Russische Schmucktracht.**
(Katharina II.)

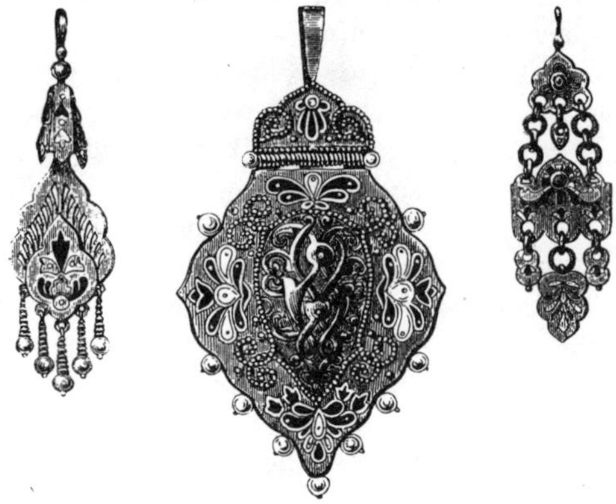

Abb. 163. **Russischer Goldschmuck.**

besonders von zentralasiatischen Formen zeigen. Sogar Reste antiker Tradition sind noch vorhanden.

Das Ohrgehäng (Tafel **103.** 8) z. B. ist eine direkte Nachbildung des altrömischen „crotalium“. Die beiden symmetrisch angeordneten Vogelgestalten kehren auf russischen Ohrgehängen überaus häufig wieder: Sie sind aber auch ein stehendes Motiv auf antiken bezw. mittelalterlich bar-

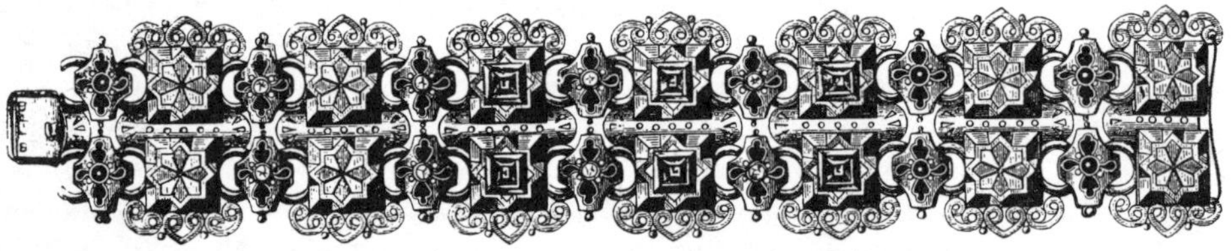

Abb. 164. **Russischer Goldschmuck.**
Von O. Krummbügel in Moskau.

barischen Schmuckstücken ähnlicher Art. Der Besatzschmuck (Tafel **103.** 9. 10) zeigt in den bildlichen Darstellungen in der Mitte einen völlig byzantinischen Charakter; die Bordüren aber, speziell die Vogelköpfe bei No. 9, sind stark mit orientalischen, bezw. zentralasiatischen Formen durchsetzt. — Eine grosse Rolle in dem russischen Schmuck spielt das Kreuz, das vielfach in sehr reicher und phantastischer Weise ausgebildet wird. Die Darstellung des Gekreuzigten ist selten damit verbunden, jedoch meistens ein zweites kleineres Kreuz mit mehreren Querarmen aufgelegt. Bei besseren Arbeiten ist die Vorderseite mit Steinen, die Rückseite mit gravierten oder emaillierten Verzierungen geschmückt. —

Die Schmuckarbeiten des 15. bis 17. Jahrhunderts sind meist aus Silber oder Kupfer hergestellt mit ganzer oder teilweiser Vergoldung. Die Formgebung ist eine sehr reiche, so dass die Polychromie und der Steinschmuck dagegen zurücktritt. — Jedenfalls ist der Schmuck als einer der beachtenswertesten und selbständigsten Zweige der nationalen slavo-russischen Kunst zu betrachten.

Ein Beispiel von der würdevollen, starren Pracht des altrussischen Nationalkostüms giebt Abbildung 162. Vergl. auch Abb. 163 u. 164.

2. Der Schmuck in Russisch-Asien (Kirgisen und Turkmenen). (Tafel 105. 106. 107.)

Bis zu einem gewissen Grade kann man wohl aus dem Schmuck eines Volkes auf seinen Charakter schliessen: Dass die Inder kein kriegerisches Volk sind, könnte man, auch wenn man sonst nichts von ihnen wüsste, schon aus ihrem überreichen prunkhaften Körperschmuck entnehmen. Dagegen macht z. B. der arabische Schmuck einen viel ernsteren, kräftigeren Eindruck. Das gleiche ist der Fall bei dem Schmuck aus dem nördlich von Indien sich erstreckenden Gebiete der Turkmenen, von dessen strengen, wuchtigen Formen man unwillkürlich geneigt ist, auf einen entsprechenden Charakter ihrer Verfertiger zu schliessen.

In der That waren die Turkmenen jahrhundertelang als kriegerische Räuber der Schrecken ihrer Nachbarn und konnten nur nach harten Kämpfen unter die russische Herrschaft gezwungen werden. Turkestan, ein interkontinentales, von Sandwüsten eingeschlossenes Gebiet, blieb lange Zeit gänzlich unbeeinflusst von irgend welchen westlichen oder östlichen Kunstformen. Kann nun auch von einer speziell zentralasiatischen Kunst nicht wohl die Rede sein, so haben doch die turkmenischen Schmuckstücke, wie sie auf Tafel 105, sowie einzeln auf Tafel 106 und 107 dargestellt sind, insofern einen besondern Anspruch auf Beachtung, als sie einen verhältnismässig rein erhaltenen Typus altislamitischer Kunst darstellen. Dieser schwere Frauenschmuck mit den vielen geradlinigen und spitzwinkligen Formen und dem eigentümlich wuchtig wirkenden Kettenbehang, ist fast ausschliesslich von Silber gefertigt, welches von der dunklen Haut seiner Trägerinnen vortrefflich absticht. Charakteristisch ist der reiche Halsschmuck. Er besteht aus einer beweglichen Metallplatte, die den Hals umschliesst und seitlich vermittelst eines Scharnieres geschlossen werden kann. An diesem Kreis ist eine, oft durchbrochene, viereckige Silberplatte eingehängt, die, auf die Brust herabfallend, durch Kettchen mit Anhängern noch verlängert erscheint (Tafel **107.** 7). Auch schwere Armringe sind im Gebrauch, meist mit Gold inkrustiert und mit Achatkabochons verziert. Münzenschmuck ist, wie überall im Orient, sehr beliebt. Als Ausputz werden Türkise, Smaragde, Korallen und Rubinkabochons der geringsten Qualität verwertet. An Gürtelschliessen, Säbelgriffen und dergleichen kann man eine speziell innerasiatische Technik, das Türkisenkloisonné, beobachten. Die Felder werden wie beim japanischen Kloisonné behandelt, die Zellen jedoch statt mit Email mit Türkisen gefüllt. In den russischen Provinzen geht diese Kunst indessen nach und nach verloren. Die wenigen Arbeiter, die sich noch darauf verstehen, leben in Buchara und arbeiten dort für den Hof. — Die Ohrgehänge, welche sehr beliebt zu sein scheinen, werden, ihrer Grösse wegen, oft seitlich am Turban befestigt.

Einen weit reicheren Eindruck macht der Kirgisenschmuck auf Tafel 105 und 106. Das verwendete Material ist im allgemeinen das gleiche, wie bei den Turkmenen, jedoch ist eine überwiegende Vergoldung der Metallteile beliebt. Die Technik ist eine derbe Filigran- und Blecharbeit, mit der eine üppige und dekorative Komposition sich verbindet. Namentlich charakteristisch erscheint, im Gegensatz zu den straffen Linien des turkmenischen Schmuckes, das trauben- oder bündelartige Aufhäufen von Steinen und Perlen (Tafel **107.** 5), welches auffallend an die Gepflogenheit der indischen Juweliere erinnert. Das prächtige Gürtelgehäng (Tafel **105.** 3) zeigt in der reichen Zeichnung des Filigrans eine Einfachheit und Ruhe, wie wir sie etwa bei persischem Filigranschmuck sehen.

---

3. **Asiatisch-mongolischer Schmuck.** (Tafel 108.)

Ausser von den islamitischen Turkmenen und Kirgisen wird Innerasien von mongolischen Stämmen bewohnt. Ohne näher über ihren Schmuck unterrichtet zu sein, können wir doch sagen, dass derselbe sich in einer völlig andern Weise entwickelt hat, als im südlichen Asien, speziell in Indien. Dies zeigt sich deutlich in der politisch, jedoch nicht geographisch zu Indien gehörenden Provinz Sikkim, die meistens von Mongolen oder deren Mischlingen bewohnt wird. Wir begegnen hier fast durchweg zentralasiatischen Formen; Silber ist sehr selten zu sehen, da fast alle Schmuckgegenstände aus vergoldeter Bronze sind. Der Türkis ist der fast ausschliessliche Stein, dem sich auffallenderweise häufig die Koralle anschliesst. So bei dem diademartigen Kopfschmuck der Frauen, wo auf einem roten Wulste aus Tuch abwechselnd je eine Koralle und ein Türkis aufgenäht erscheinen (Abb. 165).

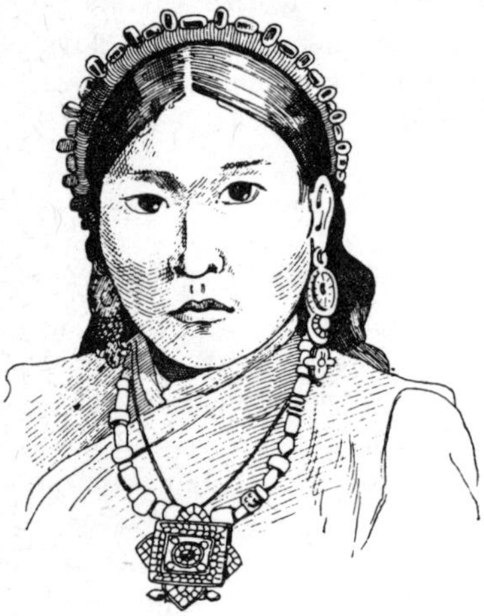

Abb. 165. **Lepcha-Frau.**
Dardschiling (Prov. Sikkim).

Die langen Ohrringe der Frauen, sowie Finger- und Ohrringe der Männer sind stets mit Türkisen besetzt. Ebenso sind diese sehr geschickt bei den Amulettkapseln verwendet, welche die Frauen an einer Perlenschnur um den Hals zu tragen pflegen. Die Steine sind wie Mosaik eingefügt und meist von schlechter Qualität. Ausser den Armreifen aus Bronze giebt es auch solche, die aus Muscheln geschnitten, und silberne, welche offen sind und in stilisierte Tigerköpfe in chinesischem Stil auslaufen. Die mongolischen Stämme Innerasiens verfertigen hauptsächlich emaillierten Schmuck aus Silberblech; Anhängebleche, Perlenfäden und Korallen dienen zum weiteren Ausputz.

Die Ornamentation ist, wie die auf Tafel 108 dargestellten Muster zeigen, eine sehr primitive und spielende, bietet aber ein besonderes Interesse wegen ihres ohne Zweifel urtümlichen Charakters.

---

4. **Der Schmuck der Ostasiaten.** (Tafel 109—112.)

Der Schmuck der ostasiatischen Völker, der Chinesen und Japaner, fällt vor allem dadurch auf, dass die Freude an edlen Steinen, welche das südliche und westliche Asien so stark beherrschen, hier fast gänzlich fehlt. Von allen derartigen Kostbarkeiten schätzt der Ostasiate eigentlich nur die Perlen. Dagegen hat er in ziseliertem und emailliertem Schmuck unübertreffliches geleistet.

China. (Tafel 109. 110.)

Der chinesische Schmuck ist der Hauptsache nach Kopfschmuck. Oft bedeckt eine Schmuckhaube aus Gold, Seide, Perlen und Vogelfedern den ganzen Kopf; sie hat die Gestalt eines Vogels, der mit beiden Flügeln die Schläfen deckt, während der elastische Hals auf der Stirn ruht und der Schwanz wie ein Busch im Nacken aufgerichtet ist. Man wird sich erinnern, dass im alten Aegypten Damen aus fürstlichem Geblüte ähnliche Goldhauben, welche die Gestalt des heiligen Geiers hatten, zu tragen pflegten. Manchmal wird auch ein einfacherer, diademartiger Aufbau aus Goldblech, der rückwärts nur als halbkreisförmiger Reif gebildet ist, verwendet; er wird auf der Vorderseite mit krausem blätterartigen Blechwerk bedeckt, dieses mit darnach geschnittenen blauen Vogelfedern bedeckt und das Ganze noch mit Perlschnüren und Wollbommeln verziert. — Eine häufigere Kopfzier bilden die Nadeln, mit denen die Chinesin ihr Haargebäude zusammenhält. Sie sind ziemlich gross, bis 27 Centimeter lang. Die meisten weisen phantastische kühne Gestaltungen auf, Fische, Drachen, Frösche, Vögel, Libellen, Schwertknäufe u. s. w., oder mäanderartige Verschlingungen (Tafel **109.** 6, Tafel **110.** 1. 2. 3). Dieser Zierat ist mit Vorliebe auf Zitterspiralen oder sonst irgendwie beweglich aufmontiert, so dass er bei jeder Bewegung ins Vibrieren gerät. Was diese Arbeiten vor allem auszeichnet, ist die vollendete Naturbeobachtung und die wirklich prächtige Farbenwirkung, die auf der reichlichen Verwendung einer gewissen Art leuchtend blauer Vogelfedern, farbigem Glase, Gold und Perlen beruht. Diese Einlegearbeit in Federn ist eine interessante Spezialität chinesischer Schmuckkunst. Sie werden genau in der gewünschten Form zurecht geschnitten und in Goldfiligranzellen eingelegt. Der spiegelnde Glanz auf ihrer zart gerippten Oberfläche bringt eine vortreffliche Schmuckwirkung hervor. Auf Tafel 110 sind mit Ausnahme der Nadel, No. 1, und des Ohrgehänges, No. 4, sämtliche Gegenstände teilweise in dieser Weise dekoriert. Auch die Perlen sind häufig in einer Art Mosaiktechnik in Zellen gebettet, deren Wände aus gekörntem Filigran bestehen (Tafel **110.** 5. 8). Ferner sind farbige Folien unter Plättchen und Halbkugeln aus Glas ein beliebtes Dekorationsmittel. Von Ornamenten ist der Mäander, meist in gestanzter Ausführung, charakteristisch. Sonst werden an Schmuck noch Kolliers getragen aus aufgereihten Stücken Achat oder Bergkrystall, und Armbänder, an denen eine meisterliche Beherrschung der Silberfiligrantechnik zu bewundern ist (Tafel **109.** 7. 8). Geringwertiger Schmuck besteht häufig nur aus Messingdraht, Wolle, Glasstücken und dergleichen (Tafel **109.** 6).

Japan. (Tafel 111. 112.)

Von noch weit schlichterem Charakter zeigt sich das japanische Schmuckwesen. In der japanischen Feudalzeit trug man weder Ketten, noch Ringe oder Armbänder, weder Broschen, noch Vorstecknadeln oder derlei Zierat. Die gesamte Schmuckproduktion beschränkte sich fast ausschliesslich auf die Herstellung der Haarnadeln der Frauen. Diese sind entweder aus Silber mit teilweiser Vergoldung oder aus sonst einer Metallkomposition und sind meistenteils mit einem Blatt- oder Blütenzweige, mit Früchten oder Schmetterlingen geziert, in deren Behandlung sich der ganze Reiz japanischer Naturauffassung offenbart. Immerhin war bei einer so beschränkten Anwendung noch vor wenigen Jahrzehnten für eine selbständige Entwickelung der japanischen Bijouterie kein Raum. Seitdem hat sich durch die Nachahmung occidentaler Sitten vieles geändert, und es werden jetzt in Japan Uhrketten, Manschettenknöpfe, Armbänder, Vorstecknadeln u. s. w. in ganz originaler Weise hergestellt. (In Chicago waren s. Zt. 22 japanische Schmuckaussteller.) Steine treten bei diesen Bijouteriewaren allerdings immer noch in den Hintergrund. Ihr Hauptreiz besteht vielmehr in dem erstaunlichen Geschick, mit welchem Gold, Silber, Kupfer, Email, Lack untereinander und mit den nielloartigen Metallkompositionen des Shakudo und Shibu-ichi solide verbunden und zu den mannigfaltigsten Farbenkompositionen harmonisch abgetönt werden. Unter Shakudo versteht man eine Legierung von Kupfer, Antimon und Gold, unter Shibu-ichi eine solche aus Kupfer und Silber. In den verschiedenen angegebenen Metallen nun führt der Japaner eine Art plastischer Inkrustation in folgender Weise aus: Es wird der Grund, sei er in Bronze, Eisen oder irgend einer andern Legierung, rinnenartig vertieft und in diese Rinnen massives Gold oder Silber, fest und dauerhaft haltend, eingeschlagen, so zwar, dass ein Teil des Edelmetalles übersteht. Dieser Ueberschuss wird nun mit Stichel und Punzen plastisch weiter ausgearbeitet, so dass er sich endlich als Arabeske, als Menschen-, Tier- oder Pflanzenform von dem dunklen Grundmetall abhebt. Die Ausführung dieser Zieraten ist so minutiös, als hätte der Künstler mit der Lupe gearbeitet. Diese Gegenstände machen einen reizenden malerischen Effekt, sind aber infolge der ausserordentlich mühsamen, zeitraubenden Technik ungemein teuer. In dieser Art sind auf Tafel **111** die Manschettenknöpfe 1. 5. 15, die Nadel 3 und das Armband 6 ausgeführt. Ausserdem werden als Ausputz ausnahmsweise auch Perlen, Zellenemail und Steine, wohl meist europäischer Herkunft, verwendet.

Der japanische Schmuck hat im ganzen für unsere Begriffe etwas einseitiges; auch die japanische Naturauffassung ist bei all ihrem Reize nicht die unsrige: Wir leben zu wenig in der Natur, um mit so absoluter hingebender Treue uns lediglich der Wiedergabe ihrer äusseren Form zu widmen; auch verlangen wir mit vollem Recht, speziell in der plastisch-ornamentalen Kunst, vom Ornament eine tektonische Kraftäusserung, des Stützens, Tragens u. s. f., welche sich mit absoluter äusserlicher Naturtreue überhaupt nicht verträgt. Die Art aber, wie der japanische Metallkünstler jedes Metall und jede Legierung lediglich in Hinsicht auf seine künstlerische Wirkung verwendet, ist bewunderungswürdig und auch für unsere Schmuckkunst durchaus vorbildlich.

---

5. Indischer Schmuck. (Tafel 113—123.)

Die Geschichte Indiens ist voll von Erzählungen über fabelhafte Schätze an Gold und Edelgestein, welche den vielen Eroberern, welche sich nacheinander des Landes bemächtigten, in Fürstenburgen und Göttertempeln in die Hände fielen. Als Mahmud der Ghaznavide die Tempelstadt Sonnate in Gudscharat einnahm (1024), schlug er, wie die Sage erzählt, einem fünf Ellen hohen Götzenbilde höhnend mit der Kriegskeule den Bauch ein. Da quoll eine Elefantenlast von Diamanten, Rubinen und Perlen aus dem hohlen Innern vor die Füsse des erstaunten Siegers.

In all ihrer Uebertreibung charakterisiert diese Erzählung besser, als es viele Worte vermögen, den überschwenglichen Reichtum an allen Kostbarkeiten, dessen sich Indien von jeher in der That und im Glauben der Menschheit erfreute. Es darf daher nicht Wunder nehmen, wenn die allgemeine Schmuckliebe der Orientalen gerade in Indien ihren Gipfelpunkt erreicht. Nirgends in der Welt wird der Schmuck so mannigfaltig geformt und angewendet, wie hier. Das ziemlich einfache Kostüm lässt, besonders im Süden, viele Körperteile frei; so können denn Ohren, Nase, Hals, Ober- und Unterarme, Finger, Fussgelenke und Zehen reichlich mit Schmuck bedacht werden. Der künstlerische Wert der indischen Schmuckproduktion ist im allgemeinen ein bedeutender, so dass derselbe wohl hierin an der Spitze des Volksschmuckes überhaupt steht. Dazu kommt eine reichhaltige Technik, von der jeder einzelne Zweig gleich meisterlich betrieben wird. Es stehen besonders die Emaillierkunst, das Tauschierverfahren, das Filigran und die Steinfasserei in Blüte. Bei aller Handfertigkeit der indischen Goldschmiede ist es aber nicht vorwiegend die vornehme Technik, was den eigentümlichen Reiz ihrer Erzeugnisse ausmacht, als vielmehr das sorglos Unregelmässige, das naiv Mangelhafte und doch so unmittelbar Gefällige, was ihnen als Werken der geschickten Menschenhand im Gegensatz zu den Produkten der

Maschine anhaftet. Dabei kann nicht verschwiegen werden, dass der Schmuck der meist sehr am Alten hängenden niederen Volksklassen wesentlich mehr Interesse bietet, als jener der vermöglichen und gebildeten Stände, welche europäische Fabrikate bevorzugen. — Neben ganz urtümlichen Formen aus geflochtenem Drahte, welche dem Schmuck der halbwilden dunkelhäutigen Urstämme aus geflochtenem und verknotetem Grase nachgebildet zu sein scheinen, stellt sich der Stil des gegenwärtigen indischen Schmuckes dar als eine Mischung aus dem ursprünglichen Hindustile, der bis etwa 1000 n. Chr. herrschend war, mit der Kunstweise der turanisch-türkischen Osmanen, die von diesem Zeitpunkte an Indien zu erobern und zu besetzen begannen. Die Blütezeit jeder Kunstübung in Indien fällt ins 15. bis 16. Jahrhundert, also etwa auf die gleiche Zeit, in welcher die muhammedanisch-maurische Kunst in Spanien unterging. Man nennt den damals herrschenden Stil den Mogulstil. Besonders muss Delhi, die Residenz der Grossmogule und das Centrum dieser ganzen muhammedanisch-indischen Kunst, damals ein Paradies für Goldschmiede und Schmuckarbeiter gewesen sein. Der bestrickende dekorative Farbenreiz, der dem besseren indischen Schmuck beiwohnt, ist ein Ergebnis dieser Stilmischung. Seit dem 16. Jahrhundert ist diese Schmuckkunst traditionell erstarrt und dadurch langsam von ihrer Höhe gesunken. Auch europäische Einflüsse machen sich neuerdings zersetzend geltend, so dass der indische Volksschmuck jedenfalls in seinem Bestande schwer bedroht erscheint. —

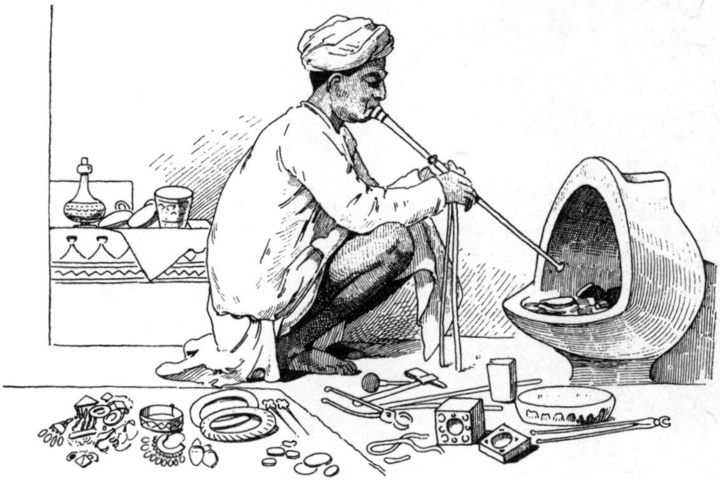

Abb. 166. **Indischer Silberarbeiter aus dem Pendschab.**

Das verwendete Metall ist hauptsächlich Silber, in Ermangelung dessen Zinn, Zink und Blei; oder aber verschiedene Legierungen, welche goldähnliche Metalle liefern. Im Süden herrschen die gelben Metalle vor, nach Nordwesten die weissen, namentlich Silber. Gold kommt in Indien sehr wenig vor und wird von den niederen und mittleren Ständen fast gar nicht getragen. Wo es verwendet wird, schlägt man es bis zu Papierdünne aus, weshalb indischer Goldschmuck meist überaus leicht ist, bei äusserem Anschein von grosser Solidität und Reichtum. — Der Inder hat eine unbegrenzte Vorliebe für bunte Steine und Email. Daher ist der Fasser stets bestrebt, die Fassung zurückzudrängen, um den Steinen ihre Grösse zu wahren; diese sind, soweit nicht in Europa geschliffene Steine in Frage kommen, sehr primitiv, sehr flüchtig und ungleich behandelt. Der beliebteste Schmuckstein ist der birmanische Rubin, der dem einheimischen Diamanten weitaus vorgezogen und besonders in Verbindung mit Perlen verwendet wird. In der Zusammenstellung der verschiedenartigen Farbsteine ist der indische Juwelier unübertroffen; über die Qualität derselben macht er sich freilich wenig Sorgen und die rissigen Smaragde, die trüben, wenngleich wallnussgrossen Rubine, die Splitter und Bruchstücke von Diamanten, die er ebenso geschickt wie verschwenderisch zur Hervorbringung seiner brillanten Farbeneffekte zu benutzen weiss, sind auf dem europäischen Edelsteinmarkt nahezu wertlos. Je nach den verschiedenen

Provinzen werden verschiedene Steine bevorzugt: So tragen in der Provinz Madras die Männer in den Ohrringen fast durchweg grüne Steine. In Dschaipur kommt Schmuck aus indischen Granaten sehr viel vor und für die Himalaya-Distrikte ist der Türkis charakteristisch. Für jede Art von Handschmuck endlich wird der Saphir bevorzugt. Alle Edelsteine werden auch in Glas nachgeahmt, oft unter Zuhilfenahme farbiger Zinnfolie. Perlen und Korallen werden vielfach verwendet; Armringe werden häufig aus Elfenbein und Glas gefertigt, auch aus einer gewissen Harzkomposition, die gern vergoldet und bemalt wird; endlich trägt man in Bengalen Armreifen aus Muscheln geschnitten, wobei meist die natürliche, glänzend weisse Oberfläche der Muschel ohne weitere Bearbeitung stehen bleibt.

Die Schmuckproduktion ist in Indien noch immer meist Volksindustrie (Abb. 166). In den Bazaren der Städte kann man die Goldschmiede familienweise sitzen sehen. Der Vater mit seinen Söhnen oder Arbeitsgenossen arbeitet vor dem Publikum, schmilzt über einem Kohlenfeuer seine Emailfarben oder verfertigt mit bemerkenswerter Schnelligkeit seine Armbänder, Nasen- und Fussringe, welche die Frau den Kunden anpasst und verkauft. Die interessantesten und besten Stücke dieser Handwerker sind in der Regel die in Filigran ausgeführten. — Ausserdem bestehen zahlreiche, von den einheimischen Herrschern unterhaltene Ateliers, in welche die geschicktesten Goldschmiede gezogen werden. Hier werden die edleren und kostbareren Schmuckstücke gefertigt, in getriebener Arbeit, mit Email und Steinen. Solche besseren Arbeiten können oft auf beiden Seiten getragen werden, indem die Vorderseite mit Steinen, die Rückseite mit Emailverzierungen ausgestattet wird. Besonders farbenprächtige Erzeugnisse liefert eine Art Einlegearbeit in Gold, die mit grossem Geschick auf dem graugrünen Nephrit, auf Jade und Krystall (Tafel **113.** 10) und selbst ordinärem farbigen Glase ausgeführt wird; man gräbt die Verzierungen vertieft in das Unterlagsmaterial ein, füllt sie mit goldenen Drähten und Plättchen aus, und schmückt diese wiederum mit Gravierungen oder mit eingesetzten Edelsteinen.

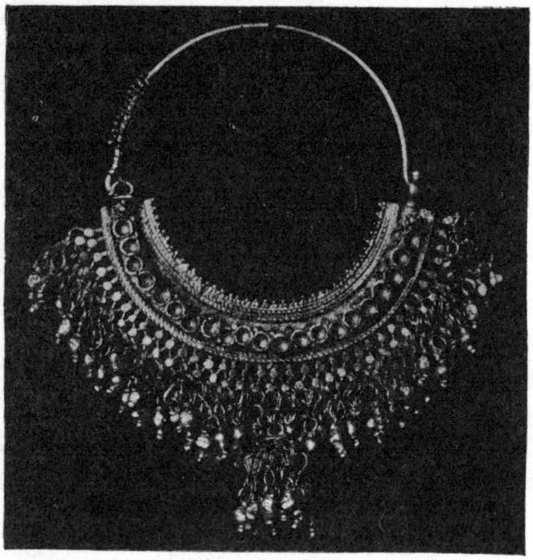

Abb. 167. **Orientalisches Ohrgehänge.**
(Sammlung der Akademie Hanau.)

Eine reizende Besonderheit des indischen Geschmeidewesens bildet das Verbinden der an verschiedenen Stellen sitzenden Schmuckteile zu einem Ganzen durch Ketten oder durch Perlschnüre. So wird z. B. der Handschmuck gern folgendermassen angeordnet (Tafel **115.** 12, Tafel **116.** 8): Ein goldenes Kettenarmband umschliesst das Handgelenk; von ihm läuft eine ebensolche Kette zu einer runden Schmuckplatte, die auf der Mitte des Handrückens liegt und von fünf Kettchen gehalten wird, die an je einem Juwelenring eines jeden Fingers befestigt sind. Es existiert auch ein eigener Hängeschmuck für die Stirn, indem vom Scheitelanfang eine Perle oder sonst ein Zierstück auf die Stirn fällt, von dem aus längs der Haargrenze Ketten nach beiden Ohren laufen (Tafel **113.** 9 und Abb. 169). — Die indischen Armbänder haben meist einen ziemlich primitiven Schraubenverschluss, wobei die Schraube stets links zugeht.

Bei dem Gemisch verschiedener Rassen und Religionen, welches in Indien herrscht, sind die provinziellen Verschiedenheiten in der Form und Anwendung des Schmuckes nur schwer auseinanderzuhalten. Immerhin sind dieselben aber interessant und mannigfaltig genug, um ein kurzes Verweilen zu rechtfertigen. Für die Tamilen Ceylons und Südindiens ist besonders der reiche Ohrschmuck charakteristisch, den auch die Männer nicht verschmähen (Abb. 167. 168). In den oberen Ohrleisten werden Doppelknöpfe getragen, im Ohrläppchen, das schon bei den kleinen Mädchen eine durch Bleiringe künstlich erweiterte Durchbohrung erfährt, Ringe und glockenförmige Anhängsel. Nasenschmuck giebt es dreierlei: Einfache Knöpfe, die aus einem weissen Stein oder einem metallenen Stern bestehen; mehr oder weniger grosse, mit Steinen und Perlen besetzte Ringe, die im Nasenflügel getragen werden (Abb. 169); und endlich eine Perle oder sonst ein Hängeschmuck in der Nasenscheidewand. Es ist durchaus nichts ungewöhnliches, dass alle diese drei Arten sich an einer einzigen Nase vereinigt finden. Den Kopf ziert zuweilen eine runde, gravierte oder mit Steinen besetzte Metallplatte, an welche sich häufig eine schuppen-

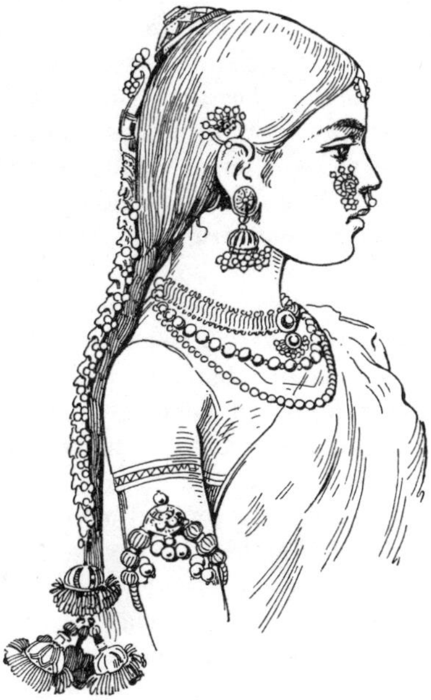

Tamilin aus Tritschinapoli.

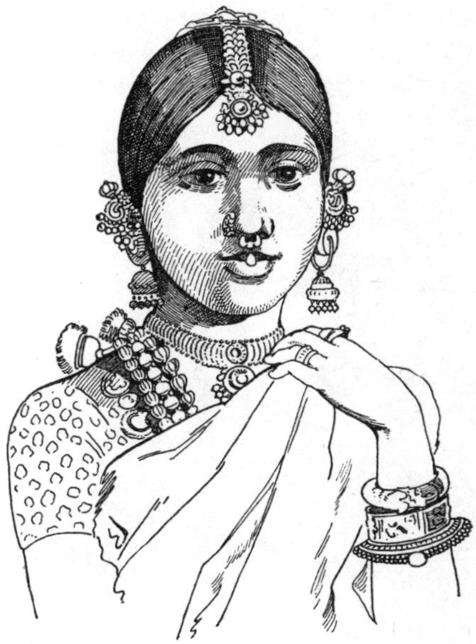

Tamilin aus Madras.

Abb. 168.

förmige, reich verzierte metallene Dekoration des herabhängenden Zopfes anschliesst (Tafel **113.** 3 und Abb. 168 links). In die Stirne hängt eine Perle oder ein kleiner Anhänger, von welchem aus breite Ketten gegen die Ohren zu laufen (Abb. 169); ausserdem giebt es noch einzelne Schmuckstücke, welche in das Haar gesteckt werden. Die muhammedanischen Frauen tragen sich in Bezug auf Schmuck wie ihre buddhistischen Schwestern, verschmähen aber den Nasenring. Die Männer tragen hauptsächlich einfache Ohrringe, seltener schon Hals-, Arm- oder Fussreifen.

Im nördlichen Indien wird der Schmuck noch reicher, obgleich hier, der oft recht empfindlichen Winterkälte wegen, eine mehr verhüllende Kleidung getragen wird. Auch die ärmste Frau in Nordindien besitzt eine wahrhaft erstaunliche Menge Schmuck. Die Masse der Ohr- und Nasenringe, die vielen Halsringe und -Ketten, die oft vollkommen mit Reifen bedeckten Unterarme fallen weniger auf als die schweren Ringe an den Fussgelenken und an den Zehen. Diese Ringe sind oft hohl gemacht und mit Steinchen gefüllt, oder es hängt ein Bündel Schellen daran, so dass sie sich beim Gehen durch Klingen und Klappern sehr bemerkbar machen.

Die Zehenringe haben sehr mannigfaltige Formen, sind von Zinn oder Silber, in Amrizar auch emailliert; manchmal steckt an jeder Zehe ein Ring, deren jeder durch ein Kettchen mit dem Fussgelenk verbunden ist, analog dem schon erwähnten Handschmuck. Diese Zehenringe sind meist nicht geschlossen, sondern werden einfach durch Zusammendrücken befestigt. Das Ohr ist meist der Ohrleiste entlang durch kleine Ringe, oft 10—15 an der Zahl, verziert, während dem Ohrläppchen 3—5 grössere Ringe den gleichen Dienst erweisen. Jedoch werden die Ohrläppchen nicht, wie im Süden, ausgedehnt. Sowohl diese Ohr-, als auch die im Norden üblichen sehr grossen Nasenringe werden oft noch besonders durch tragende Fäden oder Kettchen gehalten, die hinter dem Ohr oder in den Haaren befestigt sind. Die Armbänder sind teils elastisch, teils haben sie einen Verschluss zum Oeffnen, wobei ein Stück herauszunehmen ist. Der Verschluss geschieht, wie bei arabischen Schmucksachen, durch eingeschobene Stifte. Für den muhammedanischen Teil der Bevölkerung ist ein Halsband charakteristisch, welches aus einem rechteckigen silbernen Mittelstück, vielleicht einer Art von Amulett, besteht, von welchem dann mehrere Kettchen oder Perlenschnüre beiderseits um den Hals gehen, welche in einer Schliesse endigen. — Der Schmuck der Männer besteht meistenteils nur in Ohrringen, Halsketten und Armreifen. Das hier über den Schmuck im nördlichen Indien Gesagte gilt für ganz Radschputana, zum grossen Teile auch für den Pendschab und die Gebiete am Ganges. Eine besondere Art von Frauenringen trifft man in ganz Indien: Sie haben einen runden, schalenförmigen Aufsatz, in welchen ein Spiegel eingelassen ist; sie werden am Zeigefinger getragen.

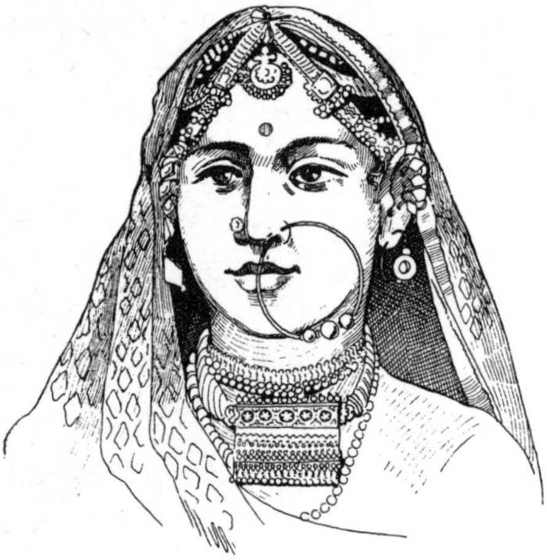

Abb. 169. **Hindumädchen aus Lahore.**

Die Schmuckindustrie Indiens weist eine Anzahl von technischen Spezialitäten auf, welche je in den verschiedenen Provinzen besonders gepflegt werden. So fabriziert Peschawar einen sehr schönen und reichen Silberschmuck, mit dem Handel nach den nördlichen Provinzen und nach Afghanistan getrieben wird. Der feinste altertümliche Schmuck Vorderindiens wird in Ahmedabad und Surat, an der Westküste, gefertigt und zwar aus ganz dünn geschlagenem Golde. Aehnliche Arbeiten finden wir auch in Südindien, in den Städten Sawuntwari, in Maisur, Visianagram und Visagapatam. Eine besondere Geschicklichkeit in Silberfiligran zeigen die Goldschmiede von Kuttak in der Provinz Orissa, an der Ostküste der Halbinsel (Tafel **113.** 5. 7, Tafel **118.** 7). Tritschinopolis in der Provinz Madras sucht seine Spezialität in europäisiertem Schmuck für die in Indien geborenen Engländer, die Anglo-Indier, während die Goldschmiedekunst auf Ceylon besonders durch ihre, in der Art der altetrurischen, mit höchster Feinheit ausgeführten Granulierarbeiten bemerkenswert ist. Die nördlichen und mittleren Provinzen, Kaschmir, Pendschab, Radschputana und Centralindien bis nach Bengalen hinüber liefern den besten gefassten und emaillierten Schmuck. Delhi, im Pendschab, hat als besondere Spezialität die Anfertigung von Miniaturgemälden, welche den Schmuckstücken eingefügt werden. Sie sind von eigenen Künstlern, welche sich aber nicht des Pinsels, sondern der Feder bedienen, hergestellt. Auch die Kügelchentechnik wird hier noch gepflegt. Dschaipur (Tafel **114.** 2, Tafel **116. 117,** Tafel **118.** 3. 5, Tafel **122.** 4, Tafel **123.** 3), eine Stadt im Herzen der Provinz Radschputana, ist seit alten Zeiten berühmt durch seine Emailarbeiten, und hat sich diesen Ruhm bis heute bewahrt. Es wird dort auf Gold, Silber und Kupfer emailliert, wobei die Arbeiten auf Gold naturgemäss die hervorragendsten sind. Das Dschaipuremail darf sich, was Reinheit, Harmonie und Brillanz der Farben anbelangt, getrost neben die besten Arbeiten Europas und des Orients stellen, die es alle übertrifft durch das tiefe, feurige Rot, das zu seinen charakteristischen Vorzügen gehört. Es gehört zur Gattung des Grubenschmelzes, was, im Vergleich zu der Arbeitsweise des übrigen Orientes, eine Ausnahme bedeutet. Das Eingraben der Muster geschieht mit stählernen Sticheln, der Grund pflegt dabei gerippt zu werden, was bekanntermassen die Farben fester haften und, wenigstens die durchsichtigen, feuriger wirken lässt. Man wendet auf Gold alle bekannten Farben an; auf Silber jedoch nur Schwarz, Grün, Blau, Dunkelgelb, Orange, Rosenrot und ein eigenes Lachsrot, während für Kupfer nur Weiss, Schwarz und Rosenrot benutzt wird. Das eigentliche reine Rubinrot ist am flüchtigsten, und es bedarf einer ungemein grossen Erfahrung, um es in voller Schönheit herauszubringen. Seinen brillanten, schimmernden Lüster treffen wir nur auf echten Dschaipurarbeiten. Die Verwendung des Emails ist eine überaus mannigfaltige. Alle besseren indischen Schmucksachen werden auf der Rückseite emailliert, gewöhnlich auch an den Seiten und zwischen den an der Vorderseite befindlichen Steinen. Armringe mit ovalem Querschnitt werden innen und aussen mit gleicher Sorgfalt emailliert; Halsketten werden vielfach aus einzelnen, durch goldene Kettchen oder Bänder verbundenen, flachen Plättchen hergestellt, die dem Emailleur günstige Gelegenheit zur Entfaltung seiner Kunst bieten. Auch Rosenkränze und Uhrketten aus emaillierten Kugeln sind beliebt.

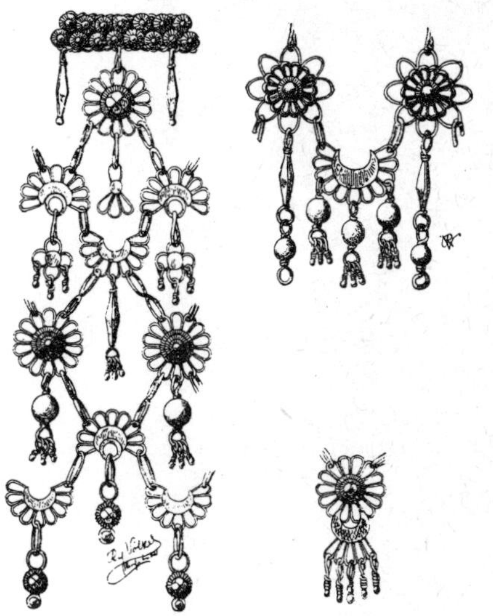

Abb. 170. **Systeme von Halsringen aus Birma.**
Nat. Gr. (k. k. Handelsmuseum in Wien.)

Der Augenschein zeigt, dass unfraglich die moderne Dschaipurarbeit einen geringeren künstlerischen Wert hat, als die alte. Das Flotte und Charakteristische, was die alten Arbeiten zeigen, ist ersetzt durch saubere Wiederholung persischer Blumen- und Geometriemuster, unter Hinzufügung winziger Blumen und Tiere. Ob die in Dschaipur bestehende Kunstgewerbeschule dies wird ändern können, muss die Zeit lehren. — Die beigegebenen Tafeln 116 und 117 zeigen Schmuck, wie er in Dschaipur gefertigt wird. Das Email spielt auf denselben eine sehr verschiedene Rolle. Bei einigen Stücken (z. B. Tafel **116.** 2, Tafel **117.** 5) tritt das Emailmuster deutlich hervor. Bei anderen (Tafel **116.** 8, Tafel **117.** 6) muss man sich den Grund zwischen den gefassten Verzierungen in Email ausgeführt denken. Endlich sind auf Tafel **116.** 1. 10 und auf Tafel **117.** 1—3 Beispiele von Arbeiten, wo das Email auf der Vorderseite nicht in Erscheinung tritt, die aber auf der Rückseite sorgfältig emailliert sind.

Ausser dem Dschaipuremail ist das Pertabgarhemail (Tafel **119.** 5), nach der gleichnamigen Stadt genannt, bemerkenswert. Die Technik ist folgende: Es werden flache Platten oder Medaillons in grüner Email- oder Glasmasse ausgeführt. In diese werden Figuren oder Ornamente in Gold eingelegt; weisse Folie mit Silberdeckung dient dazu, um dem Email den Lüstre zu geben, welcher dasselbe auszeichnet. Die so ausgeführten Plättchen werden dann zu Schmuck montiert. Entsprechende Arbeiten in blauem Email werden in Rutlam in Centralindien gefertigt.

In Abb. 170 ist Schmuck aus dem Indien benachbarten Reich Birma dargestellt, über den nichts Näheres bekannt ist.

6. Schmuck auf den ostasiatischen Inseln. (Tafel 124. 125.)

Dass es auch auf der ostasiatischen Inselwelt sehr geschickte Schmuckkünstler giebt, zeigen die auf Tafel 124 dargestellten Arbeiten, welche von Lombok, einer der kleinen Sundainseln, stammen. Sie wurden von den Holländern im Kriege 1895 erbeutet und sind aufbewahrt im Museum zu Amsterdam. Diese Schmuckstücke sind ungemein geschickt und zierlich aufgebaut und lassen einen starken Gegensatz zu den mehr auf dekorative Wirkung berechneten indischen nicht verkennen. Dagegen fehlt ihnen das Urwüchsige und Originelle derselben; die Technik scheint sich hauptsächlich auf Filigran und Steinfassung zu beschränken, wobei die letztere eine verhältnismässig grosse Rolle spielt. Schon dies müsste bei einer reinen Volkskunst auffallen. Erwägt man aber, dass die Steine grossenteils facettiert geschliffen sind, wie auch, dass die Fassungen vielfach einen ganz europäischen Eindruck machen, so wird man, bis die Ergebnisse genauerer Forschung vorliegen, annehmen müssen, dass wir es hier mit den Produkten einer stark mit europäischen Einzelheiten durchsetzten orientalischen Schmuckindustrie zu thun haben.

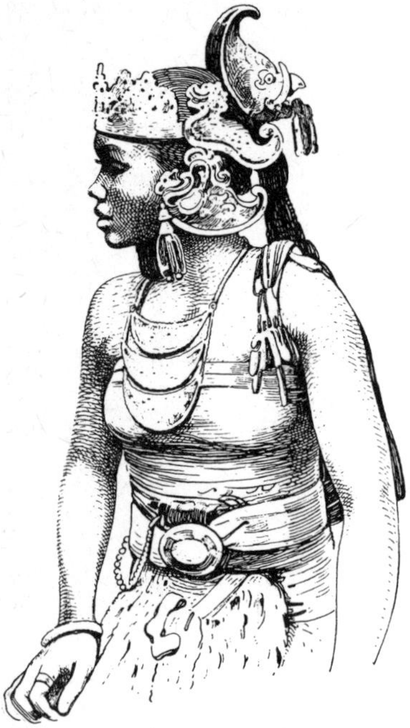

Abb. 171. **Schmucktracht auf Java.**

Von dem ebenfalls unter holländischer Herrschaft stehenden Volksstamm der Atschinesen auf der Insel Sumatra sind Schmuckarbeiten zu uns gelangt, die ein besonderes Interesse beanspruchen dürfen (Tafel 125). Die Komposition zeigt ein sehr einheitliches, stilistisch festes Gepräge, indem sie das Schmuckstück in der Regel aus grossflächigen Einzelteilen von lebhaft geschwungenen Linien sich zusammensetzen lässt, welche ihrerseits mit zierlichen Pflanzenranken dekoriert sind. Die Stücke sind aus Gold gearbeitet, welchem durch Beizen mit Pflanzensäften (Tamarindensaft) eine feurig rote, teilweise irisierende Farbe gegeben wird. Von diesem Grundton heben sich die feinen, grünblau und weiss emaillierten, mit Edelsteinen statt der Blüten besetzten Blattranken ungemein wirkungsvoll ab. — Näheres über die Entstehung und Herstellungsweise dieser hervorragenden Schmuckarbeiten ist leider nicht bekannt.

Dass auf dem benachbarten Java ein stilistisch nahe verwandter Schmuck getragen wird, zeigt Abb. 171.

7. Schmuck der orientalischen Mittelmeerländer. (Tafel 126—135.)

Welch gewichtige Kulturmission der Muhammedanismus im Osten zu erfüllen hatte, wird besonders klar bei der Betrachtung der Kunstgeschichte der ihm angehörigen Länder: Ueberall tritt mit seinem Siege die Kunstübung des betreffenden Volkes in ein neues Stadium und erlebt, sei es auf kürzere oder längere Zeit, eine Blüteperiode, einen Aufschwung, von dessen Früchten sie alle heute noch zehren. Wir dürfen hier freilich keinen europäischen Maassstab anlegen, wenn wir zu richtiger Würdigung dieser Kunstübung kommen wollen: Von Entwickelung in unserem Sinne ist hier nicht die Rede. Und doch wäre es falsch, diese der muhammedanischen

Volkskunst kurzerhand absprechen zu wollen. Sie hat nur etwas Passives an sich, sie lässt das Neue, das Fremde an sich herankommen und behält so viel davon, als sozusagen von selber hängen bleibt. So können Jahrhunderte dahingehen, ohne dass ein äusserlich sichtbarer Fortschritt sich markierte. So können wir andererseits die Erzeugnisse weiter Länderstrecken durchmustern, ohne durchgreifende nationale Unterschiede zu bemerken: Es ist, als ob die Gleichheit der Religion ihren Widerschein in der Kunst fände. Das alles gilt auch für den Schmuck: Wir können grosse Länderstrecken zusammenfassen, ohne fürchten zu müssen, dass irgend welche nationale Besonderheit dabei nicht zu ihrem Rechte komme; und in den meisten Fällen wird, soweit wenigstens unsere heutige Kenntnis reicht, die Entwickelungsgeschichte mit wenigen Worten abgethan sein.

Das uns nächstliegende grosse Gebiet muhammedanischen Volksschmuckes ist das der muslimischen Länder des Mittelmeerbeckens: Nordafrika, Arabien, Vorder- und Kleinasien, die heutige Türkei und die Balkanländer, die unter muhammedanischer Herrschaft standen oder noch stehen. Ueberall hier ist, heutzutage wenigstens, die Schmuckproduktion eine halbe Bauernindustrie: Bäuerliche Handwerker betreiben sie, als eine durch Generationen hindurch in den gleichen Familien überkommene und ererbte Tradition und Fertigkeit. Und das ist durchaus nichts Geringfügiges: Von der einfachen Aneinanderreihung durchbohrter Münzen angefangen, bis zum zierlichsten Filigran und der feinsten Ciselierung, ist darunter jede Technik vertreten; Niello und Zellenemail, Pasten aller Art, Prägen und Stanzen, Vergolden und Versilbern, Schmelzen und Legieren, — all das ist dem orientalischen Goldschmied völlig geläufig. Dabei arbeitet er aber in der primitivsten Weise, auf der Erde hockend vor einem mit Holzkohlen gefüllten Gebläseofen einfachster Konstruktion und hantierend mit Hämmern, Zangen und sonstigem Gerät von einer unserem verwöhnten Auge unbegreiflich rohen und plumpen Beschaffenheit. Andererseits haben sie aber vor unseren Goldschmieden so manche Begünstigung voraus. Schon der Umstand, dass ihre Kunst sich durch viele Geschlechter forterbt, lässt sie schon mit einem festen Schatz von Kenntnissen und Fähigkeiten beginnen. Dann giebt es für ihn keine Konkurrenz durch Fabriks- und Maschinenarbeit: Er kann Stück für Stück in der gleichen beschaulichen Art, als individuelle Leistung, anfertigen; und, da es keine Mode im Orient giebt, so kommt er mit den Formen, die er von seinem Vater gelernt, sein ganzes Leben hindurch aus und braucht niemals umzulernen. So hat er mit der manuellen Fertigkeit, die er von seinen Vorfahren ererbt, gleichzeitig einen Schatz altüberlieferter Formen übernommen, und er folgt in Stil und Technik hundert-, ja tausendjährigen Traditionen. So liefern diese einfachen Handwerker Stücke von staunenswerter technischer Vollendung und in einer Formensprache, die uns mitunter wie aus verschollenen Jahrhunderten stammend anmutet. — Für die Herstellungsweise dieses morgenländischen Schmuckes ist vor allem der Gesichtspunkt massgebend, dass es im allgemeinen echtes Material sein soll, dass es eine reiche, bunte, funkelnde Wirkung ausübt und dabei von bescheidenem Geldwerte sei. Denn der Muselman legt keineswegs viel Kapital an in seinem Schmuck: Er zahlt den Materialwert und einen kleinen Ueberschuss; für das, was wir unter Façon oder Arbeitswert verstehen, fehlt ihm das Verständnis. Es wird auch nur selten Gold, meistens Silber, vielfach mit Vergoldung, angewendet. Von Steinen vorwiegend der Granat, früher ungeschliffen, mit den natürlichen Krystallflächen, jetzt stets geschliffen; dazu kleine billige, unregelmässige Perlen. Glasflüsse werden ihrer glänzenden Farbenwirkung wegen entweder in der Form einfach kugeliger Perlen eingelegt oder in die aus Unterlage und Filigranmaschen gebildeten Zellen eingeschmolzen. An ihre Stelle treten auch wohl einfache Lackfarben. Das Filigran wird stets „unterlegt", also auf eine Unterlage von meist poliertem Edelmetallblech aufgelötet, welches dann glänzend zwischen dem Drahtwerk durchschimmert. Dieses ist entweder aus abgeplattetem, gekörnten, also eigentlichem Filigrandraht, oder aus solchem von rundem oder sternförmigem Querschnitt gearbeitet, und zwar oft beides an einem Stück vereinigt. — Die Muselmanin schmückt zunächst Hals und Brust, Handgelenk und Knöchel, zuletzt Ohr und Finger, Nase und Wange. Die vielen Gehänge und das Kettenwerk geben dem Geschmeide etwas Schmiegsames und Reiches. Ohr- und Fingerschmuck tritt zurück, Knöchelspangen, Nasen- und Wangenschmuck aus durchgesteckten Ringen, von denen aus wohl auch Ketten nach dem Haarputz hinauflaufen, findet man nur noch bei Nomaden, die überhaupt einen viel derberen, plumperen, urwüchsigeren Schmuck tragen, als die sesshaften Bauern, von denen sich wiederum die Bewohner der Städte durch grössere Zierlichkeit und Eleganz des Schmuckes auszeichnen. — Die Formen des Schmuckes der muhammedanischen Mittelmeerländer haben sich wohl zum grossen Teile aus Eigenem, aus der Besonderheit von Material und Technik entwickelt. Die Komposition lässt sich meist auf wirkungsvolle Aneinanderreihung an sich einfacher Einzelglieder, Münzen, Scheiben, Ringe und Ketten, zurückführen. Altüberlieferte Formen leben noch weiter, die Einwirkung der so hoch entwickelten persischen und besonders der indischen Schmuckkunst sind deutlich ersichtlich, ja sogar das ferne Ostasien, China und Japan haben von dem Ihrigen beigesteuert.

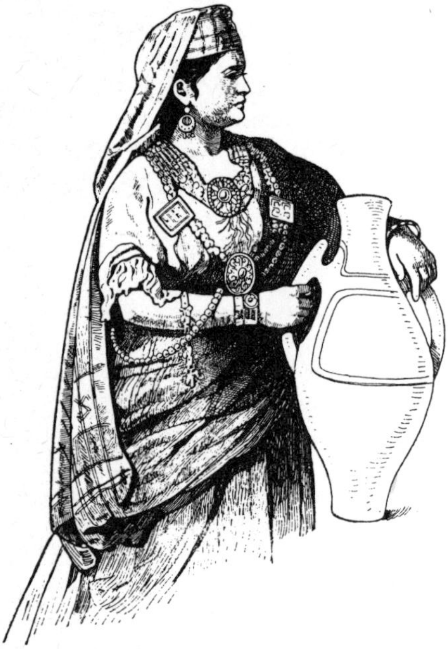

Abb. 172. **Kabylische Schmucktracht.**

Kabylischer Schmuck. (Tafel 126. 127.)

Unter den muhammedanischen Gebieten Nordafrikas fällt besonders die Kabylie durch ihren originellen Schmuck auf. Sein Charakter ist der einer ernsten, reichen Würde, der bedingt wird durch die strenge, äusserst klar und fein abgewogene Komposition, wie auch zum Teil durch das verwendete Material und die dadurch hervorgebrachte Farbenstimmung. Es wird meistens Silber verarbeitet oder eine Legierung von Blei und Zinn, welcher etwas Antimon die nötige Härte verleiht. Auch Glas und Bein wird verarbeitet. Besonders aber ist es, ausser wenigen Emailtönen, die reichliche Verwertung der Koralle, welche den eigenen Eindruck hervorruft. Die Koralle kommt im Mittelmeer, speziell an der afrikanischen Küste, häufig vor und die anwohnenden dunkelhäutigen Völker ziehen sie jedem Stein vor, da ihr matter Glanz einen glücklichen Uebergang bildet von dem Schimmer des Metalles zu der dunklen Haut. Die Kabylen geben den geschnittenen Korallen die Form von runden oder länglichen Perlen oder auch wohl von Halbmonden. Rohe Korallen werden in der Weise benutzt, dass man ihre kleinen Zweige, auf Fäden aufgereiht, zur Verbindung der Metallteile der Halsbänder und Ohrgehänge verwendet, mit denen sie regelmässig abwechseln (Tafel **127.** 3). Die so energisch wirkenden quadratischen Teilungen, wie sie der grosse Kopfschmuck Tafel **126.** 3 zeigt, sind aus starkem Messingdraht hergestellt, der mit rundköpfigen Nägeln vernietet wird. Die Reichhaltigkeit der kabylischen Schmucktracht zeigt Abb. 172. Die Originalität des kabylischen Schmuckes ist so schlagend, dass man, und wohl mit Recht, hierin die letzten Ausläufer altphönizischer, bezw. karthagischer Kunstweise vermutet, wenn auch die allgemeine Manier aus der Zeit der Herrschaft der Araber am Mittelmeer herstammt.

Arabischer und kleinasiatischer Schmuck. (Tafel 128—131.)

Der Schmuck der eigentlichen Araber, dieses merkwürdigen Volkes, das dereinst als einfaches, wenig kultiviertes Hirtenvolk, von religiöser Begeisterung getragen, ein ganzes Weltreich sich zusammeneroberte, um dann im Laufe der Zeit wieder zu gänzlicher politischer Bedeutungslosigkeit herabzusinken, ist nicht ganz leicht zu charakterisieren. Allein der Umstand, dass die arabische Kunstentwickelung in ihrem Stammlande, der Halbinsel Arabien, eigentlich immer stagniert und ihre Hauptrolle stets in eroberten oder auf friedlichem Wege besetzten Gebieten gespielt hat, macht einen klaren Einblick unmöglich. Tafel **129.** 1. 3 und Tafel **128.** 6. 8 stellen Schmuck aus Aden, an der Südspitze von Arabien, dar. Er macht den Eindruck von Nomadenschmuck, derb, massig, aber geschickt gearbeitet und nicht ohne glückliche Wirkung. Der arabische Volksschmuck im weiteren Sinne, den wir uns über Vorder- und Kleinasien, über Aegypten und das nördliche Afrika (Abb. 173, 176) verbreitet denken müssen, verwendet Korallen, Türkisen und dunkelblaues Email (seltener hellblaues oder karminrotes) als hauptsächlichste Schmuckmittel. Der strenge, würdige Stil, welcher die arabischen Schmucksachen im allgemeinen auszeichnet, tritt besonders wirkungsvoll hervor in den radialen Halsbändern mit den Gehängen, wie sie auf Tafel **128** unter No. 1. 3. 4. 5 dargestellt sind. Die radial gestellten Glieder sind auf Schnüre aufgereiht, die von einem rechteckigen, mit einem bogenförmigen Abschluss versehenen Mittelstück ausgehen. In Silberfiligran wird Tüchtiges geleistet (Tafel **129.** 2. 6); eine eigentümlich weiche, vielleicht indisch beeinflusste Formgebung zeigen einzelne Schmuckstücke (Tafel **129.** 4 und Tafel **130.** 9) mit den fisch- und palmblattähnlichen Anhängern. (Vergl. auch Abb. 174.) Die Fischform ist überhaupt, auch im vorder- und kleinasiatischen Schmuck, ein beliebtes Motiv als Anhänger, der zugleich als Parfümbehälter benutzbar ist (Tafel **130.** 2). Der hohle Körper ist sehr geschickt aus gegeneinander beweglichen Schuppenreihen zusammengesetzt, der abnehmbare Kopf vermittelst einer Kette am Körper befestigt.

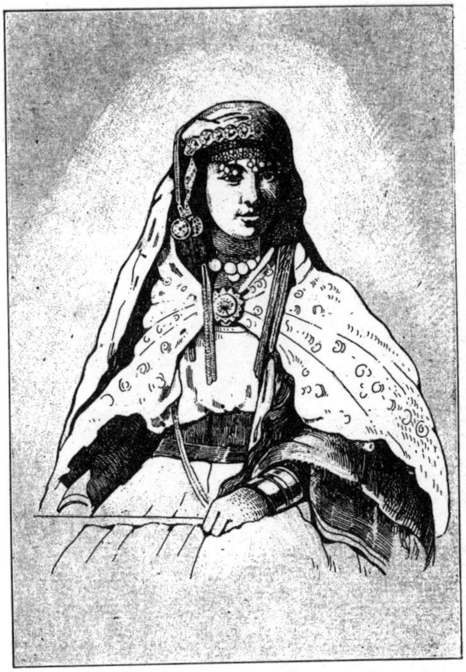

Abb. 173. **Algerierin.**

Die auf Tafel 130 und 131 abgebildeten Geschmeidestücke stammen grossenteils aus Damaskus, einige aus Kleinasien; sie einem bestimmten Volksstamm zuschreiben zu wollen, wäre zwecklos, dazu ist die Stilmischung zu gross. Sie zeigen jedenfalls einen reicheren und mehr zierlichen Charakter als der bisher besprochene kabylische und arabische Schmuck mit Ausnahme vielleicht der Stücke 3. 5 und 7 auf Tafel **131**, die jedenfalls echter Beduinen- oder Bauernschmuck sind. Der Steinschmuck spielt in neuerer Zeit eine grössere Rolle (Tafel **130.** 4. 7 und Tafel **131.** 6) — wahrscheinlich infolge abendländischer Beeinflussung.

Eine ganz sicher nachweisbare Nachahmung europäischer Muster aber liegt in den beiden Ohrgehängen Tafel **130.** 3 und 8 vor. Derartige Muster sind vor Jahren von Pforzheim aus importiert und in einheimischer Technik nachgeahmt worden. — Ein derartig gewaltsames Eindringen fremder unverstandener Formen, welches gegenwärtig überall beobachtet werden kann, muss natürlich viel zum Untergang der alten, individuell gefühlten Handarbeit beitragen.

Türkischer Schmuck. (Tafel 132—134.)

Im türkischen Schmuck lässt sich eine besondere Hinneigung zu lebhafter Bewegung und möglichst reicher Wirkung nicht verkennen. Ich möchte besonders auf den prächtigen Anhänger (Tafel **133.** 2) mit seiner originellen Komposition und den Brustschmuck (Tafel **132.** 2) aufmerksam

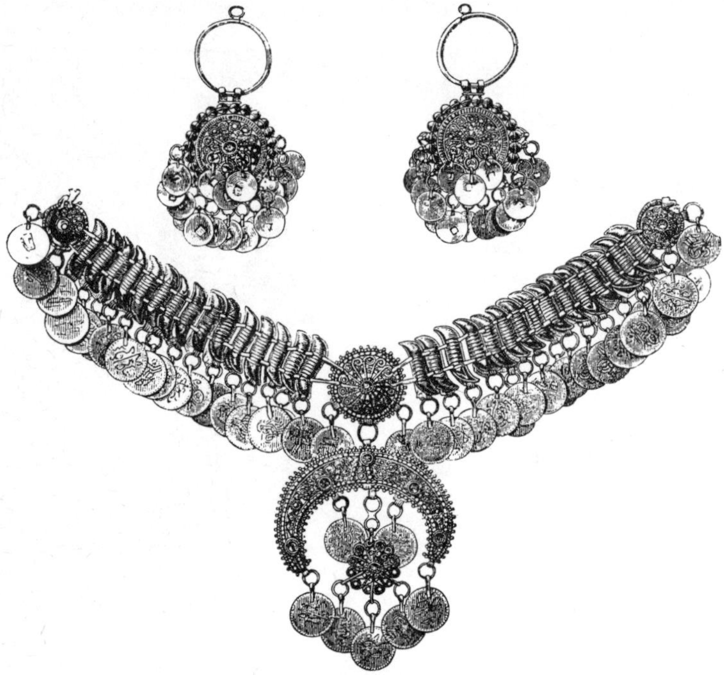

Abb. 174.
Aegyptischer Goldschmuck.

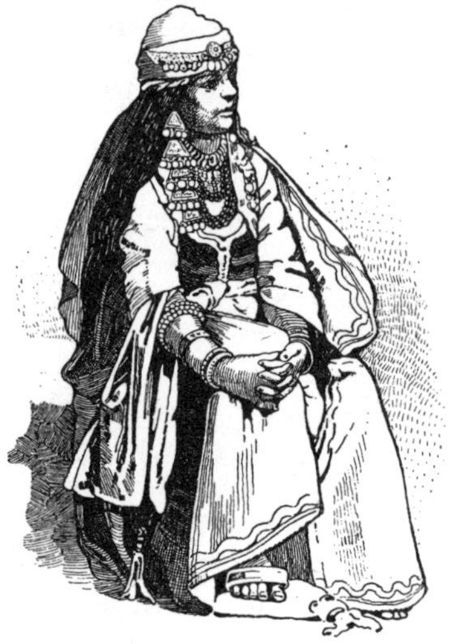

Abb. 175.
Schmucktracht aus Kleinasien.

machen. Wenngleich die Türken sonst in ihrem Schmuck wenig Selbständiges zeigen, und die Elemente, die wir bisher erkannten, auch hier wiederkehren — die Vorliebe für die Koralle (Tafel **133.** 1), das leise klirrende Ketten- und Hängewerk, die wirkungsvolle Aneinanderreihung gleicher Einzelglieder, Münzen u. s. w., so ist es dagegen von besonderem Interesse, zu sehen, wie stark die Türkenherrschaft auf die von ihnen dauernd oder zeitweilig besetzten europäischen Gebiete, ja noch weit hinein in die Nachbarländer, in Beziehung auf deren Volkskunst und Volksschmuck gewirkt hat.

Der gesamte griechische Volksschmuck (Tafel **132.** 1, Tafel **133.** 3) ist völlig orientalisch empfunden, keine, auch nicht die leiseste Spur mehr von etwaigen antiken Anklängen. Der prächtige Halsbrustschmuck auf Tafel 134, der aus Bulgarien stammt, ist ebenfalls, nach Gesamteindruck und jeder Einzelheit, morgenländisch. Aehnliche Beobachtungen lassen sich bis tief in die Donauländer hinein verfolgen, deren Schmuckproduktion ebenfalls überraschend starke orientalische Einflüsse zeigt (Abb. 176). — In neuerer Zeit beginnt in allen diesen muselmanischen Gebieten dem einheimischen Schmuck ein bedeutender Konkurrent zu erwachsen in billiger europäischer Fabrikschmuckware, deren Zierlichkeit und glänzender Aufputz neben dem frischen, aber derben und schlichten einheimischen Genre bestechend wirken. Nachdem schon seit geraumer Zeit sich vereinzelte Rokokoformen — wahrscheinlich durch in Konstantinopel eingewanderte französische Goldarbeiter — eingebürgert hatten, sucht man nun auch — wie schon erwähnt — moderne Muster in der überkommenen Technik nachzuahmen. Wenn dabei auch bemerkens-

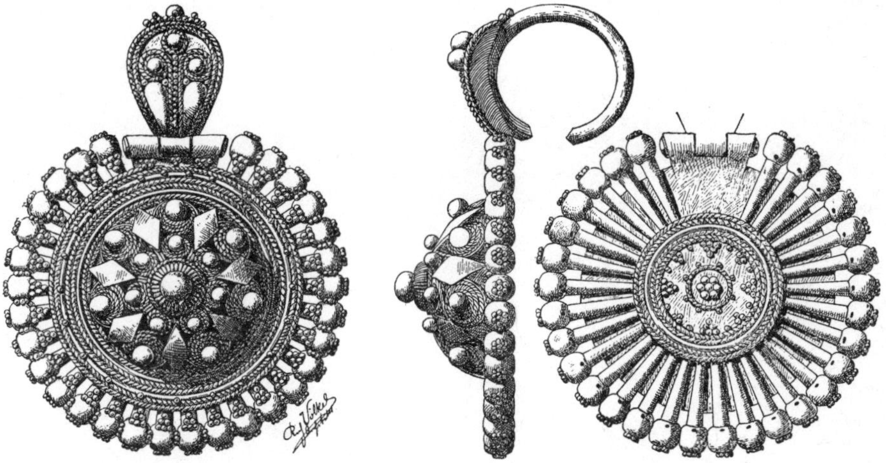

Abb. 176. **Ohrgehänge, Silber vergoldet, von der unteren Donau.**
Nat. Gr. (K. k. österr. Museum für Kunst und Industrie in Wien.)

wertes Geschick entwickelt wird, so ist doch vorauszusehen, dass, da auch von seiten der Landesregierungen nichts geschieht, der orientalische Volksschmuck des Mittelmeerbeckens in absehbarer Zeit verschwunden sein wird.

Persischer Schmuck. (Tafel 135.)

Ein ähnliches Schicksal wird wohl auch dem persischen Volksschmuck beschieden sein, der durch edle Eleganz und ornamentale Schönheit sich vor dem des übrigen Orientes auszeichnet. Er ist übrigens zur Zeit noch auffallend wenig bekannt. Was besonders an ihm interessiert, ist, dass er eine Art von geschichtlicher Entwickelung hat. — Persien ist als der Herd der muhammedanischen, ja der asiatischen Kunst überhaupt, anzusehen. Persische Künstler im Dienste der muslimischen Araber kamen bis Spanien und Frankreich, bis Delhi und Agra in Indien. Dieses, sowie Ostasien durch seine Kunst beeinflussend, entlehnte Persien andererseits manches aus Europa. So ist denn die gesamte muslimische Kunst als eine Umbildung der alten persischen, nicht als eine arabische, anzusehen. Auch die indisch-muhammedanische Kunstentwickelung ging von Persien aus. Dieses hat sich ein besonderes Verdienst um die Entwickelung der Goldschmiedetechnik erworben, wie denn seine Goldschmiede seit alter Zeit organisiert waren und teilweise in staatlichen Ateliers mit fester Anstellung arbeiteten. — Von den auf Tafel 135 dargestellten Schmuckgegenständen tragen die beiden, No. 4 und 6, einen mehr strengen arabischen Charakter. Das Kollier (Tafel **135.** 1) zeigt in den einzelnen Kettengliedern Formen, die an Rokokoornamentik erinnern. Der grosse Halsbrustschmuck (Tafel **135.** 3) (Guerdanlik) aus dem 16. Jahrhundert besteht aus ovalen edeln Achatsteinen, gefasst mit Griffen und Filigran; jeder der Steine trägt den Namen eines Imam. Dazu kommen noch Anhängsel aus kleineren Achatsteinen und Perlen. Das Ganze ist ein prächtiges Beispiel edelster persischer Schmuckkunst. Die Nadel (Tafel **135.** 5) ist in Filigran à jour ausgeführt und zwar in der Form einer indischen Palme; diese eigentümliche Ornamentform hat sich von Indien aus über einen grossen Teil von Asien verbreitet.

H. Der europäische Bauernschmuck.

(Tafel 136—150.)

Während im Orient sich fast die gesamte Schmuckproduktion als Volksindustrie kennzeichnet, ist diese in Europa nur ein Teil, nur eine Unterströmung sozusagen des Gesamtgebietes der Schmuckkunst. Eine Geschichte des europäischen Bauernschmuckes kann bei dem heutigen Stande der Kunstforschung nicht wohl geschrieben werden: Von dem Moment an, wo die Grabfunde der Völkerwanderungszeit zu versiegen anfangen, bis zum 16. Jahrhundert klafft eine Lücke. Ob in dieser Zeit ein selbständiger Bauernschmuck existiert hat, muss zwar bezweifelt werden; aber zunächst nur, weil kein solcher und keine Nachrichten über solchen sich erhalten haben. Was wir heute unter europäischem Bauernschmuck verstehen, kann nur einige Jahrhunderte zurückverfolgt werden. Der Umstand, dass er überall im Aussterben begriffen ist, lässt der Vermutung Raum, dass er im Kunstleben der europäischen Völker eine nur sporadische Erscheinung war.

---

1. Dalmatinischer Schmuck. (Tafel 136.)

Dalmatien, das alte Illyrien, ist seit der Völkerwanderung slawisiert; indessen darf man doch annehmen, dass ein guter Teil der ursprünglichen Bevölkerung sich noch erhalten hat. Seine wichtigste Kulturperiode spielte im Mittelalter unter der Herrschaft der Venezianer. Das stilistische Gefühl in dem, was der dalmatische Bauer sich selbst an Zierat schafft, ist ein sehr ausgeprägtes. Besonders finden wir unter dem landesüblichen Geschmeide zahlreich kräftigderben Filigranschmuck, der von einer wirklich imponierenden Handfertigkeit zeugt. Von glücklicher Wirkung sind die Haarnadeln (Tafel **136.** 1) der Frauen in den Sette Castelli (zwischen Spalato und Traú), die in sehr zierlicher und doch kräftiger Arbeit Blumen und Knospen darstellen. Diese sind an Spiraldrähten befestigt und schwanken daher bei jedem Tritt der Trägerin federnd auf und nieder. Vereinzelt sieht man auch broschenähnliche Zierstücke, bei denen die Filigranzeichnung auf vergoldetes Blech aufgelötet ist. Aeusserst beliebt ist bei allen diesen Arbeiten das Aufsetzen kleiner Kügelchen. Sind diese aus Gold, so stellt man sie durch Schmelzen von kleinen, in Kohlenstaub eingebetteten Goldschnipfeln dar; sind sie aus Kupfer, so lässt man das geschmolzene Metall in möglichst dünnem Strahl in heisses Wasser laufen oder durch Reisig niedertropfen, und hält das Gefäss bis zum Erkalten in rotierender Bewegung. Sehr altertümlich erscheinen die zum weiblichen Schmuck gehörigen, von einem Ohr zum andern reichenden und auf die Brust niederhängenden Geschmeide (Tafel **136.** 7), deren Endstücke hin und wieder an venezianisch-gotische Formen, wie auch die übrigens selten gebräuchlichen Mantelschliessen (Tafel **136.** 3) erinnern. Auffallend viel Schmuck, besonders Halsketten, aus grossen goldenen oder vergoldeten Kugeln bestehend, sieht man bei den Weibern von Canoli und Breno, zwei Landstriche, die zum Gebiete der ehemaligen Republik Ragusa gehörten und unweit des alten Epidaurus (Ragusa vecchia) liegen; die Volkstradition bezeichnet diese Leute als Abkömmlinge griechischer Kolonisten. Es hängt oft ein gut Teil des Vermögens in Form von Schmucksachen am Gewande der Weiber.

---

2. Ruthenischer Bauernschmuck (Huzulen). (Tafel 137. 138.)

Die Huzulen, zu dem grösseren Volke der Ruthenen gehörig, bewohnen den nördlichen Abhang der Karpathen. Sie benutzen als ausschliessliches Material zur Herstellung ihres Geschmeides das Messing (neuerdings erst kommt auch das Pakfong in Gebrauch) und als Herstellungstechnik ausschliesslich Guss mit derber Ciselierung und ebensolcher Drahtarbeit. Da die Hauptfarbe ihrer Volkstracht Rot ist, so ergiebt dieser Messingschmuck einen angenehmen Effekt, indem dessen grünliches Gelb besser dazu steht, als etwa die Gold- oder Silberfarbe. Die Huzulen schätzen die Gelbgiesserei sehr hoch und kultivieren sie sorgfältig. Die Herstellungsweise des Huzulenschmuckes ist folgende: Ueber ein aus Holz oder Metall hergestelltes Modell wird eine aus Lehm und Kohle verfertigte Form gemacht und gebrannt; diese wird mit einem zweiten Lehmmantel umgeben, der ebenfalls gebrannt wird. Nunmehr wird das geschmolzene Messing eingegossen, worauf eine eingehende Ueberarbeitung folgt. Die rauhen Flächen und Ansätze werden glatt gefeilt, Löcher gebohrt, das Ganze nachciseliert, die etwa erforderlichen Vertiefungen eingemeisselt, kurz, das Ganze erhält erst dadurch ein vollkommenes Aussehen. — Diese Modelle gelten als beneidenswerter Besitz, die einer vom andern entleiht; deshalb findet man in dem ganzen Huzulengebiet eine grosse Gleichheit der Formen. Viele der Modelle stammen aus alter Zeit, wie denn überhaupt diese ganze primitive Gusstechnik jedenfalls in diesem abgelegenen Landstriche seit langem sich erhalten hat. Was den Stil dieser Bauernarbeiten betrifft, so kann man vielfach vergröberte und verwischte Reminiscenzen an die byzantinische Kunstweise erkennen, während anderes, wie z. B. die Christusfigur (Tafel **138.** 9), jedenfalls einer späteren Epoche zuzuschreiben ist. — Die Frauen der Huzulen tragen Kreuze, Halsbänder mit Ketten, Ohrgehänge, auf der Stirn aber an Feiertagen ein Stirnband aus Messingblech mit vielen klappernden Anhängseln (Tafel **137.** 2). Die Enden der Halsbänder werden gewöhnlich mit einer Messingschnalle zusammengehalten. Ringe bilden einen wichtigen und unentbehrlichen Teil des Schmuckes für beide Geschlechter. Man unterscheidet Reif- oder Trauringe ohne Aufsatz und Zierringe mit einem Aufsatz aus Messing, aber stets ohne Stein. — Bemerkenswert ist die mannigfaltige und geschickte Ausbildung der Kreuze, besonders desjenigen auf Tafel **138.** 7, bei dem die zwischen den Kreuzarmen leer gelassenen Zwischenräume einen regelmässigen, achteckigen Stern bilden. Einzelne von den Ohrgehängen (Tafel **137.** 12. 14) weisen Formen auf, die an Schliemannsche Schmuckfunde aus Troja erinnern. — Die Volkskunst der Huzulen ist übrigens ihrem Untergang nahe und die Zahl der Gelbgiesser nimmt stetig ab.

---

3. Schmuck der bretonischen Bauern. (Tafel 139.)

Die bretoner Bauern haben in Sitte und Tracht noch sehr viele uralte Gewohnheiten bewahrt. Ihr Schmuck ist davon ein deutliches Abbild. Das schlichte Kreuz aus Gold oder Silber (Tafel **139.** 3. 8. 11), die Nadeln mit roten oder blauen Quasten (Tafel **139.** 2. 4. 7. 9. 10. 12), aus der alten Fibel entstanden, und endlich ein kleiner Ring (Tafel **139.** 6) ist alles, was die Bretagnerin an Schmuck trägt. Als Verzierung wird hauptsächlich die Gravierung verwendet, als weiterer Ausputz dient allerlei Zierwerk aus Glasperlen, Wollquasten und Messingdraht. Die Aehnlichkeit zwischen antiken, auf dem Boden der Bretagne gefundenen Fibeln mit den heute noch gebräuchlichen Nadeln und Hemdagraffen zeigt deutlich die Beständigkeit der Formen in diesen abgelegenen Gegenden.

---

4. Italienischer Bauernschmuck. (Tafel 140. 141.)

Die bäuerliche Kunstübung Italiens wird neben den unermesslichen Kunstschätzen, welche dem Land aus der Zeit der Antike und der Renaissance verblieben sind, nicht sehr beachtet. Es ist daher als ein Glück zu betrachten, dass einer der hervorragendsten und kenntnisreichsten Goldschmiede der Neuzeit, Castellani, sich der Mühe unterzogen hat, den Volksschmuck Italiens nach seinem heutigen Bestande in seinen charakteristischsten Erzeugnissen zu sammeln und zu sichten. Auf Tafel 140. 141 sind eine Anzahl Schmuckstücke aus dieser Sammlung Castellanis zusammengestellt.

Italien zerfällt seit altersher in eine grosse Anzahl von einzelnen Landschaften, die sich heute noch, wie früher, nach Sitte und Tracht streng scheiden. Sowohl die langgestreckte Gestalt der Halbinsel, als politische und geographische Hindernisse, wie auch endlich ein unüberwindlicher „Kantönligeist“ bringen es mit sich, dass z. B. der Fest- und Frauenputz in Fraskati, Genzano und Albano, drei Städte, die man an einem Vormittage besuchen kann, grössere Unterschiede aufweist, als dies in andern Ländern bei zwei verschiedenen Provinzen der Fall ist. Wie vieles aus grauer Vorzeit sich hier noch erhalten hat, geht daraus hervor, dass Castellani bei Gelegenheit von Versuchen und Studien, die er machte, um die Technik der alten Etrusker zu ergründen, entdeckte, dass in Umbrien, einer ganz besonders abgeschlossenen Gegend, heute noch Goldschmiede leben, welche dieselbe in einer aller Wahrscheinlichkeit nach ziemlich genau entsprechenden Weise ausübten und im stande waren, ihn dieselbe zu lehren.

In dem heutigen italienischen Bauernschmuck sind unleugbare Anklänge an die alten griechischen und römisch-etruskischen Schmuckarbeiten erhalten; solche treten deutlich in den beiden Ohrgehängen (Tafel **141.** 3 und 5) hervor. — Ohrgehänge werden überhaupt oft erstaunlich gross getragen; sie sind aber stets sehr dünn im Metall, so dass sie trotz ihrer Grösse nicht schwer ins Gewicht fallen. Häufig sind sie dicht mit Samenperlen besetzt (Tafel **140.** 2. 4). Der Schmuck von Sizilien und Sardinien zeigt, ausser den antiken, auch Formanklänge, die man als maurisch ansprechen muss, was bei der langen Besetzung durch die Sarazenen nicht zu verwundern ist (Tafel **140.** 6). Während sonst in Italien, wo der Kopf unbedeckt getragen wird, eine reiche Mannigfaltigkeit im Kopfschmuck herrscht, zwingt hier die glühende Sonne zur Verhüllung durch faltige Tücher, was natürlich die Anbringung von Schmuck gerade an dieser Stelle beeinträchtigen muss. Unter den Schmucksachen aus der Umgebung Roms sind die grossen Haarnadeln hervorzuheben, deren Schaft wohl auch gelegentlich als Waffe dient. Sie sind meistens mit naturalistisch gearbeiteten Blumen bekrönt. Solche, die ausserdem noch mit Weizenähren (Tafel **141.** 4) geschmückt sind, dürfen, einer sinnigen Volkssitte gemäss, nur von stillenden Müttern getragen werden. Ein äusserst pittoresker Kopfschmuck ist in der Lombardei üblich; er besteht aus 12—30 silbernen Nadeln, die radial in der Frisur des Hinterkopfes getragen werden; darunter steckt wagrecht eine starke Silbernadel, die in zwei eiförmige Endigungen ausläuft. — Der Schmuck in Toskana und den nördlichen Provinzen zeigt eine reichere und derbere Gestaltung, die sich namentlich durch die verschwenderische Verwendung von Perlen und Granaten auszeichnet (Tafel **140.** 1. 3. 5. 9).

---

5. **Portugiesischer Volksschmuck.** (Tafel 142. 143.)

In Portugal existierte bis vor kurzem noch ein wirklicher Volksschmuck, indem nicht nur die ländliche Bevölkerung, sondern auch die Frauen der besseren und — für besondere Gelegenheiten wenigstens — der höchsten Stände sich der gleichen Schmuckgegenstände bedienten.

Stilistisch fällt an diesem portugiesischen Schmuck der rein orientalische Charakter der Formen auf, der jedenfalls als ein Erbteil der jahrhundertelangen maurischen Herrschaft zu betrachten ist. Die seit den ältesten Zeiten auf der Halbinsel (im Tajo und Duero) betriebene Goldwäscherei, die Silberminen des Landes haben jedenfalls fördernd eingewirkt auf die Entwickelung des Schmuckluxus, den die Portugiesinnen mit Vorliebe pflegen. Steine werden fast gar keine verwendet, dagegen ist die Bevölkerung gewöhnt, möglichst reines Edelmetall, Silber oder Gold, zu verlangen. Da trotzdem die Kostspieligkeit des Schmuckes nicht allzu gross sein darf, so sehen wir auch hier, wie bei den meisten bäuerlichen Schmuckspezialitäten, die Stücke fast ganz aus Blech und Filigrandraht ausgeführt, da diese Herstellungsweise ein verhältnismässig brillantes und voluminöses Aussehen bei geringem Materialverbrauch ermöglicht. Auch die merkwürdigen rosettenartigen Bildungen aus Filigrandraht, welche wie eine ausgebreitete Artischoke aussehen (Tafel **143.** 2. 4), verdanken ihre Entstehung jedenfalls dem gleichen Bestreben. In einem eigentümlichen Gegensatze zu dem schon erwähnten orientalisierenden Formcharakter dieser Arbeiten stehen die oft vorkommenden Anhängekreuze (Tafel **142.** 2. 5). Ausser diesen sind Medaillons, sowie stern-, herz- oder halbmondförmige Einzelteile beliebt. Eine weitere originelle Besonderheit dieser Schmuckstücke sind die innerhalb ihrer Fläche befindlichen Durchbrüche, die mit beweglichen Anhängseln ausgefüllt, bezw. verziert sind, wobei die Umrissformen beider sich entweder entsprechen (Tafel **142.** 8, Tafel **143.** 10) oder frei und verschieden gebildet sind (Tafel **142.** 4, Tafel **143.** 1). Direkte Einwirkungen der verschiedenen europäischen Stilarten sind nur äusserst wenige zu entdecken (Tafel **142.** 6, Tafel **143.** 9). Noch sei erwähnt, dass der portugiesische Schmuck hauptsächlich in Lissabon und Porto fabriziert wird.

Im nationalen Frauenkostüm spielen Ohrgehänge und Halsketten eine hervorragende Rolle; beide werden ungewöhnlich gross und auch lang getragen, so dass die Ohrgehänge oft die Schulter und die Halsketten mit ihren Kreuzen und Anhängern oft den Gürtel erreichen. Auf die Kleider aufgehefteter Besatzschmuck scheint nicht vorzukommen.

---

6. **Holländischer Volksschmuck.** (Tafel 144. 145.)

Eine der merkwürdigsten Erscheinungen auf dem Gebiete des Schmuckes überhaupt ist der holländische Volksschmuck. Nirgends sonstwo auf der Welt schmücken sich die Frauen in so eigenartiger Weise wie in Holland, nirgends anderswo halten sie so zäh an dem überkommenen Schmuck fest.

Die filigranierten Arbeiten erinnern in Geschmack und Ausführung unwillkürlich an den eben besprochenen portugiesischen Schmuck; man kann annehmen, dass dies mit der Einwanderung der vielen portugiesischen Juden zusammenhängt, die ja jetzt noch zahlreich, namentlich in Amsterdam, als Goldschmiede und Diamantenschleifer leben. Fügen wir noch hinzu, dass, so viel bekannt, kein Stück über das 16. Jahrhundert zurückdatiert werden kann, dass aber um diese Zeit in dem benachbarten und stammverwandten Ostfriesland ein noch reicherer Metallschmuck von derberem, aber sonst verwandtem Charakter üblich war, so ist alles gesagt, was zur Zeit über etwaige Abstammung und Entstehung des holländischen Schmuckes gesagt werden kann. Der Kopfschmuck variiert in Holland je nach der Provinz, so dass er als Erkennungszeichen gelten kann. In Nordholland sind die Kopfbleche rechteckig und flach. In Groningen laufen sie in eine Art Blume oder Blumenvase aus; in Oberyssel jedoch in konische Spiralen, die man auch in Zeeland, an den Ufern des Zuydersees, findet. Im äussersten Norden und in den südlichen Teilen des Landes haben die Kopfbleche eine fahnenförmige Gestalt. Andere, aus zwei Teilen bestehend, decken helmartig den Hinterkopf; damit verbunden ist ein Metallband über die Stirn, welches zugleich ein Tuch oder einen Schleier festhält. In Nordholland werden auch die sogen. voorhoofden viel getragen, goldene oder silberne, dünne, um den Kopf gebogene Bänder. Ein besonderes Schmuckstück ist wieder die sogen. Aehre oder hoofdnaald, die schräg über die Stirn, von links nach rechts bei Frauen, umgekehrt bei ledigen, getragen wird. Die Nordholländerin trägt diesen Schmuck auch doppelt, so dass die Spitzen über der Stirn sich berühren und ein graziöses Diadem bilden. Die Spiralen sind sehr verschieden gebildet und haben oft bewegliche Anhänger (Abb. 177). Sie sind am grössten in Dordrecht und Umgebung. Unzertrennlich von diesem ganzen Kopfschmuck sind noch die sehr verschiedenartig ausgebildeten Nadeln. — Die meisten Frauen besitzen zwei Schmuckgarnituren, eine in Silber für die Woche, eine in Gold für den Sonntag. — Auch das Halsband aus Korallenperlen wird sehr viel getragen und hat gewöhnlich eine Schliesse aus Gold. Ebenso sind für den Anzug der Männer grosse silberne Knöpfe und breite Gürtelplatten ganz allgemein üblich.

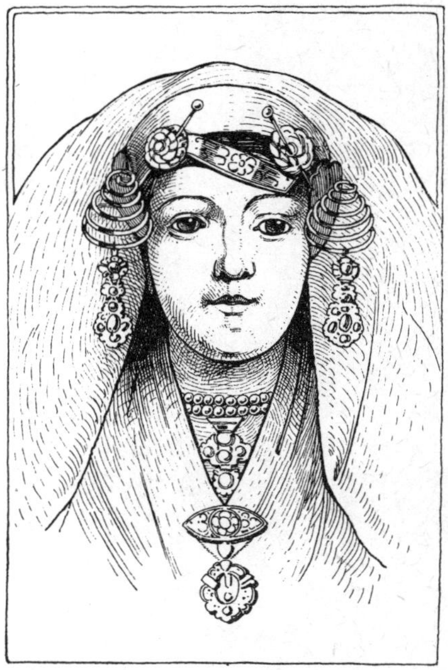

Abb. 177.
Holländischer Frauenschmuck.

7. Deutscher Bauernschmuck.
(Tafel 146. 147. 148.)

Unser deutscher Bauernschmuck ist in den letzten Jahren erst eingehend gewürdigt und gesammelt worden. Seine äusserst charaktervollen Werke, die dekorativ so wirksame Art seiner Anwendung rechtfertigen dies in hohem Grade. Auch von ihm gilt, was in den vorstehenden Ausführungen schon wiederholt gesagt wurde: Es ist ein Irrtum, zu glauben, dass er uralt sei: Es wird sich schwerlich ein Stück finden, das über die Mitte des 16. Jahrhunderts zurückdatiert werden könnte. Der Hauptsache nach hat er sich erst im 17. und 18. Jahrhundert entwickelt, sehr viele Besonderheiten desselben gehören auch dem 19. Jahrhundert an. — Die ganze Kultur des Mittelalters hatte einen internationalen Charakter, weshalb sich auch der Schmuck in den verschiedenen Ländern der Christenheit im allgemeinen gleichmässig entwickelte. Erst als Deutschland sich im Verlauf der neueren Geschichte in hunderte von kleinen Territorien auflöste, entstanden die vereinzelten Volkstrachten und in deren Gefolge der Bauernschmuck. Bei der Ausdehnung des Reiches und der Schwerfälligkeit des Verkehres konnten Kunstströmungen nicht überall zu gleicher Zeit durchdringen: Daher kommt es, dass unser Bauernschmuck zwar wohl die Einflüsse der verschiedenen Stilperioden spüren lässt, aber stets um eine mehr oder minder ausgedehnte Zeit verspätet, und in einer derben, wenn ich so sagen darf, rustifizierten Weise aufgenommen und angewendet.

Das Material unseres Bauernschmuckes ist meistens Silber mit teilweiser, jedoch selten angewendeter Vergoldung, das mit Granaten, Perlen und Glasflüssen geziert wird. Die Technik ist naturgemäss einfach; der Hauptsache nach Drahtarbeit, auf Blechunterlage oder à jour; reichere Darstellungen pflegen gegossen zu werden. Oft finden sich uralte symbolische Darstellungen, z. B. die paarweise einander zugekehrten Vögel (Tafel **148.** 2. 3. 4. 5. 7) oder heraldische Bilder (Tafel **146.** 3). Die Herstellung ist stets Sache einheimischer, bäuerlicher, bezw. kleinstädtischer Goldschmiede und wird teilweise, wenngleich sehr vereinzelt und eingeschränkt, heute noch betrieben.

Die reichste Schmucktracht, die allerdings heutzutage völlig verschwunden ist, ist auf deutschem Boden jedenfalls die im 15. und 16. Jahrhundert bei den Ostfriesen, die auf der deutschen Nordseeküste wohnen, üblich gewesene. Dort musste selbst die ärmste Frau, wenigstens an Festtagen, ihren Schmuck haben; die vornehmeren aber erschienen alsdann in Schmuck förmlich gepanzert (Abb. 178), so dass ihr Kleid buchstäblich, ohne angezogen zu sein, aufrecht stehen bleiben konnte. Man hatte zwei Arten von Kleiderschmuck, die man Scherssoen und Esschart nannte; die erste bestand aus Längsstreifen über das Kleid hinab, die zweite aus einem Brustgeschmeide. Die Streifen des Scherssoen waren aus runden oder viereckigen Platten aus vergoldetem Silber zusammengesetzt. Sie pflegten vom Gürtel bis zum Kleidersaum herabzugehen. Der Oberkörper erhielt eigene Streifen, die wie Hosenträger über Brust, Schulter und Rücken lagen. Auf jeder Schulter sassen ein oder zwei kugelige Knöpfe; selbst die Aermel erhielten ihren streifigen Metallschmuck und am Handgelenk je einen Ring, den man Wylster nannte. Der Brustschmuck bestand aus grossen Rundscheiben und Ketten. Das Kopfgeschmeide setzte sich aus einem halbmondförmigen, aus rhomboidischen Gliedern zusammengesetzten Diadem (Pael), an dessen Stelle wohl auch ein zierlicher Reif (Zeppel) trat, und metallenen Eicheln zusammen, die man in den Zopf einflocht. Den Abschluss des Zopfes nach unten bildete das „Stukelband“, ein äusserst zierlich gebildetes Gehänge. Ohrringe und Gehänge wurden teils in den Ohren, teils am Diadem getragen. Der Gürtel war meist mit Metallgliedern besetzt und über den Halsrand des Oberkleides schaute die Hemdfibel hervor. Damit nicht genug, sehen wir den Schmuck noch häufig durch kleine Schellen vermehrt, die an Schnüren zwischen den Streifen des Scherssoen herabhängen, an jeder Schnur zwei. Unzweifelhaft ist dies der Dupfing, der Schellengürtel des Mittelalters, der in der übrigen Welt schon um die Mitte des 15. Jahrhunderts wieder verschwunden, hier sich durch die grosse Schmuckliebe der Friesen ins 16. Jahrhundert hinüber gerettet hat. Dieser überreichen weiblichen Schmucktracht gegenüber erschienen die Männer bescheiden. Immerhin war der Rand ihrer kapuzenförmigen Kopfbedeckung reich mit blattartig ausgeschnittenen Silberplättchen besetzt und der Gürtel meist ganz mit Metall beschlagen. Ueberdies trug der Rock, der an den Hüften beiderseits aufgeschlitzt war, je zwei Reihen von ovalen, silbervergoldeten Knöpfen in Schalen- oder Muschelform. Jedes Paar solcher Knöpfe wurde mit einer Spange zusammengehalten. Nimmt man noch dazu, dass die National-

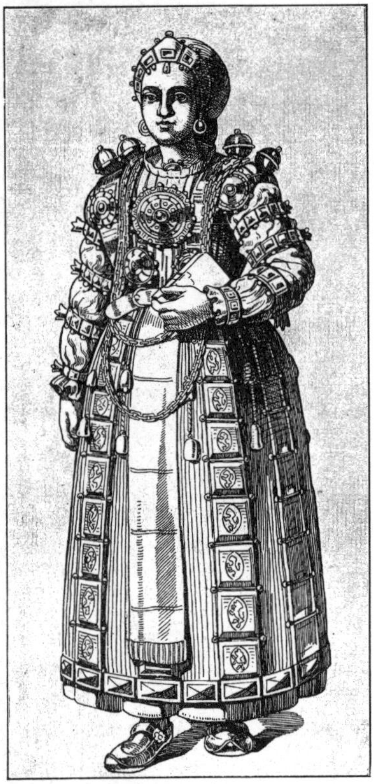

Abb. 178. **Friesische Schmucktracht.**

tracht, wenigstens des weiblichen Teiles der friesischen Bevölkerung, fast durchweg aus roten Stoffen bestand, so ergiebt sich ein Bild von phantastischer Originalität.

Nirgends in Deutschland hat der Bauernschmuck eine solche künstlerische Eigenart entfaltet, als in den Marschen der Niederelbe, speziell in den Vierlanden bei Hamburg. Das wesentliche Stück des Frauenschmuckes ist hier die Hemdspange und die Brustkette. Erstere (Tafel **148.** 9. 10. 11 u. Abb. 179, 180) hat die Form eines runden, flach gewölbten Schildes mit einer runden Mittelöffnung, an deren Rande der bewegliche Dorn sitzt. Sie wird am Halsschluss des Hemdes getragen. Die Brustkette (Tafel **148.** 2. 4. 5. 7) dient dazu, die weit ausgeschnittene Oberjacke der Frauen zusammenzuhalten. Sie ist aus zwei oder drei durchbrochen gegossenen und cise-

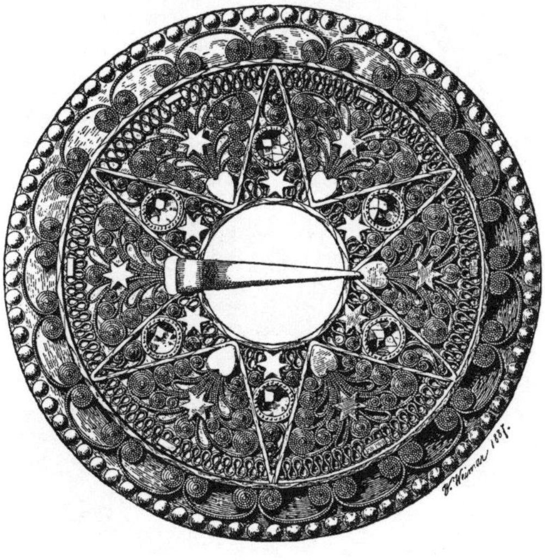

Abb. 179. **Vierländer Spange vom Jahre 1834.**
Natürliche Grösse.

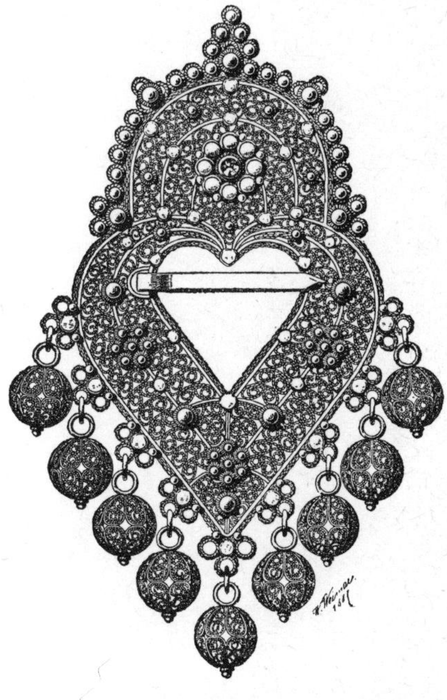

Abb. 180. **Silberne vergoldete Hemdspange mit Granaten und türkisblauen Glasperlen.**
Aus dem Alten Lande, Mitte des 19. Jahrhunderts.

Aus dem Museum für Kunst und Gewerbe in Hamburg.

lierten Zierstücken zusammengesetzt, die durch eine Anzahl dicker silberner Kettchen untereinander verbunden sind. Ausserdem werden sehr zierliche Knöpfe von Drahtwerk (Tafel **148.** 1. 6. 8) von Männern, wie von Frauen getragen. An Stelle der jetzt gebräuchlichen glatten Trauringe trug man früher solche mit verschlungenen Händen, die ein Herz fassen u. a. m.

Auch im Altenlande, der Kremper- und der Wilstermarsch, ist ein prächtiger Bauernschmuck zu Hause*). —

Das auffallendste und originellste Stück der bäuerlichen Schmucktracht ist jedenfalls die Miederverschnürung, wie sie in Gebirgsgegenden heimisch ist: In Bayern hauptsächlich (Abb. 181),

*) Eine Sammlung von Originalen im Hamburger Museum für Kunst und Gewerbe und im Pforzheimer Kunstgewerbemuseum.

in Salzburg, Oberösterreich und in einigen Schweizer Kantonen (Abb. 182). Es ist dies eine kreuzweise Verschnürung der vorderen Miederhälfte mit silbernen Ketten, die noch durch den hinzugefügten Besatz mit Schmuckknöpfen, durch Behang mit Münzen und Blechen, sowie durch die schräg hineingesteckten Miederstifte (Tafel **146.** 1—7) ein ganz besonders reiches Aussehen erhält. Dazu kommen dann noch vielreihige Halsketten mit grossen Filigranschliessen. In Tirol gehören Gürtel aus Silbergliedern mit sehr reichem angehängten Besteck zur Schmucktracht, während sich Westfalen (Tafel 147) durch einen ebenso reich wie zierlich wirkenden Bauernschmuck auszeichnet, der besonders durch reichliche Verwendung von Steinen und Perlen auffällt; die beiden Halsketten (Tafel **147.** 1. 2) sind auf einer Unterlage von Flor befestigt.

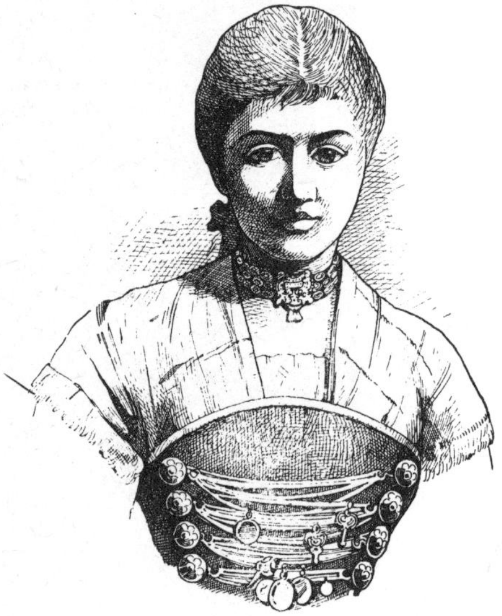

Abb. 181. **Bayrische Volkstracht.**

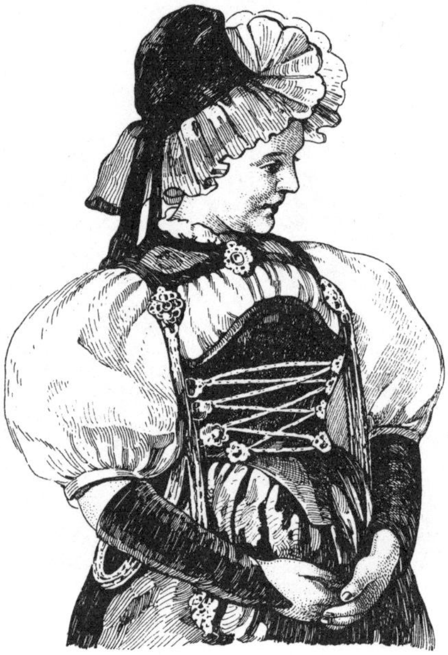

Abb. 182. **Bernerin.**

Das unaufhaltsame Dahinschwinden unseres deutschen Bauernschmuckes ist eine bedauerliche, aber nicht mehr zu ändernde Thatsache. Die Hauptursache dazu liegt in dem Aufkommen unserer Schmuckindustrie, welche um geringeres Geld viel bestechendere Ware zu liefern vermag, als der bäuerliche Goldschmied. Dass der Begriff des Bauernschmuckes als solcher darum seine Geltung noch nicht verloren hat, zeigt ein Blick in das Warenlager eines modernen Bijouteriehandelshauses, welches gezwungen ist, Schmuckstücke zu führen in den Formen, wie sie etwa in den sechziger Jahren üblich waren, weil die Kundschaft gewisser abgelegener Bezirke mit bäuerlicher Bevölkerung davon nicht lassen will.

---

8. Bauernschmuck von Schweden und Norwegen. (Tafel 149. 150.)

Dieser Volksschmuck hat, im Vergleich zu anderem, ein verhältnismässig buntes und glänzendes Aussehen. Sein Material ist aber deswegen doch ziemlich geringwertig. Das Gold ist nur ein ganz dünnes Blättchen, das Silber meist minderwertig, die Arbeit meistens geprägt. Die Perlen sind aus geblasenem Glase und die Steine ebenfalls in den meisten Fällen durch Glasflüsse ersetzt. Was an echten Steinen zur Verwertung gelangt, beschränkt sich auf ge-

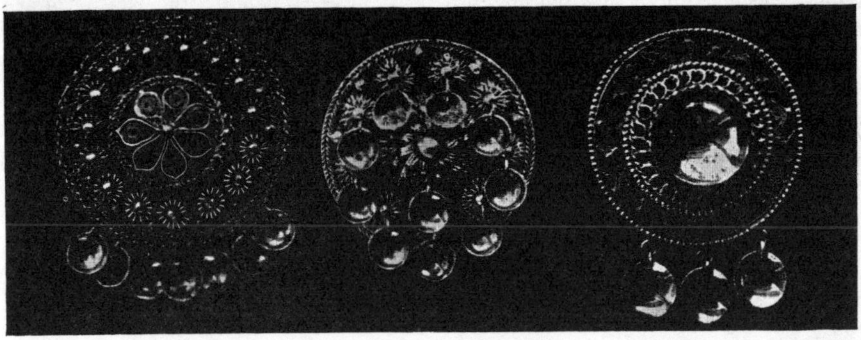

Abb. 183. **Filigranschmuck von J. Zarike in Gablonz.**
Unter Verwendung norwegischen Schmuckes aus dem Nordböhmischen Gewerbemuseum in Reichenberg.

schliffenen und polierten Bergkrystall, der in Lappland viel gefunden wird, und auf blasse Topase und Amethyste von ebenfalls einheimischer Herkunft. Was diesen Materialien an Feuer und Glanz abgeht, ersetzt die wohlthuende Harmonie, mit der sie zusammengefügt werden.

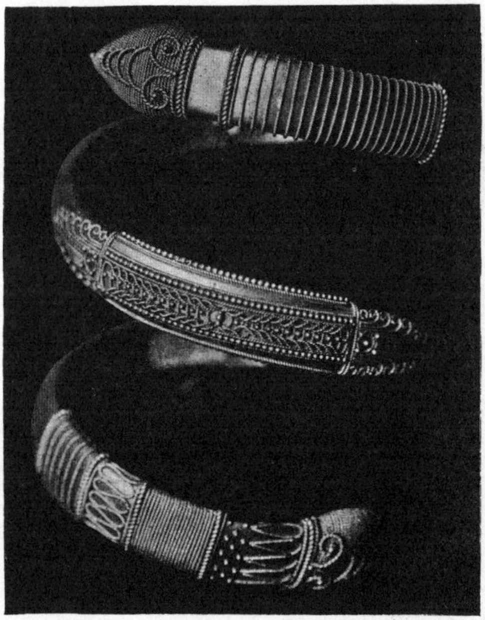

Abb. 184. **Dänisches Schlangenarmband.**
Original im Berliner Kunstgewerbemuseum.

Das am meisten verarbeitete Metall ist vergoldetes Silber oder Kupfer; Filigran ist eine häufige, jedoch keineswegs überwiegende Dekorationsweise. Die häufige Anwendung facettiert geschliffener Steine oder Glasflüsse ist für Volksschmuck etwas ungewöhnlich und giebt den Arbeiten ein reiches Aussehen. Ganz besonders originell wirkt der Gebrauch kleiner beweglicher Anhängsel, welche teils auf der Fläche, teils am Rande der Schmuckstücke angeordnet sind. Meistens haben sie die Gestalt von aufgetieften, kreisrunden Scheiben, die ein leises Klingeln und lebhaftes Lichterspiel verursachen. (Abb. 183.) Doch sind sie oft auch anders, als Glöckchen, Kreuze, Rhomben und dergleichen gestaltet. Diese kleinen Anhängsel sind im Volksschmuck, namentlich dem der südlichen Länder, weit verbreitet; die eben beschriebene Anwendung aber steht doch ziemlich vereinzelt da und ist wohl als speziell nordische Eigentümlichkeit zu betrachten. Ausserdem sei noch erwähnt, dass der Grund oft mit knopf- oder perlenartigen Verzierungen, die in bestimmten Mustern angeordnet sind, belebt wird (Tafel **149.** 2. 5. 8, Tafel **150.** 5. 8. 9). — Eine in strenger Filigrantechnik ausgeführte dänische Schmuckarbeit zeigt Abb. 184.

Ueber den Ursprung des skandinavischen Volksschmuckes sind mannigfaltige Hypothesen aufgestellt worden, von denen eine auf Byzanz hinweist, die andere nach Norden, auf die Stämme der Völkerwanderung. Weder das eine, noch das andere wird sich vermutlich nachweisen lassen; vielmehr werden wir, nach Analogie der Verhältnisse bei dem übrigen Volksschmuck, annehmen dürfen, dass zwar Einzelheiten von altersher übernommen, dass aber die ganze Gattung in ihrer heutigen Gestalt im Lande entstanden und von nicht übermässig hohem Alter ist.

Ausser den Halsketten wird der schwedisch-norwegische Schmuck fast ausschliesslich als Besatzschmuck auf dem Brustteil des Kleides oder am Gürtel getragen. Die rosettenartigen Scheiben (Tafel **149.** 6. 8) werden mit Vorliebe auf kreisrunde, gefältelte Stücke Stoff, meist von roter Farbe, aufgesetzt, wodurch sie einen beträchtlichen Umfang gewinnen.

J. Der Schmuck des 19. Jahrhunderts.

(Tafel 151—162.)

Der Schmuck des 19. Jahrhunderts bietet für die geschichtliche Darlegung einige Schwierigkeiten. Sein wichtigstes Merkmal ist einesteils das Fehlen eines festen künstlerischen Prinzips, andernteils das stete Suchen nach einem solchen. War schon im 18. Jahrhundert ein verhältnismässig rascher Stilwechsel zu verzeichnen, so wird dieser im 19. Jahrhundert in Permanenz erklärt. Dazu kamen noch die gewaltigen politischen Umwälzungen, welche den europäischen Kulturstaaten eine geregelte Kunstpflege erschwerten, das Freiwerden des Weltverkehrs, welcher die lokale Kunsttradition verwischte und störte und das Aufkommen einer fabrikmässig arbeitenden Schmuckindustrie, welche die bisher gewohnte beschauliche Art kunstgewerblichen Schaffens unter die Leitung des kaufmännischen Unternehmers brachte. Das alles drückt der Schmuckproduktion dieses Jahrhunderts den Charakter einer suchenden und lernenden Uebergangskunst auf, aus der herauszukommen ihr erst in den letzten Jahren zu gelingen scheint.

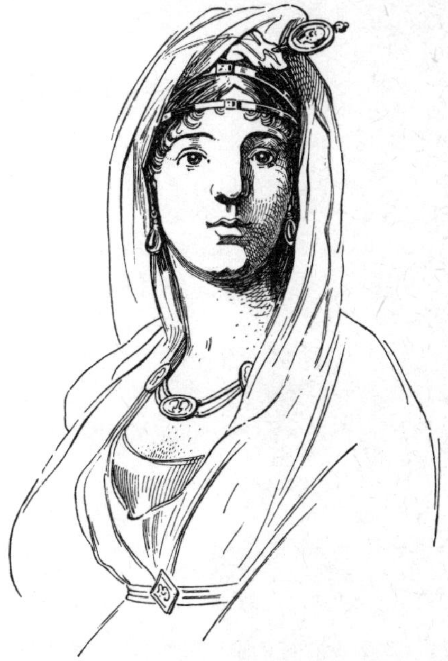

Abb. 185. **Schmucktracht des Empire.**

Die grosse französische Revolution hatte die feine, edle Entwickelung der Schmuckkunst der Louis XVI.-Periode wie mit einem Schlage abgeschnitten. Was unter der Herrschaft der Schreckensmänner an Schmuck getragen wurde, ist teils tendenziös, teils barbarisch. Wir finden kleine Guillotinen als Anhänger, dreifarbig emaillierte Kokarden als Broschen, und mit besonderer Vorliebe kleine Steinchen von der in Trümmern liegenden Bastille als Schmucksteine verwendet. Die Direktoirezeit, deren Damen sich in antiker Kleidung, oder, genauer ausgedrückt, in antiker Nichtbekleidung gefielen, trug ungemein vielen Goldschmuck: Arm-, Fuss-, Zehen-, Ohren- und Fingerringe, Gürtel, Spangen und Diademe. Die Schmuckkunst hat jedoch durch diese hohle, aufgedonnerte Nachahmung der Antike keinerlei Bereicherung erfahren.

1. Schmuck des Empire. 1800—1815. (Tafel 151.)

Die Empirezeit behielt die Vorliebe für die römische Antike bei, und wusste ihre Werke mit einer getragenen Ruhe, mit einer vornehmen, zurückhaltenden Pracht auszustatten, ohne aber je über eine gezwungene und kalte Nachahmung hinauszukommen. Ihr Schmuck bestand hauptsächlich in Diademen und Kämmen, Halsketten mit Anhängern und Gürteln (Abb. 185). Für Broschen liebte man grosse Halbedelsteine, namentlich Topase, welche mit einer zierlichen Fassung versehen, oft das ganze Schmuckstück bildeten. Eine besondere Vorliebe hatte diese Zeit für Kameen: Halsketten bestanden häufig aus einer Anzahl durch Ketten vereinigter Kameen (Tafel **151.** 7). Die

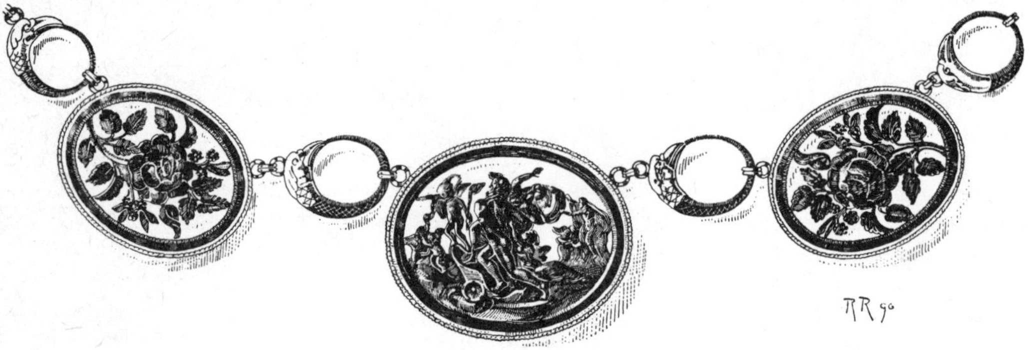

Abb. 186. **Englische Halskette in Eisenguss und Gold.**
Anfang dieses Jahrhunderts.

antike Amphorenform war für Anhänger an Halsketten beliebt (Tafel **151.** 4. 6). Die kriegerischen Ereignisse der Zeit fanden in entsprechenden Emblemen oder tendenziösen Darstellungen oft ihren Widerhall im Schmuck (Tafel **151.** 3). Als Erbe der vorhergegangenen Glanzzeit der

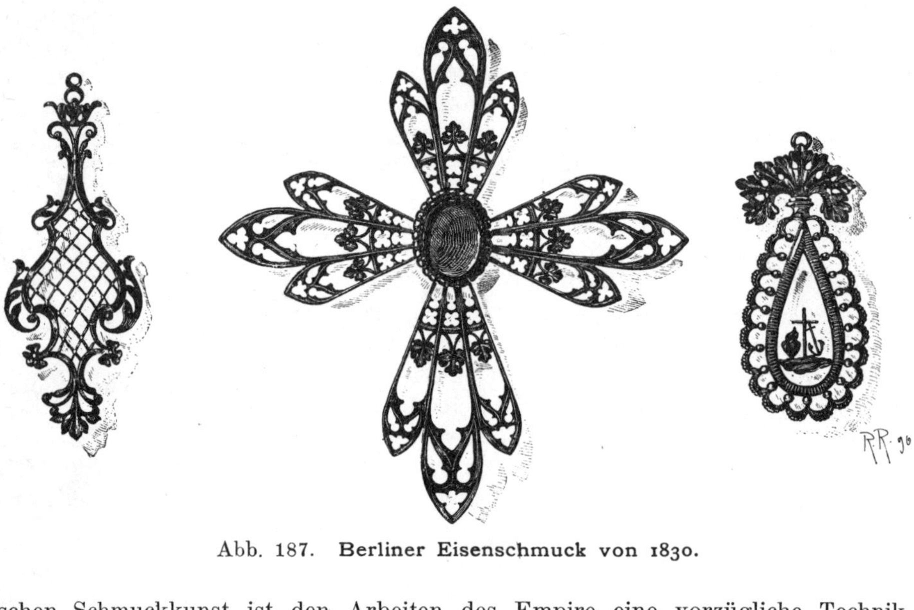

Abb. 187. **Berliner Eisenschmuck von 1830.**

französischen Schmuckkunst ist den Arbeiten des Empire eine vorzügliche Technik nachzurühmen.

Auf die Kriegsstürme des ersten französischen Kaiserreiches folgte eine Zeit allgemeiner Ruhe und Erschöpfung, die auch in der Kunst sich charakteristisch ausgeprägt hat: Es folgt für Frankreich die Epoche der Restauration, für Deutschland die sogenannte Biedermeierzeit.

2. Restauration und Biedermeierstil. Etwa von 1815—1830. (Tafel 152.)

Die Ornamentik bevorzugt teils klassische Motive, teils solche aus der Rokaillezeit, ist aber stets von äusserster Dürftigkeit und Beschränkung. Im Schmuck trieb man einen gewissen Kultus mit Getreideähren, mit Feldblumen und Garben, welche man als Brosche, als Brust- und

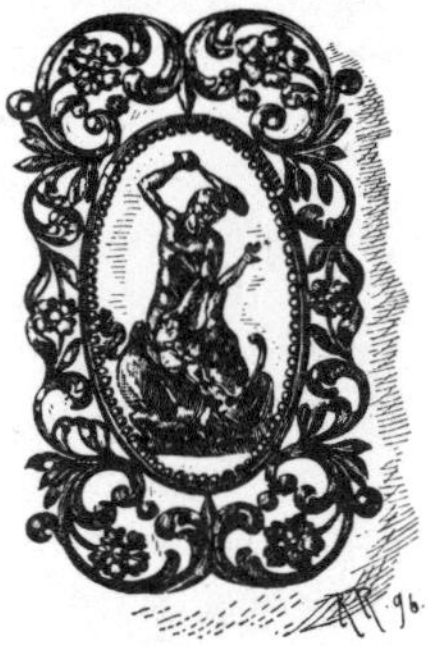

Berliner Eisenschmuck.
(1830.)

Aufsatz eines Armbandes.
Berliner Eisenschmuck, um 1830.

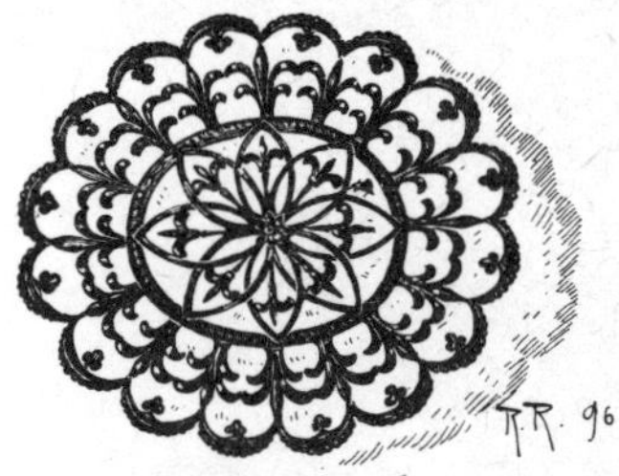

Brosche in Eisenguss.
Berlin um 1820.

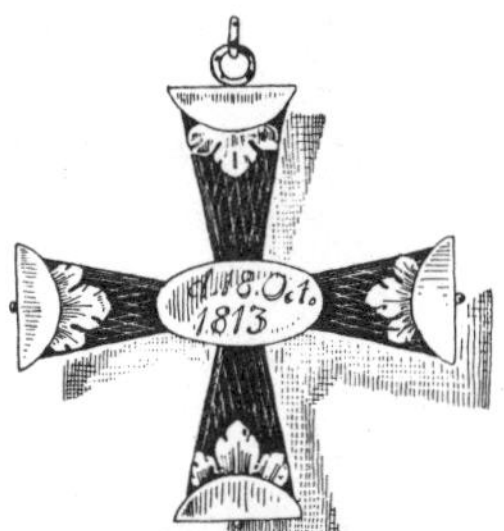

a

c

b

a u. *b* **Eisenschmuck vom Jahre 1813, mit Silber tauschiert.** *c* **Berliner Eisenschmuck, Ohrgehänge um 1830.**

Abb. 188.

Haarschmuck verwendete. Von besonderem Interesse sind die Arbeiten eines erfolgreichen Meisters jener Zeit, des älteren Petiteau, der mit seiner gewissenhaften, mühseligen Zierlichkeit, mit seiner schwunglosen, symmetrischen Wiederholung des gleichen Motives als treues Abbild jener ganzen Kunst gelten kann (Tafel **152.** 1. 4. 6). Auch die sentimentalen Darstellungen auf den beiden Ringen sind sehr charakteristisch (Tafel **152.** 2. 3). Künstlerische und technische Tradition schwanden, ganz besonders in dem verarmten Deutschland, mehr und mehr.

Eine besondere Spezialität dieser Zeit ist der Stahl- und Eisenschmuck. Die Quincaillerie, die Massenfabrikation facettierter und polierter Stahlwaren, wie Knöpfe, Schnallen, Fächergriffe und dergleichen, hatte schon am Ende des 18. Jahrhunderts in Frankreich, England und Deutschland (Pforzheim) geblüht, war aber überall wieder eingegangen. Von England aus kam nun eine neue Schmuckmode, die des Eisenschmuckes. Hatte es sich beim Stahlschmuck um die Arbeit mit Hammer und Feile in weichem Eisen gehandelt, welches nachher erst durch Glühen und Härten in Stahl verwandelt und nachträglich poliert wurde, so handelt es sich jetzt um einen Feinguss in Eisen, welches poliert und dann schwarz gebrannt wird, also keine blanke, sondern eine matte Oberfläche erhält. Für die Fabrikation kommen hauptsächlich London, Berlin und Paris in Betracht. In Deutschland wurden sie namentlich in der Zeit nach den Befreiungskriegen mit Vorliebe getragen. Diese Schmucksachen tragen eine zierliche Einfachheit zur Schau, welche manchmal durch Silberfassung oder Tauschierung bereichert wird. Gotisierende oder klassizierende Formen sind für das Ornament bevorzugt. (Abb. 186. 187. 188.)

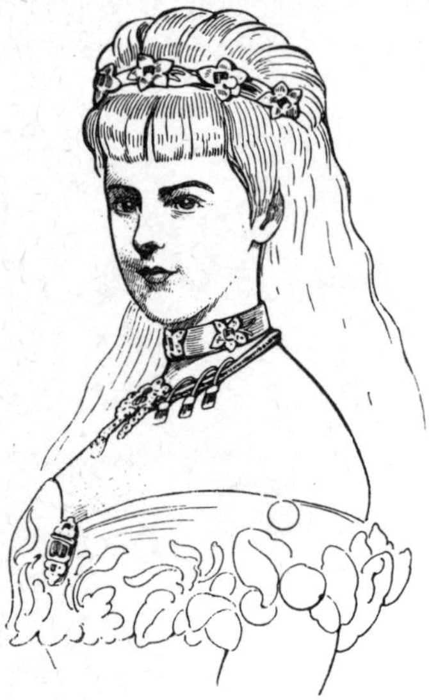

Abb. 189. **Kaiserin Elisabeth von Österreich, Anfang der sechziger Jahre.**

3. Schmuck des Romantismus. Etwa von 1830—1850.

(Tafel 153. 154.)

Die Zeit des Romantismus, wie der folgende Zeitabschnitt allgemein bezeichnet wird, brachte eine Aenderung, wenn auch keine eigentliche Förderung der kunstgewerblichen Thätigkeit hervor. Man begann sich für die Vergangenheit des eigenen Volkes, besonders für das Mittelalter, mit einer gewissen schwärmerischen Vorliebe zu interessieren. Der Begriff der Stilechtheit kam auf, an Stelle der bisherigen resignierten Nüchternheit suchte man durch Anlehnung an ältere Kunstformen sich eine zu Herzen

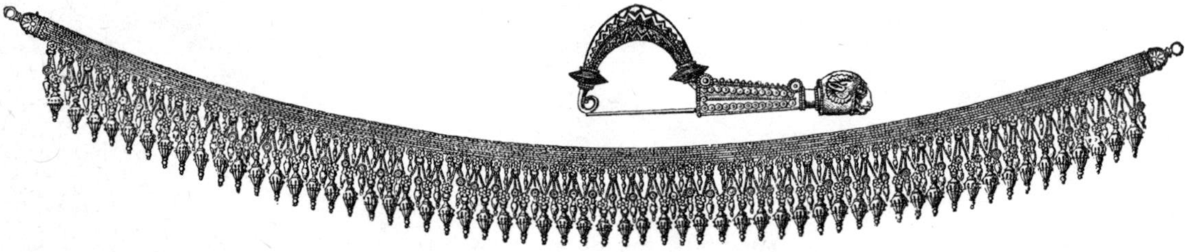

Abb. 190. **Halsband und Nadel von Castellani in Rom.**

sprechende Kunst zu schaffen. Der bessere Schmuck begann mit Vorliebe Figuren anzuwenden; wir treffen auf züchtige Burgfräulein, auf trauernde oder wachehaltende Ritter (Tafel **153.** 1. 7, Tafel **154.** 4. 8); Schilde, Speere und Fahnen sind beliebte Motive.

Das politische und geistige Leben der Zeit spielt in naiver Weise in die Schmuckkunst hinein: Der Freiheitskampf Griechenlands wird etwa in einer Kravattennadel symbolisiert, die als Hauptmotiv einen Griechen zeigt, der schmerzversunken über den Trümmern seines Vaterlandes brütet. Die Walter Skottschen Romane bringen eine eigene Abart von Schmuck hervor, die hauptsächlich schottische Mützen, Jagdtaschen, Schottenschwerter u. s. w. nachbildet (Tafel **153.** 4). Bei alledem sank aber Stilgefühl und Technik immer mehr. Für den billigeren Schmuck kam

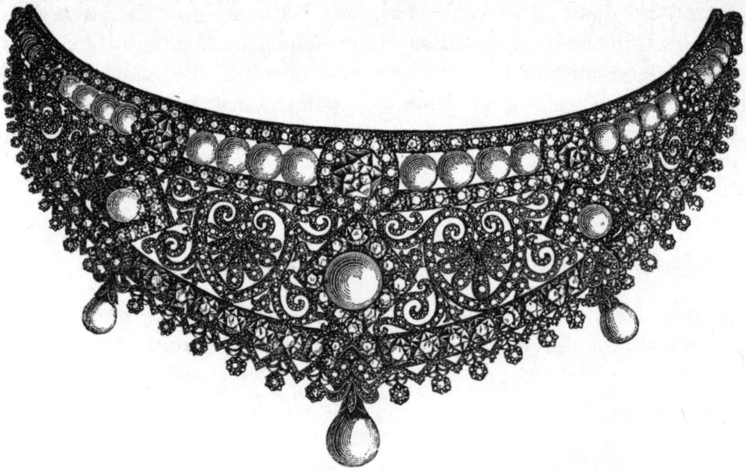

Abb. 191 a. **Diadem von Köchert & Sohn in Wien, nach Entwurf von Th. v. Hansen.**

ein besonderes Genre auf, das für die künstlerische Gedankenarmut der Zeit bezeichnend ist: Ich meine die Nachbildung von gerolltem Leder, von Riemenwerk, von Flechtverzierungen,

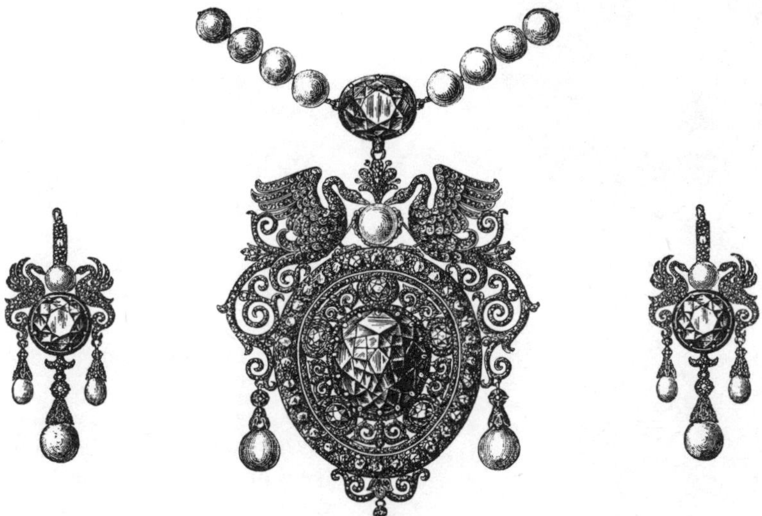

Abb. 191 b. **Ohrring und Collier von Köchert & Sohn in Wien, nach Entwurf von Th. v. Hansen.**

Quasten und Schnüren in Edelmetall und zu Schmuckzwecken (Tafel **153.** 2. 6. 8, Tafel **154.** 1. 3. 5. 7). Diese Gepflogenheit brachte im Verein mit der von Frankreich herüberkommenden Wiederaufnahme der Rokailleformen eine Vorliebe für breite glänzende Goldflächen mit sich, die bei der meist nicht eben bedeutenden künstlerischen Durchbildung der einzelnen Stücke leicht einen protzenhaften, unfeinen Eindruck hervorrief. Nur Frankreich, das immerhin Meister, wie Bapst und Falize, Fossin und Petiteau (den Jüngeren) und Froment-Meurice aufzuweisen hatte, erhielt sich im Schmuck noch einigermassen auf der Höhe seines früheren Rufes.

Sonst war überall, nachdem gerade in diesen Jahren die maschinelle Herstellung von Schmuck, besonders die Presserei, einen erhöhten Aufschwung genommen und bei dem urteilslosen Publikum der guten Handarbeit den Boden völlig abgegraben hatte, die Kunst im Schmuck vor dem Bankerott angekommen.

4. Die Zeit der kunstgewerblichen Reform. Etwa 1850—1878. (Tafel 155—157.)

Diese Erkenntnis kam, wie für den ganzen Bereich der gewerblichen Künste, so auch für den Schmuck, bei Gelegenheit der ersten Londoner Weltausstellung, 1851, allgemein zum Durchbruch. Der ungeahnte Erfolg, welchen die dekorativen Künste des Orients errangen, neben denen nur Frankreich mit seiner technischen Eleganz und Sicherheit sich hatte einigermassen behaupten können, drängte zu der Ueberzeugung, dass das Kunstgewerbe der europäischen Kulturstaaten staatlicher Aufhilfe und gründlicher Schulung dringend bedürfe. England ging voran mit der Gründung des South Kensington-Museums, die übrigen Staaten folgten und Kunstgewerbemuseen, Kunstgewerbeschulen und Fachzeitschriften begannen zu erscheinen und ihre erzieherische Wirkung auszuüben. Auch in der Schmuckproduktion begann ein ernstes, zielbewusstes Studium sich bemerkbar zu machen. Die historischen Stilarten, die klassische Kunst, die byzantinische und vor allem die Kunst der italienischen Renaissance wurden als vorbildlich betrachtet und ihre Vorzüge, auch nach der technischen Seite, zu ergründen versucht. Wenn auch bei dem Mangel einer genügenden nationalen Tradition die Schmuckproduktion dieser Zeit einen etwas akademischkühlen Charakter trägt, so ist doch nach Komposition und Technik ein mächtiger Fortschritt zu verzeichnen. Einen interessanten Ueberblick über die Ergebnisse dieser Reformbestrebungen giebt der Bericht über die Pariser Weltausstellung 1878 (Leipzig, F. A. Brockhaus 1880), der über den ausgestellten Künstlerschmuck der einzelnen Länder die nachfolgenden Angaben enthält: Italien (Tafel 155) interessiert besonders durch seinen, in antiken Formen gehaltenen Filigranschmuck, der von der bekannten Goldschmiedefamilie Castellani neu belebt wurde.

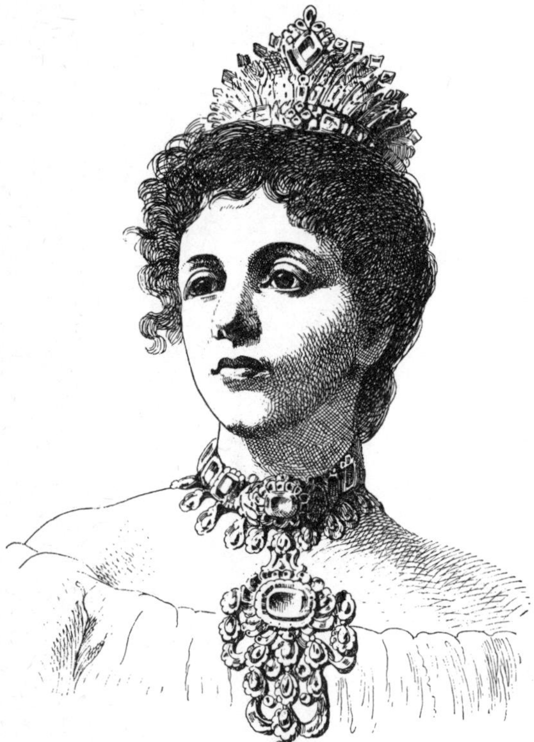

Abb. 192. **Brillantschmuck (Diadem und Kollier).**
Ausgestellt in Chicago von Tiffany & Co. in New York.

Die sammetartig weiche Wirkung der Goldfäden und -Körner beherrscht die Dekoration vorzugsweise; in bescheidenerem Masse auch figurale und pflanzliche Motive, sowie Email. Fabrikmässig wird diese Technik besonders in Turin und Genua betrieben; ausser griechischen und etruskischen Formen werden auch ägyptische und byzantinische gepflegt. England (Tafel 155) zeigt ein charakteristisches Gemisch von Formen und Stilarten; originell sind besonders Schmucksachen in schottischem Nationalgeschmack. Frankreich (Tafel 156) bedient sich mit besonderer Vorliebe guter Vorbilder aus der Renaissance; es hat die aus der Zeit Ludwig XVI. überkommene Technik mehrfarbigen Goldes geschickt entwickelt und bringt als Neuheit durchsichtiges Email auf Goldgrund. Oesterreich hält sich besonders an die italienische Renaissance und bringt sehr beachtenswerte Imitationen altungarischen Schmuckes. Vgl. auch Abb. 189. Russland, Dänemark und Norwegen, sowie Portugal zeichnen sich ebenfalls durch die Pflege ihres altüberkommenen, nationalen Volksschmuckes aus. — Deutschland, das auf jener Weltausstellung nicht vertreten war, litt in seiner Schmuckkunst vor allem noch an dem Mangel nationaler Selbständigkeit. Die deutschen Schmuckfabrikanten bezogen ihre Muster fast ausschliesslich aus Frankreich und auch dem Beschauer der beiden Tafeln 156 und 157 wird der Unterschied zwischen den gediegenen, genau und peinlich erwogenen Kompositionen deutscher Meister (Tafel 157) und der kecken und glänzenden Mache der französischen Arbeiten (Tafel 156) auffallen.

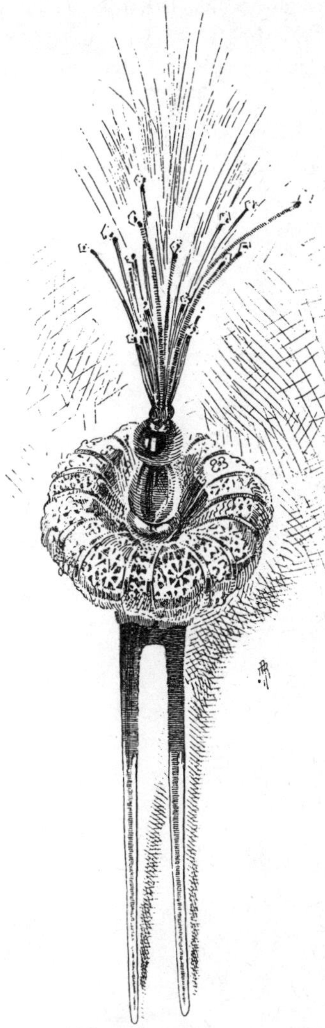

Abb. 193. **Haarschmuck.**
Von Tiffany & Co. in New York. (Chicago.)

5. Die Zeit von 1878—1895.

(Tafel 158—162.)

Ein wiederholter Versuch zur Erlangung eines national-deutschen Stiles wurde mit der Einführung der deutschen Renaissance in das Kunststudium gemacht. Die Kunstgewerbeausstellung zu München im Jahre 1878, welche „Unserer Väter Werke“ in einer besonderen Abteilung zur Veranschaulichung brachte, gab hierzu einen nachhaltigen Anstoss. Wenngleich auch diese Bewegung nicht zu dem erhofften und angestrebten Ziele führte, so hat sie doch dem deutschen Kunstgewerbe und vor allem der Schmuckkunst die endgültige Befreiung von dem bisher immer noch übermächtigen, französischen Einflusse gebracht. Wer die Abbildungen deutschen Schmuckes auf den Tafeln 159, 160, 161 und 162 mit denen von Tafel 157 vergleicht, dem wird die energischere Linienführung, die schlagendere Wirkung in der Flächenverteilung der verschiedenen Kompositionen nicht entgehen. Auch die lokale Verschiedenheit der einzelnen Kunstcentren kommt auf den genannten Tafeln deutlich zum Ausdruck: Die wuchtige, oft ans Derbe streifende Formengebung der Münchener (Tafel **159.** 3. 4. 5 und Tafel **160.** 1. 2. 4) steht der massvolleren, aber auch kühleren Art der Berliner (Tafel **159.** 1, Tafel **160.** 3. 5) gegenüber, von der sich wieder die zierlichen und formenreichen Werke der süddeutschen Bijouteriecentren, Pforzheim, Hanau, Gmünd entschieden abheben (Tafel **159.** 2, Tafel 161 und Tafel 162).

Einen guten Überblick über den künstlerischen Stand der Bijouteriefabrikation vor dem Auftreten der modernen Kunstrichtung giebt wiederum ein Weltausstellungsbericht, nämlich der von Chicago im Jahre 1893 (Rapports sur l'exposition de Chicago en 1893, Paris, Imprimerie Nationale 1894), wenn er auch, bei der ungleichen und lückenhaften Vertretung der einzelnen Staaten, der Ergänzungen bedarf. Deutschland (vgl. die Abb. 199—207) hat als besondere Eigentümlichkeit seine

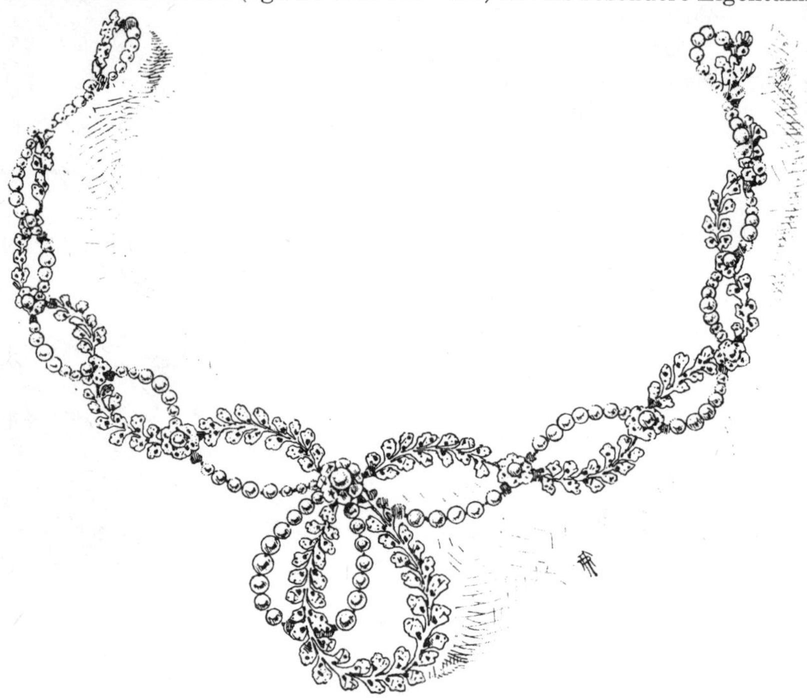

Abb. 194. **Brustschmuck.**
Von Tiffany & Co. in New York. (Chicago.)

drei Centren der Bijouterieerzeugung, Pforzheim, Hanau und Gmünd, wovon ersteres das bedeutendste ist. Hier wird mit grosser Gewandheit, Umsicht und Sachkenntnis gearbeitet, wenn auch an die einzelnen Stücke, dem fabrikmässigen Betrieb entsprechend, oft kein allzustrenger künstlerischer Maassstab gelegt werden darf. Das Prachtstück auf der deutschen Schmuckausstellung war der Pontifikalring, den Kaiser Wilhelm II. an Papst Leo XIII. zu seinem Jubiläum schenkte, und der den hohen Grad technischer und künstlerischer Gewandheit zeigte, den unsere Goldschmiede in der Schule der historischen Stilarten errungen hatten (Abb. 205). Die besseren Arbeiten Oesterreichs (Abb. 191) zeichnen sich durch Eleganz und feinen Geschmack aus. Wien hat seit geraumer Zeit (1862) eine Spezialität in Silberschmuck, ciseliert oder nielliert und mit Gold inkrustiert. Ausserdem sind hier noch die billigen böhmischen Granatwaren zu erwähnen. In Belgien und Holland wird besonders in Juwelenarbeit und Steinschleiferei grosse Geschicklichkeit entfaltet. Spanien pflegt eine alte, einheimische Spezialität, die noch aus der Zeit der Mauren stammen soll: Schmuck aus Stahl, der sehr sorgfältig mit Gold und Silber inkrustiert wird. England war in Chicago mit Schmuck kaum vertreten. Es hat bislang mit einer gewissen Vorliebe die Juwelenarbeit gepflegt. In Birmingham besitzt es eine Fabrikstadt für die Massenerzeugung von Schmuck. Die italienische Schmuckproduktion bewegt sich mit Vorliebe in ihren erprobten, gewinnbringenden Spezialitäten: Auf allen Ausstellungen kehren die Mosaikbroschen von Rom und Florenz wieder, das Goldfiligran von Rom (Abb. 190), die Silberfiligranarbeiten von Genua und die hauptsächlich an der Meeresküste gefertigten Korallenarbeiten. Billigen Schmuck fabriziert hauptsächlich Mailand. Ebenso bringt Dänemark seine Nachahmung der nationalen nordischen Schmucksachen in Filigranarbeit, wie auch Schweden und Norwegen. Russland stellt der Hauptsache nach niellierten Silberschmuck her in dem originellen, aber mit einer gewissen Eintönigkeit gehandhabten russisch-byzantinischen Stil. Die Kunst des Schmuckes in Japan kennzeichnet sich hauptsächlich durch die fast ausschliessliche Anwendung der Ciselierung und Emaillierung, in Verbindung mit einer ungemein grossen Zahl von Metallen und Metallkompositionen. An die Stelle unseres Bijoutiers tritt dort der Ciseleur. In Chicago waren ausser Kämmen, Haarnadeln und Ketten auch Manschettenknöpfe, Kravattennadeln u. dergl. ausgestellt, die eine unübertrefflich feine Inkrustation und Kleinplastik unter Zuhilfenahme von Schildpatt, Perlmutter, Elfenbein und geschnittenen Steinen zeigten. Die in europäischer Art gearbeiteten Stücke erschienen unbedeutend. Die französischen Schmuckkünstler haben in Chicago ihren alten Ruhm als hervorragende Ciseleure und Juweliere behauptet. Neben einem geschmackvollen Naturalismus pflegen sie besonders die national-französischen Stilformen des 17. und 18. Jahrhunderts; einzeln war auch der bekannte Bauernschmuck aus der Provinz Bresse in modernen Nachahmungen vertreten. In Stil und Technik ist ein gewisser Konservatismus unverkennbar, der das Lernen von der ausländischen Konkurrenz mehr, als es gut ist, erschwert. Einige Arbeiten aus der Zeit 1875—1895 zeigt Tafel 158. Vgl. auch die Abb. 196. 197. 198.

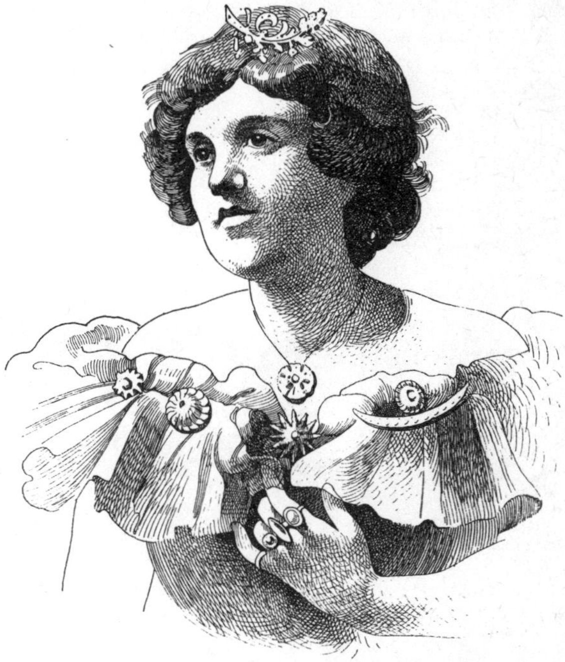

Abb. 195. **Moderner, reicher Brillantschmuck.**
(Nach einer amerikanischen Photographie.)

---

6. **Amerika.** (Tafel 163.)

Für die Schmuckproduktion der Vereinigten Staaten kann die Ausstellung des Hauses Tiffany & Co. in New York als typisch gelten (Tafel 163). Eine Eigentümlichkeit seiner Schmuckarbeiten, selbst sehr reicher, besteht in der Anwendung geringwertiger Steine, wie Aquamarin, Topas, Amethyst, Chrysoberyll, Turmalin u. a. Man findet hier eine ganze Anzahl von Steinarten mit sonst ganz unbekannten Namen verwendet, Rhodanit, Rubellit, Phrenit u. s. f. Fügt man noch die verschiedenfarbigen Perlen, die Katzen- und Tigeraugen, die Achatarten und die versteinerten Hölzer von Arizona hinzu, so bekommt man einen Begriff von dem bunten Material, welches diesem amerikanischen Juwelier zu Gebote steht, und das gemeinschaftlich mit den kostbarsten Edelsteinen, ja sogar mit dem Diamanten zu verwenden man sich in Europa wohl scheuen würde. Ueber ihre stilistischen Prinzipien sprach sich die Firma in einem Vorwort zu ihrem Katalog dahin aus, dass sie ihre künstlerischen Anregungen gleichmässig aus den Kunstwerken aller Zeiten und Länder schöpfe, dass sie sich das Studium der italienischen Arbeiten des 14. und 15. Jahrhunderts, sowie ungarischer, russischer, türkischer, spanischer, ägyptischer, portugiesischer, griechischer, siamesischer, indischer, birmanischer, javanischer und japanischer Werke, wie auch der verschiedenen französischen Kunststile von der Zeit der Renaissance an angelegen sein lasse. Ausserdem greift Tiffany ersichtlich auch auf Formenelemente alt-amerikanischer Kultur (Peru und Mexiko) zurück. Die wenigen auf Tafel 163 dargestellten Schmucksachen Tiffanys zeigen denn auch eine uneingeschränkte Freiheit in der Verwertung der ver-

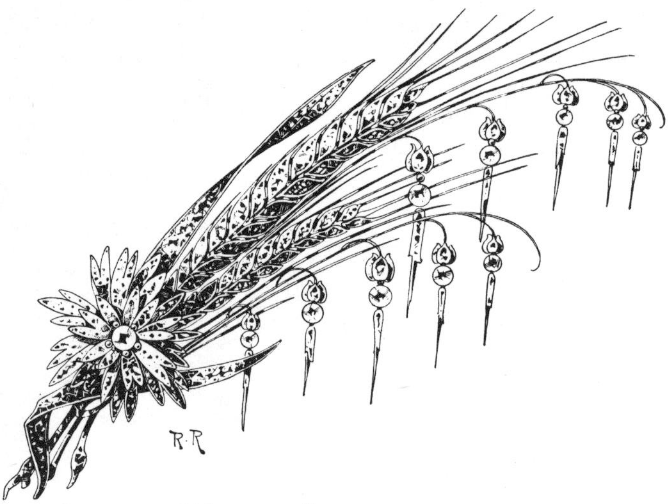

Abb. 196. **Ähre als Agraffe.**
Ausgefasste Pariser Arbeit.

schiedensten stilistischen Motive, die immer einen originellen Künstlergeist verraten. Der „sarazenische“ Stil, wie die Amerikaner das Ergebnis ihrer bunten stilistischen Studien selbst nennen, zeigt, soweit es sich um Schmuck handelt, alle Vorzüge und Mängel amerikanischer Kunstübung überhaupt: Pompös, glänzend, originell, aber wenig Grazie und gar keine Innerlichkeit. (Vergl. auch Abb. 192—195.) Als das wertvollste Neue, was Amerika und speziell Tiffany der Schmuckkunst gebracht haben, wird man wohl die durchgeführte Polychromie ihrer Juwelenarbeiten bezeichnen dürfen.

Im Zusammenhang mit dem Kostüm betrachtet, spielt der Schmuck des 19. Jahrhunderts eine so geringfügige Rolle, wie kaum je vorher. An und für sich ist schon unser Kostüm nach Schnitt, Farbe und der Art, es zu tragen, für die Aufnahme von Schmuck so wenig geeignet wie möglich. Aber auch ohne dies waren die trüben sozialen und pekuniären Verhältnisse der ersten Hälfte unseres Jahrhunderts ebensowohl Hemmnisse für eine freie Entwickelung der Schmuckkunst, als der gewaltige industrielle Wettkampf der letzten Jahrzehnte, der den allgemeinen Wohlstand zwar beträchtlich hob, uns aber auch zu einem Geschlecht rastloser Arbeiter gemacht hat, dem die Fähigkeit zu Kunstgenuss und Schmuckfreude erst wieder anerzogen werden muss.

So ist der Schmuck des 19. Jahrhunderts einem gewissen Schrumpfungsprozess unterworfen gewesen; er hat das Vorwärtsstreben der übrigen Kunstzweige in seiner künstlerischen Gestaltung wohl mitgemacht, aber den organischen Zusammenhang mit seinem mütterlichen Boden, mit dem Kostüm und der Gliederung des Körpers hat er verloren und noch nicht wieder zu finden gewusst. Formal betrachtet, ist seine Entwickelungsgeschichte eine durchaus interessante: In der Art des Tragens aber und Anwendens sprechen beim Schmuck unserer Tage eigentlich nur Modeeinflüsse ohne irgend welchen künstlerischen Gesichtspunkt mit. Um es kurz zusammenzufassen: Unser Schmuck ist mehr kunst-, als wirkungsvoll.

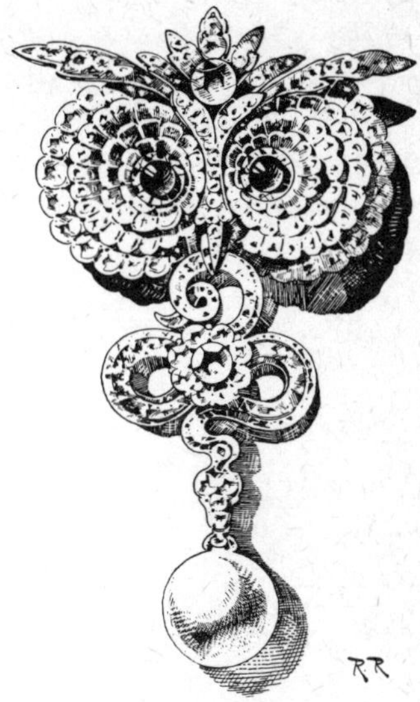

Abb. 198.
Ausgefasster Eulenkopf.
O. Massin, Paris, 1878.

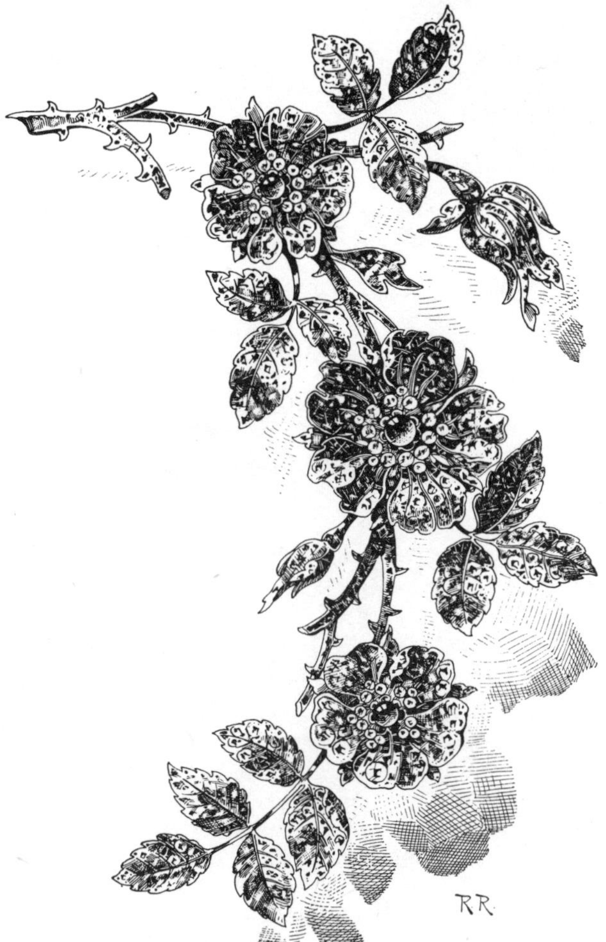

Abb. 197.
Rosenzweig, in Brillanten ausgefasst als Brustschmuck.
Pariser Arbeit.

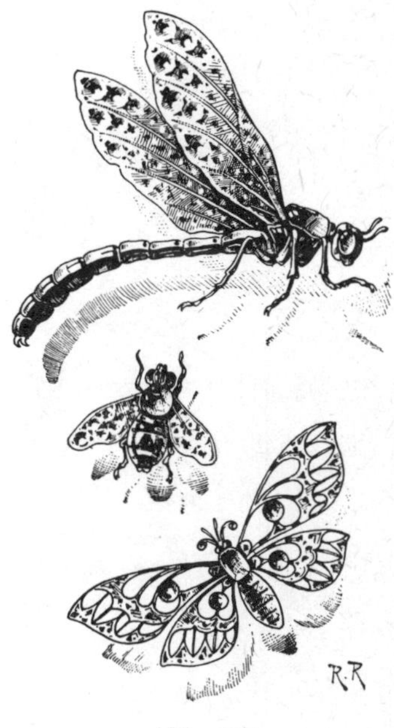

Abb. 199.
Libelle, Schmetterling u. Wespe.
Entworfen an der Kunstgewerbeschule in Pforzheim, nach Naturstudien.

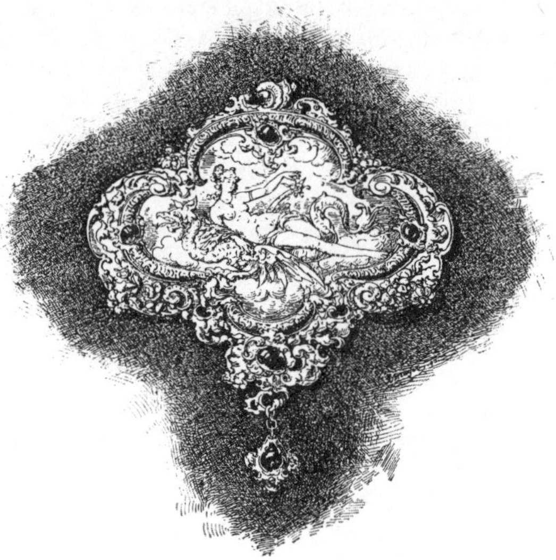

Abb. 200. **Brosche in Gold getrieben, emailliert und mit Edelsteinen besetzt.**
Natürliche Grösse. Entworfen von Prof. Rud. Mayer in Karlsruhe.

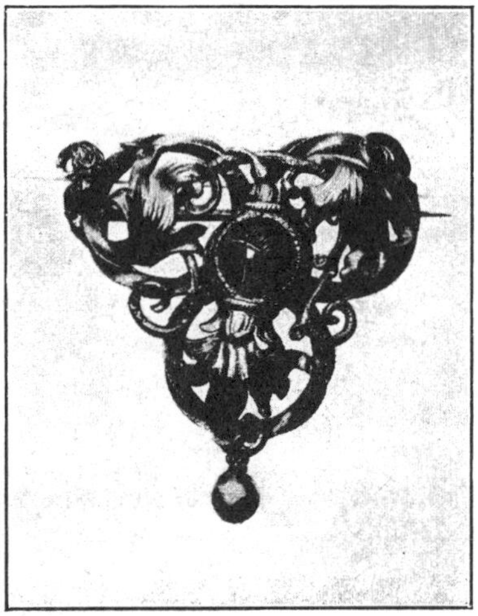

Abb. 201. **Gotische Brosche; oxydiert Silber und grünlich vergoldet, in der Mitte Granaten und Mondsteine.**
Ausgeführt vom Hofgoldschmied H. Schaper in Berlin.

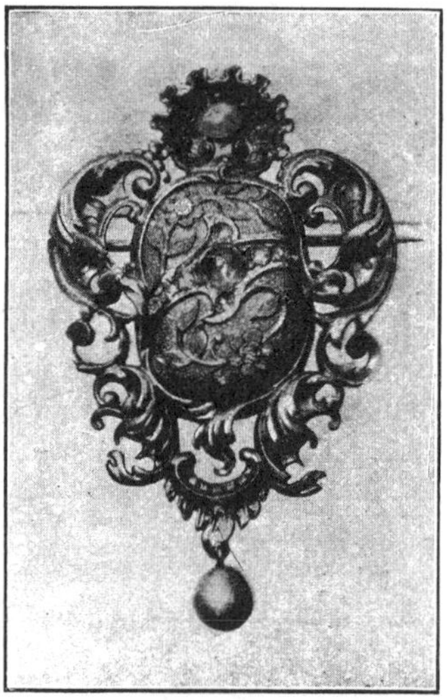

Abb. 202. **Barock-Brosche; grüngold und matt, in der Mitte Rubinen mit quatre couleurs-Arbeit.**
Ausgeführt vom Hofgoldschmied H. Schaper in Berlin.

Der Ringschmuck hat seine frühere Bedeutsamkeit verloren und ist lediglich Zierat geworden. Der Siegelring ist zwecklos geworden und wird nur noch aus Liebhaberei getragen.

Eine neue Art des Ringes, der ganz glatte und schmucklose Ehering, ist eigentlich erst im Laufe dieses Jahrhunderts zu seiner Würde erhoben worden: Wir können diese Form nicht über die letzten Jahrzehnte des 18. Jahrhunderts nach rückwärts verfolgen. Die erhöhte Zierlichkeit der modernen Technik, das nach Qualität und Schliff sich stetig verbessernde Stein-

Abb. 203. **Brillantarmband.**
Ausgeführt von Hofgoldschmied Paul Telge in Berlin.

material kommen dem Ring sehr zu gute, so dass auch eine ziemlich reichliche Anwendung desselben noch nicht gleich unfein wirkt (Abb. 195). — Das Ohrgehänge, soweit es sich um kunstvolle Stücke handelt, verschwindet mit dem Fortschreiten des Jahrhunderts mehr und mehr. Aus der besseren

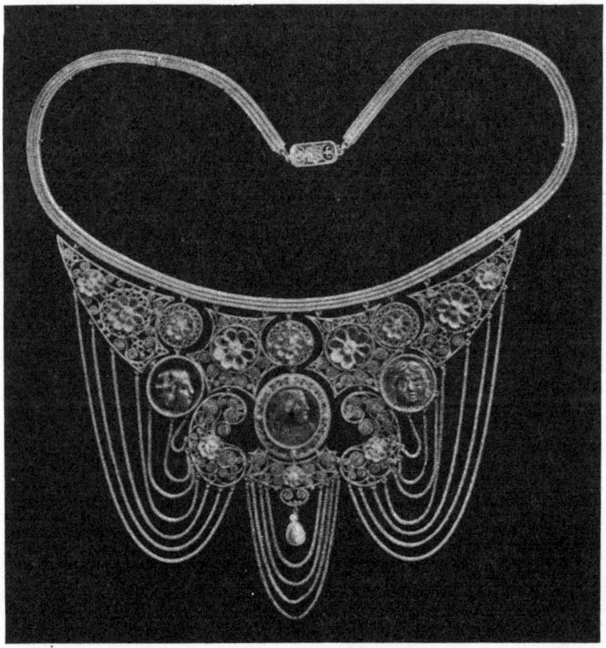

Abb. 204. **Filigran-Kollier.**
Ausgeführt von Hofgoldschmied Paul Telge in Berlin.

Gesellschaft ist es jetzt so gut wie verschwunden, oder doch nur in der künstlerisch bedeutungslosen Gestalt von Perl- oder Diamanttropfen möglich. Auch die billige Ware ist, nachdem eine grössere, unter dem Namen Kreolen bekannte Form wieder aus der Mode gekommen ist, zu ganz kleinen, wirkungslosen Schmuckstücken eingeschrumpft, und schliesslich bis auf die knopfartige Ohrschraube gekommen.

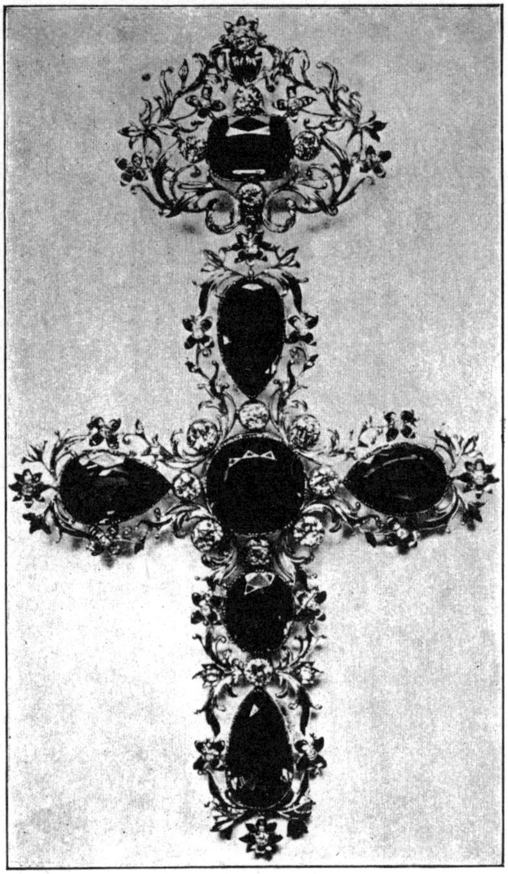

Abb. 205. **Kreuz in Chrysoliten und Brillanten.** Ausgeführt von Hofgoldschmied Hugo Schaper in Berlin im Auftrage Sr. Majestät Kaiser Wilhelms II. Nach einem im Kunstgewerbemuseum Berlin bef. Originale.

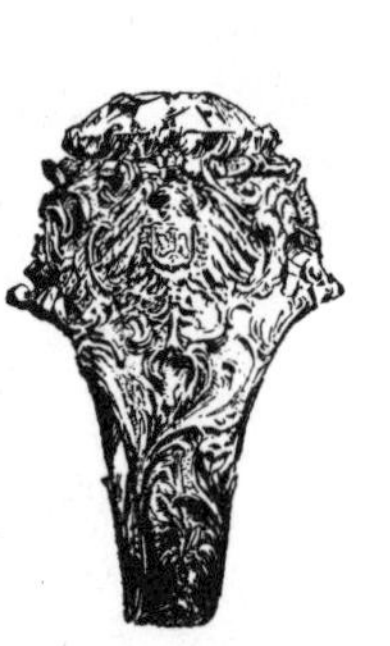

Abb. 206. **Prachtring.** Geschenk Kaiser Wilhelms II. an den Papst.

Nachdem die Empirezeit noch verhältnismässig stattliche Kolliers aus Kameen, mit Ketten verbunden, getragen hatte, wurden in den folgenden Jahren solche aus grossen gepressten Einzelgliedern üblich. Auch diese verschwanden und an ihre Stelle traten feine Ketten, einmal oder mehrere Male um den Hals geschlungen, welche einen Anhänger oder ein Kreuz trugen. Auch das Medaillon, das die letzte Zeit des 18. Jahrhunderts gern am Armband getragen hatte, fand nunmehr seinen bevorzugten Platz an der Halskette, wo es in den meisten Fällen den Anhänger ersetzte. — (Vergl. Abb. 189.)

Eine ausserordentliche, wenn auch recht nüchterne Entwickelung nahm der Kettenschmuck des 19. Jahrhunderts. Während die Schmuckhalskette bei den Männern schon längst abgekommen war, trat nunmehr die Uhrkette auf, um in den mannigfaltigsten Formen, bald als lange, um den Hals getragene Kette, bald als kurze, frei herabhängende Chatelaine oder Reisekette, oder endlich in ihrer typischen Form, von der Westentasche zum Knopfloch gehend und dort eingehakt, eine hervorstechende Stelle im männlichen Schmuck einzunehmen. Noch reicher und zierlicher hat sich die Damenkette gestaltet, der noch allerlei Anhängsel, Schieber, Quästchen und dergleichen beigefügt zu werden pflegen. — Das Armband, welches mehrere Jahrhunderte hindurch so vernachlässigt worden, erlebte eine nachhaltige Wiederbelebung, freilich nur in der Anwendung eines mehr oder weniger lose am Handgelenk sitzenden Reifes. Seine Formen sind äusserst mannigfaltige: Bald breit, massiv, in emaillierter und ciselierter Ausführung, in der romantischen Periode auch gern mit Figuren geschmückt, bald aus elastisch federnden Gliedern, oder die antike Schlangenform benützend. Bald als Kettenarmband lose das Gelenk umschliessend, bald als starrer Reif mit zierlich montiertem Aufsatz und einfacher oder mehrfach geteilter Schiene. Auch allerhand Münzen und Charivari als Anhängsel am Armband zu tragen, war zeitweise allgemein üblich.

Das bevorzugteste weibliche Schmuckstück ist während der ganzen in Rede stehenden Zeit die Brosche gewesen. Ihrer ursprünglichen Bedeutung als Heftnadel längst entkleidet, wird sie nur noch als Zierat am Halsausschnitt oder Kragenschluss getragen. Abb. 189. 195. Sie ist neben Ring und

Uhrkette das einzige Schmuckstück des 19. Jahrhunderts, welches wirklich ganz allgemein getragen, und wohl auch dasjenige, auf dessen Herstellung am meisten Kunst verwendet wird. Ihre Form ist zu mannigfaltig, als dass sich einzelne bestimmte Angaben darüber machen liessen.

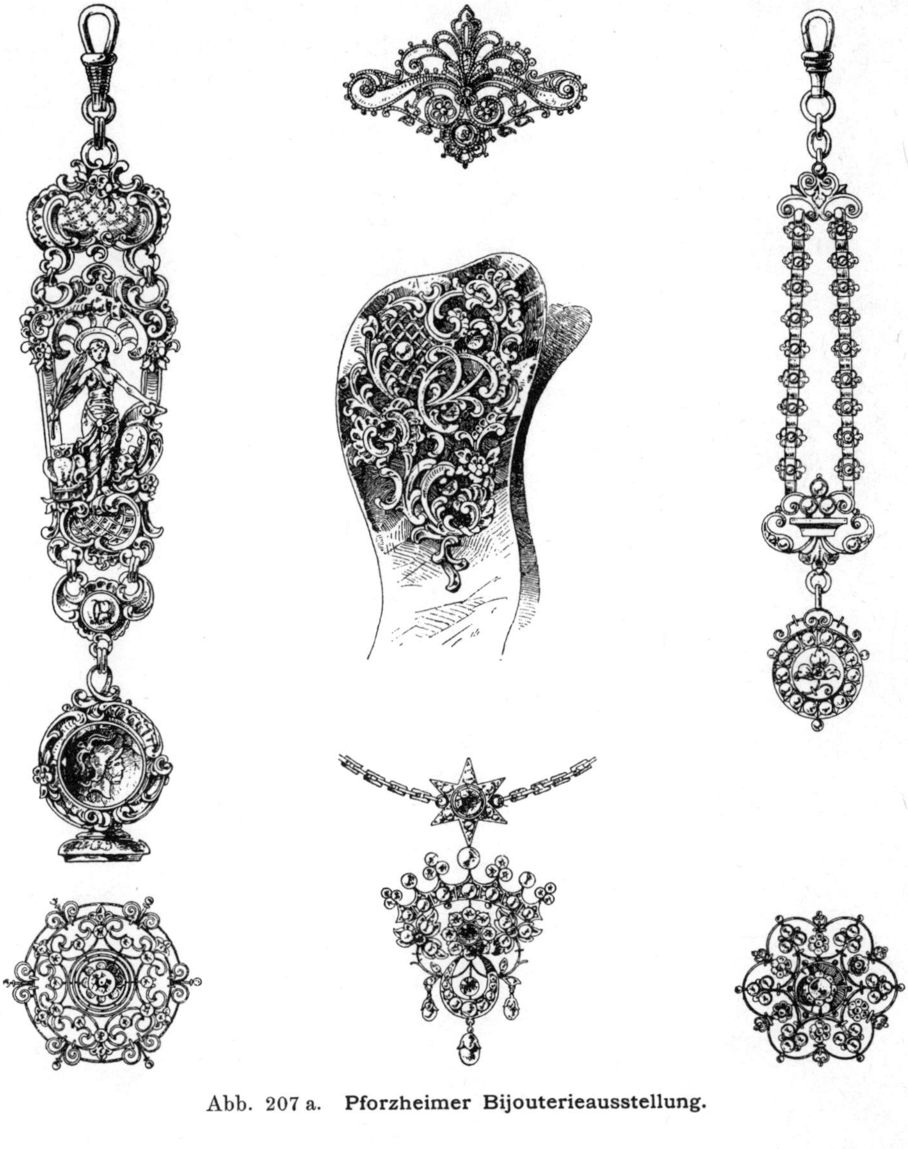

Abb. 207 a. **Pforzheimer Bijouterieausstellung.**

Unter Umständen erhält sie eine sehr wirkungsvolle Bereicherung durch Kettenschmuck: Entweder die Kette geht nach rückwärts um den Hals, so dass die Brosche etwa die Stelle eines Anhängers vertritt, oder eine herabhängende Kette geht zur Uhr oder trägt ein Flakon oder sonst einen kleinen Ziergegenstand. Dann verlässt die Brosche auch wohl ihren Platz am Halse und wird an der Brust oder in der Nähe der Schulter getragen. Reicherer Brust- oder Schulterschmuck wird mit Vorliebe als ausgefasster Blatt- oder Blütenzweig gebildet. (Vergl. Abb. 197.) — In der Herrentracht nimmt die Kravattennadel, ebenfalls eine Erfindung der Neuzeit, die Stelle der Brosche ein; an ihr werden mit besonderer Vorliebe sportliche oder sonstige Liebhabereien

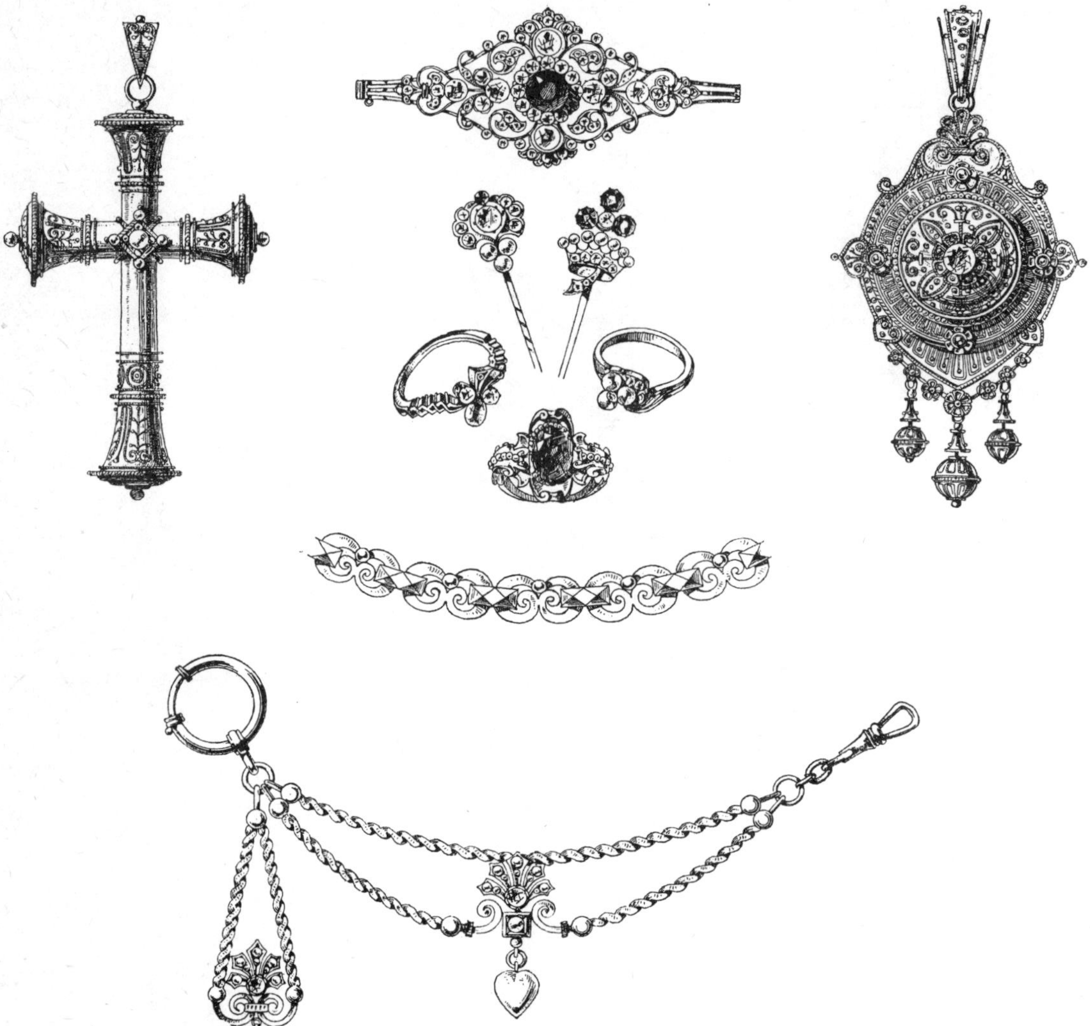

Abb. 207 b. **Pforzheimer Bijouterieausstellung.**

des Trägers zum Ausdruck gebracht. — Das Diadem ist während des ganzen Jahrhunderts getragen worden, aber nur in den höchsten Kreisen bei besonderen Anlässen; demgemäss hat es meist eine mehr oder weniger kronenartige Form angenommen und wird vorzugsweise in Diamanten hergestellt (Abb. 189. 192). An sonstigem Haar- und Kopfschmuck ist ausser naturalistisch gehaltenen Schmuckzweigen und -sträusschen (Abb. 195) und den im vorigen Jahrhundert schon üblichen Aigretten noch der Haarstecker zu erwähnen, ein Mittelding zwischen Kamm und Haarnadel. Der Frauengürtel war lange Zeit nicht in Mode und konnte also auch keine künstlerische Ausbildung erfahren. Wo eine solche erfolgte, hat sie sich auf die Herstellung einer Gürtelschliesse beschränkt. —

Damit ist ein ungefähres Bild gegeben von der Art und Weise des Schmucktragens im 19. Jahrhundert, also der Zeit, welche in hartem Ringen die Leistungen alter Zeiten wieder zu erreichen strebte. Es ist eine Folge der eigenartigen Lebensverhältnisse des Jahrhunderts, wenn dieses Bild kein ganz harmonisches geworden ist.

K. Der moderne Schmuck.

Etwas später als in den übrigen Zweigen des modernen Kunstgewerbes hat die neuere Kunstrichtung sich im Schmuckgewerbe fruchtbringend erwiesen. Die Gründe dafür sind in der Sonderstellung zu suchen, welche der Schmuck von jeher im Bereiche der Gewerbekünste eingenommen hat, insofern, als er einesteils ein Mittelding zwischen Toiletten- und Kunstgegenstand, anderenteils in besonders hohem Maasse auf die Vermittelung des kaufmännischen Zwischenhandels angewiesen ist. Das sind wesentliche Hemmnisse für die Beteiligung freier künstlerischer Kräfte an seiner Ausgestaltung, zu denen noch der kleine Maassstab und die oft ziemlich verwickelten technischen Bedingnisse hinzutreten. So hat denn der technisch gebildete Fachmann, der Bijouteriezeichner, in den letzten Jahrzehnten, mehr als es gut war, das Heft allein in der Hand, und Zeit gehabt, ein einseitiges Spezialistentum auszubilden, dem künstlerischer Schwung mehr und mehr abhanden kam. Je mehr man an der Hand der historischen Stile die Technik beherrschen lernte, um so ungeeigneter erwiesen sich die überkommenen Formen, um sie daran auszuüben. Unser ganzer technischer Apparat ist viel zu raffiniert und kompliziert geworden, als dass man mit seiner Hilfe ohne Zwang die Formgedanken einer vergangenen Epoche wiedergeben könnte, die in unendlich schlichterer Weise zu arbeiten gewohnt war. Was in der letzten Kunstperiode an frei komponiertem Renaissance- und Rokokoschmuck geschaffen wurde, unterscheidet sich innerlich kaum weniger scharf von echten Arbeiten jener Zeit, wie etwa ein in neuem Stil gehaltenes Stück, welches grundsätzlich jedem historischen Anklang aus dem Wege geht. — Jedesmal, wenn wieder eine andere Stilart vom Goldschmiede in Angriff genommen und ausgeschöpft war, erhielt das Prinzip, die Formen lediglich aus der Technik zu schöpfen, eine neue Verstärkung. Das aber ist eine Einseitigkeit, welche bei Kunstgegenständen, welche so wenig einem praktischen Zwecke zu dienen haben, wie dies bei Schmucksachen der Fall ist, notwendigerweise zu einer Einschrumpfung des gesamten Formengebietes führen musste und auch geführt hat: Drahtbiegungen und Steine spielten schliesslich die Hauptrolle. Hand in Hand damit ging eine Verzierlichung und Formenscheu des Geschmackes, welche jeder Fläche, jeder plastisch ausgedrückten Darstellung aus dem Wege ging, welche den ganzen Schmuck schliesslich in ein glitzerndes Linienspiel auflöste. Wie dies gewöhnlich zu gehen pflegt, fiel damit eine Tendenz der Mode zusammen, welche gebot, den Schmuck möglichst reserviert zu halten, welche ein dekorativ wirksames Schmuckstück für unfein erklärte. Nur eine Wirkung war gestattet, der Glanz, vor allem der edler Steine (Abb. 192. 195). So wirkte alles zusammen, um das Formen- und Darstellungsgebiet des Schmuckes immer enger zu umgrenzen, und jedes Naturmotiv war nur dann verwertbar, wenn es sich in Drahtbiegungen und Steinfassungen ausdrücken liess (Abb. 208. 209). Der Ciseleur, der Kleinplastiker in Edelmetall fand in unseren Schmuckwerkstätten nur wenig Gelegenheit zur Bethätigung. —

Sicherlich ist damit zum grossen Teile die zeitweilig herrschende Interesselosigkeit künstlerischer Kreise für Schmuck erklärt und begründet. Eine Kunstindustrie, welche sich bezüglich ihres Darstellungsgebietes auf den Isolierschemel stellt, wird nicht verlangen dürfen, dass die übrige Kunstwelt ihre Anregungen ihr nachträgt. In demselben Maasse, in dem die Anforderung gerechtfertigt ist, dass der Künstler sich um technische Bedingnisse kümmert, ist auch

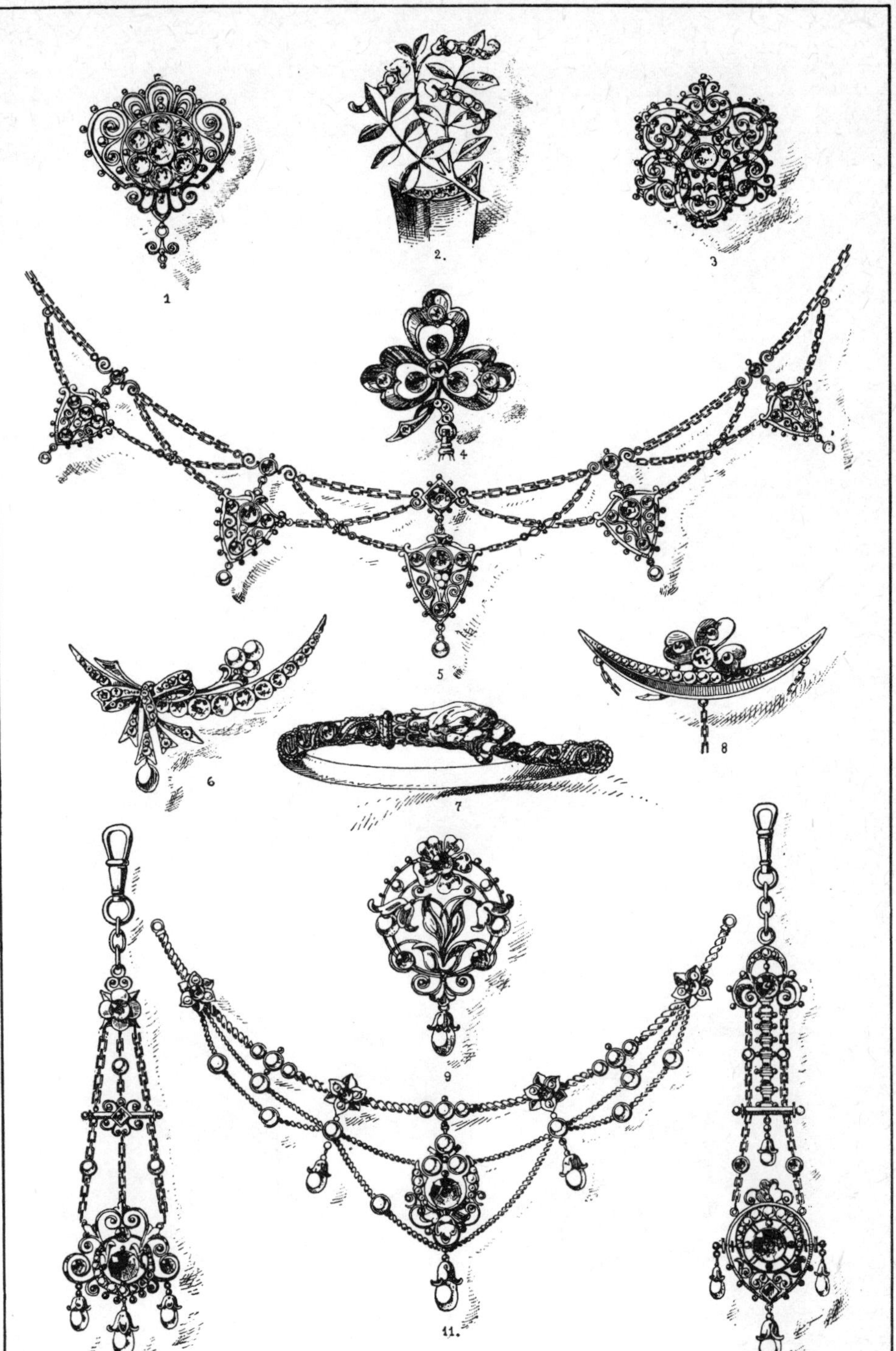

Abb. 208. **Erzeugnisse Pforzheimer Bijouteriefabriken.** (Um 1894.)

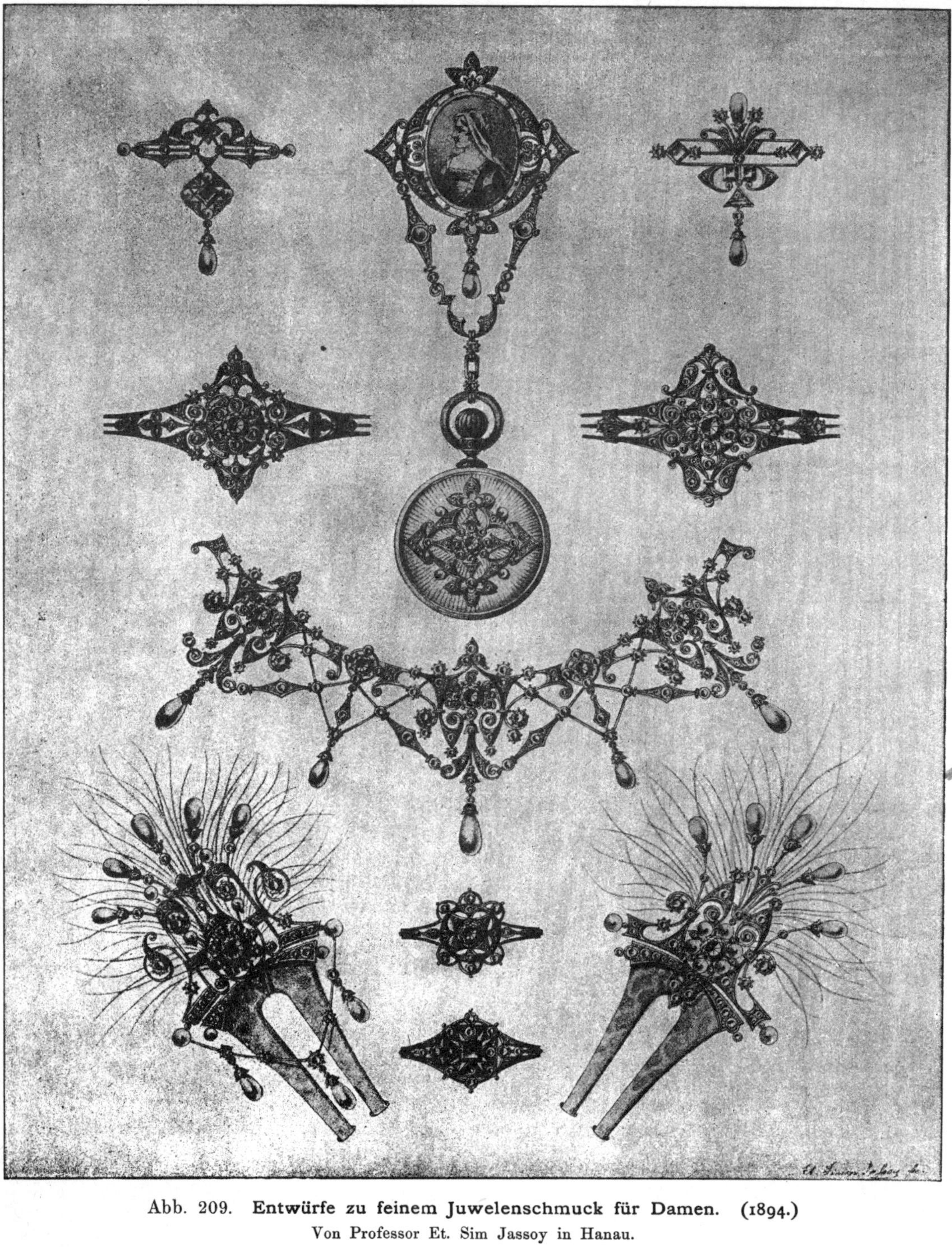

Abb. 209. **Entwürfe zu feinem Juwelenschmuck für Damen.** (1894.)
Von Professor Et. Sim Jassoy in Hanau.

die umgekehrte gerechtfertigt, dass die Technik mit allen ihren Mitteln sich in den Dienst des künstlerischen Formgedankens stelle. Denn schliesslich ist die Technik für die Kunst da, und nicht die Kunst für die Technik.

Während die Reaktion, welche allerwärts mit dem Aufkommen der modernen Stilrichtung eintrat, bei den übrigen Gewerbekünsten vielfach mit überreichlichem Formenzierat aufzuräumen hatte, war beim Schmuck ihre Aufgabe im allgemeinen die umgekehrte: Hier waren wieder Formen hereinzubringen. Formen sowohl, als auch Farben. Denn auch diese hatten allzu sehr dem Glanze der Politur und der Steine weichen müssen.

Wie auf den übrigen Gebieten, so trat auch für die künstlerische Schmuckherstellung zunächst eine Periode des Naturalismus ein, welche ihr Heil, ihre Wiedergesundung zunächst weniger im Studium, als in der Wiedergabe der Naturformen suchte, welche weniger ein neues Ornament finden, als das alte vermeiden wollte. Das ist unzweifelhaft kein endgültiges Ziel. In der Wiedergabe der Natur gelangt jede Kunst, sie möge arbeiten mit welchen Mitteln sie wolle, bald an die Grenze der Möglichkeit, an der sie, wenn sie keine neuen Wege einschlagen kann oder will, haltlos hin und her irrt. Der rein naturalistische Schmuck war, bei aller Wahrung der Technik und des Materials, nur eine Uebergangsetappe, die, erreicht zu haben, gut war, auf der stehen zu bleiben verhängnisvoll gewesen wäre.

Somit stellt sich denn als Aufgabe der modernen Schmuckkunst dar, nicht an Stelle der Nachahmung historischer Formen die Nachahmung der Natur zu setzen, sondern nach einem modernen, d. h. unserm neuzeitlichen Empfinden entsprechenden Ausdruck für das zu suchen, was wir in der Natur und in den Schätzen alter Kunst an Schönem und Lebendigem zu schauen bekommen. Und die Schmuckherstellung muss wieder inniger an das allgemeine Kunstleben angegliedert werden, sie muss sich bewusst werden, dass sie das Recht und die Pflicht hat, alles, was Technik und guter Geschmack verstatten, in ihren Darstellungsbereich zu ziehen.

Wir können schon auf eine stattliche Reihe von Leistungen moderner Schmuckkunst blicken, welche diese Aufgaben, jede in ihrer besondern Weise, zu erfüllen trachten. Wir sehen die Kleinplastik wieder zu ihrem Rechte kommen, wir sehen die Metallfläche sich grösser und bedeutsamer ausbreiten, wir sehen, wie die Farbe

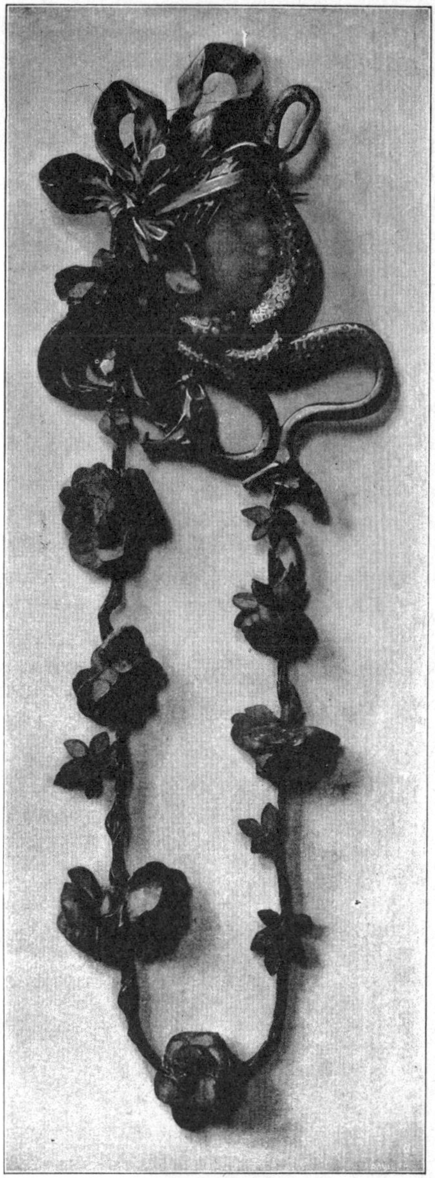

Abb. 210.

Anhänger von René Lalique in Paris.

Der Profilkopf in mattweissem Halbedelstein, die Schlangen aus Gold geschnitten, mit grünen Steinen und Email, das Haar violett emailliert, die Schleife in mattem Golde und die aus Gold geschnittenen Rosen rosa emailliert. Originalgrösse.

oder doch die farbige Tönung mehr und mehr an Boden gewinnt. Dazu ist die moderne Linienführung auf der ganzen Linie zum Siege gelangt. Wir dürfen hoffen, dass unsere Schmuckkunst bald wieder ein reiches und erfreuliches Bild bieten wird, ein Bild, das an Reichtum der künstlerischen Formgedanken sich mit dem der schmuckfrohen Renaissance wird messen können, und doch ein ganz Eigenes und Neues sein wird.

Eine Geschichte des modernen Schmuckes zu schreiben, ist selbstverständlich noch nicht möglich. Ich kann im folgenden nur versuchen, einen Ueberblick zu geben über das, was bis zu diesem Augenblick an Schmuckkünstlern und Schmuckleistungen zu Tage getreten ist. Wenn ich dabei Deutschland zuletzt bespreche, so thue ich dies von dem Gesichtspunkte aus, dass es am leichtesten sein wird, über unsere eigenen Leistungen ein Urteil zu gewinnen, wenn wir die anderer Länder kennen gelernt haben.

---

1. **Frankreich.** (Tafel 164—172.)

Unter diesen steht an Interesse und Bedeutsamkeit für uns Frankreich voran, und unter den französischen Schmuckkünstlern unbestritten der Pariser René Lalique (Tafel 164—168). Es

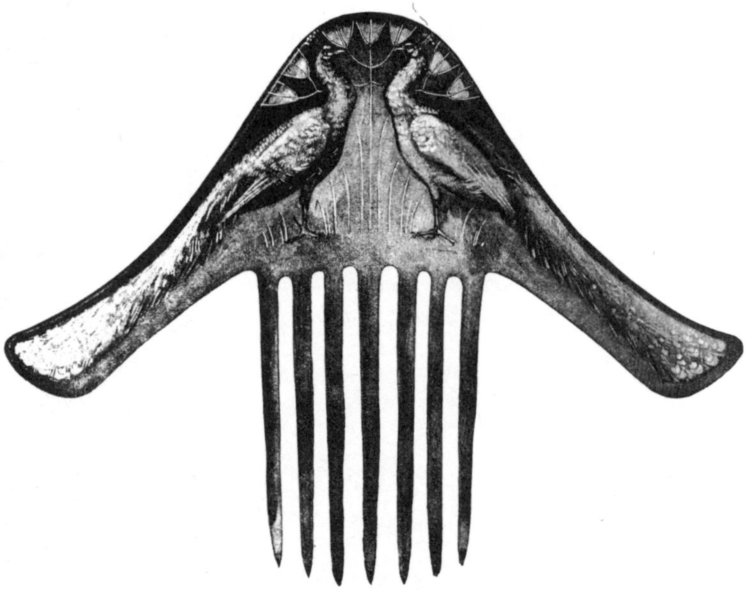

Abb. 211. **Zeichnung zu einem Kamme von René Lalique in Paris.**

ist nicht übertrieben, wenn man von einer Laliqueschule in Frankreich spricht, denn der gegenwärtigen Richtung des französischen Künstlerschmuckes hat er unzweifelhaft die Bahn gebrochen. Diese Richtung kann etwa dahin präzisiert werden, dass sie bei grösster Freiheit der Konzeption und der Verwendung der verschiedensten Materialien eine weiche und gedämpfte Farbenstimmung bei mässigem Glanze zu erreichen sucht, wobei der Schwerpunkt natürlich auf dem Abwägen und Zusammenstimmen der verschiedenen Materialien ruht. Die unerschöpfliche Phantasie Laliques zieht ihre stets frische Kraft ohne Zweifel zum grossen Teil aus seinem intimen Verkehr mit den verschiedenen, dem Goldschmied zur Verfügung stehenden Stoffen, deren Eigenschaften und Bearbeitungsweisen er alle kennt und beherrscht; alle seine Arbeiten atmen jene hinreissende Frische, die sie dem Umstande verdanken, dass es eben nicht blosse Form-, sondern hauptsächlich Materialphantasien sind.

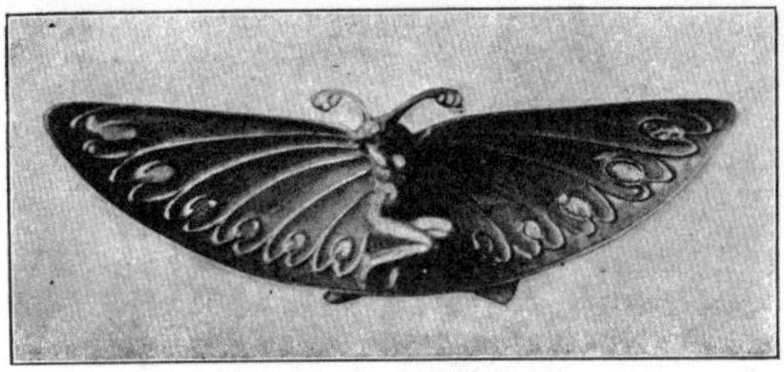

Abb. 212.
Brosche von René Lalique in Paris.
Die Figur in Gold geschnitten, die Flügel mit grünem, translucidem Schmelz. Originalgrösse.

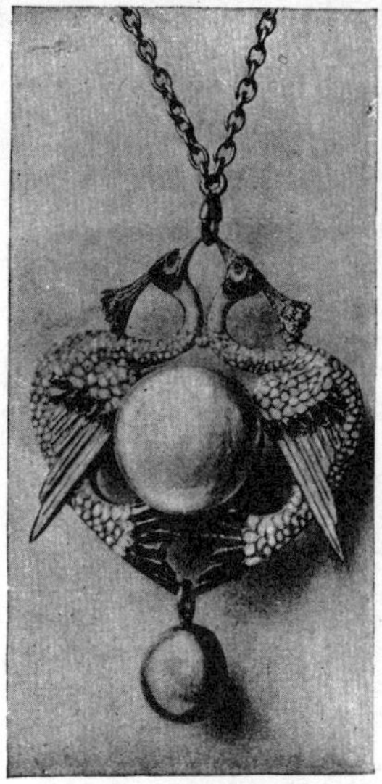

Abb. 213. **Anhänger von René Lalique.**

Lalique ist verhältnismässig spät an die Oeffentlichkeit getreten; er hatte schon 1888 sein eigenes Atelier und seine Arbeiten wurden von den Unternehmern, für die er arbeitete, sehr hoch geschätzt; aus eben diesem Grunde aber wurde sein Name eher verschwiegen als gerühmt, bis er zuerst im Salon 1895 und dann 1898 jene ersten Kollektionen ausstellte, die ihn mit einem Schlage zum berühmten Mann und gesuchten Künstler machten. Was ihn vor allem, ausser der souveränen Beherrschung der Technik, vor den übrigen Schmuckkünstlern Frankreichs auszeichnet, ist die wunderbare Ver-

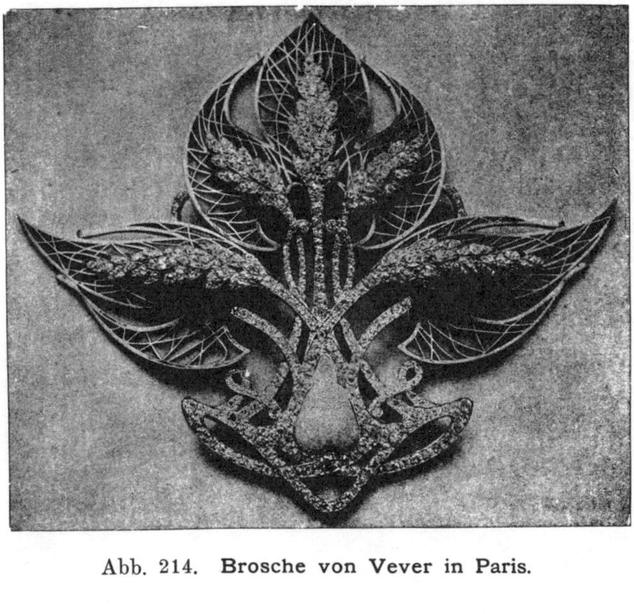

Abb. 214. **Brosche von Vever in Paris.**

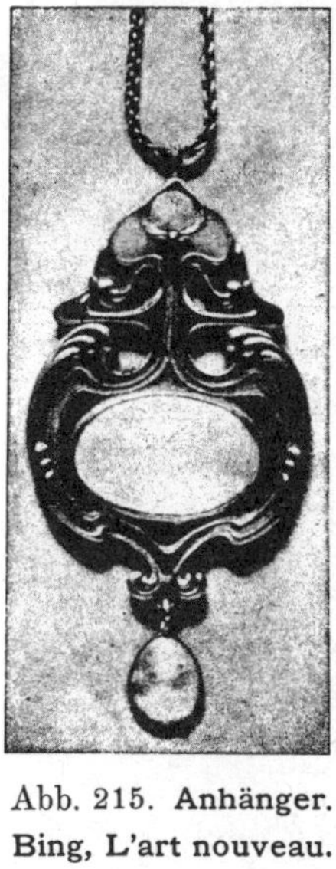

Abb. 215. **Anhänger. Bing, L'art nouveau.**

einigung der Eigenschaften eines genialen Zeichners, eines brillanten Kleinplastikers und eines feinfühligen Farbenkünstlers. Namentlich seine Leistungen im Steinschnitt sind durchaus neuartig. Er verwendet mit Vorliebe den Opal und weiss die vielfarbigen Reflexlichter und das milchige

Licht dieses gegenwärtig so beliebten Schmucksteines mit vielem Geschick zur Geltung zu bringen. Tafel 165 zeigt in Fig. 4 eine in Opal geschnittene Anemone, deren zarte Blumenblätter

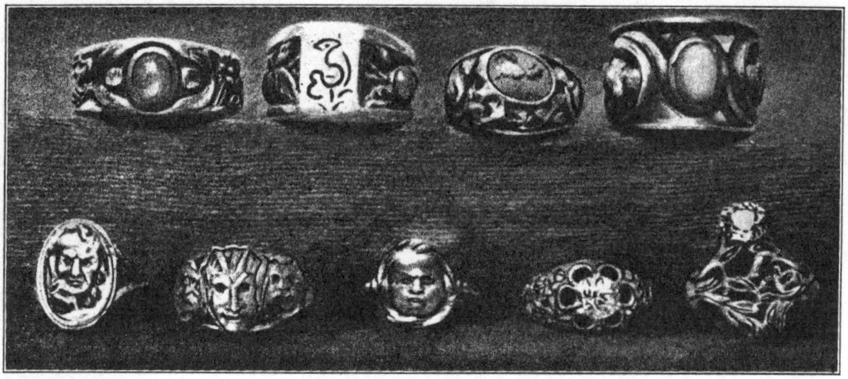

Abb. 216. **Ringe von Henry Nocq, Paris.**

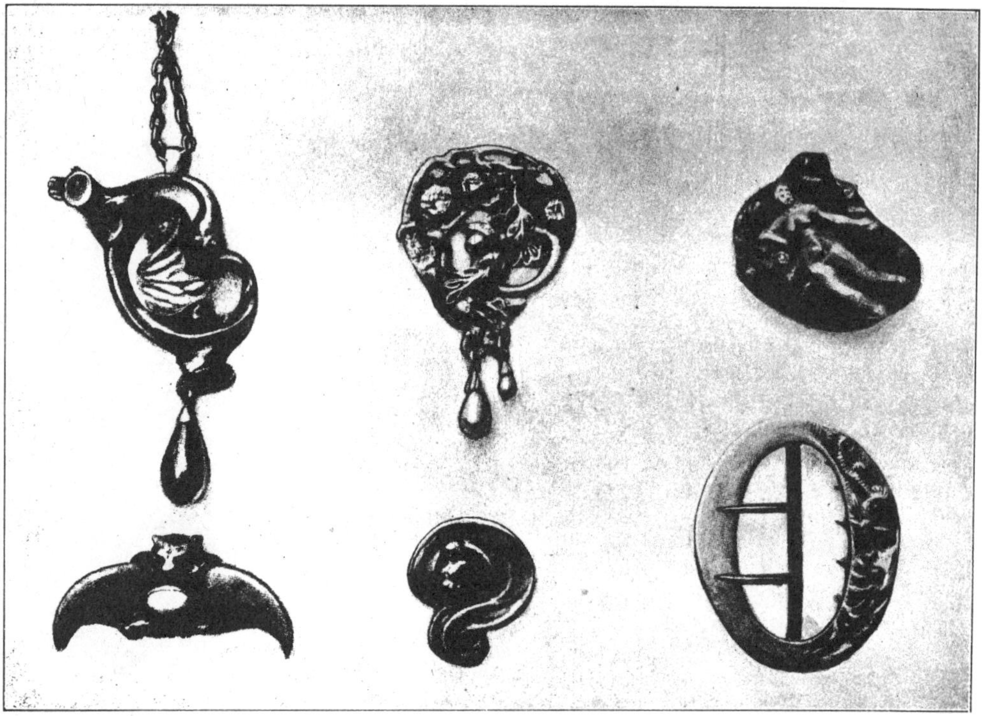

Abb. 217. **Broschen, Anhänger und Schnallen von Henry Nocq, Paris.**

in erstaunlicher Weise in Stein wiedergegeben sind. Weitere hervorragende Leistungen seiner Steinschneidekunst sind auf derselben Tafel die figürlichen Teile der Fig. 1, 5 und 7 auf Tafel **166.** 4 und 6, und auf Tafel 168 der prächtige Anhänger Fig. 5. Als besonders typische Beispiele für die geniale Kühnheit Laliquescher Kunst möchte ich den Anhänger mit den beiden weissemaillierten Pfauen (Tafel **165.** 2), die beiden Kämme (Tafel **167.** 2. 5) und den grossen Brustschmuck auf Tafel **168.** 1 anführen. — Wenn man der von Lalique vertretenen Richtung einen Vorwurf machen kann, so ist es der, dass sie mehr Schaustücke, als zum Getragenwerden sich eignende Arbeiten herstellt; in der That wird es wenig weibliche Erscheinungen geben, welche diese prachtvollen Kunstwerke tragen könnten, ohne durch ihre starke Wirkung zum blossen Schmuckgestell herabgedrückt zu werden. (Vergleiche auch Abb. 211. 212. 213.)

Von den älteren französischen Künstlergoldschmieden, die ihre altererbte glänzende Technik mit den Anregungen moderner Kunst selbständig zu verbinden gewusst haben, muss Vever an erster Stelle genannt werden. Mit seinem Auftreten auf der Pariser Weltausstellung (1900) hat er gezeigt, dass er, wenn er sich auch dem Einflusse seines früheren Mitarbeiters Lalique nicht entzogen hat, doch ein selbständiger Künstler geblieben ist. Vor allem ist er ein hervorragender Juwelier, der mit feinem Geschmack die wertvollsten Brillanten und Edelsteine so zu verarbeiten weiss, dass man über dem künstlerischen Effekt die Kostbarkeit des verwendeten Materials vergisst. In seinen Arbeiten eigener Erfindung — er hat vieles nach Entwürfen von Grasset ausgeführt — bevorzugt er graziös verwendete Pflanzenmotive, die in ihrer linearen Komposition zwar nicht sehr stark wirken, aber durch eine raffiniert-geschmackvolle Technik überraschen. Am eigenartigsten erscheint er in den, in ganz moderner Linienführung gehaltenen, mit Brillanten ausgefassten Arbeiten (Abb. 214).

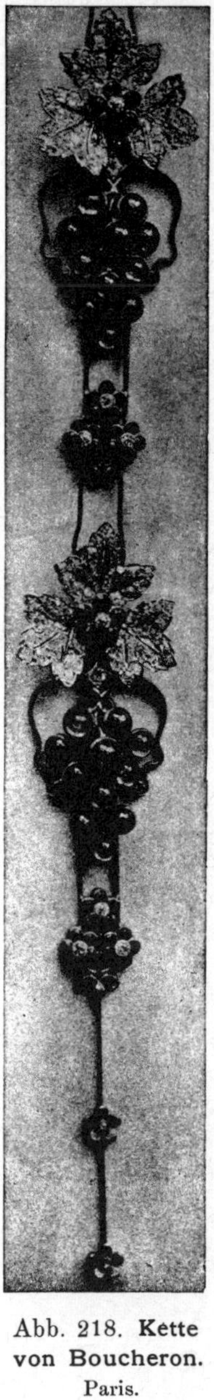

Abb. 218. **Kette von Boucheron.** Paris.

Unter den jüngeren Nacheiferern Laliques ist besonders Georges Fouquet zu nennen, dessen Schmucksachen sich durch ihre elegante und noble Gesamterscheinung auszeichnen. Seine Zeichnung ist interessant und wohl abgewogen, die Linienführung tadellos. Ausser Gold verwendet er vorzugsweise den Opal und transparentes Email. Unter seinen, auf Tafel 169 zusammengestellten Arbeiten sind besonders die Anhänger mit den vorzüglich stilisierten Blütenformen beachtenswert. An ihn kann man René Foy anschliessen (Tafel 170), der sehr hübsche Gürtelschliessen gefertigt hat in patiniertem, teilweise mit Email dekoriertem Gold. Besonders die eine Schliesse mit den Fuchsiablüten (Tafel **170.** 2) ist ihrer ungesuchten, schlichten Anordnung wegen zu loben. Ebenso ist an dem Elfenbeinkamm Fig. 4 die ornamentale Verwendung der Haare, wie die gegensätzliche Wirkung des blanken Metallhelmes zu dem matten Elfenbein durchaus glücklich; die ganze Komposition aber ist für einen Haarkamm etwas gesucht. — Eine Pariser Kunstwerkstätte (L'art nouveau, S. Bing) hat sich von E. Colonna, einem sich übrigens nicht auf Schmuck spezialisierenden Künstler, die Entwürfe für die auf den beiden Tafeln 171 und 172 vereinigten Schmuckarbeiten herstellen lassen, die zunächst wohl durch ihre aufs äusserste getriebene Modernität auffallen. Colonna pflegt die „Linie an sich". Steine und Perlen von beliebigem, anscheinend am liebsten recht unregelmässigen Umriss werden umgeben von einem Linien- und Flächenspiel in blankem Edelmetall, das fast ausnahmslos jeder Verwertung irgend welcher Naturform aus dem Wege geht. Die Komposition ist stets energisch und phantasievoll, der Linienzug gut und weich (Abb. 215). An einzelnen der Arbeiten lässt sich eine gewisse routinierte

Eintönigkeit nicht wegleugnen. Ein besonderes Interesse bieten die Ringe (Tafel **171.** 4. 6. 11. 12) und der Brustschmuck (Tafel **172.** 8). Eine interessante Erscheinung unter den französischen Schmuckkünstlern ist ferner Henri Nocqu, der seinen Arbeiten ein durchaus persönliches Gepräge aufdrückt. Er sucht in seinen teils emaillierten, teils mit Edelsteinen besetzten Schmuck-

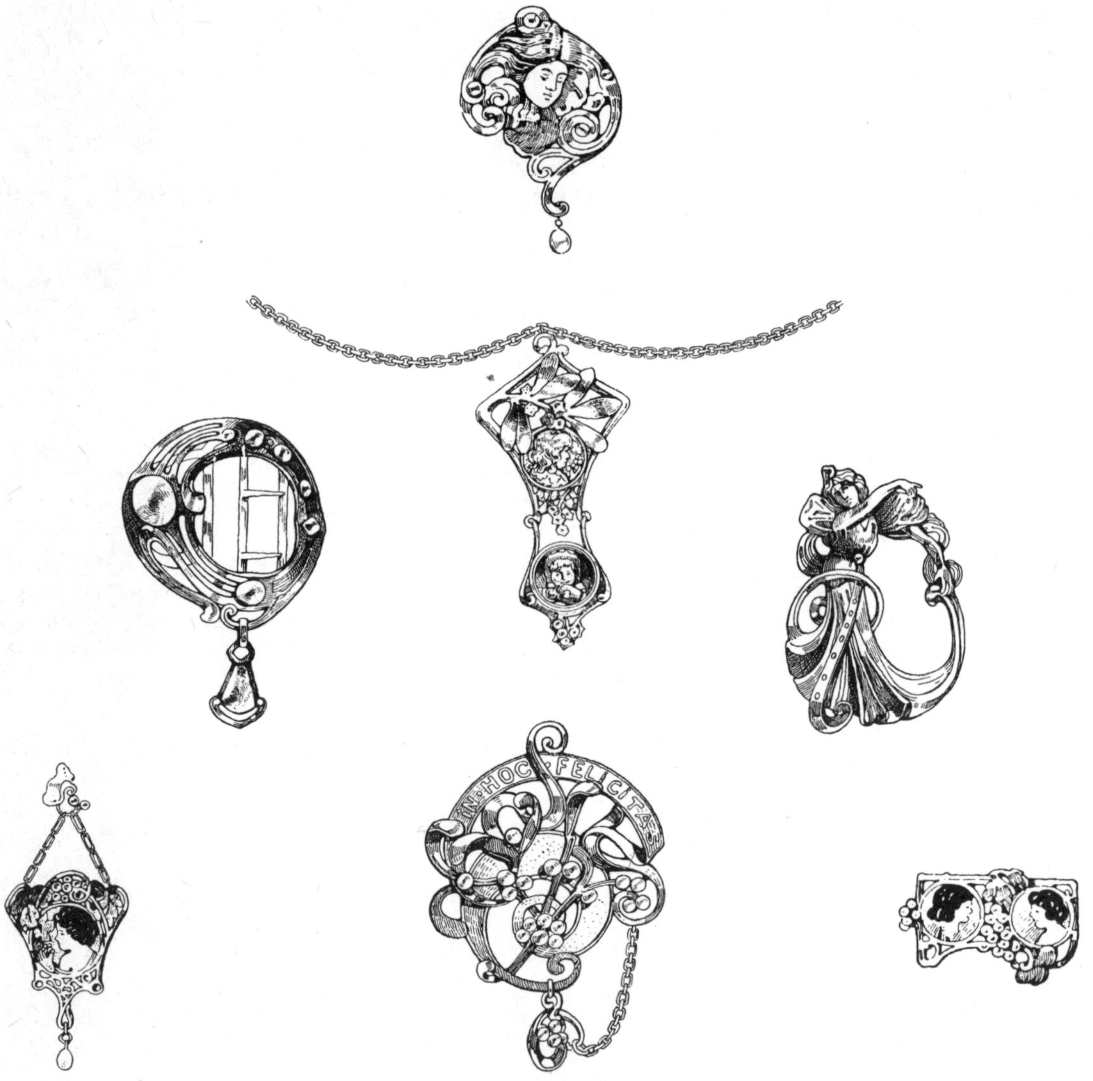

Abb. 219. **Pariser Goldschmuck.**

stücken in erster Linie Farbenwirkungen; seine gezogenen, zerflossenen, geschmeidigen Formen, die Rücksichtslosigkeit, mit der er dem Gefälligen, dem Herkömmlichen und Verständlichen aus dem Wege geht, wirken oft befremdend und nicht stets erfreulich; aber Nocqu ist ein rastloser Sucher, von dem wohl noch Bedeutendes zu erwarten ist (Abb. 216. 217). — Endlich sei hier noch J. Dampt erwähnt, dessen Armbänder, Ringe und Broschen von grossem und gesundem Reiz sind. Ein Trauring z. B. besteht aus zwei Händen, einer weiblichen in Gold und einer männlichen in Stahl; ein anderer Ring läuft in zwei sich küssende Kinderköpfchen aus; überhaupt behandelt Dampt

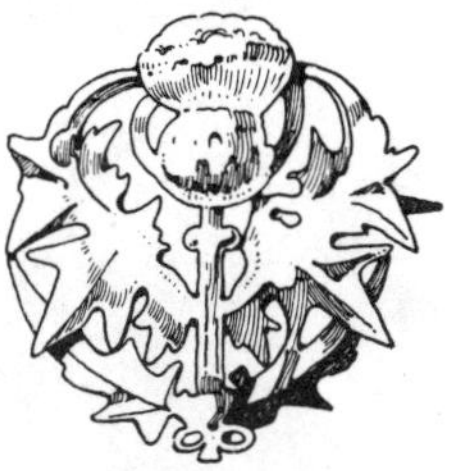

Brosche, Silber, ciseliert, aus Lothringen.

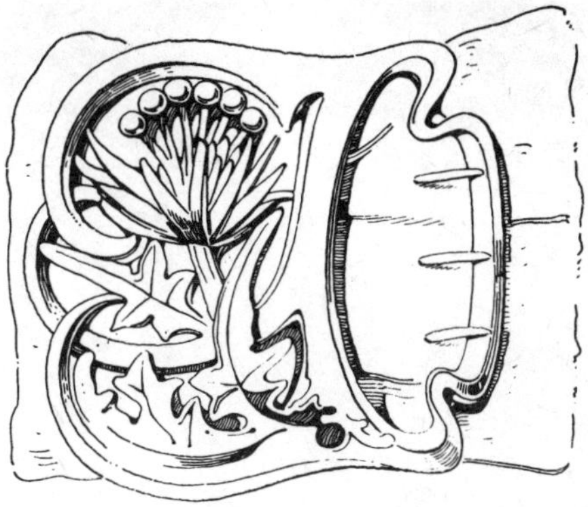

Gürtelschliesse, Silber, ciseliert, aus Lothringen.

Abb. 220.

seine Schmuckarbeiten ausschliesslich in der Weise des Kleinplastikers. — Von Frankreich ist auch eine neue Art von Schmuck ausgegangen, die sich rasch einen Platz in der Beachtung der Künstler und des Publikums erworben hat: Die Medaillenbrosche. Nachdem man zunächst angefangen hatte, einige der prächtigen Medaillen Rotys als Broschen zu tragen, ging man bald dazu über, einseitig geprägte Plättchen mit figürlichen Darstellungen zu spezieller Schmuckverwendung anzufertigen. Ausser Roty haben besonders Jules Cheret, Vernier, Charpentier, Prouvé und Bottée in dieser der französischen Kunst von jeher besonders zusagenden Technik Arbeiten geliefert. Die Montierung, anfangs aufs Notwendigste beschränkt, hat sich allmählich naturgemäss zu selbständigen, ornamentalen Umrahmungen ausgewachsen. — Das Gesamtbild der französischen Schmuckkunst ist gegenwärtig ein überaus glänzendes, in dem sich anmutige Grazie, spielende Beherrschung der Technik und freudige Prunklust zu einem harmonischen Gesamteindruck vereinigen. (Vergleiche Abb. 218 und 219.)

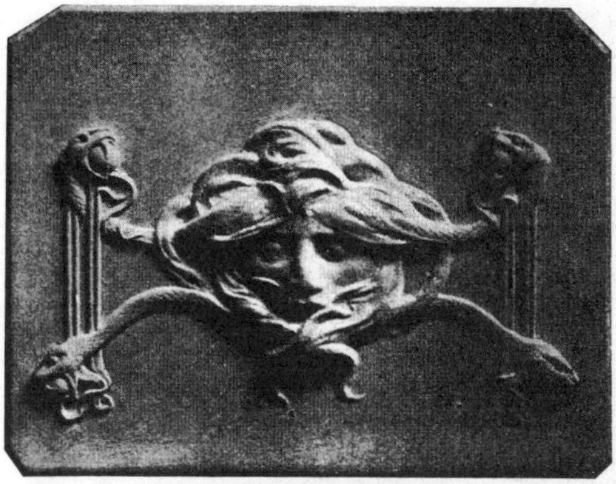

Abb. 221.
Gürtelschnalle von Charles van der Stappen.

Abb. 220 zeigt eine beachtenswerte Spezialität der lothringischen Edelmetallindustrie, die sich bemüht, in Anknüpfungen an einheimische Traditionen billigen Silberschmuck in modernem Geiste herzustellen.

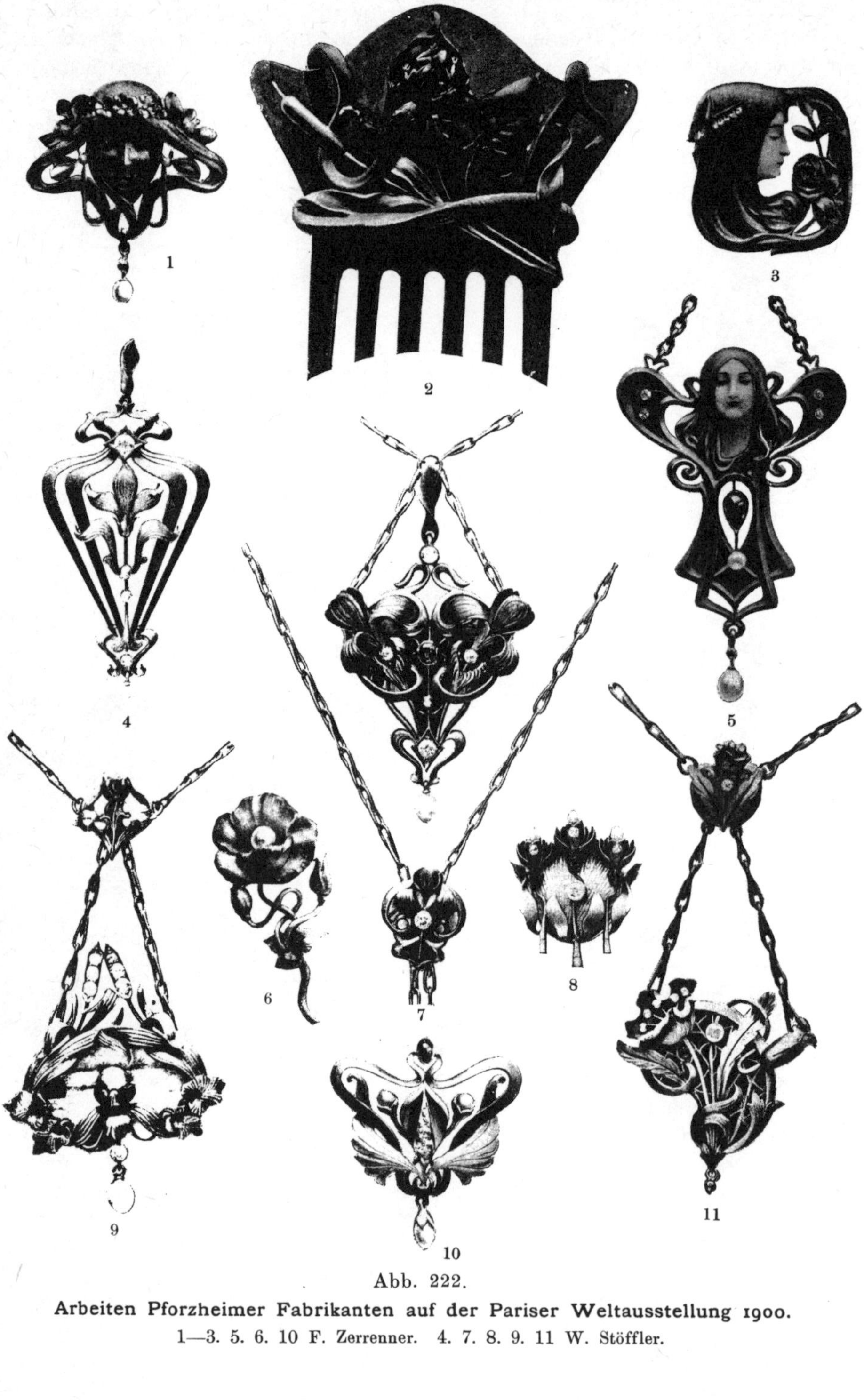

Abb. 222.

Arbeiten Pforzheimer Fabrikanten auf der Pariser Weltausstellung 1900.

1—3. 5. 6. 10 F. Zerrenner. 4. 7. 8. 9. 11 W. Stöffler.

2. **Belgien.** (Tafel 173—175.)

Bei den Nachbarn der Franzosen, den Belgiern, tritt uns auf den beiden Tafeln 173 und 174 zunächst die Künstlerpersönlichkeit des berühmten H. van de Velde entgegen, der seine Schmucksachen mit derselben, selbstsicheren Einfachheit und Originalität behandelt, wie die übrigen Arbeiten, denen er seinen hohen Ruf verdankt. Wenn auch manches auf den ersten Blick gesucht einfach, fast dürftig erscheint, so kann doch die Leichtigkeit und Eleganz der Linienführung, die flüssige und pikante Flächenverteilung unmöglich übersehen werden. Wie van de Velde die Komposition von dem zur Verwendung gelangenden Steinmaterial bestimmen lässt, wie er ausgefasste Flächen behandelt (Tafel **173.** 4), wie er mit den Steinen Linien bildet (Tafel **173.** 2. 5) erscheint durchaus glücklich. Besonders die Schliesse auf Tafel 173 (Fig. 5) und der Anhänger Fig. 3 ebenda sind wahre Meisterwerke schlichter Eleganz und Zierlichkeit. —

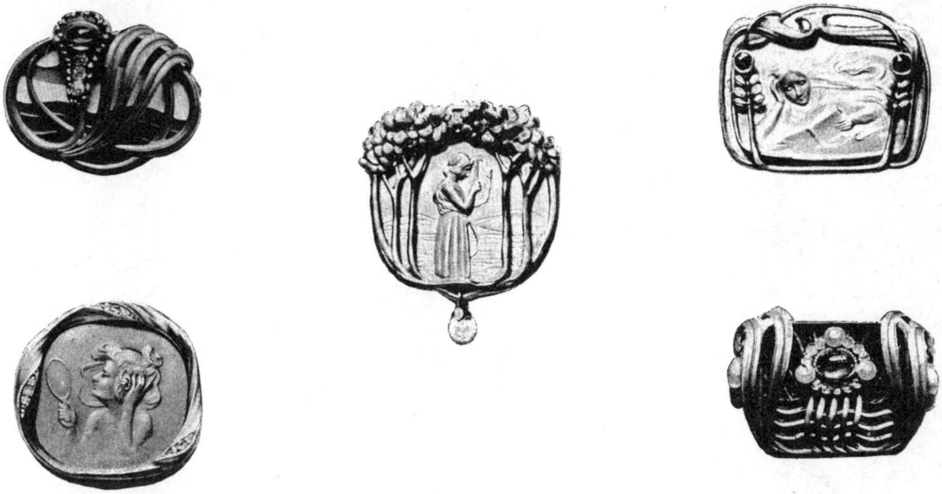

Abb. 223. **Schmuckstücke aus der Fabrik von Th. Fahrner, Pforzheim.**
Entwürfe von J. M. Gradl, München. Pariser Ausstellung 1900.

Die Arbeiten eines zweiten belgischen Künstlers, G. Morren (Tafel **174.** 1. 3. 4. 9), schliessen sich wesentlich enger an die Natur an. Ein fein ausgearbeitetes, reiches Linienspiel, verbunden mit energischer und geschmeidiger Modellierung, die aber keineswegs schwer wirkt, ist daran zu rühmen. Dabei ergänzen sich durch das Verschlingen der Linien und ihr Ueber- und Untereinanderführen Flächenwirkung und Plastik in einer ganz eigenen Weise. — Ein dritter Belgier, der Brüsseler Philipp Wolfers, erinnert in mehr als einer Beziehung an Lalique. Die gleiche blühende Phantasie, dieselbe reiche Gestaltungskraft, die nämliche Vorliebe für Kleinplastik in Halbedelsteinen und Elfenbein. Und auch den gleichen Fehler teilt er mit diesem: Auch er lässt die Erwägung praktischer Brauchbarkeit völlig zurücktreten hinter dem rückhaltslosen Betonen seiner künstlerischen Formgedanken. Wie die auf Tafel 175 zusammengestellten Stücke zeigen, benützt er mit Vorliebe Gestalten aus der Tierwelt zu seinen Kompositionen, wobei er mit einer originellen Kühnheit vorgeht. Man vergleiche daraufhin nur den mit Fledermäusen dekorierten Ring (Tafel **175.** 5) und die Schliesse Fig. 2, zwei kämpfende Meerkrebse darstellend. Ebenso ist das „Vampir“ betitelte Schmuckstück (Fig. 3) eine machtvolle, künstlerisch durchaus gelungene Komposition. Aber es dürfte doch eine gewisse Ueberwindung dazu gehören, sich mit einem solchen Nachtstück der Phantasie zu schmücken. Eine ohne alle Einschränkung erfreuliche Leistung ist dagegen die Schliesse mit den beiden Schwänen, Fig. 6.

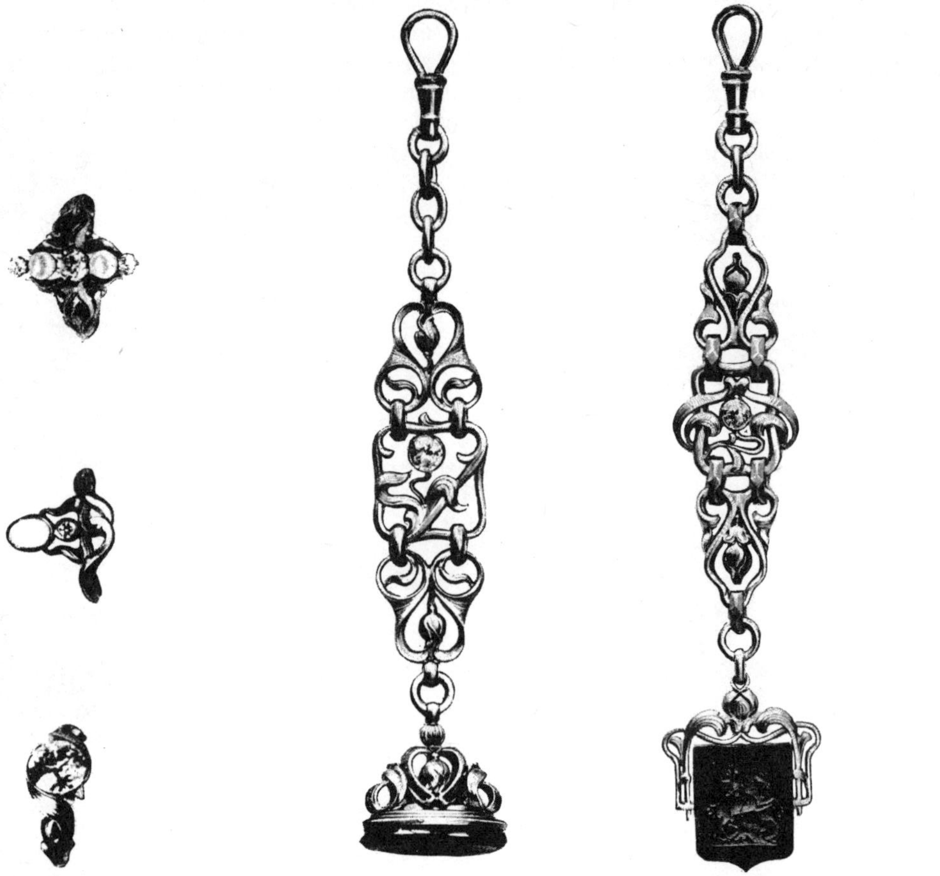

Ringe von D. F. Weber, Pforzheim. **Ketten von L. Fiessler & Co., Pforzheim.**
Pariser Ausstellung 1900.
Abb. 224.

Abb. 221 zeigt eine überaus originelle Gürtelschliesse (Medusenhaupt) von dem bekannten belgischen Bildhauer van der Stappen.

---

3. **England.** (Tafel 176—178.)

In scharfem Gegensatz zu dem bisher betrachteten Schmuck der neueren Zeit stehen gewisse englische Erzeugnisse, die, einem echt englischen Charakterzuge folgend, die äusserste Schlichtheit in Form und Technik anstreben. War der Fabrikationsschmuck der letzten Jahr-

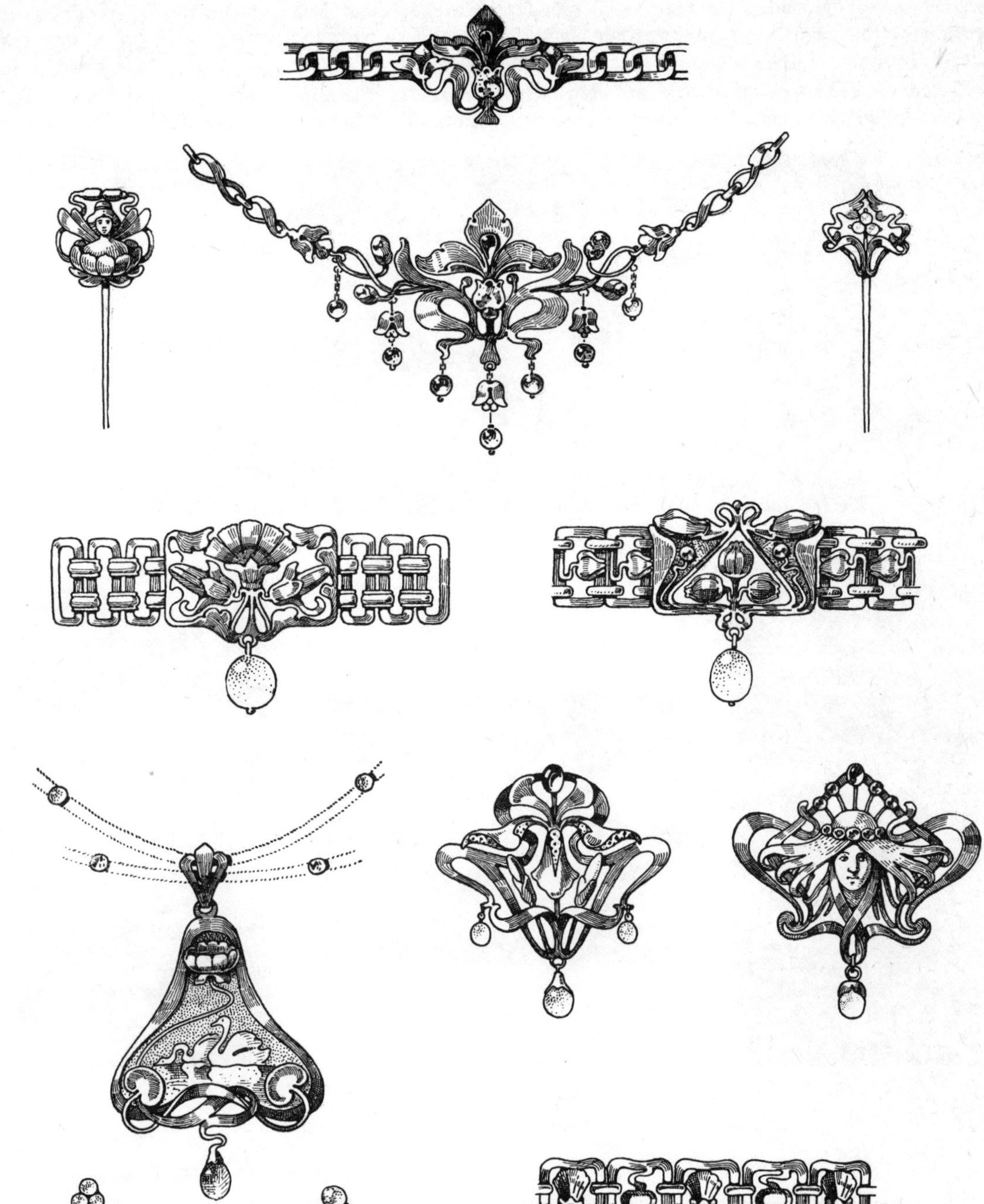

Abb. 225. Entwürfe aus dem F. W. Müller-Wettbewerb 1899 des Pforzheimer Kunstgewerbevereins.

zehnte in Gefahr, schliesslich nur noch aus Draht und Steinen zu bestehen, haben die Franzosen dafür eine, oft fast allzu üppige, Kleinplastik eingeführt, so pflegt der Engländer, vor allem der Hauptvertreter moderner englischer Edelschmiedekunst, C. R. Ashbee, den Blechstil mit hingebungsvoller Konsequenz. Die auf den drei Tafeln 176—178 abgebildeten Schmucksachen sind hauptsächlich Broschen, Schliessen, Gehänge, Nadeln und Ketten, die alle einen originellen, ur-

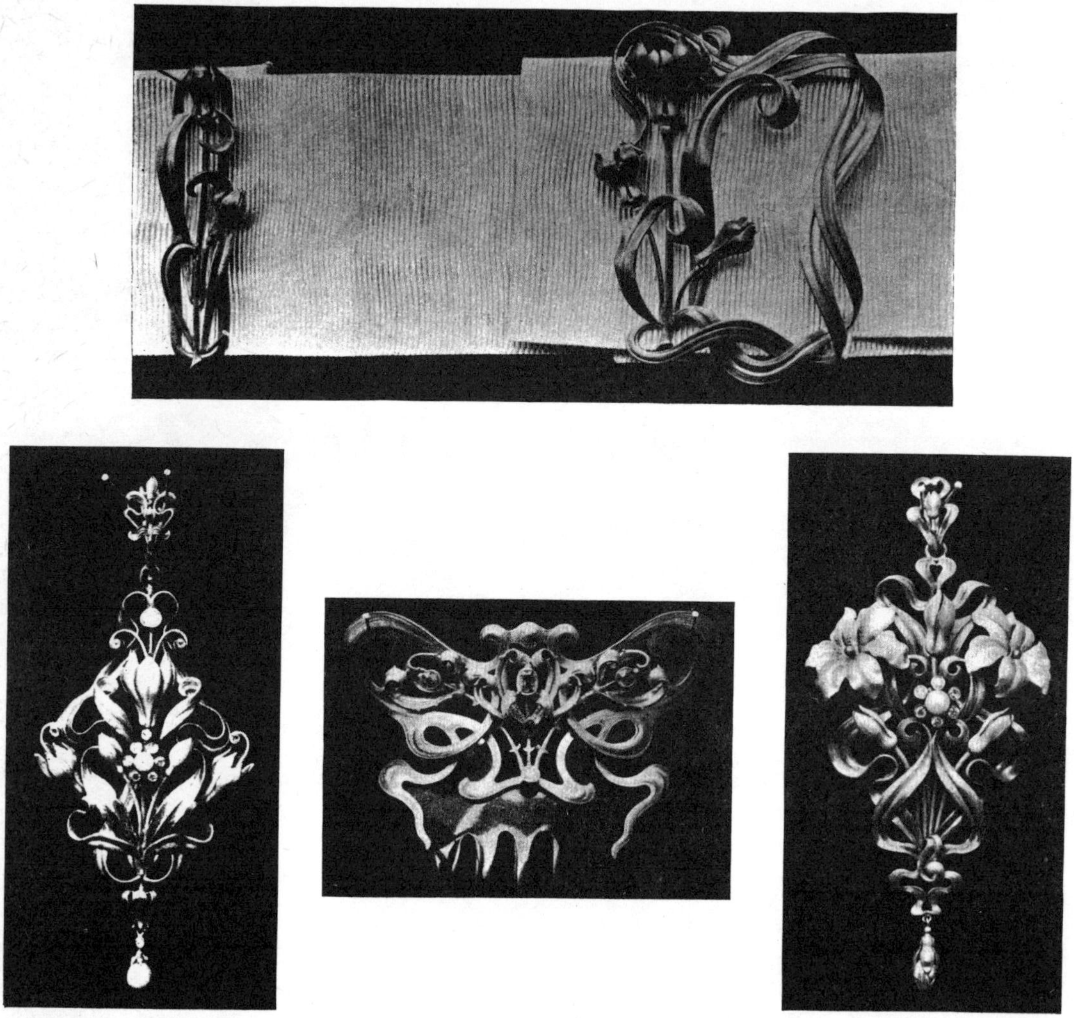

Abb. 226. **Schmuckarbeiten.**
Entworfen und ausgeführt an der Kgl. Zeichenakademie Hanau.

wüchsigen, teilweise aber auch gesucht archaisierenden Eindruck machen. Die Motive der formalen Ausgestaltung sind Naturformen entnommen: Blütenrosetten, Käfer, Schmetterlinge spielen eine grosse Rolle, Drähte in kühnen Biegungen, Kettchenwerk und Gehänge dienen zur Belebung. Der Maassstab ist überall ziemlich gross, die Wirkung oft derb. Perlen und Edelsteine bilden stets den Mittelpunkt für die Komposition. So eigenartig und primitiv die Formgebung des edeln Metalles erscheint, da sie eigentlich nirgends mehr bietet, als man durch Ausschneiden, Biegen und Drücken aus dem Blech herausbekommen kann, so muss doch zugestanden werden, dass ein vortrefflicher Zusammenklang der Stein- und Metallformen damit erreicht ist. Das Metall ist meist Silber mit roter und blauer Emaillierung, — ein Farbenaccord, der etwas stumpf, aber zu der gewählten Formengebung durchaus passend erscheint. Alles in allem verdient der Schmuck Ashbees als urwüchsige und originelle Kunstleistung jegliche Anerkennung, wenn es auch nicht wünschenswert erscheint, dass seine asketische Verzichtleistung auf zierliche Prunkwirkung eine weitergehende Nachahmung fände. — Von ähnlich konsequenter Durchführung eines bestimmten Dekorationsprinzipes zeugen auch die Arbeiten des Bildhauers und Goldschmiedes G. Frampton auf Tafel **178.** (Fig. 5. 6. 9.) Er verziert seine Schmucksachen fast nur mit Email, und zwar in Grubenemail, wobei er auf jede feinere Darstellung verzichtet, indem er

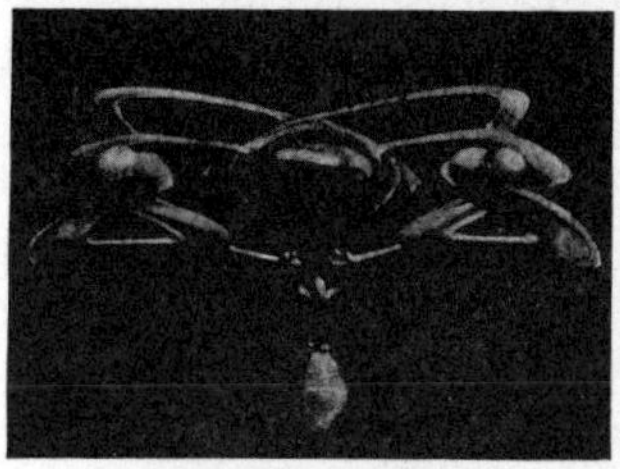

Goldbrosche.

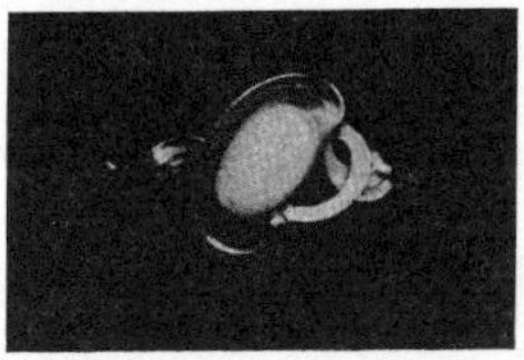

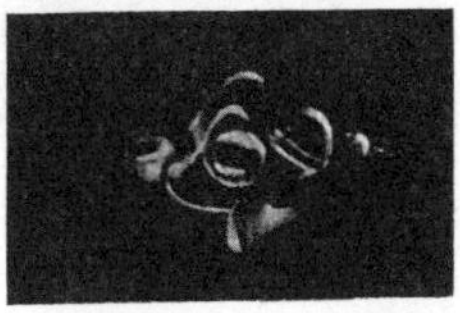

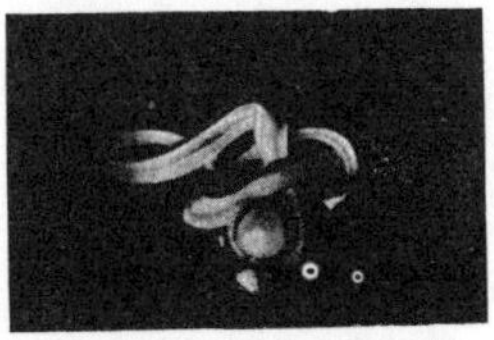

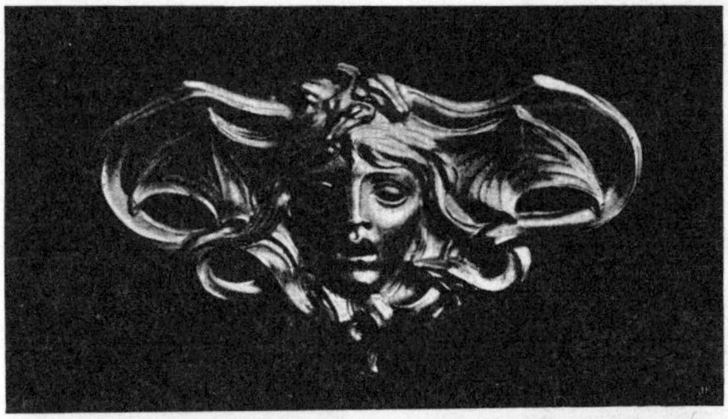

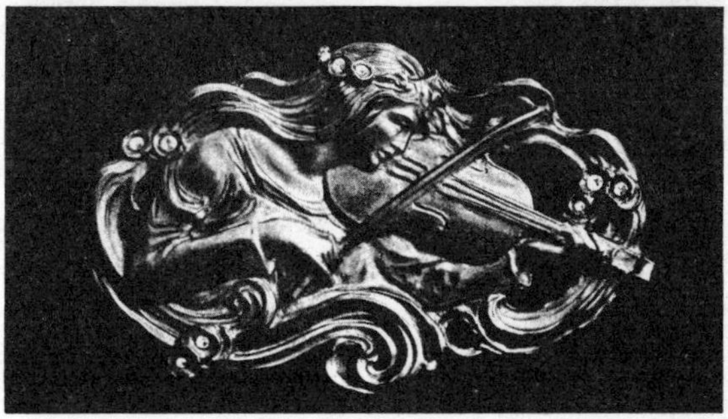

Drei Ringe. Gürtelschliesse.

Sämtlich von Holbein & Bindhart, Schw. Gmünd. (Gesetzlich geschützt.) Pariser Ausstellung 1900.

Abb. 227.

lediglich auf die Kontrastwirkung der nebeneinander gestellten Emailtöne bedacht ist. Diese wechseln zwischen herrlichem Meergrün, metallischem Pfauenblau und tiefem Rosenrot. Als Ornament sind sehr streng stilisierte Bäume verwendet. Bei der grossen Halskette (Fig. 6) sind noch Perlen und kleine Opale eingefügt. Die dekorative Wirkung des Ganzen ist eine ausserordentliche. — Endlich sei noch von englischen Schmuckkünstlern A. Fisher erwähnt. Seine Arbeiten haben etwas Zierlicheres, Reicheres als die eben erwähnten und nähern sich damit mehr französischer Art.

4. **Deutschland.** (Tafel 179—186.)

Ein Bild der Entwickelung deutscher Schmuckkunst in den letzten Jahren wird wesentlich andere Züge aufweisen, als die bisher betrachteten. Unsere Schmuckproduktion hat in dieser Zeit einen bedeutenden Aufschwung genommen, wie dies die sich stets mehrenden Klagen, namentlich der Franzosen, über die immer empfindlicher werdende deutsche Konkurrenz beweisen. Aber freilich gilt dies mehr von mittlerer und billiger Ware, als von Künstlerschmuck, mehr von der technischen, als der speziell künstlerischen Seite der Fabrikation. Tüchtige Schulung, ehrliches Streben, gediegene Technik sind in Deutschlands Schmuckwerkstätten überall daheim. Aber so sieghafte, führende Künstler, wie sie die französische Schmuckkunst auf ihre heutige Höhe gebracht haben, sind uns bis jetzt nicht bescheert. Noch viel mehr aber fehlen uns die Käufer, welche unserer Schmuckkunst ein freies, selbständiges Schaffen und Sichausleben ermöglichen würden. Immerhin aber können wir allerwärts in Deutschland auch auf diesem Gebiete ein

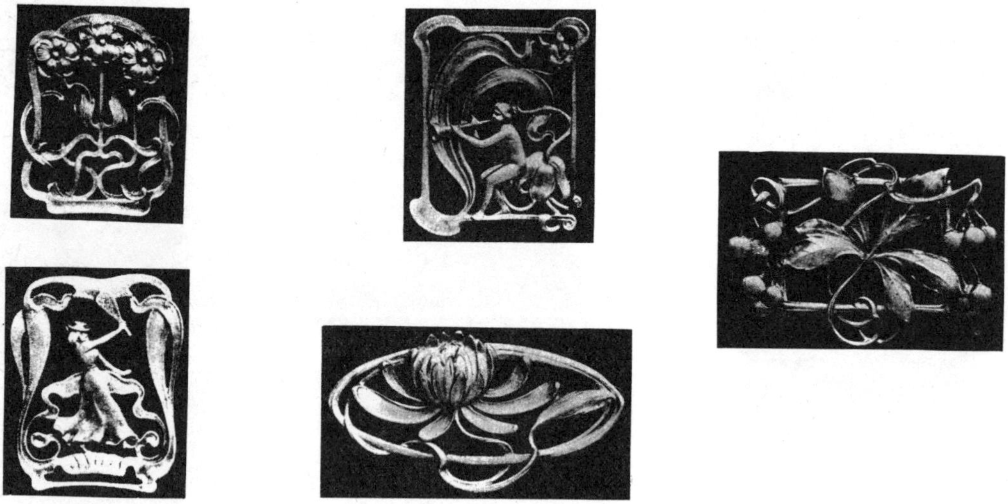

Abb. 228. **Broschen von H. Bauer in Schw.-Gmünd.**
Pariser Ausstellung 1900.

rüstiges Fortschreiten beobachten. Es ist gewiss nichts Kleines, dass unsere drei Hauptplätze für die deutsche Schmuckindustrie, Pforzheim (Abb. 222—225), Hanau (Abb. 226) und Schwäbisch-Gmünd (Abb. 227—229), die in so erschwerender Weise abhängig sind von den Launen des Publikums, schon so Befriedigendes in modern gedachtem Schmuck leisten. Man wird wohl nicht fehl gehen, wenn man einen Teil dieses Erfolges den an diesen Plätzen wirkenden kunstgewerblichen Fachschulen und -Vereinen zuschreibt. Als ein Beispiel für diese Einwirkung sind auf Tafel 179 eine Anzahl Schmuckstücke zusammengestellt, welche in Pforzheimer Fabriken für die Vorbildersammlung der dortigen Kunstgewerbeschule hergestellt wurden, und zwar nach Entwürfen und unter Leitung des Fachlehrers für Bijouterie Professor E. Riester*). Die Versuche, von den historischen Vorbildern loszukommen,

*) Von diesem Künstler existieren auch zwei Vorlagenwerke für modernen Schmuck: Moderner Schmuck und Ziergeräte nach Pflanzen- und Tierformen (Verlag von E. Haug, Pforzheim) und „Skizzenbuch für modernen Schmuck“ (Verlag von C. Koch, Pforzheim).

und Naturformen direkt für eine Auffrischung unserer Schmuckformen nutzbar zu machen, führen an der Pforzheimer Schule bis ins Jahr 1893 zurück. — Die selbständigen Bestrebungen einzelner Schmuckindustrieller in moderner Richtung sind viel umfänglicher, als dies in die Erscheinung tritt, da diese Arbeiten der Konkurrenz wegen eher geheim gehalten, als bekannt gemacht werden. Die Abbildungen der für die Pariser Weltausstellung gearbeiteten Schmuckstücke, welche wir bringen (Abb. 222—224, 226—229), zeigen zur Genüge, was in der modernen deutschen Bijouteriefabrik geleistet werden kann. Mehr als sonst bei Betrachtung von Kunstwerken ist es notwendig, sich bei den eben erwähnten klar zu machen, wie sie entstanden sind. Der industrielle Fabrikationsbetrieb ist ja selbstverständlich wenig geeignet, persönlich empfundene und ebenso durchgeführte Kunstwerke entstehen zu lassen. Der Fabrikant muss sich ja oft mehr mit der kaufmännischen als mit der künstlerischen Leitung seines Betriebes befassen, und der entwerfende Zeichner ist oft mehr Techniker — notgedrungen — als Künstler. So ist ein künstlerisches Ausreifen, sowohl der Persönlichkeiten wie der einzelnen Arbeiten, unendlich erschwert. Vielleicht sollte das Mittel, sich von Zeit zu Zeit von einem anerkannten Künstler einige Entwürfe anfertigen zu lassen, die

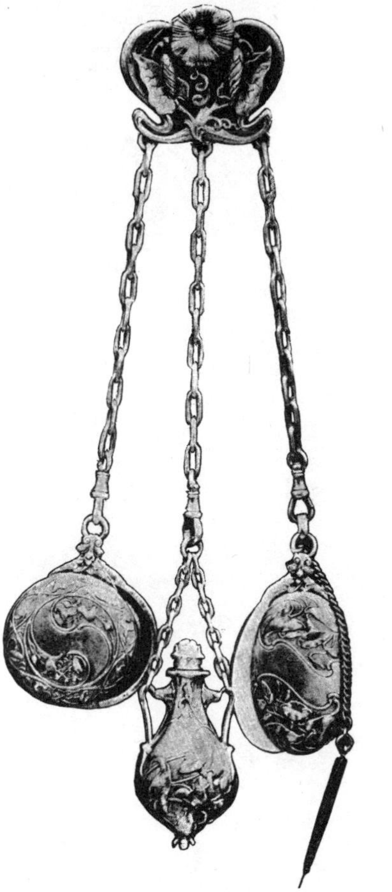

Abb. 229. **Gürtelkette von G. Hauber in Schw.-Gmünd.**
Pariser Ausstellung 1900.

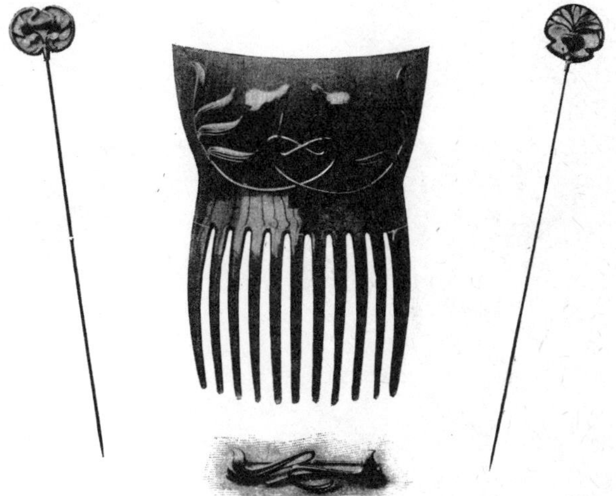

Abb. 230. **Schmuckstücke.**
Entworfen von H. Hirzel, Charlottenburg, ausgeführt von H. Werner, Hofjuwelier, Berlin.

dann in der Fabrik ausgeführt werden, öfter angewendet werden. Wenn das auch Geld kostet, so bietet es doch eine sehr nachhaltige Anregung und Auffrischung, welche den entwerfenden wie den ausführenden Kräften des Betriebes sehr zu Gute kommen würde. — Der erste deutsche Künstler, der, ohne von Haus aus zum Fach zu gehören, sich mit Entwürfen für Schmuck beschäftigte, war der Maler und Radierer H. R. C. Hirzel. Was an den nach seinen Entwürfen hergestellten Schmucksachen, von denen wir eine Auswahl auf Tafel 180—182 bringen, zunächst und am stärksten auffällt, ist das gänzliche Fehlen eines jeden Steines, jeder Perle, jeden Ketten-

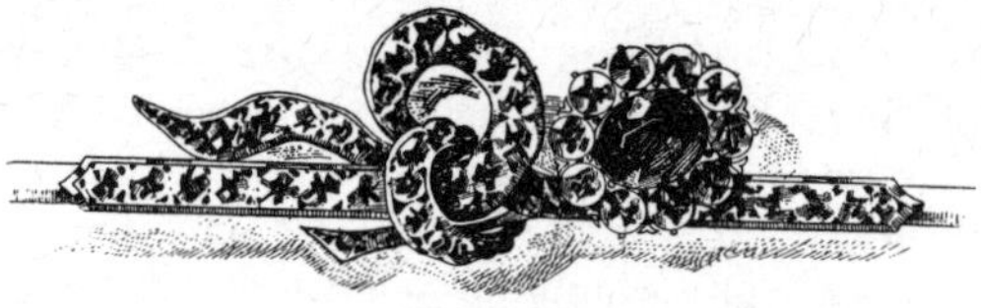

Leonhardt & Fiegel.

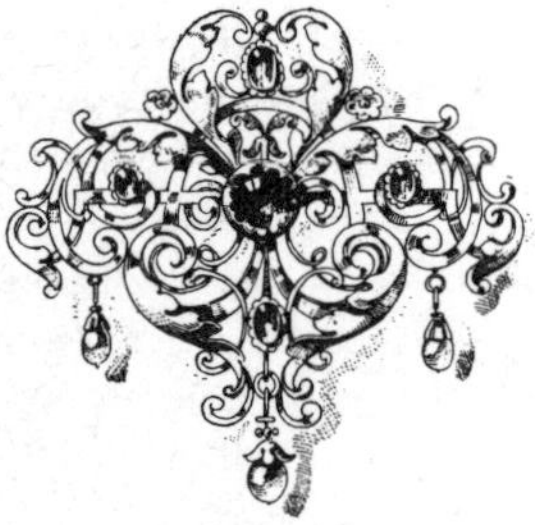

B. Schluttig

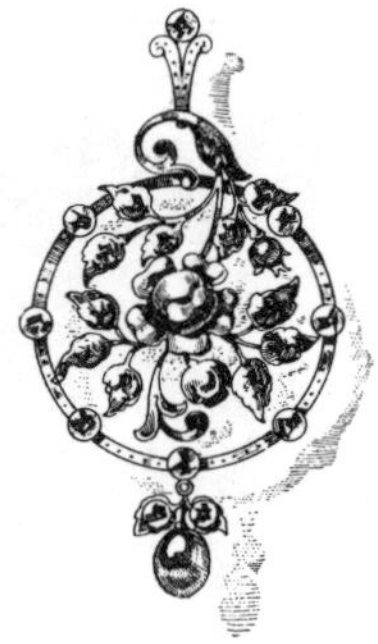

H. Schaper.

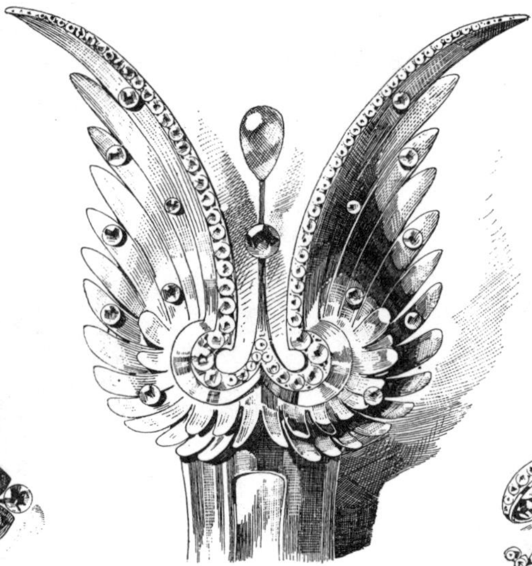

E. Marcus.

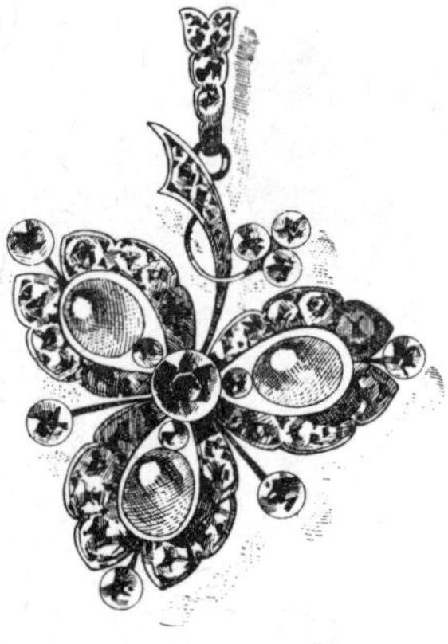

Leonhardt & Fiegel

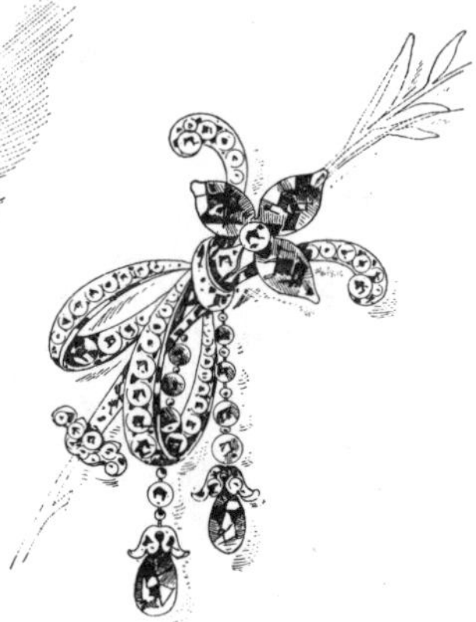

J. Wagner & Sohn

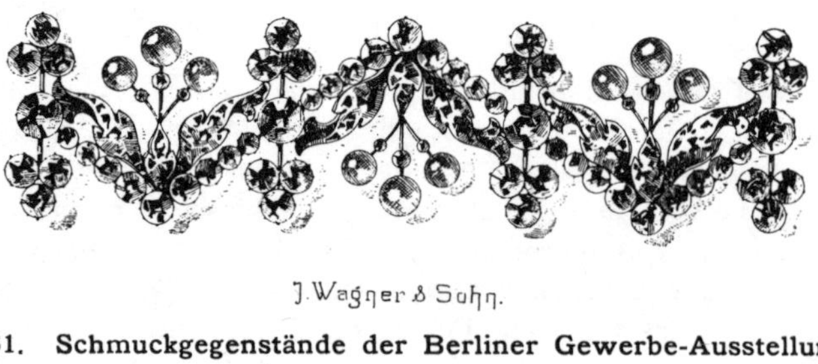

J. Wagner & Sohn.

Abb. 231. Schmuckgegenstände der Berliner Gewerbe-Ausstellung 1896.

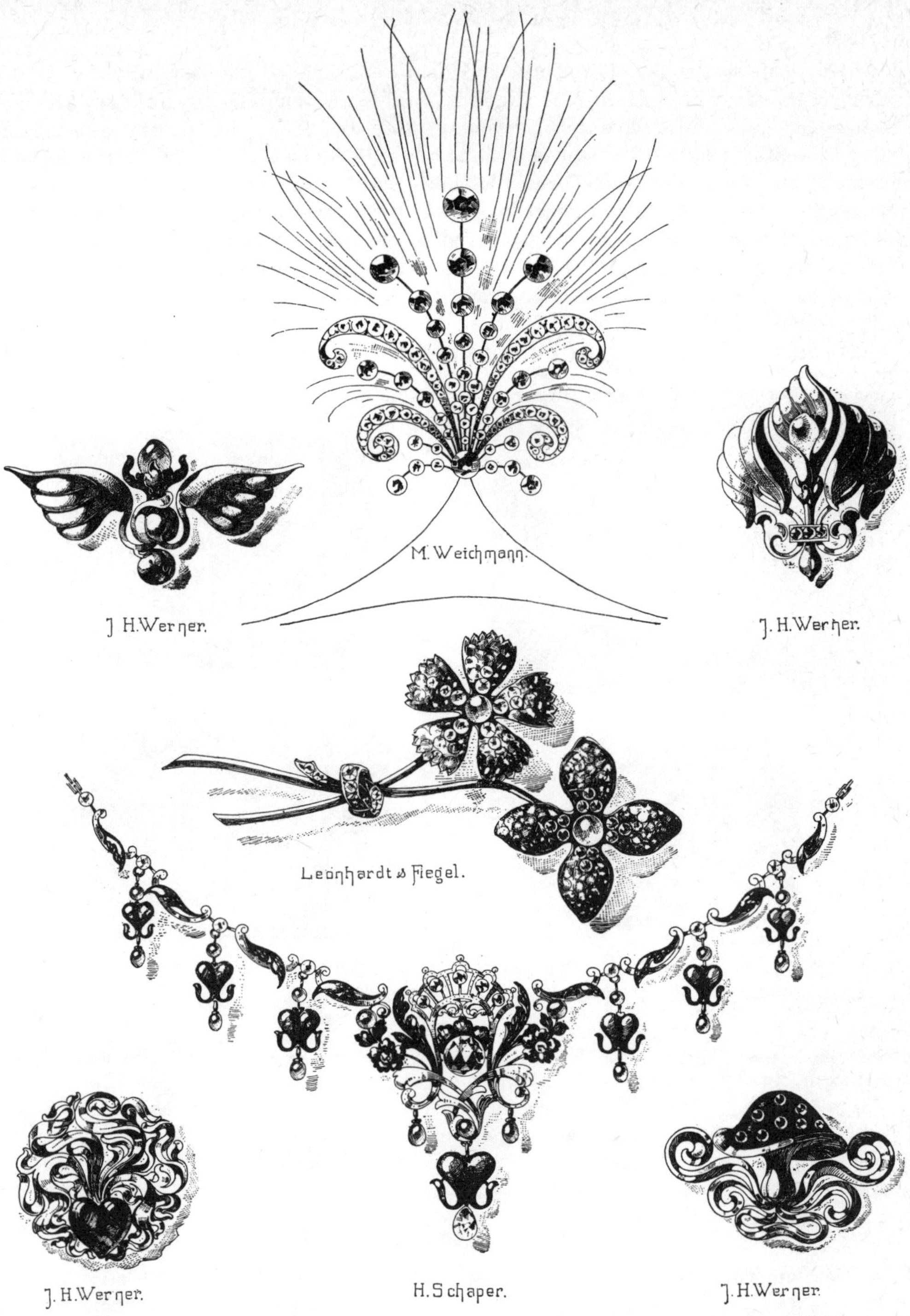

Abb. 232. **Schmuckgegenstände der Berliner Gewerbe-Ausstellung 1896.**

behanges, womit man sich sonst die Arbeit des Schmuckentwerfens interessanter und wohl auch leichter zu machen pflegt. Sogar die Modellierung ist aufs notwendigste beschränkt: Die meisten Stücke wirken fast ausschliesslich durch Zeichnung und die leicht sich hebende und senkende Fläche, alles in mattem Golde. Es liegt eine stille, zarte Schönheit, eine echt pflanzenhafte Ruhe über ihnen, und dabei etwas Vornehm-Zurückhaltendes, was freilich gerade bei Schmuck nicht jedermanns Geschmack ist. — Bei einigen Stücken ist zur Dekoration auch Mosaik verwendet, die in Rom ausgeführt wurde. Hierbei ist wiederum den stumpfen, verhaltenen Tönen so sehr der Vorzug gegeben, dass diese Mosaikbroschen noch reservierter wirken, als die ganz goldnen. Einige wenige dieser Schmuckarbeiten sind auch mit Email geschmückt, in vorwiegend grünen und grauen Tönen. — Die Ausführung der auf unsern Tafeln abgebildeten Broschen, Gürtelschliessen und des Haarsteckers (Tafel **181.** 2), auf dessen prachtvolle Zeichnung besonders auf-

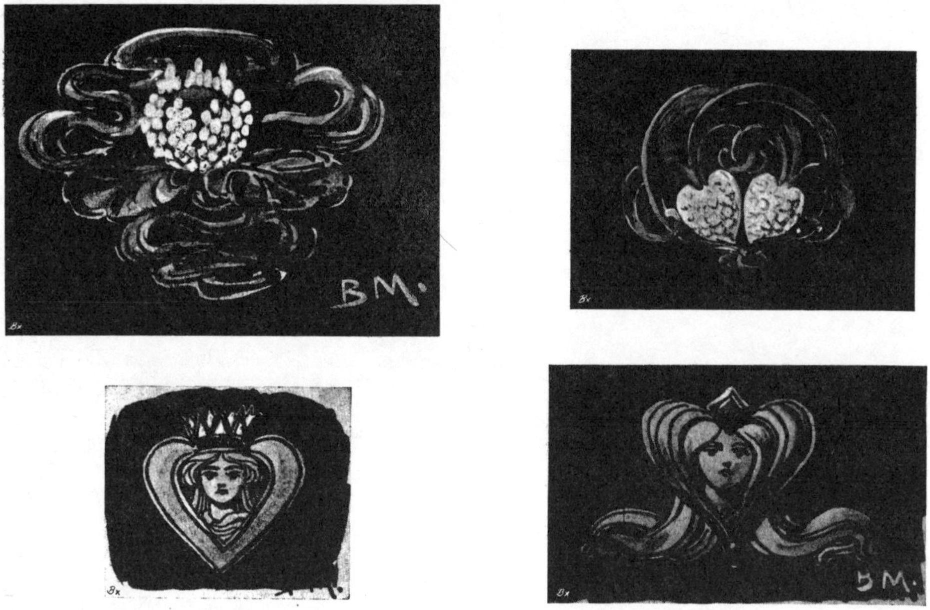

Abb. 233. **Entwürfe zu Schmuckgegenständen für Herrn Hofjuwelier J. H. Werner.**
Von Architekt B. Möhring, Berlin.

merksam gemacht sei, ist teils in dem Atelier von Louis Werner, Berlin, teils in den vereinigten Werkstätten von München erfolgt. (Vergl. Abb. 230.)

Was die Berliner Schmuckindustrie sonst leistet, ist durch die beiden Tafeln illustriert, welche Arbeiten von der Berliner Gewerbeausstellung des Jahres 1896 zeigen. Die Entwürfe zu den darauf enthaltenen Arbeiten J. H. Werners sind von dem bekannten Architekten B. Möhring geliefert, deren energische Linienführung und geschlossener Umriss (Abb. 233) zu rühmen sind. Inzwischen ist in Berlin rüstig weiter gearbeitet worden, wie die Arbeiten H. Schapers (Abb. 235) und die auf Tafel 183 vereinigten Arbeiten von O. M. Werner beweisen, der besonders die moderne, reine Linearornamentik pflegt. (Vergl. auch Abb. 234.)

Auch in dem reichen Kunstleben Münchens spielt der moderne Schmuck eine, wenngleich verhältnismässig bescheidene Rolle. Das Bestreben, die Darstellung von Naturformen mit praktischem und bequemem Tragen zu vereinigen, hat zu den eigenartigen Bildungen geführt, welche

Tafel 184 aufweist (No. 5. 8. 9. 10. 12). Es ist wohl gut, etwas derartiges einmal so auszubilden; zur Regel dürfte eine solche Kompositionsweise jedenfalls nicht gemacht werden. Einen phantasievollen Künstler und Schmuckhersteller, der sich mit Geschick in die neue Richtung zu finden gewusst hat, treffen wir in J. Rothmüller in München. Er fasst den Schmuck wesentlich als plastisches Kleinkunstwerk auf und setzt als echter Juwelier Steine und Perlen, besonders gerne Barockperlen, stets an bedeutungsvolle Stellen der Komposition. Von seinen auf Tafel 185 dargestellten neueren Schmuckarbeiten sei besonders auf die beiden Schliessen (7 und 8) und die reizvolle Medusenbrosche (10) aufmerksam gemacht. Tafel 186 endlich bringt die Arbeiten eines erst in letzter Zeit hervorgetretenen Künstlers zur Anschauung, N. Thallmayrs

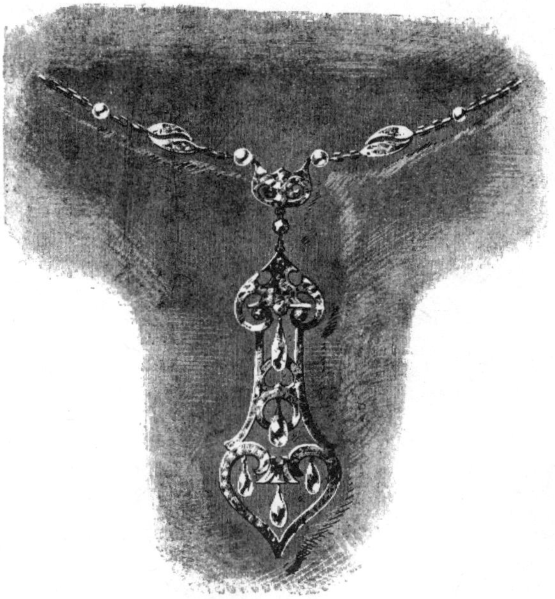

Abb. 234.
Kollier mit Anhänger von Hofjuwelier J. H. Werner in Berlin.

aus Vilsbiburg, einem kleinen bayerischen Städtchen. Es sind dies Schmuckstücke von ungewöhnlicher Frische der Erfindung und ebensowohl eleganter, als gewissenhafter Durchbildung. Das Material ist Silber mit fein abgestufter Vergoldung.

Es konnte hier nur ein flüchtiger Ueberblick über deutschen und ausländischen Künstlerschmuck geboten werden. Immerhin mag daraus klar geworden sein, dass wir Deutschen alle Veranlassung haben, rastlos vorwärts zu streben, aber auch allen Grund, uns des Erreichten zu freuen und weitere grössere Erfolge zu erhoffen.

5. **Der Schmuck in der modernen Kleidung.** (Tafel 187—200.)

In demselben Maasse, in dem die Schmuckkunst unserer Zeit wieder die ihr gebührende Stelle in dem modernen Kunstleben zurückerobert hat, ist sie auch wieder zu organischem Zusammenhang mit der Kleidung gekommen. Die Abbildungen unserer Modezeitschriften zeigen wieder Schmuck und dieser ist seinerseits wieder zu einer gewissen formalen Bedeutsamkeit gelangt, welche seine Einfügung in eine solche Abbildung wirksam und nützlich erscheinen lässt. —

Ueber den modernen Herrenschmuck ist im allgemeinen nicht viel zu sagen. Das Hauptstück desselben ist und bleibt die Uhrkette, von deren verschiedenen Ausgestaltungen die Tafeln 187 und 189 einige Beispiele bringen, und bezüglich deren Tragweise auf das betreffende Spezialkapitel (Ketten und Kettenbijouterie) verwiesen werden muss. Die an der Herrenkette gebräuchlichen Anhängsel, Medaillon, Kompass, Petschaft, Sportembleme u. s. w. (Tafel 187, Tafel 200), bieten eine ganze Welt von Formen für sich, aus der aber etwas Typisches herauszuschälen

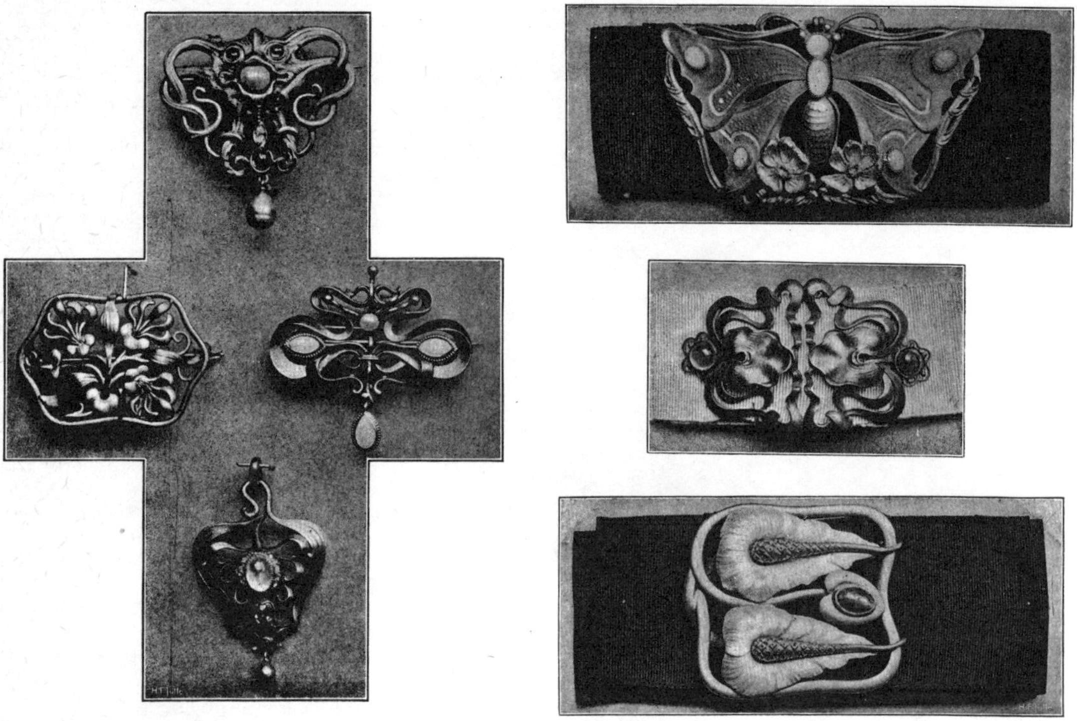

Abb. 235. **Schmuckgegenstände von Hofgoldschmied H. Schaper in Berlin.**

schwer fallen würde. Ein besonderes Interesse vermag der Sportschmuck (Tafel 200) insofern zu bieten, als er Gelegenheit zu reicheren emblematischen Darstellungen und Verwendung von allerlei Naturgegenständen, Vogelkrallen, Hirschzähnen etc., bietet, die Anlass zu originellen Zusammenstellungen geben. (Abb. 238.)

Ueber die Anwendung von Manschettenknöpfen und Herrenringen ist in den beiden Kapiteln über die Fabrikation derselben das Nötige gesagt. (S. auch Tafel 193 und 197.) Endlich sei noch der Kravattennadel und des Kravattenringes gedacht, — beinahe die einzigen Herrenschmuckstücke, die rein um ihrer selbst willen, ohne irgend einen praktischen Nebenzweck zu erfüllen, da sind. Auch hier liebt man es, irgend eine symbolische Hindeutung auf einen Sport oder auf den Beruf ihres Trägers anzubringen.

Allen Emanzipationsbestrebungen der Neuzeit zum Trotz ist doch gerade in den letzten Jahren das Schmuckbedürfnis unserer Damenwelt beträchtlich gewachsen, so sehr, dass gegenwärtig eigentlich sämtliche, jemals bei Kulturvölkern üblich gewesenen Schmuckstücke in irgend einer Weise wieder oder noch getragen werden. Das vornehmste Schmuckstück der Frau, das Diadem (Abb. 239), ist naturgemäss nur besonderen Festlichkeiten, Bällen und dergleichen, vorbehalten. Da derartiges nur bei künstlicher Beleuchtung vor sich zu gehen pflegt, bei dieser aber Diamanten fraglos die beste Wirkung machen, so sind diese im Verein mit Perlen das Hauptdekorationsmittel für das eigentliche Diadem, welches mehr oder weniger hoch über der Stirn getragen zu werden pflegt (Tafel 199). Sonst tritt für das Haar der Haarstecker (Tafel 199 und Tafel 196, Abb. 240) und der Schmuckkamm in seine Rechte. Auch Agraffen, mit Steinen besetzte Schmetterlinge und Schmucksträusschen (Abb. 240) werden als weiterer Haarschmuck verwendet. Neuerdings ist zu diesem Zweck besonders die Koralle beliebt, namentlich in einer wirkungsvollen Zusammenstellung mit hellblauen Türkisen und weissen Perlen. Auch der Damenhut erhält wieder künstlerischen Schmuck in Gestalt von Nadeln und Schnallen zum Zusammenhalten der Schleifen (Tafel **198.** 5. 6. 7. 9). Ohrringe werden wieder mehr getragen, nachdem sie lange Zeit gänzlich vernachlässigt waren (Tafel 197). Ausser den fest am Ohrläppchen anliegenden Knöpfchen werden auch wieder hängende Formen bevorzugt, namentlich

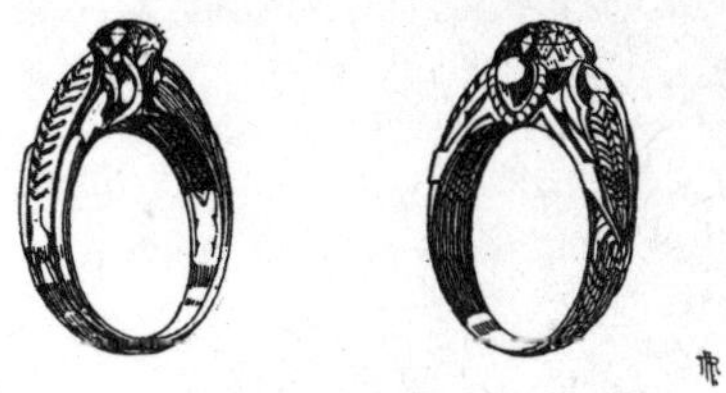

Abb. 236. **Ringe von Leonhard & Fiegel in Berlin.**

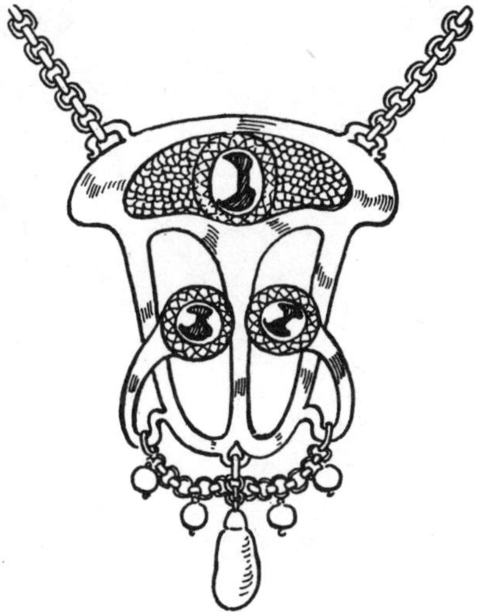

Abb. 237. **Entwurf von B. Wenig.**

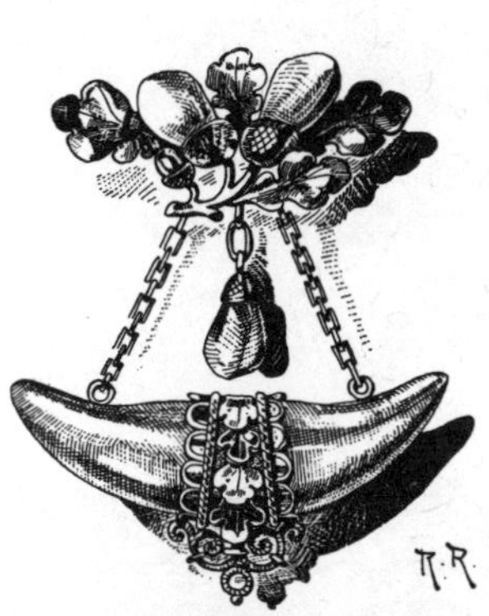

Abb. 238. **Jagdschmuck.**
Zähne in Gold montiert.

in England, wo grosse goldene Ohrringe beliebt sind. Wer das Durchstechen der Ohrläppchen scheut, dem dient ein abnehmbarer Ohrring mit Klemmmechanismus. Bemerkt sei noch, dass der Ohrring ein bevorzugter Platz für Brillanten ist.

Der Hals wird in mannigfaltigster Weise geschmückt. Der einfachste, aber auch teuerste Schmuck für den Hals sind Schnüre aus Perlen oder Diamanten. Die letztere (Rivière) ist nur für Gelegenheiten geeignet, bei welchen auch das Diadem getragen wird. Perlenhalsbänder sind weniger mehr im Gebrauch, was vielleicht mit dem stetig steigenden Preis derselben zusammenhängt. Namentlich der früher beliebte, sechs- bis achtfache, aus gleichlangen Perlenschnüren bestehende Halsschmuck (Col de chien) wird gegenwärtig nicht häufig mehr gesehen. Man trägt nur einreihige Perlenketten (Abb. 240 und 241). Dagegen trägt man Halsketten (Kolliers) in Goldschmiedearbeit in den mannigfaltigsten Formen (Tafel 191 und Abb. 239), wobei vielfach die Einrichtung getroffen ist, dass man die Kette durch ein auswechselbares Zwischenstück enger oder weiter machen kann. Ein erfreuliches Zeichen ist es, dass der Anhänger an Umfang und Beliebtheit wieder zunimmt. Eine besondere Verzierung erhält der moderne Damenstehkragen. Entweder er wird aus Sammet gefertigt, mit Borten oder Litzen eingefasst und der Grund mit Rosetten und Sternen in Metall und Steinen ausgefüllt, oder man legt eine sogen. Secessionskravatte um (Abb. 241 und Tafel **198.** 2). Diese wird von vorn nach hinten umgelegt, hier gekreuzt, wieder nach vorn gezogen und mit mehr oder weniger kostbaren Schliessen ver-

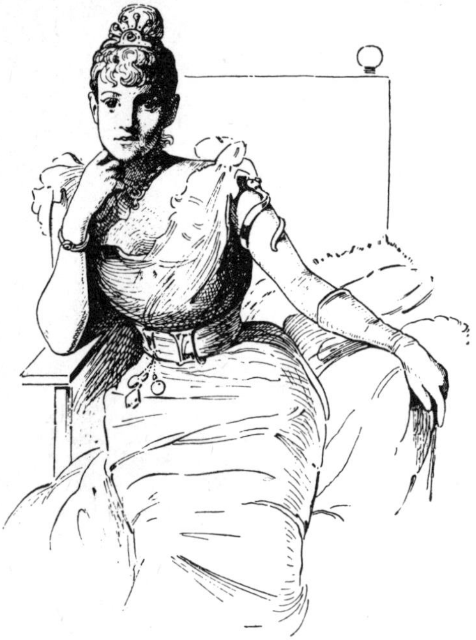

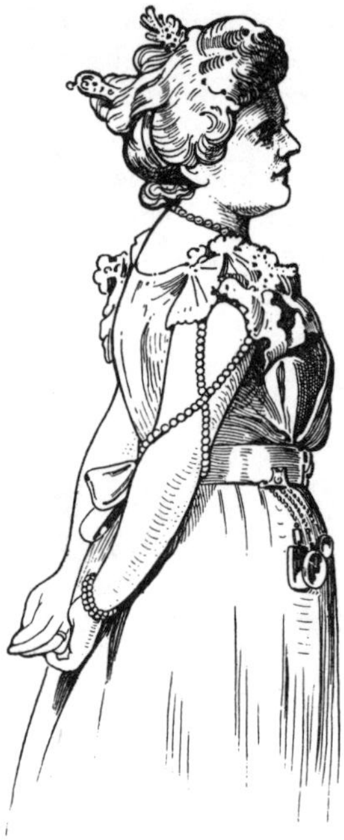

Abb. 239. **Moderne Schmucktracht.** Abb. 240.

Diadem, Kollier, Gürtelschliesse, Gürtelkette, Schlangenarmband. Haarstecker, Perlenbänder, Gürtelkette.

hakt. Die Brosche hat ihre unverwüstliche Beliebtheit beibehalten; sie hat mehr Fläche und Farbe erhalten als bisher und wird gern auch in die Mitte von Schleifen und Rüschen gesetzt. Die beliebten Damenkravatten und Damenhalsschleifen erhalten durch künstlerisch gestaltete Klammern und Bügel ihren Anteil am allgemeinen Schmuck (Tafel **198.** 1. 3. 8); ebenso die um den Hals geschlungene lange Pelz- oder Federboa ihren Boahalter (Tafel **198.** 10. 11). — Einer sehr grossen Beliebtheit erfreut sich gegenwärtig die lange Halskette, auch wohl Fächerkette genannt, welche Halskette und Uhrkette vereinigt. Sie ist vor der Brust durch einen beweglichen Schieber zusammengehalten (Tafel 190) und zeigt die mannigfaltigsten Anordnungen (Abb. 241). Sie dient zum Tragen des Fächers, des Lorgnons, der Uhr; man schlingt sie mehrfach um den Hals, wohl auch um die Taille. Man verlängert oder verkürzt sie nach Belieben durch mit Verschluss versehene Zwischenteile. Der Schieber ist manchmal mit einer Broschennadel versehen, oder mit einer in Scharnieren beweglichen Klammer, um ihn an einer beliebigen Stelle festhaken zu können. Je nachdem die Fächerkette etwas trägt, hängt sie entweder frei herab oder wird in den Gürtel gesteckt. Die kurzen Formen der Damenuhrkette (Tafel 188) haben in letzter Zeit gegenüber der langen Halskette mehr in den Hintergrund treten müssen. Der Gürtel ist auch wieder zum Schmuckstück geworden und trägt Schliessen und Schnallen in mannigfachster Art, vorn, an der Seite und im Rücken (Tafel 195, Abb. 239, 240, 241). Unter Umständen ist auch der ganze Gürtel von Metallgeflecht. Wer den überzierlichen Schmuckcharakter der letzten Jahrzehnte beobachtet hat, dem müssen die abenteuerlich grossen Schliessengebilde der neuesten Mode wie Wunder und Märchen vorkommen. — Am Gürtel werden an silbernem oder silber-

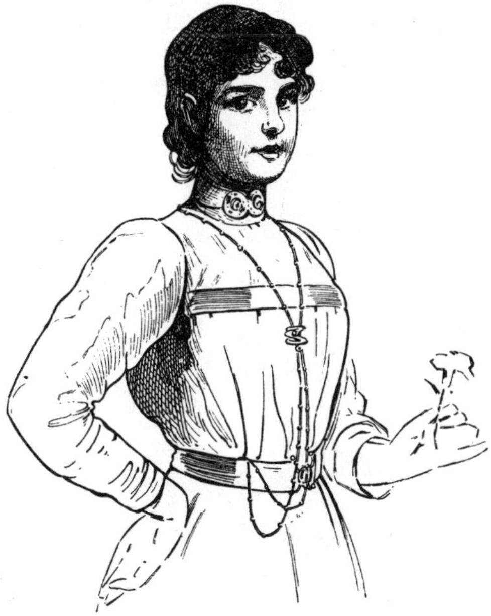

Abb. 241. **Moderner Schmuck im Kostüm.**
Secessionskravatte und Fächerkette.

vergoldetem Bügel, der mit Kettchen und Haken zum Einhängen versehen ist, kleine Täschchen, Geldbeutel, Flacons, Messerchen, Scheren etc. getragen (Tafel 192, Abb. 239, 240). An diesen vier- und fünffachen Gürtelketten kann auch die Uhr befestigt werden. — Auch sonst noch kann die Kleidung am Oberkörper mit Schmuck bedacht werden. Das leichte, vorn offene Sommerjäckchen wird gern, anstatt mit einer Tuchlasche, mit einer oder mehreren Spangen zusammengehalten, die man in einer zur Gürtelschliesse passenden Ausführung wählt. Agraffen von broschen- und spangenartiger Gestalt werden zur Raffung von Tüllschärpen und auch nur zum Schmuckbesatz an Schulter und Brust angeordnet. Der Blusenärmel erhält am Handgelenk eine mehr oder weniger breite Stulpe, welche mit Manschettenknöpfen geschlossen wird. Am entblössten Arm werden die Armbänder, welche im übrigen infolge der Kleidermode etwas an Terrain verloren hatten, viel und gern getragen (Tafel 196, Abb. 239, 240). Das Schlangenarmband auf Abb. 239 ist hohl und im Innern mit einer Uhrfeder versehen. Unter dem Schlangenkopf befindet sich eine Broschennadel, welche eine sichere Befestigung an dem kurzen Aermel ermöglicht. Der Reif am Handgelenk wird ziemlich schmal gehalten; nach Belieben kann einer oder mehrere getragen werden. Eine beliebte Besonderheit sind die Kettenarmbänder, welche vor den starren Reifen den Vorzug geschmeidiger Biegsamkeit voraushaben (Tafel 196). Das Tragen von Ringen hat bei den Damen ebenfalls eine bedeutsame Steigerung erfahren. Man trägt deren eine ganze Anzahl auf einem Finger, wozu die zierlichen Formen derselben eine gewisse Berechtigung bieten. Ringe, welche einen grösseren Aufsatz, namentlich den beliebten, der Länge nach auf dem Finger liegenden Schild, aufweisen, dürfen natürlich nicht mit andern zusammengetragen werden. Die Mode der hoch hinaufreichenden Halbhandschuhe ist dem Ringluxus noch besonders günstig gewesen (Tafel 194). Endlich sei noch einiger, neuerdings aufgekommener Schmuckstücke mit praktischem Nebenzweck erwähnt: Der Rockhalter (Tafel **198.** 4), der zum Raffen des Kleides auf der Strasse dient, und besonderer Spangen für Kreppprüschen, die mit einer Nadel befestigt sind, eine stark gewölbte Form haben und seitwärts vermittelst eines Scharnieres sich öffnen lassen; sie werden auch als Blumenhalter benutzt.

DAS SCHMUCKBUCH

UNTER MITWIRKUNG

VON

A. WAAG, ARCHITEKT

DIREKTOR DER GROSSHERZOGLICHEN KUNSTGEWERBESCHULE PFORZHEIM

BEARBEITET UND HERAUSGEGEBEN

VON

R. RÜCKLIN

LEHRER AN DER GROSSHERZOGLICHEN KUNSTGEWERBESCHULE PFORZHEIM

MIT 200 VOLLTAFELN UND 241 ABBILDUNGEN IM TEXT

II. BAND: TAFELN

Edition »libri rari« Th. Schäfer GmbH · Hannover

VERZEICHNIS DER TAFELN

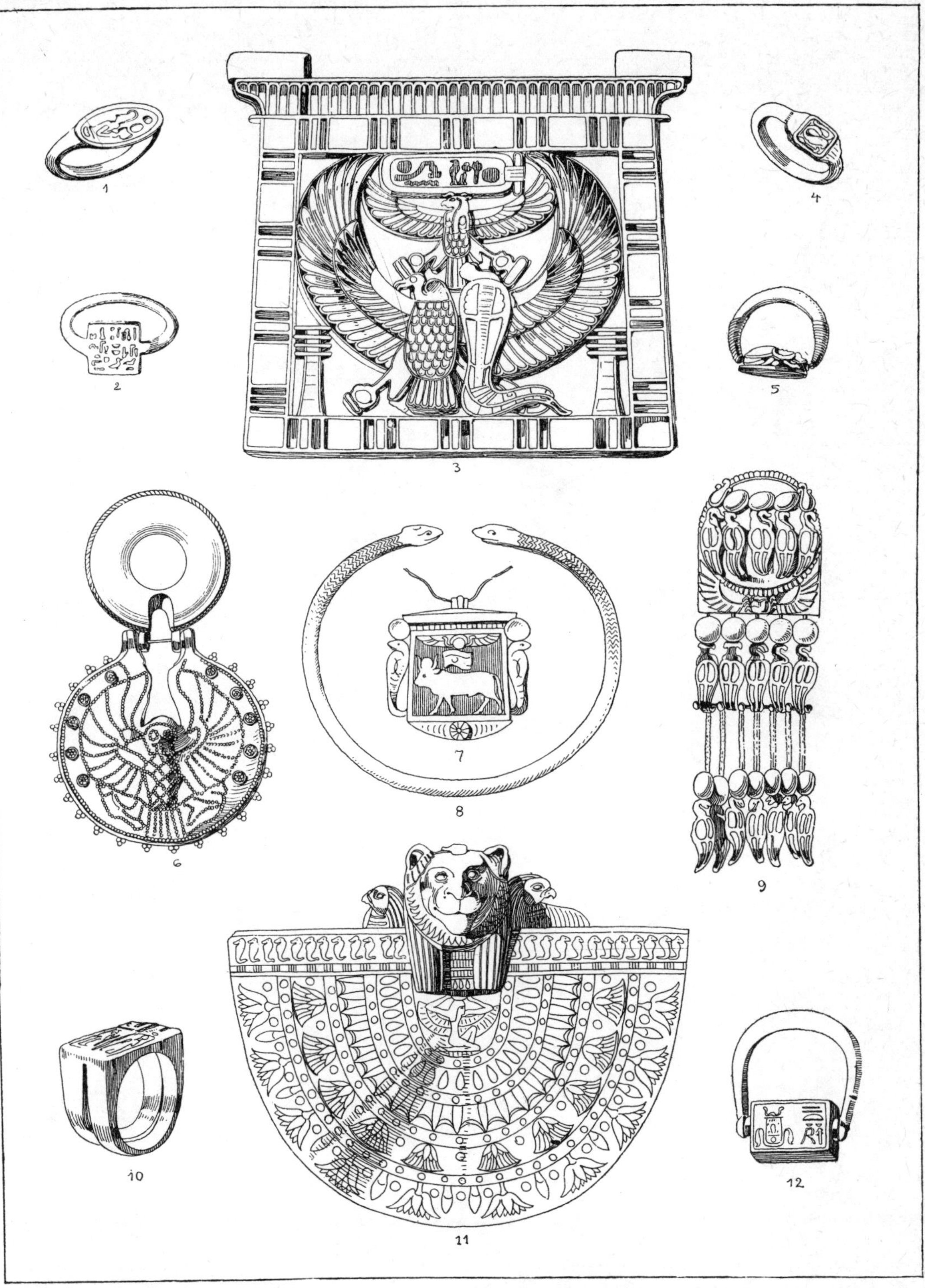

1. 2. 4. 5. 10. 12. Siegelringe aus dem Louvre. 3. Brustschmuck des Königs Ramses II. Louvre. 6. Anhänger aus der letzten Zeit der Monarchie. Louvre. 7. Anhänger. 8. Armband. 9. Kopfschmuck aus der Zeit Ramses III. (12. Jahrh. v. Chr.). Museum Bulak. 11. Brustschmuck aus dem Louvre. 10. Jahrh. v. Chr.

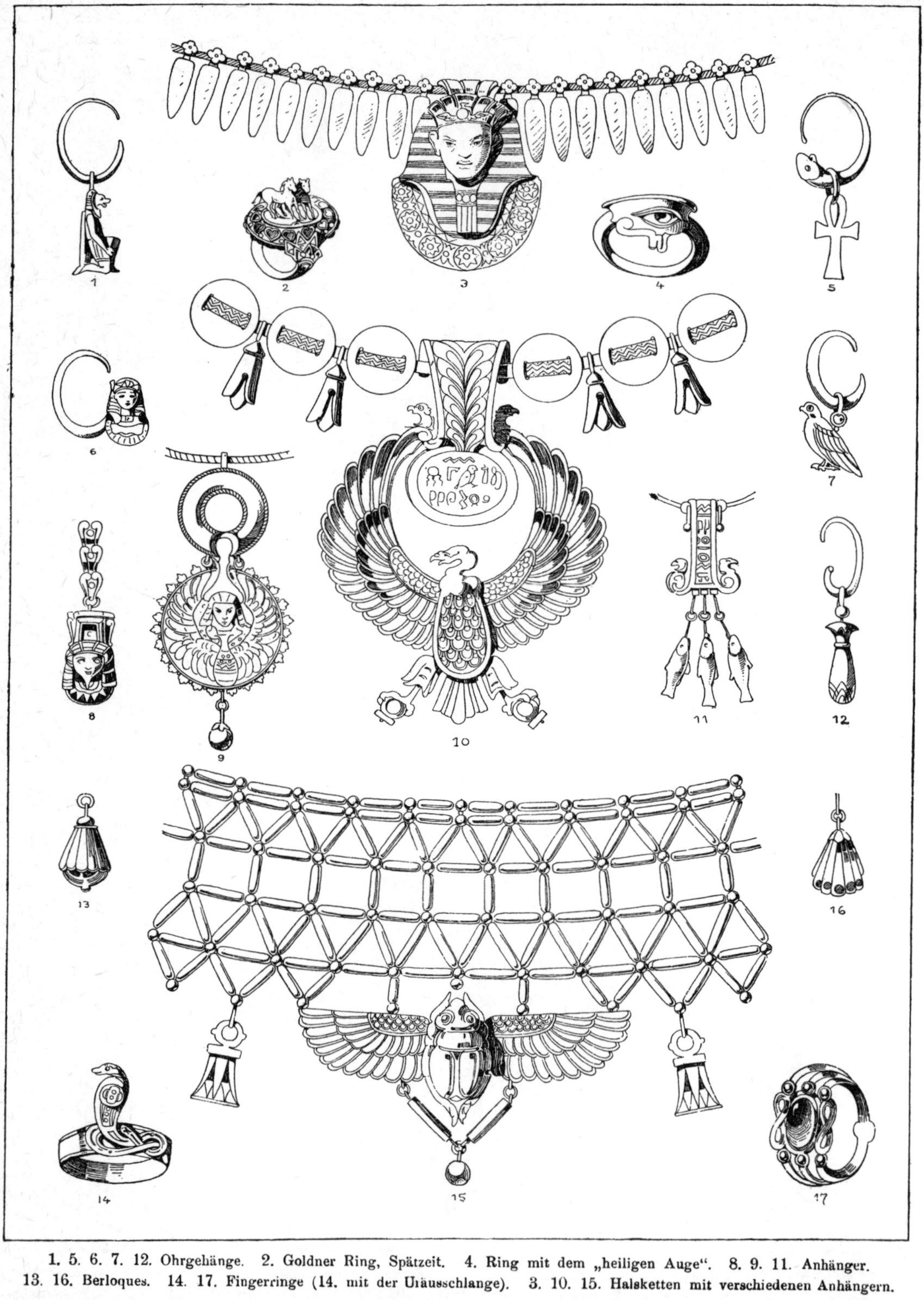

1. 5. 6. 7. 12. Ohrgehänge. 2. Goldner Ring, Spätzeit. 4. Ring mit dem „heiligen Auge". 8. 9. 11. Anhänger. 13. 16. Berloques. 14. 17. Fingerringe (14. mit der Uräusschlange). 3. 10. 15. Halsketten mit verschiedenen Anhängern.

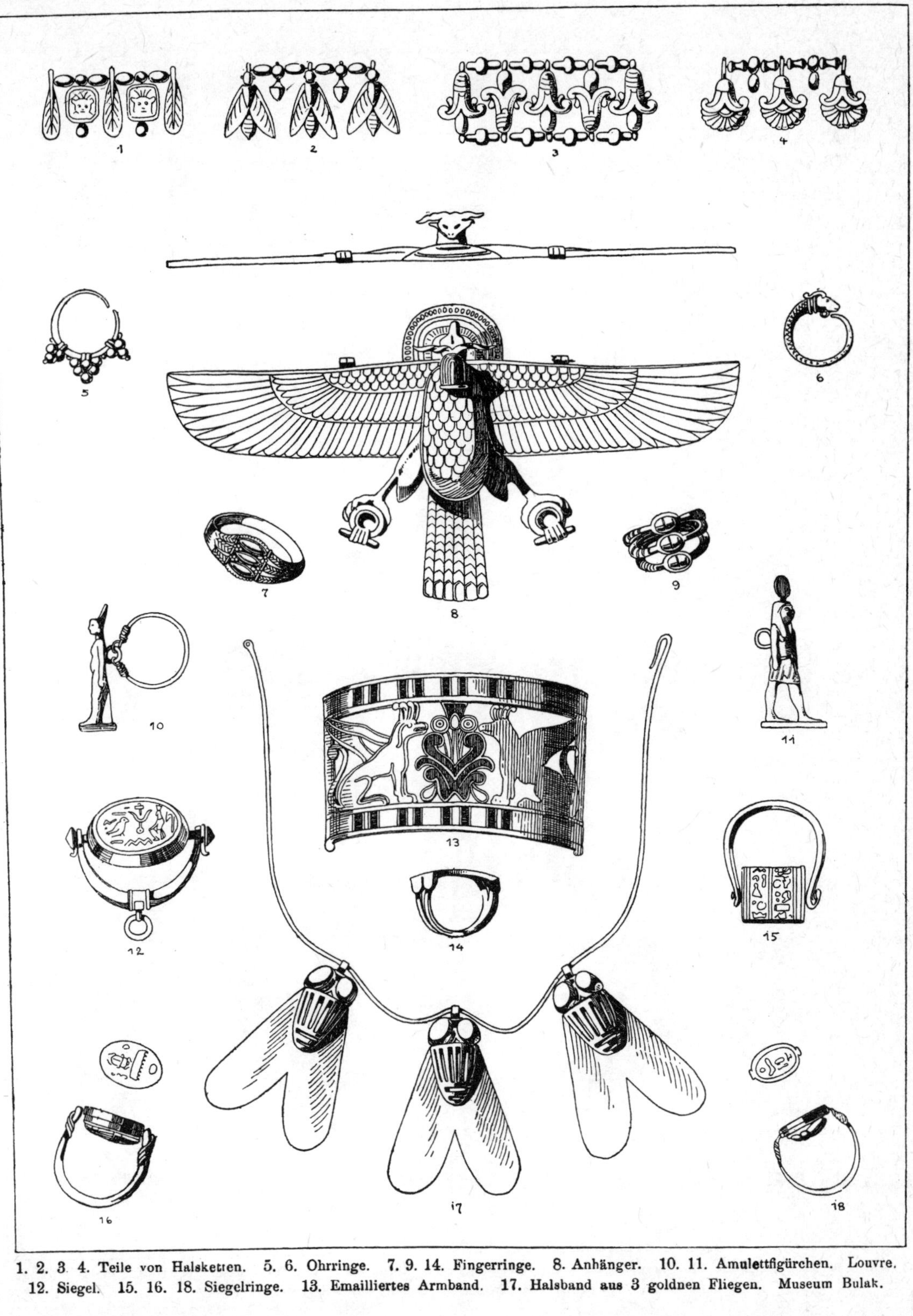

1. 2. 3. 4. Teile von Halsketten. 5. 6. Ohrringe. 7. 9. 14. Fingerringe. 8. Anhänger. 10. 11. Amulettfigürchen. Louvre. 12. Siegel. 15. 16. 18. Siegelringe. 13. Emailliertes Armband. 17. Halsband aus 3 goldnen Fliegen. Museum Bulak.

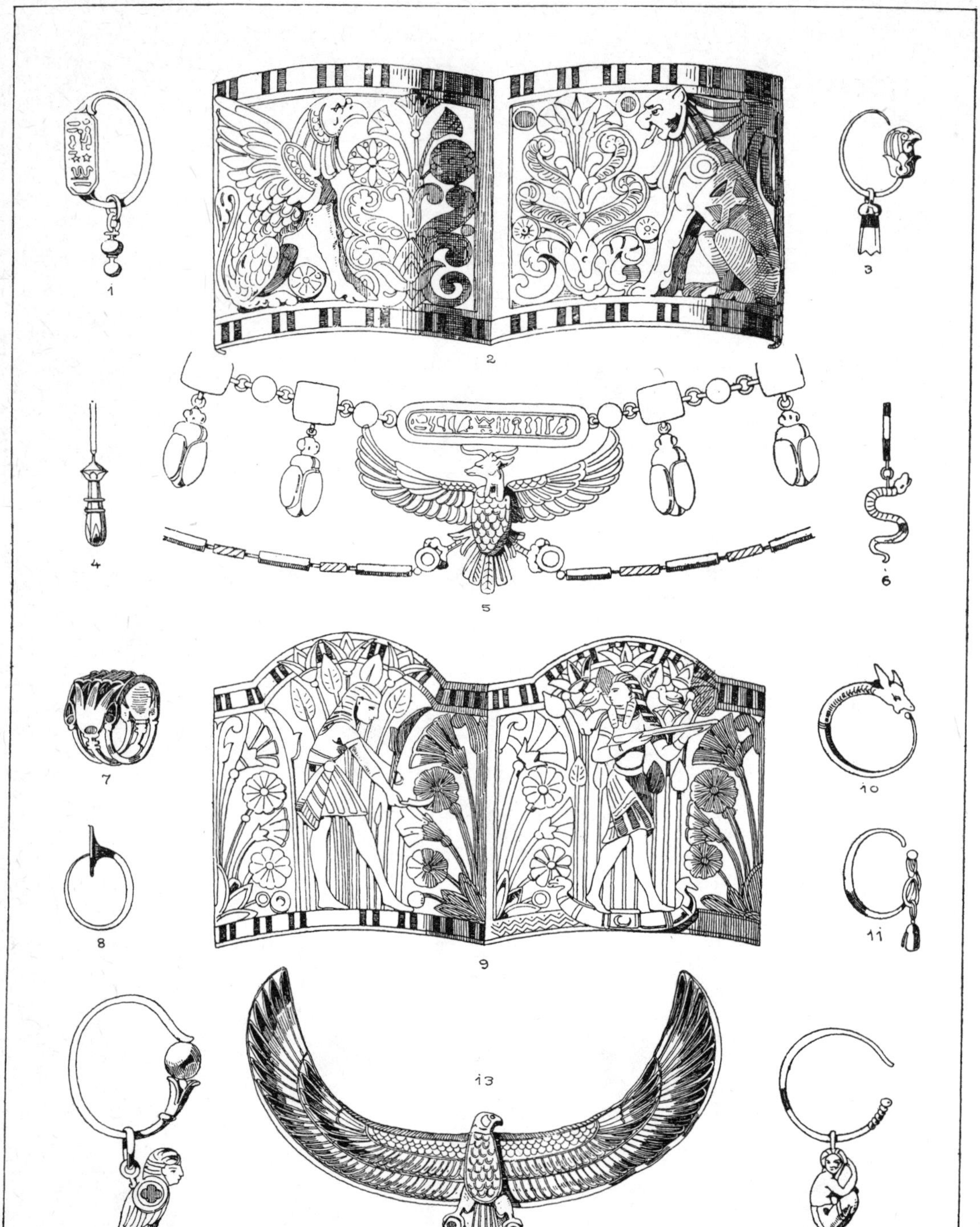

1. 3. 4. 6. 8. 10. 11. 12. 14. Ohrgehänge. 2. 9. Armbänder in emailliertem Gold. 5. Halsband mit Glassteinen. 7. Ring, mit Steinen inkrustiert. 13. Brosche in Gestalt eines Sperbers, in Gold.

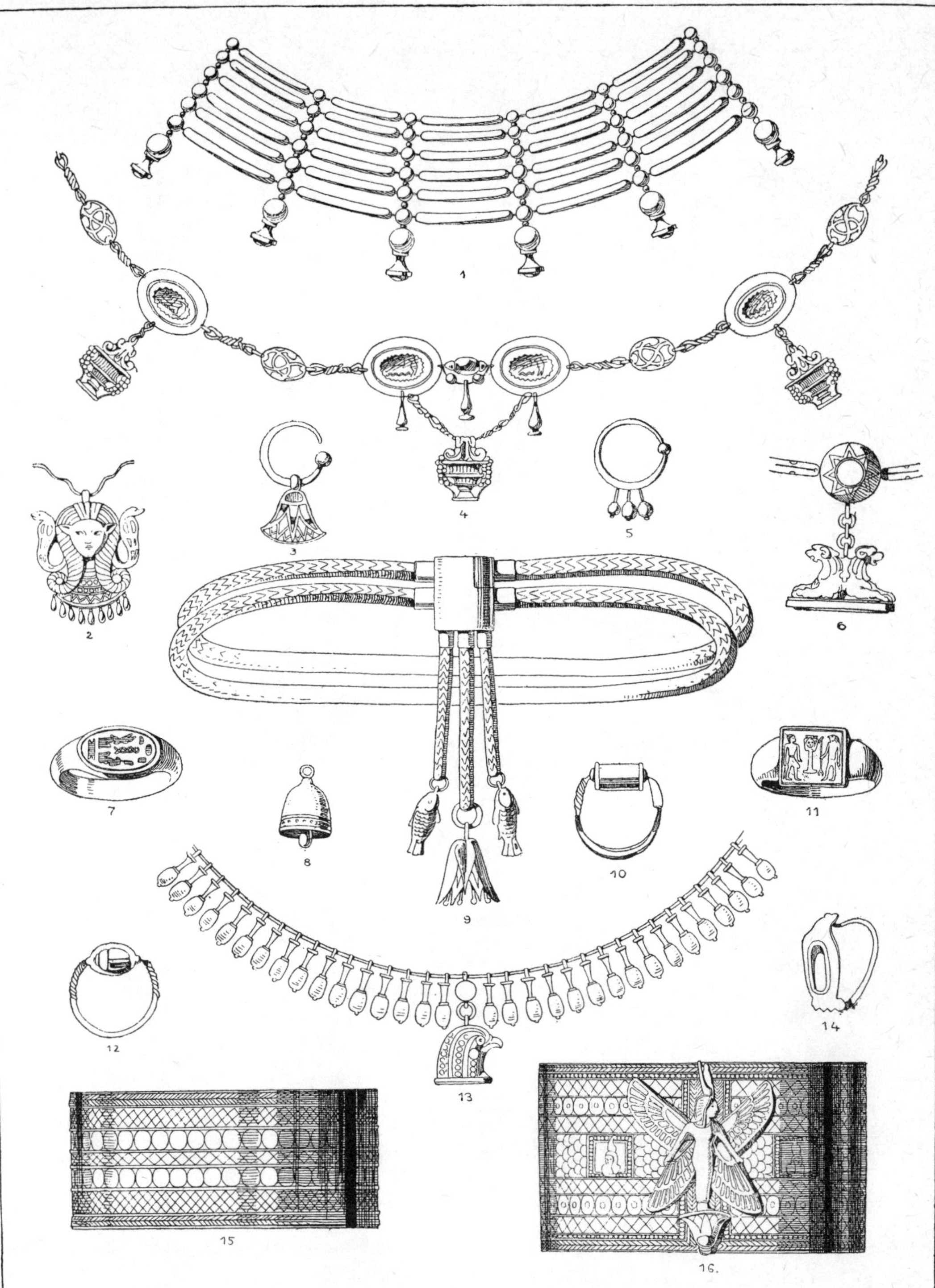

1. 4. 13. **Halsketten.** 2. 6. **Anhänger.** 3. 5. Ohrringe. 7. 10. 11. 12. Siegelringe. 8. Berloque. 9. Gürtel. 14. **Fingerring.** 15. 16. **Armbänder in griechisch-ägyptischem Stil.**

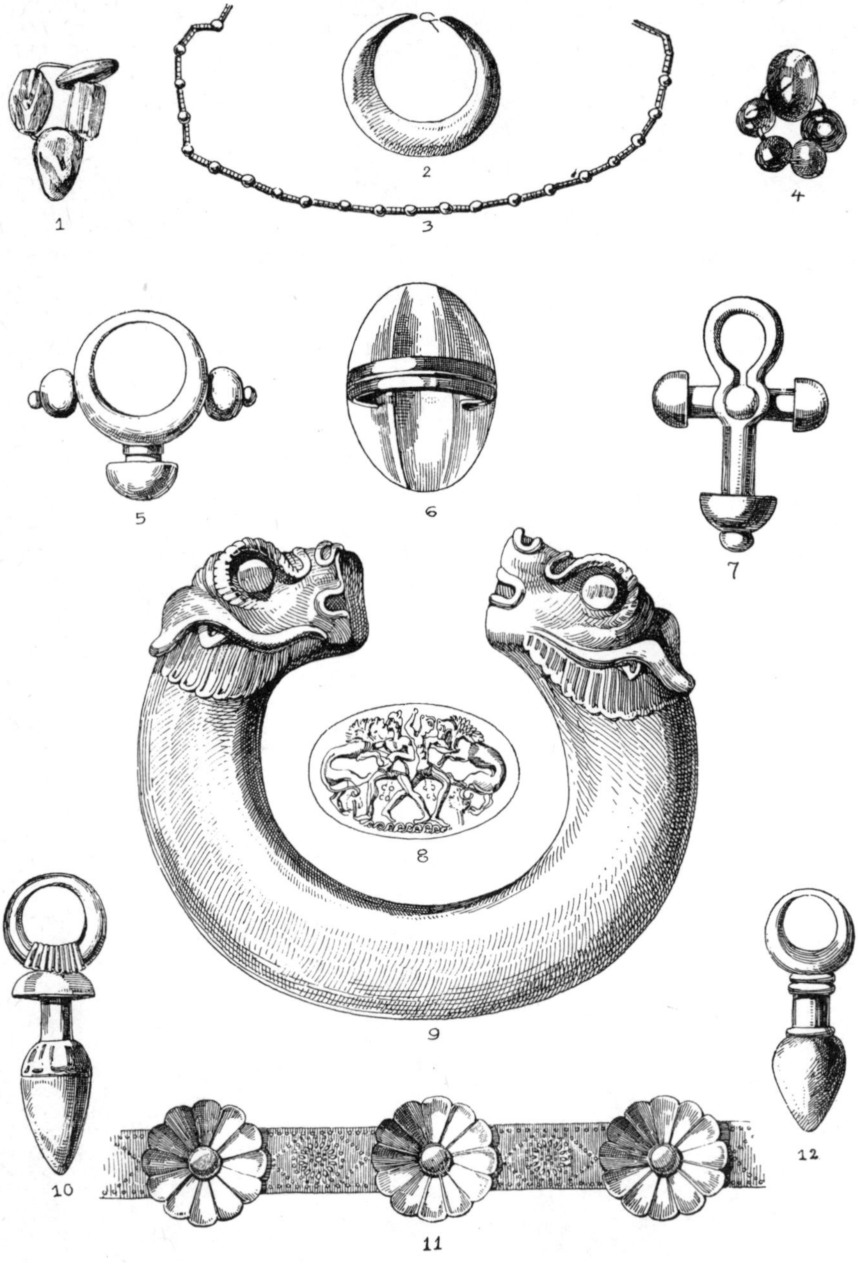

1. 2. 4. Ohrgehänge aus Babylon. 3. Halsband, ebendaher. 5. 7. 10. 12. Ohrgehänge nach den Skulpturen von Khorsabad im Louvre. 6. 8. Babylonischer Siegelring, gefunden zu Saloniki. (Sammlung Danikourt). 9. Bronzearmband im Louvre. 11. Goldnes Diadem.

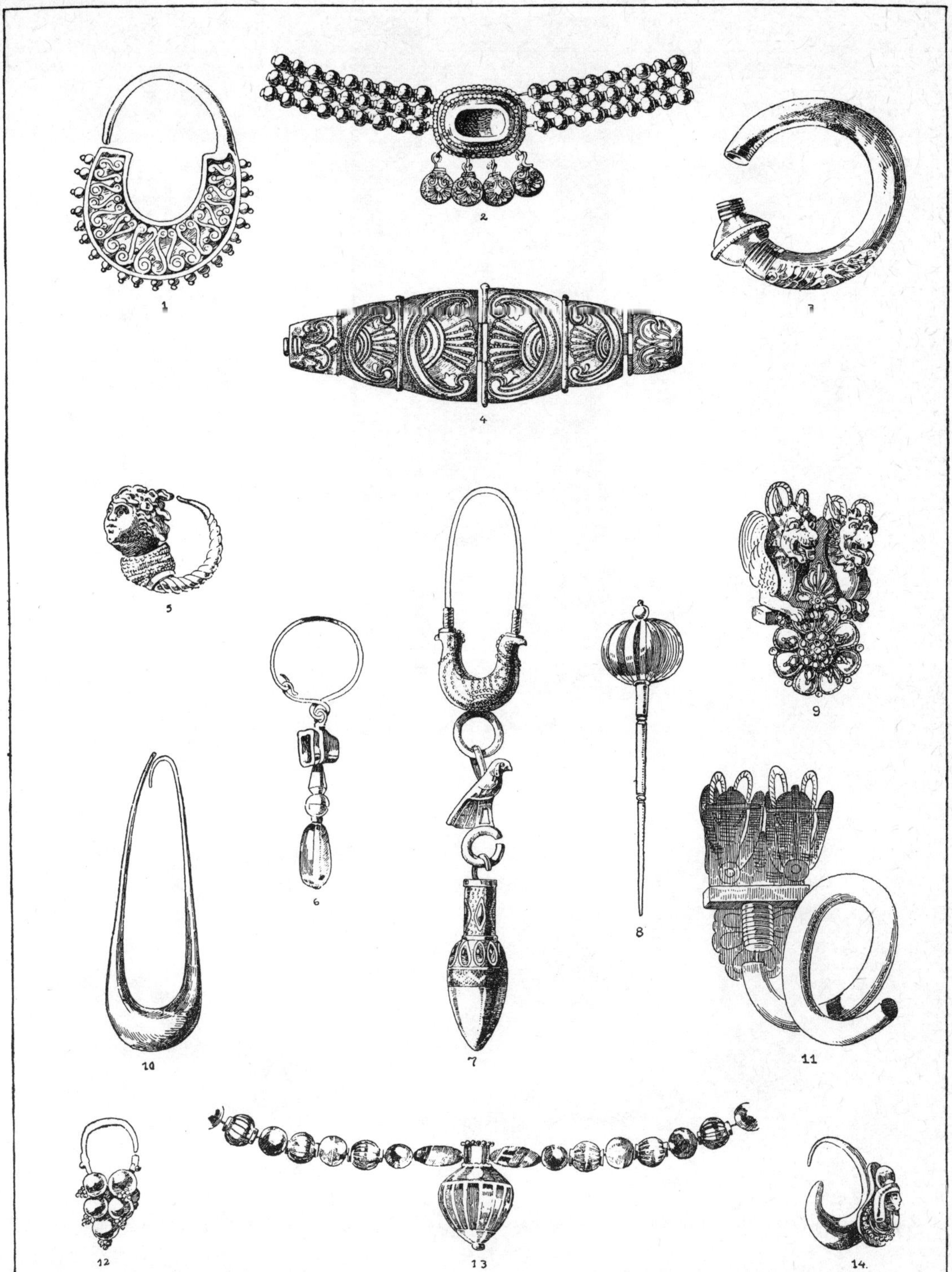

1. Ohrgehäng in Gold, gefunden zu Kurium auf Cypern. 2. Goldnes Armband, ebendaher. 3. Goldner Haarschmuck, Koll. Kampana, Louvre. 4. Goldnes Armband, gef. zu Tharros. British Museum. 5. 6. Ohrgehänge aus Syrien. Antikenkabinet zu Paris. 7. Desgleichen, gefunden bei Tharros. 8. Silberne Haarnadel. 9. 11. Vorder- und Rückseite eines Haarschmuckes aus Bronze und Gold. Gefunden zu Kurium auf Cypern. 10. Ohrgehäng, Louvre, Paris. 12. Ohrgehäng aus Cypern. 13. Halsband, Louvre, Paris. 14. Chaldäisch-phönizisches Ohrgehäng. Louvre, Paris.

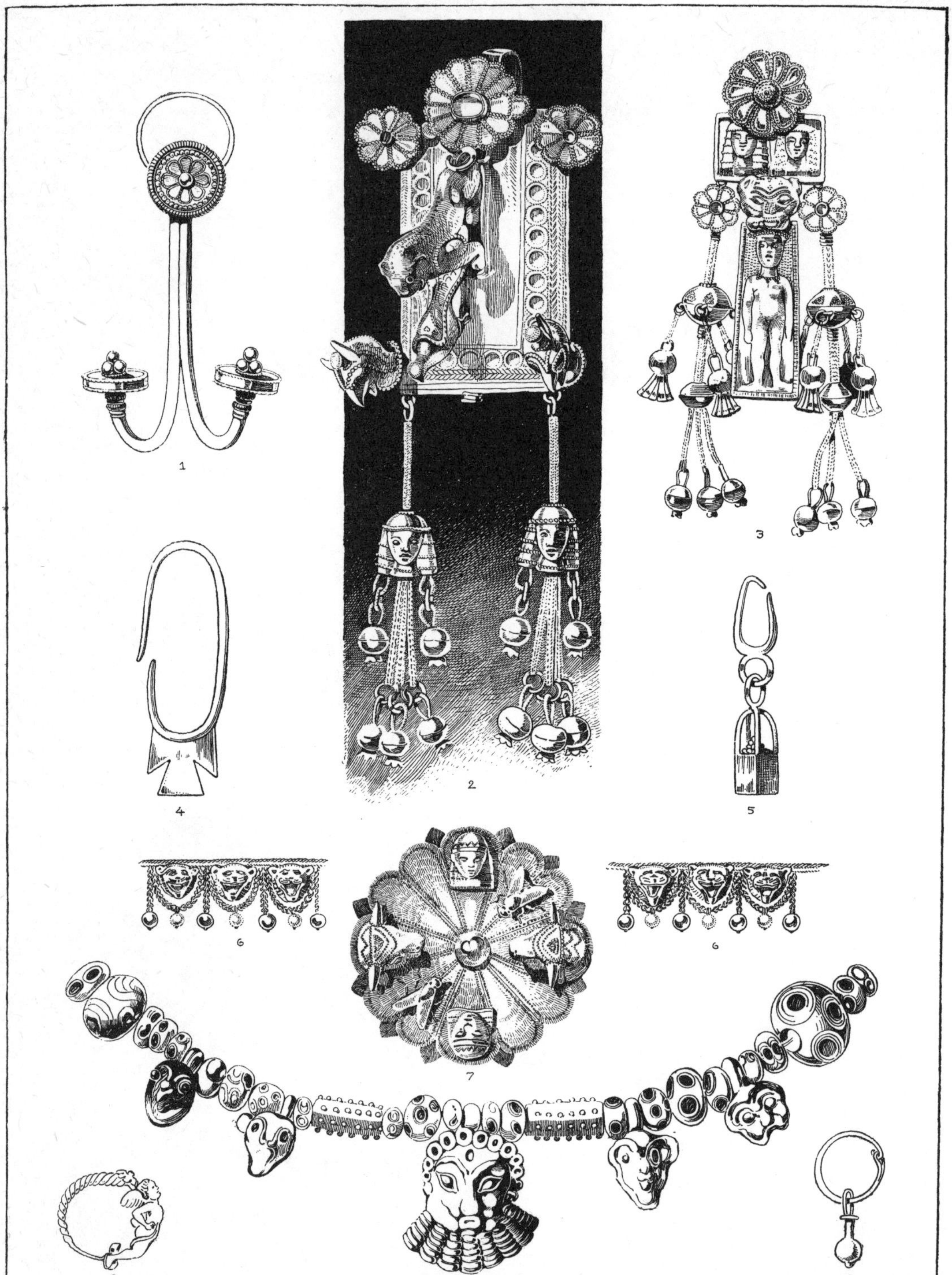

1. Ohrgehänge, gefunden zu Rhodos. Louvre. 2. 3. Schläfenschmuck. Rhodos. X. Jahrh. v. Chr. 4. Ohrgehänge, gef. zu Sardinien. 5. Desgleichen, aus Rhodos. Louvre. 6. 6. Halsband, gef. zu Milo. Louvre. 7. Halsschmuck, ebendaher. Nationalbibliothek, Paris. 9. Kollier in Glasfluss, aus Rhodos. Louvre. 8. 10. Ohrgehänge, gef. in Syrien. Antikenkabinet, Paris.

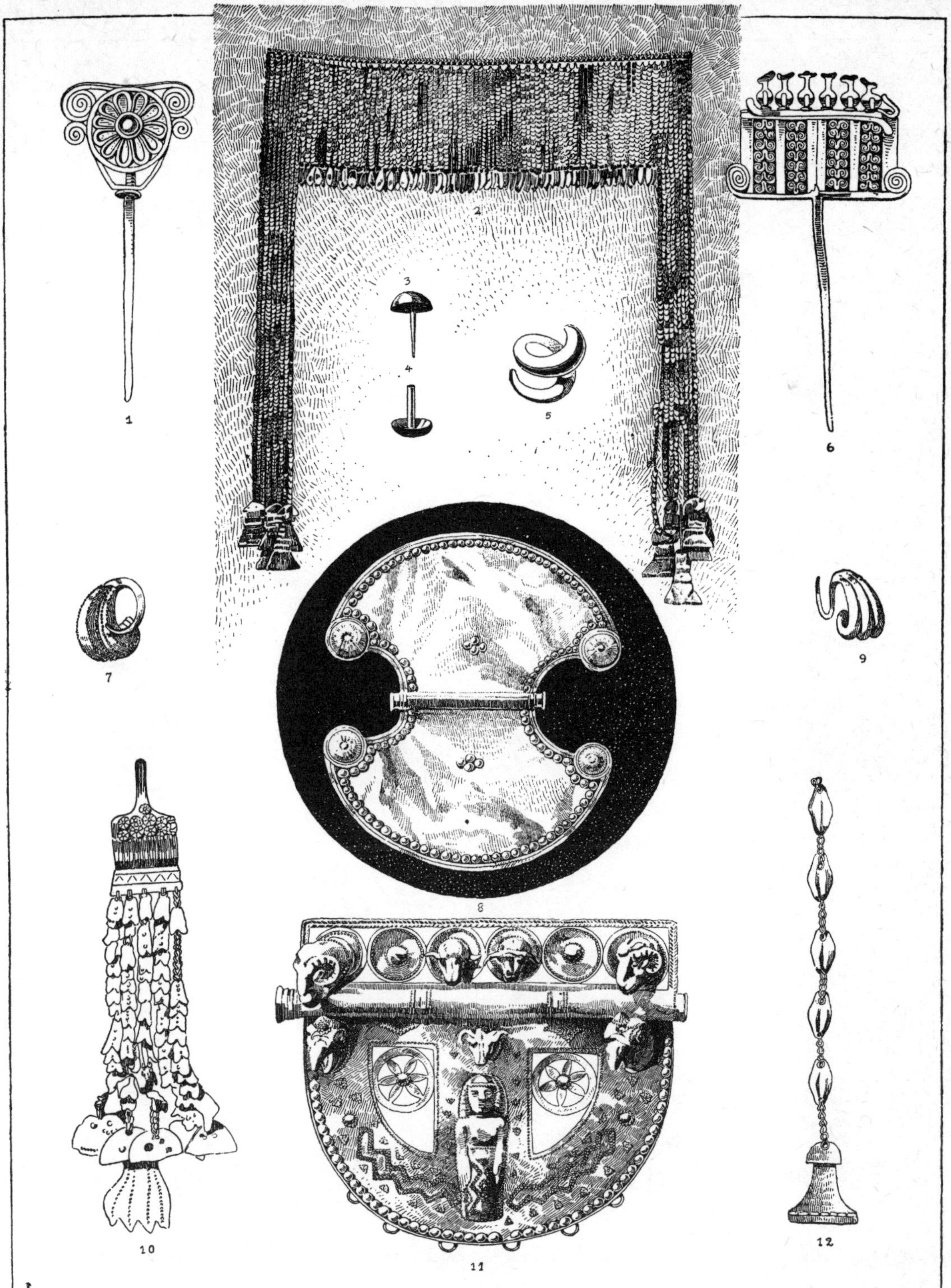

1. 6. Goldne Haarnadeln aus Troja. 2. Stirnband aus dem sogen. „grossen Schatz". 3. 4. Ohrstecker. 5. Haarschmuck. 7. 9. Kleine Ohrringe. 10. 12. Grosse Ohrgehänge. 8. 11. Goldne Schmuckplatten aus Lydien. Louvre, Paris. Die übrigen, aus Troja stammenden Schmucksachen sind im Berliner Museum.

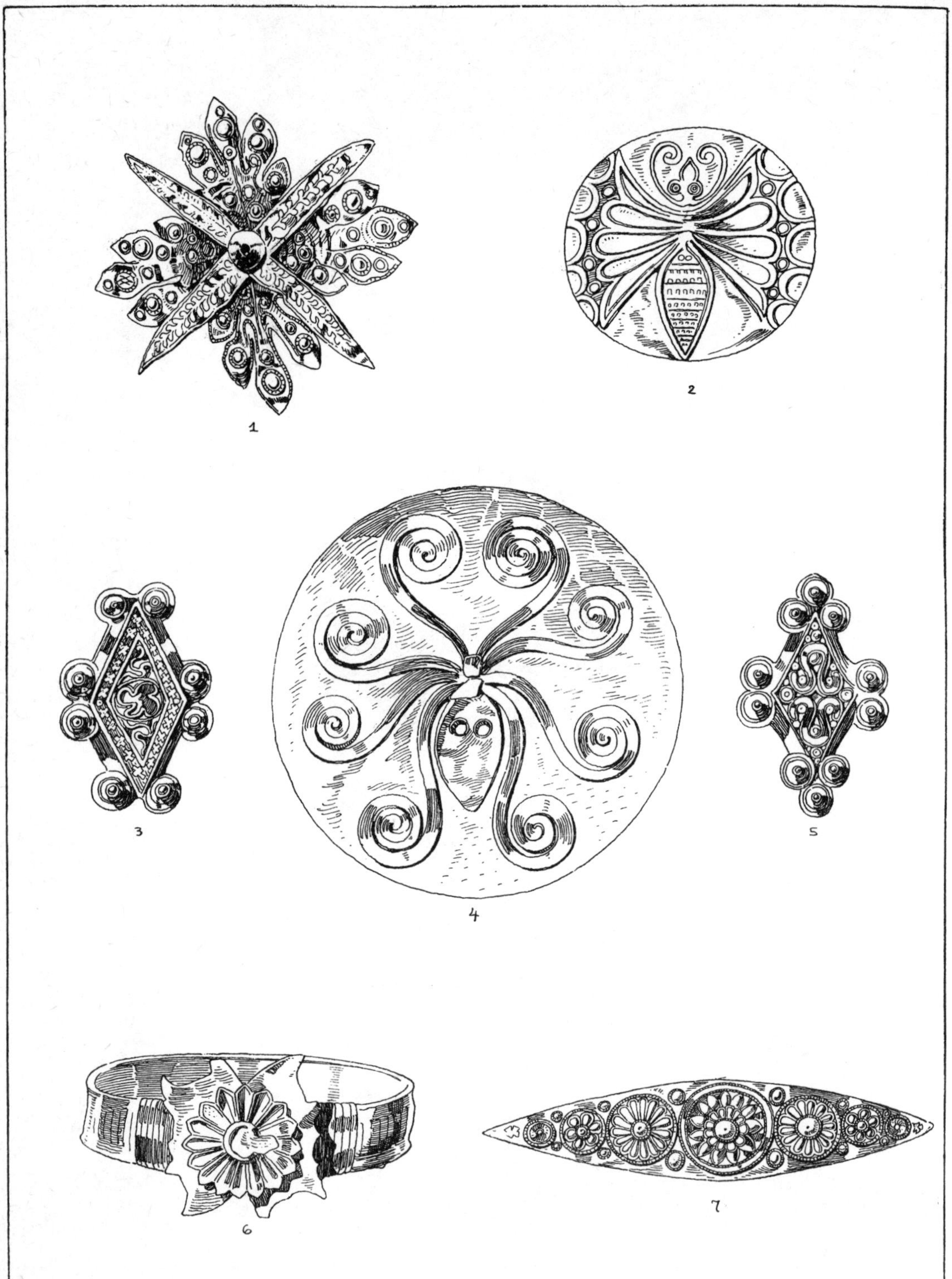

1. 2. 4. Verschiedene Schmucksachen zum Aufheften auf das Gewand. 3. 5. Knöpfe (Beschläge von Schwertscheiden). 6. Armband. 7. Diadem. Alles von Gold. Diese Schmucksachen befinden sich im Kgl. Museum zu Athen.

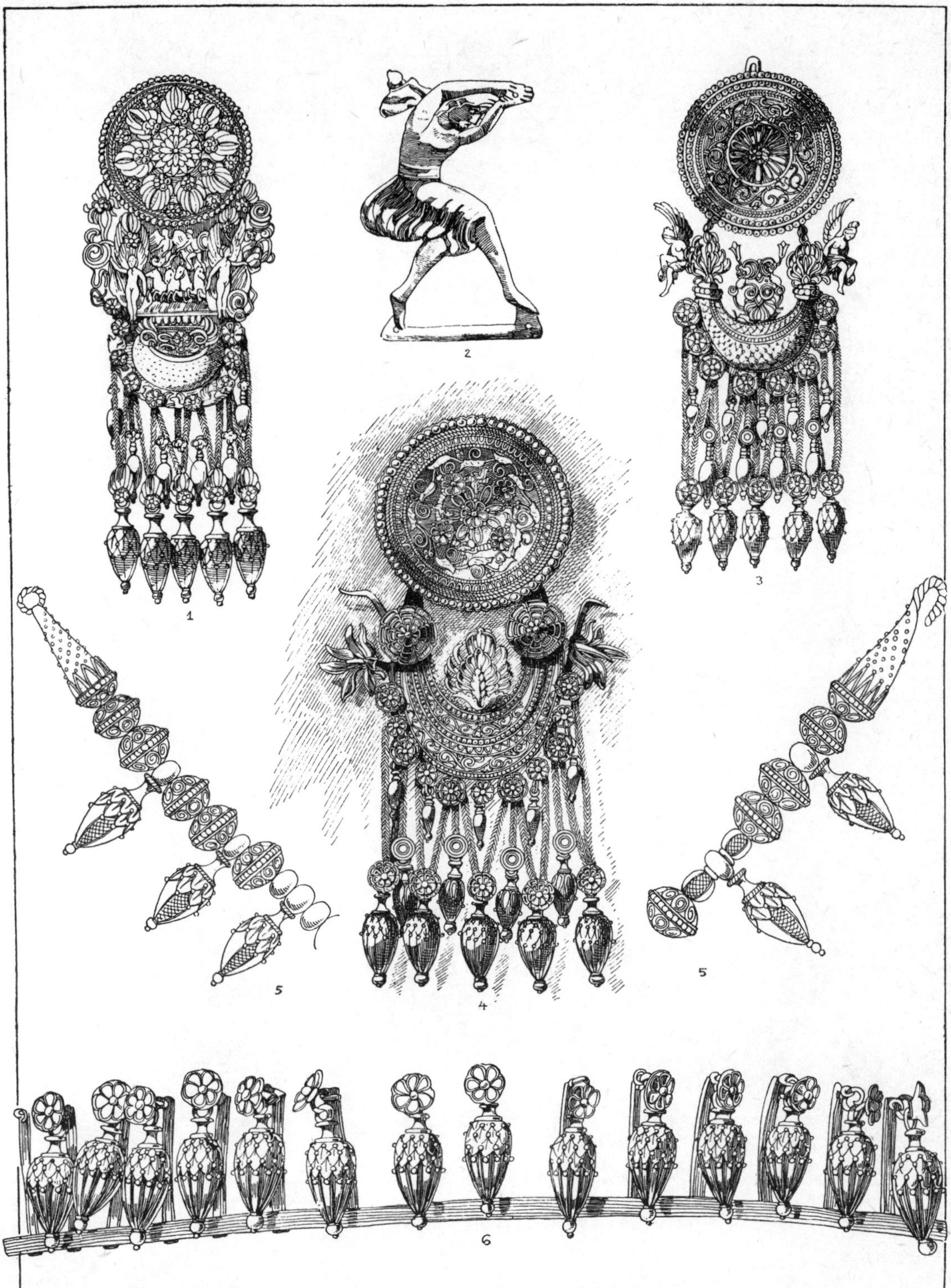

1\. 3. 4. Ohrgehänge, bei Kertsch gefunden. 2. Schmuck zum Aufnähen auf das Kleid. 5. 5. Halsband. 6. Diadem. Alles, mit Ausnahme von 2 in feinem Filigran. Die Originale in der kaiserl. Eremitage in Petersburg.

Griechenland. Funde aus der Krim. Tafel 12.

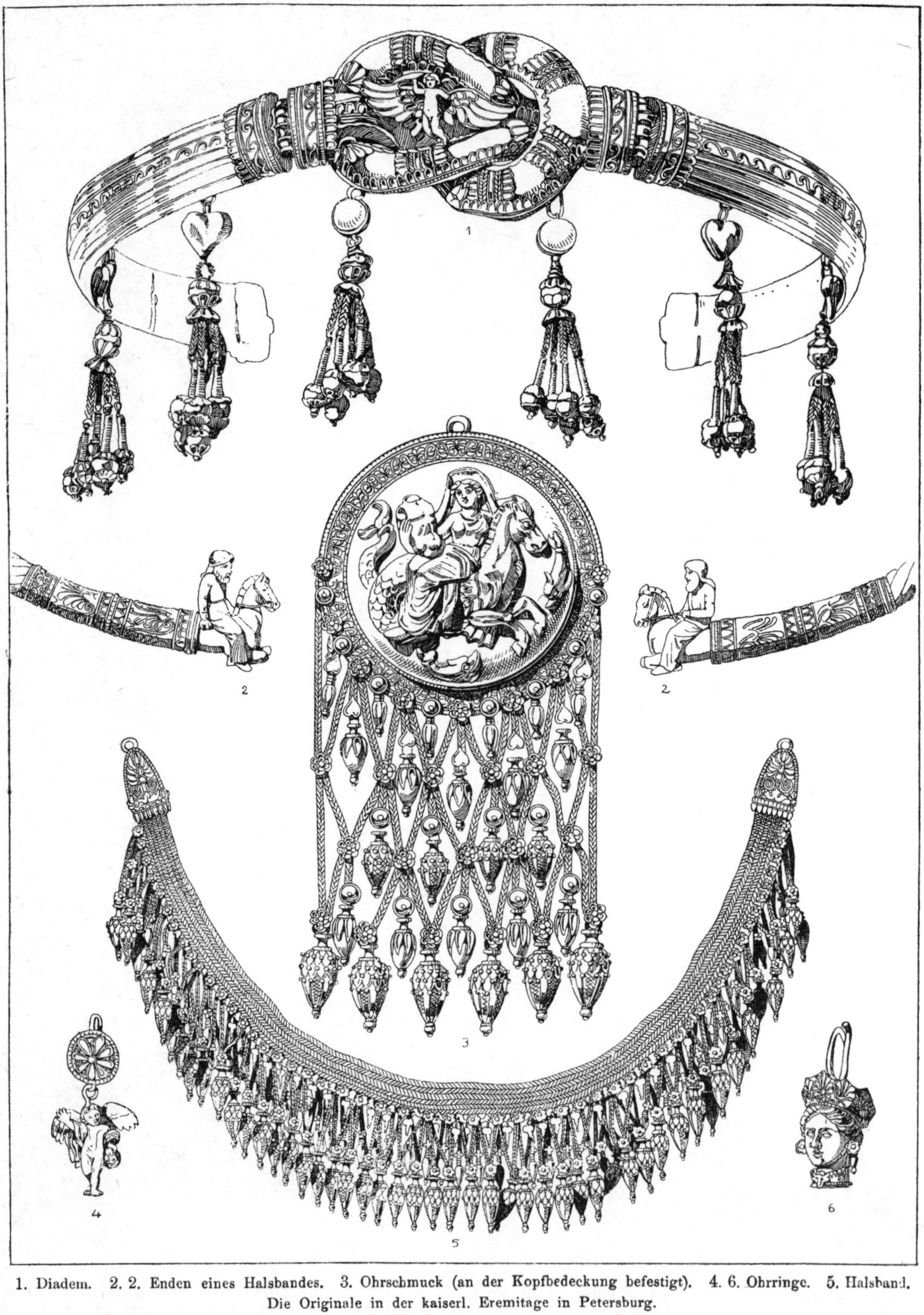

1. Diadem. 2. 2. Enden eines Halsbandes. 3. Ohrschmuck (an der Kopfbedeckung befestigt). 4. 6. Ohrringe. 5. Halsband.
Die Originale in der kaiserl. Eremitage in Petersburg.

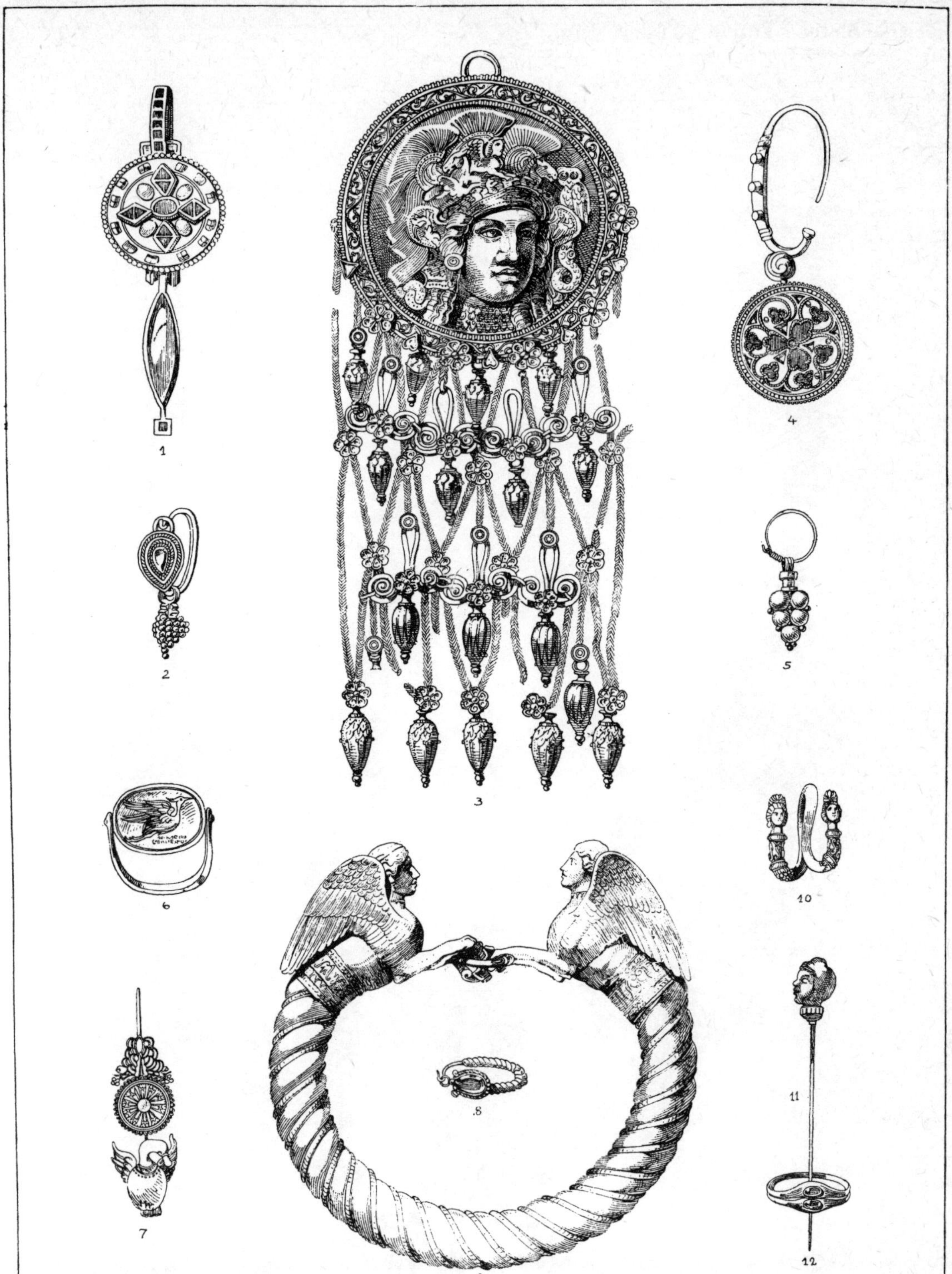

1. 4. Ohrgehänge in Zellentechnik, bei Glinistche bei Kertsch gefunden. 2. 5. Goldne Ohrgehänge, bei Kertsch gefunden 3. Grosses Ohrgehänge, aus dem Grabhügel Koul-Oba. 6. Ring mit Intaglio, aus dem Grabhügel Jouz-Oba. 4. Jahrh. 7. Emailliertes Ohrgehänge. 3. oder 4. Jahrh. 8. 12. Goldne Ringe, gefunden bei Kertsch. 9. Sphinx-Armband, aus dem Grabhügel Koul-Oba. 10. Goldne Fibel, Sammlung Charret, Paris. 11. Goldne Nadel, bei Kertsch gefunden. Ausser 10 alles in der Eremitage in Petersburg.

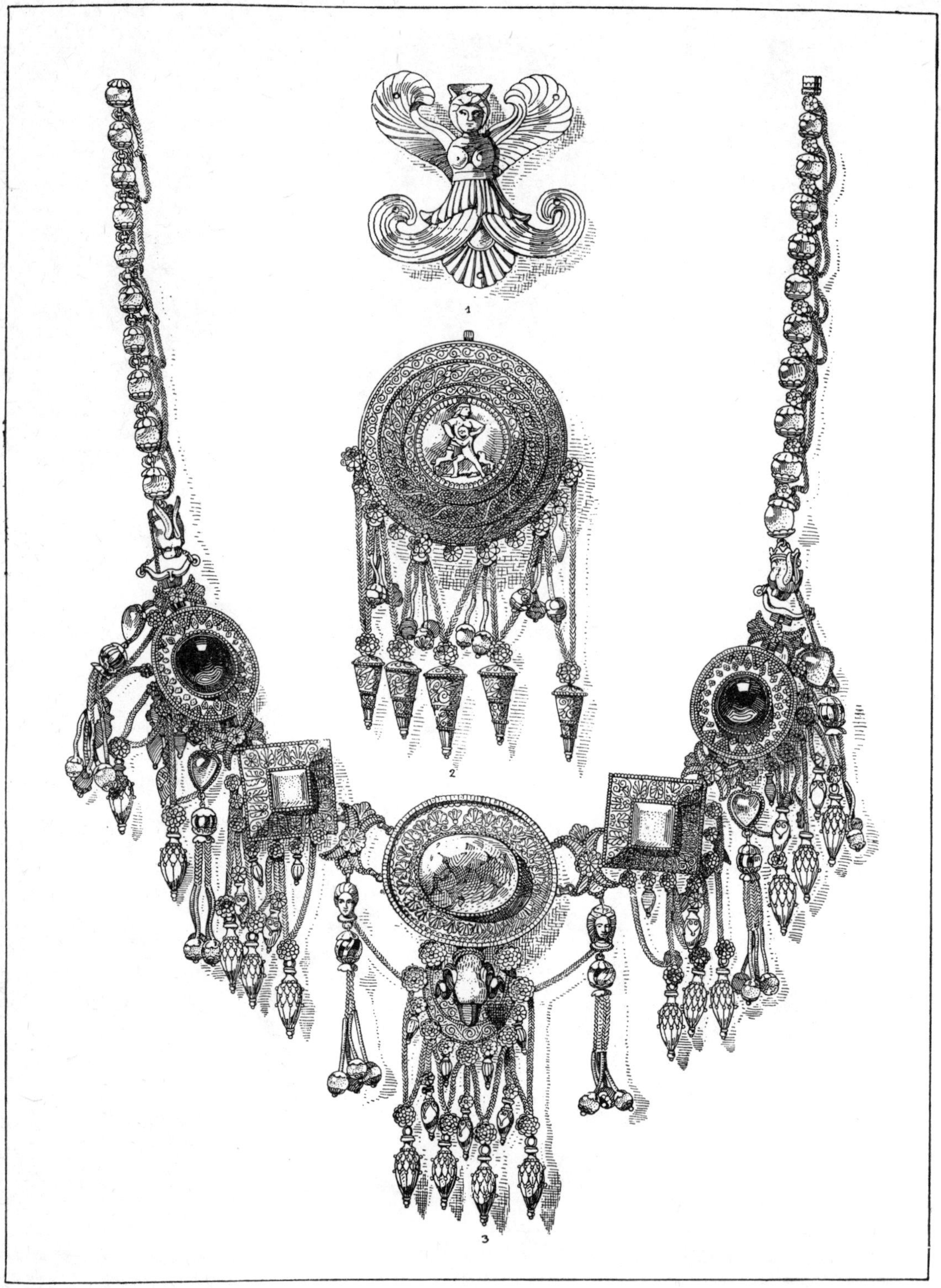

1. Gewandverzierung. Eremitage in Petersburg. 2. Ohrgehänge, an der Kopfbedeckung zu tragen. 3. Halsband. Beide im Louvre, Paris.

Griechenland. Funde aus der Krim. Tafel 15.

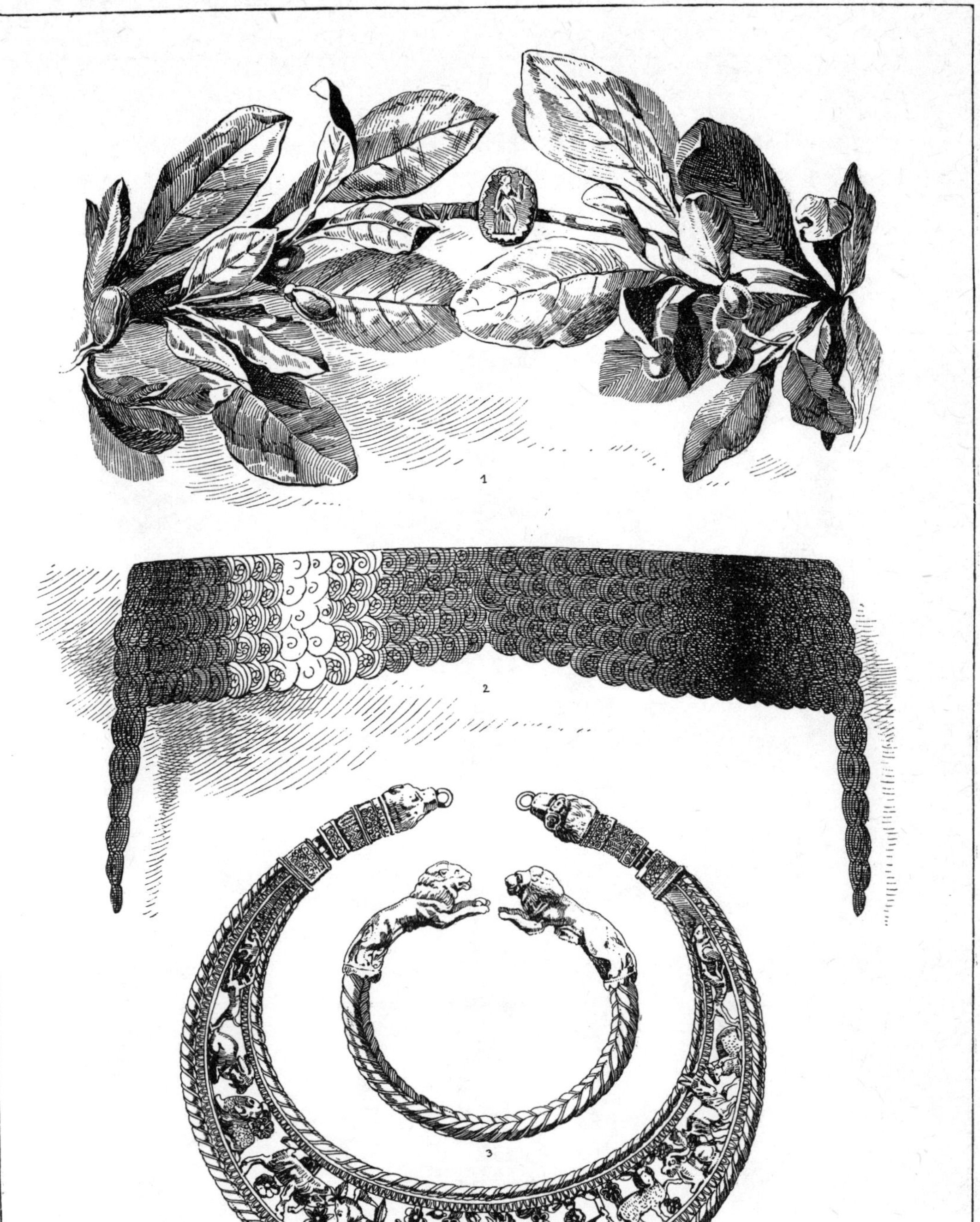

1. Leichenschmuck, Olivenzweig in Gold. Gefunden bei Kertsch. 2. Goldner Kopfschmuck, sogen. Sttlengis. Gefunden in dem Grabhügel „Grosse Bliznitza“. 3. Armband, ebendaher. 4. Halsband, ebendaher. Gold. III. Jahrh. v. Chr. Originale in der Eremitage in Petersburg.

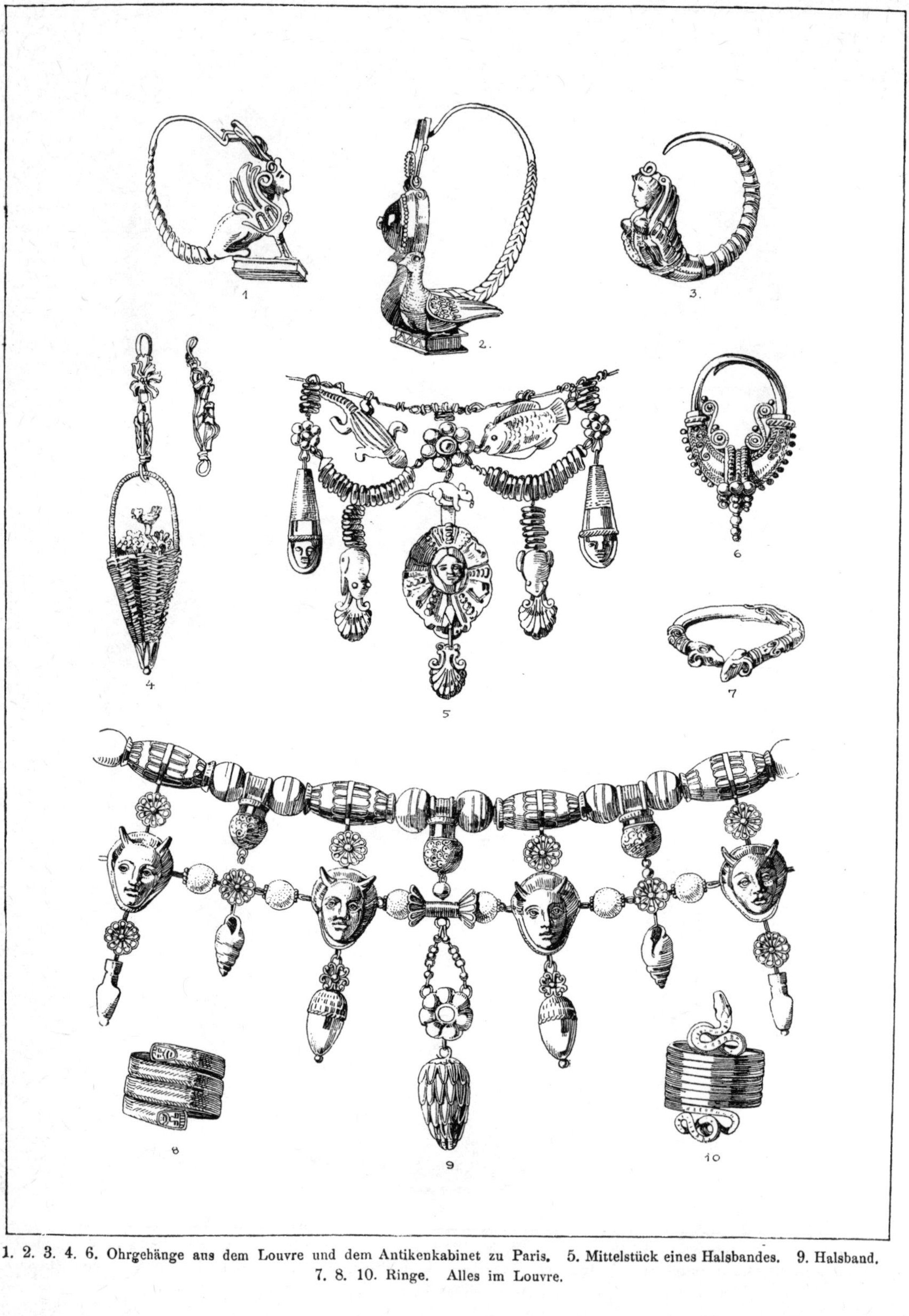

1. 2. 3. 4. 6. Ohrgehänge aus dem Louvre und dem Antikenkabinet zu Paris. 5. Mittelstück eines Halsbandes. 9. Halsband. 7. 8. 10. Ringe. Alles im Louvre.

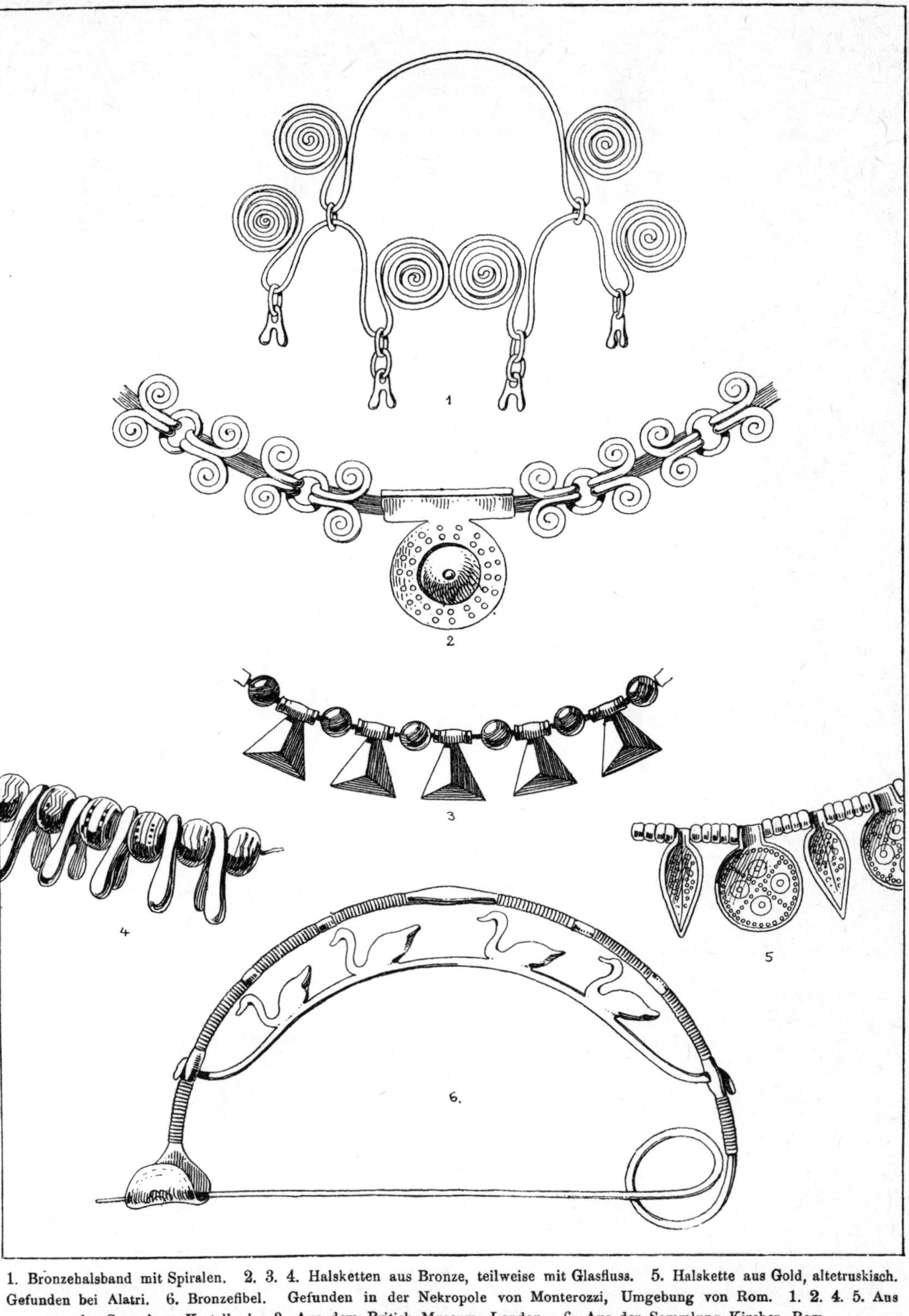

1. Bronzehalsband mit Spiralen. 2. 3. 4. Halsketten aus Bronze, teilweise mit Glasfluss. 5. Halskette aus Gold, altetruskisch. Gefunden bei Alatri. 6. Bronzefibel. Gefunden in der Nekropole von Monterozzi, Umgebung von Rom. 1. 2. 4. 5. Aus der Sammlung Kastellani. 3. Aus dem British Museum, London. 6. Aus der Sammlung Kircher, Rom.

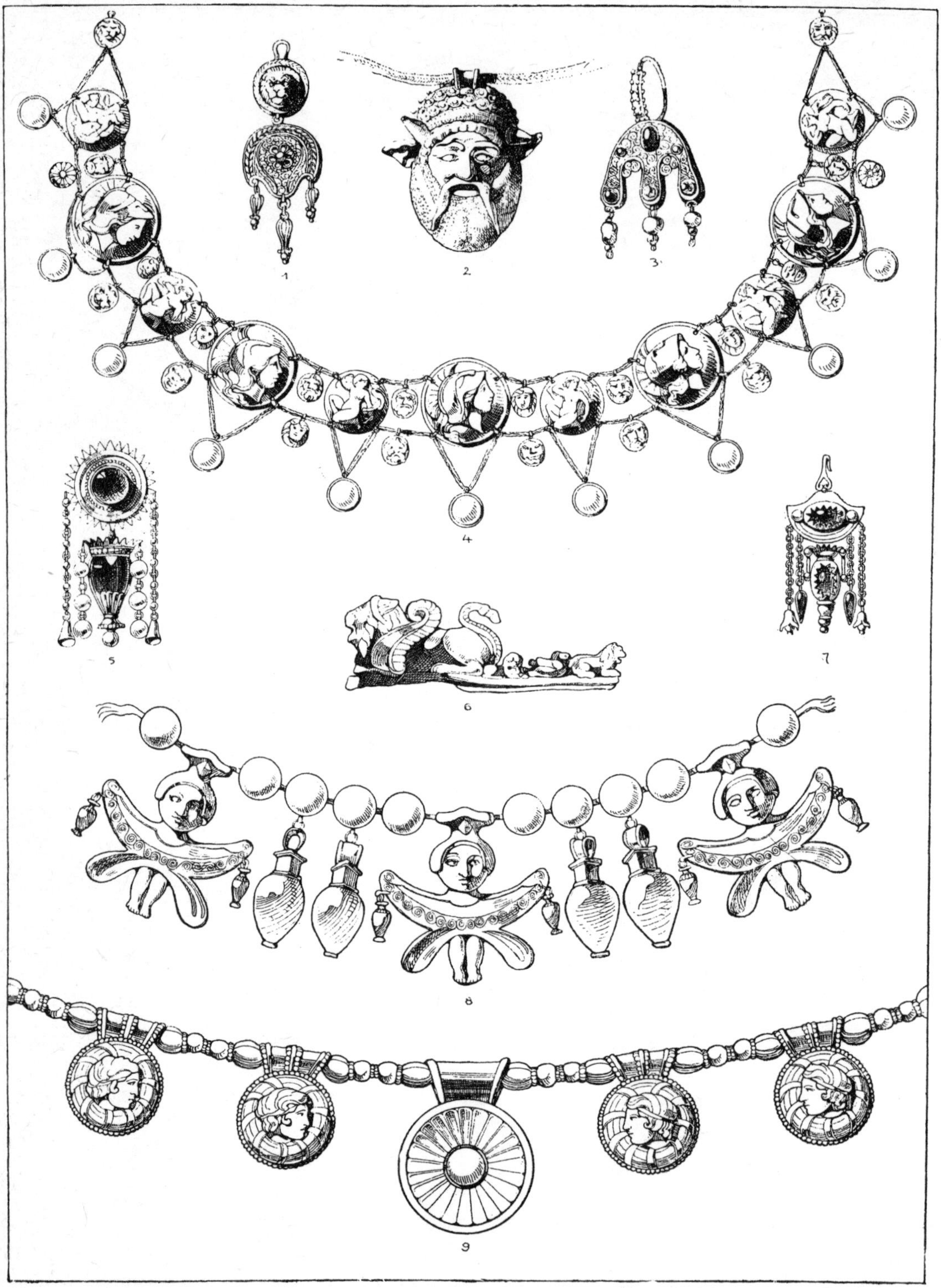

1. 3. 5. 7. Ohrgehänge (1. 3. im Louvre). 2. Anhänger. Faunkopf in granulierter Arbeit, Louvre. 4. Halskette, Louvre. 6. Fibel, South Kensington Museum, London. 8. 9. Halsketten, 8. eine der seltenen, etruskischen Silberarbeiten. Beide aus der Sammlung Kampana. Musée Napoleon III. Paris.

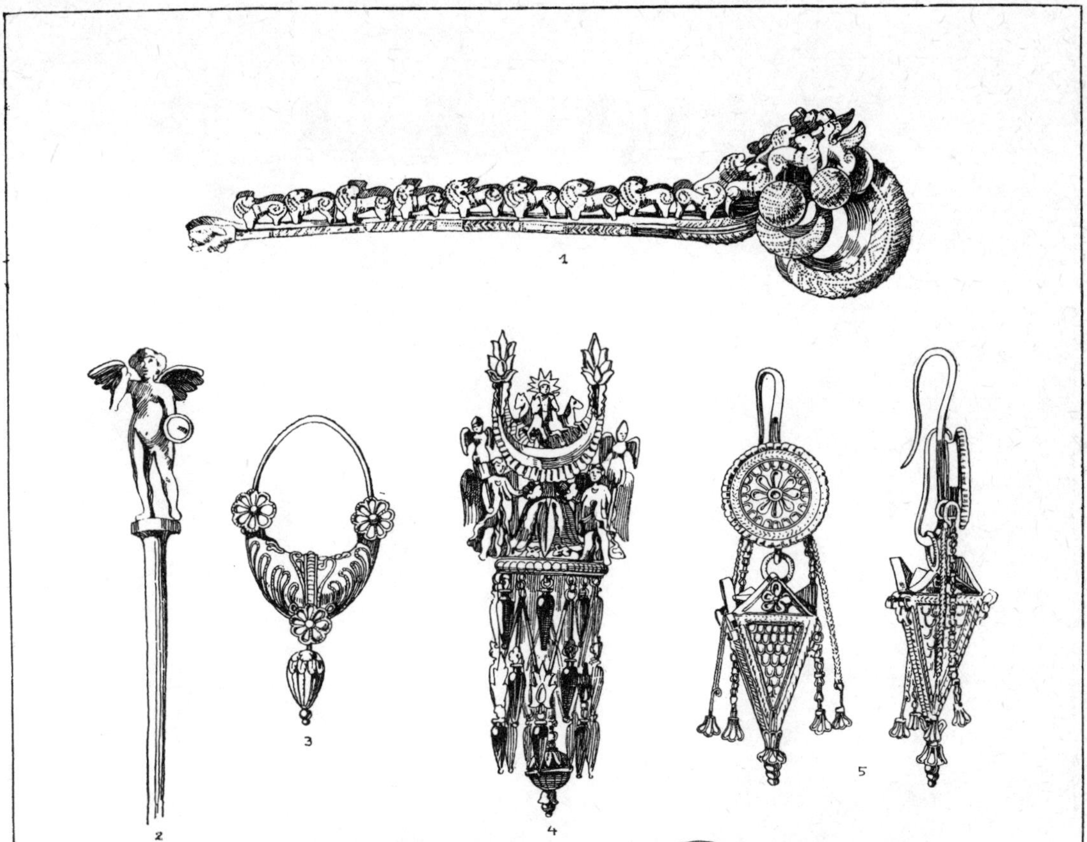

1. Fibel aus dem British Museum, London. 2. Nadel aus dem Louvre, Paris. 3. 4. 5. Ohrgehänge (3. 5. Antikenkabinet, 4. Louvre). 6. Anhänger, Löwenköpfe in 2 Ansichten, Louvre. 7. Fünfteiliges Halsband, Antikenkabinet, Paris.

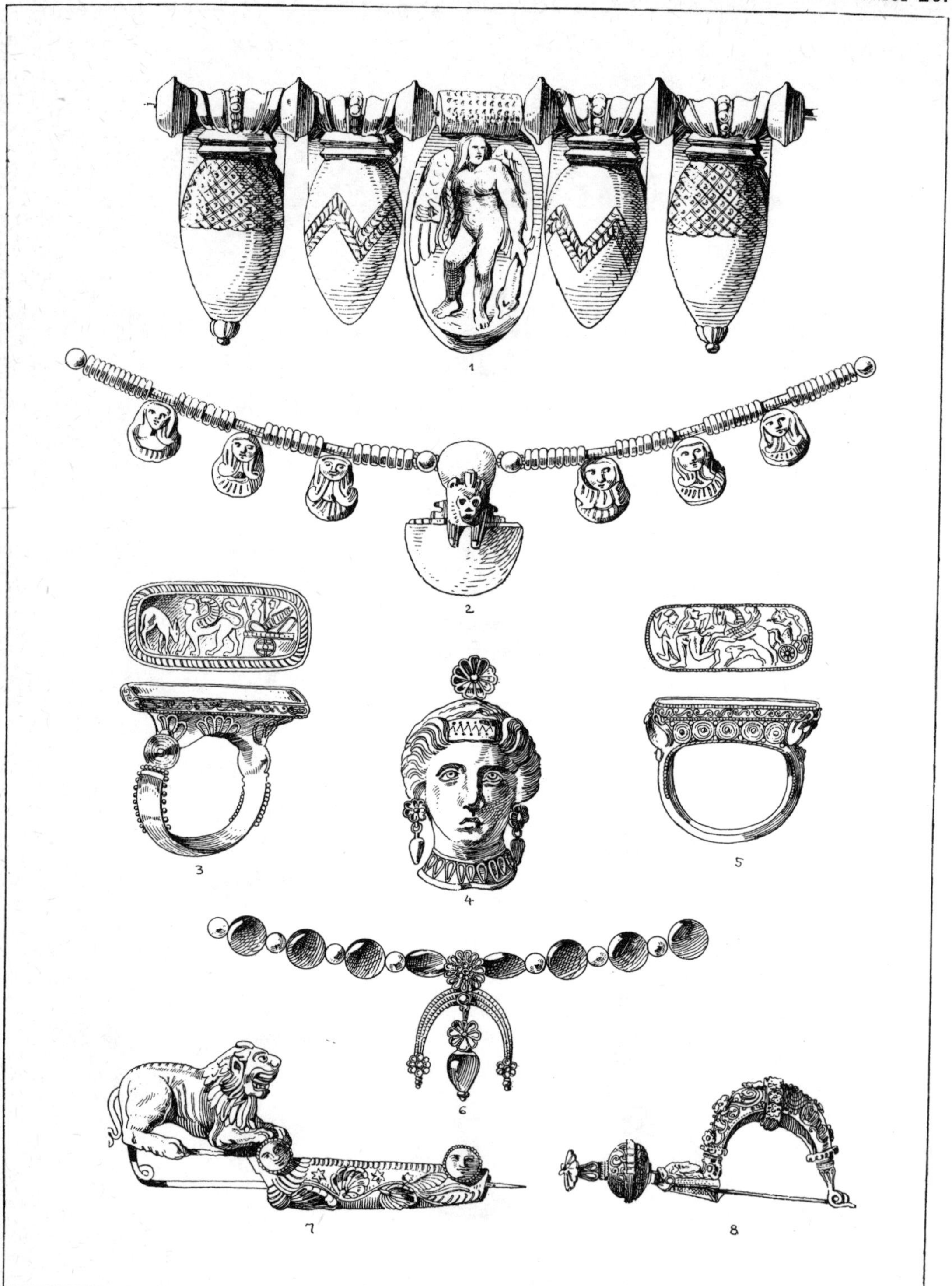

1. Halsband aus geprägtem Gold, Sammlung Kampana. 2. Halsband von archaistischer Form, Louvre. 3. 5. Goldne Ringe, wahrscheinlich älteste Epoche, Louvre. 4. Anhänger, Louvre. 6. Goldne Fibel, archaische Form, Louvre. 7. Halsband in Gold und Granaten, ebenda. 8. Fibel, ebenda.

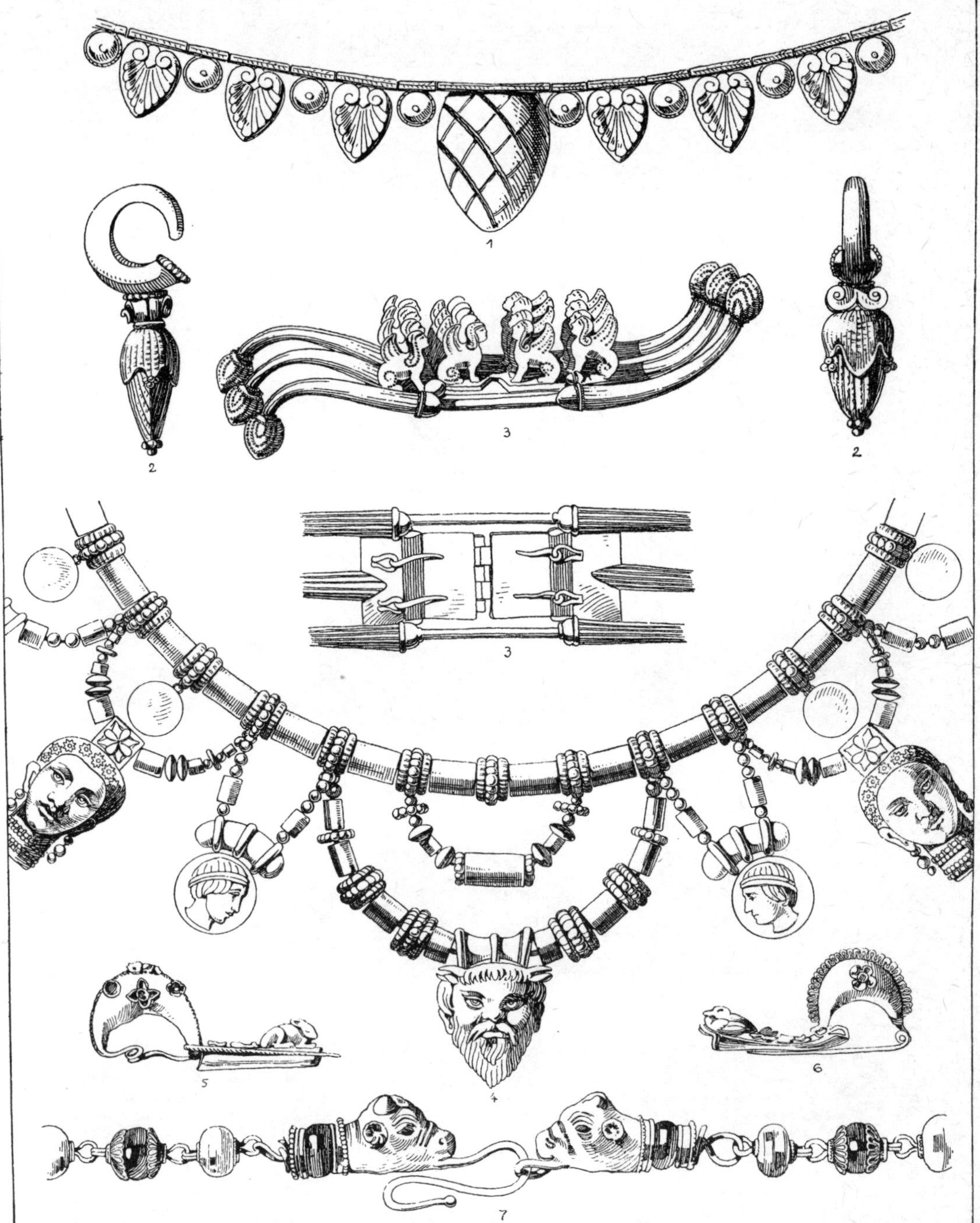

1. Halsband, etruskisch-römisch. Louvre. 2. Vorder- und Seitenansicht eines Haarschmuckes. Sammlung Kampana. 3. Fibel aus dem British Museum, London (mit Unteransicht). 4. Halsband aus Gold und grüner Glaspaste, Louvre. 5. 6. Fibeln, Louvre. 7. Kollier mit Perlen und Granaten, gefunden zu Kanossa. Louvre.

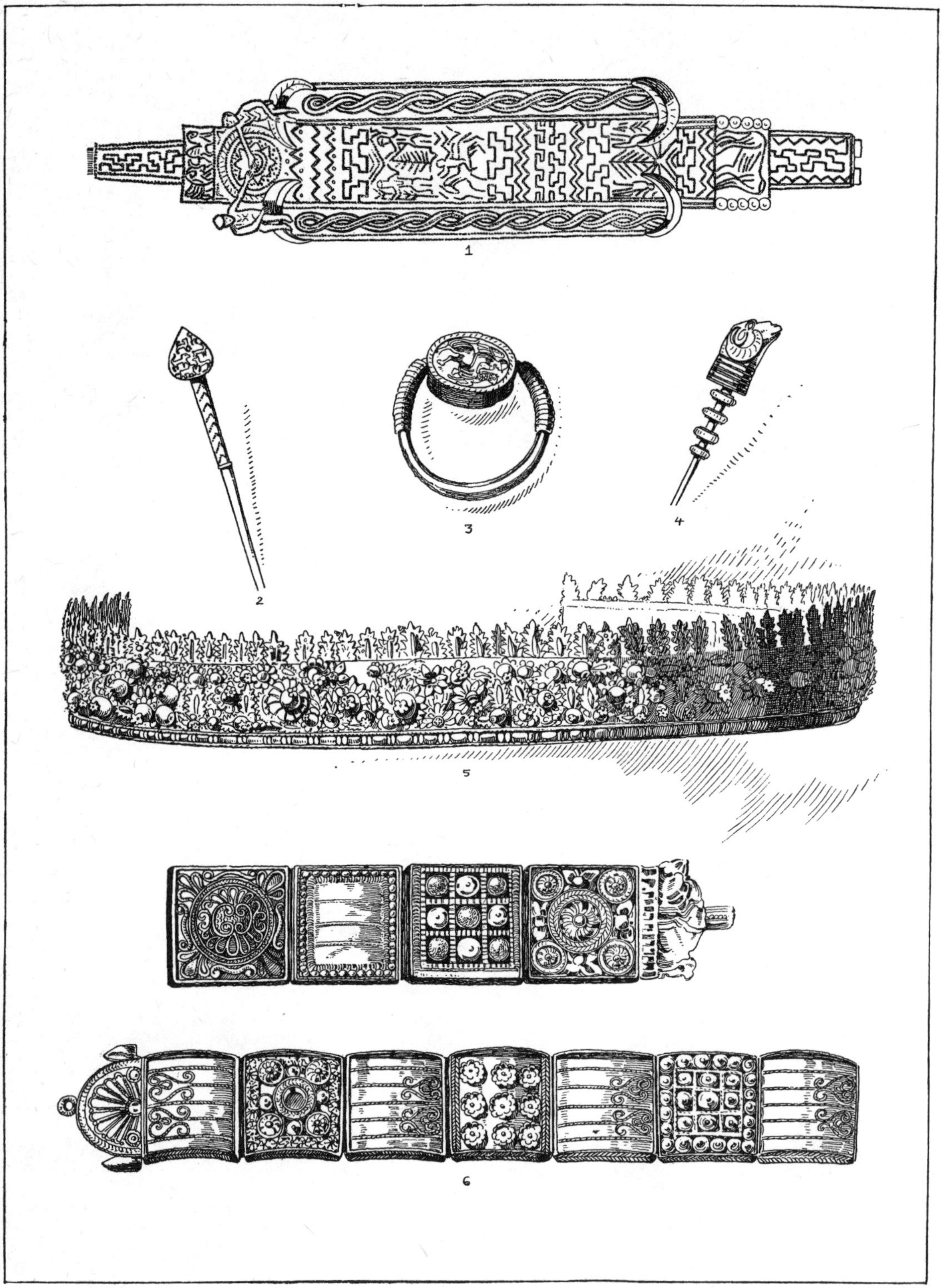

1. Starres Armband, granuliert. 2. 4. Haarnadeln. 3. Skarabäenring. Louvre. 5. Reiches Diadem. Louvre.
6. Gliederarmband aus 11 Gliedern, Filigran. Louvre.

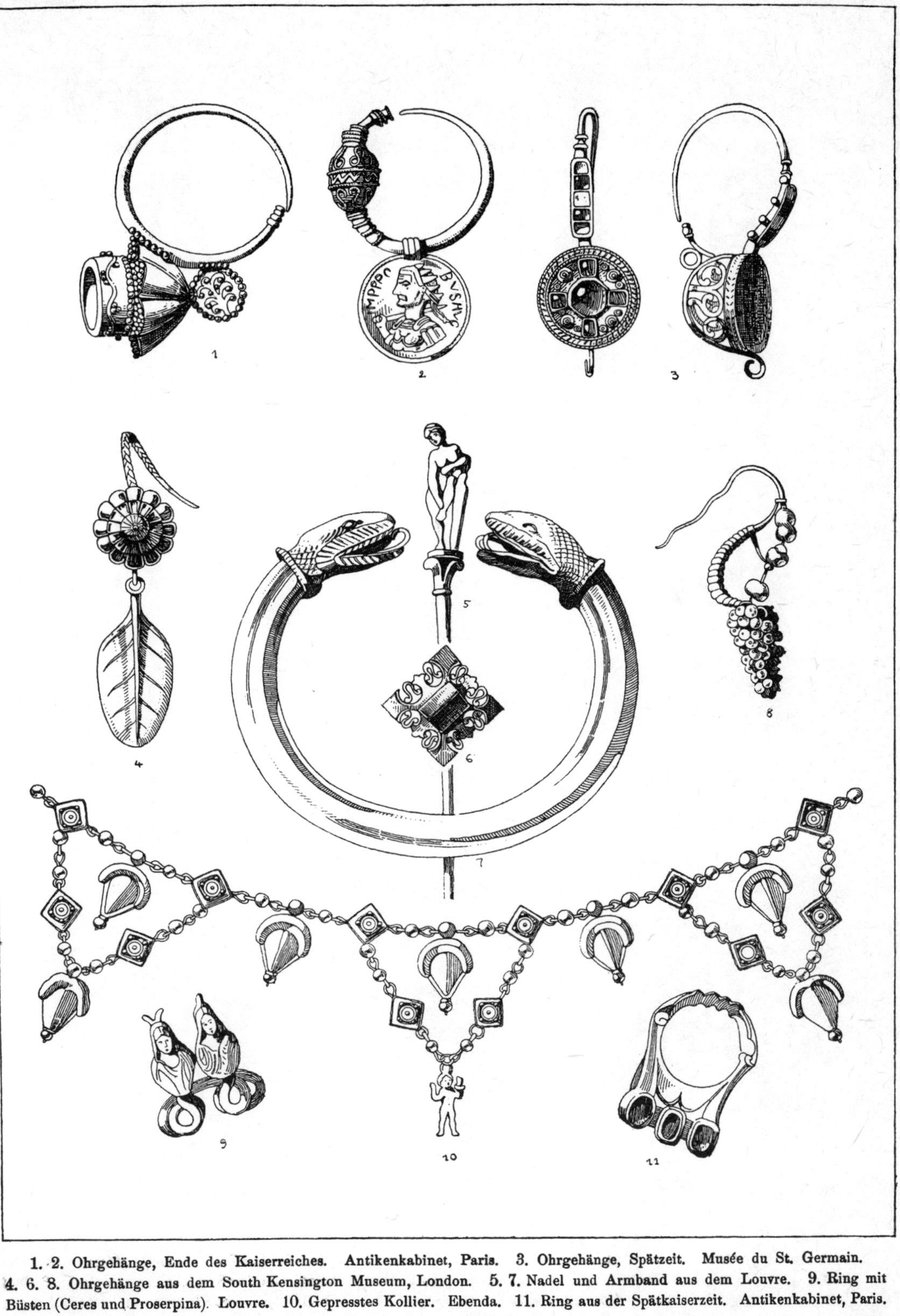

1. 2. Ohrgehänge, Ende des Kaiserreiches. Antikenkabinet, Paris. 3. Ohrgehänge, Spätzeit. Musée du St. Germain. 4. 6. 8. Ohrgehänge aus dem South Kensington Museum, London. 5. 7. Nadel und Armband aus dem Louvre. 9. Ring mit Büsten (Ceres und Proserpina). Louvre. 10. Gepresstes Kollier. Ebenda. 11. Ring aus der Spätkaiserzeit. Antikenkabinet, Paris.

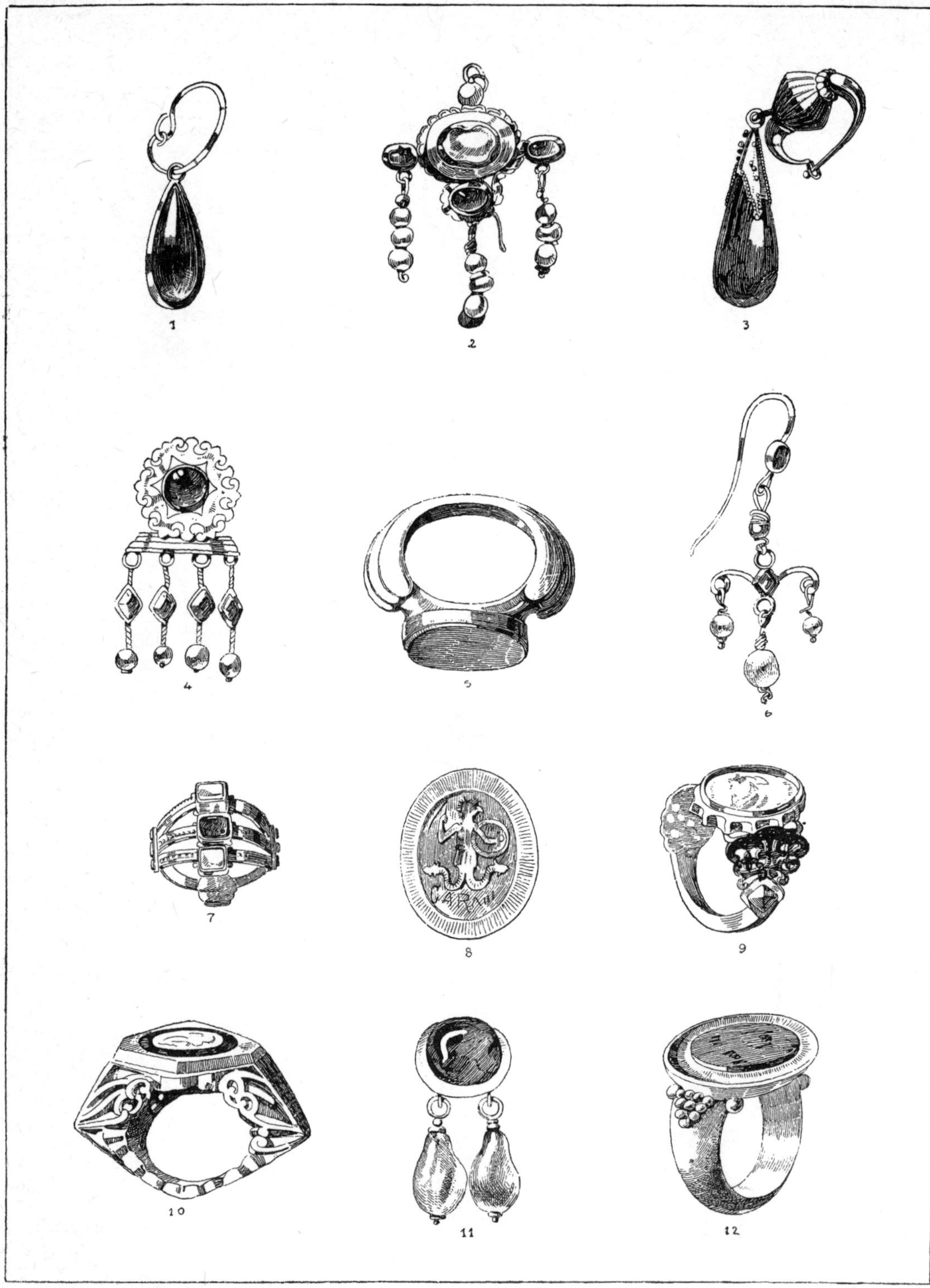

1. 3. Einfache Ohrgehänge. 2. 4. 6. 11. Ohrgehänge mit 2-, 3- und 4fachem Behang (crotalium). **5.** Angeblicher Ring des Kaisers Augustus. 7. Ring mit 3facher Schiene. 9. 10. Ringe aus der Spätkaiserzeit. 8. 12. Sogen. Abraxasring mit abergläubischer Darstellung. 1. 2. 3. 4. 6. 7. Aus dem South Kensington Museum. Galerie der Uffizien, Florenz. **8. 12.** Louvre. 11. Sammlung Castellani.

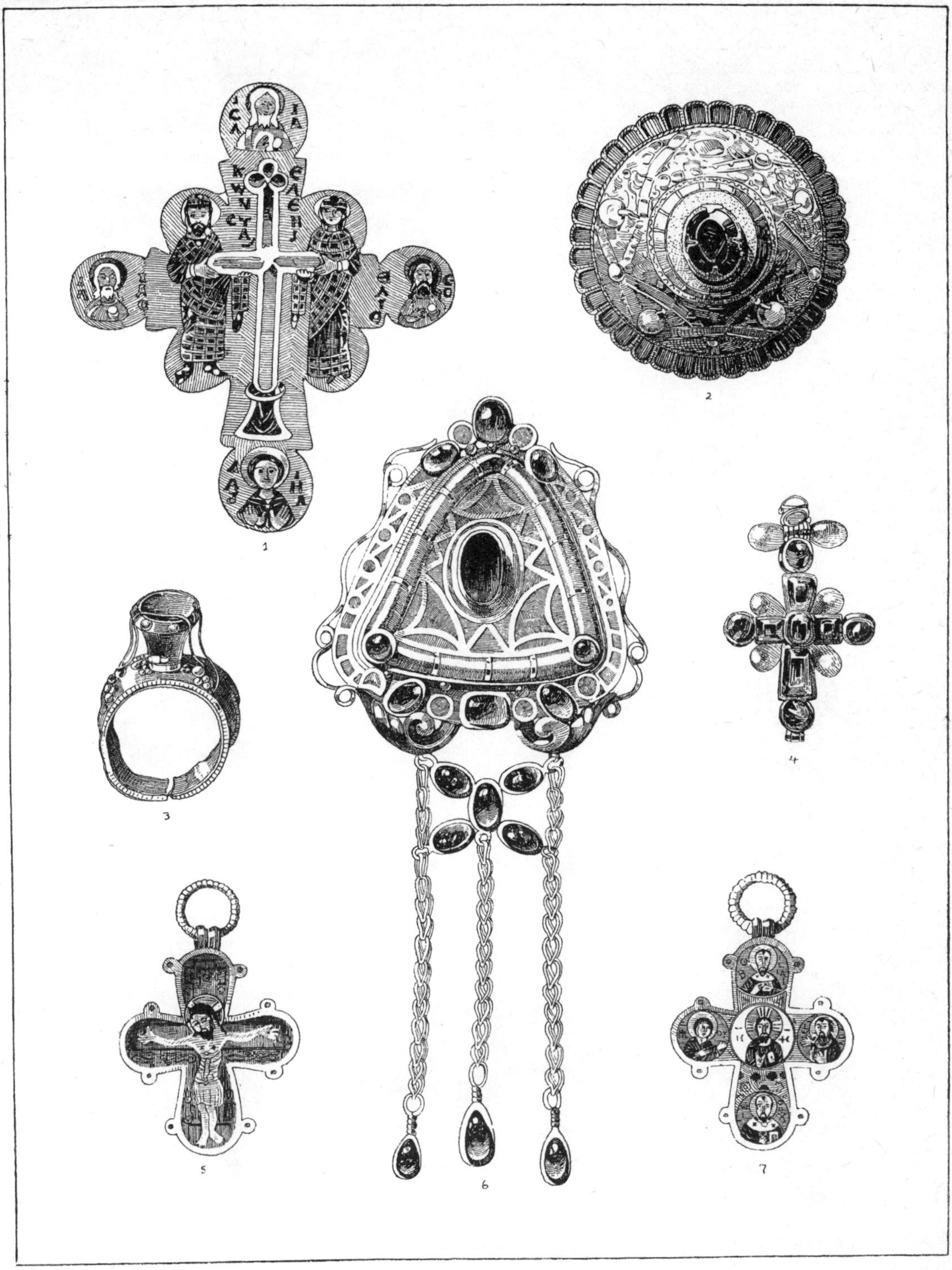

1. Kreuz mit den Bildern des heil. Konstantin und der heil. Helene. 10. Jahrh. im mingrelischen Kloster Gelat. 2. Schmuckplättchen, Sammlung Baron Heyl. 11.—12. Jahrh. 3. Ring. Antikenkabinet, Paris. 4. Brustkreuz der Königin Tamar von Georgien. 12. Jahrh. 5. 7. Vorder- und Rückansicht des Kreuzes der Königin Dagmar. 11. Jahrh. Museum Kopenhagen. 6. Grosse Fibel aus dem 7. Jahrh. Gefunden zu Nagy Mihaly, Ungarn. Antikenkabinet, Wien.

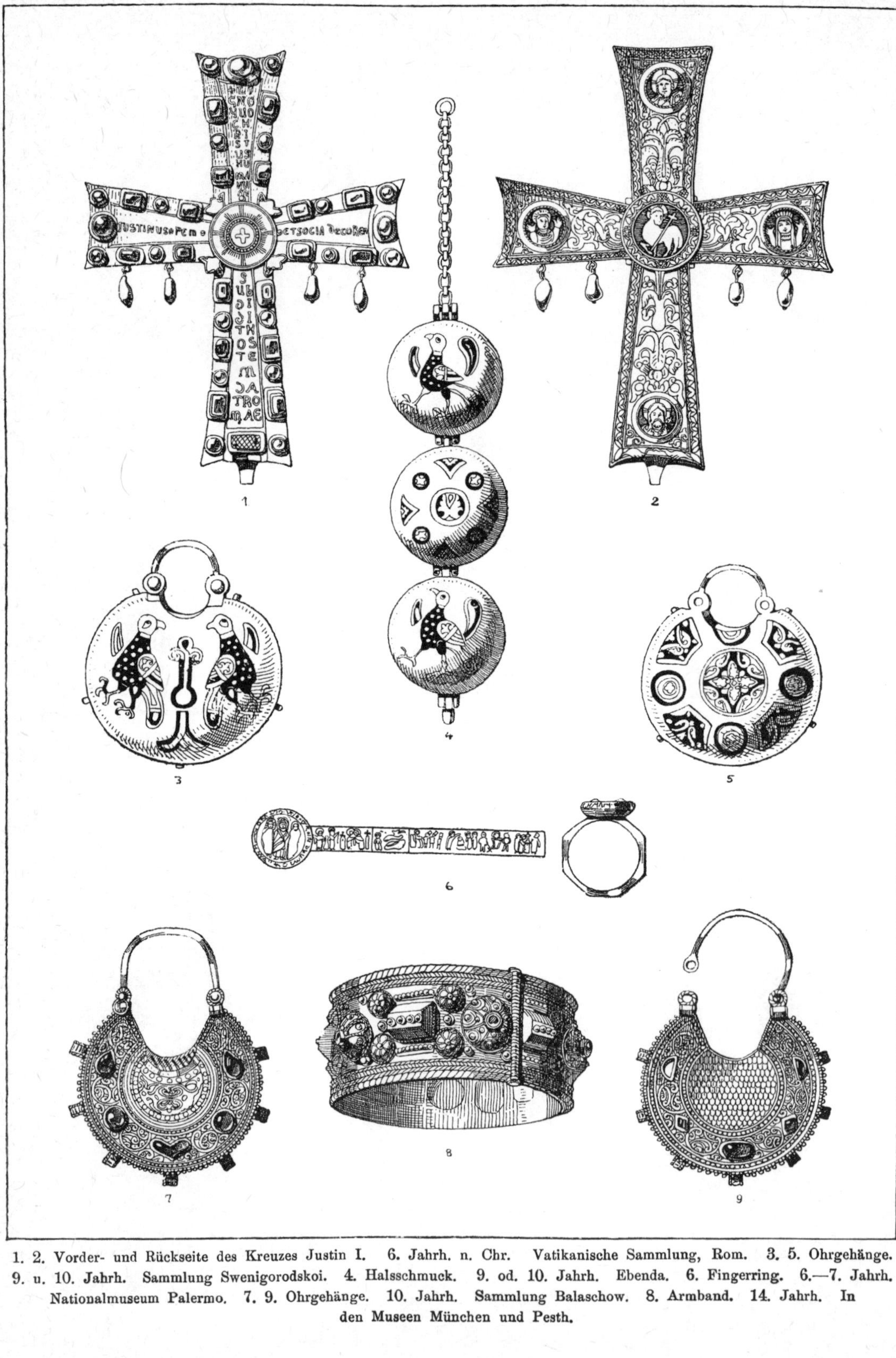

1. 2. Vorder- und Rückseite des Kreuzes Justin I. 6. Jahrh. n. Chr. Vatikanische Sammlung, Rom. 3. 5. Ohrgehänge. 9. u. 10. Jahrh. Sammlung Swenigorodskoi. 4. Halsschmuck. 9. od. 10. Jahrh. Ebenda. 6. Fingerring. 6.—7. Jahrh. Nationalmuseum Palermo. 7. 9. Ohrgehänge. 10. Jahrh. Sammlung Balaschow. 8. Armband. 14. Jahrh. In den Museen München und Pesth.

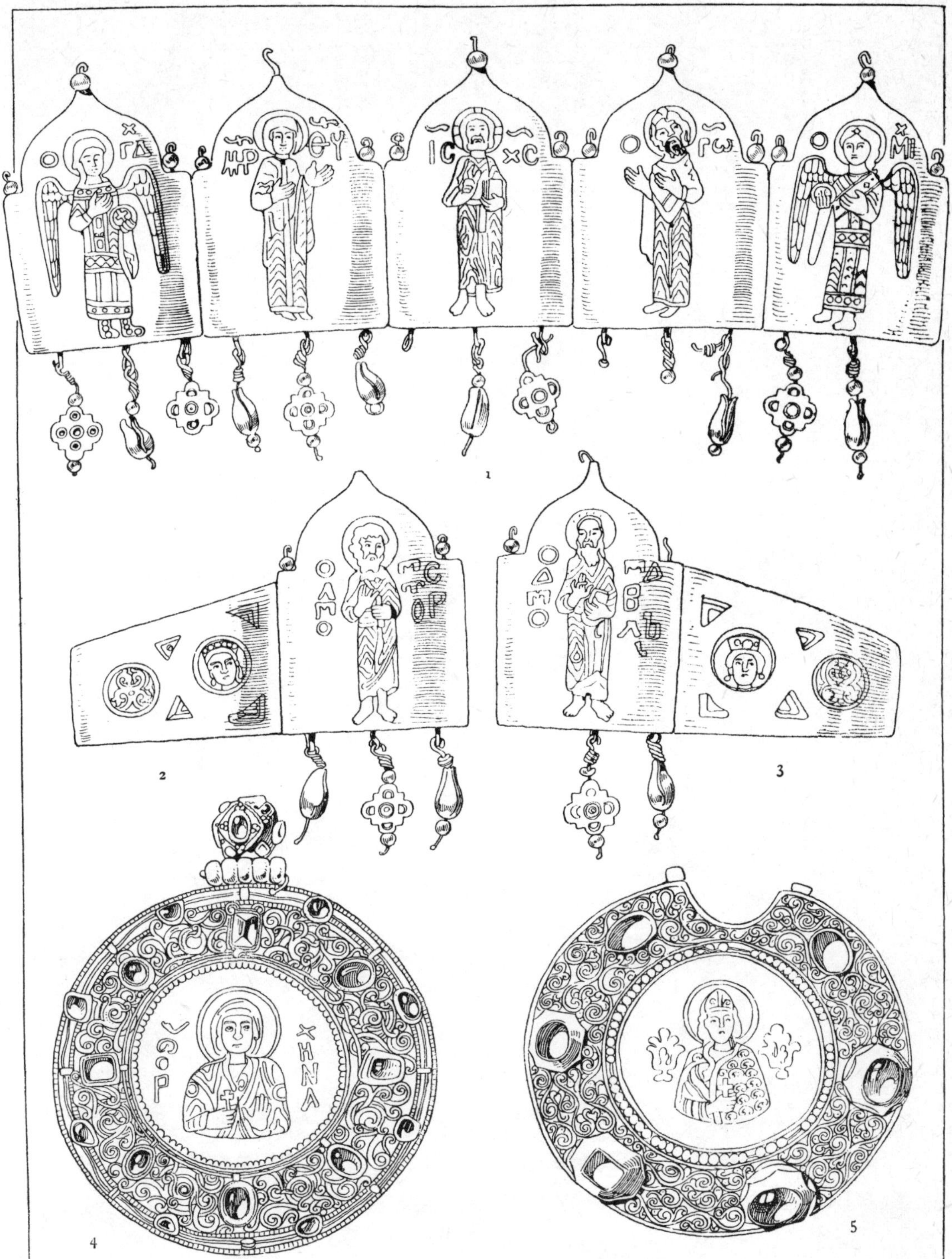

Byzantinisch-russischer Emailschmuck. 1. 2. 3. Altrussisches Diadem, in Kiew gefunden. Kaiserl. Eremitage, Petersburg. (Des Raumes wegen in 3 Teilen dargestellt.) 4. 5. Schmuckmedaillons aus dem sogen. Schatz von Rjasan. Sammlung der Orusheinaja Palata, Moskau. Russische Arbeit des 12. Jahrh.

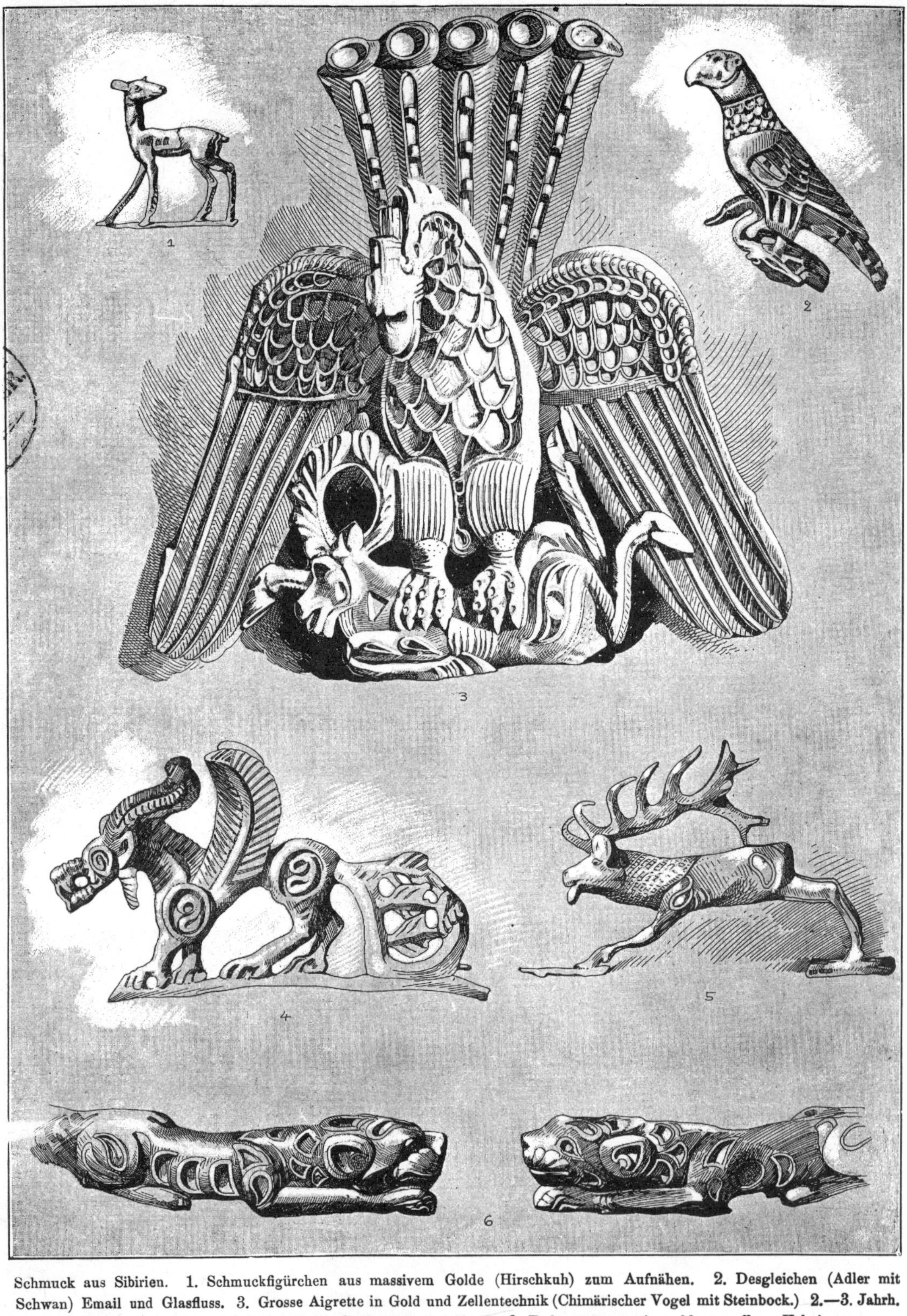

Schmuck aus Sibirien. 1. Schmuckfigürchen aus massivem Golde (Hirschkuh) zum Aufnähen. 2. Desgleichen (Adler mit Schwan) Email und Glasfluss. 3. Grosse Aigrette in Gold und Zellentechnik (Chimärischer Vogel mit Steinbock.) 2.—3. Jahrh. n. Chr. 4. Chimäre und 5. Hirsch in Gold, zum Aufnähen. 6. Enden von massiv goldnen, offnen Halsringen. Originale in der Eremitage zu St. Petersburg.

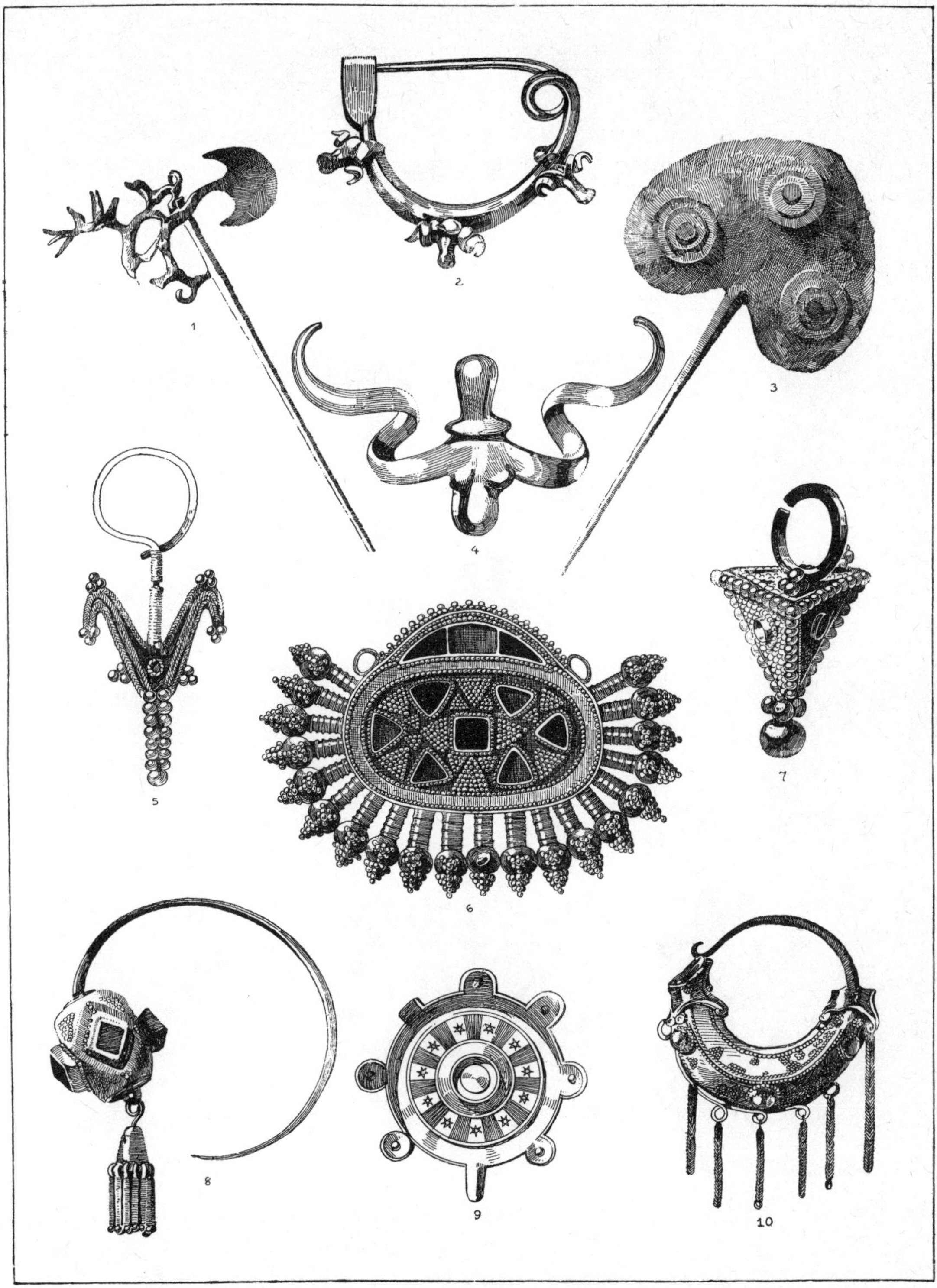

Schmuck aus den Kaukasusländern. 1. 3. Bronzene Fibeln aus der Nekropolis von Koban. Eremitage. 2. Bronzene Fibel, ebendaher. 4. Fibel. 5. Ohrgehäng in Silber, 7. dasselbe in Gold, aus Kamunta. 6. Ohrgehänge aus dem Gouvernement Stawropol. Eremitage, Petersburg. 8. Ohrgehänge aus der Prov. Kuban. Indopersische Form. 9 Fibel aus Kamunta, emailliert. 10. Ohrring aus Kamunta, Gold.

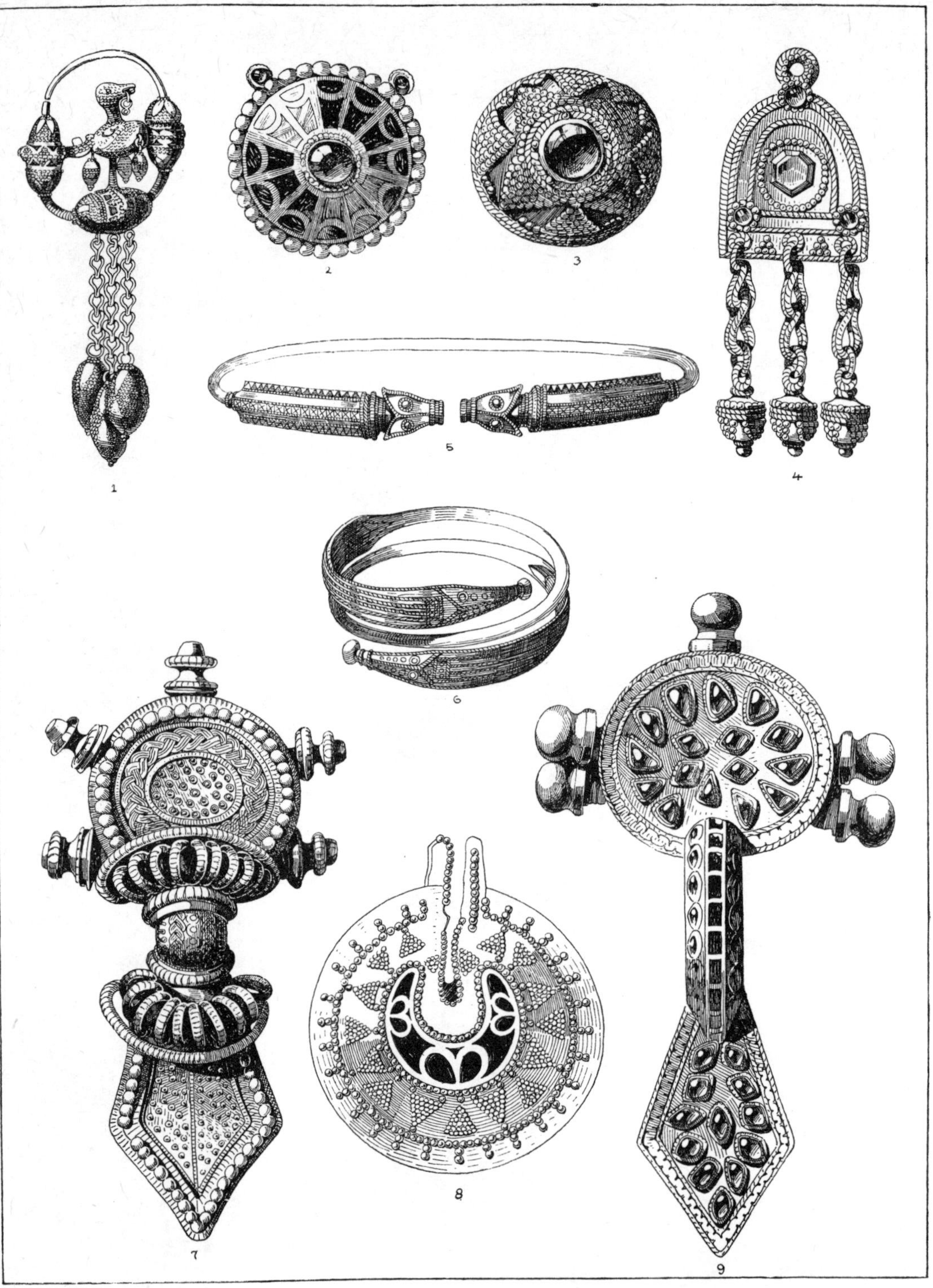

Fundorte im europäischen Russland: 1. Goldenes Ohrgehäng, gefunden bei Spassk. Museum Moskau. 2. Goldplättchen, mit Granaten und Glas aus Südrussland. 3. Silberplättchen aus dem Gouv. Perm. 4. Silbernes Gehänge, ebendaher. 5. Finnisches Armband, gefunden in Finnland. 6. Dasselbe aus Gold, gefunden auf der Insel Aaland. 7. Silberne Fibel, gefunden im Gouv. Kiew, Eremitage, Petersburg. 8. Ohrgehänge, gefunden bei Kaibali an der Wolga. In den Sammlungen des Kreml in Moskau. 9. Goldene, inkrustierte Fibel, gefunden bei Nejine.

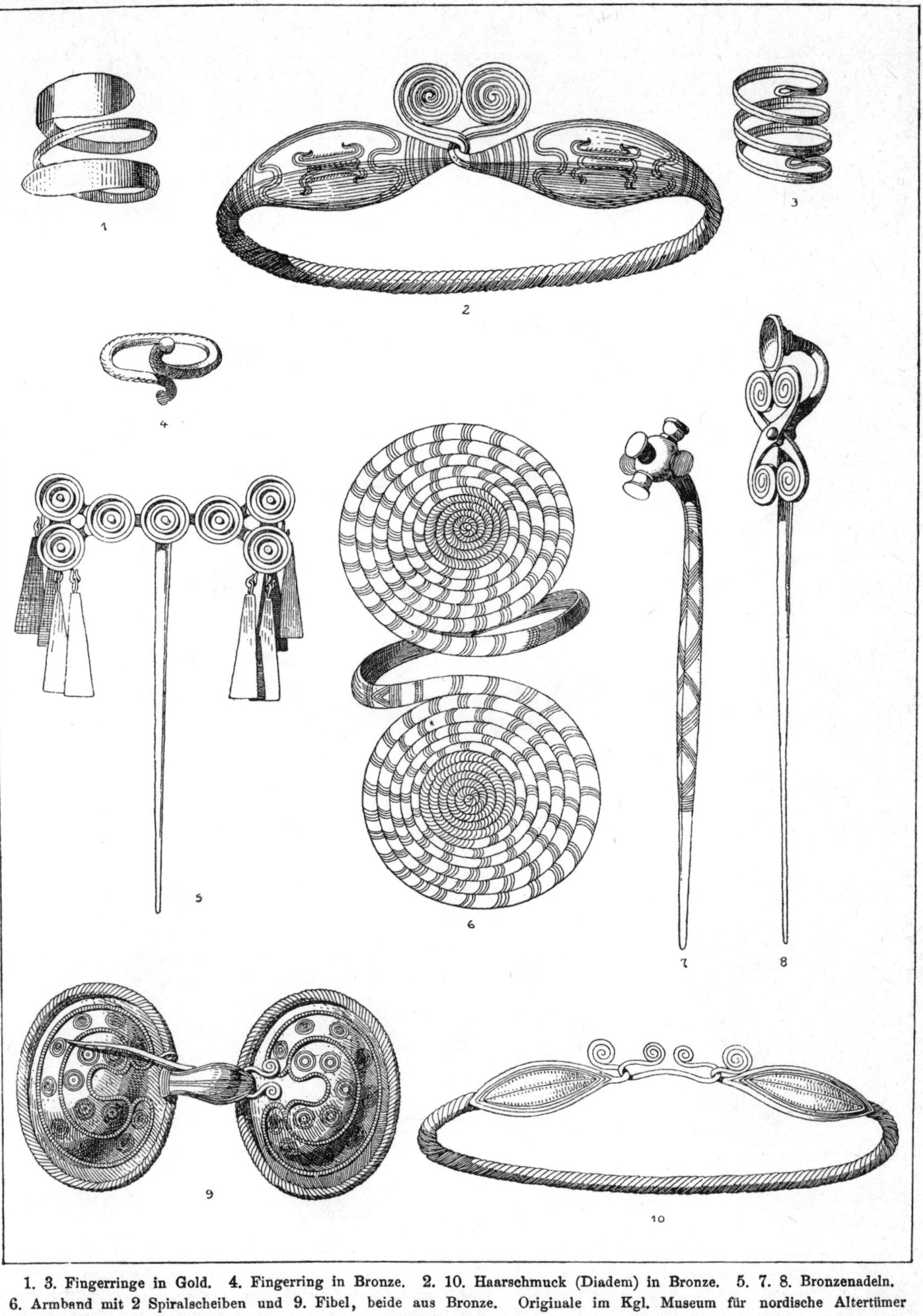

1. 3. Fingerringe in Gold. 4. Fingerring in Bronze. 2. 10. Haarschmuck (Diadem) in Bronze. 5. 7. 8. Bronzenadeln. 6. Armband mit 2 Spiralscheiben und 9. Fibel, beide aus Bronze. Originale im Kgl. Museum für nordische Altertümer in Kopenhagen.

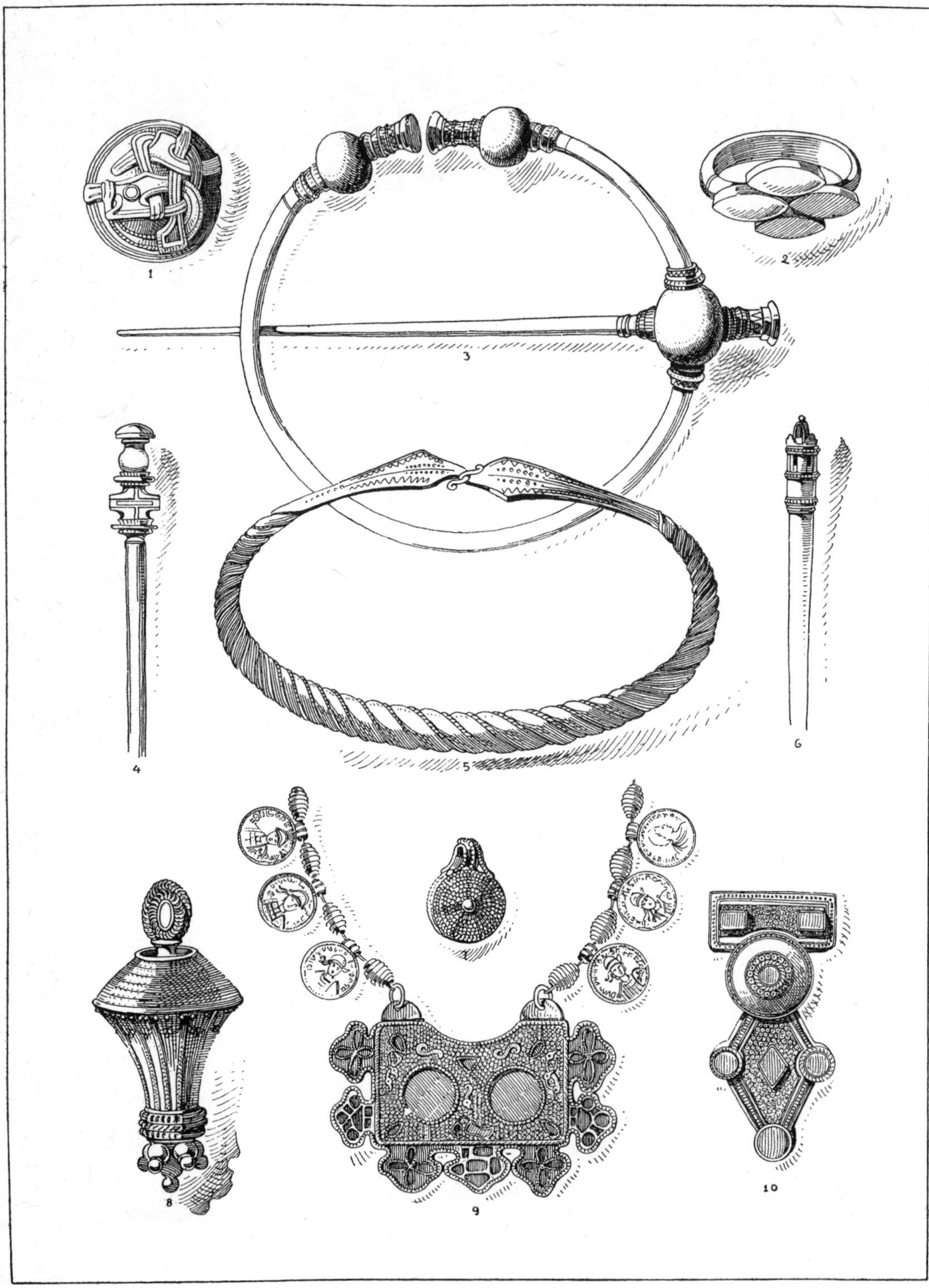

Aus der nordischen Eisenzeit. 1. Runde Spange. 2. Goldener Fingerring. 3. Silberne Spange. 4. 6. Silberne Nadeln. 5. Silberner Halsring. 7. Kleiner Anhänger aus Gold. 8. Goldner Anhänger. 9. Goldner Brustschmuck mit angehängten, byzantinischen Goldmünzen aus der Zeit 425—578. 10. Goldbelegte Metallspange mit eingelegten, roten Glasflüssen.

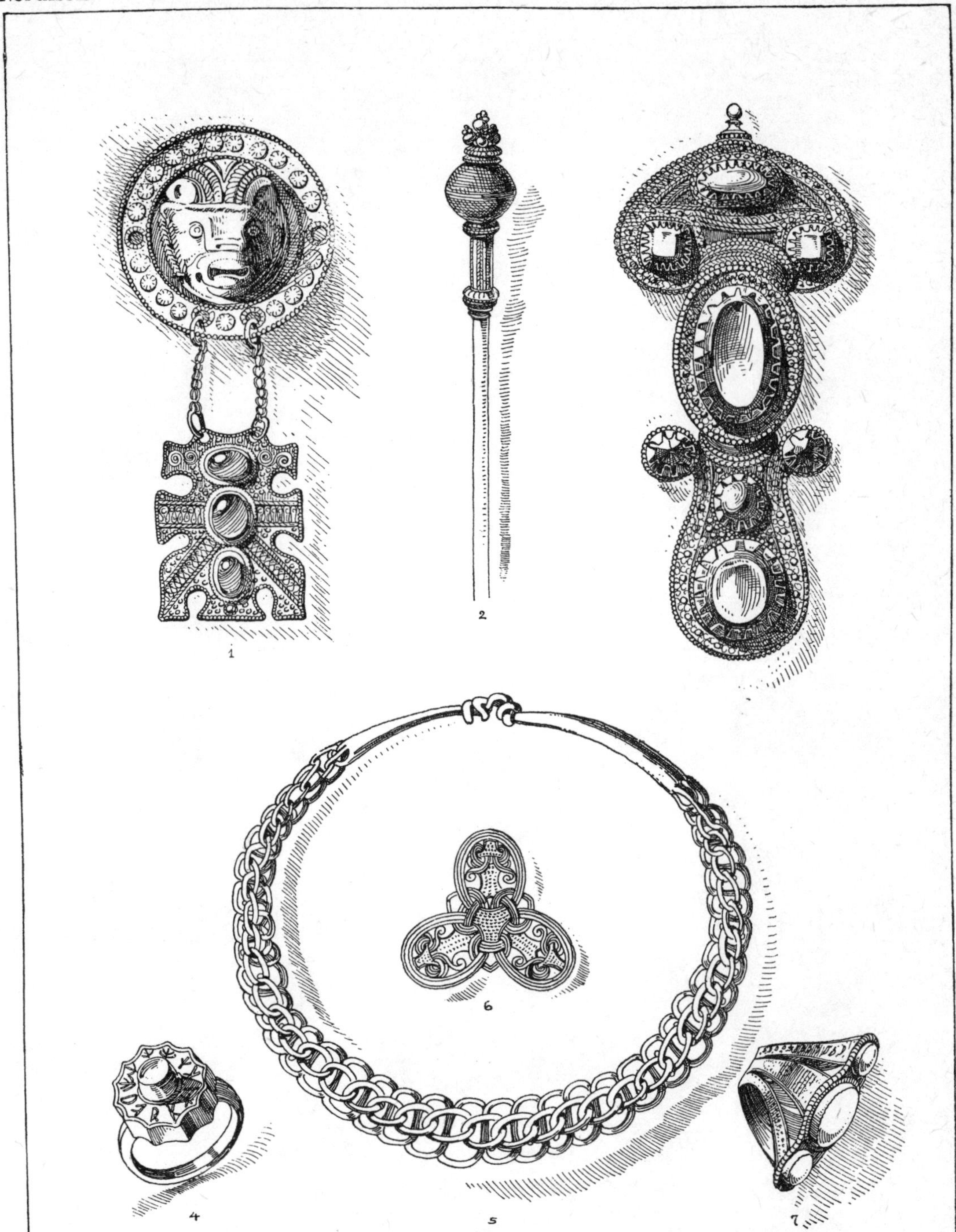

Aus der nordischen Eisenzeit. 1. Anhänger aus Gold mit Granaten. 2. Silbernadel mit goldenem Kopf. 3. Spange aus Gold mit Granaten und Karneol. 4. Goldner Fingerring. 5. Geflochtener Silberreif. 6. Kleeblattförmige Spange. 7. Goldner Fingerring mit Glasflüssen.

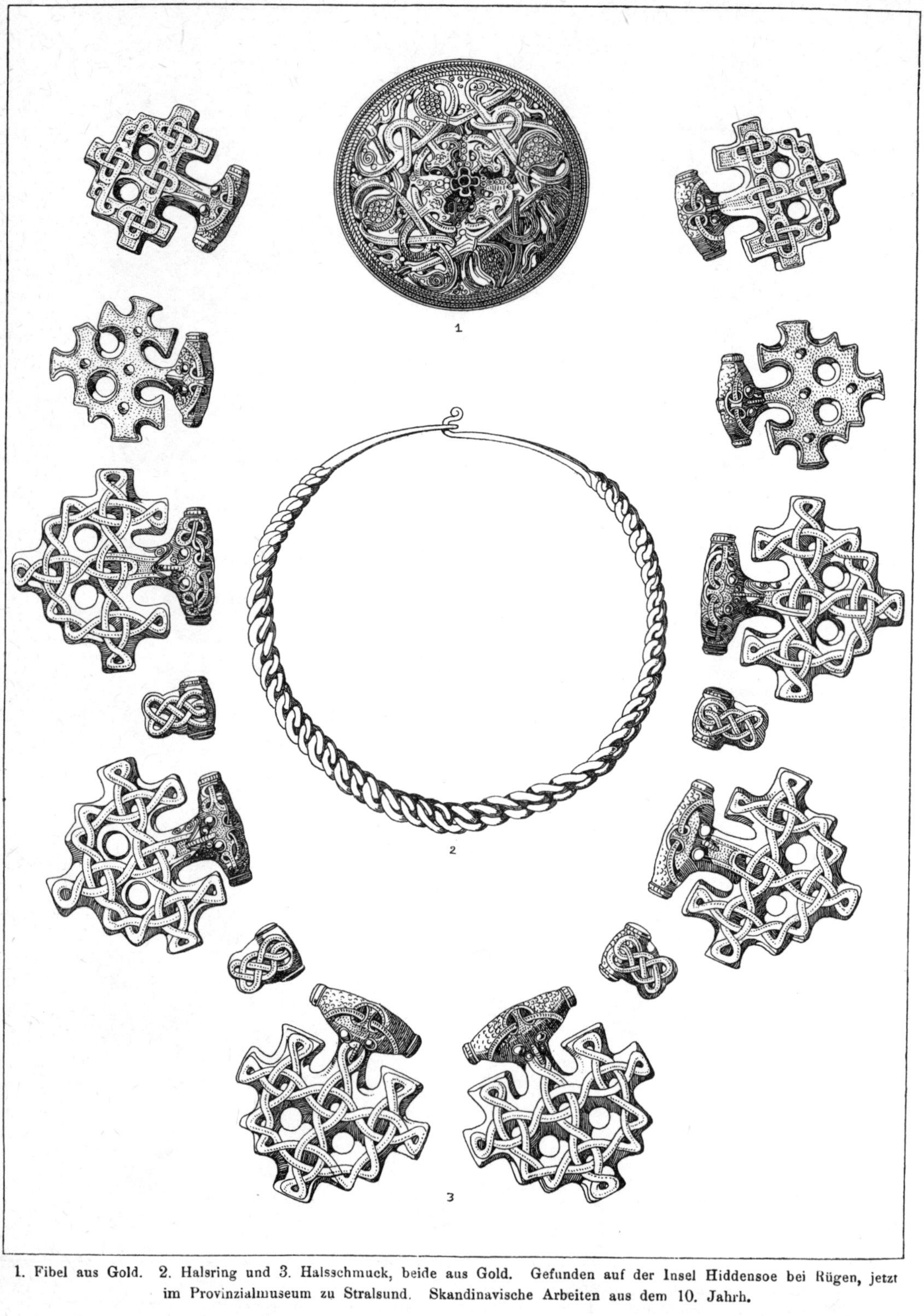

1. Fibel aus Gold. 2. Halsring und 3. Halsschmuck, beide aus Gold. Gefunden auf der Insel Hiddensoe bei Rügen, jetzt im Provinzialmuseum zu Stralsund. Skandinavische Arbeiten aus dem 10. Jahrh.

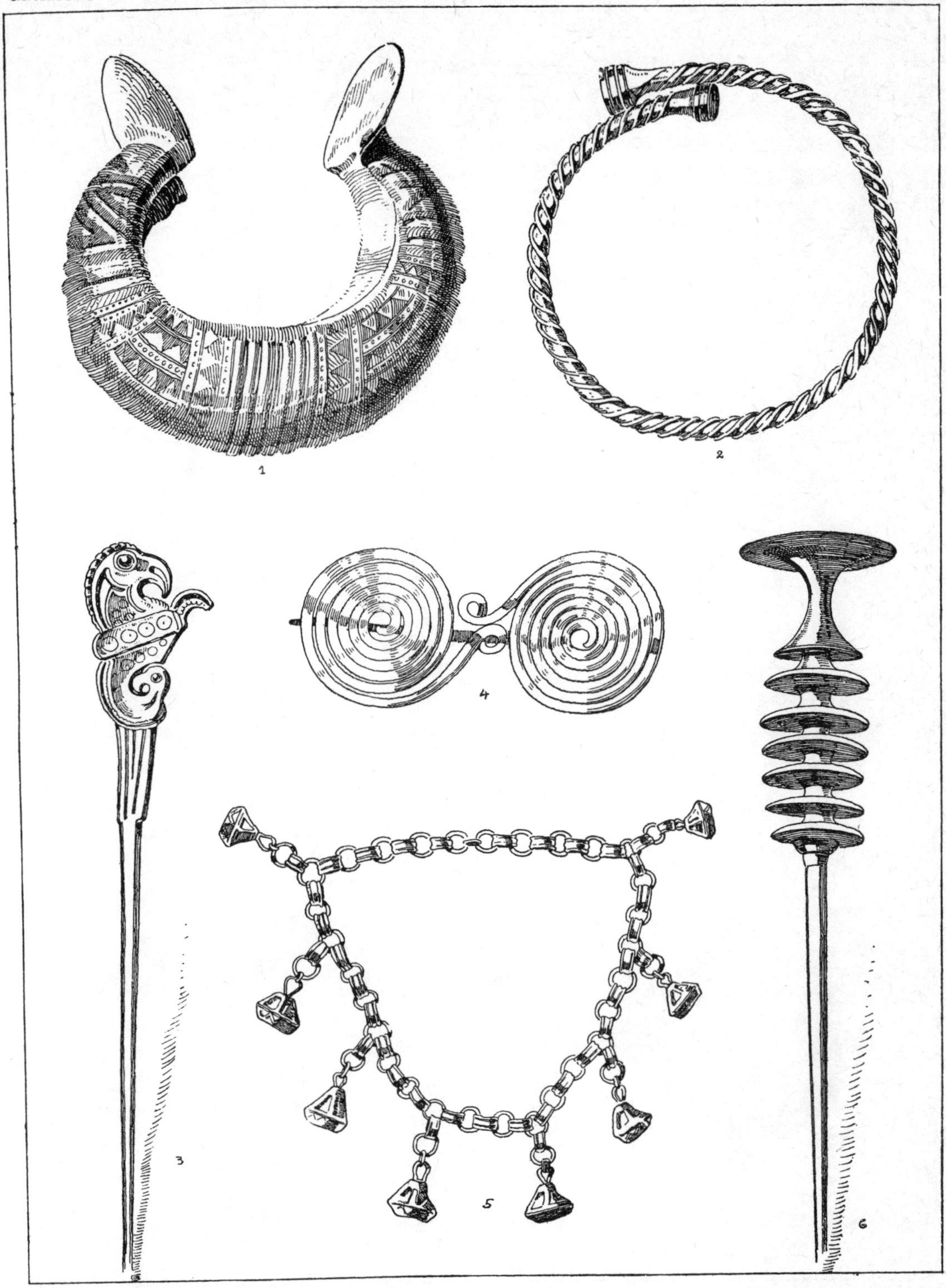

1. Armband, gefunden zu Réallon, Hautes Alpes. Museum St Germain. 2. Armband, gef. zu Karanda, Samml. Moreau. 3. Bronzene Nadel, Museum St. Germain. 4. Bronzefibel. 5. Halskette. 6. Bronzenadel. Museum St. Germain.

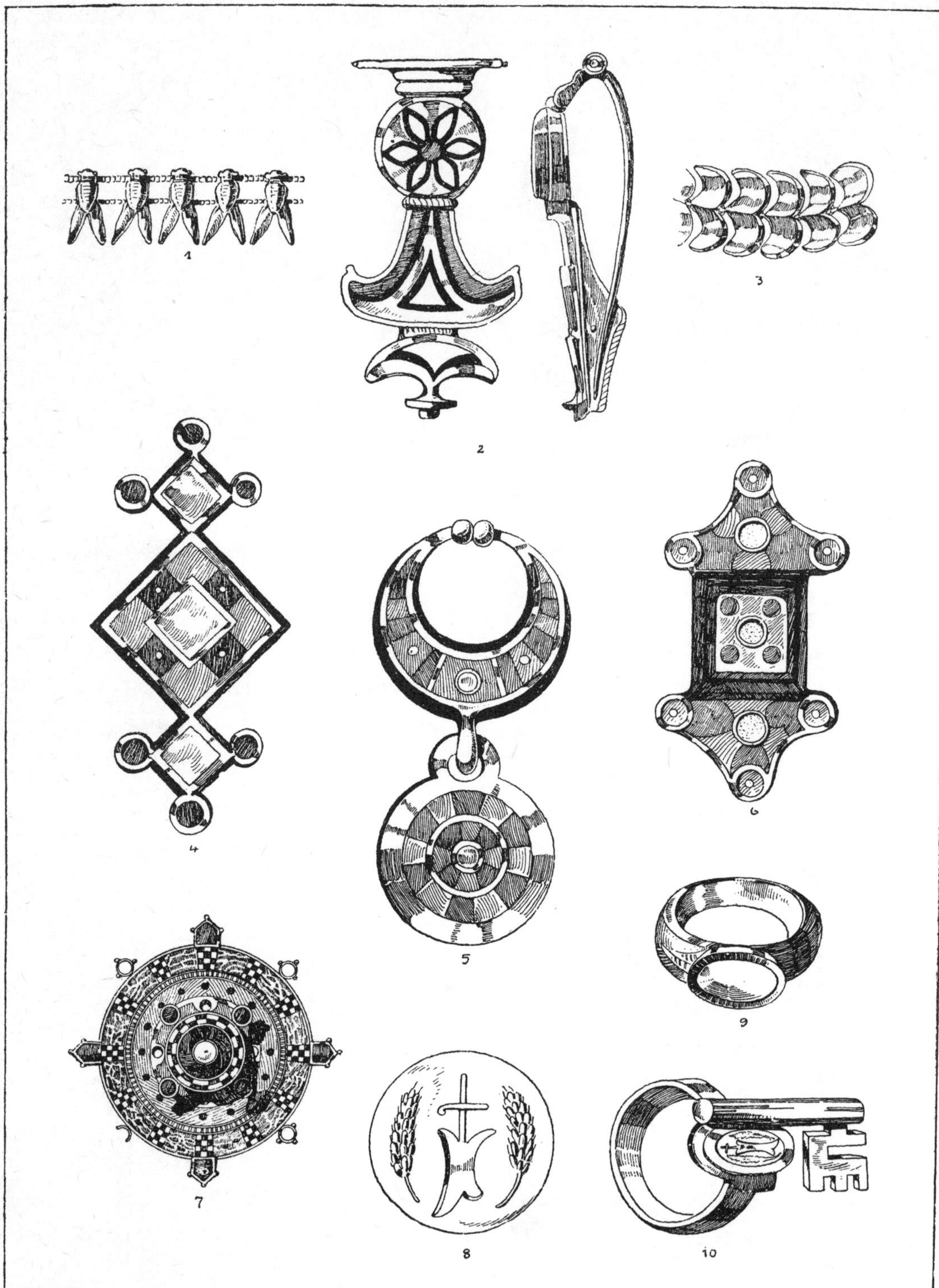

1. Halsband aus goldnen Fliegen. Museum St. Germain. 2. Fibel, emaillierte Bronze, Museum Rouen. 3. Halsband aus goldgepressten Gliedern. Museum St. Pierre, Lyon. 4. 5. 6. 7. Emaillierte Fibeln. 8. 10. Bronzener Ring mit Schlüssel und Siegelstein aus Onyx. 9. Ring mit umgekehrt konischem Aufsatz.

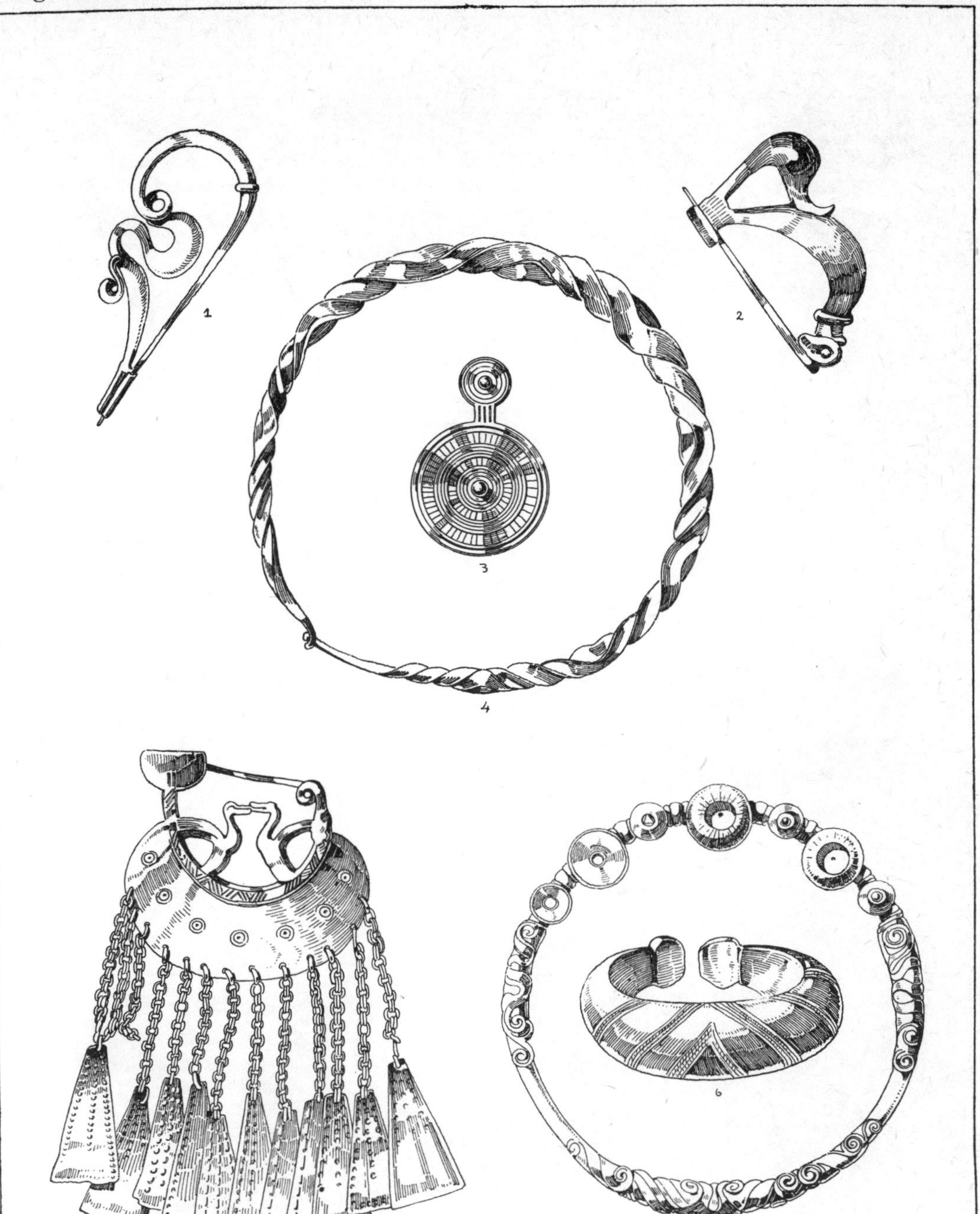

1. Gewandnadel, gefunden am Oberrhein. 2. Dasselbe, gefunden in der Umgegend von Kreuznach. 3. Hängeschmuck. 4. Schmuckring, wahrscheinl. Haarschmuck. 5. Reich verzierte Gewandnadel; aus den Gräbern bei Hallstadt. 6. Offener Armring. 7. Reichverzierter Halsring, gefunden bei Basel. 1. 2. 6. Museum Mainz. 4. Vereinssammlung zu Altenburg. 5. Antikenkabinet Wien. 7. Sammlung Bonstetten.

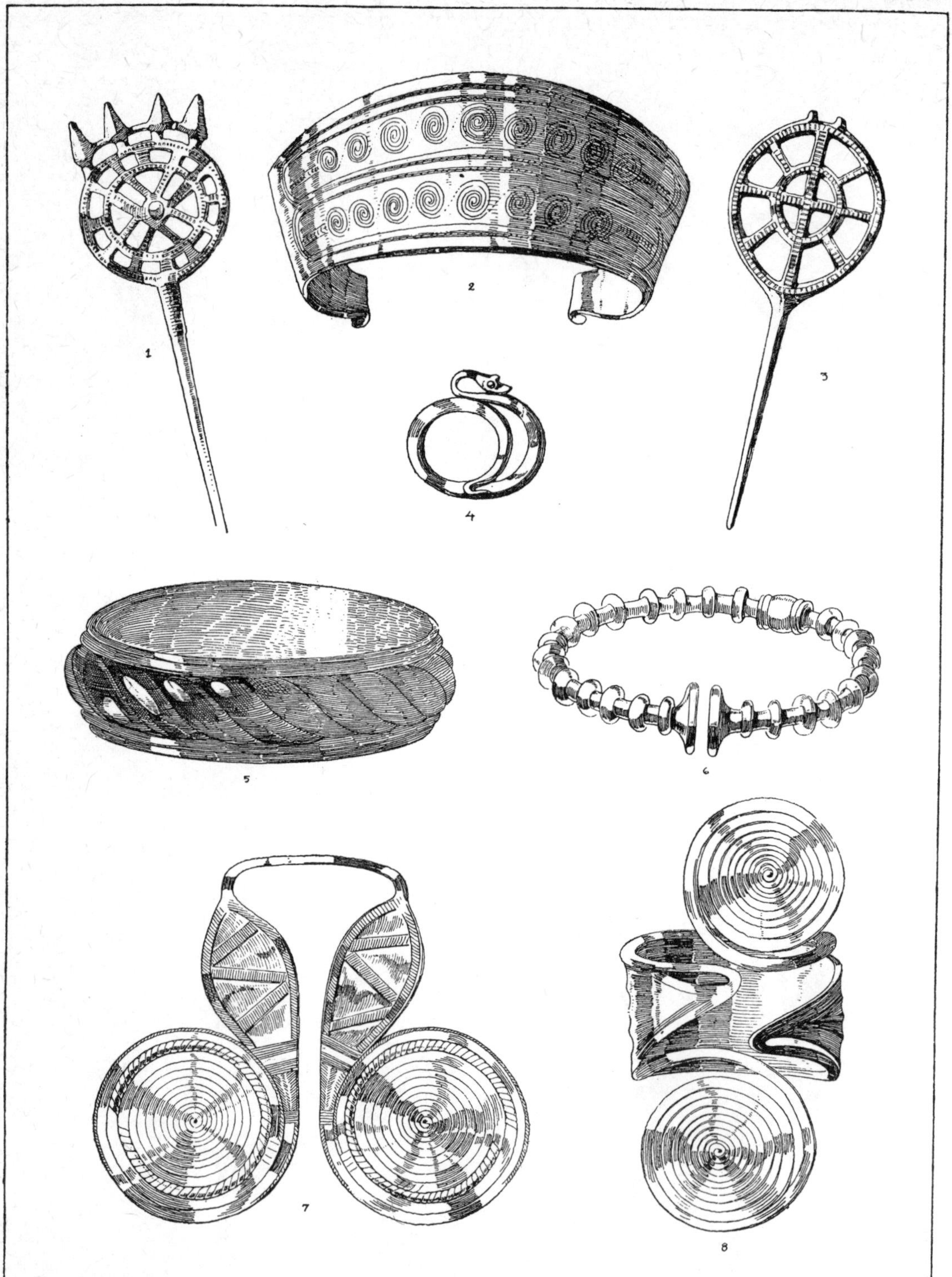

1. Haarnadel, gefunden im Grossh. Hessen. 2. Diadem, gefunden bei Krakow, Mecklenburg. 3. Haarnadel, gefunden in der Umgegend von Mainz. 4. Schlange, versilbert, als Gewandnadel, gefunden bei Weisenau, einer alten römischen Niederlassung. 5. Armring aus weissem Glas, der Wulst gelb. 6. Offener, geknöpfelter Armring, massiv, gefunden in der Umgegend von Mainz 7. Spange, gefunden im Salzburgischen. 8. Dasselbe, gefunden bei Blödesheim, Rheinhessen. 3. 4. 6. 8. Im Museum zu Mainz. 2. Museum Schwerin. 5. Museum Zürich. 7. Sammlung Gemming, Nürnberg.

Die Originale sind vorwiegend in Erz gearbeitet.

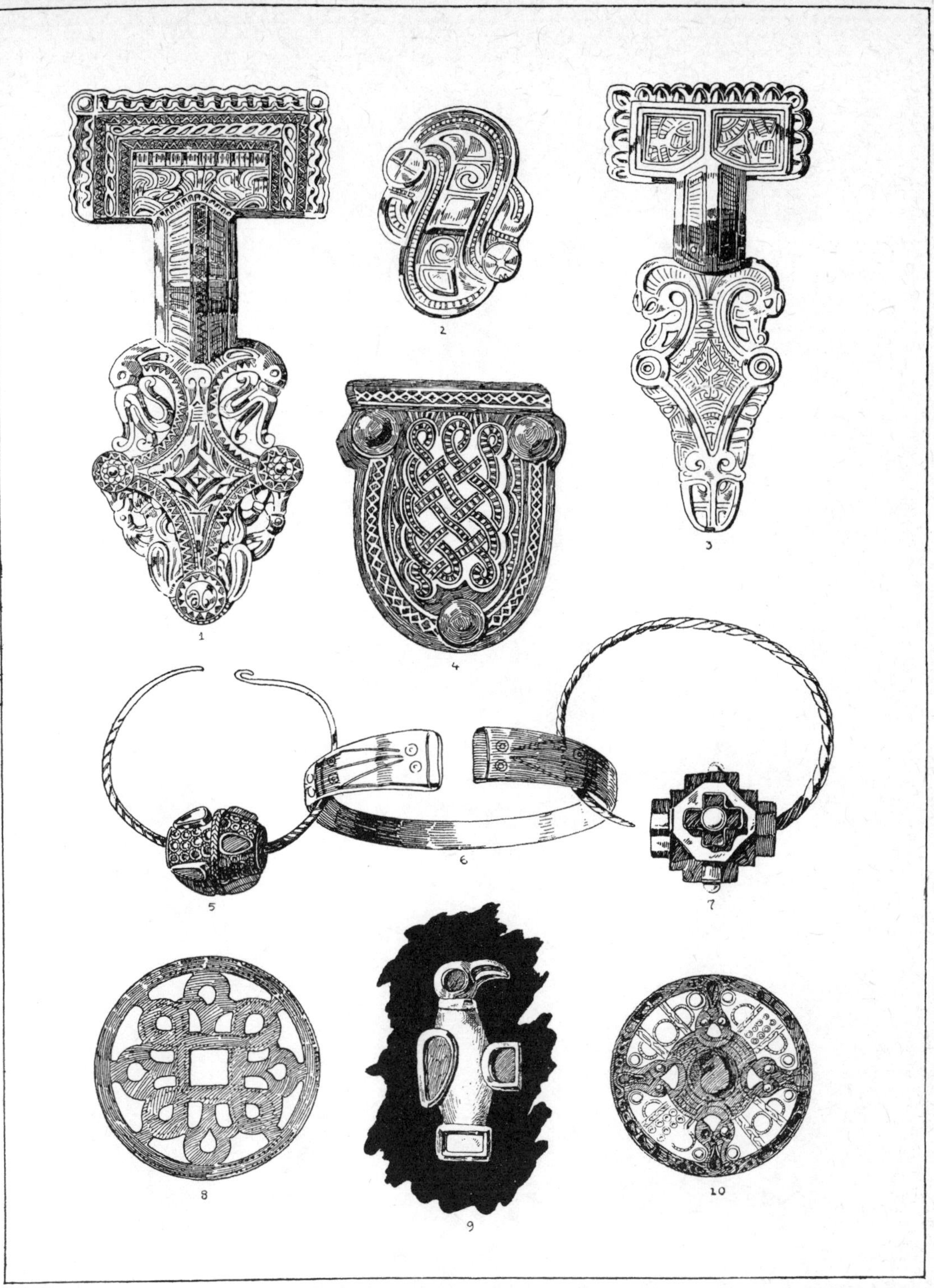

1. Gewandnadel aus den Gräbern von Nordendorf. Silber, grösstenteils vergoldet. Antiquarium München. 2. Gewandnadel, Nordendorfer Gräber. Silbervergoldet. Antiquarium München. 3. Silberne Gewandnadel Gräber bei Darmstadt. Museum Mainz. 4. Eiserne Gürtelschnalle, mit Silber und goldfarbigem Erz tauschiert. Gräber von Villmachern, Kanton Zürich. Museum Zürich. 5. Ohrring in Gold. Grab bei Bingen. Museum Mainz. 6. Armring aus Erz. Gräber bei Dalsheim, unweit Worms, Museum Mainz. 7 Silberner Ohrring mit Almandinen und Perlen, gefunden zu Andernach. Museum Bonn. 8. Zierplatte aus den Gräbern bei Darmstadt. Museum Mainz. 9. Gewandnadel, vergoldetes Silber. Gräber bei Oberholm, Rheinhessen. Museum Mainz. 10. Reiche Nadel aus Kupfer, mit filigranierten Goldplättchen und Glaseinlagen besetzt. Gefunden bei Oberlan bei Mainz. Museum Mainz

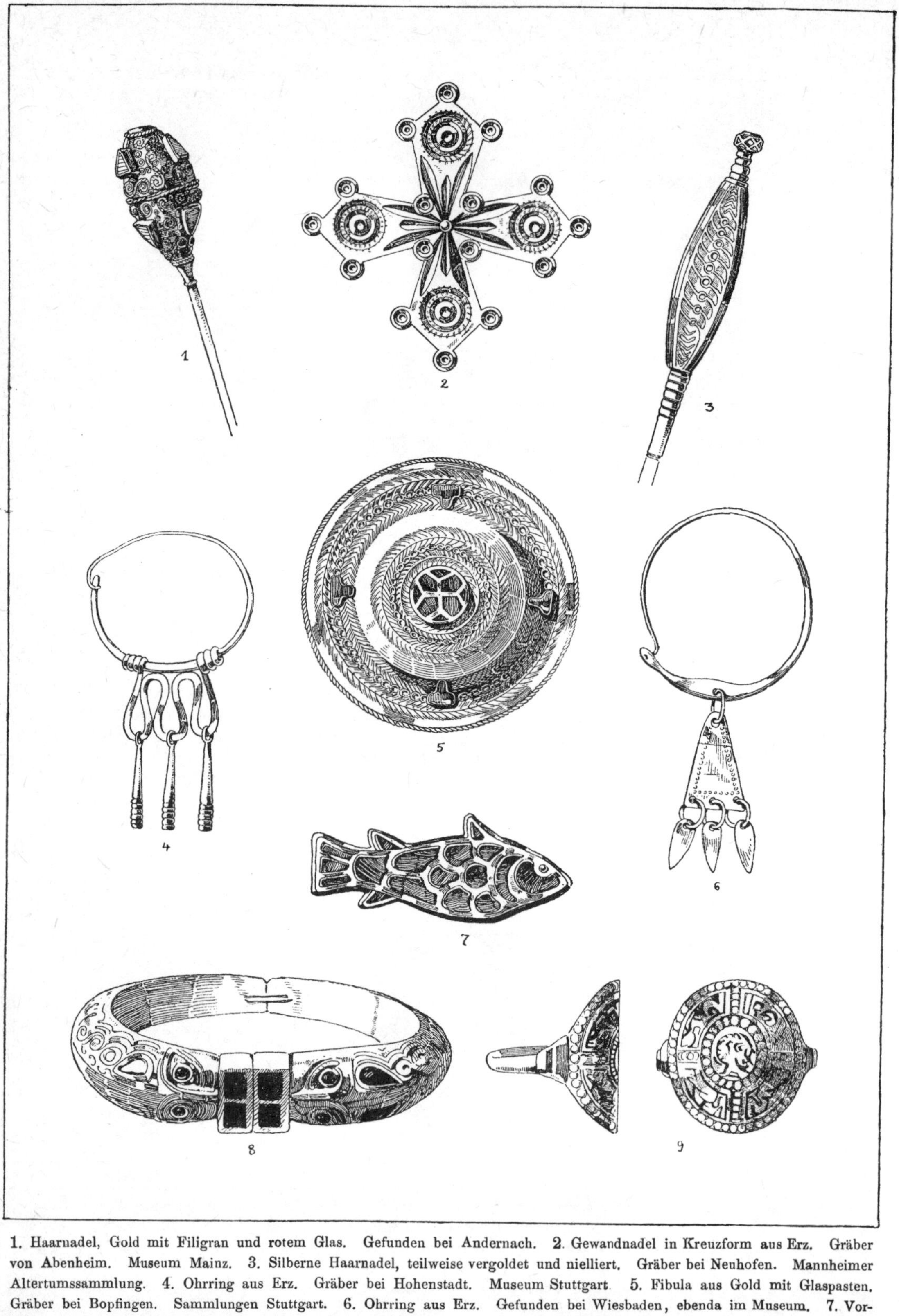

1. Haarnadel, Gold mit Filigran und rotem Glas. Gefunden bei Andernach. 2. Gewandnadel in Kreuzform aus Erz. Gräber von Abenheim. Museum Mainz. 3. Silberne Haarnadel, teilweise vergoldet und nielliert. Gräber bei Neuhofen. Mannheimer Altertumssammlung. 4. Ohrring aus Erz. Gräber bei Hohenstadt. Museum Stuttgart. 5. Fibula aus Gold mit Glaspasten. Gräber bei Bopfingen. Sammlungen Stuttgart. 6. Ohrring aus Erz. Gefunden bei Wiesbaden, ebenda im Museum. 7. Vorstecknadel, silbervergoldet. Aus den Gräbern bei Freilaubersheim (Rheinhessen). Museum Mainz. 8. Silbervergoldeter Armring mit Charnier und Federverschluss. Gefunden bei Schierstein im Rheingau. Museum Worms. 9. Goldner Fingerring mit blauem Email. Gefunden bei Mainz.

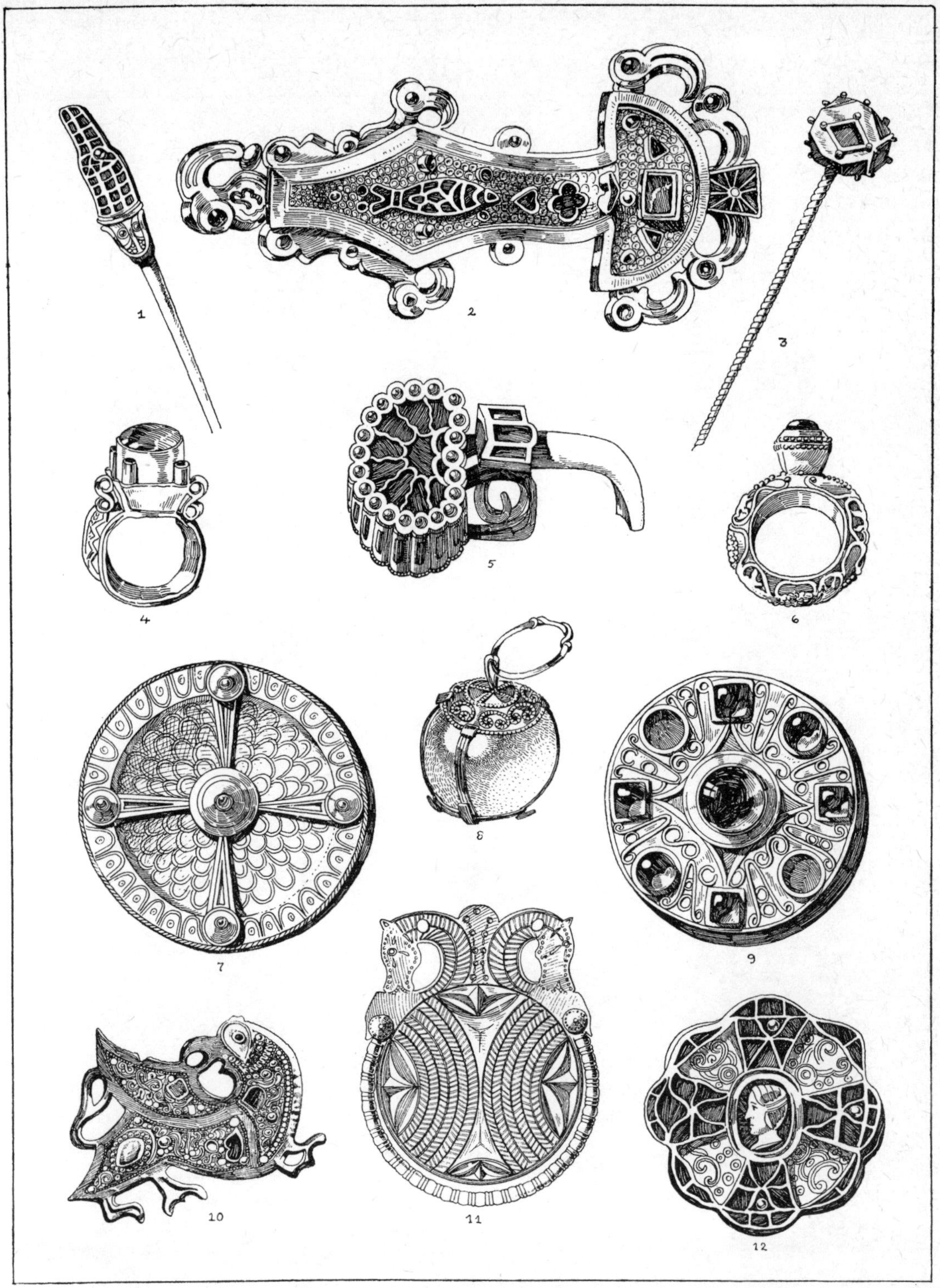

1. Haarnadel in Zellentechnik. 2. Fibel, mit Granaten inkrustiert. Museum St. Germain. 3. Nadel. 4. Ring, wahrscheinlich Episkopalring des 8. od. 9. Jahrh. 5. Grosse Schliesse aus dem Grabe des Königs Childerich. 6. Ring aus dem Museum St. Germain. 7. Fibel, Gold- und Silberlegierung, mit Kitt ausgefüllt. Sammlung Baudot. 8. Goldgefasster Anhänger aus Bergkrystall. Museum Mainz. 9. Goldene Fibel. Sammlung Baudot. 10. Agraffe. Museum Arras. 11. Riemenbeschläg, massiv feines Silber, Museum Mainz. 12. Fibel.

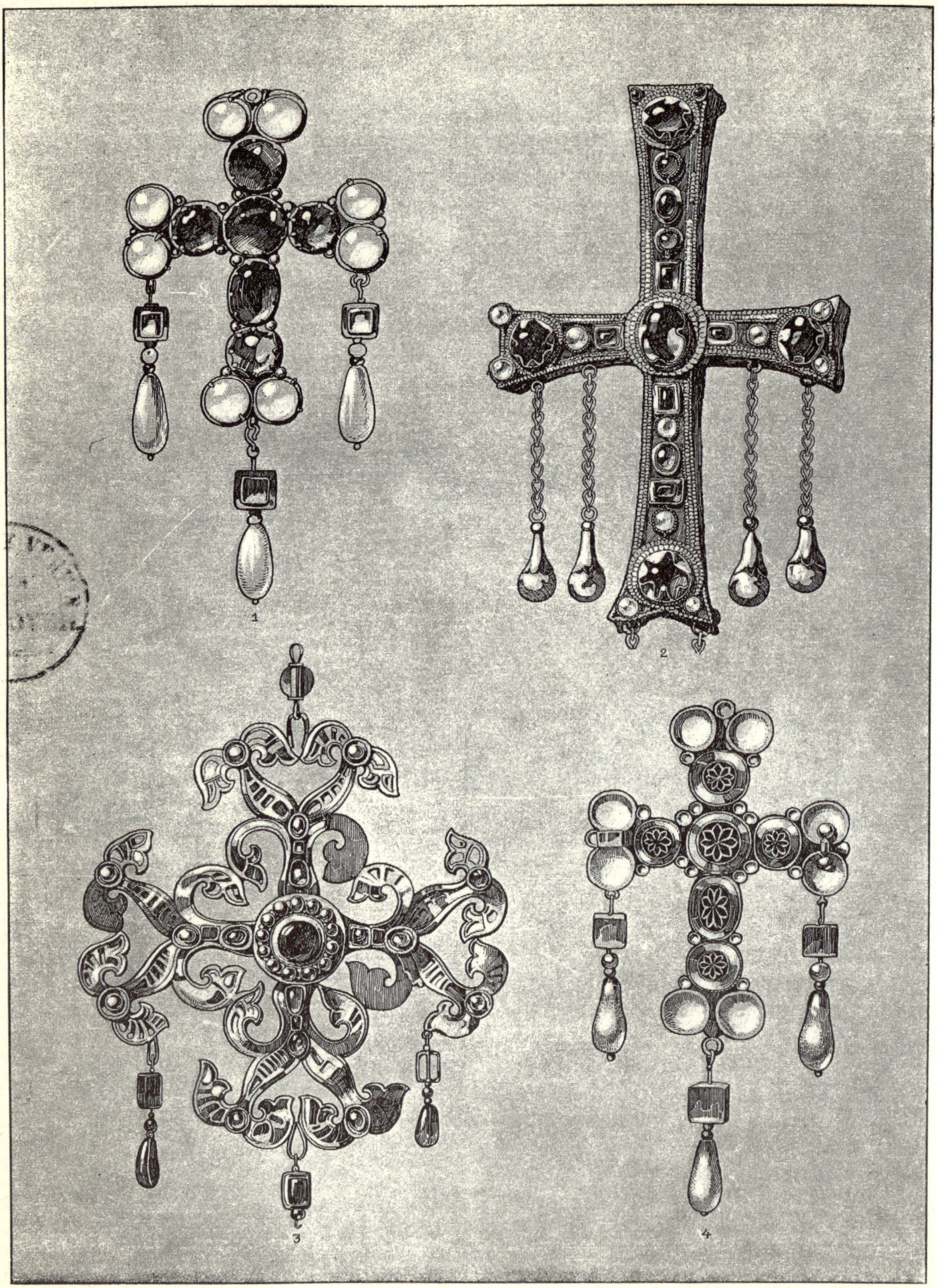

1. u. 4. Vorder- und Rückseite des Kreuzes von der Krone des Reccesvinthus. Museum Cluny, Paris. Breite 75 mm. 2. Kreuz des Königs Agilulf, jetzt im Domschatz zu Monza (Longobardisch). Höhe: 235 mm. 3. Anhängekreuz, westgotisch. Königl. Museum, Madrid. (1. 3. 4. stammen aus dem Funde von Guarrazar.)

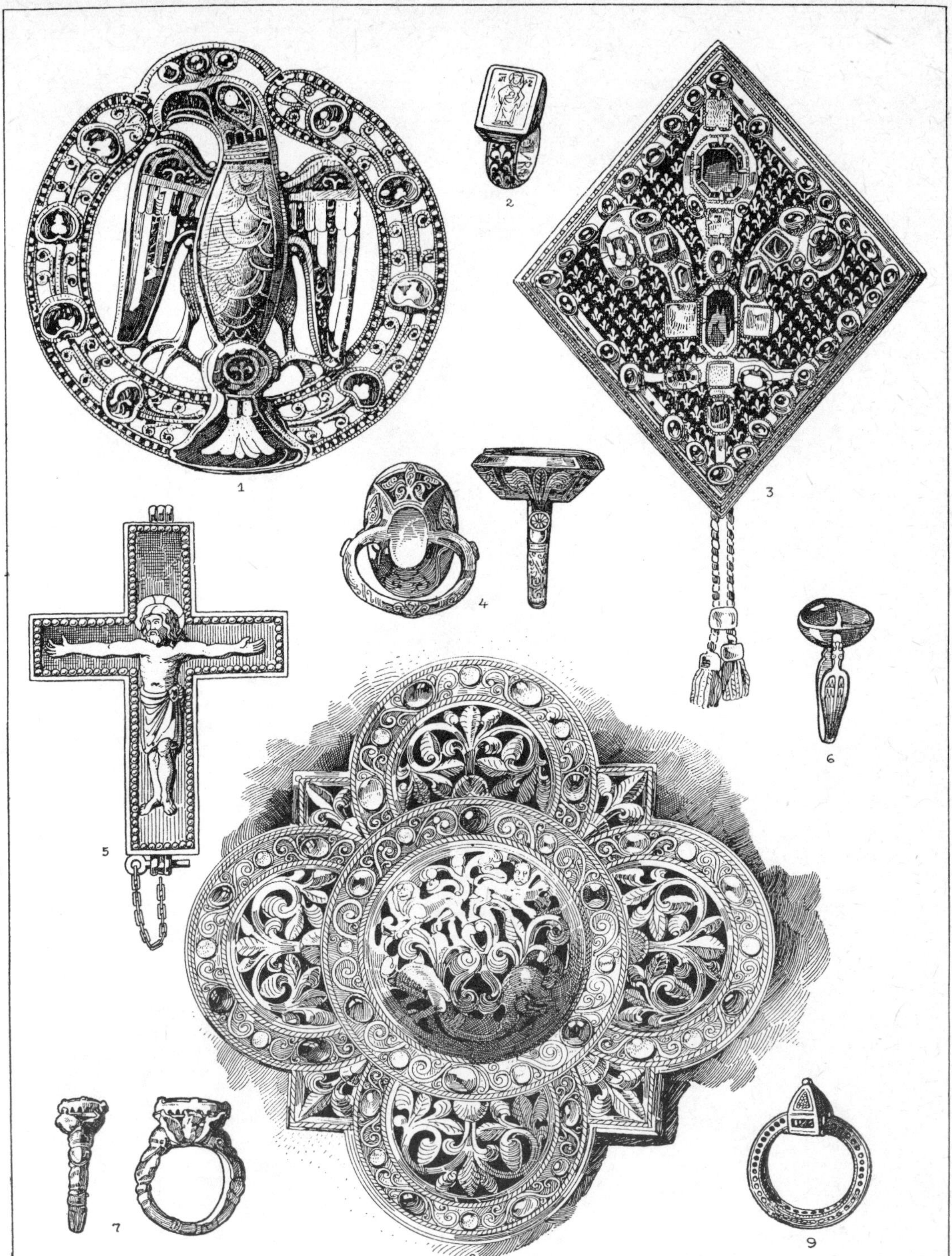

1. Adlerfibel aus der Zeit der Ottonen (kurz vor 1000). Museum Mainz. 2. Siegelring Ludwigs des Heiligen von Frankreich. (13. Jahrh.) Louvremuseum. Durchm.: 23 mm. 3. Mantelagraffe desselben. (13. Jahrh.) Louvre. Silbervergoldet und nielliert. Höhe: 190 mm. 4. Ring, Sammlung Corroyer. 11. Jahrh., gef. in Paris, im Grabe eines Priesters. 5. Verschliessbares Brustkreuz, innen Reliquie. (12. Jahrh.) Domschatz zu Aachen. 6. Bischofsring, 12. Jahrh., französ. Arbeit. Gefunden in einem Bischofsgrab. Sammlung Londesborough. 7. Bischofsring. (12. Jahrh.) Sammlung Fontenay. 8. Mantelschliesse. (12. Jahrh.) Aachener Münster. 9. Ring, vielleicht Episkopalring, 11. Jahrh. gef. bei Trastevere bei Rom.

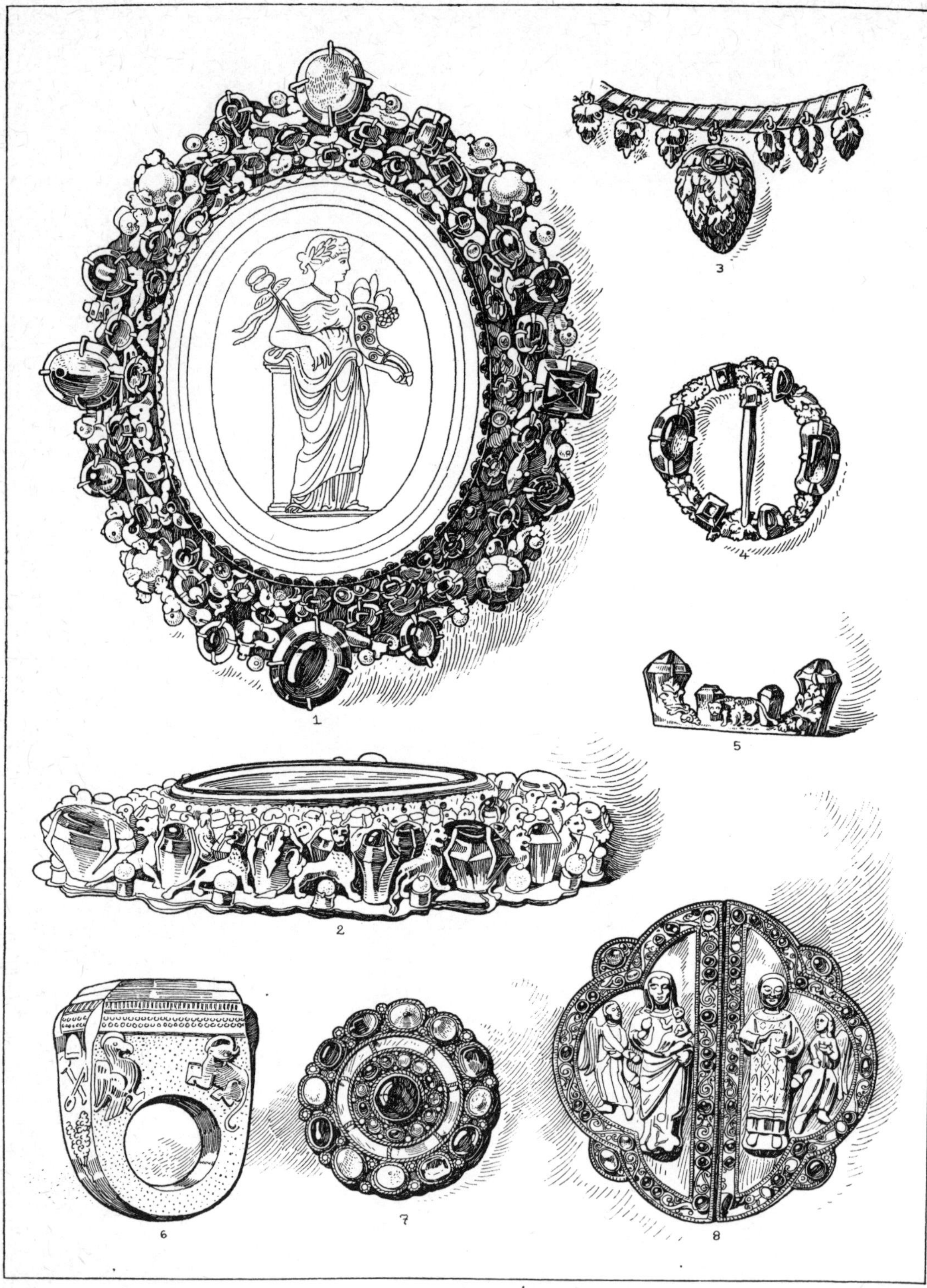

1. Der sogen. Schaffhauser Onyx, antiker Stein in mittelalterlicher Fassung. 12.—13. Jahrh. Im Archiv des Kantons Schaffhausen. Höhe: 153 mm. 2. Seitenansicht des vorigen. 3. Burgundische Halskette, 13. Jahrh. Von einem Fürstenporträt in Schleissheim. 4. Goldene Mantelschliesse, 13. Jahrh. Samml. Carand. 5. Seitenansicht des vorigen. 6. Bischofsring, Museum Cluny, Paris. (Trägt den Namen Sixtus IV. 1414—1484.) 7. Mantelschliesse. 11. Jahrh., Louvre, Paris. Durchm.: 45 mm. 8. Mantelschliesse, Kupfer vergoldet. Limoger Arbeit. Sammlung Dutuit. 12. Jahrh. Höhe: 150 mm.

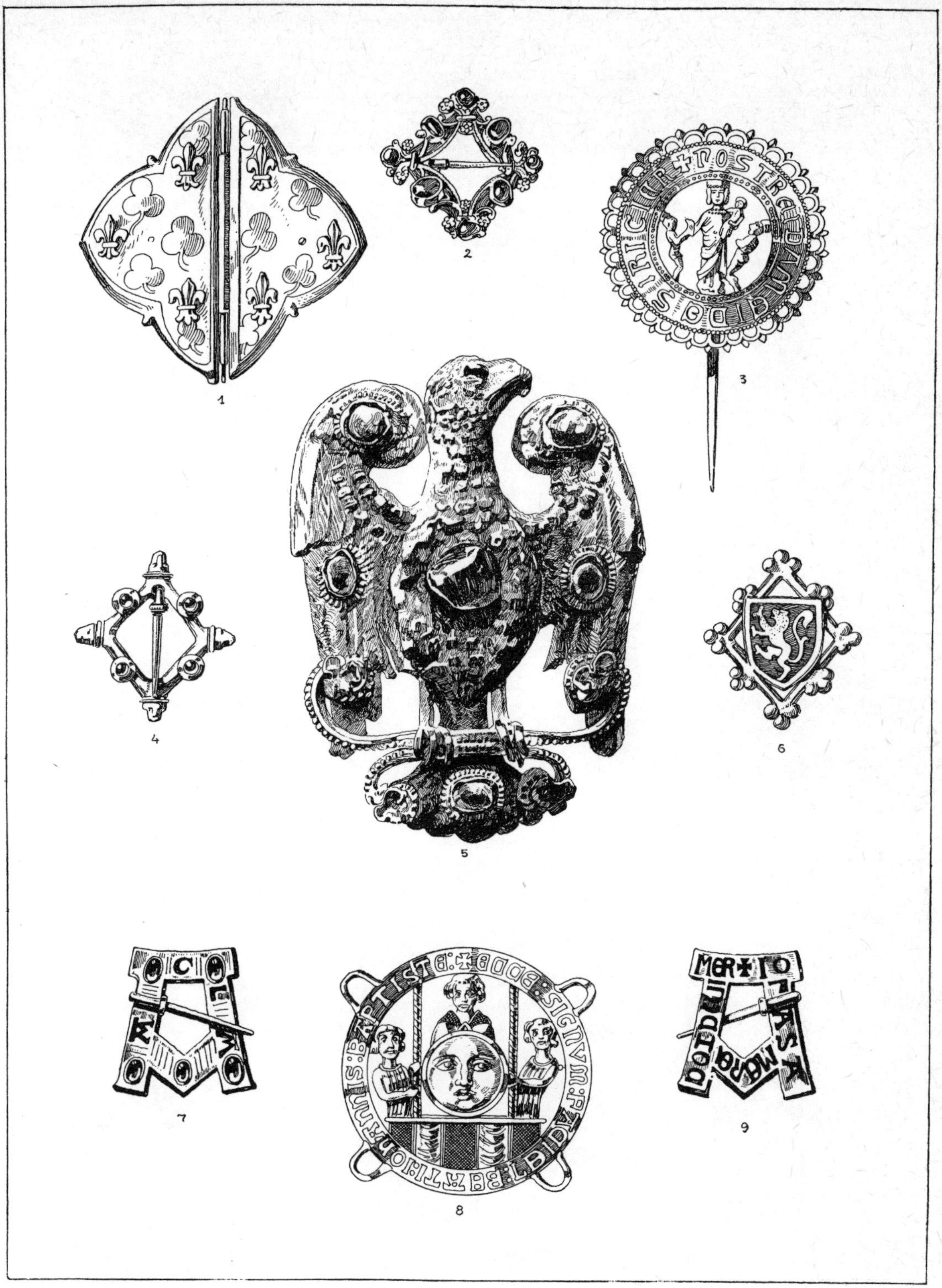

1. Mantelschliesse, Pariser Arbeit. Sammlung Gay. 2. Schnalle. Ebenda. 3. Schnalle. Vergoldetes Kupfer. Sammlung Duflos, Clermont (Oise). 4. Schnalle, französ Arbeit. 5. Adlerkleinod. Gef. in Mainz. Sammlung Heyl. 6. Agraffe. Bayr. Nationalmuseum, München. 7. 9. Schnallen in Form des Buchstabens A. Sammlung Warme. 8. Hutschmuck aus Blei. Sammlung Gay. Insgesamt Arbeiten des 13. Jahrhunderts.

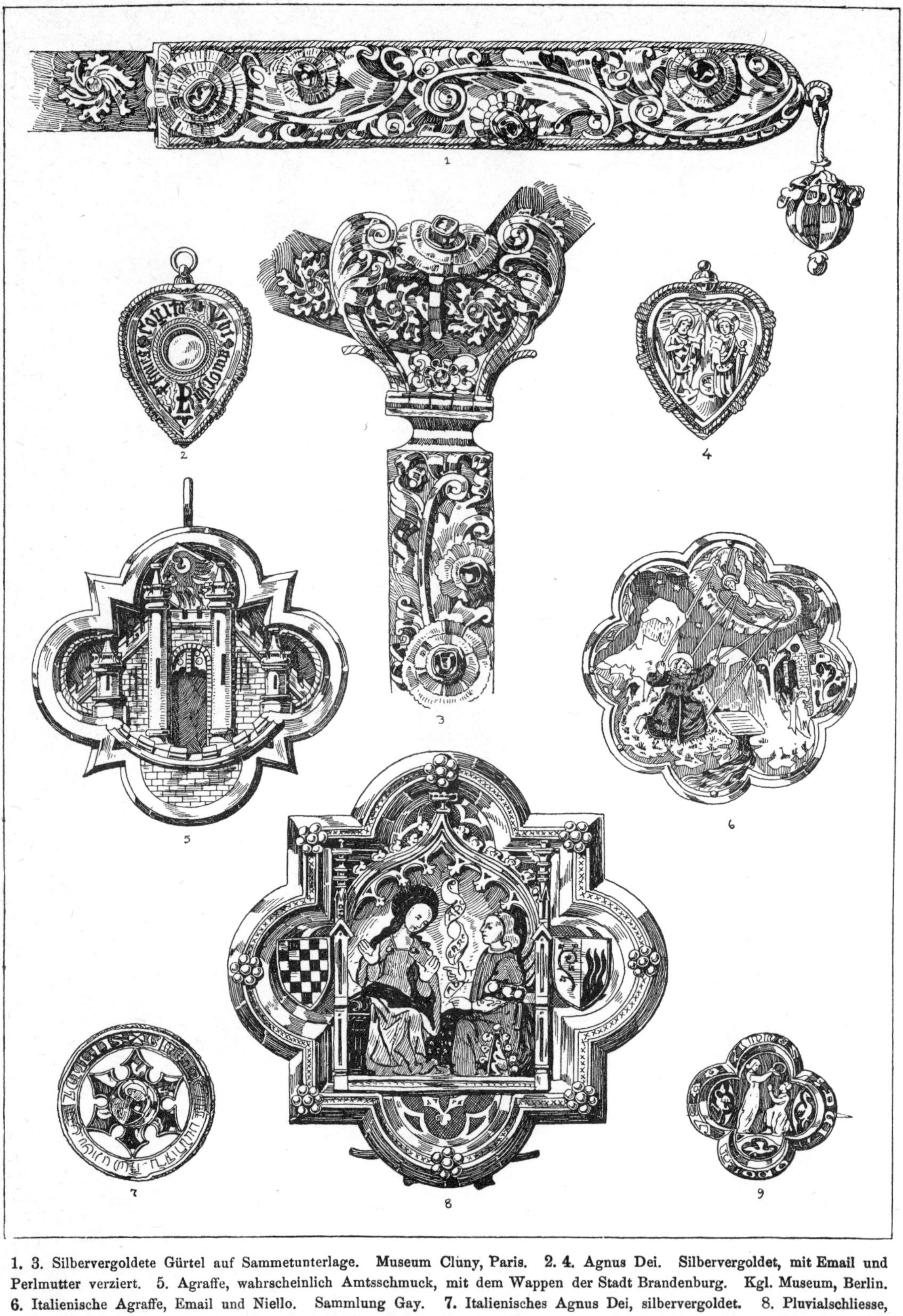

1. 3. Silbervergoldete Gürtel auf Sammetunterlage. Museum Cluny, Paris. 2. 4. Agnus Dei. Silbervergoldet, mit Email und Perlmutter verziert. 5. Agraffe, wahrscheinlich Amtsschmuck, mit dem Wappen der Stadt Brandenburg. Kgl. Museum, Berlin. 6. Italienische Agraffe, Email und Niello. Sammlung Gay. 7. Italienisches Agnus Dei, silbervergoldet. 8. Pluvialschliesse, wahrscheinlich französisch. Sammlung Rothschild. 9. Hutschmuck. Transparentes Email auf vergoldetem Silber. Louvre. Sammlung Sauvageot.

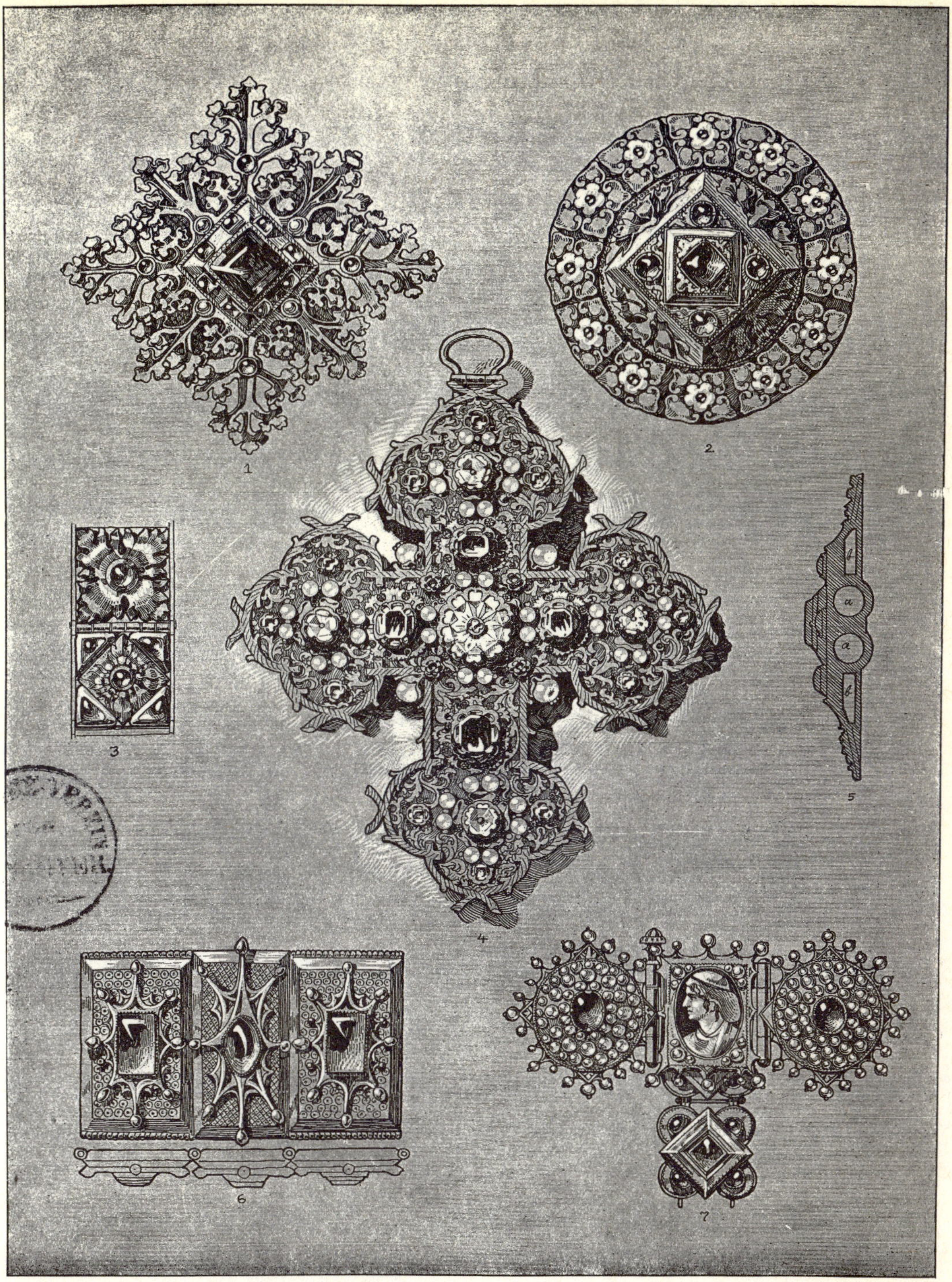

1. Mantelagraffe, Anf. des 15. Jahrh. Kirchenschatz von St. Denis. Höhe: 91 mm. 2. Desgleichen. Sammlung Garneray. Durchm.: 75 mm. Mit weissem und grünem Reliefemail auf Gold. 5. Schnitt dazu. Die Oeffnungen aa zum Durchziehen der Mantelschnur, bb zum Aufnähen. 3. Teil eines Kleiderbesatzes, Mitte des 15. Jahrh. Nach einer Statue. Breite: 25 mm. 4. Das Brust- und Siegeskreuz des heil. Ulrich von Augsburg. Gefertigt 1494. Im Ulrichskloster zu Augsburg. Höhe, ohne Henkel: 120 mm. 6. Teil eines Gürtels, 14. Jahrh. Höhe: 45 mm. 7. Agraffe, Ende des 14. Jahrh. Von einer Statue. Grösste Breite: 97 mm.

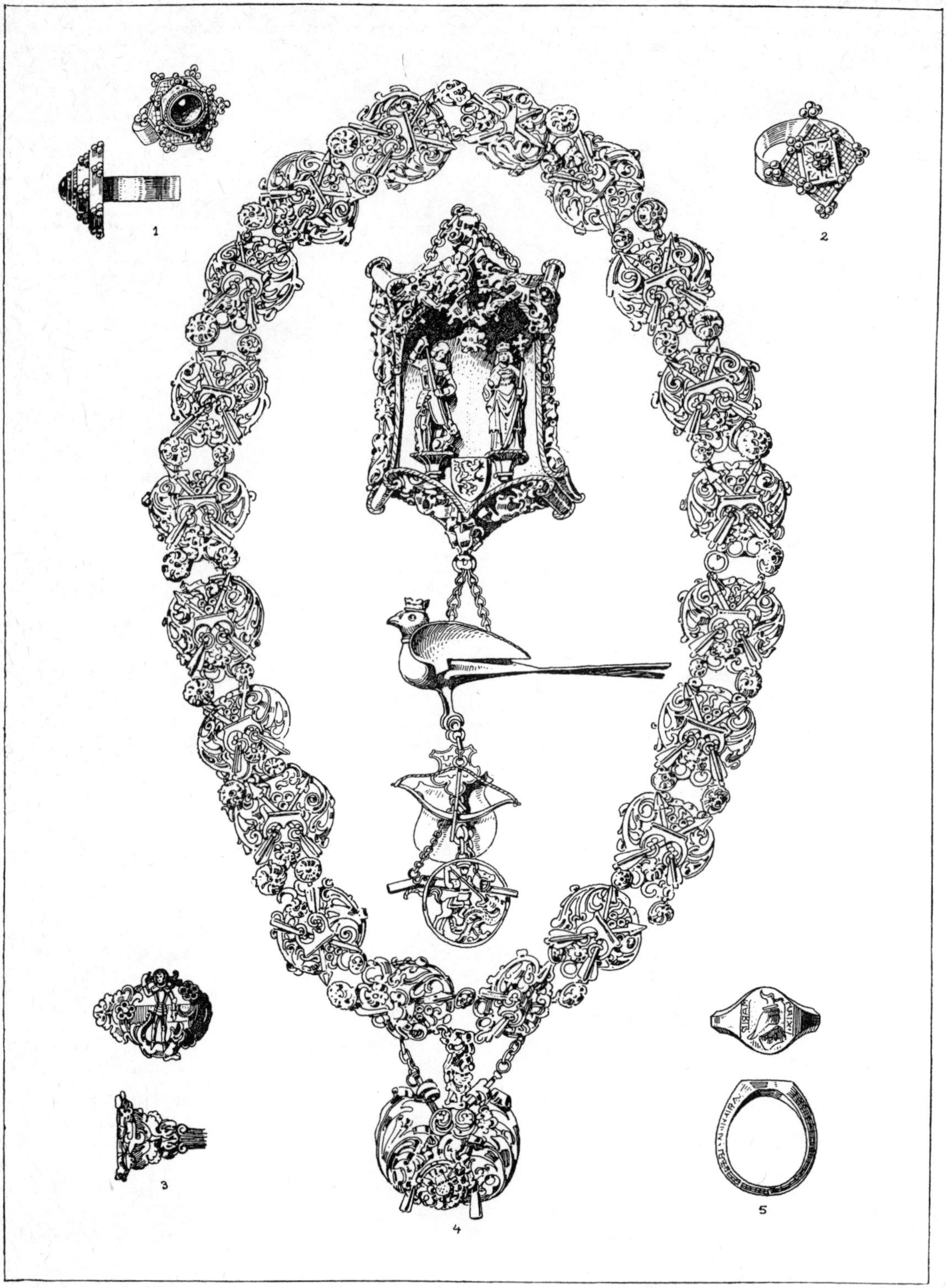

1. Ring, wahrscheinl. Reliquienring. Anf. des 14. Jahrh. Silbervergoldet mit Granat. 2. Ring, aus dem Uebergang des 14. zum 15. Jahrh. 3. Ring mit dem heil. Georg, Ende des 15. Jahrh. 4. Schützenkette mit Schild und Anhängsel in Silber. Ende des 15. Jahrh. Privatbesitz in Antwerpen. 5. Siegelring, Anf. des 15. Jahrh. Mit Inschrift. Cabinet des Médailles, Paris.

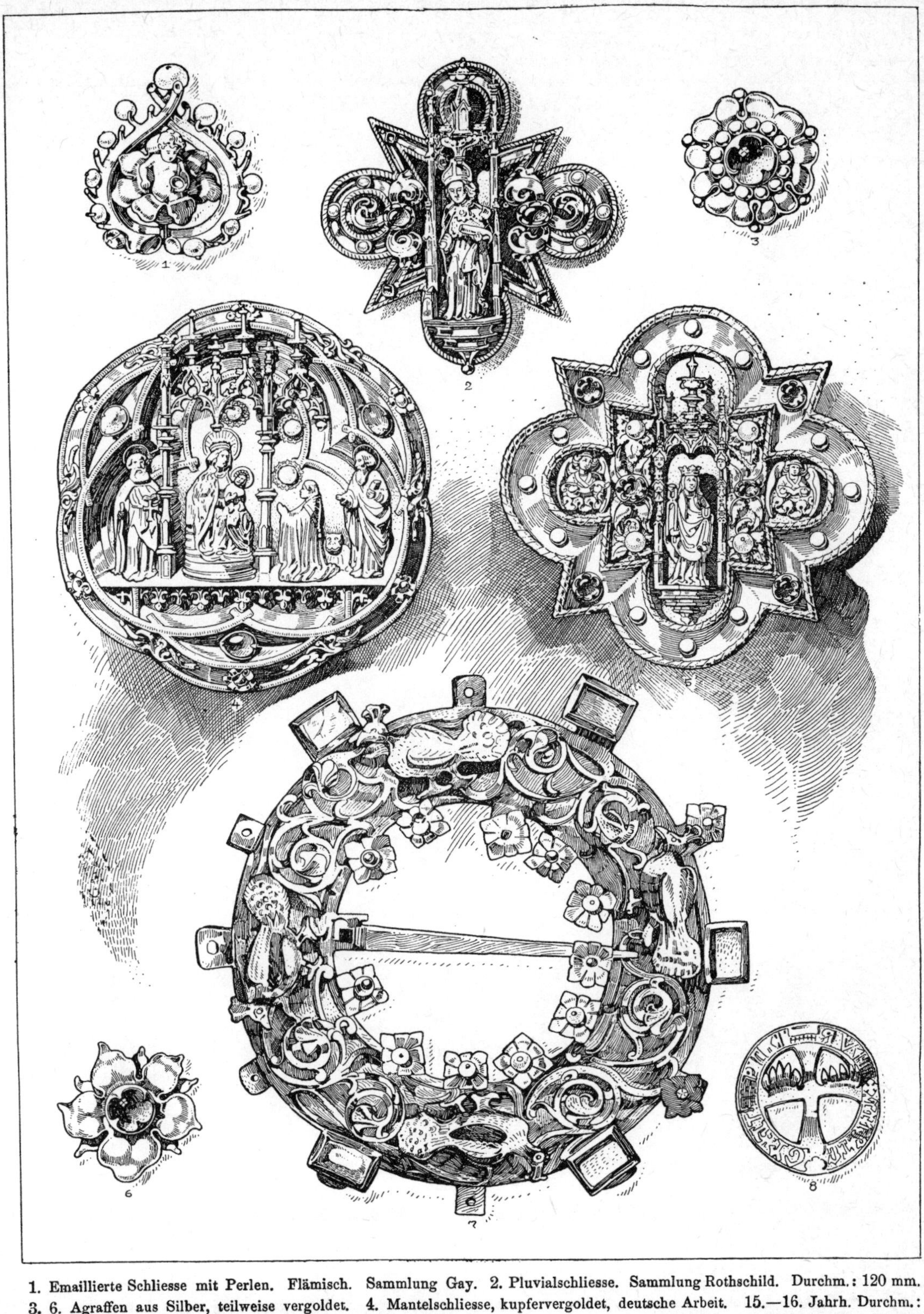

1. Emaillierte Schliesse mit Perlen. Flämisch. Sammlung Gay. 2. Pluvialschliesse. Sammlung Rothschild. Durchm.: 120 mm. 3. 6. Agraffen aus Silber, teilweise vergoldet. 4. Mantelschliesse, kupfervergoldet, deutsche Arbeit. 15.—16. Jahrh. Durchm.: 160 mm. 5. Kupfervergoldete Pluvialschliesse. Museum Darmstadt. Durchm.: 148 mm. 7. Silbervergoldete Agraffe. Ungar. Nationalmuseum. Durchm.: 120 mm. 8. Silberne Schliesse aus der Sammlung von Prof. Dr. Rosenberg, Karlsruhe. Durchm.: 30 mm.

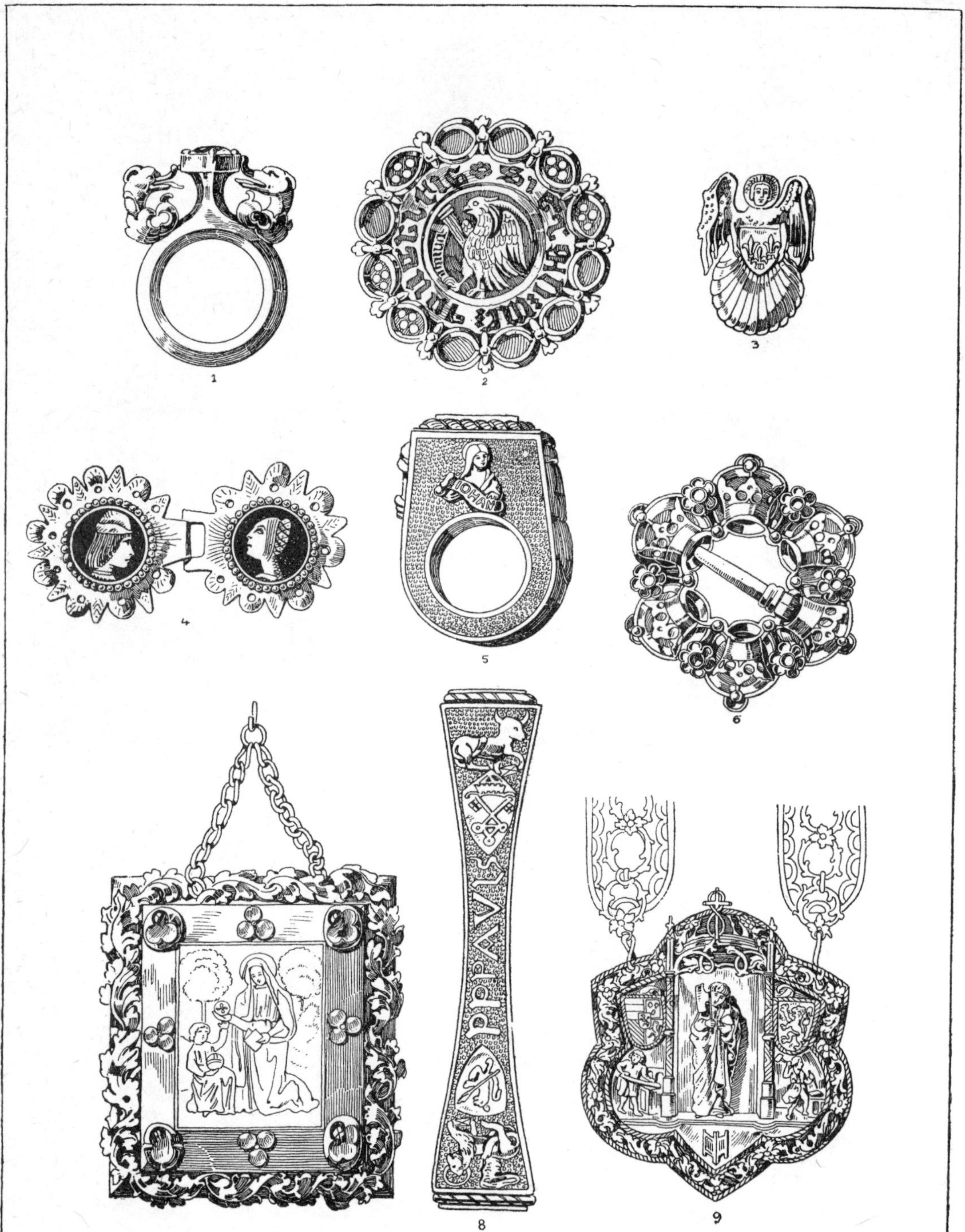

1. Ring. Louvre. 2. Hutschmuck eines Falkners. Deutsche Arbeit, kupfervergoldet. Sammlung Gay. 3. Bleiernes Pilgerabzeichen. 4. Agraffe. Italienisch, mit Niello. Sammlung Gay. 5. 8. Kardinalsring mit Abwickelung. Kupfervergoldet. 6. Mantelschliesse, silbervergoldet. Flämisch. Sammlung Gay. 7. Gefasstes Miniaturbild als Anhänger. 9. Amtsschild.

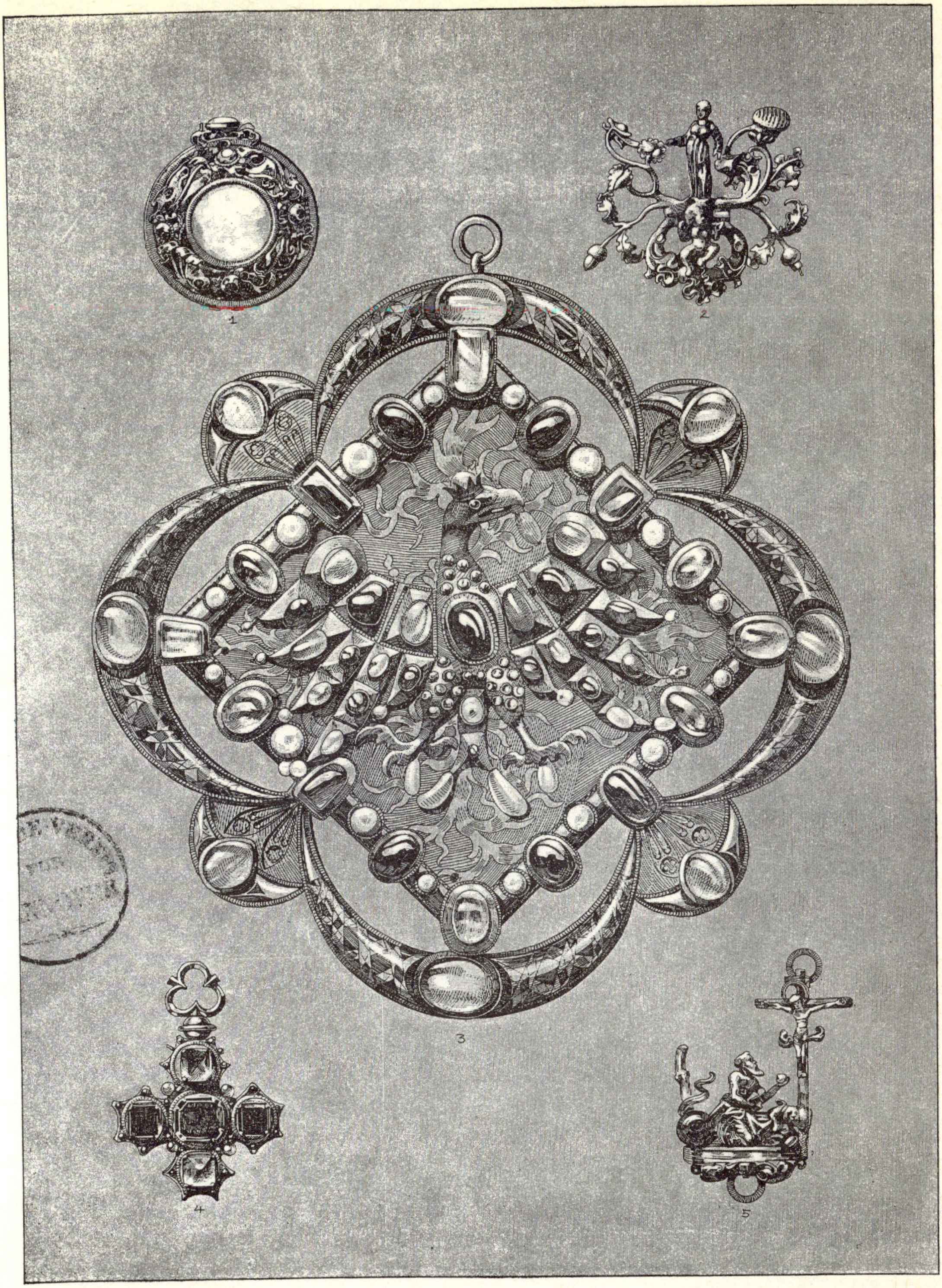

1. Monile aus dem 15. Jahrh. Bayr. Nationalmuseum, München. 2. Gotische Brosche (mit Venus und Amor). 15. Jahrh. Sammlung Figdor, Wien. 3. Grosse Mantelschliesse. Silbervergoldet. 15. Jahrh. Musée Cluny. 4. 5. Zwei Rosenkranzanhänger.

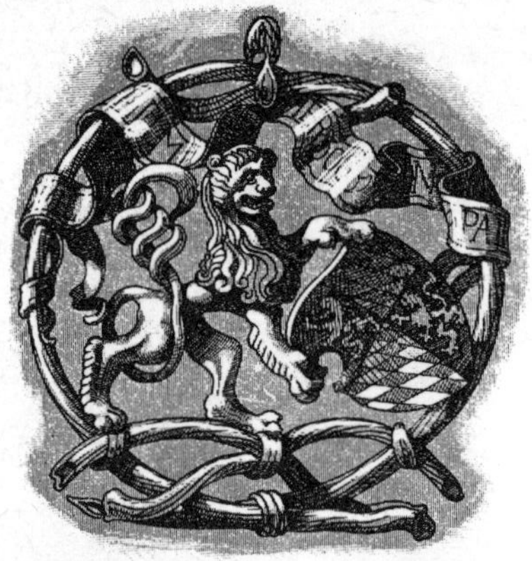

1

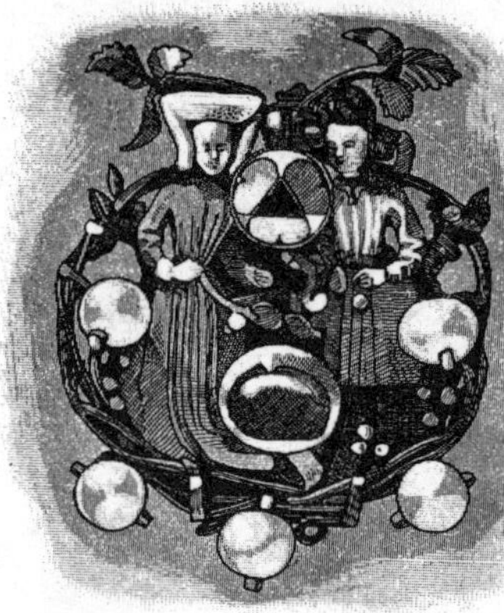

2

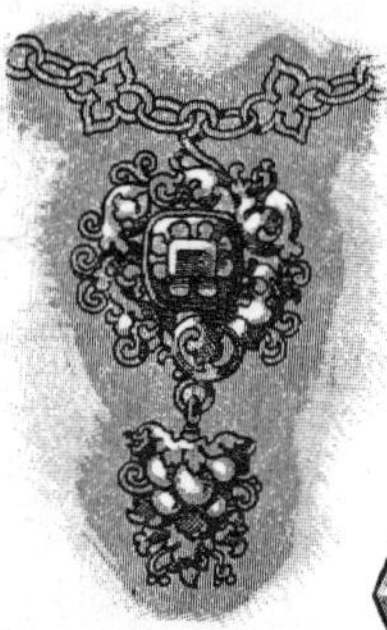

3

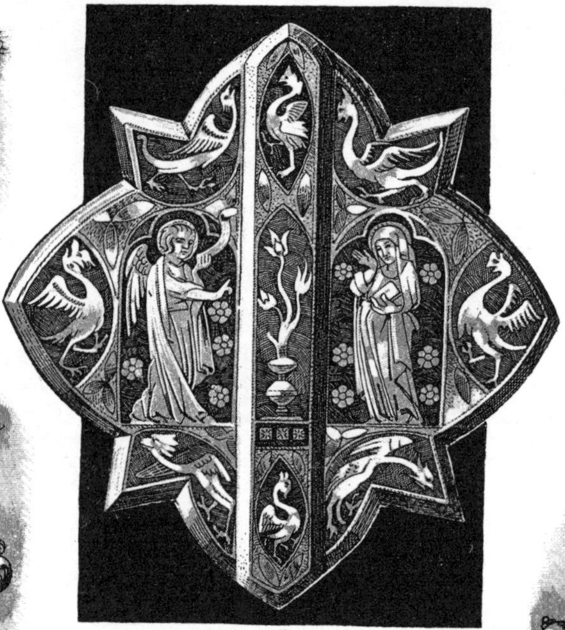

6

4

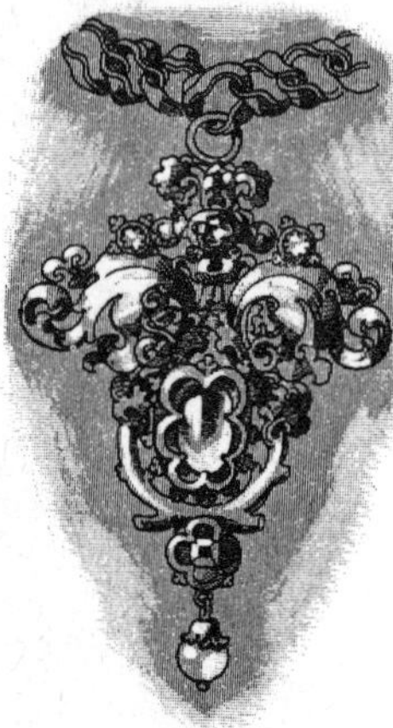

5

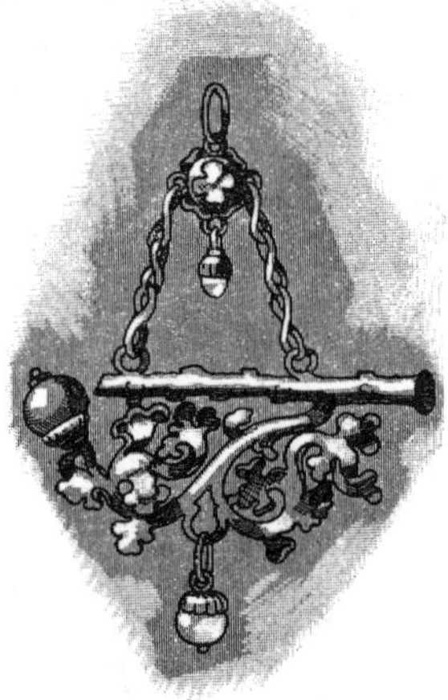

7

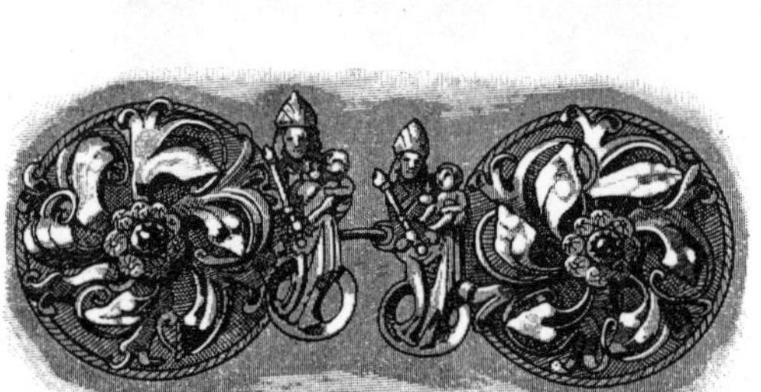

8

1. Schützenzeichen, von einer Schützenkette auf dem Rathaus zu München, mit der Jahreszahl 1511. 2. Brustschmuck von Gold, teilweise emailliert. Aus den kunsthistorischen Sammlungen des Kaiserhauses in Wien. 3. 4. 5. Halsschmuckstücke aus der Zeit 1510—1530. 3. 5. Sammlung Hefner-Alteneck. 4. Sammlung D. Becker. 6. Kupfervergoldete Agraffe. Ende des 13. Jahrh., Musée Cluny. Höhe 172 mm. 7. Silbervergoldete Jagdpfeife. 2. Hälfte des 16. Jahrh. 8. Agraffe, Museum Stockholm.

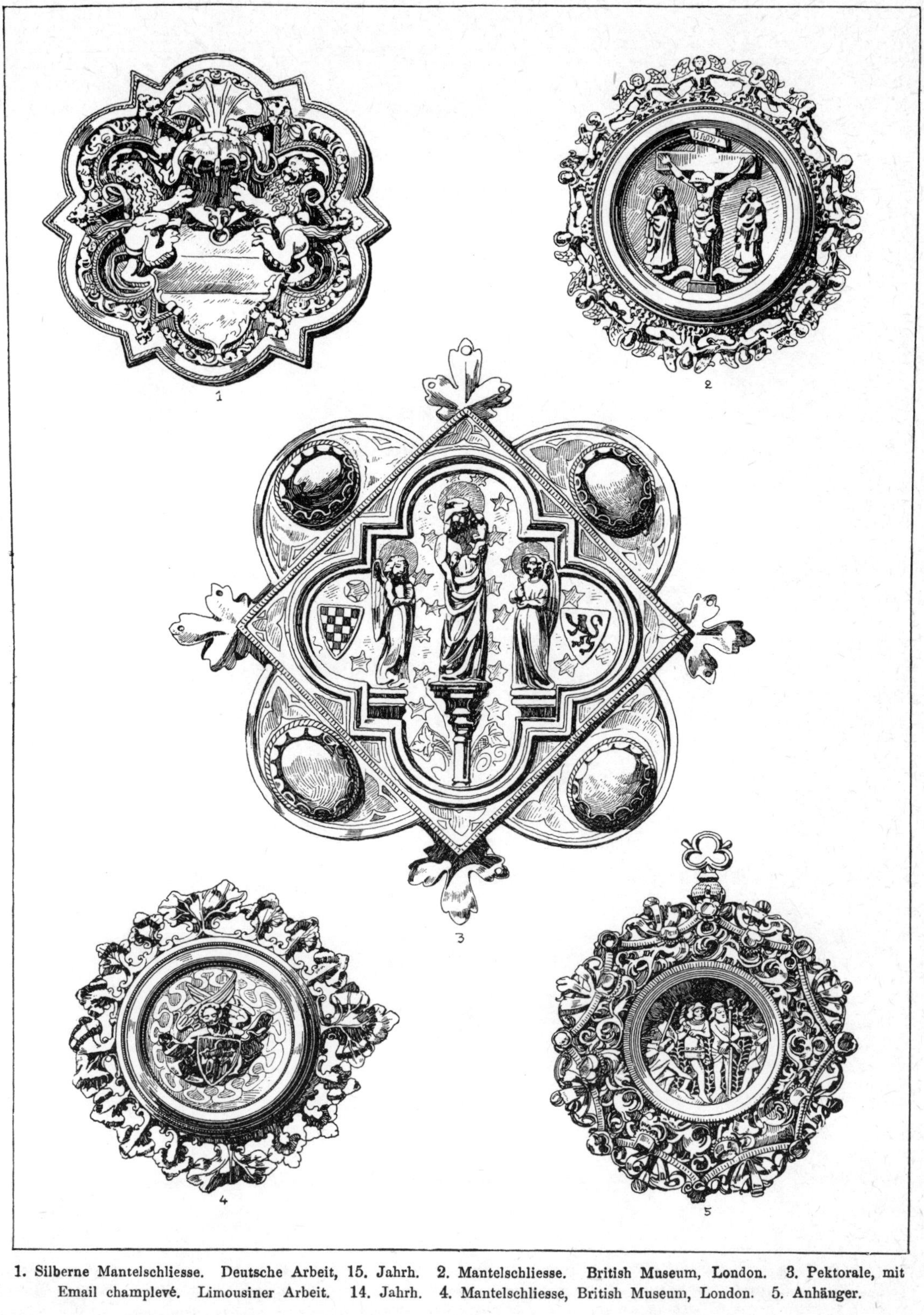

1. Silberne Mantelschliesse. Deutsche Arbeit, 15. Jahrh. 2. Mantelschliesse. British Museum, London. 3. Pektorale, mit Email champlevé. Limousiner Arbeit. 14. Jahrh. 4. Mantelschliesse, British Museum, London. 5. Anhänger.

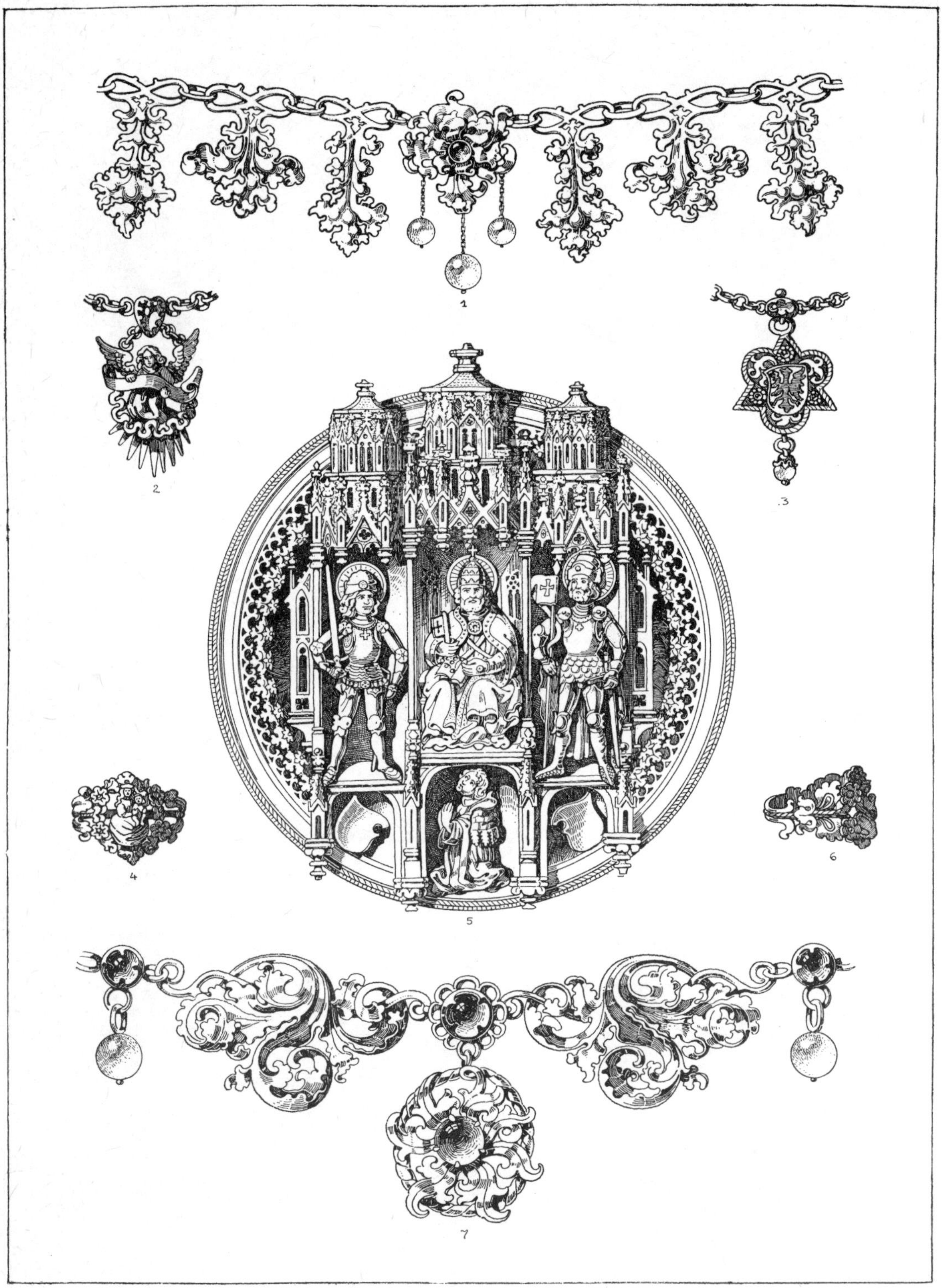

1. 7. Silbervergoldete **Halsketten,** Anf. des 15. Jahrh. 2. 3. **Anhänger** aus dem 16. Jahrh. 4. 6. Zwei Ansichten eines goldenen **Ringes.** 16. Jahrh. (2. 3. 4. 6. Sammlung von Hefner-Alteneck.) 5. **Monile** oder **Agraffe** eines **Chormantels,** vom Jahre 1484. Kgl. Kunstgewerbemuseum, Berlin. Durchm. des Kreises: 138 mm.

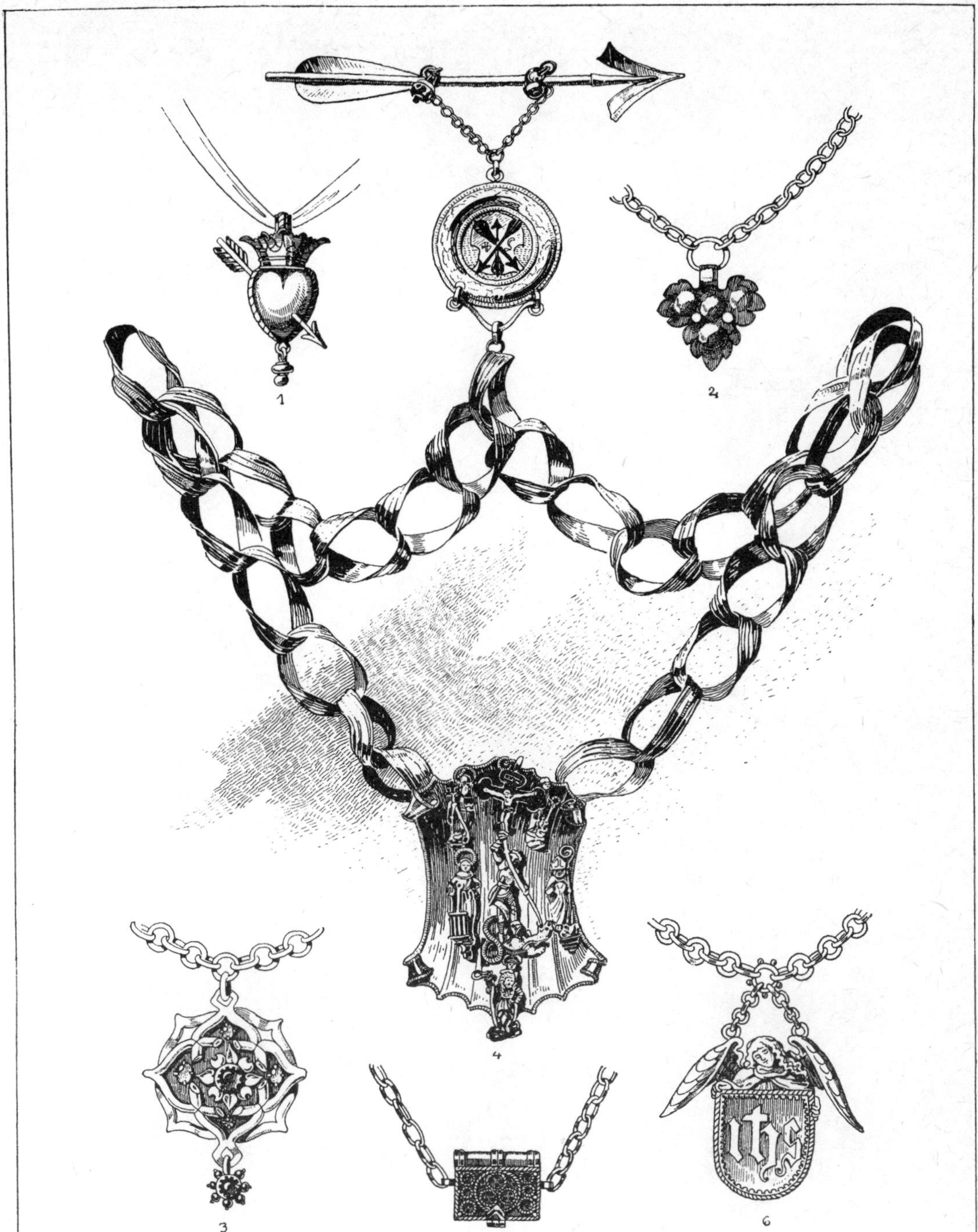

1. 2. 3. Halsanhänger, silbervergoldet. 4. Schützenschmuck der Schmalkaldener Armbrustschützen. 5. Riechbüchschen in Form eines Buches. 6. Silbervergoldeter Halsschmuck, das Schild in Perlmutter. 1. 2. 3. 5. 6. Aus der Sammlung Hefner-Alteneck.

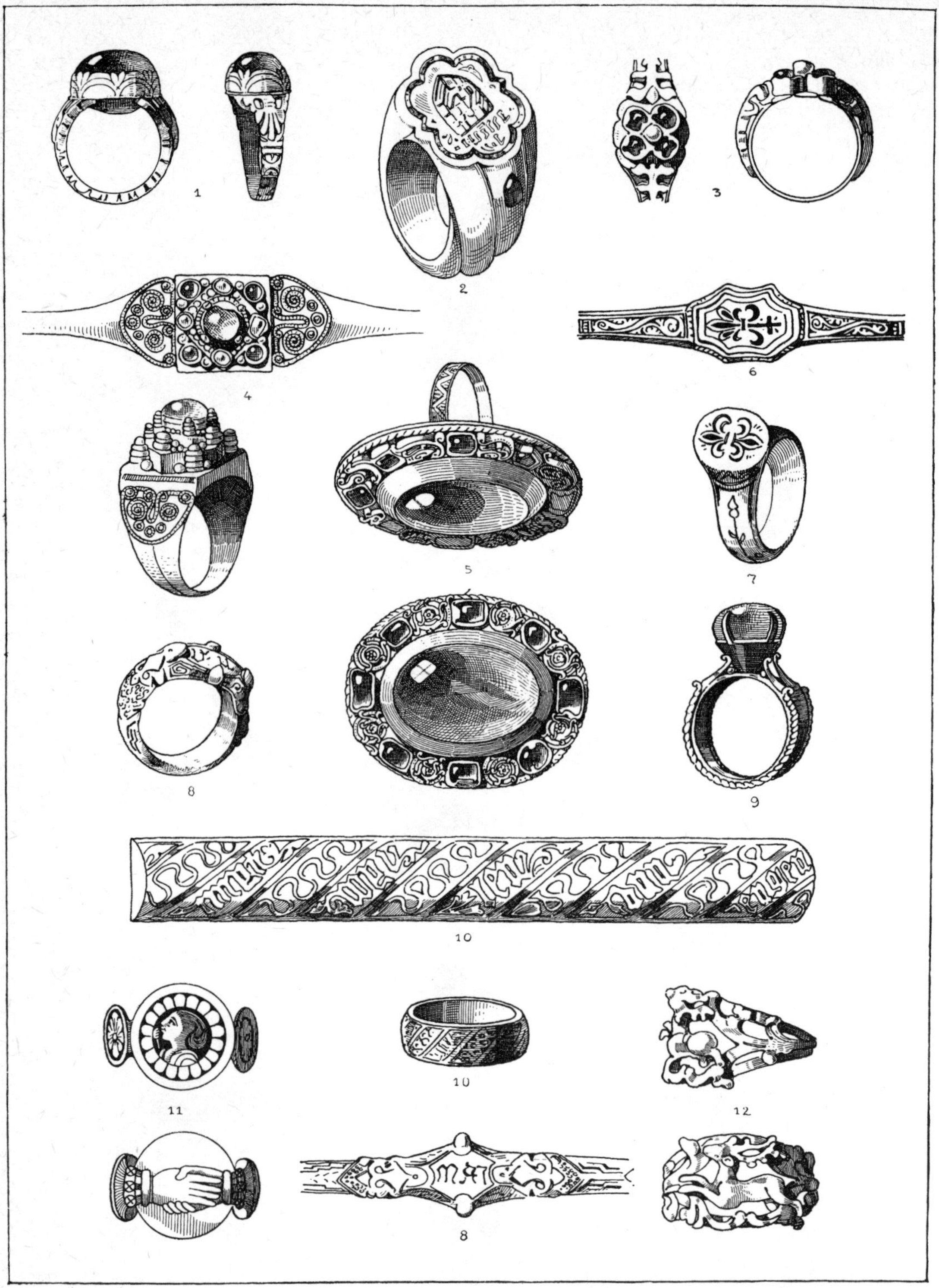

1. Vorder- und Seitenansicht eines gotischen Ringes. Kunstgewerbemuseum Pforzheim. **2.** Massiv goldner Ring. Französ. Arbeit, 14. Jahrh. Sammlung Pichon. **3.** Vorder- und Seitenansicht eines gotischen Ringes. Museum Pforzheim. **4.** Zwei Ansichten des sogen. Lorscher Ringes. Deutsche Arbeit des 10. und 11. Jahrh. Museum Darmstadt. **5.** Pontifikalring des Mainzer Domschatzes. 13. Jahrh. **6.** Silberner, feuervergoldeter Ring. 15 Jahrh. Ringsammlung Tarnoczy. **7.** Silberner, gravierter Ring, 14. Jahrh. Ebenda. **8.** u. **8.** Ober- und Seitenansicht eines silbernen Ringes, 13. Jahrh. Ebenda. **9.** Aus dem Mainzer Domschatz, 14. Jahrh. **10.** u. **10.** Sogen. Ring des Frangipani. Spätgotische, deutsche Arbeit. Im Besitz von Dr. H. Thode. **11.** Vorder- und Rückansicht eines sogen. Doppelringes. 15. Jahrh. Nielliert. **12.** Silbervergoldeter, gotischer Ring. Sammlung der Kunstgewerbeschule Pforzheim.

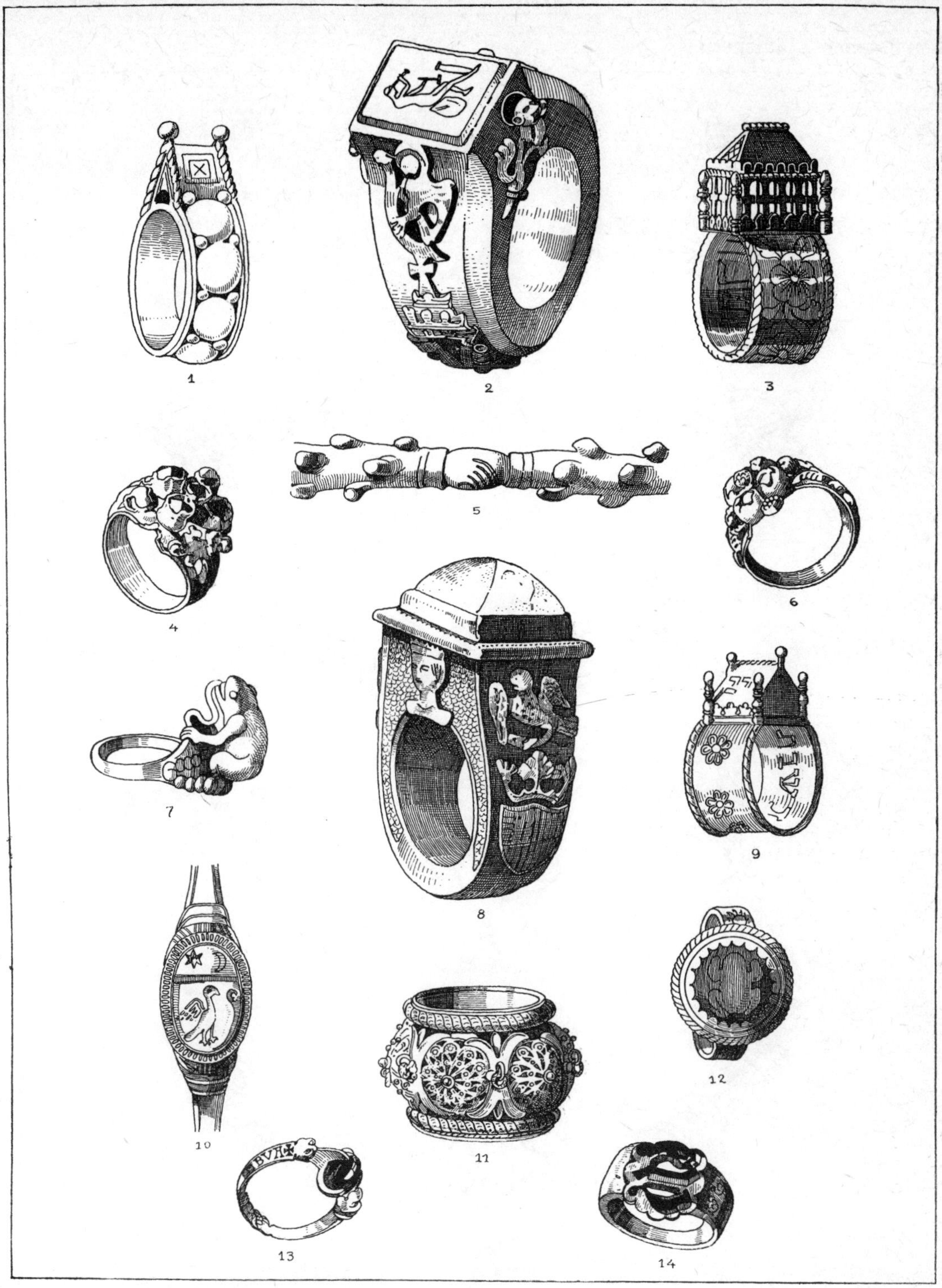

1. 3. 9. 11. Jüdische Trauringe aus Gold, Silber oder Kupfer, 11. aus dem Bayr. Gewerbemuseum, Nürnberg, die andern aus der Ringsamml. Tarnoczy. 2. 8. Ceremonienringe, 2. kupfervergoldet, 8 in Bronze gegossen und vergoldet. Sammlungen des Kaiserhauses, Wien. 4. 6. Silbervergoldete, gotische Ringe. Bayr. Gewerbemuseum, Nürnberg. 5. Silberner Trauring, 15. Jahrh. Sammlung Tarnoczy. 7. Alchemistenring (Kröte, eine Schlange verschlingend). Deutsche Arbeit, 14. Jahrh. 12. Desgleichen aus dem 15. Jahrh. Beide aus der Sammlung Londesborough. 10. Ungarischer Wappenring, 15. Jahrh. Sammlung Tarnoczy. 13. Trauring, 14. Jahrh. 14. Goldner Damenring, mit gotischen aus schwarzen Diamanten zusammengesetzten Chiffern.

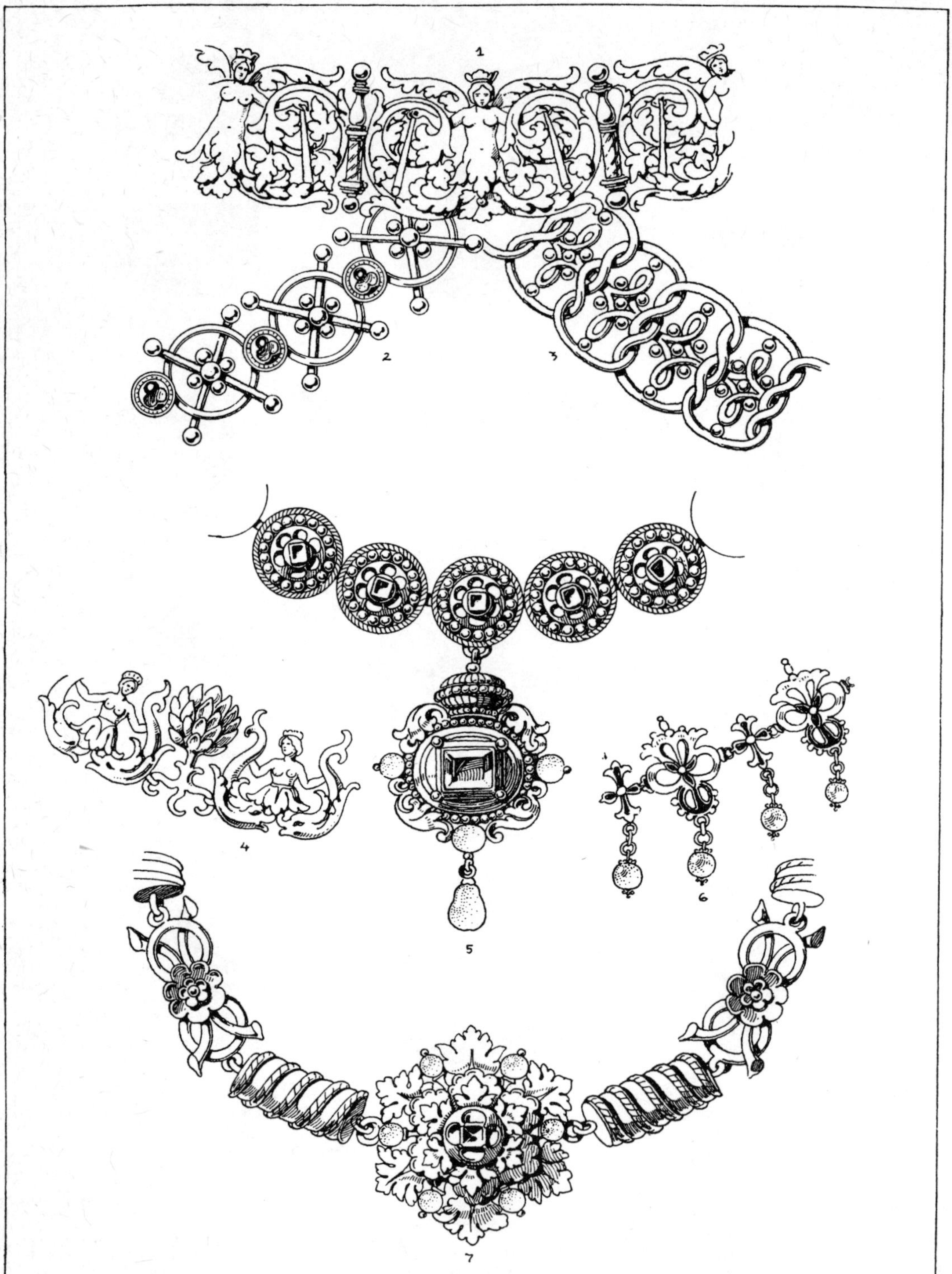

1. Von einem Porträt der Graimberg'schen Sammlung in Heidelberg. 2. 3. Von oberdeutschen Bildern des 16. Jahrh. in Schleissheim. 4. Brautkette mit Wappenbildern. Von einem Gemälde im Germanischen Museum zu Nürnberg (1525). 5. Von einem Bilde der fürstl. Hohenzollern'schen Galerie zu Sigmaringen. 6. Florentiner Arbeit aus dem Louvre. 7. Schützengildenkette von einem Porträt des Museums zu Köln (1549).

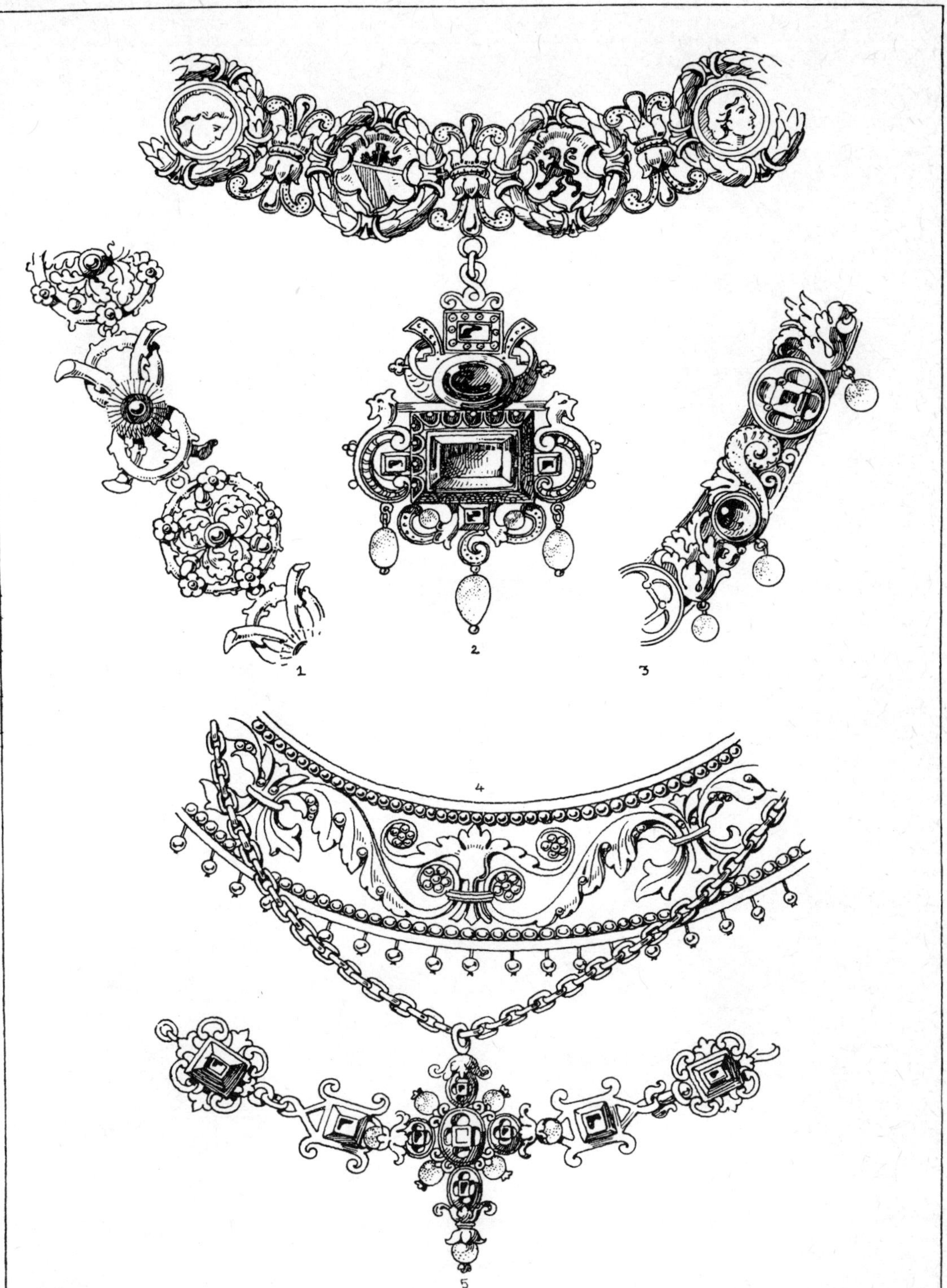

1. Schützengildenkette Altertumsmuseum Amsterdam. 2. Brautkette von einem Gemälde des Germanischen Museums Nürnberg. 3. Von einem Bilde (16. Jahrh.) in der Galerie zu Schleissheim. 4. 5. Halsschmuck von Bildern deutscher Meister des 16. Jahrh. in Wörlitz.

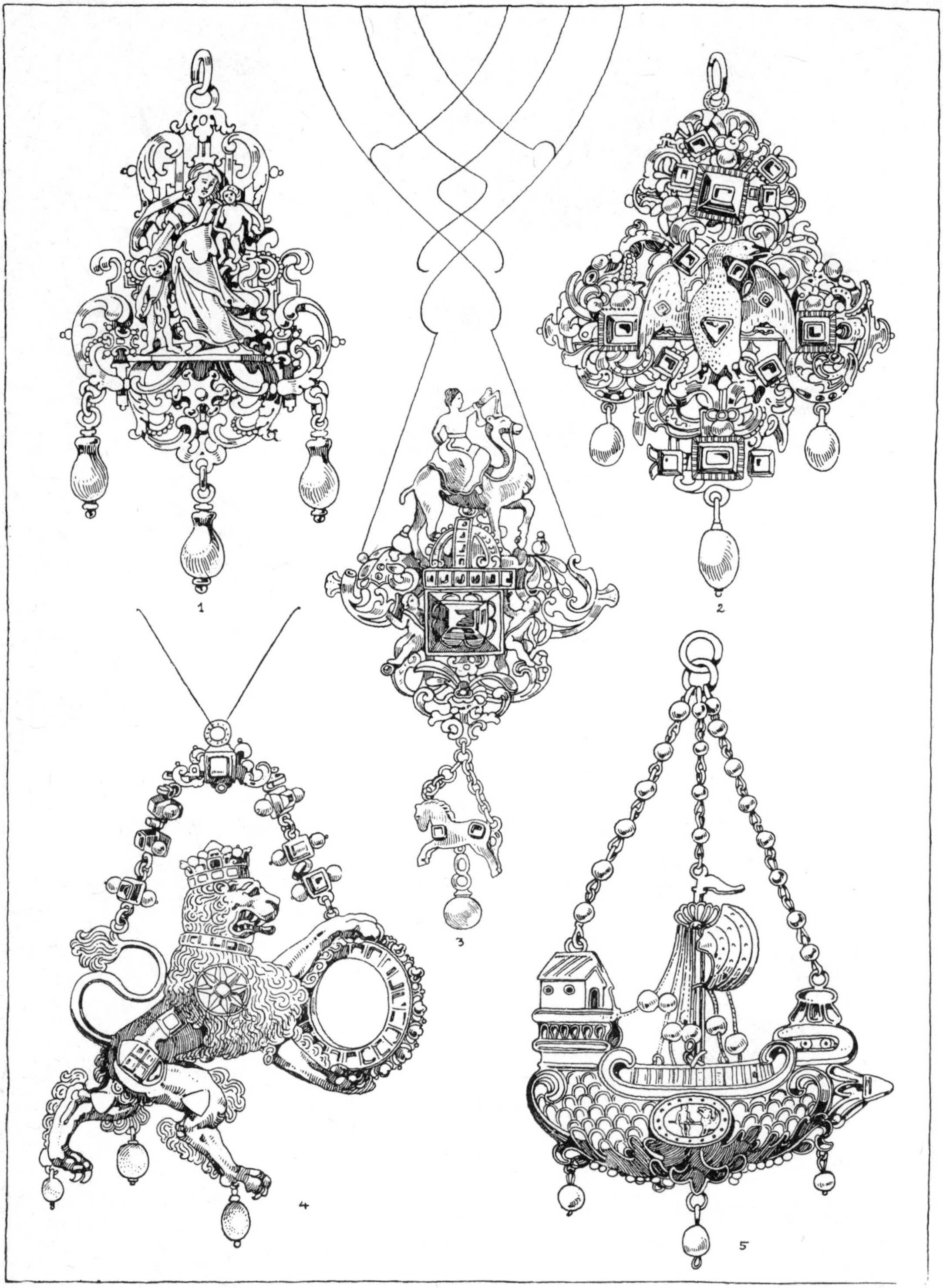

1. Anhänger, mit einer Darstellung der Mildthätigkeit. 16. Jahrh. Samml. Hefner-Alteneck. 2. Anhänger aus dem 16. Jahrh. 3. Emaillierter Anhänger, 16.—17. Jahrh. 4. Emaillierter Brustschmuck. Schatzkammer des Bayr. Königshauses, München. 5. Schiffsanhänger, 16. Jahrh. Galerie d'Apollon, Louvre.

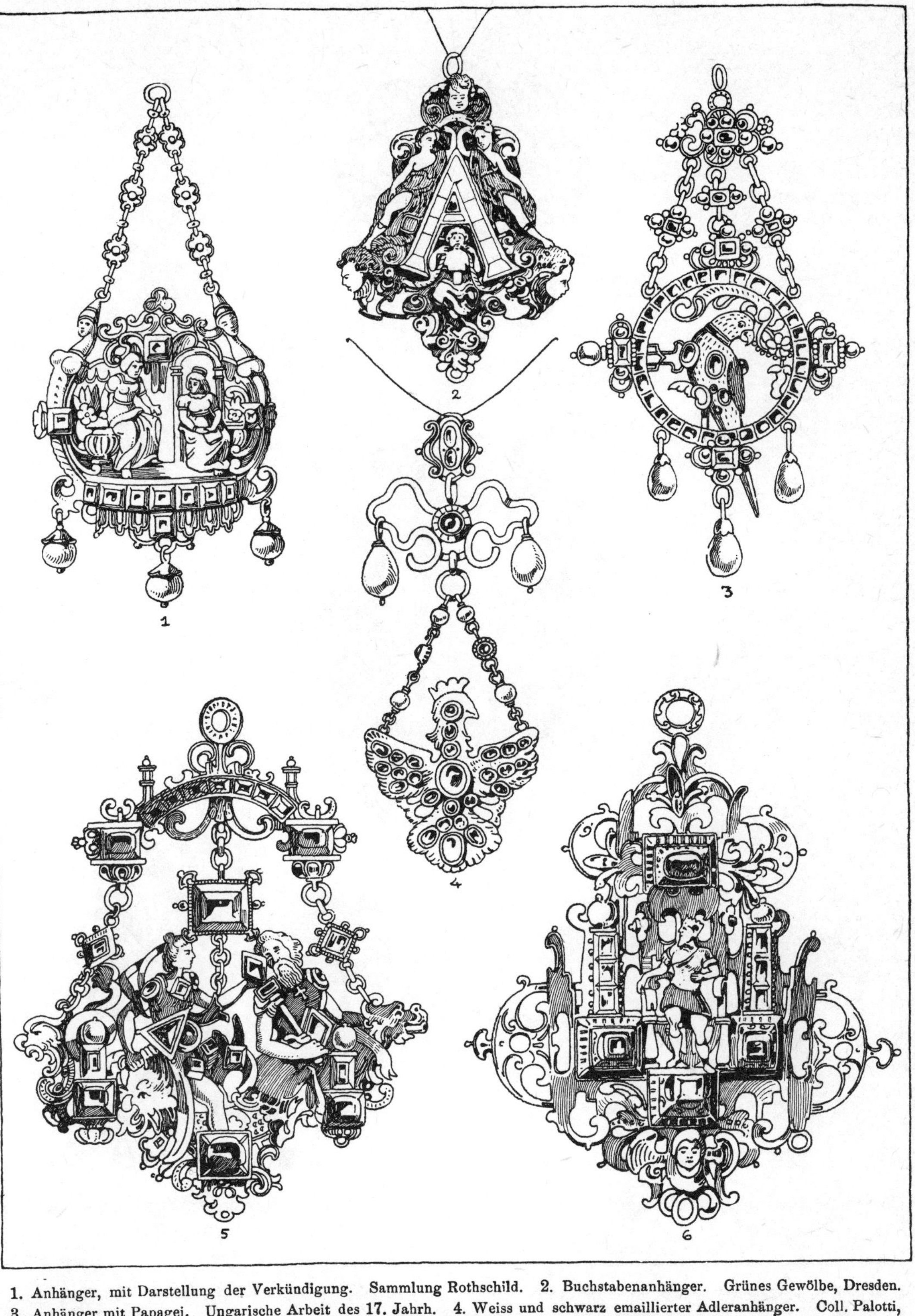

1. Anhänger, mit Darstellung der Verkündigung. Sammlung Rothschild. 2. Buchstabenanhänger. Grünes Gewölbe, Dresden. 3. Anhänger mit Papagei. Ungarische Arbeit des 17. Jahrh. 4. Weiss und schwarz emaillierter Adleranhänger. Coll. Palotti, Florenz. 5. Anhänger mit Sirene und Seekentaur. Ende des 16. Jahrh. 6. Anhänger, deutsche Arbeit.

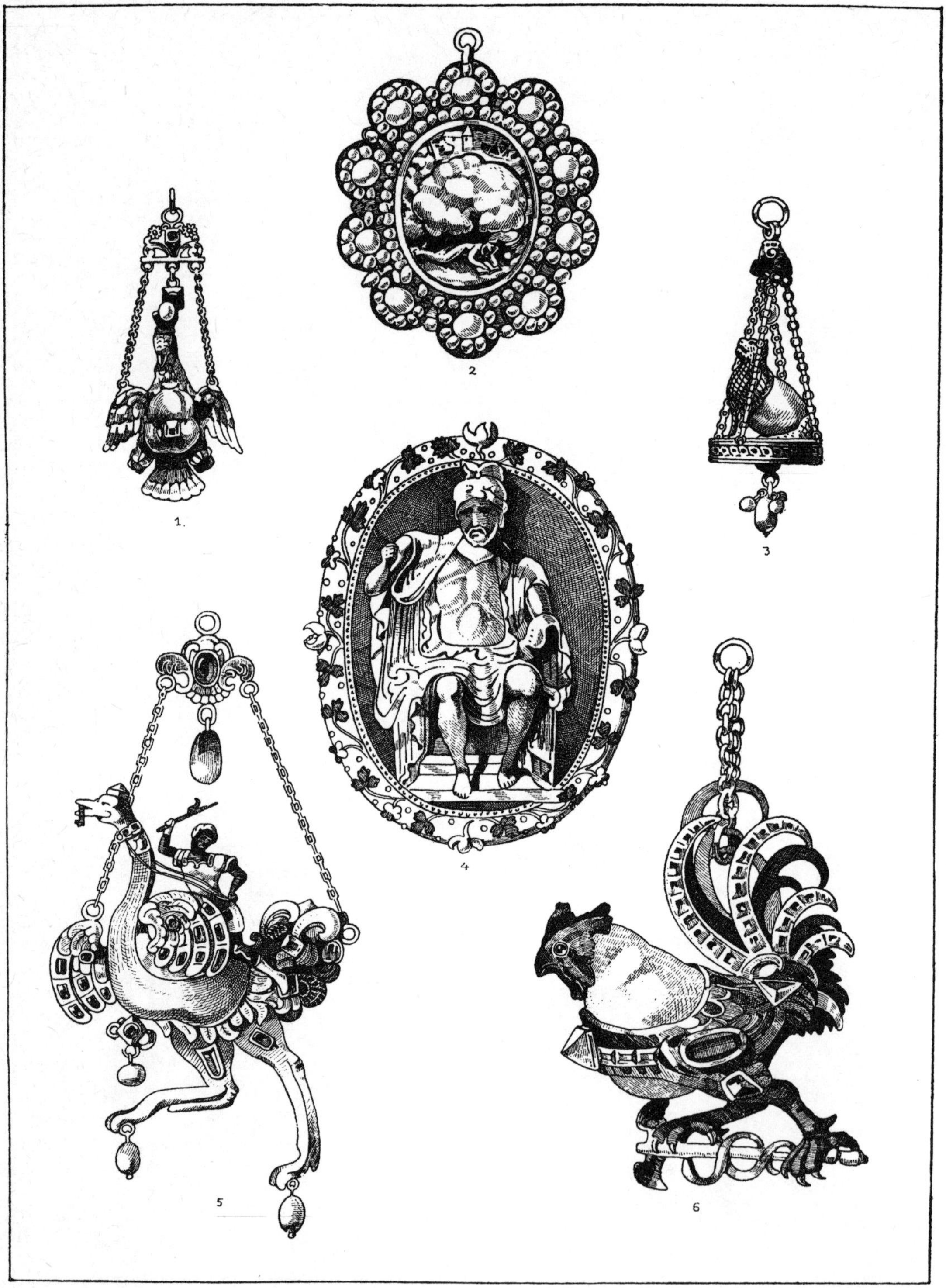

1. 2. 3. Anhänger aus der Samml. Rothschild. Goldemailliert. 4. Vermutlich Hutschmuck. Der Leib der Figur Perlmasse, die Glieder Achat, der Grund Blutjaspis. Gewand und Einfassung Gold. Höhe 72 mm. 16. Jahrh. 5. Anhänger in Form eines Strausses. 16. Jahrh. 6. Hahn mit dem Merkurstab. Samml. des Kaiserhauses in Wien. Gesamthöhe 98 mm.

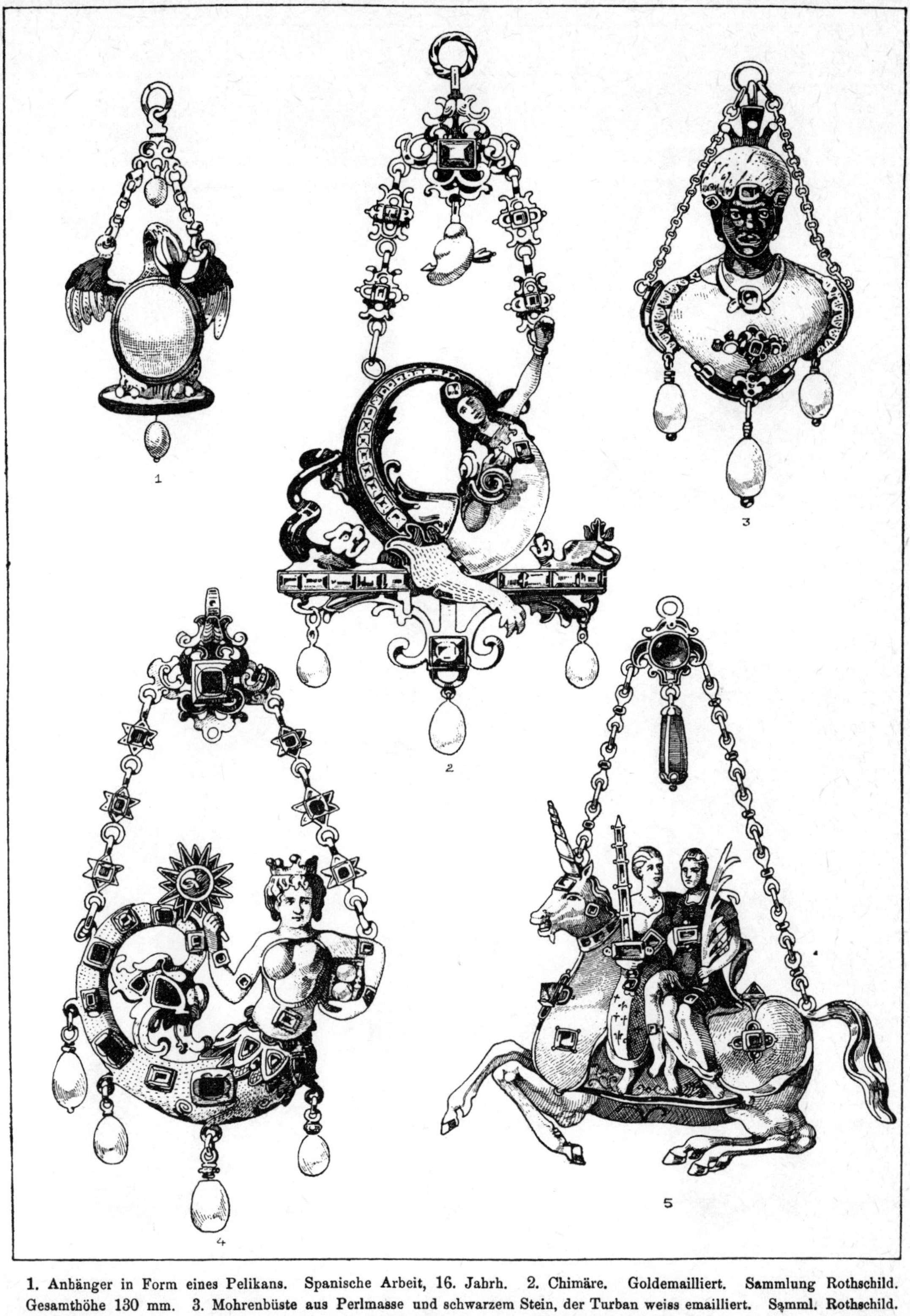

1. Anhänger in Form eines Pelikans. Spanische Arbeit, 16. Jahrh. 2. Chimäre. Goldemailliert. Sammlung Rothschild. Gesamthöhe 130 mm. 3. Mohrenbüste aus Perlmasse und schwarzem Stein, der Turban weiss emailliert. Samml. Rothschild. 4. Sirenenanhänger; die Brüste aus Perlmasse. Sammlungen des Kaiserhauses Wien. 5. Einhorn, mit der allegorischen Figur Frankreichs und des Sieges. 16. Jahrh. Sammlung Dumesnil.

1. Porträt Heinrich IV. und der Maria von Medici. 17. Jahrh. 2. 4. 5. 6. 8. Verschiedene Kameen. 3. Dianakopf. 7. Angeblich von Maria Stuart stammender Kameo mit Hängperle. Diese Arbeiten des 16. und 17. Jahrh., wohl meist französischer Herkunft, sind im Louvre zu Paris.

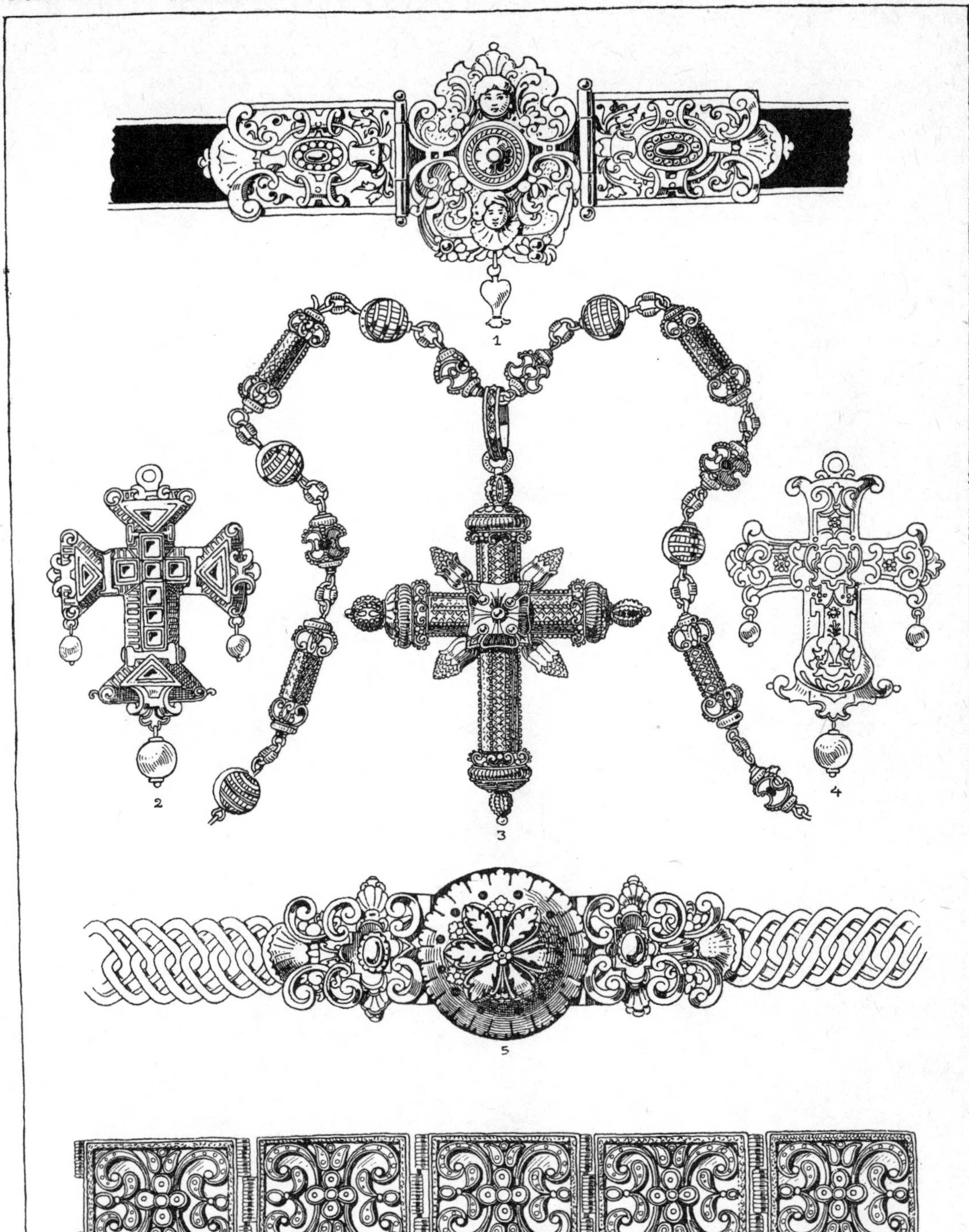

1. Gürtelschliesse, deutsche Arbeit. Gewerbemuseum Nürnberg. 2. 4. Vorder- und Rückseite eines Kreuzes. Herzogl. Museum, Gotha. 3. Italienischer Schmuck des 17. Jahrh. Gewerbemuseum Nürnberg. 5. Gürtelschliesse, deutsche Arbeit. Gewerbemuseum Nürnberg. 6. Armband, mit Rubinen und Email. Ebenda.

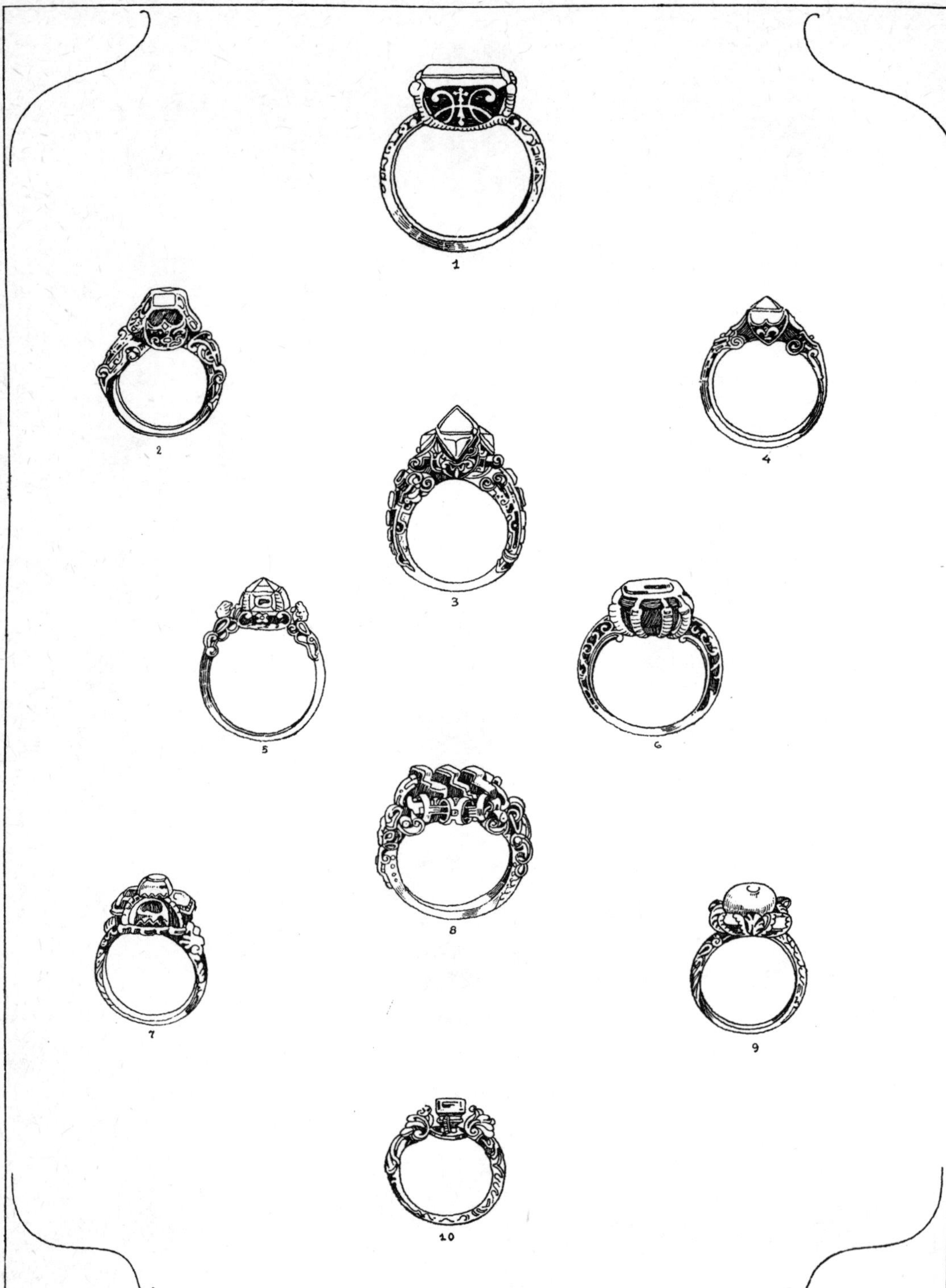

16. und Anfang des 17. Jahrh. 1—10. Ringe von verschiedenen Besitzern, s. Z. ausgestellt auf der Budapester Ausstellung. Deutsche und italienische Arbeit. 3. trägt die Inschrift: Ysab. R. V. (Isabella, regina Ungariae). 8. trägt als Aufsatz ein gotisches M.

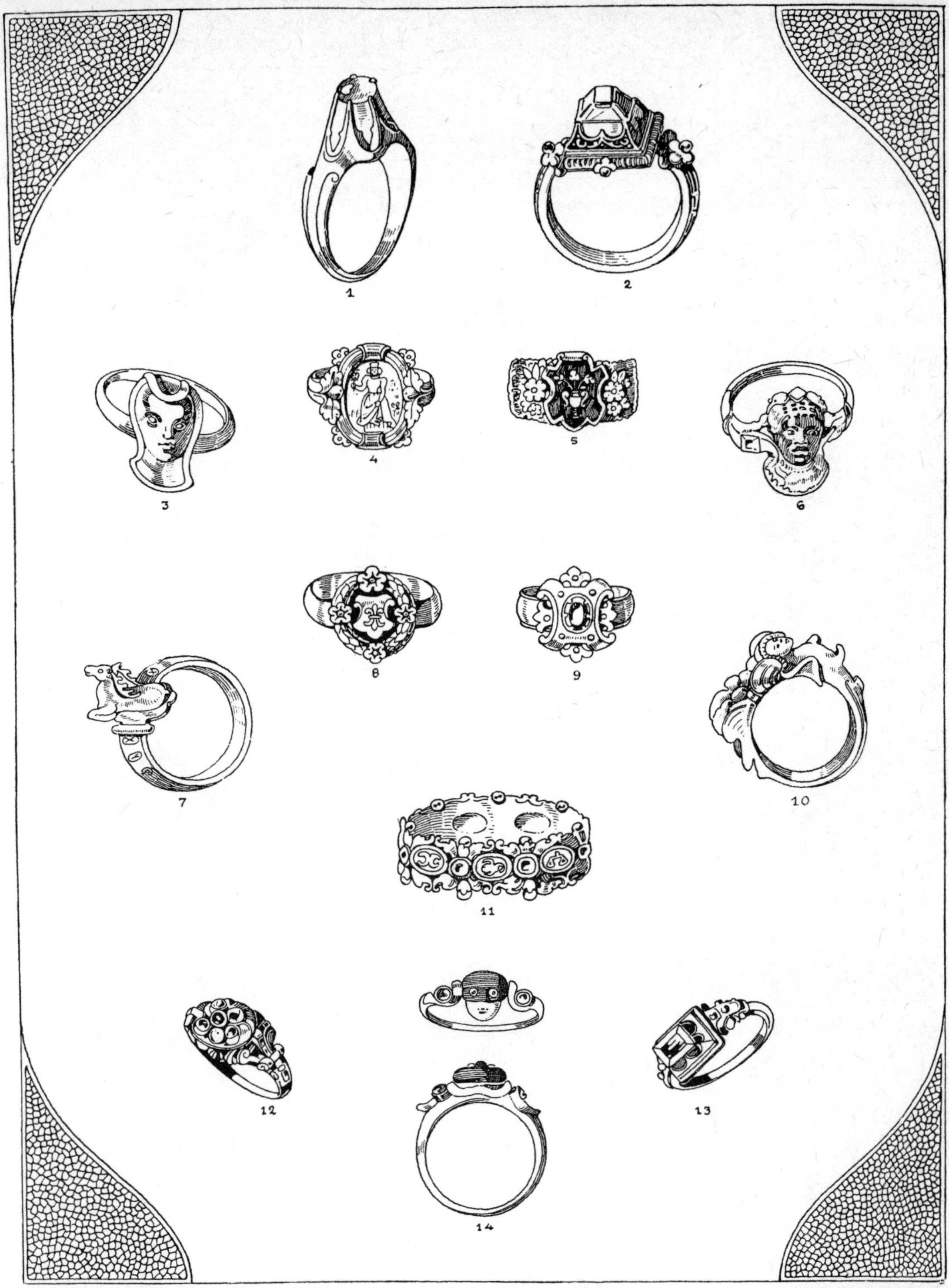

1. Venezianische Arbeit. Mus. Poldi Pezzoli. 2. Ring mit schwarzem und weissem Email. Louvre, Paris. 3. Phantasiering d. 16. Jahrh. Cabinet des Antiques, Paris. 4. 5. Ringe aus der Mitte des 16. Jahrh. 6. 16. Jahrh. Der Negerkopf aus Achat. Cabinet des Antiques, Paris. 7. Ring aus ziseliertem Eisen. Der Hirsch aus Silber. 16. Jahrh. Ebenda. 8. 9. Ringe aus der Mitte des 16. Jahrh. 10. 16. Jahrh., aus Koralle geschnitten. Cabinet des Antiques. 11. Kgl. Galerie zu Kassel. 12. Italienische Arbeit. South Kensington Museum, London. 13. Venezianischer Ring, teilweise emailliert. 16. Jahrh. Mus. Poldi Pezzoli. 14. Italienische Arbeit, South Kensington Museum.

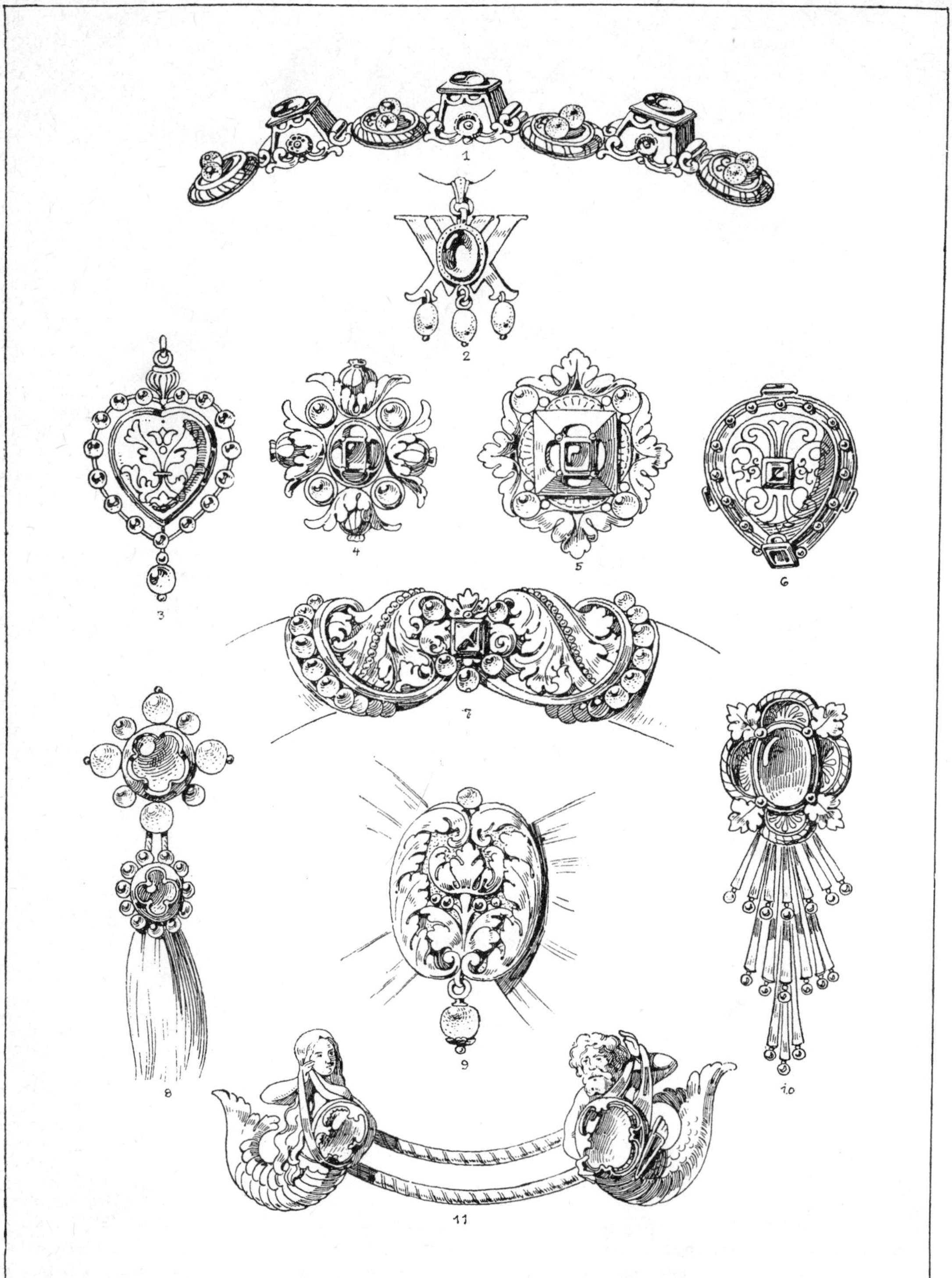

1. Kopfschmuck von einem Bilde der Ahnengalerie Schleissheim. 2. Barettbehang, nach einem Gemälde. 3. Gehänge von einem Bilde zu Wörlitz. 4. 5. 6. Schmuckknöpfe von Bildern der Galerie Schleissheim. 7. Kopfschmuck einer Heiligen, von einem Bilde der alten Pinakothek München. 8. 10. Barettbehänge von Bildern des 16. Jahrh. 9. Schulterspange von einem Gemälde aus Dürer'scher Zeit. Museum Darmstadt. 11. Mantelschliesse von einem Bilde der alten Pinakothek, München.

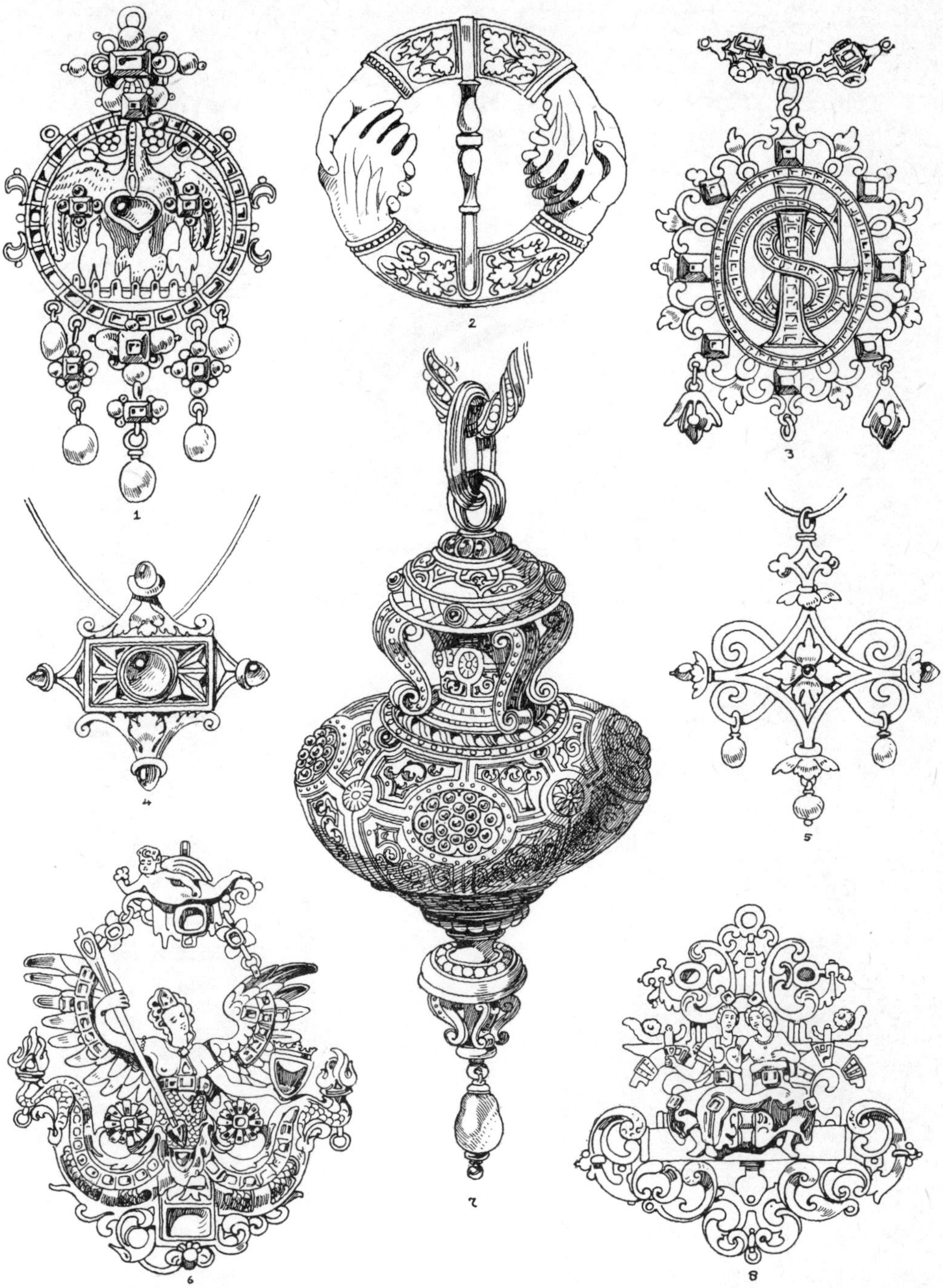

1. Anhänger, Pelikan mit Jungen darstellend. Ungar. Arbeit. 17. Jahrh. 2. Deutsche Arbeit. 17. Jahrh. South Kensington Museum, London. 3. Monogramm-Anhänger, Museum Dresden. 4. 5. Anhänger von italienischen Bildern im Städelschen Institut, Frankfurt a. M. 6. 8. Anhänger aus dem Grünen Gewölbe, Dresden. 7. Gürtelanhänger von dem Bilde einer Frankfurter Patrizierin von 1617.

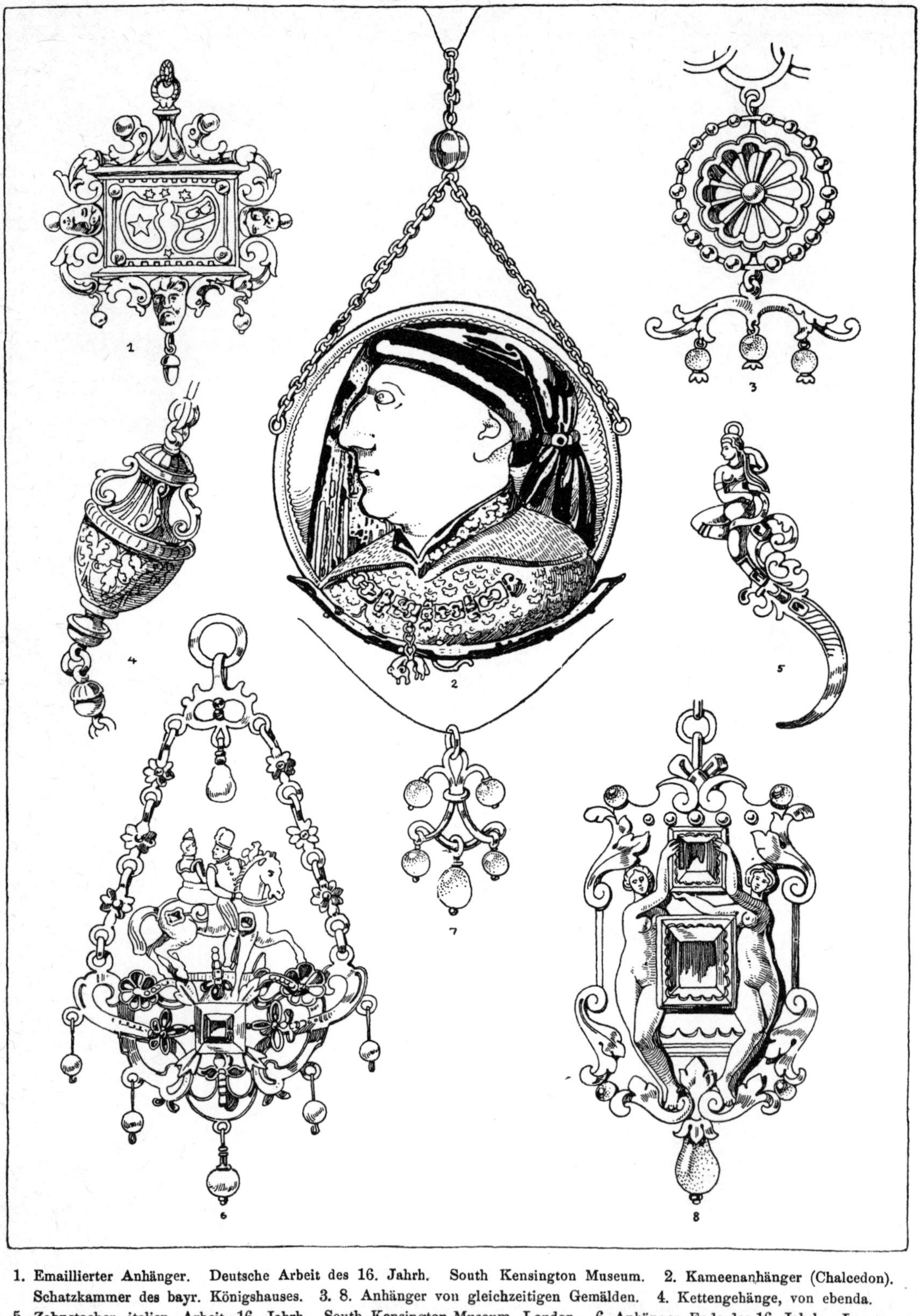

1. Emaillierter Anhänger. Deutsche Arbeit des 16. Jahrh. South Kensington Museum. 2. Kameenanhänger (Chalcedon). Schatzkammer des bayr. Königshauses. 3. 8. Anhänger von gleichzeitigen Gemälden. 4. Kettengehänge, von ebenda. 5. Zahnstocher, italien. Arbeit, 16. Jahrh. South Kensington Museum, London. 6. Anhänger, Ende des 16. Jahrh. Louvre, Paris. 7. Ohrring von einem Bilde der Galerie zu Gotha.

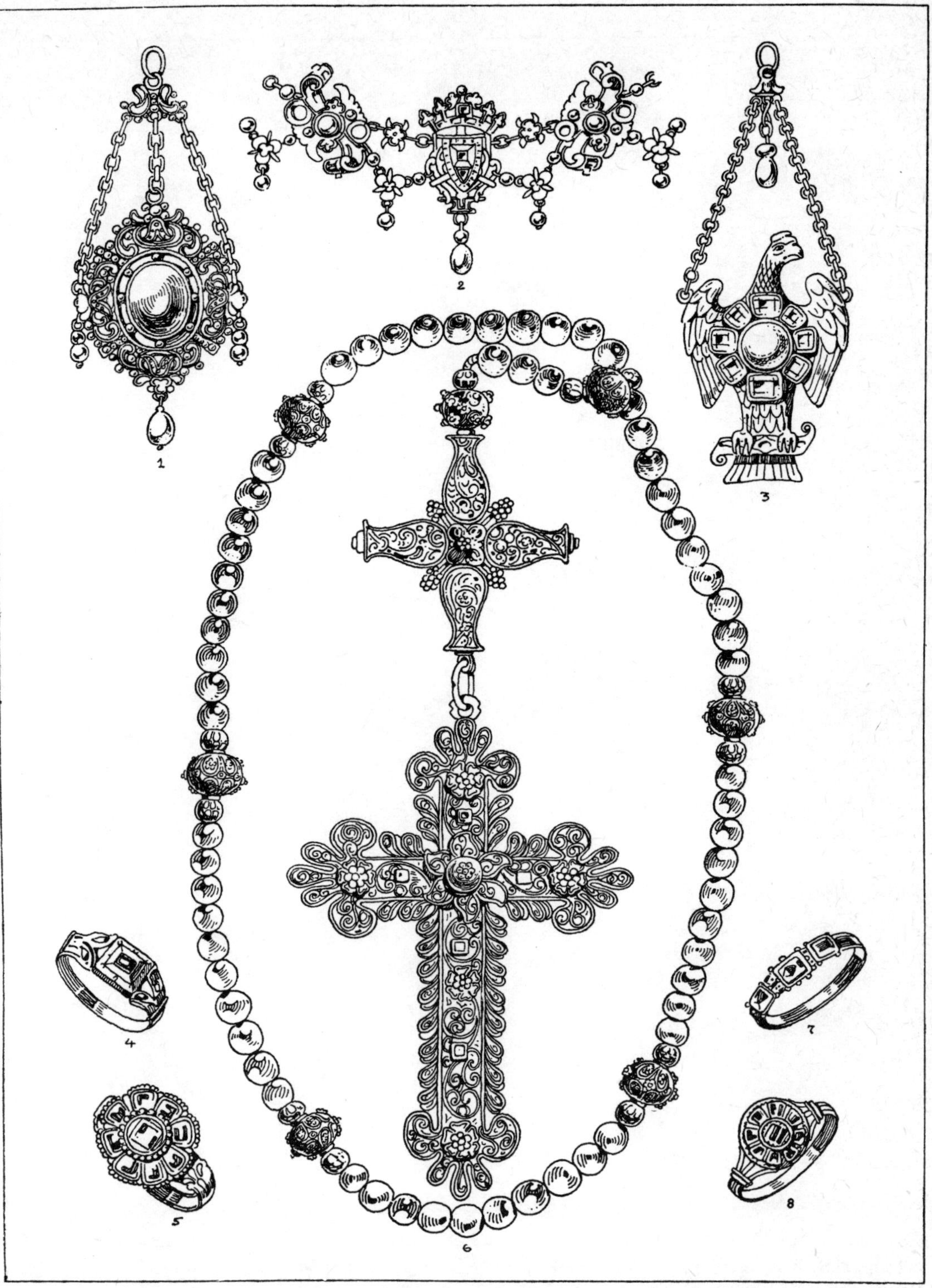

1. 2. 3. Goldemaillierte Arbeiten des 16. Jahrh. **4. 5. 7. 8.** Ringe des 17. Jahrh. South Kensington Museum, London.
6. Kreuz und Rosenkranz. 17. Jahrh. Ebenda.

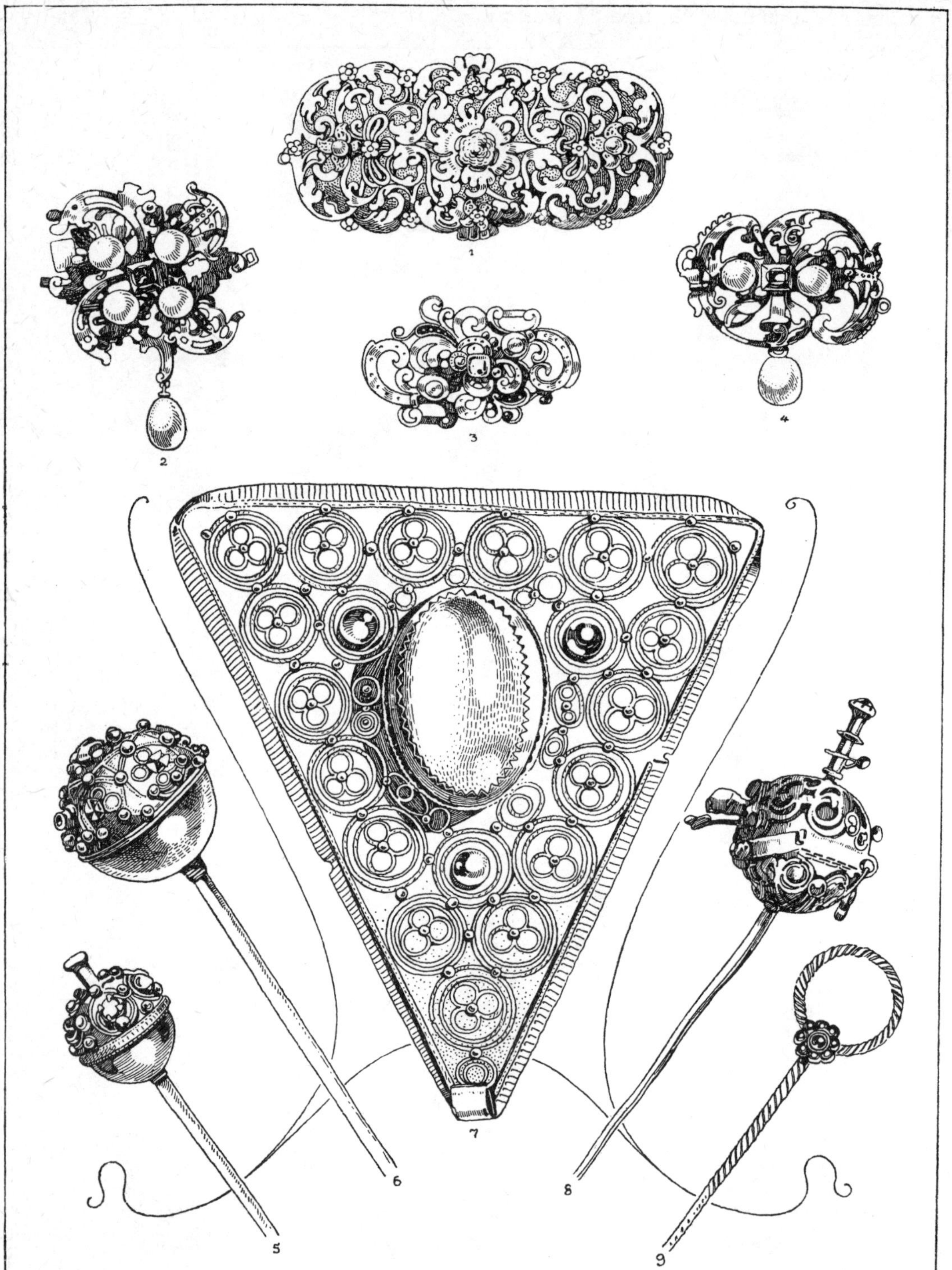

Ungarischer Nationalschmuck des 16. und 17. Jahrh.: 1. 3. 4. Sogen. boglars, als Besatz an verschiedenen Stellen des Kostüms zu tragen. 2. Agraffe aus Silber. 17. Jahrh. Nationalmuseum Budapest. 7. Brustschmuck (Originalgrösse). Ebenda. 5. 6. Haarstecker (Originalgrösse). 16. und 17. Jahrh. 8. 9. Desgleichen. 17. u. 18. Jahrh. 5. 6. 8. 9. Im Nationalmuseum Budapest.

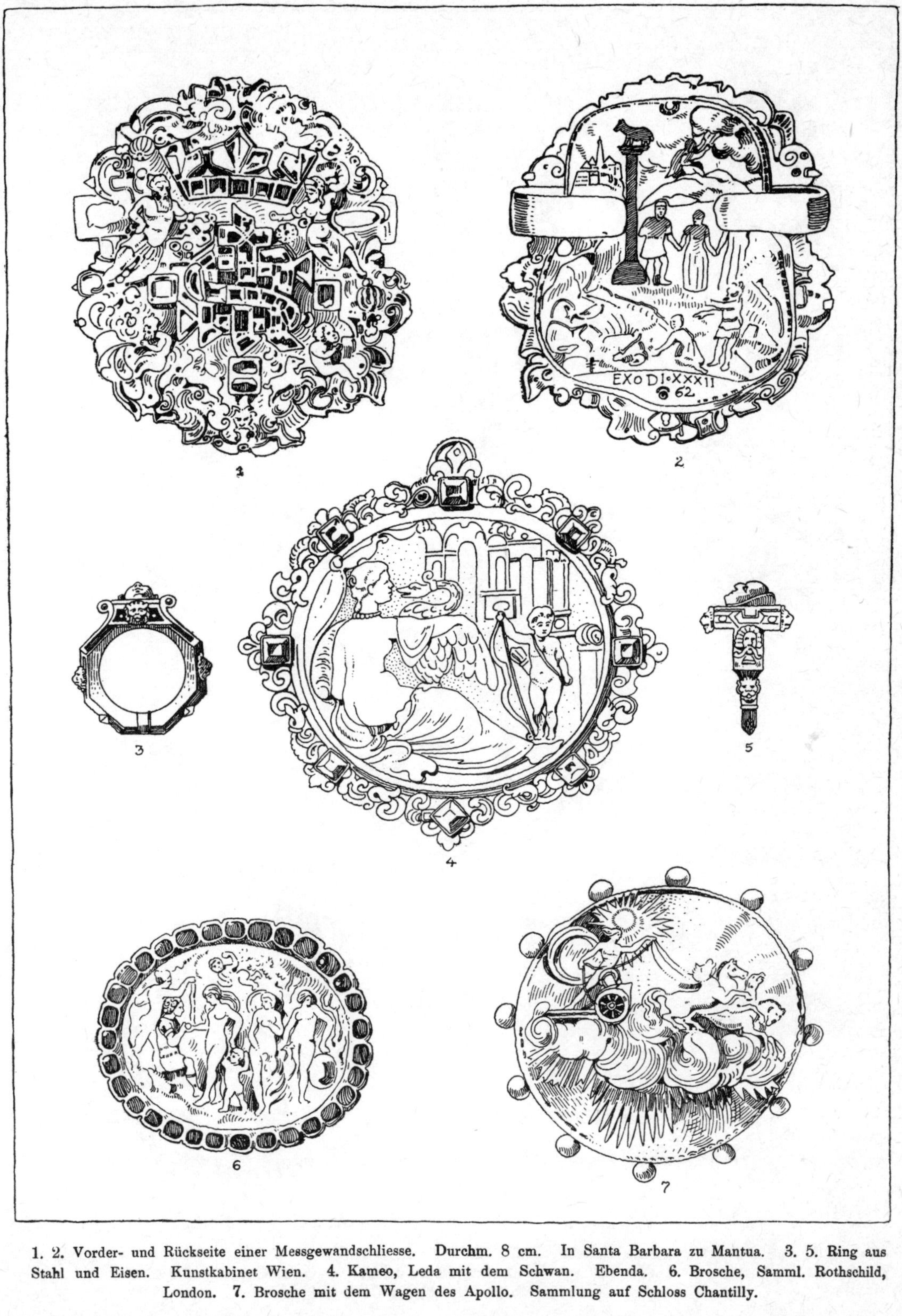

1. 2. Vorder- und Rückseite einer Messgewandschliesse. Durchm. 8 cm. In Santa Barbara zu Mantua. 3. 5. Ring aus Stahl und Eisen. Kunstkabinet Wien. 4. Kameo, Leda mit dem Schwan. Ebenda. 6. Brosche, Samml. Rothschild, London. 7. Brosche mit dem Wagen des Apollo. Sammlung auf Schloss Chantilly.

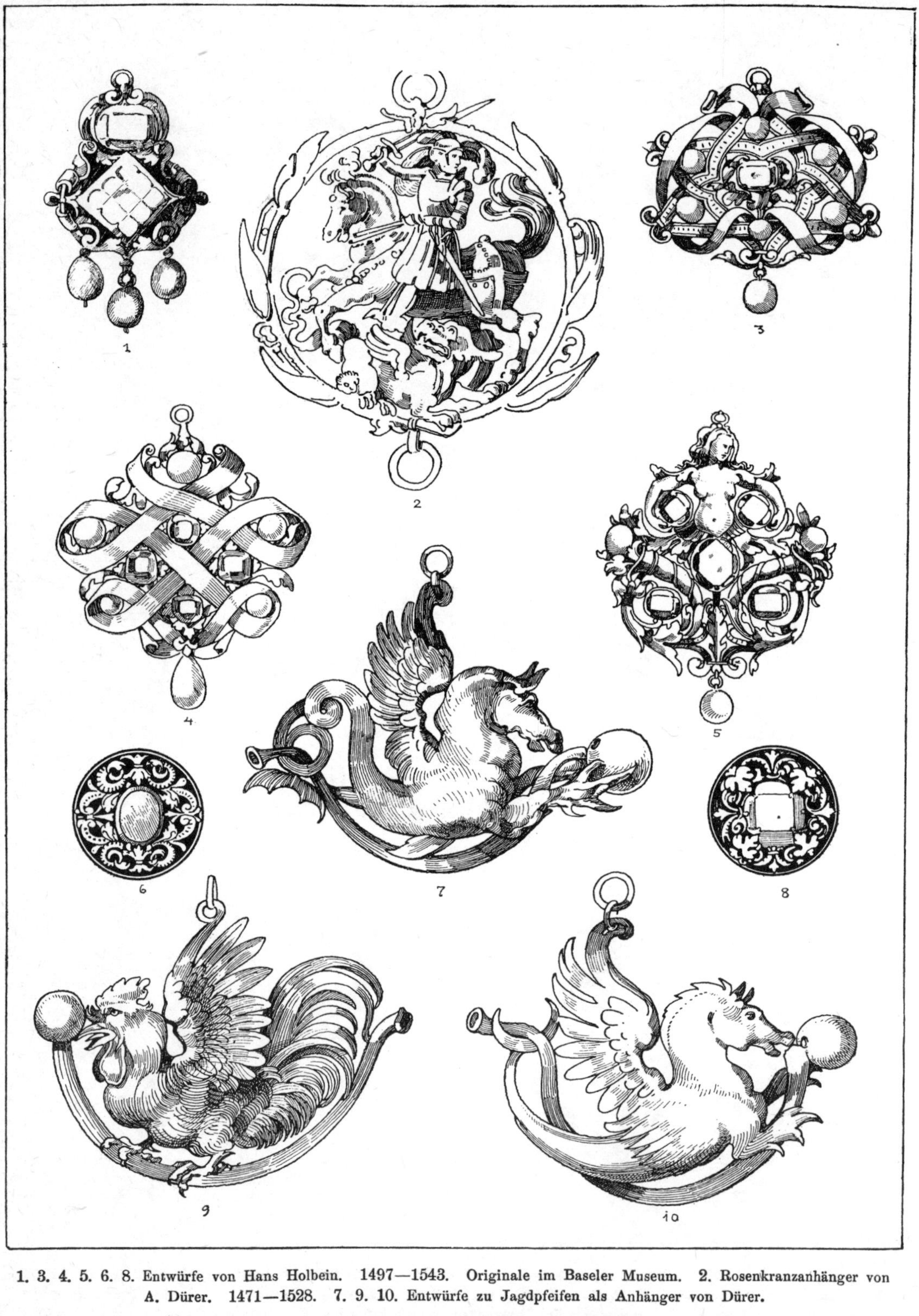

1. 3. 4. 5. 6. 8. Entwürfe von Hans Holbein. 1497—1543. Originale im Baseler Museum. 2. Rosenkranzanhänger von A. Dürer. 1471—1528. 7. 9. 10. Entwürfe zu Jagdpfeifen als Anhänger von Dürer.

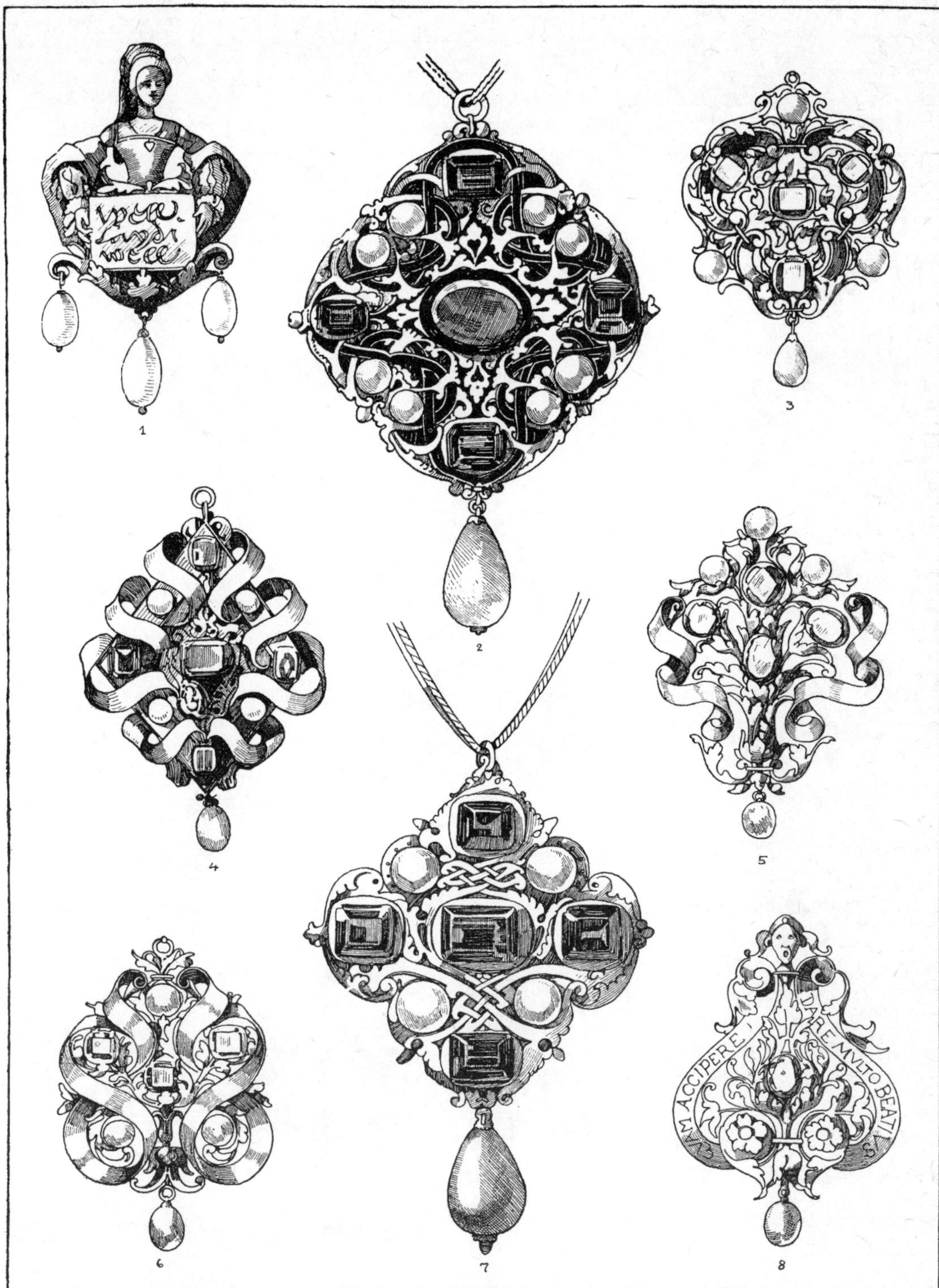

Entwürfe von Hans Holbein. 1497—1543. Originale im Baseler Museum.

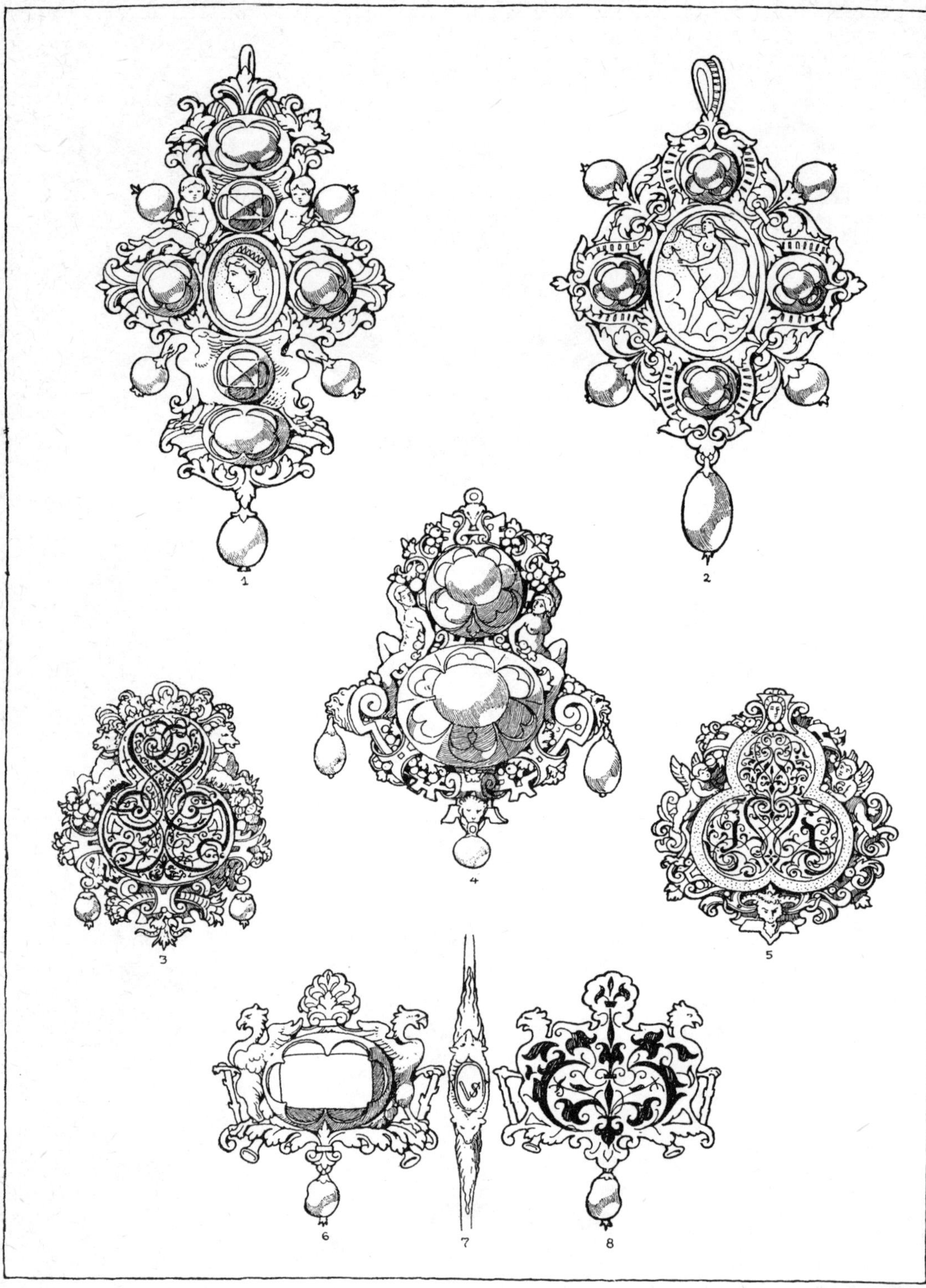

Schmuckentwürfe von Virgil Solis. Deutschland, 16. Jahrh. Aus der Ornamentstichsammlung der Bibliothek des Kgl. Kunstgewerbemuseums Berlin.

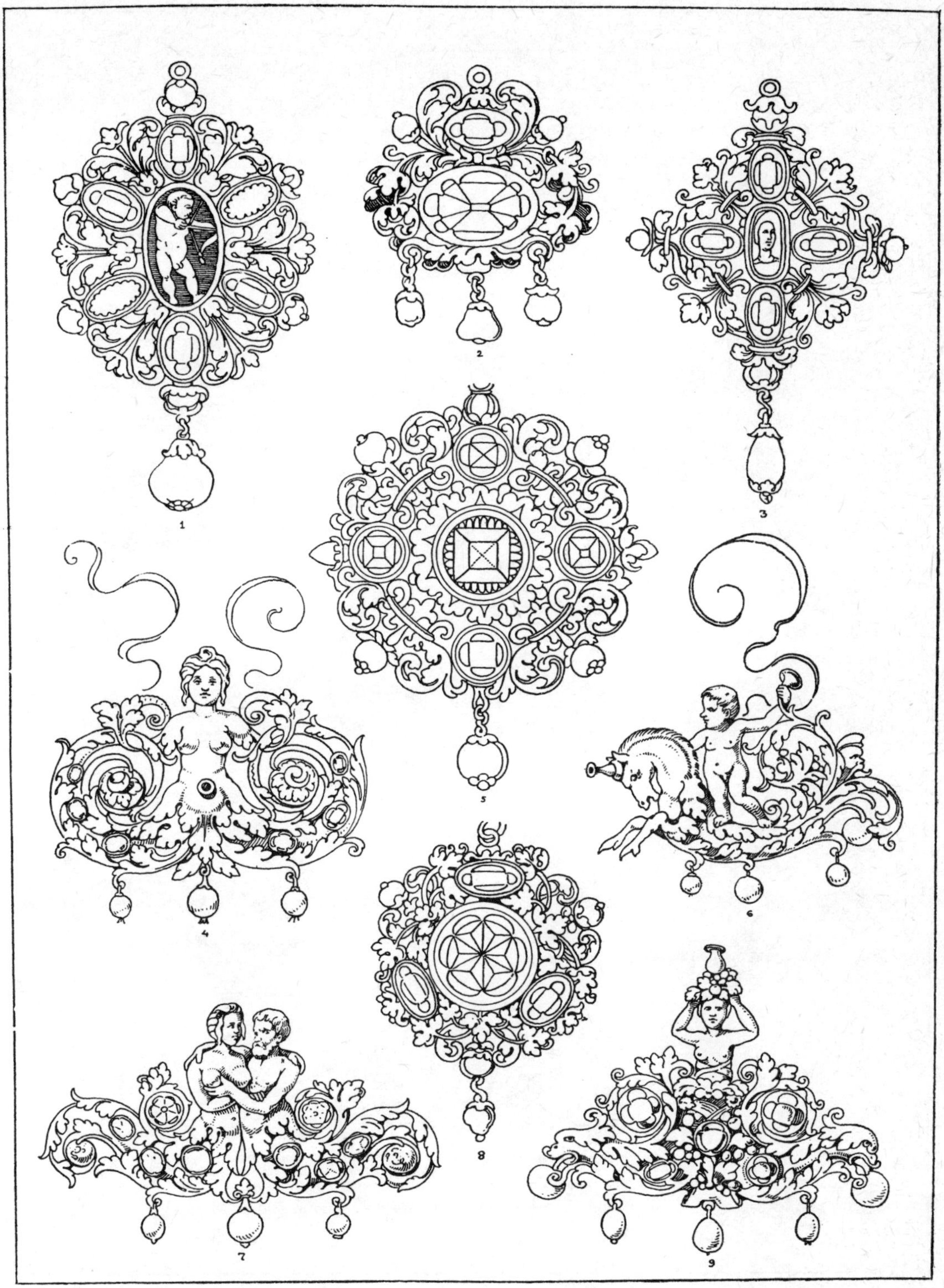

Entwürfe von H. Brosamer und W. Jamnitzer. 1. 2. 3. 5. 8. H. Brosamer; aus des Meisters „Kunstbüchlein". Etwa 1540—1560. 4. 6. 7. 9. W. Jamnitzer. Aus dem Kgl. Kupferstichkabinet München.

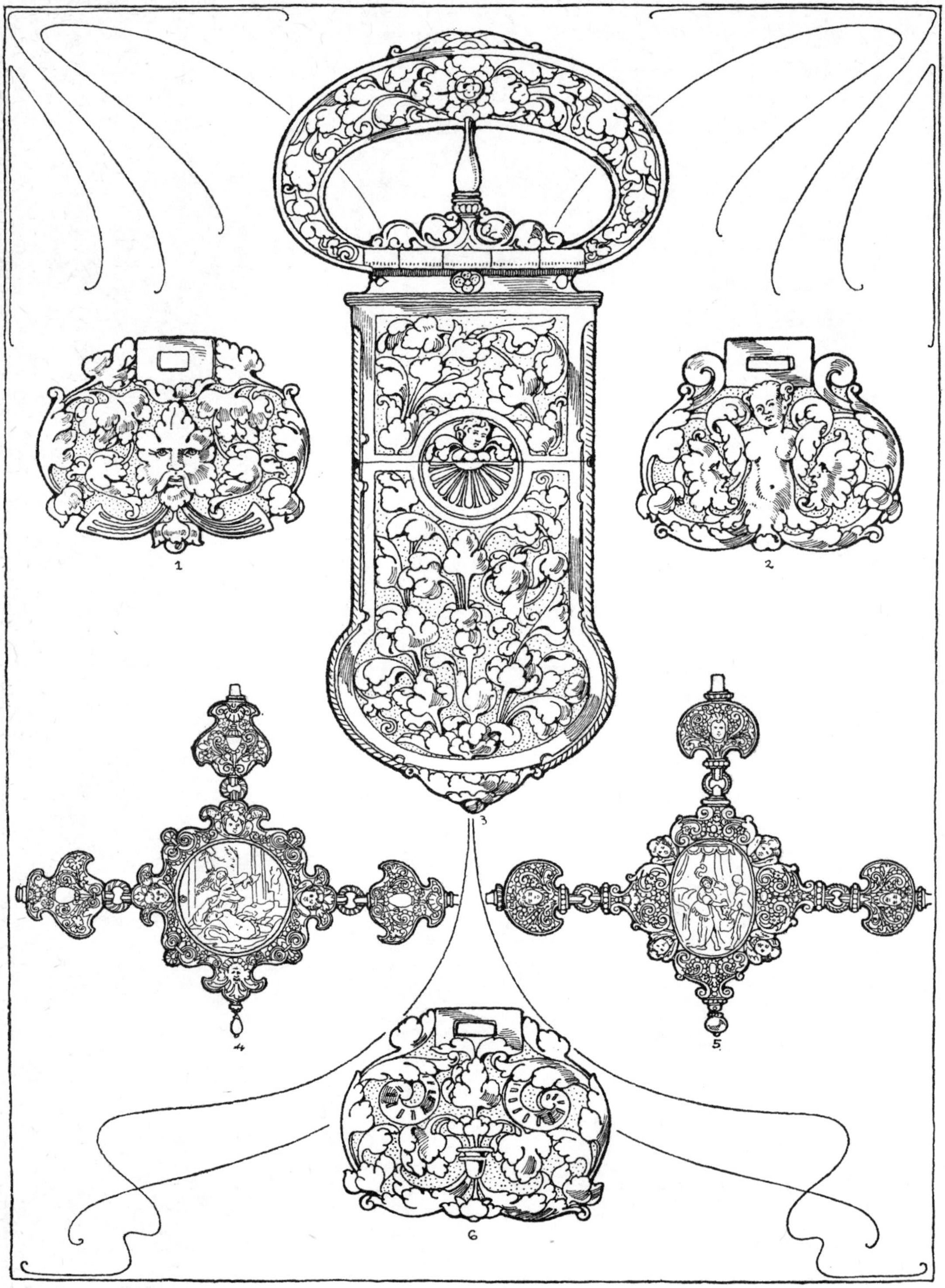

Deutschland, 16. Jahrh. 1. 2. 3. 6. Entwürfe von Aldegrever. 4. 5. Entwürfe von Th. de Bry.

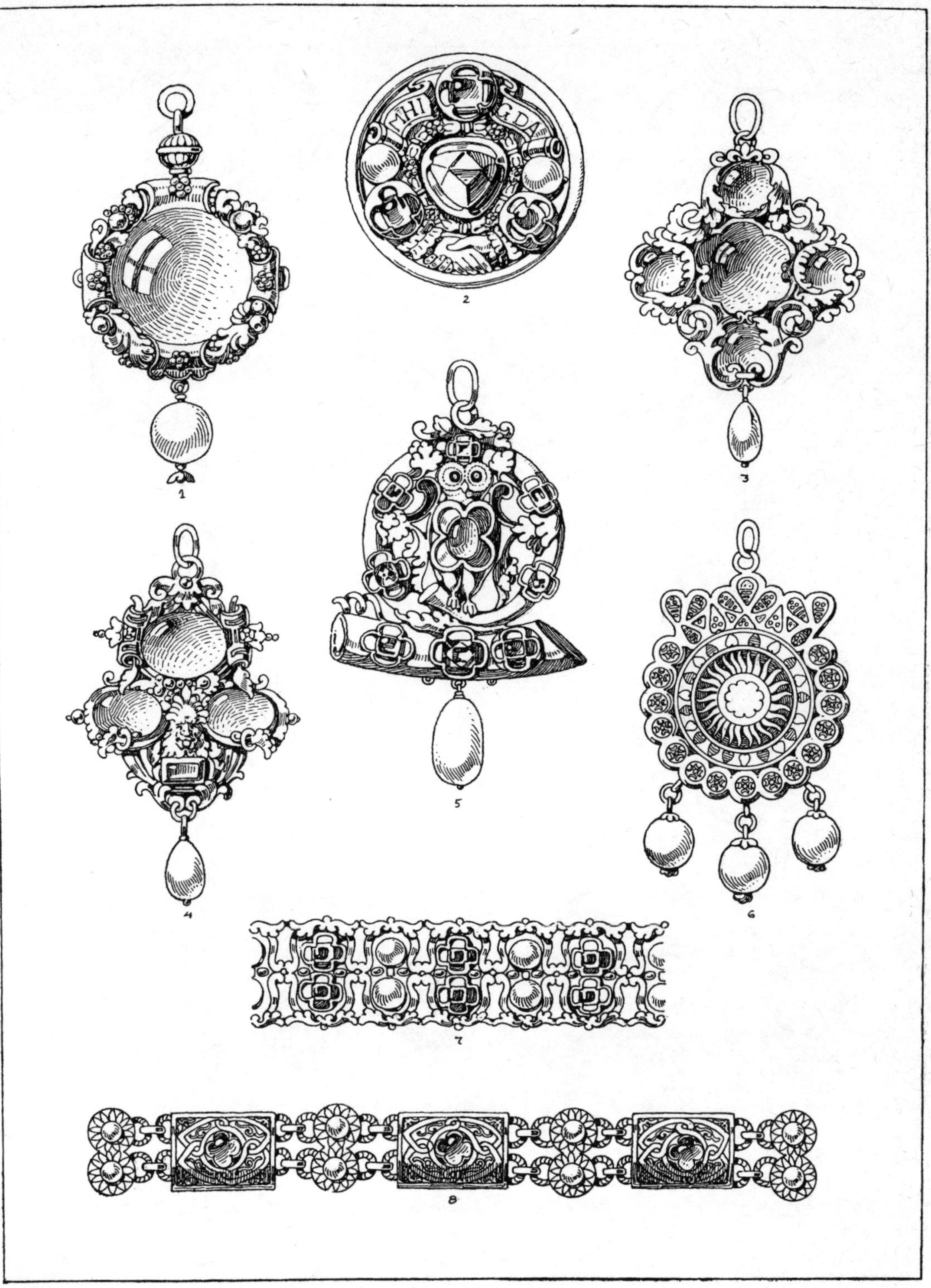

Entwürfe von H. Mielich, 1515—1573 in München. 1—6. Broschen und Anhänger. 7. 8. Armbänder. Nach Pergamentmalereien auf der Kgl. Staatsbibliothek München.

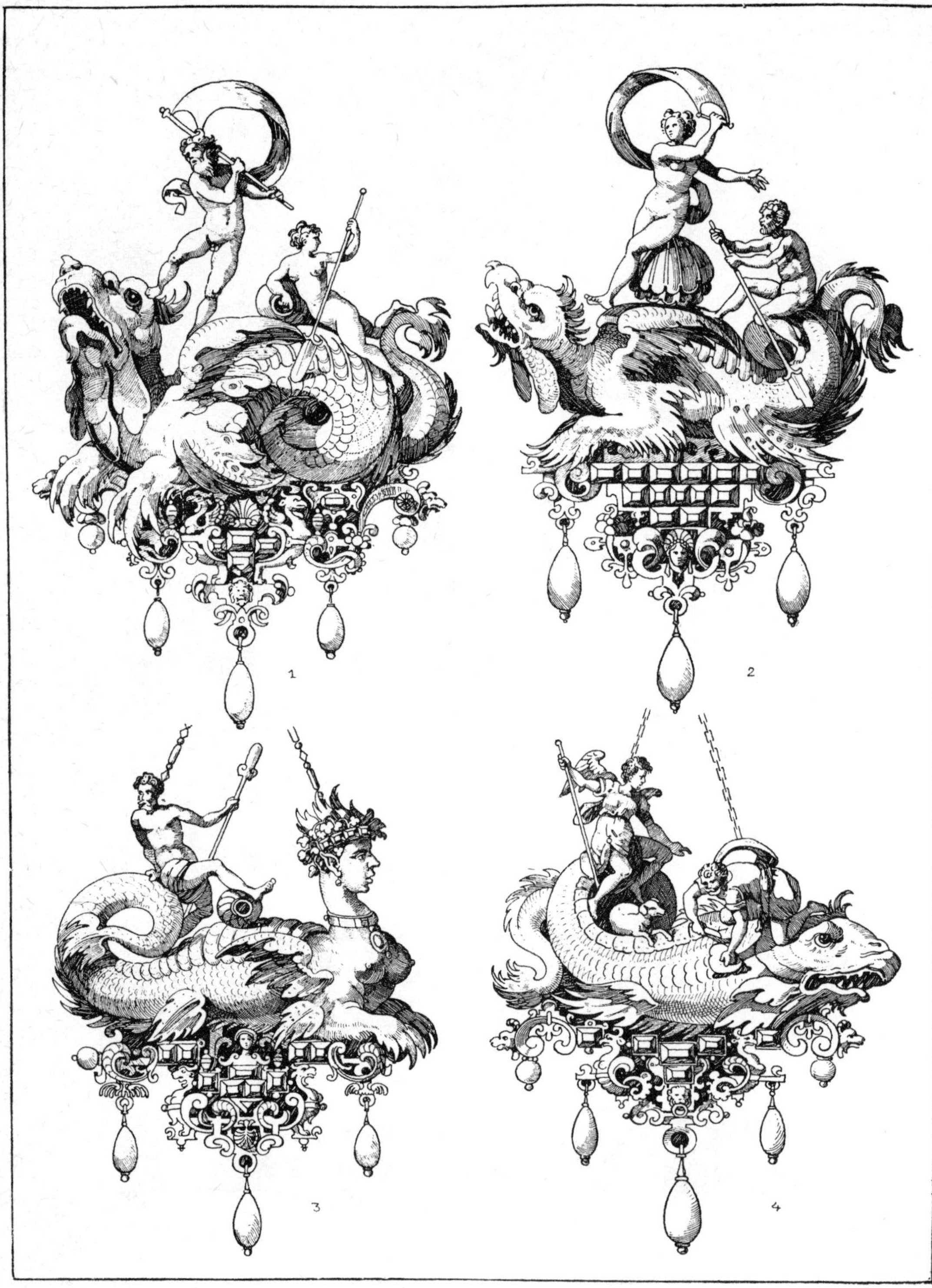

Entwürfe von H. Collaert, 1545—1622(?). Grosse Chimärenanhänger.

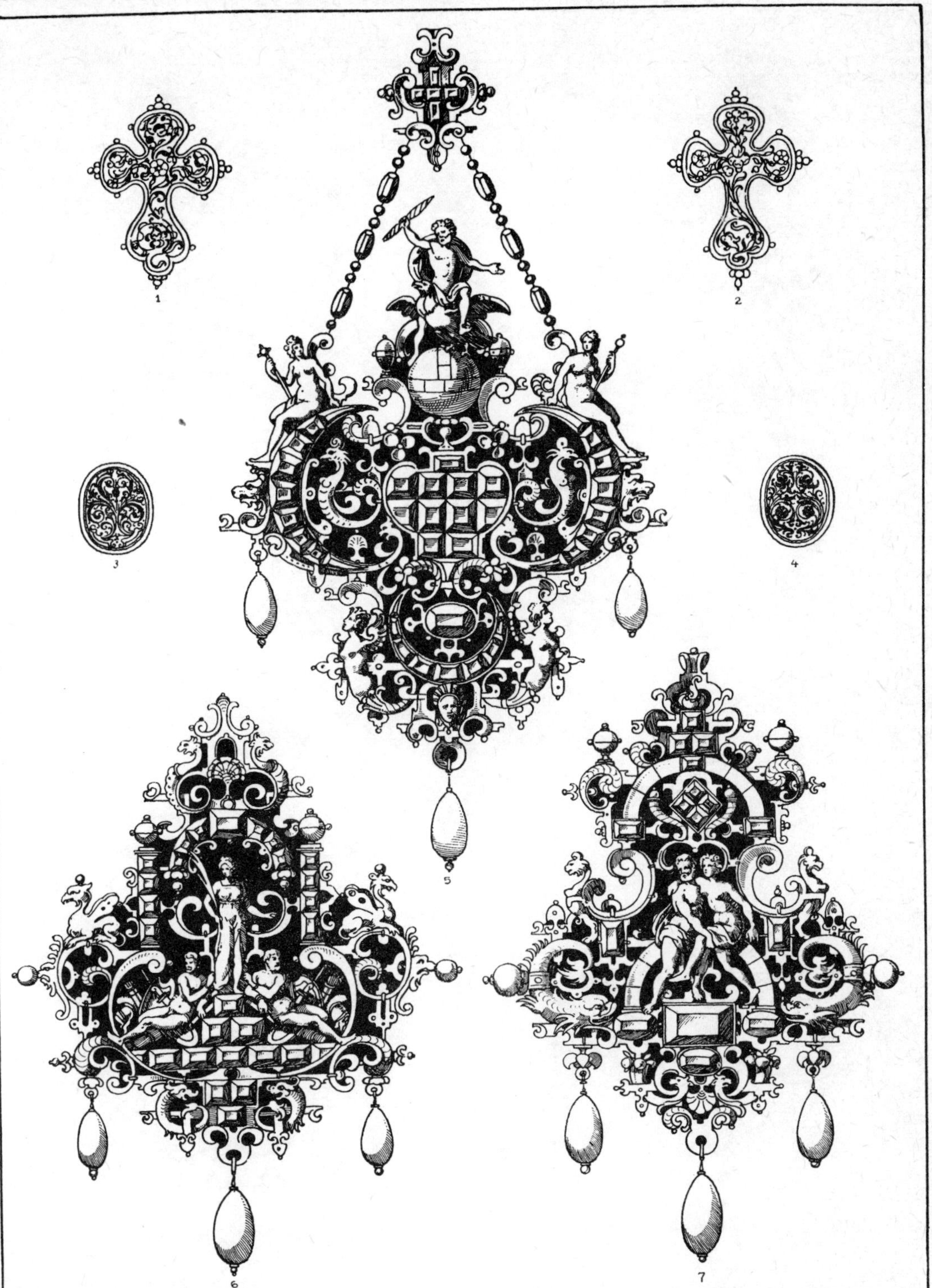

Entwürfe von H. Collaert, 1545—1622(?). Anhänger und gravierte Schmuckstücke.

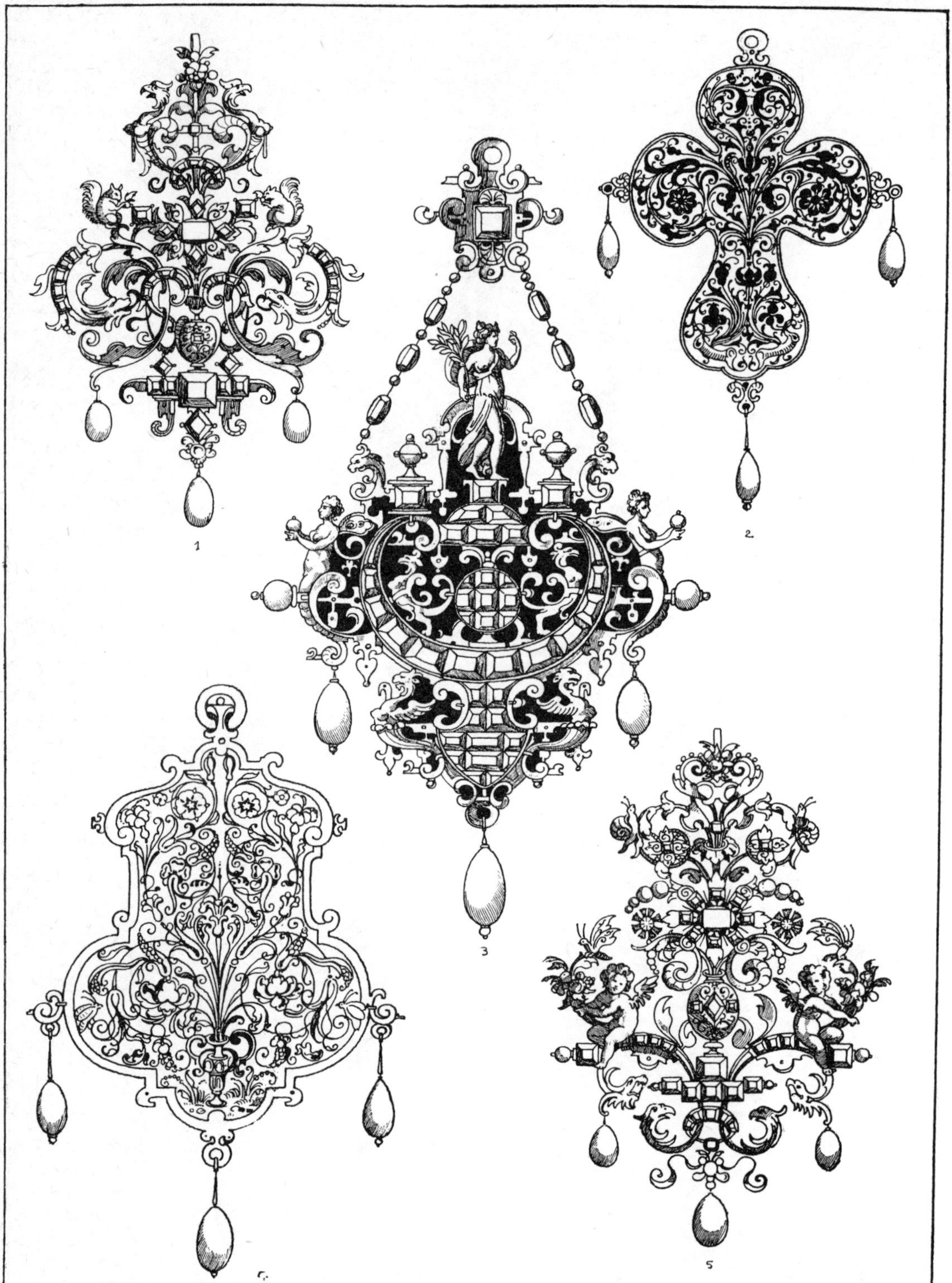

Entwürfe von H. Collaert, 1545—1622(?). 2. 4. Entwürfe für gravierte, niellierte und emaillierte Arbeit.

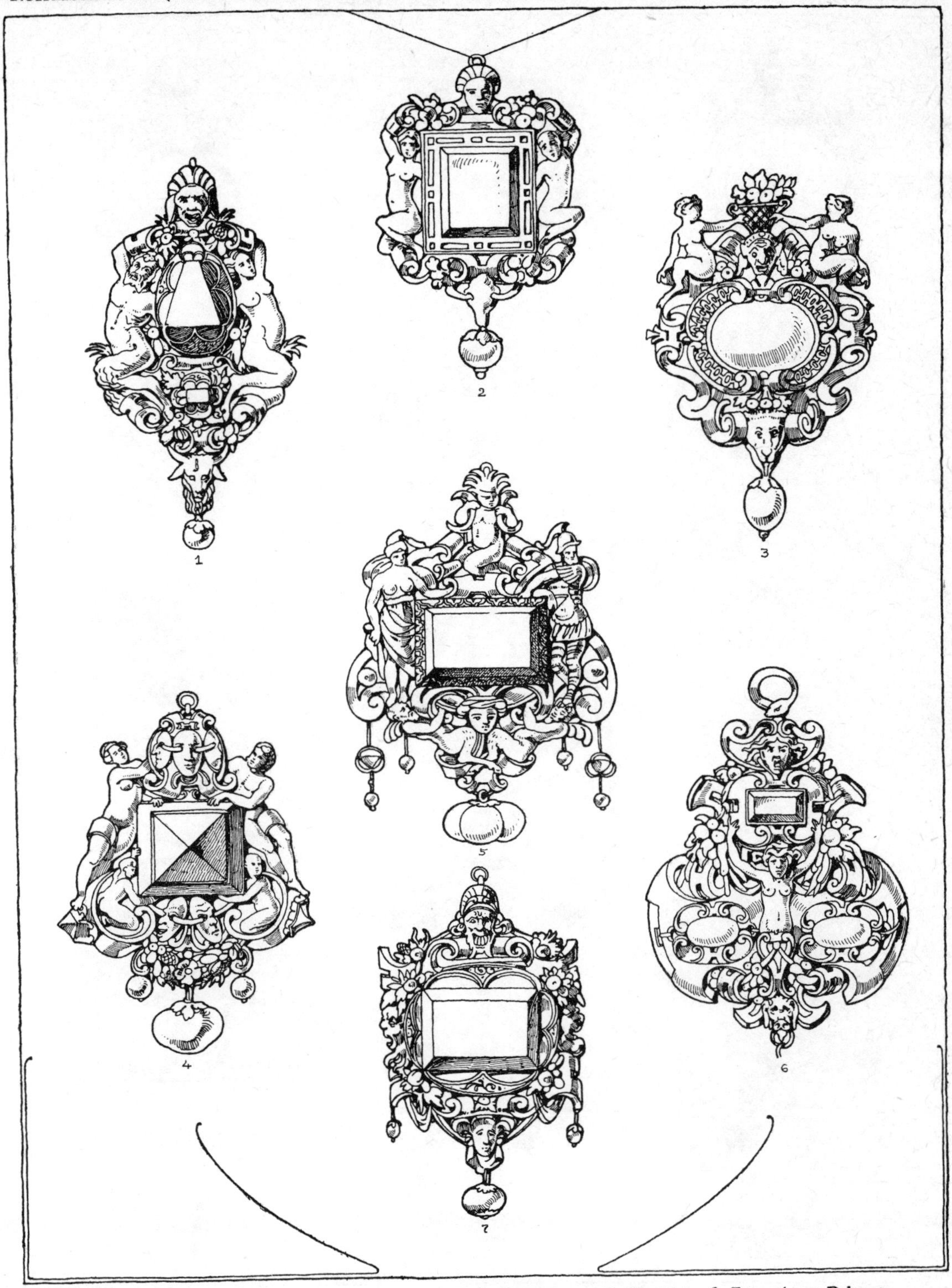

1. 2. 3. Entwürfe von Androuet du Cerceau. 4. 5. 7. Entwürfe von P. Woeiriot. 6. Entwurf von Delaune.

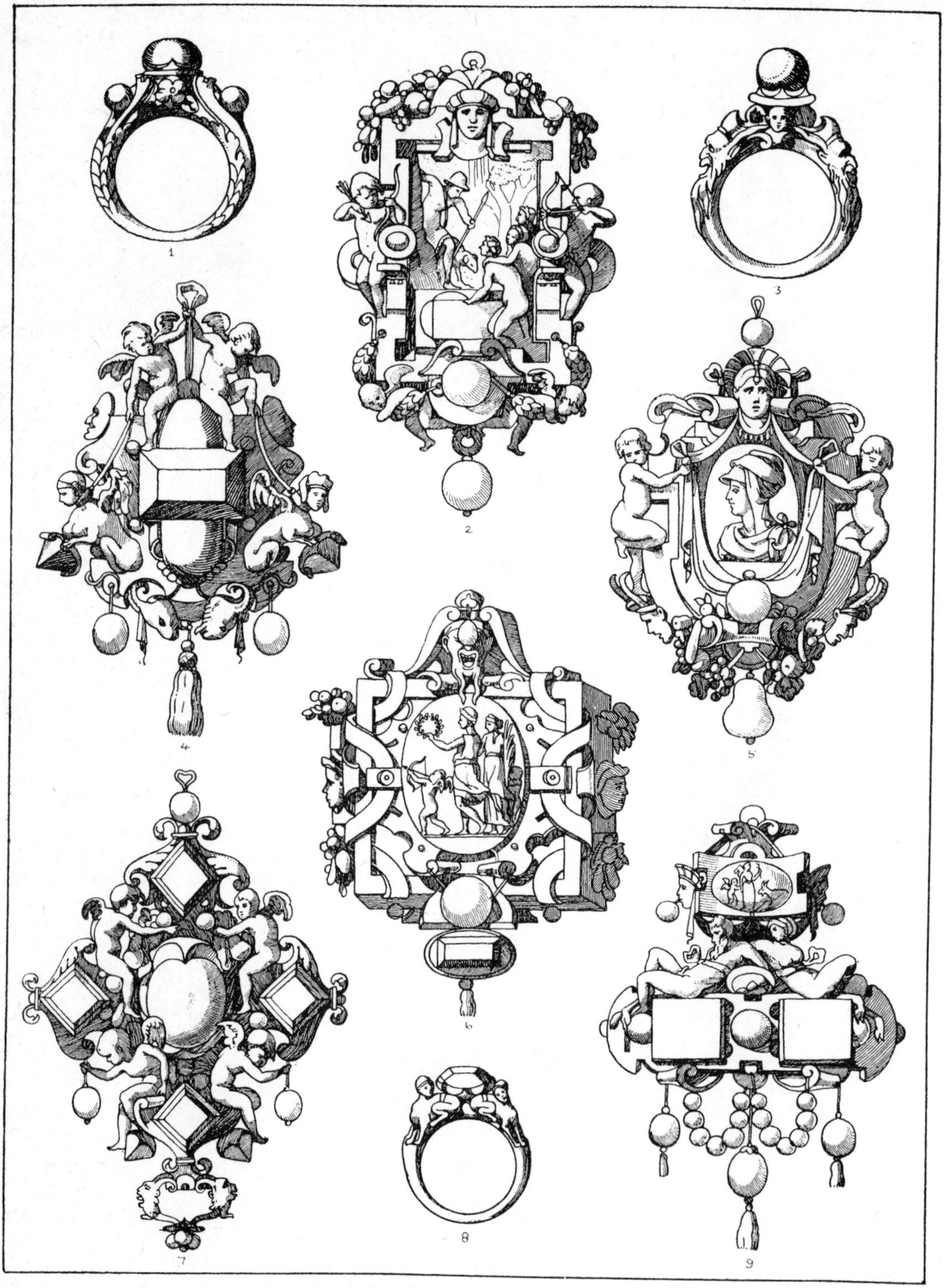

Entwürfe von René Boyvin; geboren 1530, arbeitet noch um 1576.

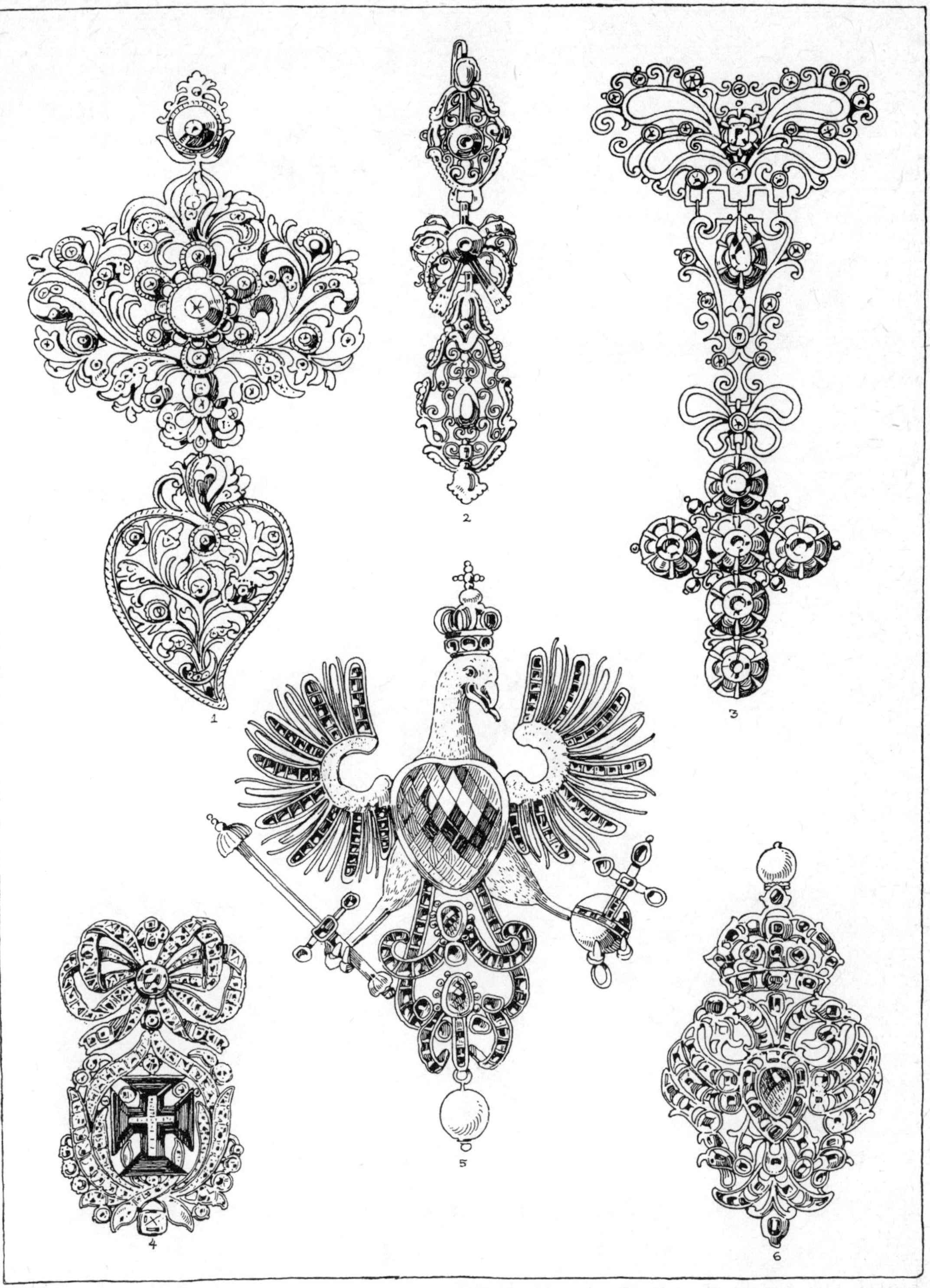

1. 3. Anhänger. Venezianische Arbeit. 2. Ohrgehänge. Portugiesisch. 4. Anhänger in ganz ausgefasster Arbeit. Vielleicht portugiesisch. 5. Grosse Agraffe, der Adler weiss emailliert. Louvre, Paris. 6. Spanischer Schmuck aus der Kathedrale von Sevilla.

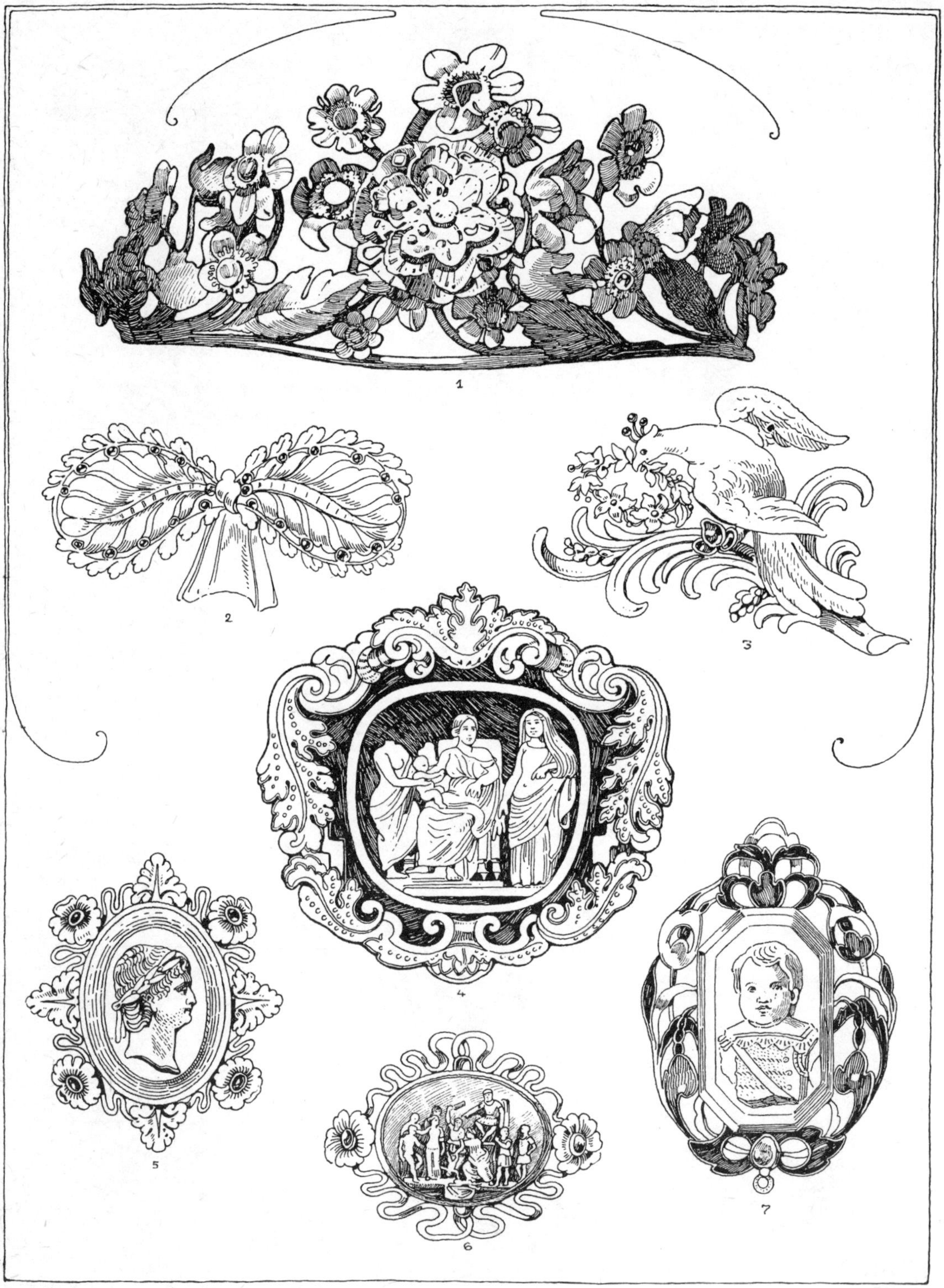

1. Emailliertes Diadem. Augsburger Arbeit um 1640. K. K. Museum Wien. 2. 3. Haarschmuck aus der Zeit Ludwig XIV. (Affiquets.) 4. Schmuck mit emaillierten Barockornamenten. Louvre, Paris. 5. 6. Gefasste Kameen. Cabinet des Antiques, Paris. 7. Kamee (Ludwig XIII. als Kind) mit Fassung im sogen. Erbsenschotenstil. Cabinet des Antiques, Paris.

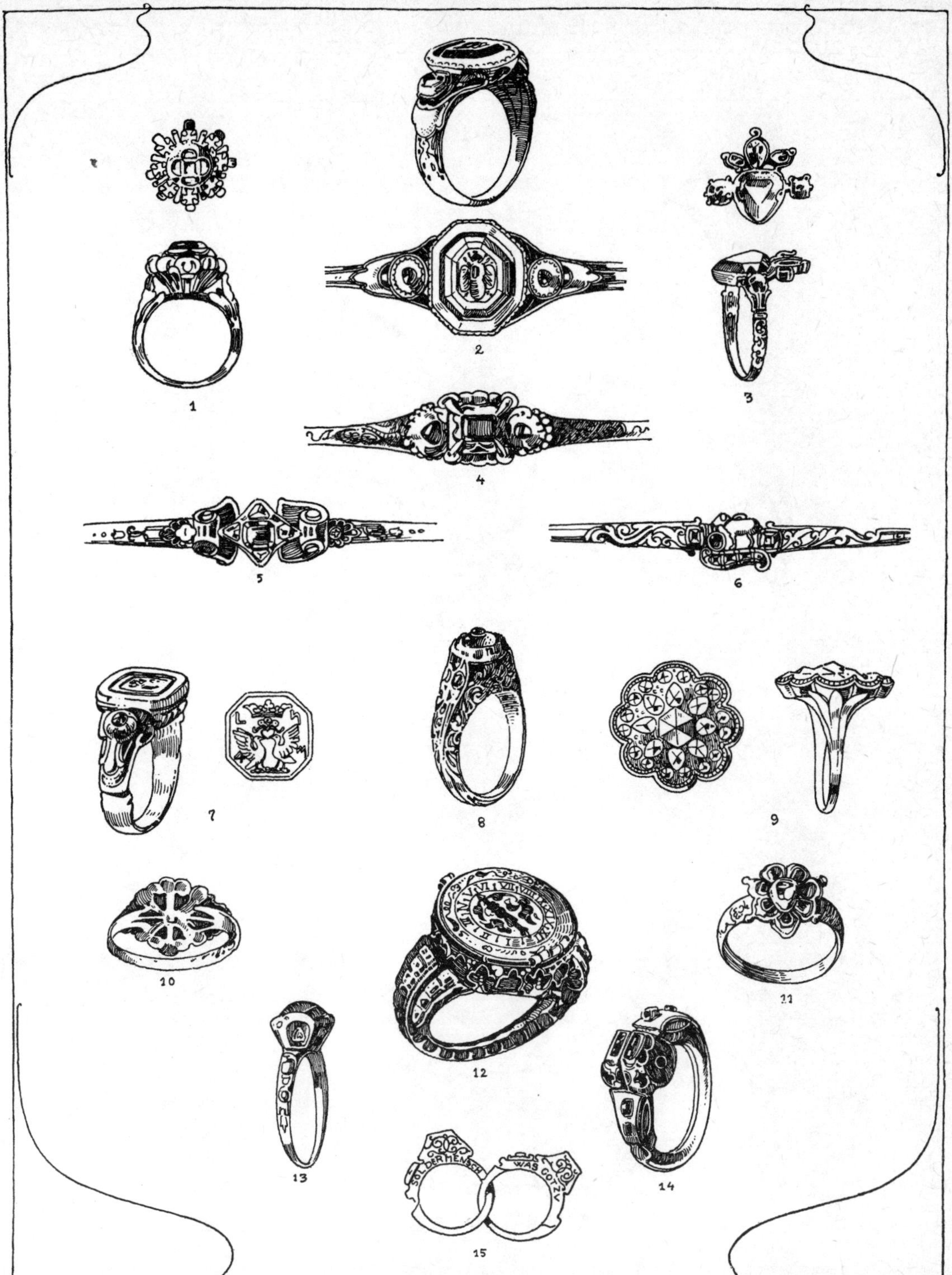

1. 3. Ringe mit Phantasieaufsätzen. 2. Gegossen und emailliert, mit dem Intagliobild einer Biene. 4. Siebenbürgische Arbeit. 5. Goldemailliert. 6. Auf dem Aufsatze ein Hund vor einem Rubinherzen (Symbol der Liebe und Treue). 7. Goldener Siegelring. 8. Silbervergoldete Repercéarbeit. 9. Grosser, mit Diamanten gefasster Aufsatz. 10. Innenansicht eines repercierten Ringaufsatzes. 11. Emaillierter Frauenring mit Diamanten. 12. Herrenring mit eingesetzter Uhr. Deutsche Arbeit. 13. Goldener Ring mit ungeschliffenem Türkis. 14. 15. Verlobungsring zum Auseinanderklappen, mit Spruch. Mit Ausnahme von 1. 3 9. sind alle Ringe aus der Samml. Tarnoczy, Budapest.

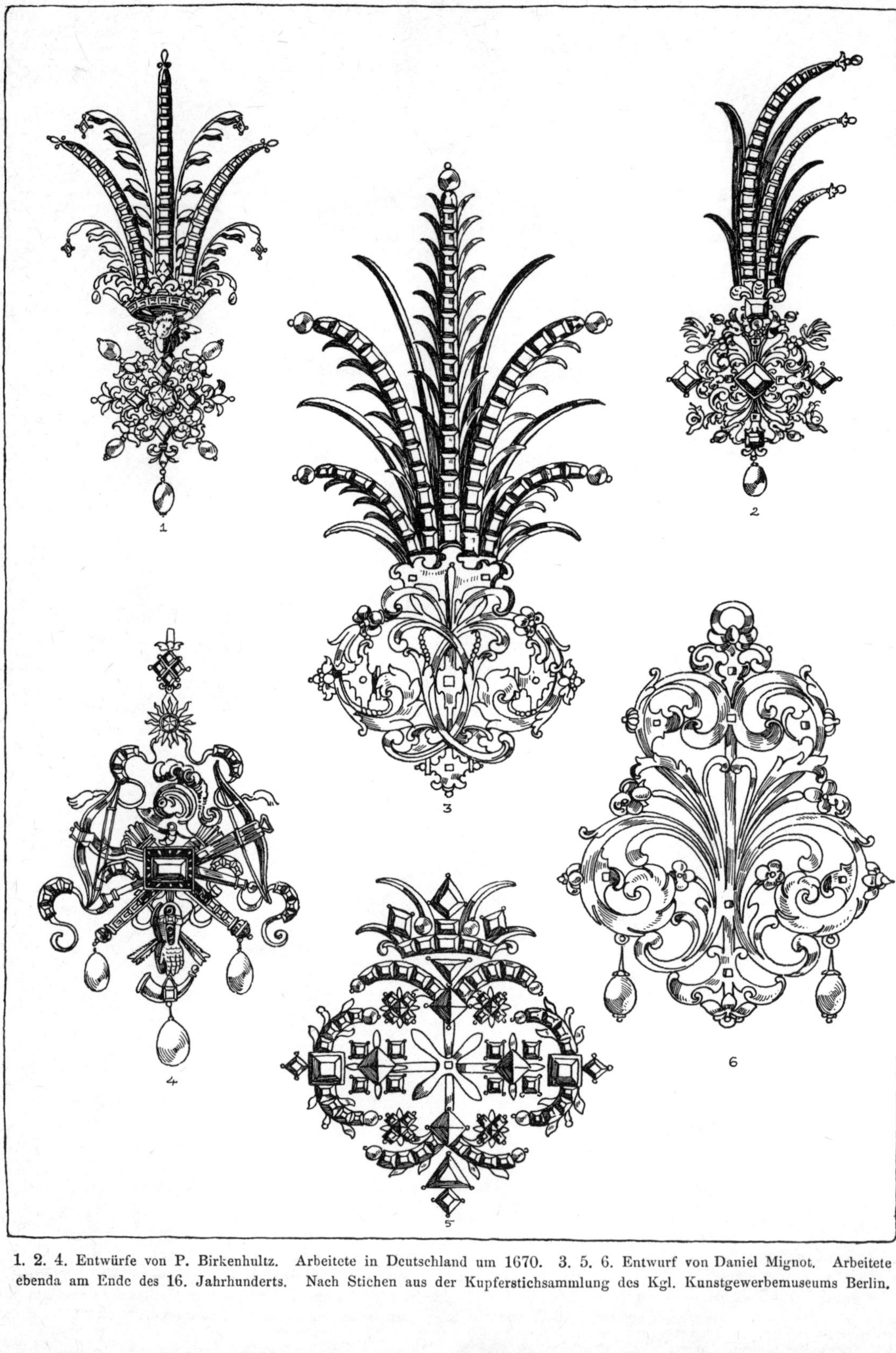

1. 2. 4. Entwürfe von P. Birkenhultz. Arbeitete in Deutschland um 1670. 3. 5. 6. Entwurf von Daniel Mignot. Arbeitete ebenda am Ende des 16. Jahrhunderts. Nach Stichen aus der Kupferstichsammlung des Kgl. Kunstgewerbemuseums Berlin.

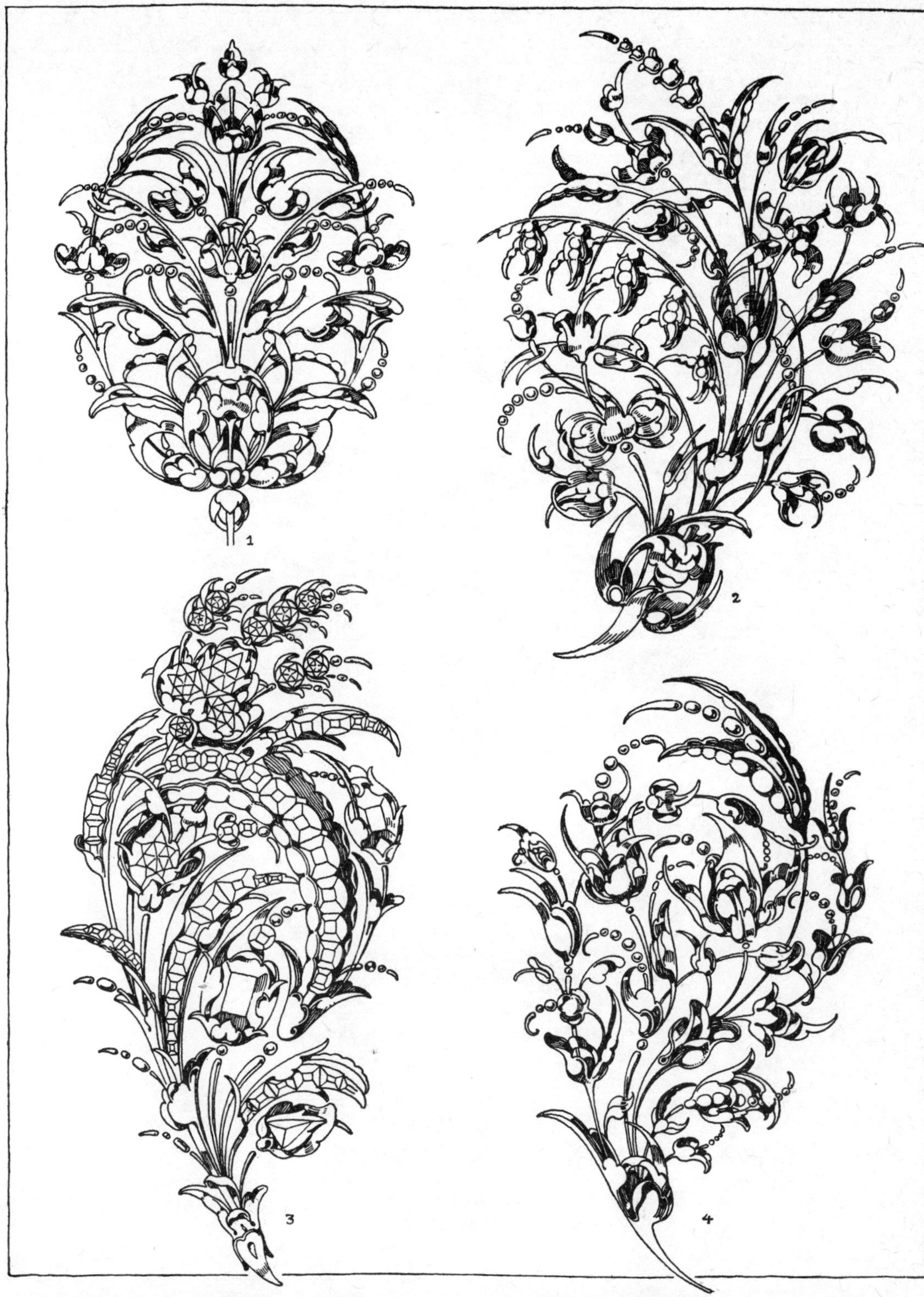

Pierre Marchand, Anf. des 17. Jahrh. 1. 2. 3. 4. Entwürfe zu Aigretten oder Schmucksträussen, sogen. Erbsenschotenstil.
Nach Stichen aus der Kupferstichsammlung des Kgl. Kunstgewerbemuseums Berlin.

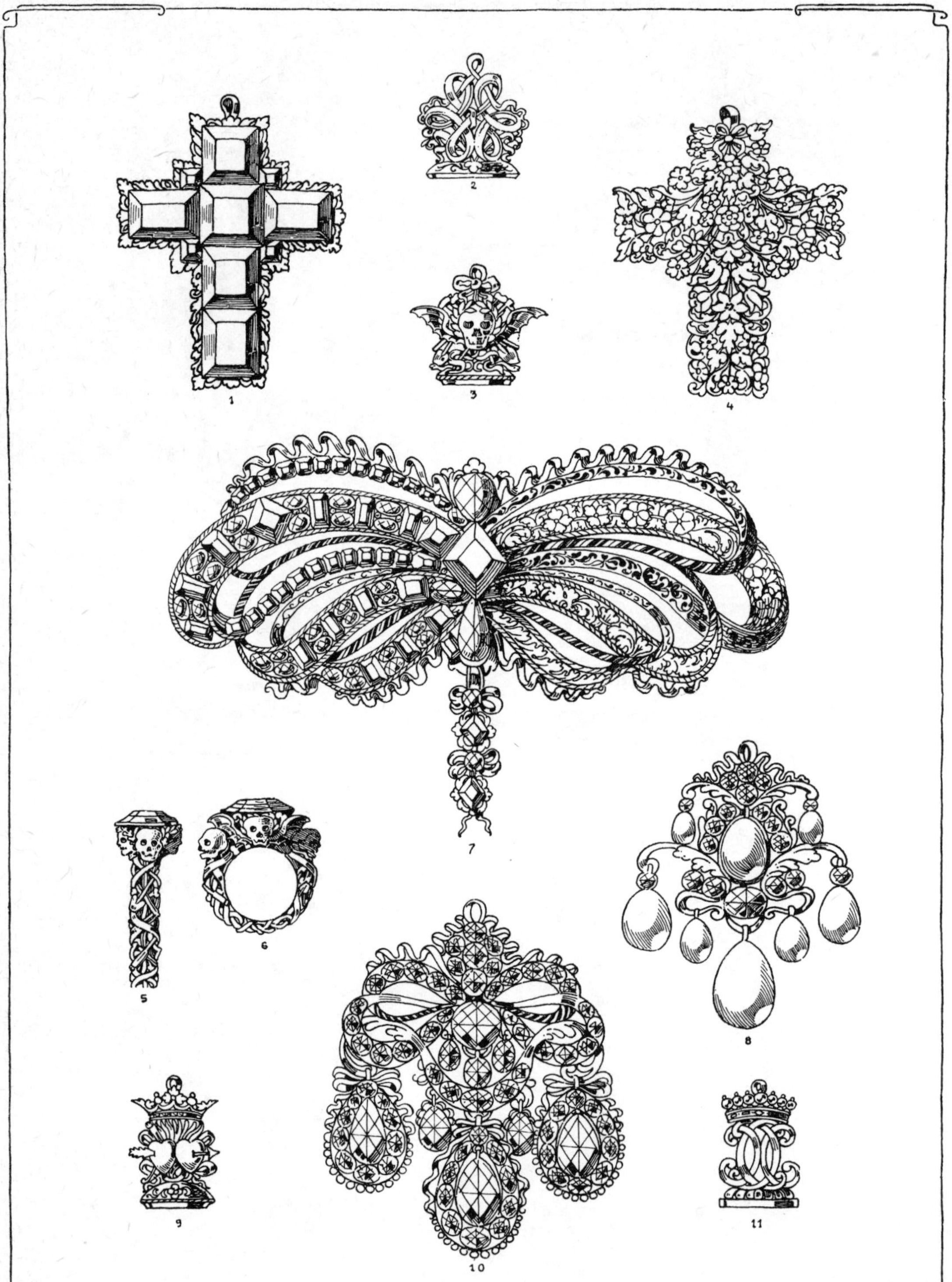

Entwürfe von Gilles L'Égaré, arbeitete in Paris um 1663. 1. u. 4. sind Vorder- und Rückenansicht. Bei 7 ist links Vorder-, rechts Rückansicht. — Nach Abdrücken im Besitz der Grossh. Kunstgewerbeschule Pforzheim.

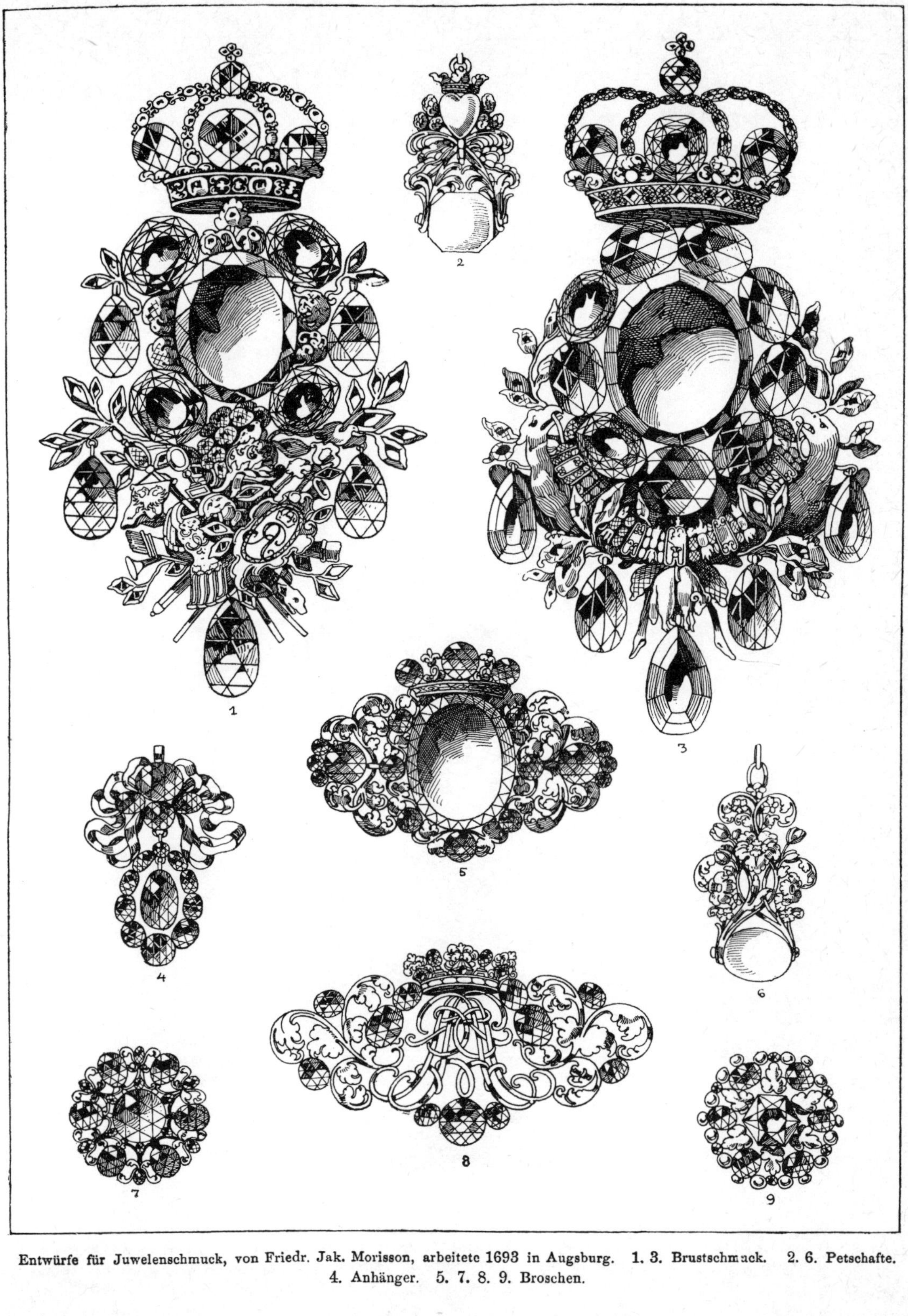

Entwürfe für Juwelenschmuck, von Friedr. Jak. Morisson, arbeitete 1693 in Augsburg. 1. 3. Brustschmuck. 2. 6. Petschafte. 4. Anhänger. 5. 7. 8. 9. Broschen.

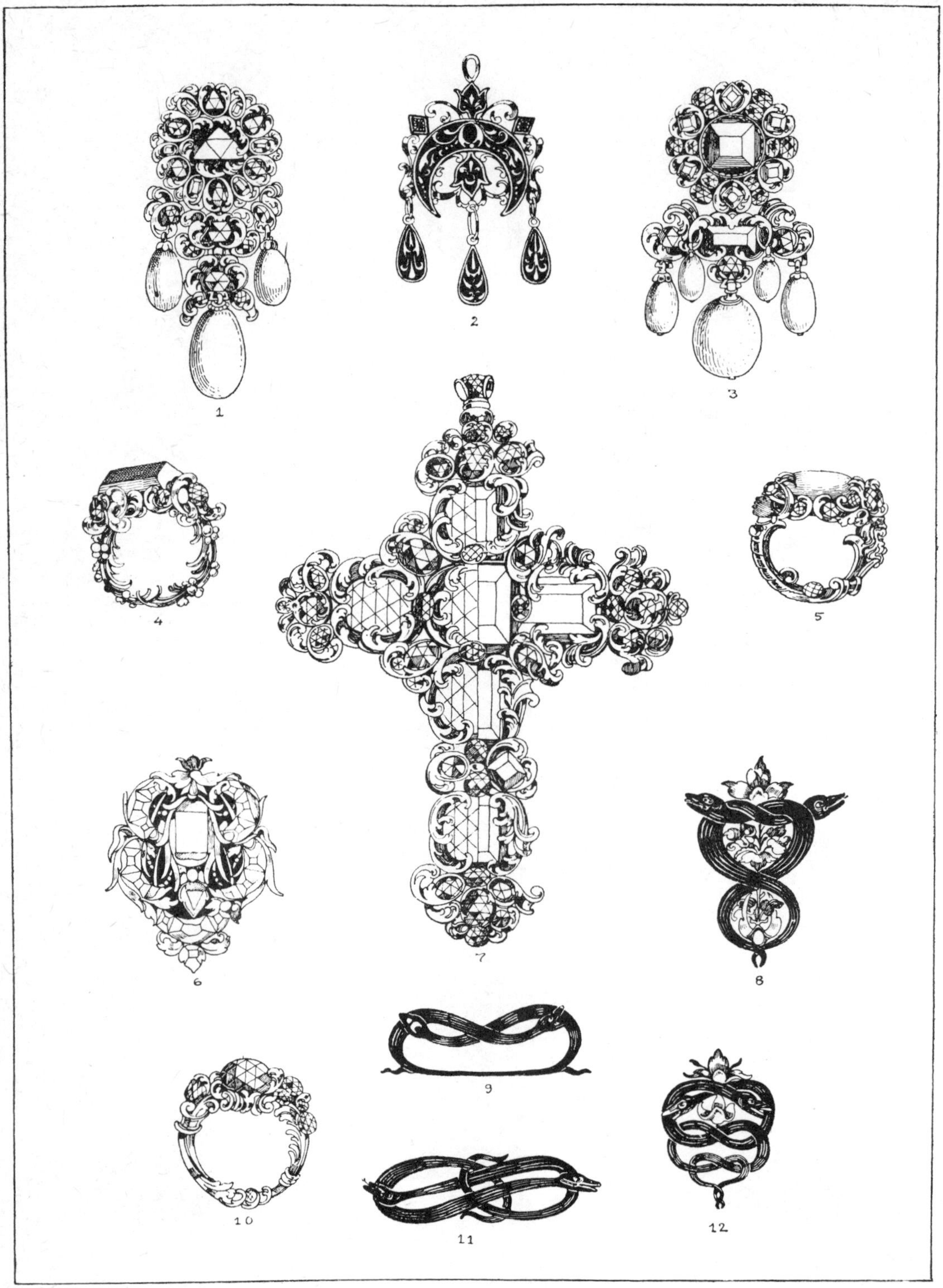

1. 3. 4. 5. 7. 10. Entwürfe von Carlo Ciampoli, italienischer Meister. 2. Entwurf von P. Nolin, französischer Meister. 6. 8. 9. 11. 12. Entwürfe von Claude Rivard, französischer Meister. Nach Stichen aus der Sammlung des Kgl. Kunstgewerbemuseums Berlin.

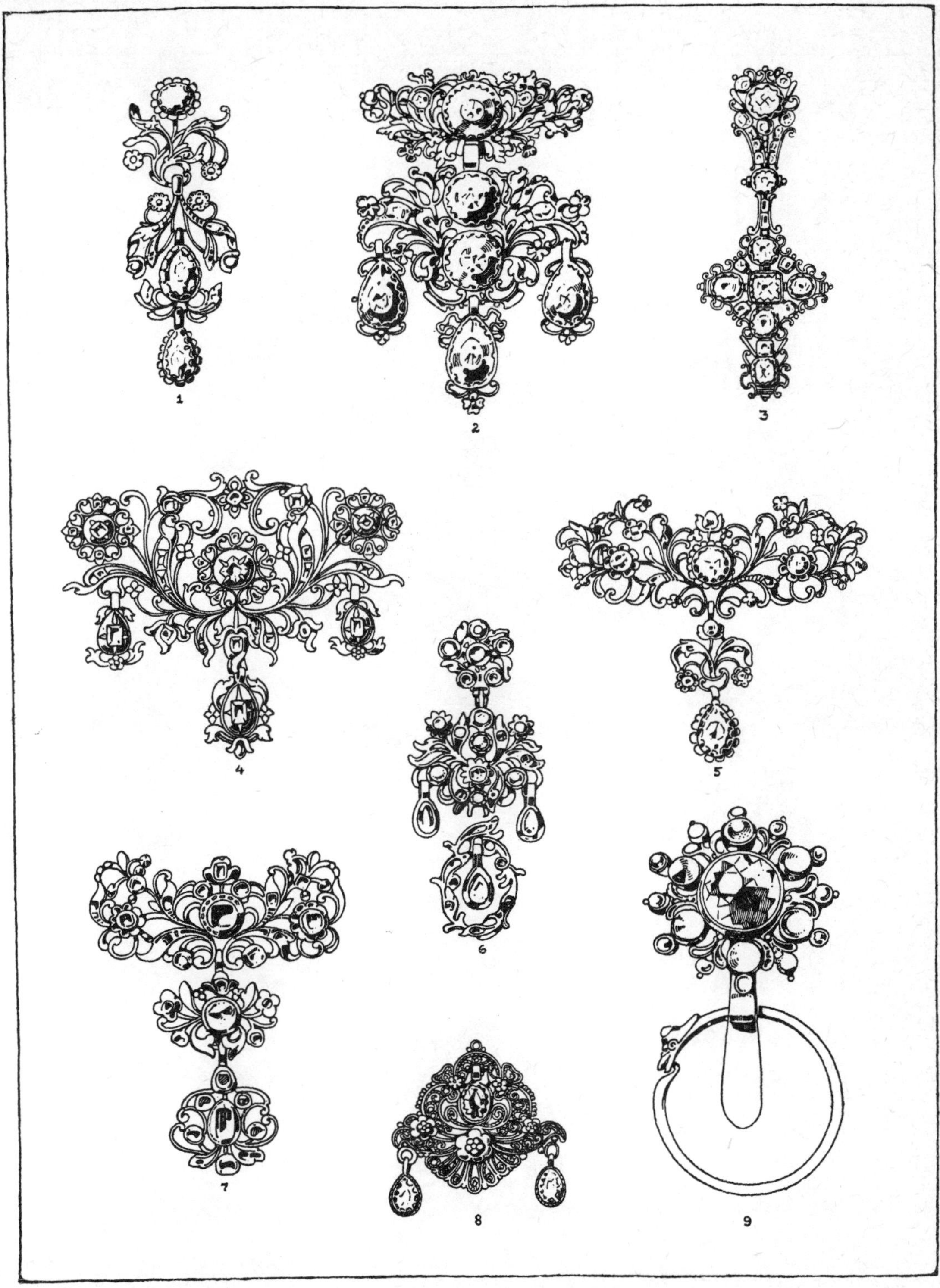

1. Ohrgehäng (5,3 cm lang); dazu gehört No. 5. Brustschmuck (4 cm breit) beide in Silber mit Diamanten.
2. 3. 4. Ebensolcher Brustschmuck. 6. Ohrgehäng (5,7 cm lang) von Silber mit Rubinen und Perlen. 7. Silberner Brustschmuck mit roten und grünen Steinen. 8. Brustschmuck von vergoldetem Silberfiligran, mit Rubinen.
9. Schlüsselring (7 cm lang) mit verschiedenen Steinen.

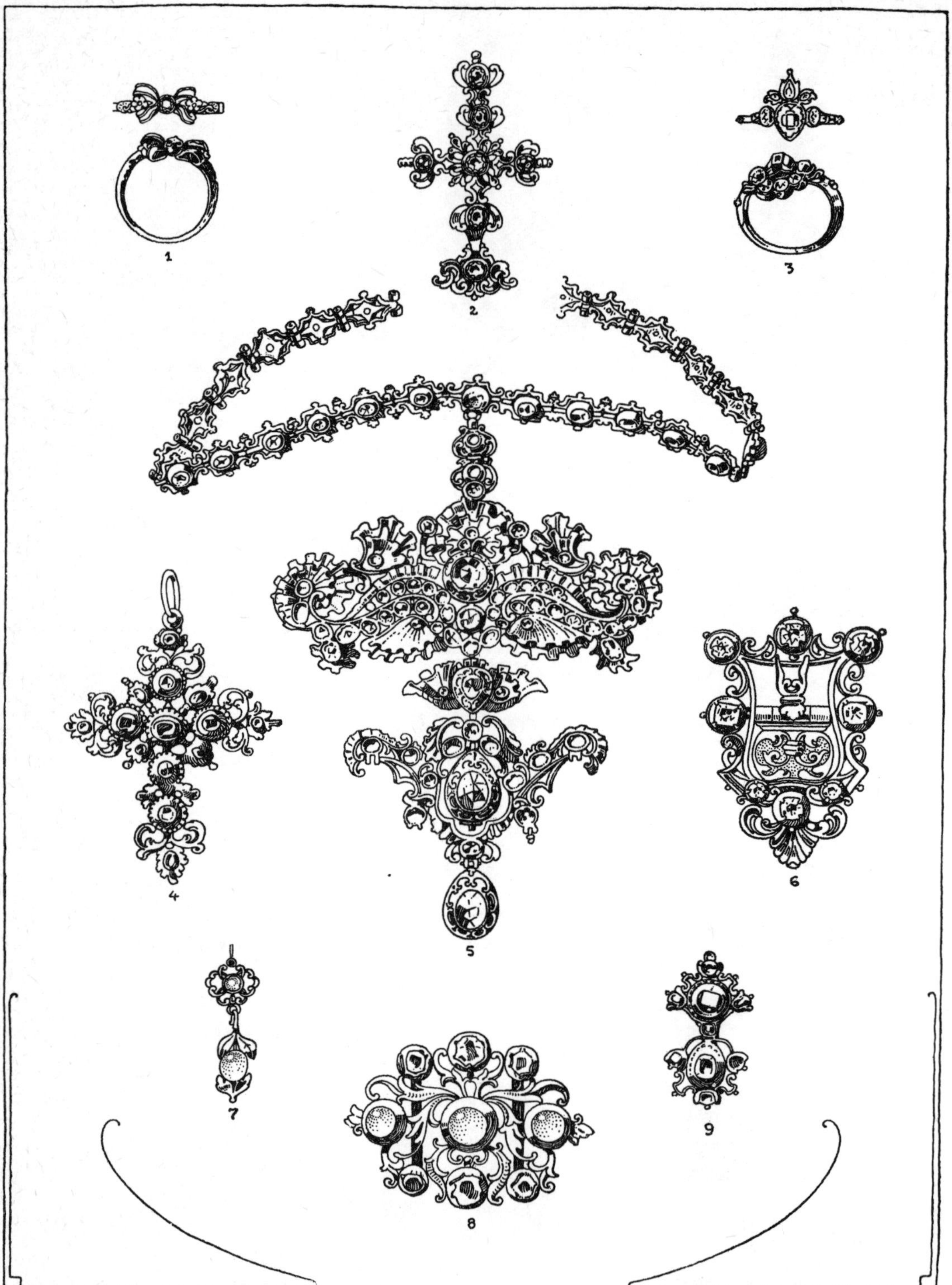

1. Blau und schwarz emaillierter Verlobungsring. 3. Desgleichen, gegossen, ziseliert und emailliert. 2. 4. Silberne Kreuze mit Steinen. 5. Kette mit Anhänger, letzterer 2,6 cm lang. Teilweise vergoldetes Silber. 6. Silbervergoldete Schnalle, 4,5 cm lang. 7. 9. Ohrgehänge von Gold und Silber, mit roten und grünen Steinen. 8. Brustschmuck.

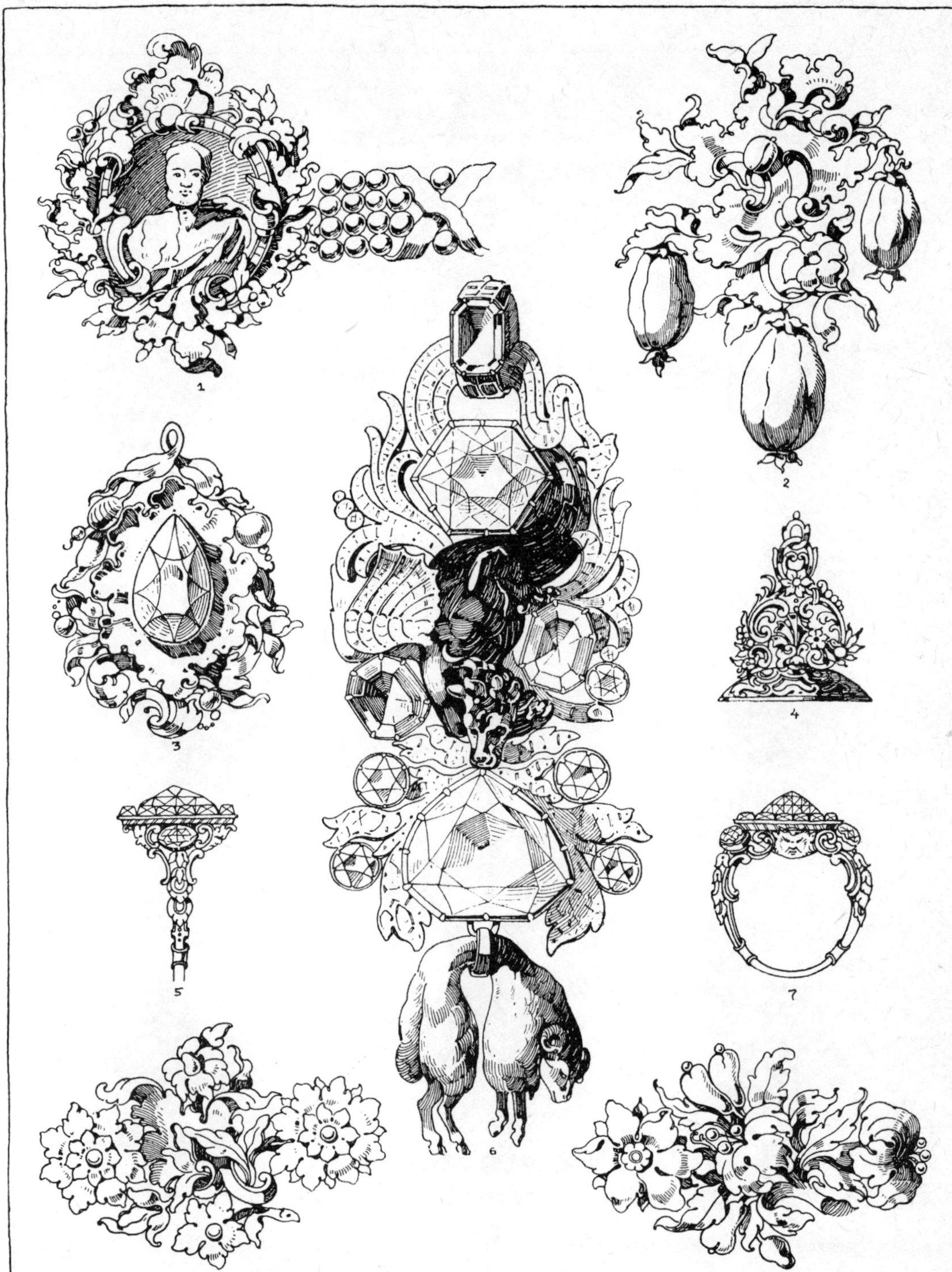

6. „Das goldne Vlies", Schmuck aus dem ehemaligen französ. Kronschatz. Gefertigt 1749 von Jacquemin, Joaillier de la couronne für Ludwig XV. Die übrigen Zeichnungen sind einem italienischen Werke: Racolta di Disegni d'Ornati 1757 entnommen.

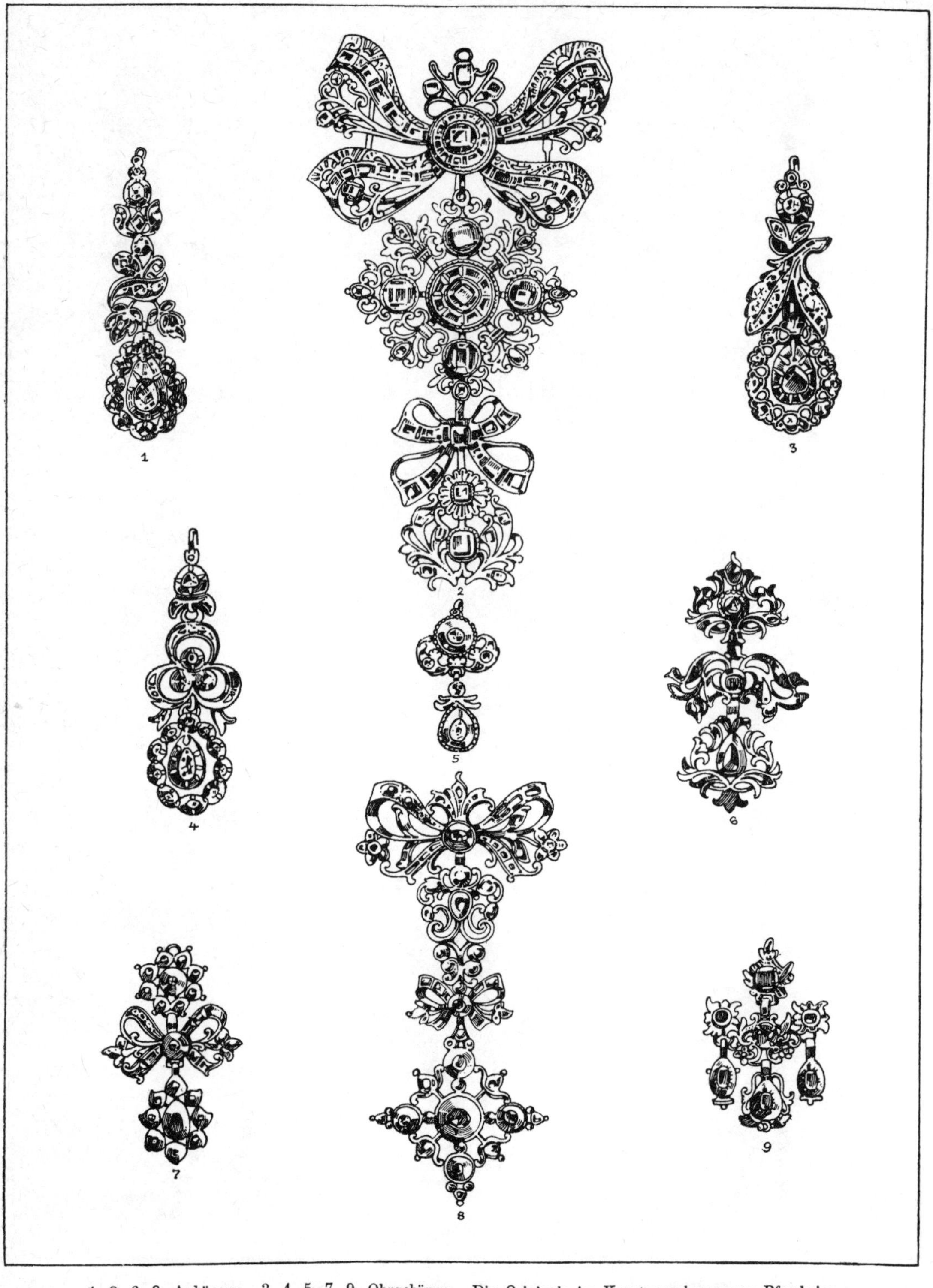

1. 2. 6. 8. Anhänger. 3. 4. 5. 7. 9. Ohrgehänge. Die Originale im Kunstgewerbemuseum Pforzheim.

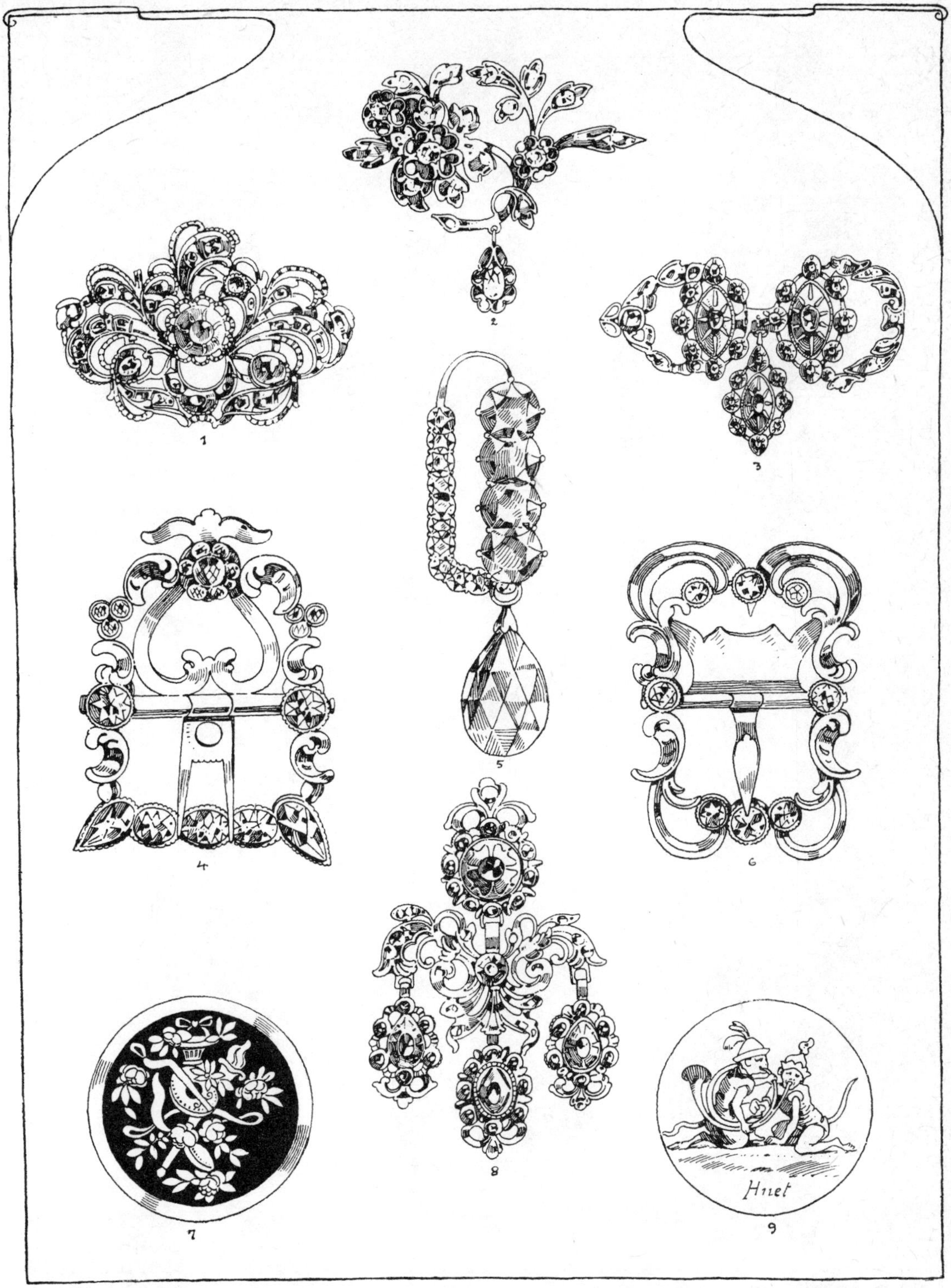

1. 2. 3. 8. Broschen und Anhänger aus dem Kunstgewerbemuseum Pforzheim. 4. 6. Schuhschnallen. 5. Ohrgehänge der Königin Marie Antoinette. 7. 9. Schmuckknöpfe.

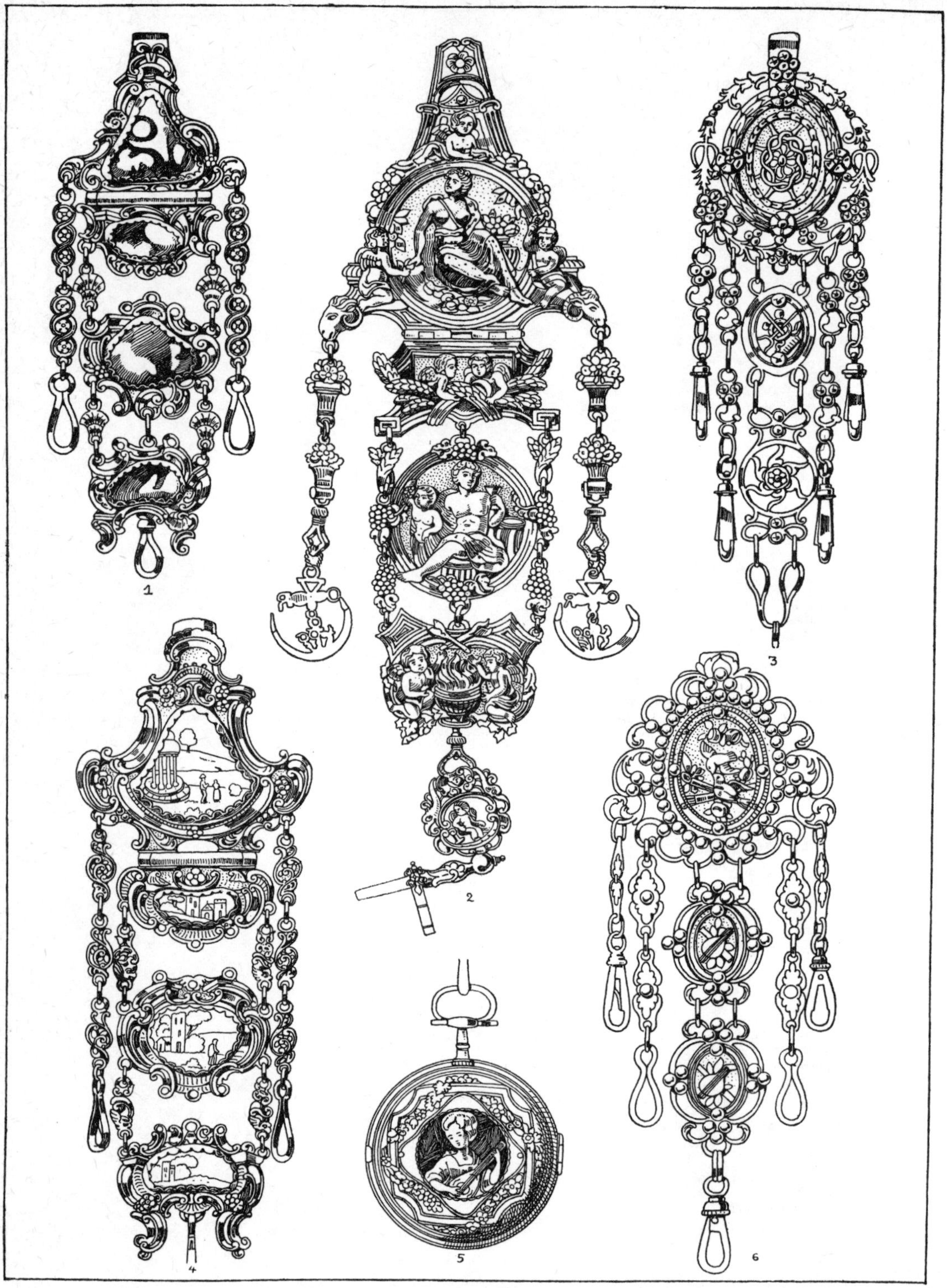

1. 4. 5. Rokokoketten und -Uhr. 2. 3. 6. Ketten aus der Zeit Ludwig XVI.

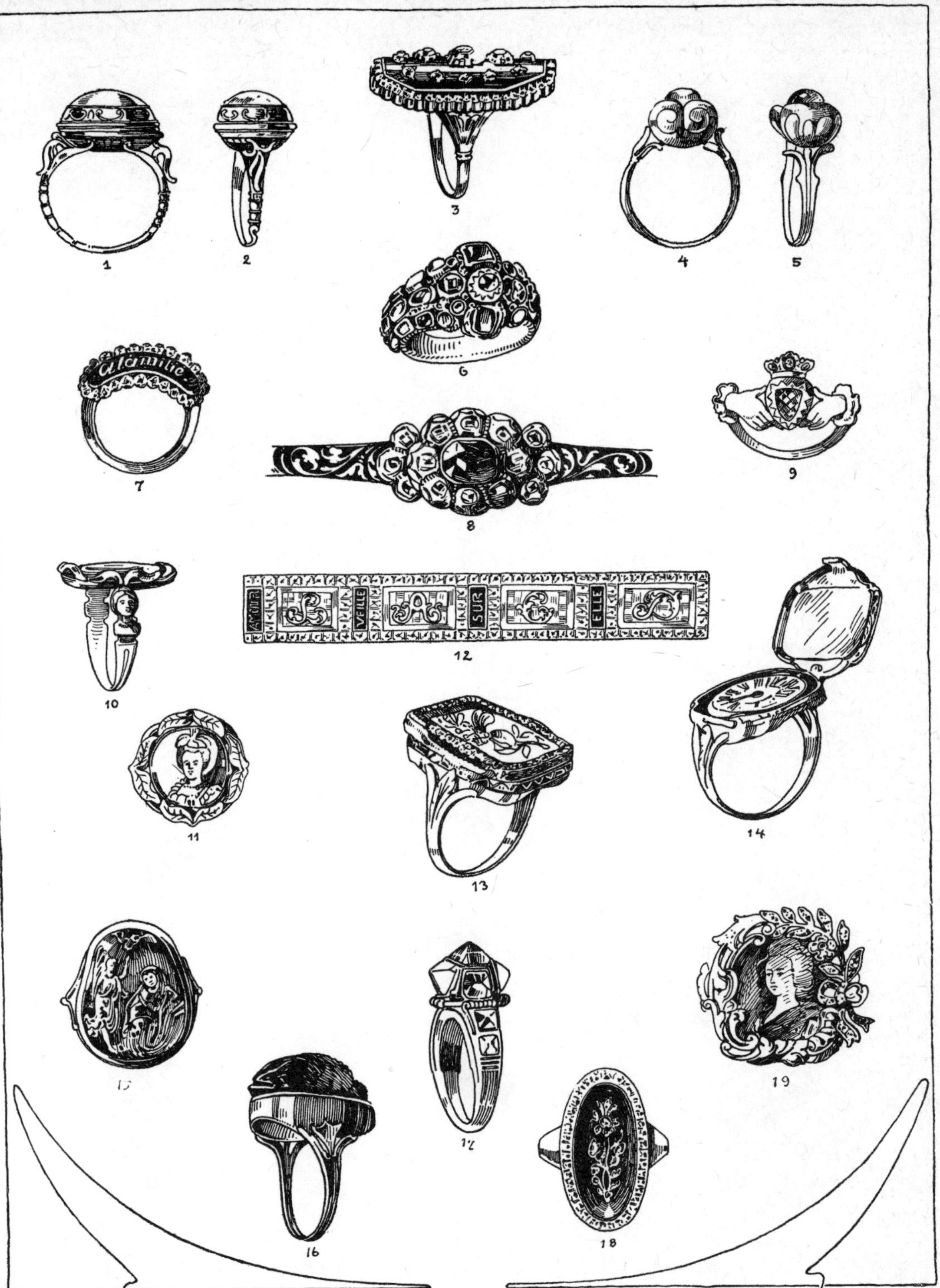

1. 2. Vorder- und Seitenansicht. Oberteil der Fassung Silber, Unterteil der Schiene Rotgold. 3. „Marquisenring" (Louis XVI). Gewölbter blauer Glasfluss auf guillochiertem Grund. 4. 5. Rokokoring mit Türkis. 6. Anfang d. Jahrh. Mit verschiedenen Steinen, Perlen und Korallen besetzt. Samml. Tarnoczy. 7. Freundschaftsring mit Inschrift auf blauem Glas in kleinen Rosen. 8. Bischofsring, Ende des Jahrh. teilweis schwarz emailliert. Samml. Tarnoczy. 9. Ehering von 1706. Hände emailliert. South Kensington M. 10. 11. Ring Louis XV. mit dem Porträt der Pompadour unter Krystall Samml. Tarnoczy. 12. Devisenring. Die vier Buchstaben werden gelesen: „Elle a cédé." 13. 14. Ende des Jahrh., mit eingesetzer Uhr. Samml. Tarnoczy. 15. 16. Ende des Jahrh. Auf dem Stein die Darstellung der Verkündigung. Ebenda. 17. Mit geschliffenem Krystall und Hyazinthen gefasst. Ebenda. 18. Marquisenring. 19. Als Aufsatz ein Pastellporträt unter Krystall. Samml. Tarnoczy.

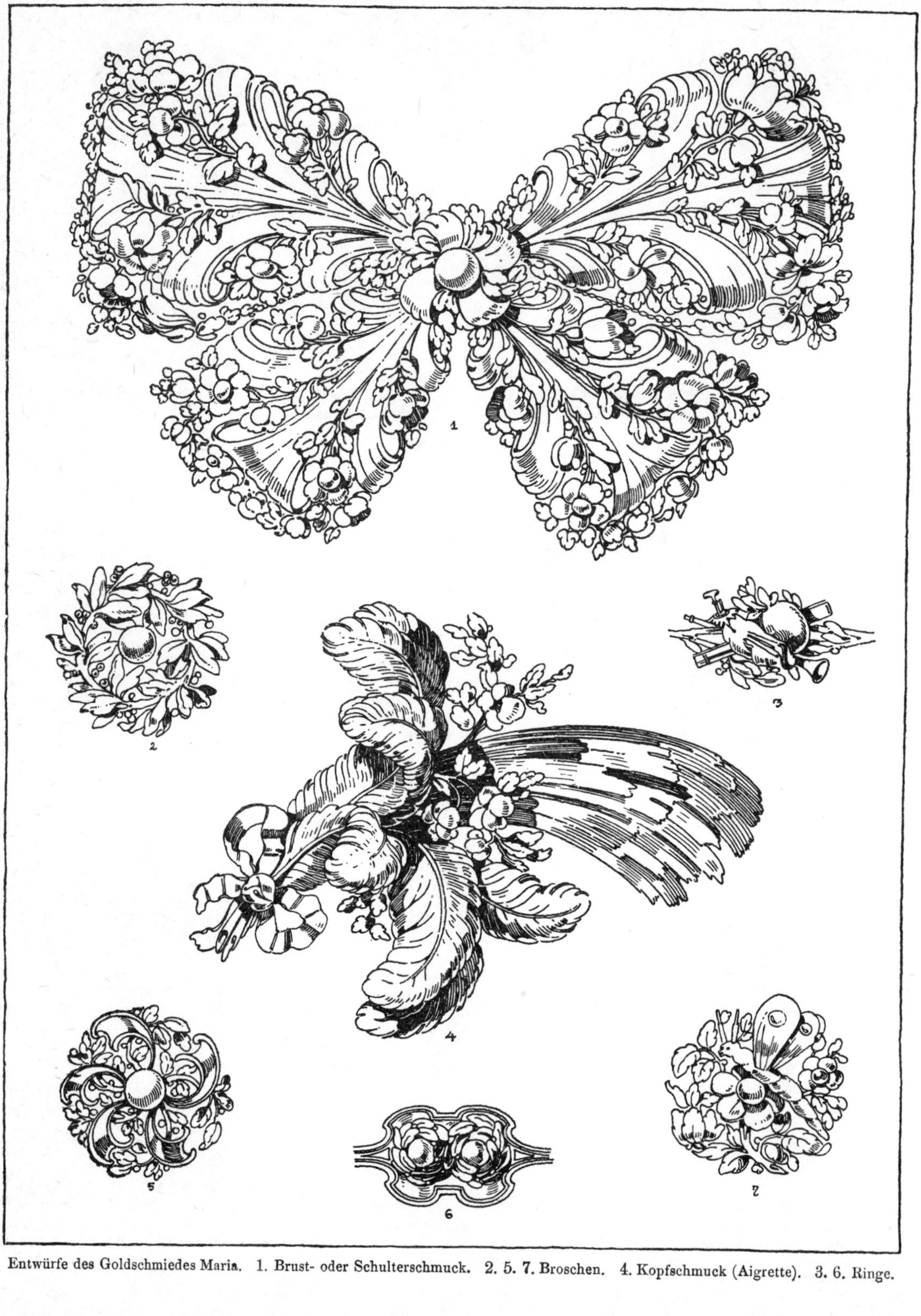

Entwürfe des Goldschmiedes Maria. 1. Brust- oder Schulterschmuck. 2. 5. 7. Broschen. 4. Kopfschmuck (Aigrette). 3. 6. Ringe.

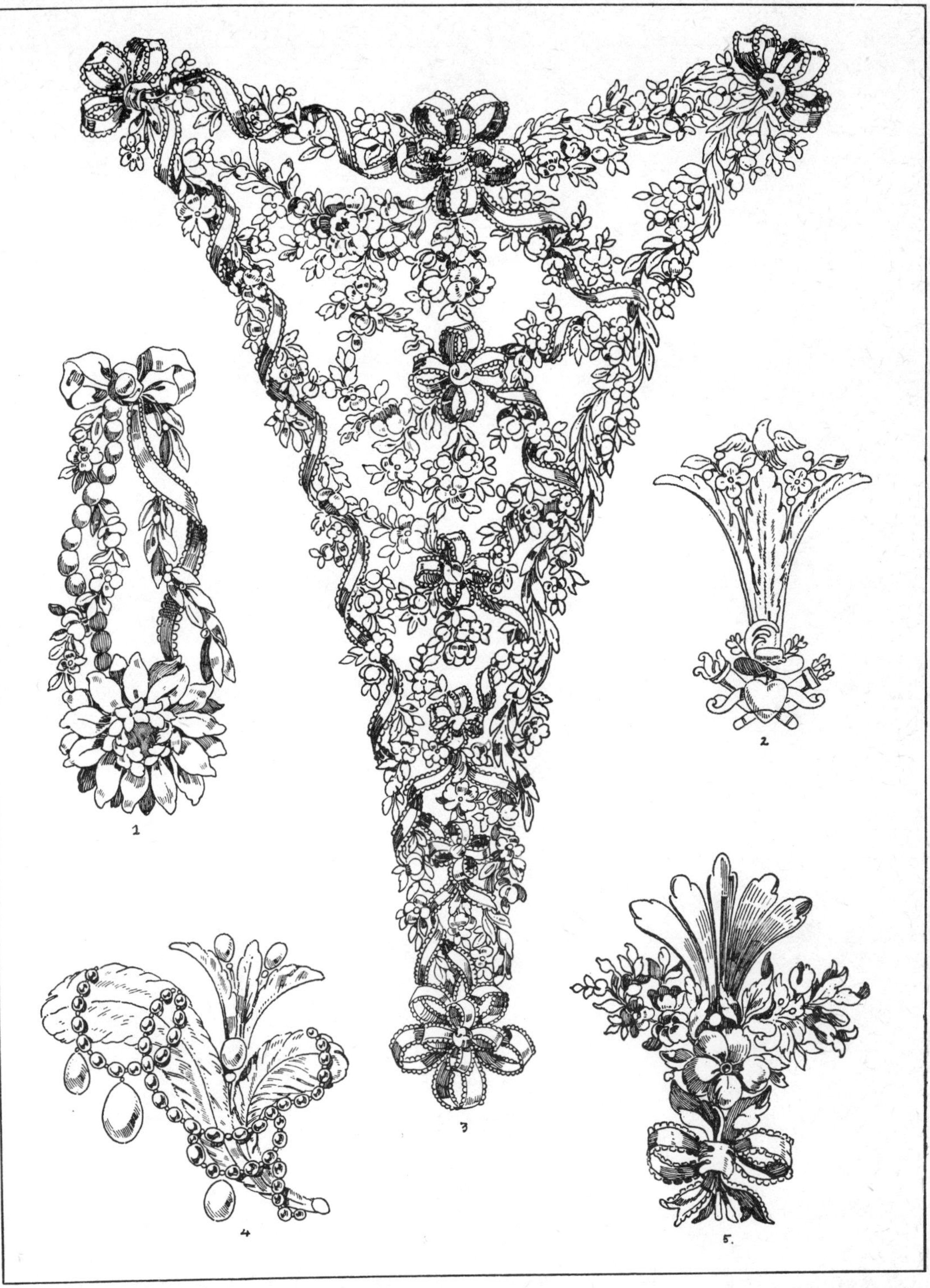

1. 3. 5. Entwürfe von van der Cruyzen. (3. Grosser Brusteinsatz.) 2. 4. Entwürfe zu Aigretten von Pouget fils.

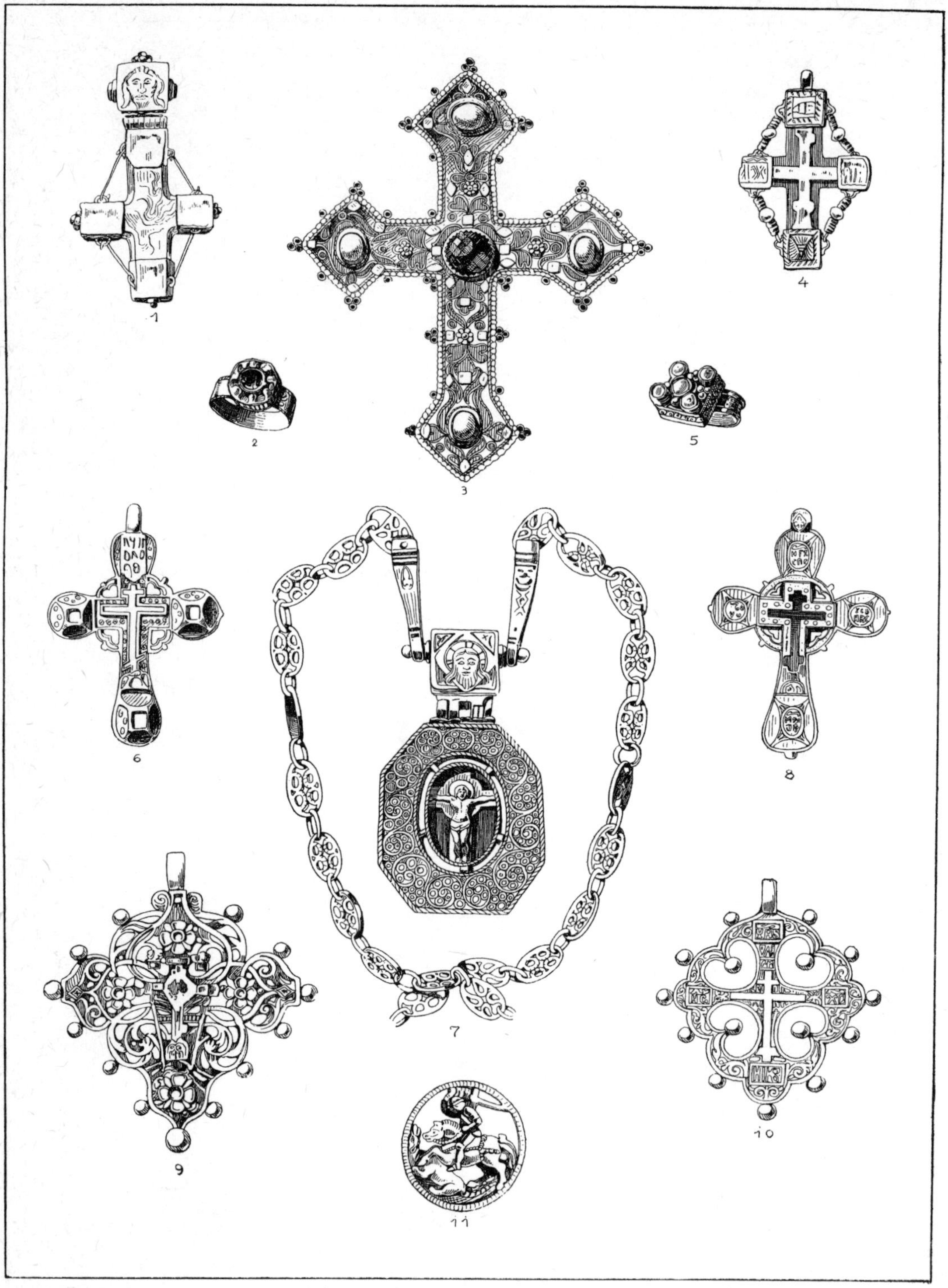

1. Brustkreuz aus geadertem Marmor, in vergoldetes Silber gefasst. 16. Jahrh. 2. 5. Ringe des 16. od. 17. Jahrh. 3. Brustkreuz, silbervergoldet, mit grünem Zellenemail, 4 Türkisen, 1 Granatstein. 17. Jahrh. 4. Brustkreuz aus rotem Marmor, in Silber gefasst. 16. Jahrh. 6. Brustkreuz mit Zellenemail. 17. Jahrh. 7. Halskette mit Anhänger. 14.—15. Jahrh. 8. 9. 10. Silberne, teilweise emaillierte Brustkreuze. 16.—17. Jahrh. 11. Medaillon, St. Georg mit dem Drachen. 18. Jahrh. Originale im South Kensington-Museum.

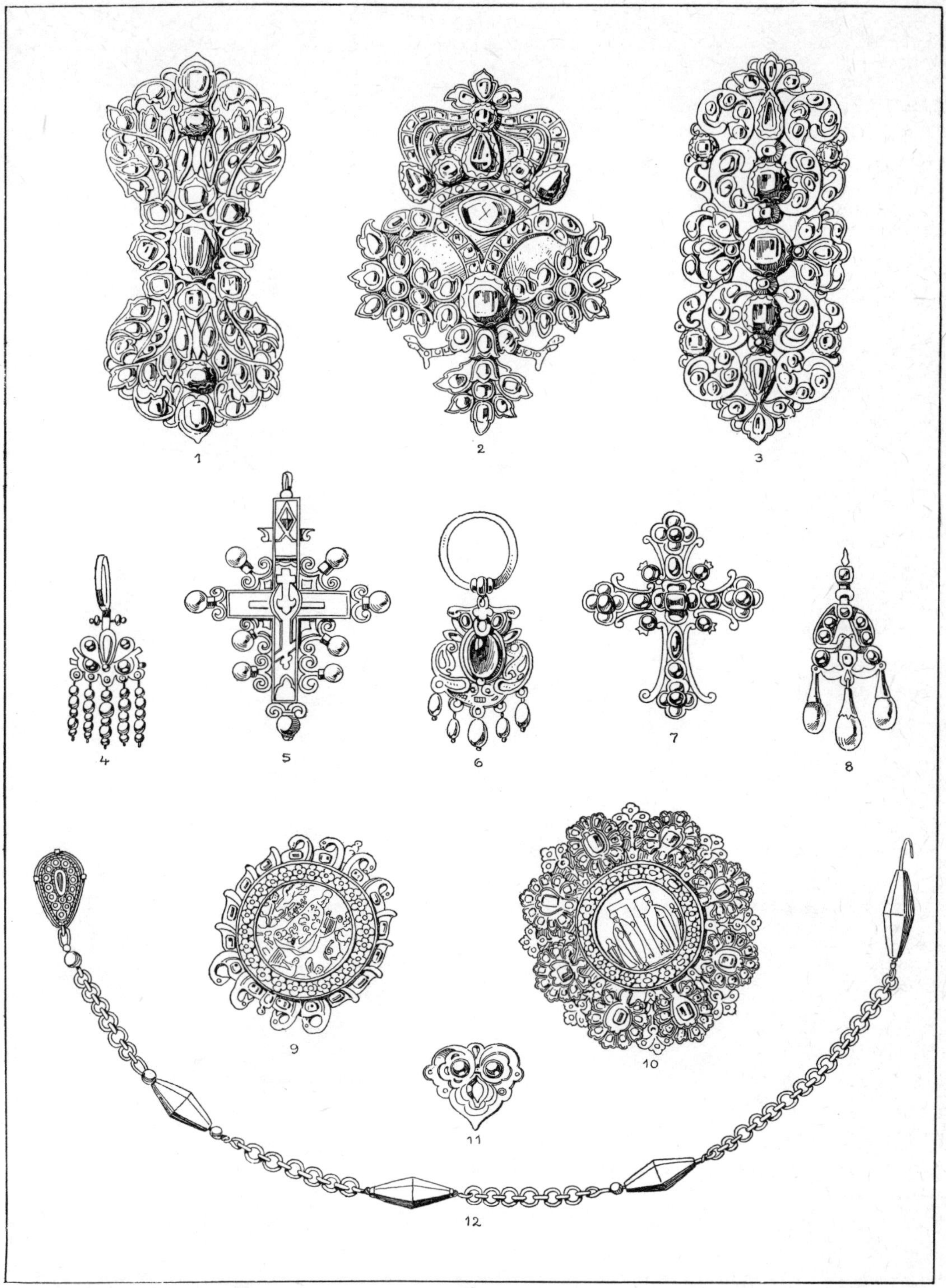

1. 2. 3. Hutschmuck in Diamanten. 4. 5. 6. 7. 8. 11. Schmuckstücke aus dem 15.—17. Jahrh. 9. 10. Emaillierter Besatzschmuck, russisch-byzantinische Arbeit. 12. Altrussische Halskette in Gold.

Alter Schmuck aus Russland. Tafel 104.

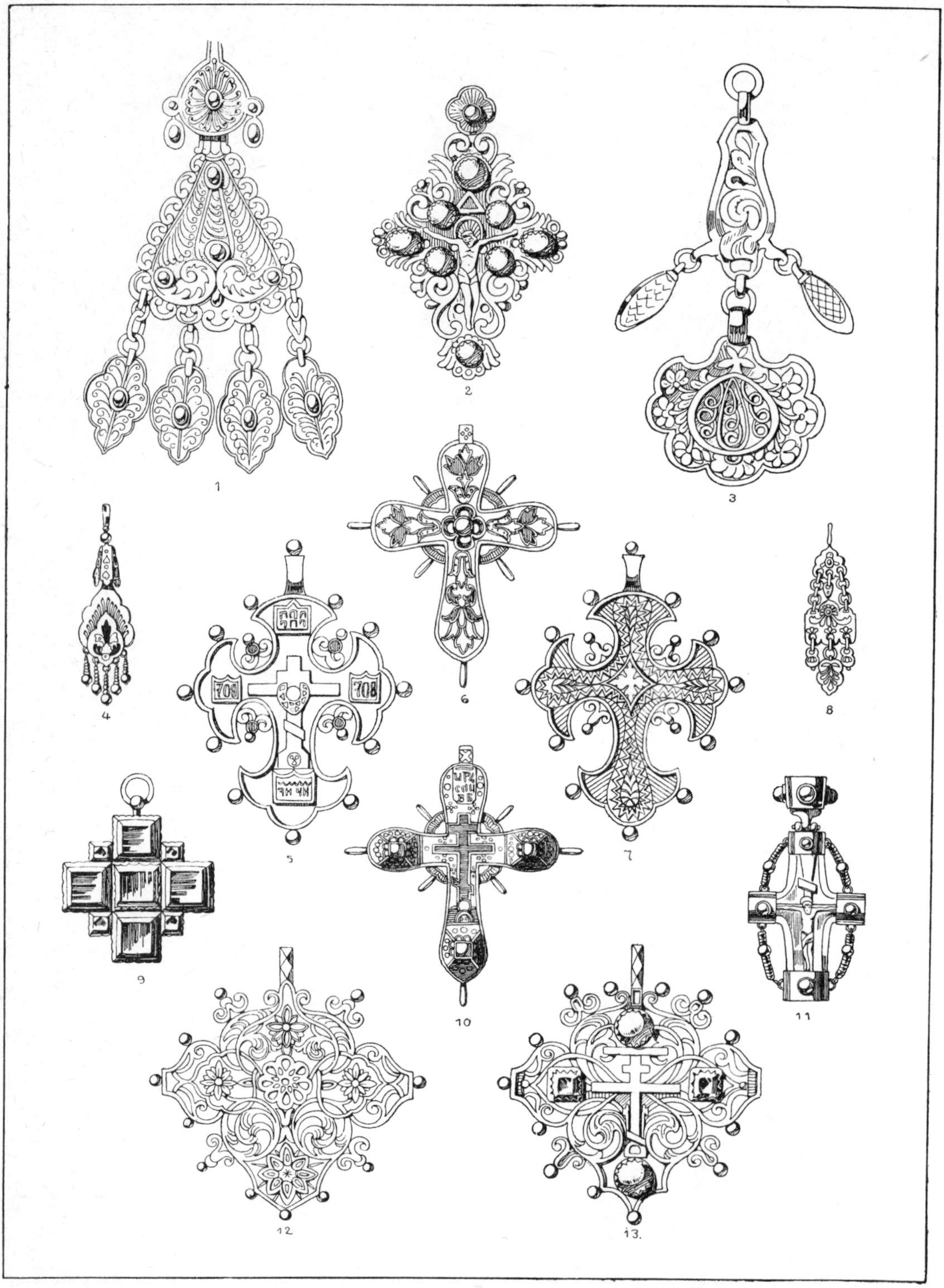

1. Gehänge. 15.—17. Jahrh. 2. 5. 6. 7. 9. 10. 11. 12. 13. Kreuze in Gold, Silber und Kupfer. 16. Jahrh. (5. 6. 7. 10. 12. 13. jeweils Vorder- und Rückseite). 3. Silbernes Ohrgehäng, Tatarisch-Russisch. 17. Jahrh. South Kensington-Museum. 4. 8. Ohrgehänge.

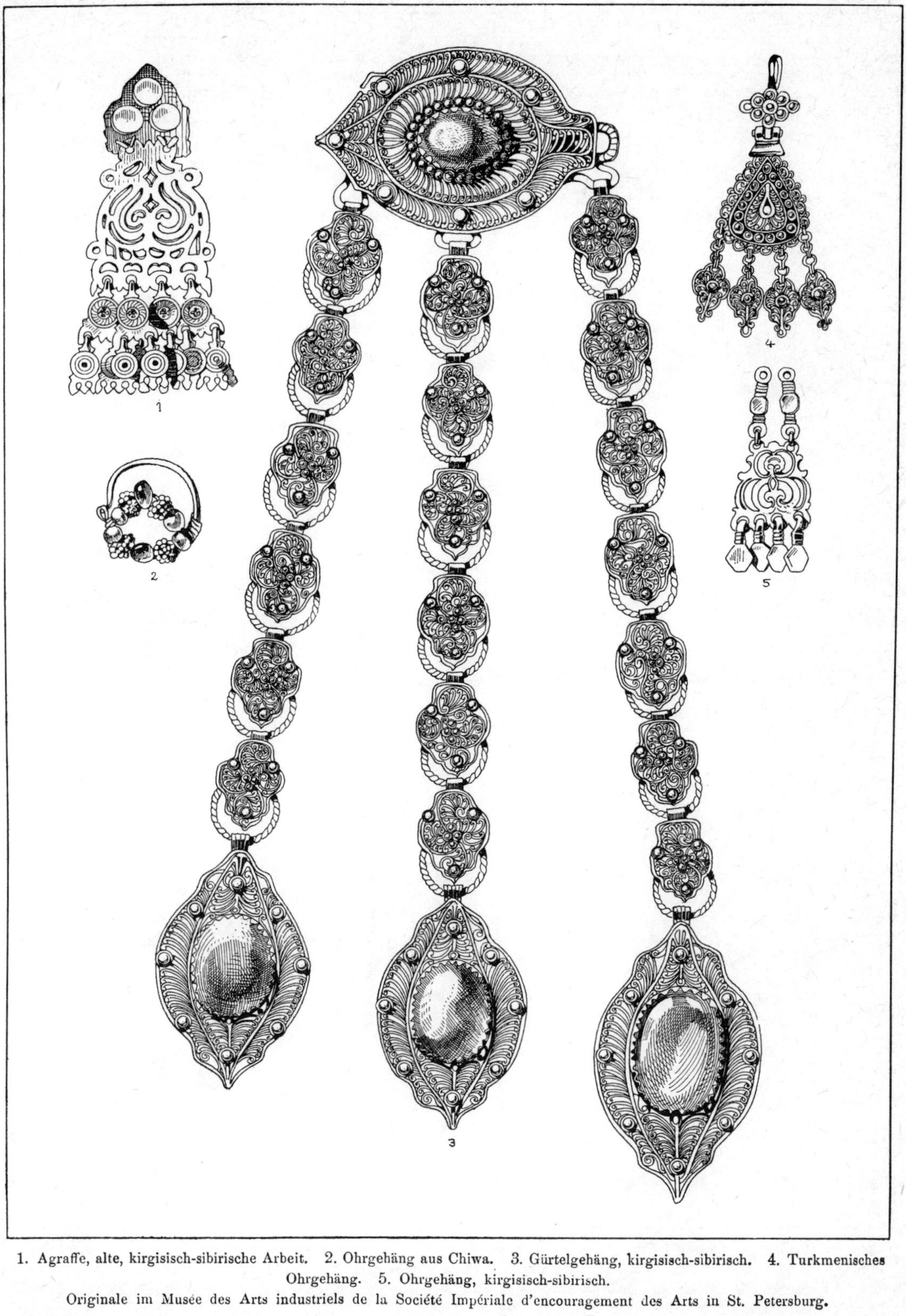

1. Agraffe, alte, kirgisisch-sibirische Arbeit. 2. Ohrgehäng aus Chiwa. 3. Gürtelgehäng, kirgisisch-sibirisch. 4. Turkmenisches Ohrgehäng. 5. Ohrgehäng, kirgisisch-sibirisch.

Originale im Musée des Arts industriels de la Société Impériale d'encouragement des Arts in St. Petersburg.

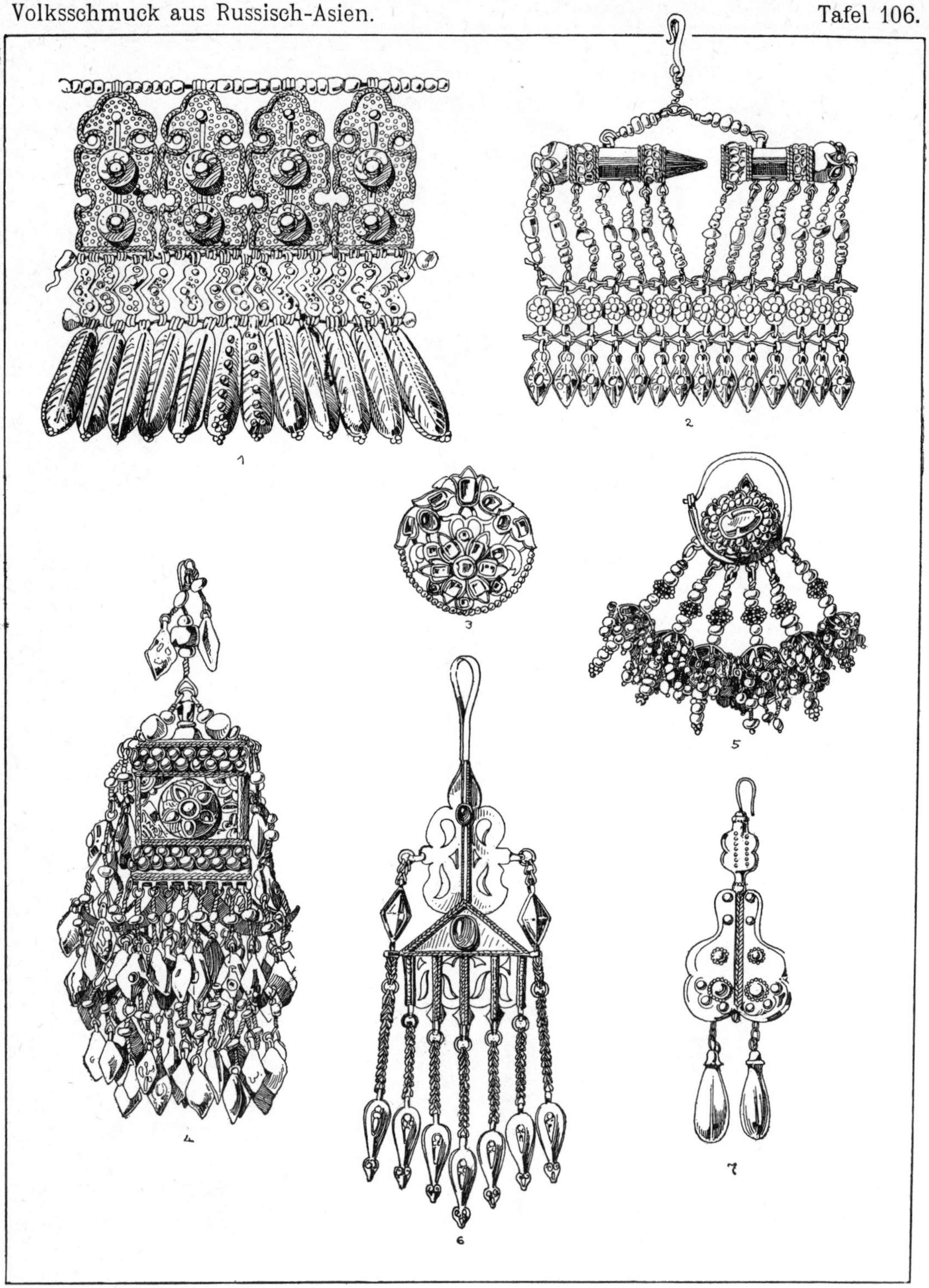

1. Alte, kirgisisch-sibirische Agraffe. **2. 4.** Amulett aus Chiwa. **3.** Schmuckstücke aus Buchara. **5. 6. 7.** Gehänge aus Chiwa, kirgisisch-Sibirien.
Originale im Musée des Arts industriels de la Société Impériale d'encouragement des Arts in St. Petersburg.

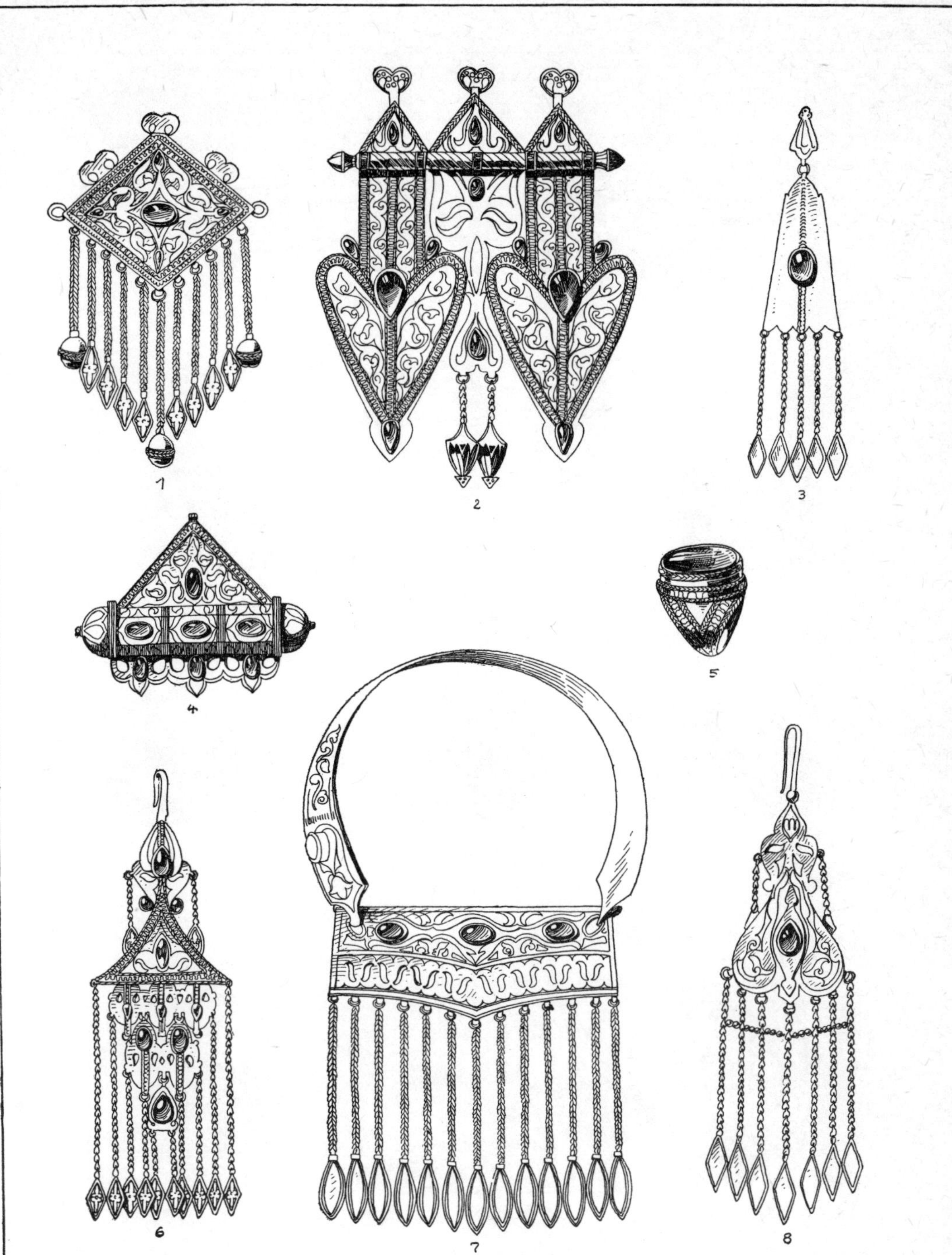

1. 2. Brustschmuck. 3. Shawlnadel. 4. Reliquienbehälter. 5. Ring. 7. Zierkrone. 6. 8. Ohrschmuck.

Mongolischer Schmuck (Mittelasien). Tafel 108.

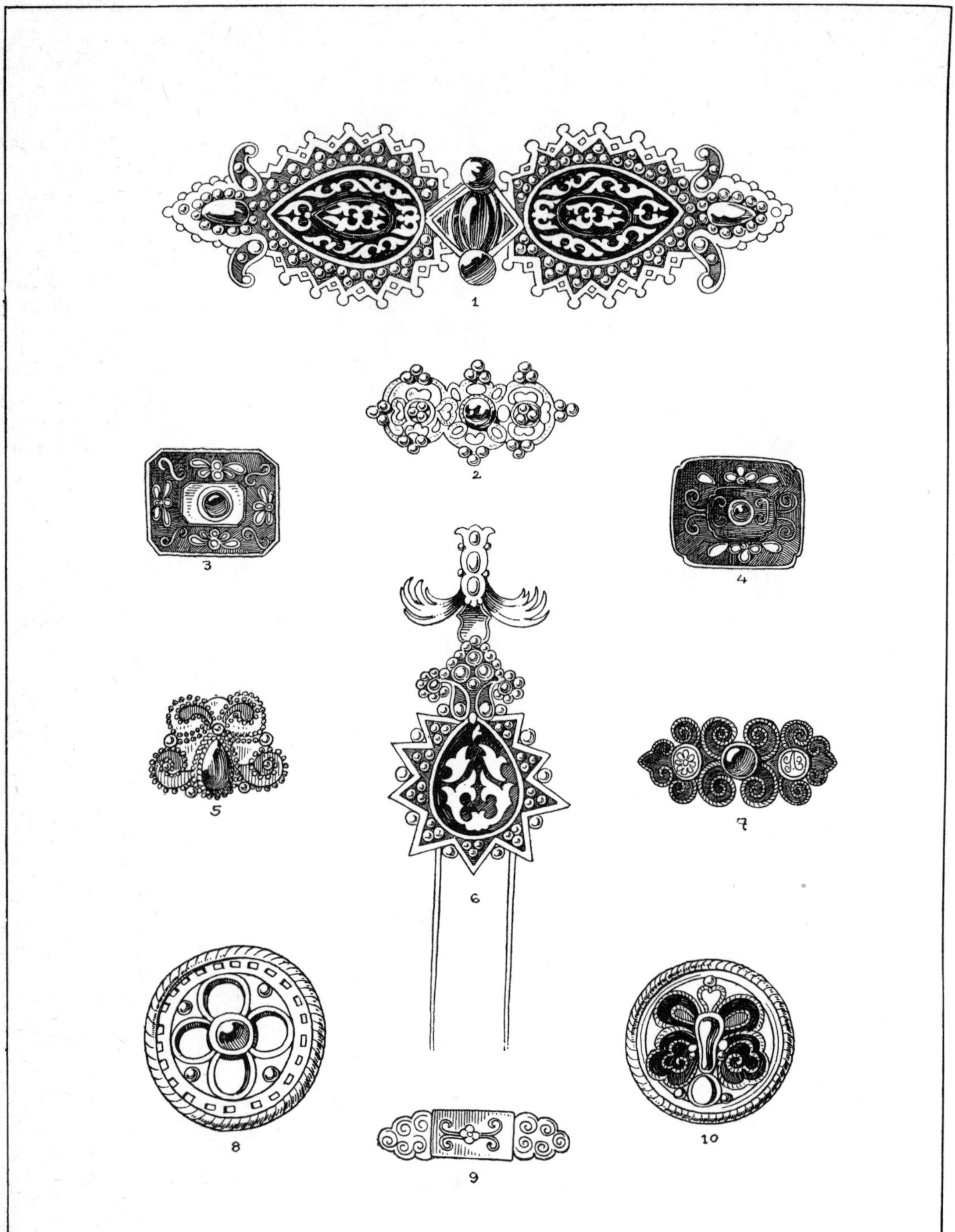

1. 2. 9. Spangen in Silber. 6. Haarnadel in Gold. 3. 4. 5. 7. 8. 10. Schmuckplättchen in Silber. Mit Ausnahme von 8 sind alle Stücke mehrfarbig emailliert.

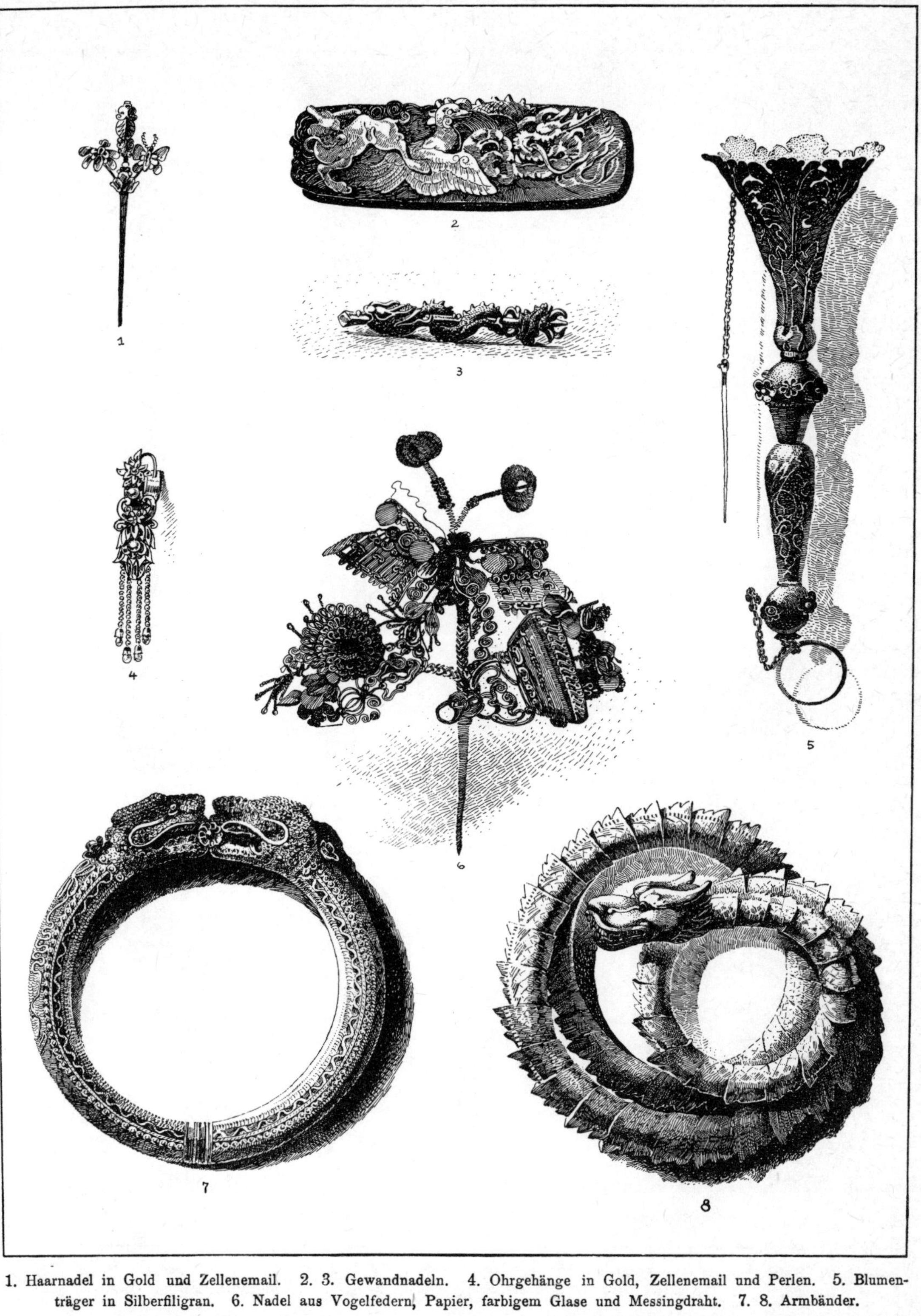

1. Haarnadel in Gold und Zellenemail. 2. 3. Gewandnadeln. 4. Ohrgehänge in Gold, Zellenemail und Perlen. 5. Blumenträger in Silberfiligran. 6. Nadel aus Vogelfedern, Papier, farbigem Glase und Messingdraht. 7. 8. Armbänder.

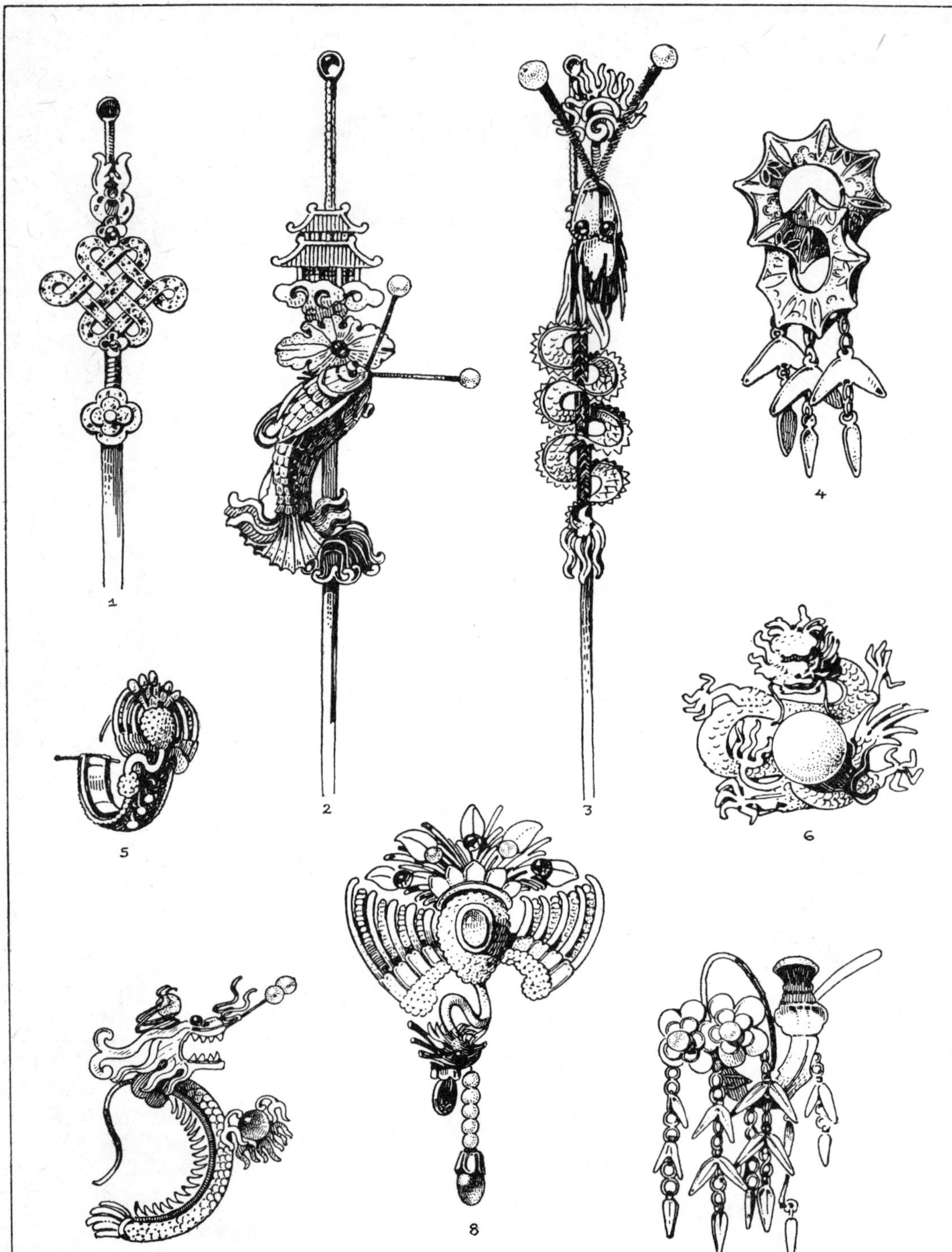

1. Silberner Haarstecker, teilweise vergoldet, grün und blau emailliert. 2. 3. Haarstecker mit Einlagen von blauen Vogelfedern. 4. 5. 7. 9. Ohrgehänge. 6. 8. Broschen. Originale im Königl. Kunstgewerbemuseum, Berlin.

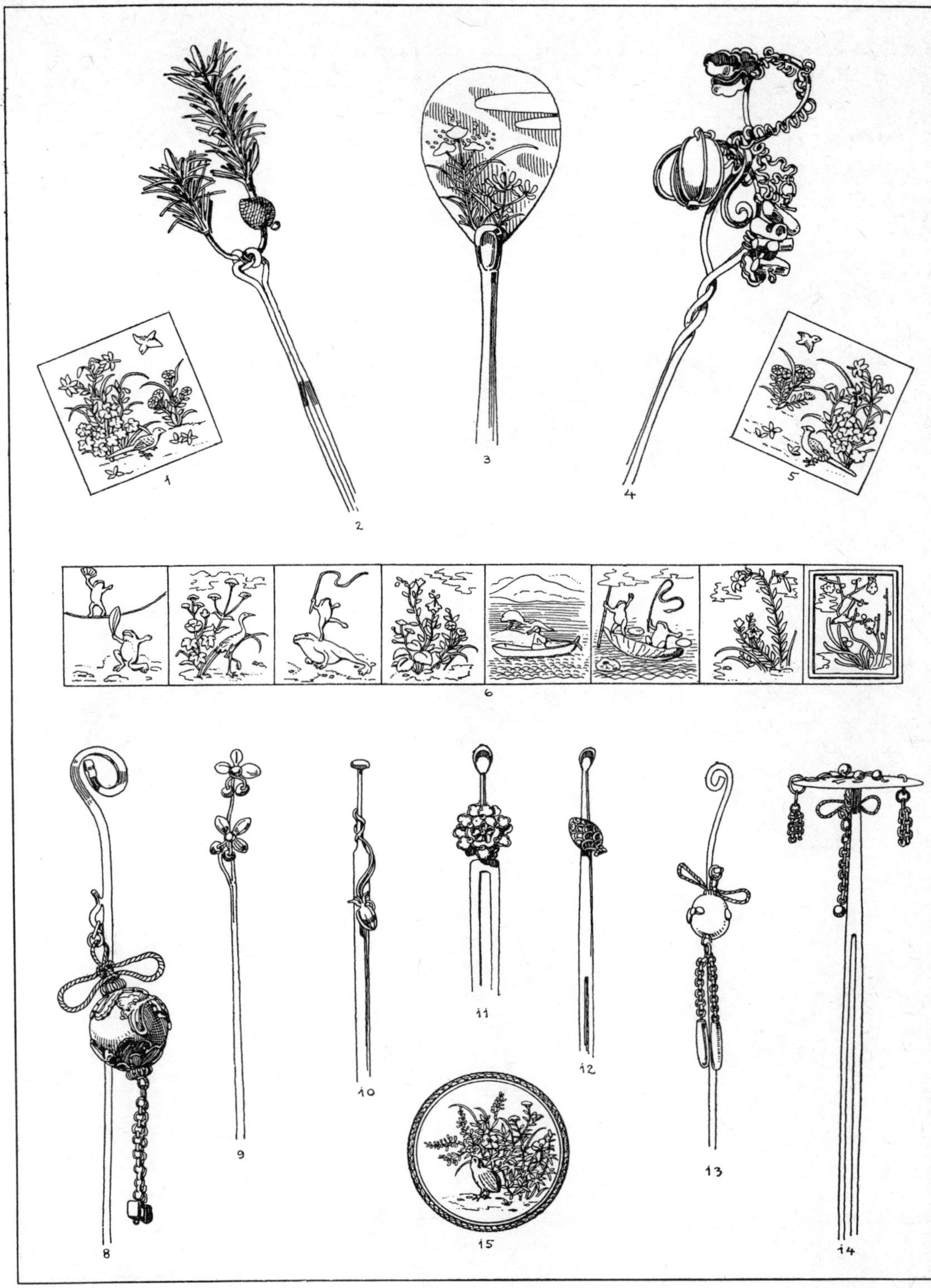

1. 5. 15. Manschettenknöpfe. 6. Gliederarmband. 2—4. 8—14. Haarnadeln. Von 1. 5. 6. 15. sind die Originale im Kunstgewerbemuseum Pforzheim.

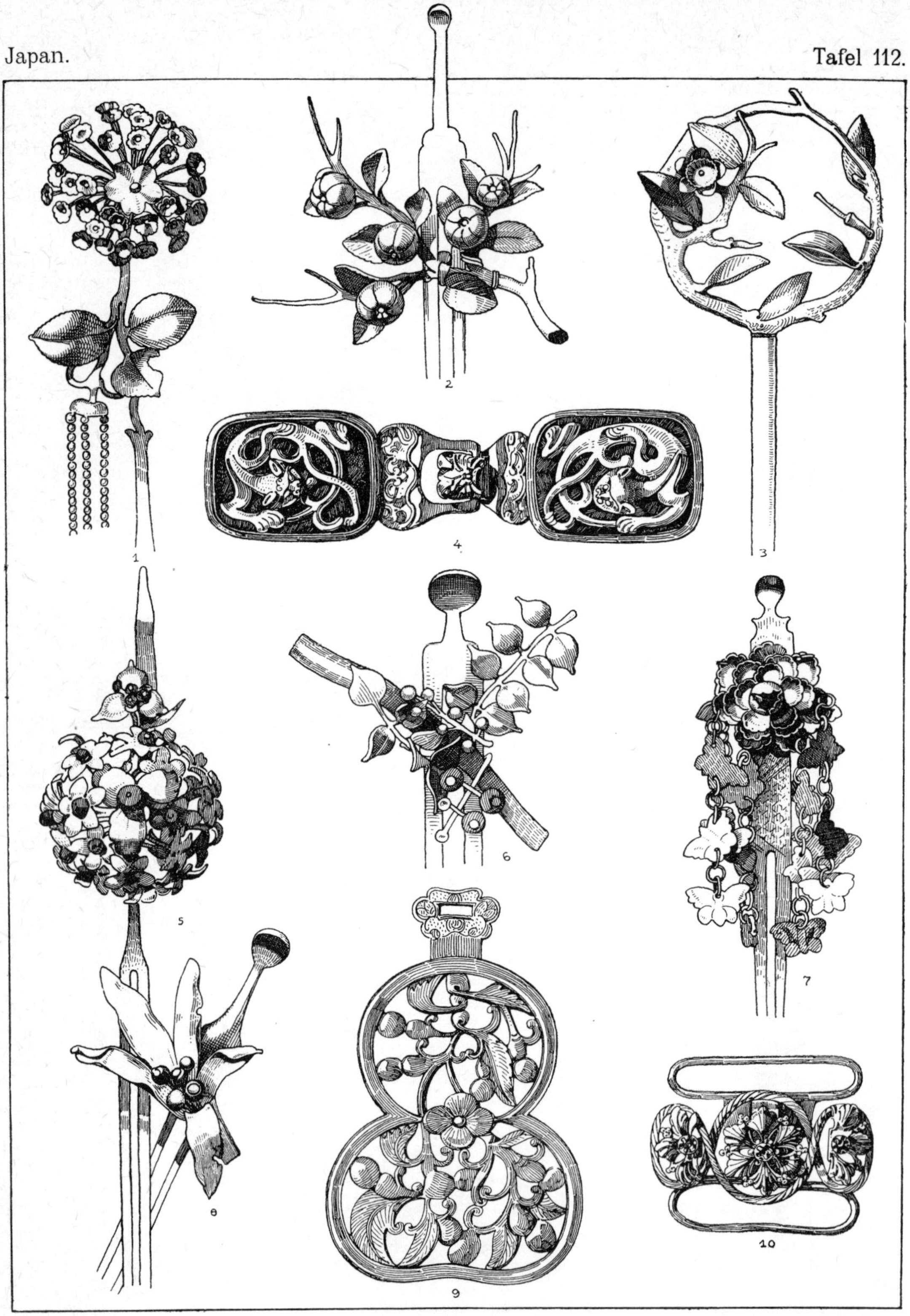

1. 2. 3. 5. 6. 7. 8. Haarnadeln; Originale im Königl. Kunstgewerbemuseum Berlin. 4. 9. 10. Schliessen, Originale z. Z. im Kunsthandel.

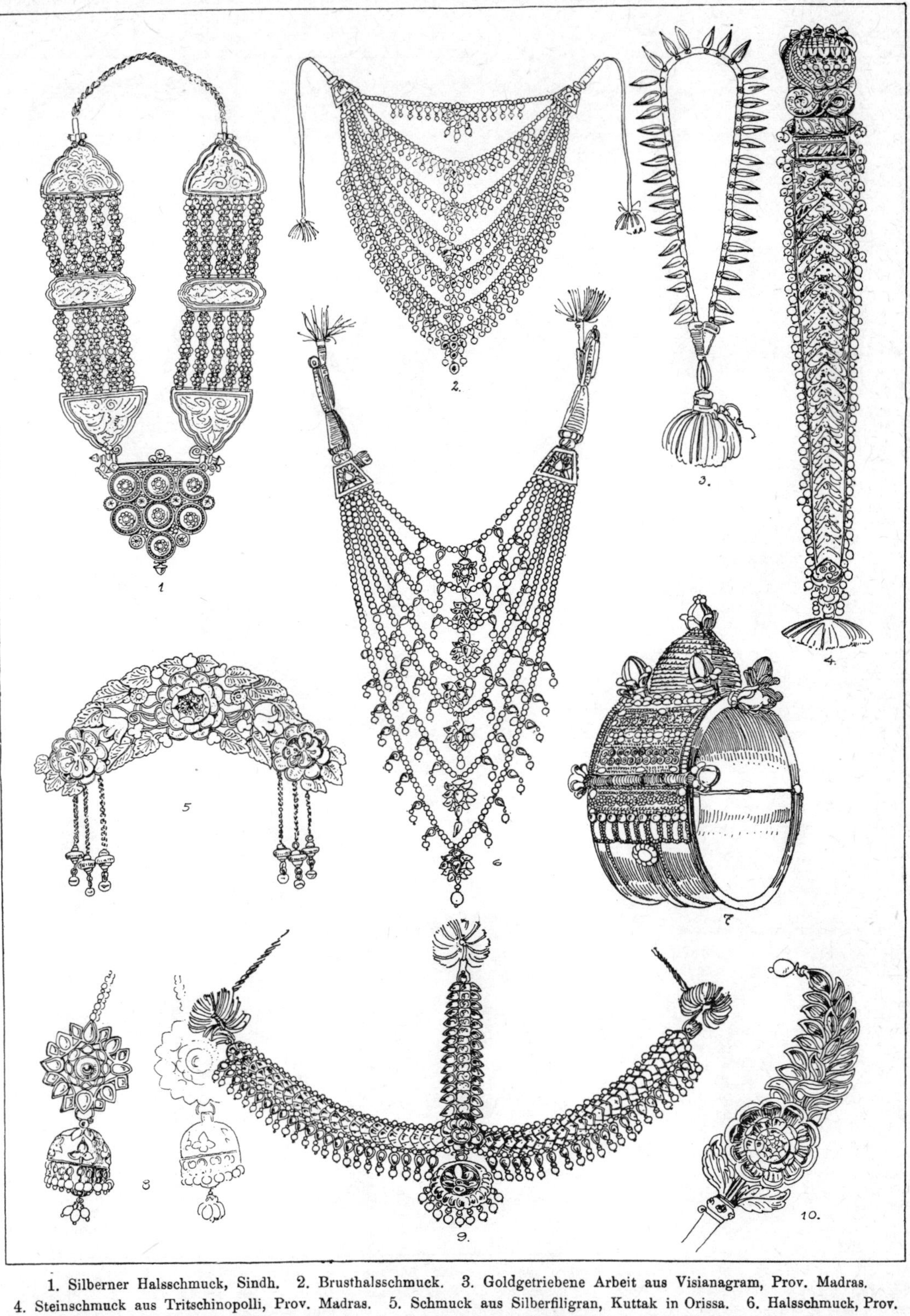

1. Silberner Halsschmuck, Sindh. 2. Brusthalsschmuck. 3. Goldgetriebene Arbeit aus Visianagram, Prov. Madras. 4. Steinschmuck aus Tritschinopolli, Prov. Madras. 5. Schmuck aus Silberfiligran, Kuttak in Orissa. 6. Halsschmuck, Prov. Pendschab. 7. Silbernes Halsband, Kuttak. 8. Ohrschmuck. 9. Gefasste Arbeit, Tritschinopolli. Prov. Madras. 10. Schmuck aus Jadestein mit Edelsteinen besetzt, Mogulzeit.

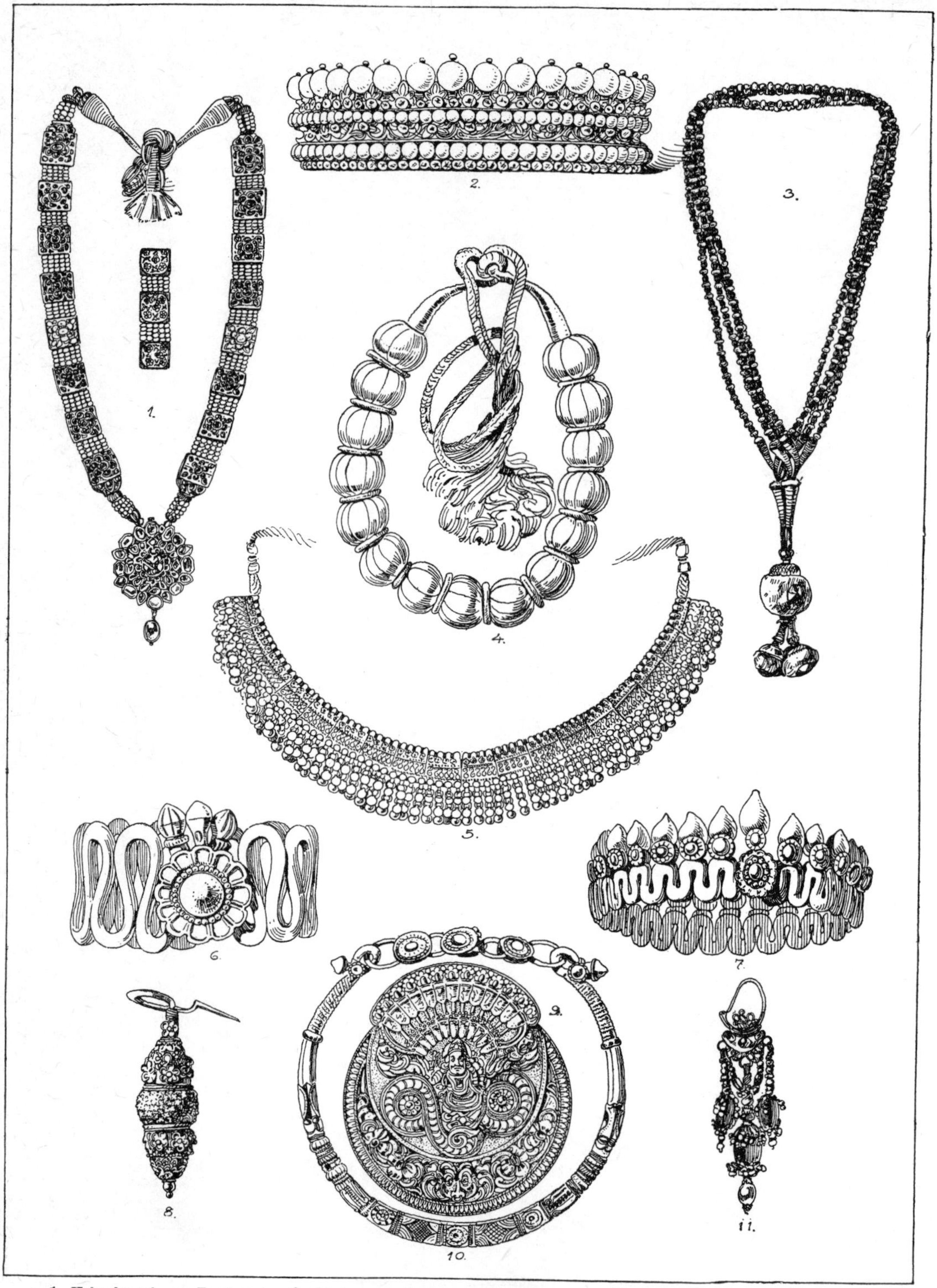

1. Halsschmuck aus Pandschab. 2. Diadem aus Perlen und Diamanten, emailliert, aus Dschaipur, Radschputana. 3. Schmuck aus der Prov. Madras. 4. Goldenes Halsband aus der Prov. Bombay. 5. Silberner Halsschmuck, Sindh. 6. 7. Primitive Halsbänder, Bengalen. 8. Ohrschmuck. 9. Schmuckstück aus der Prov. Bombay. 10. Silberarmband aus Bengalen. 11. Ohrgehäng.

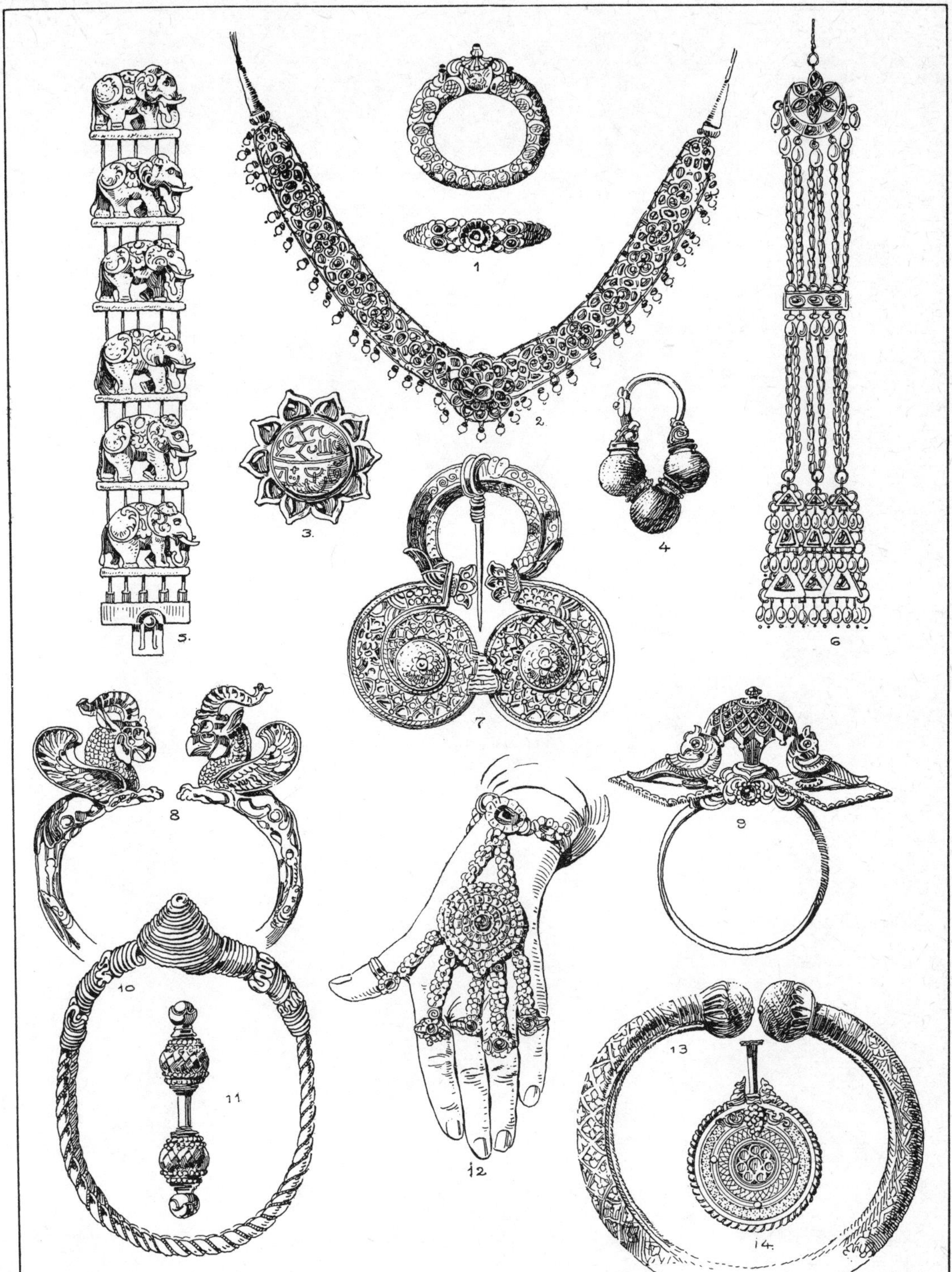

1. Ring, Vorder- und Oberansicht. 2. Halsschmuck. 3. Schmuckstein eines Ringes. Türkis, mit in Gold eingelegten Schriftzügen. 4. 6. 14. Ohrschmuck. 5. 8. 9. 10. Armbänder. 7. Fibel. 11. Nasenschmuck. 12. Indischer Handschmuck. 13. Knöchelring.

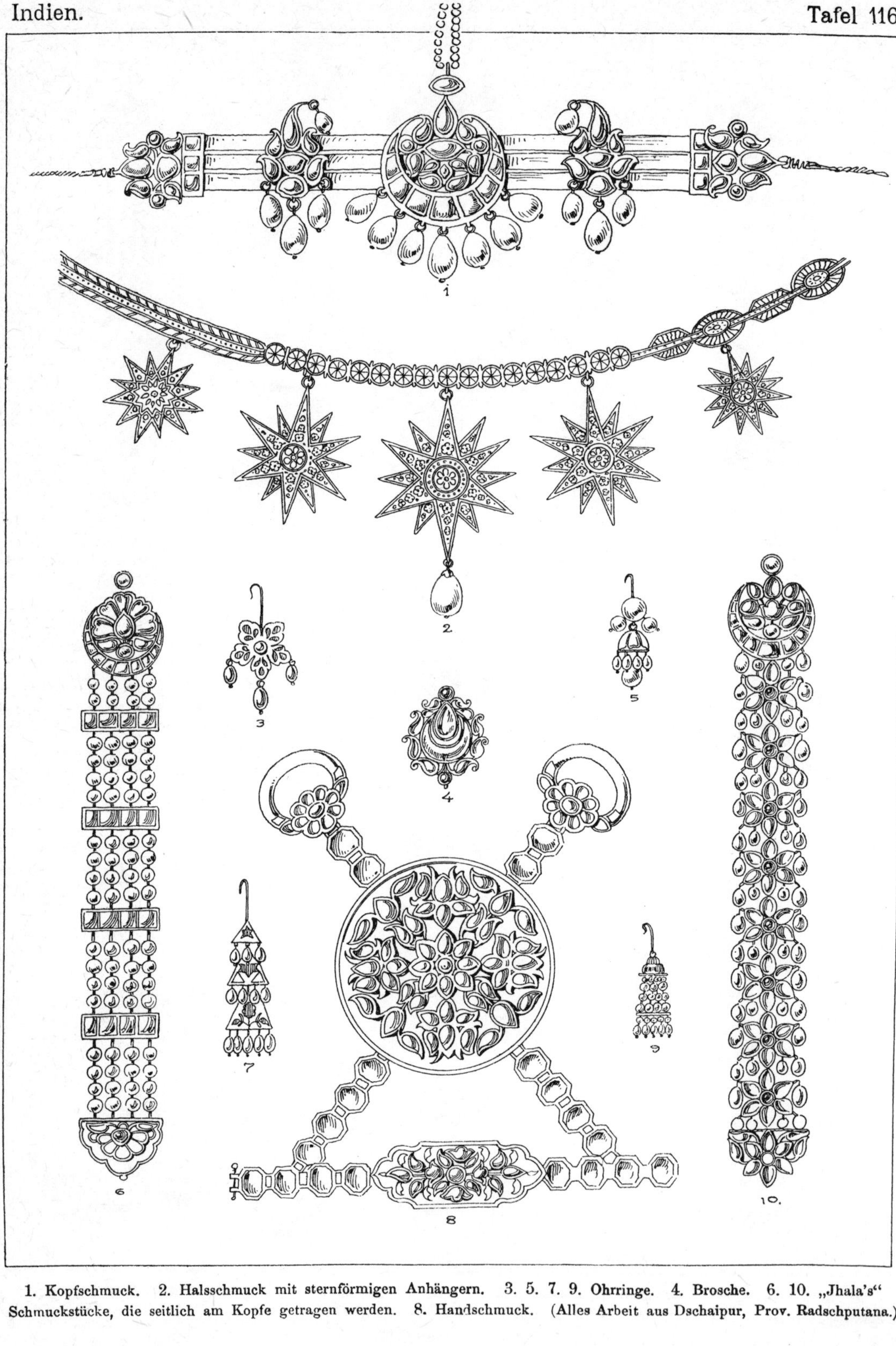

1. Kopfschmuck. 2. Halsschmuck mit sternförmigen Anhängern. 3. 5. 7. 9. Ohrringe. 4. Brosche. 6. 10. „Jhala's" Schmuckstücke, die seitlich am Kopfe getragen werden. 8. Handschmuck. (Alles Arbeit aus Dschaipur, Prov. Radschputana.)

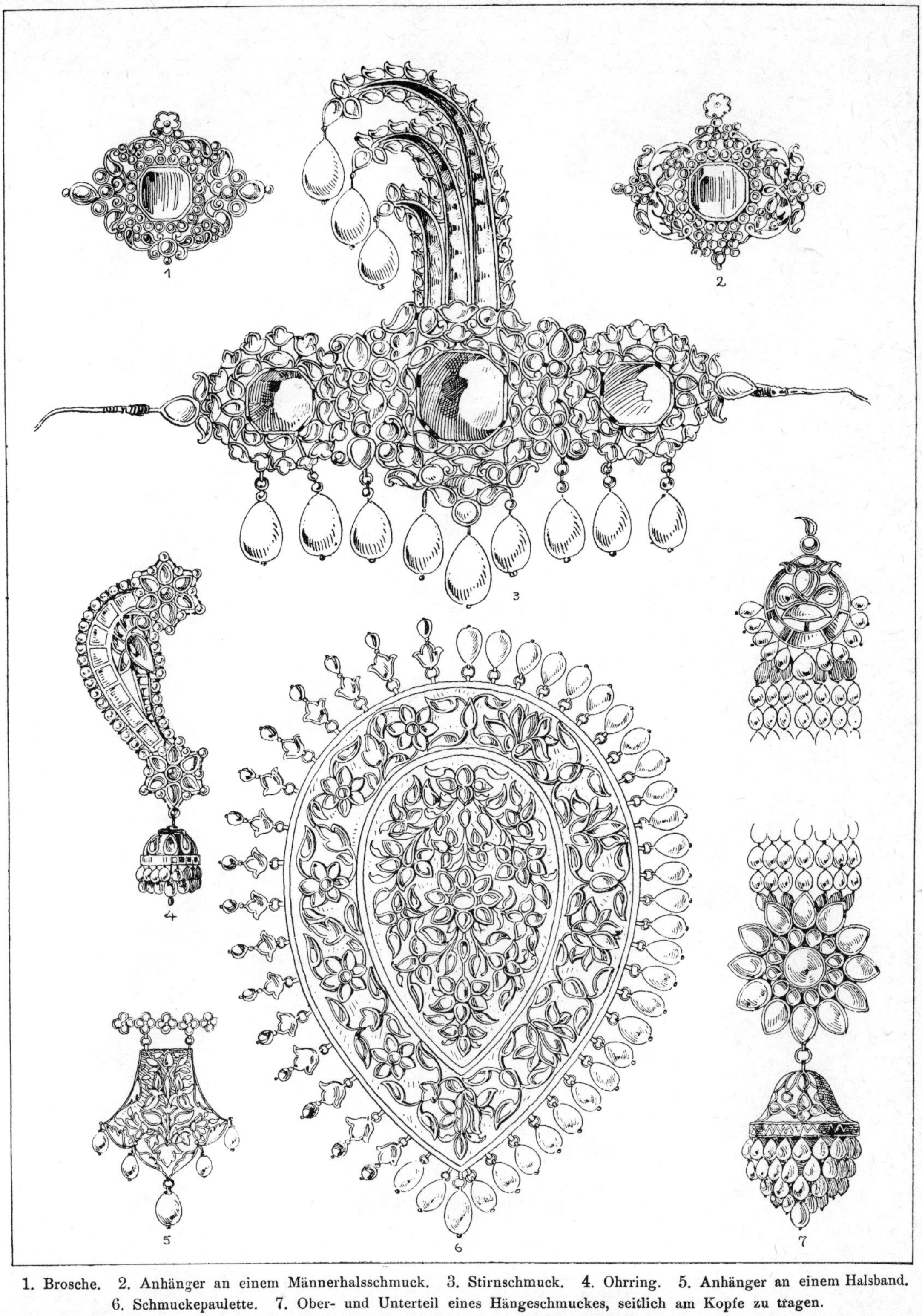

1. Brosche. 2. Anhänger an einem Männerhalsschmuck. 3. Stirnschmuck. 4. Ohrring. 5. Anhänger an einem Halsband. 6. Schmuckepaulette. 7. Ober- und Unterteil eines Hängeschmuckes, seitlich am Kopfe zu tragen. (Alles Emailschmuck aus Dschaipur, Provinz Radschputana).

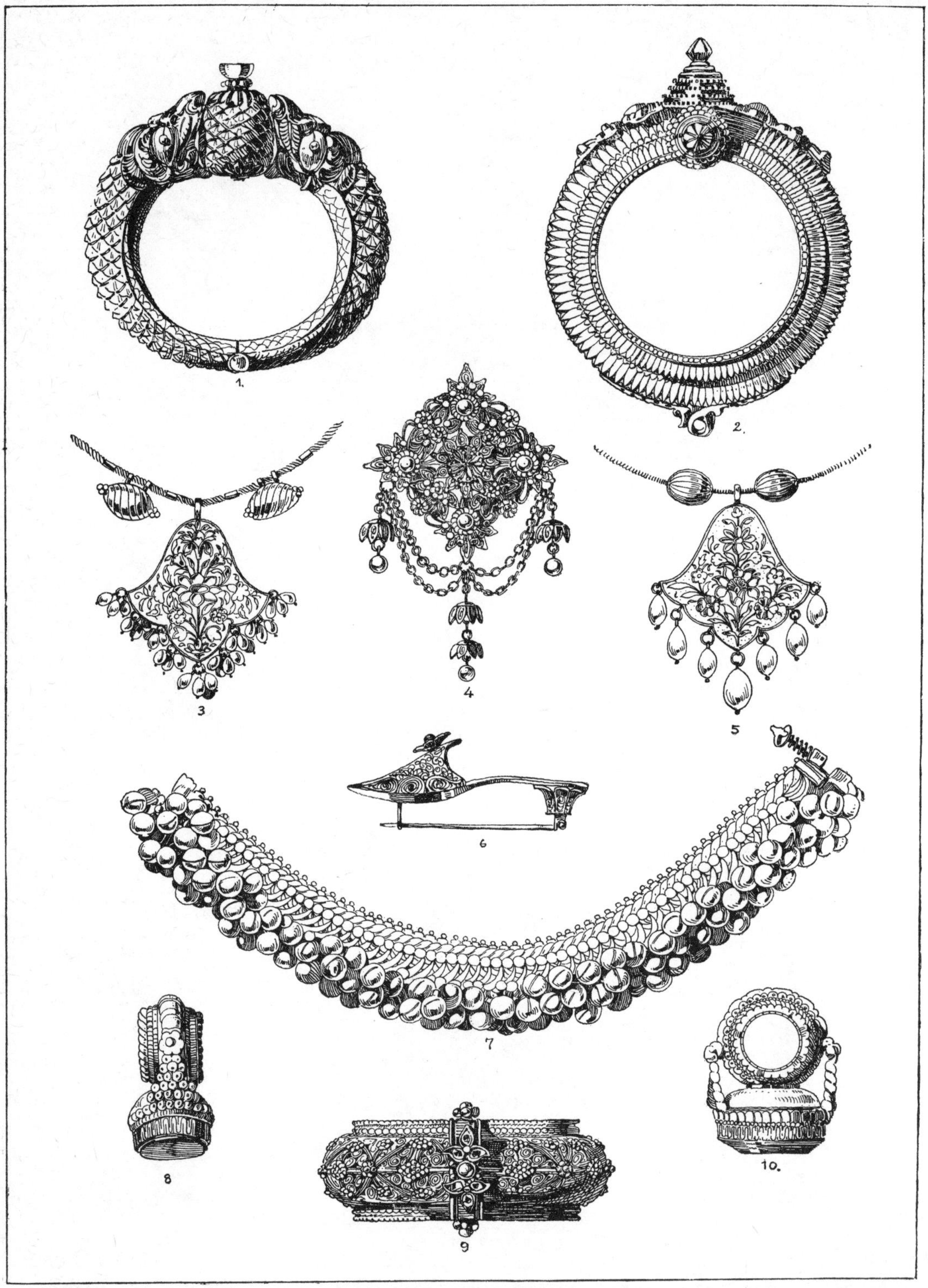

1. Armring mit Schraubenverschluss, goldähnliche Komposition. 2. Desgleichen in Silber, aus Allahabad. 3. 5. Anhänger von Halsketten. Dschaipuremail. 4. 6. Silberfiligranbroschen. 7. Fussring mit Schraubenverschluss, Kuttak. 8. 10. Siegelringe. 9. Silberner Armring mit Schraubenverschluss.

Von 1. 2. 4. 6. 9. sind die Originale im Pforzheimer Kunstgewerbemuseum.

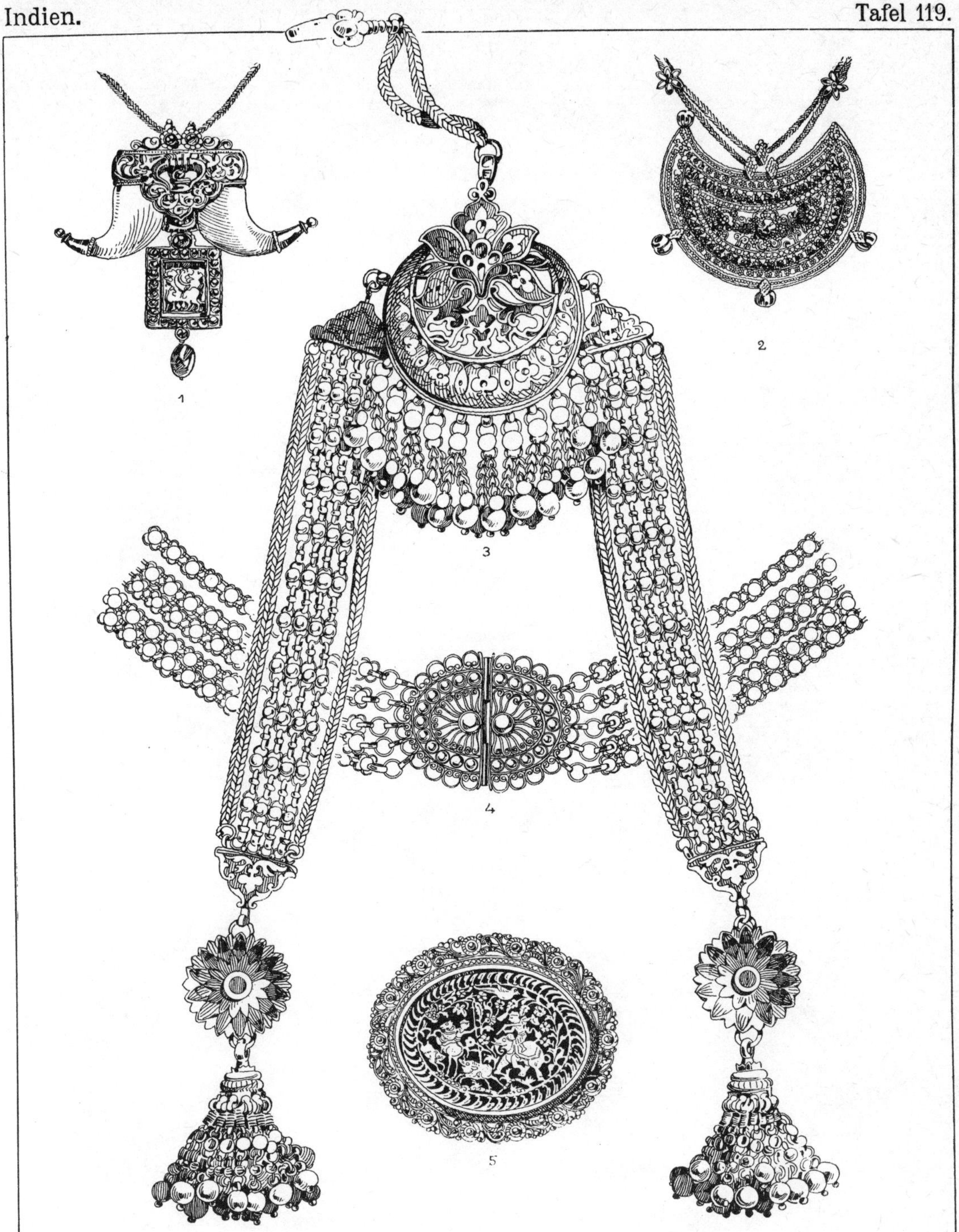

1. Anhänger aus Tigerzähnen. 2. Filigrananhänger. 3. Frauenkopfschmuck. India-Museum, London. 4. Halskette. Samml. der Zeichenakademie Hanau. 5. Brosche in Filigran und goldtauschiertem, grünem Glasfluss. Samml. der Kunstgewerbeschule Pforzheim.

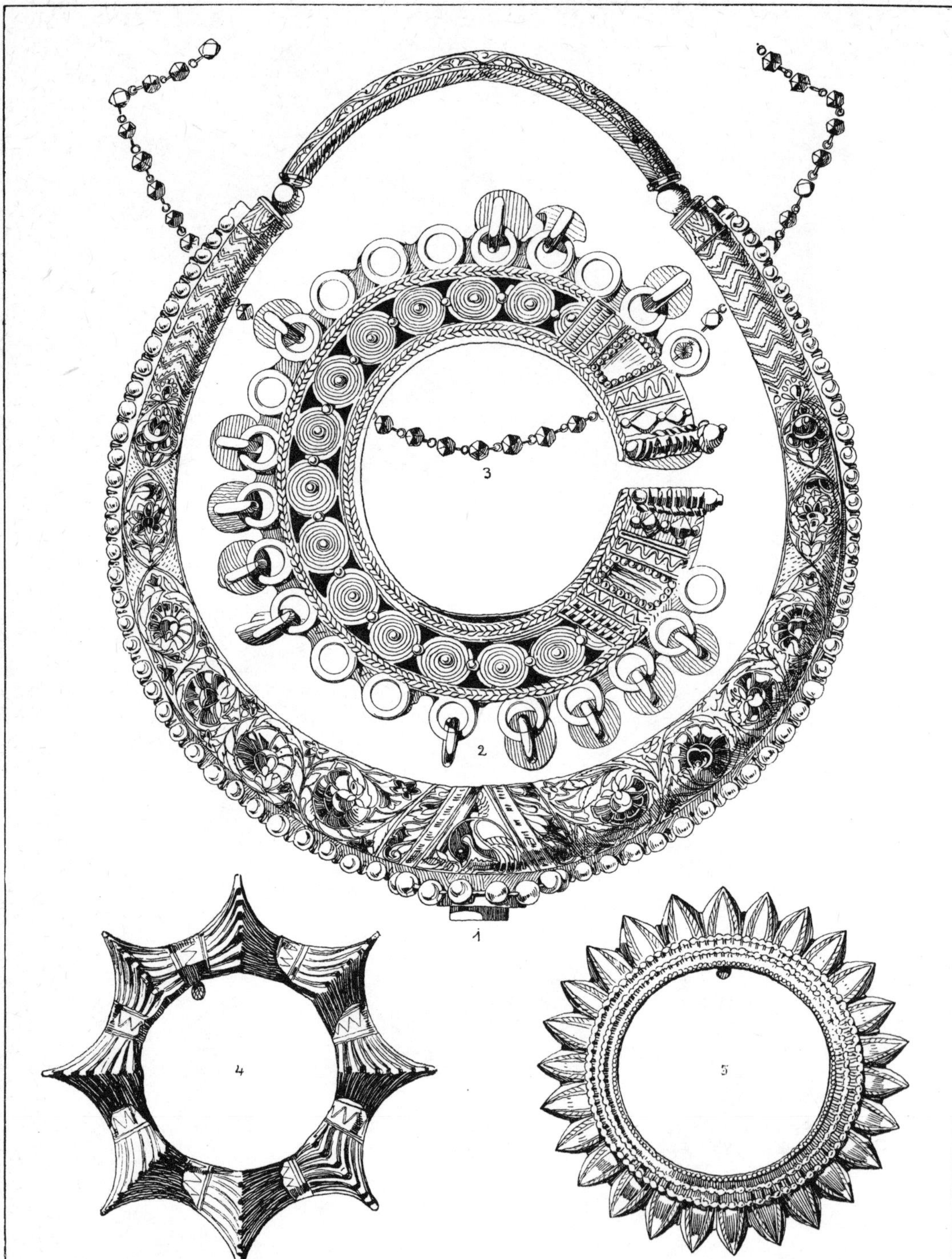

1. Emaillierte Rückseite eines Halsbandes aus Bikanir, Prov. Radschputana. 2. Bauernschmuck (Fussreif.) aus der Prov. Madras. 3. Halsband, ebendaher. 4. 5. Armreifen, ebendaher.

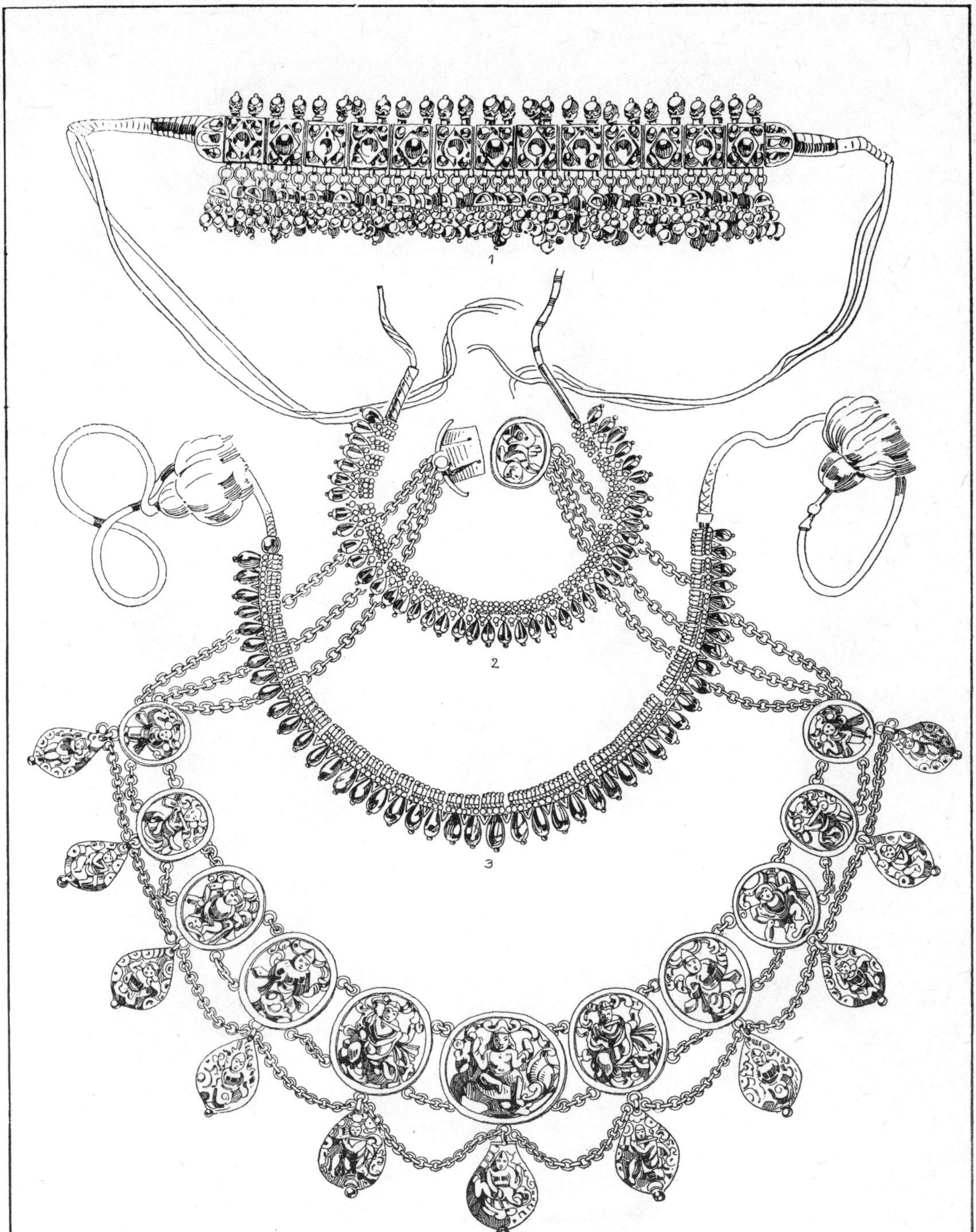

Halsbänder.

1. 4. Aus dem India-Museum. 2. 3. Aus dem South Kensington-Museum in London.

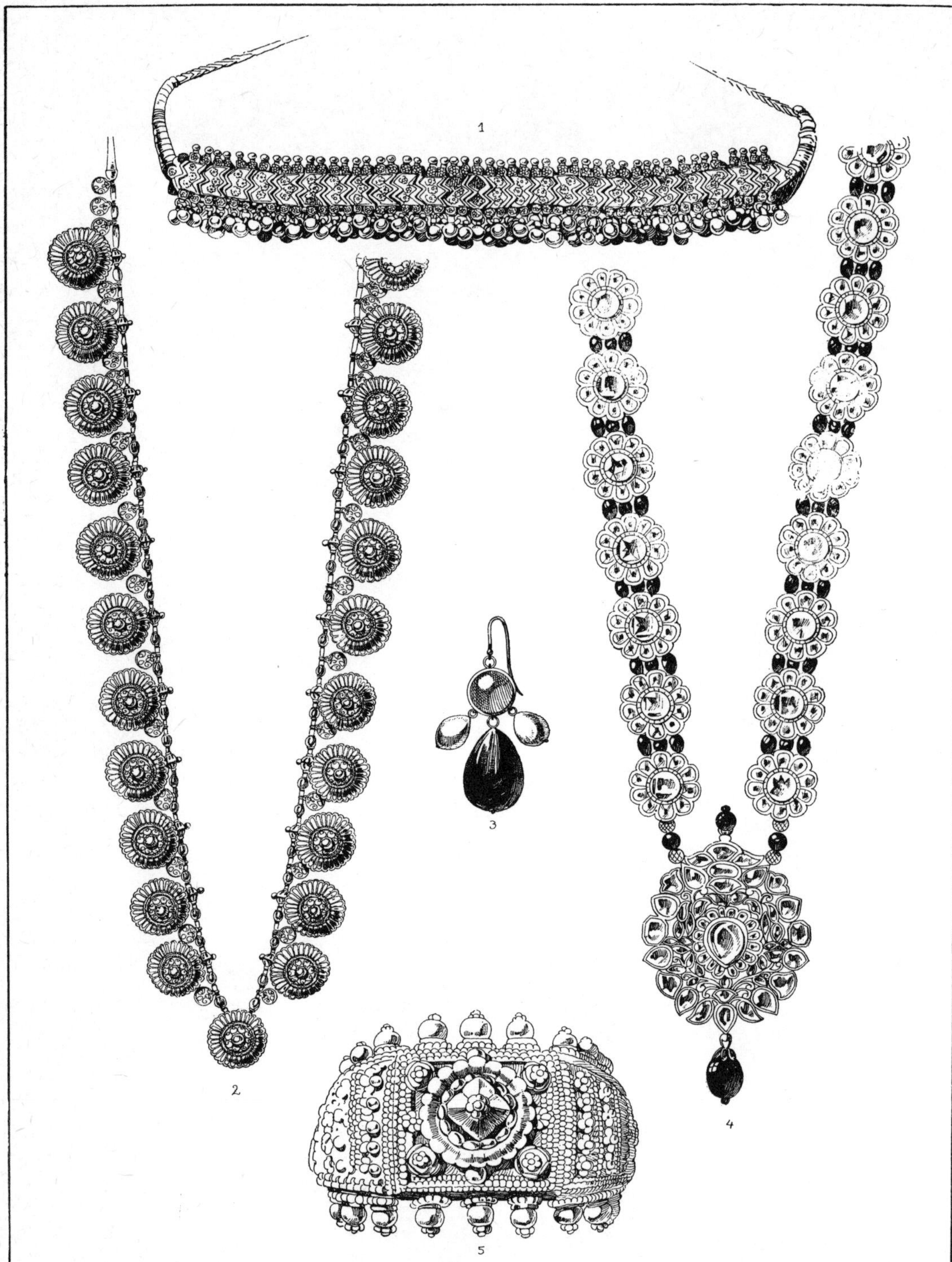

1. Halsschmuck in Rotgold, aus Ajmern (Provinz Radschputana). 2. Halsschmuck aus Goldscheiben, moderne Arbeit, in Bikanir und Marwar gebräuchlich. 3. Diamantenhalsband, modern. 4. Ohrring aus Dschaipur (Provinz Radschputana). 5. Silberarmband, alte Arbeit, aus Kuttak (Provinz Orissa).

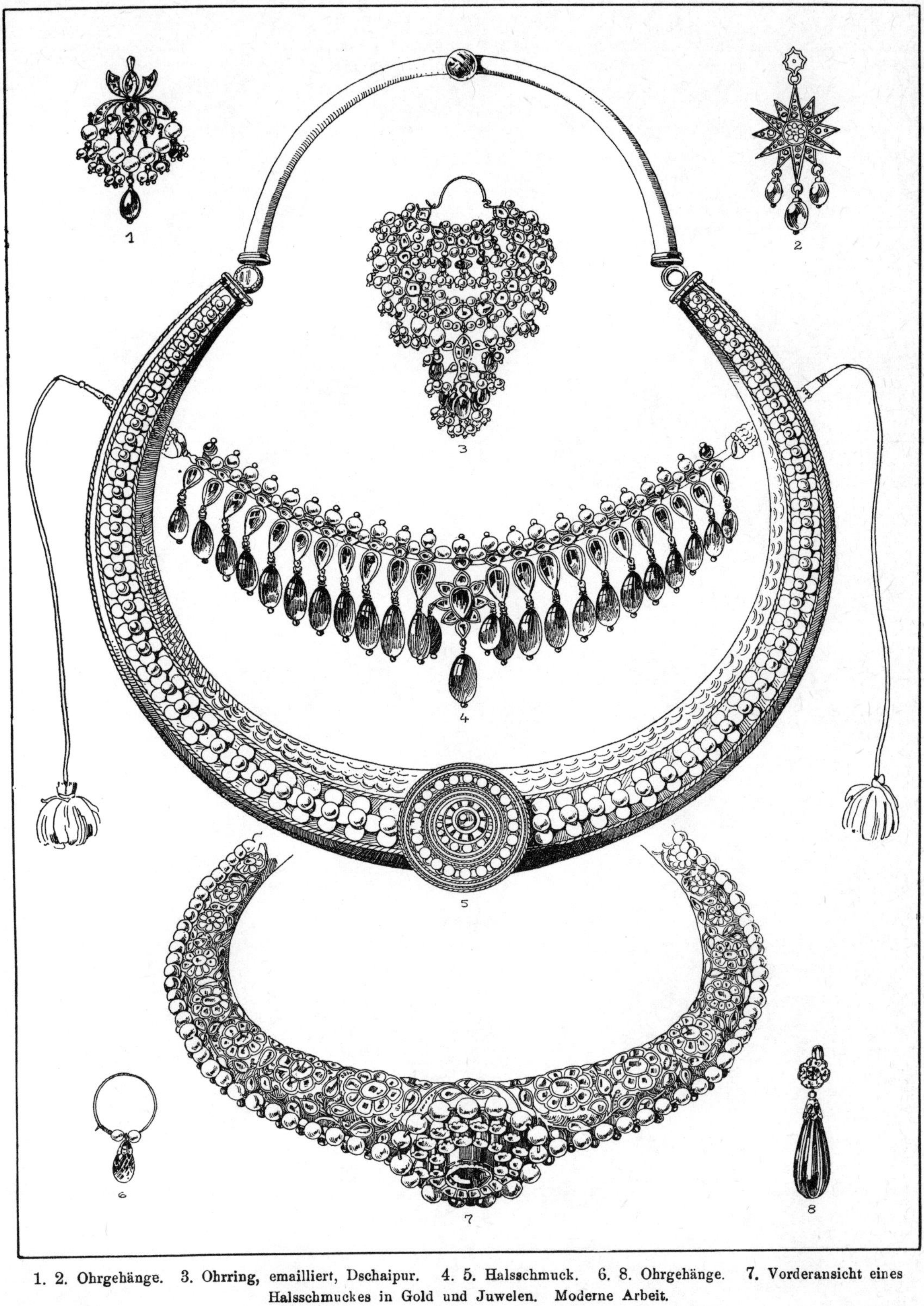

1. 2. Ohrgehänge. 3. Ohrring, emailliert, Dschaipur. 4. 5. Halsschmuck. 6. 8. Ohrgehänge. 7. Vorderansicht eines Halsschmuckes in Gold und Juwelen. Moderne Arbeit.

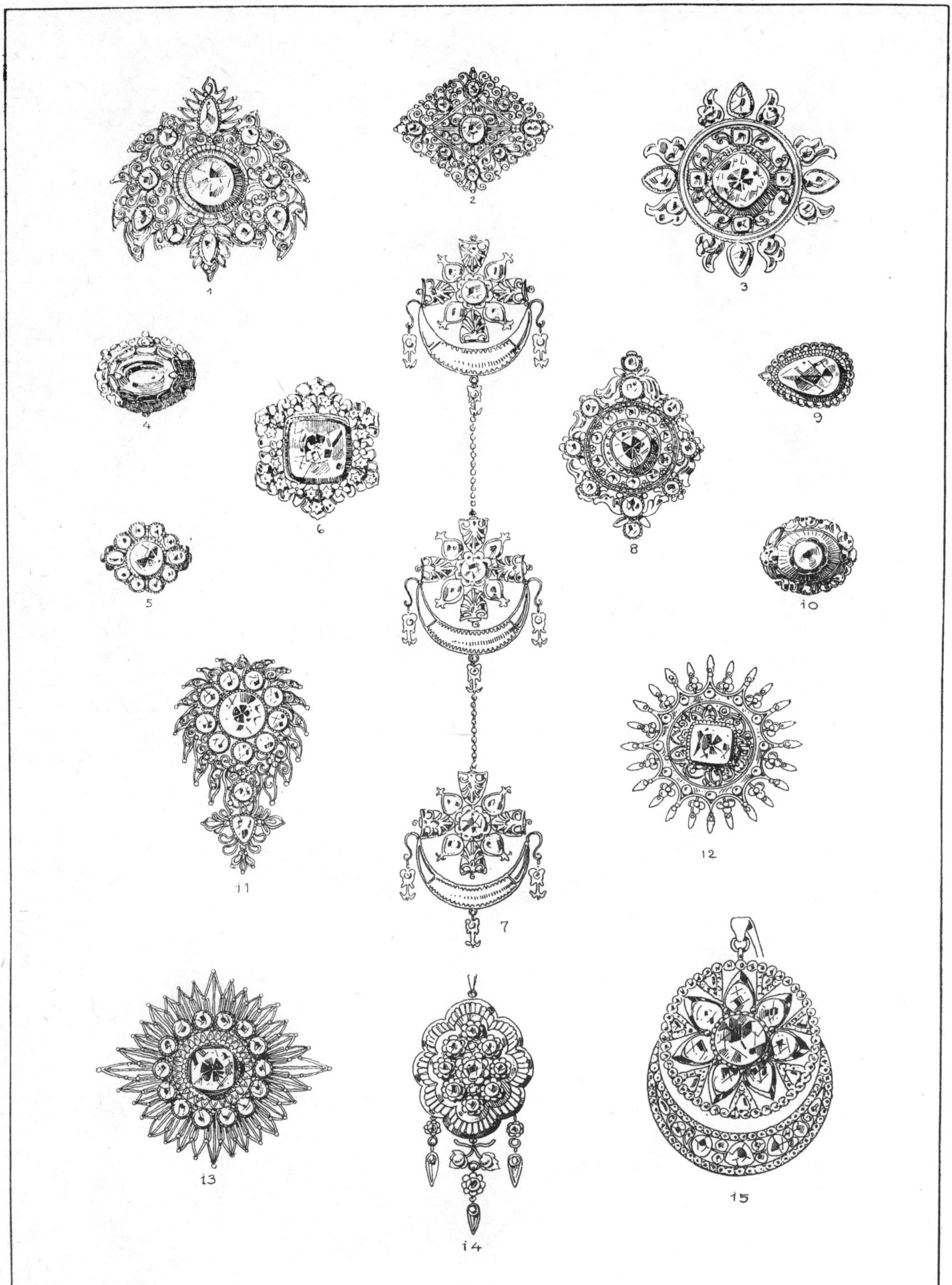

Schmuck von Lombok (eine der kleinen Sundainseln) erbeutet von den Holländern im Kriege 1895, ausgestellt im Museum Amsterdam.

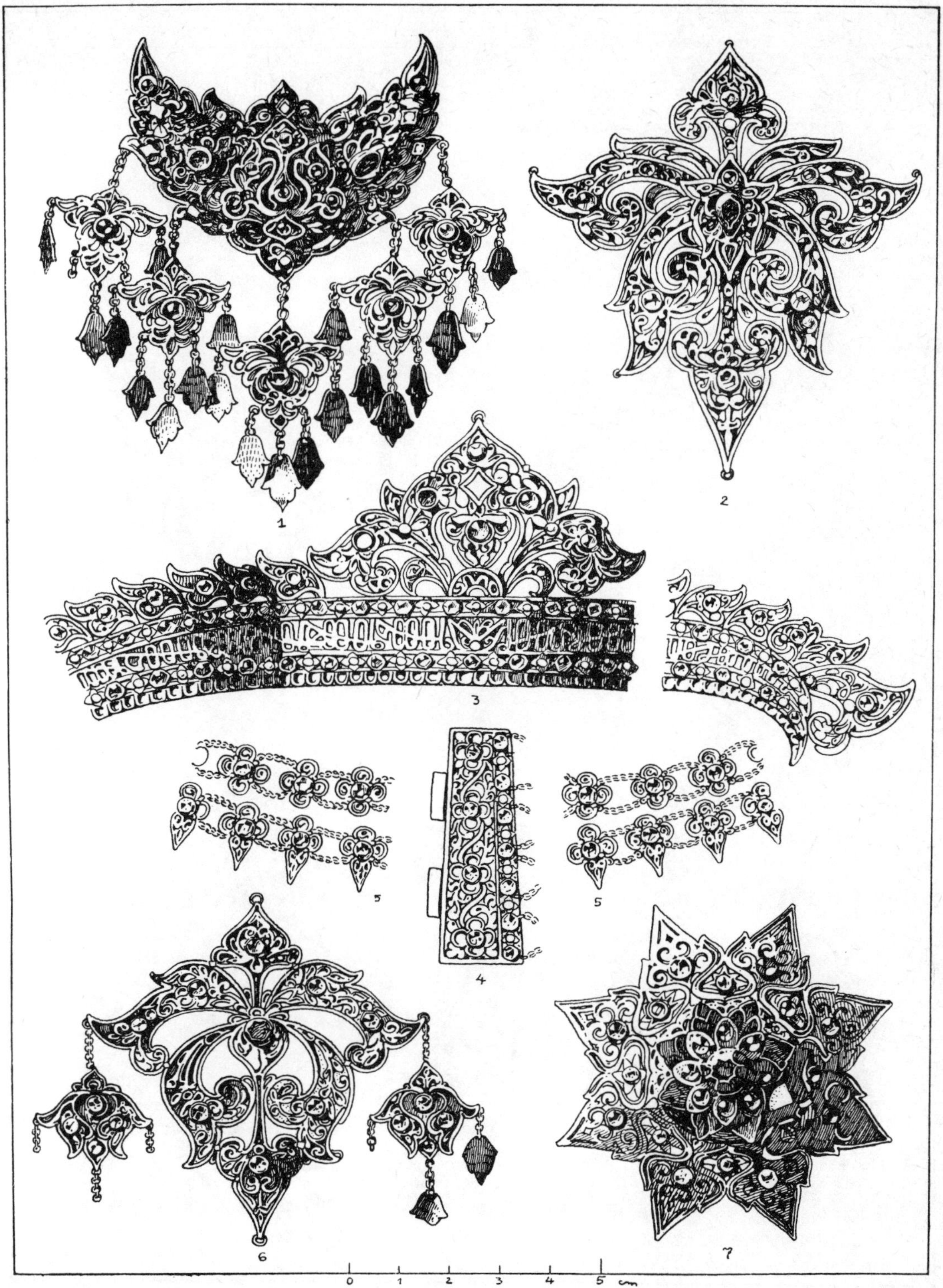

1. 2. 6. 7. Broschen. 3. Teile eines Diadems. 4. 5. Teile eines Halsbandes und Schliesse.
Die von dem Stamm der Atschinesen herrührenden Originale im Kunstgewerbemuseum in Berlin.

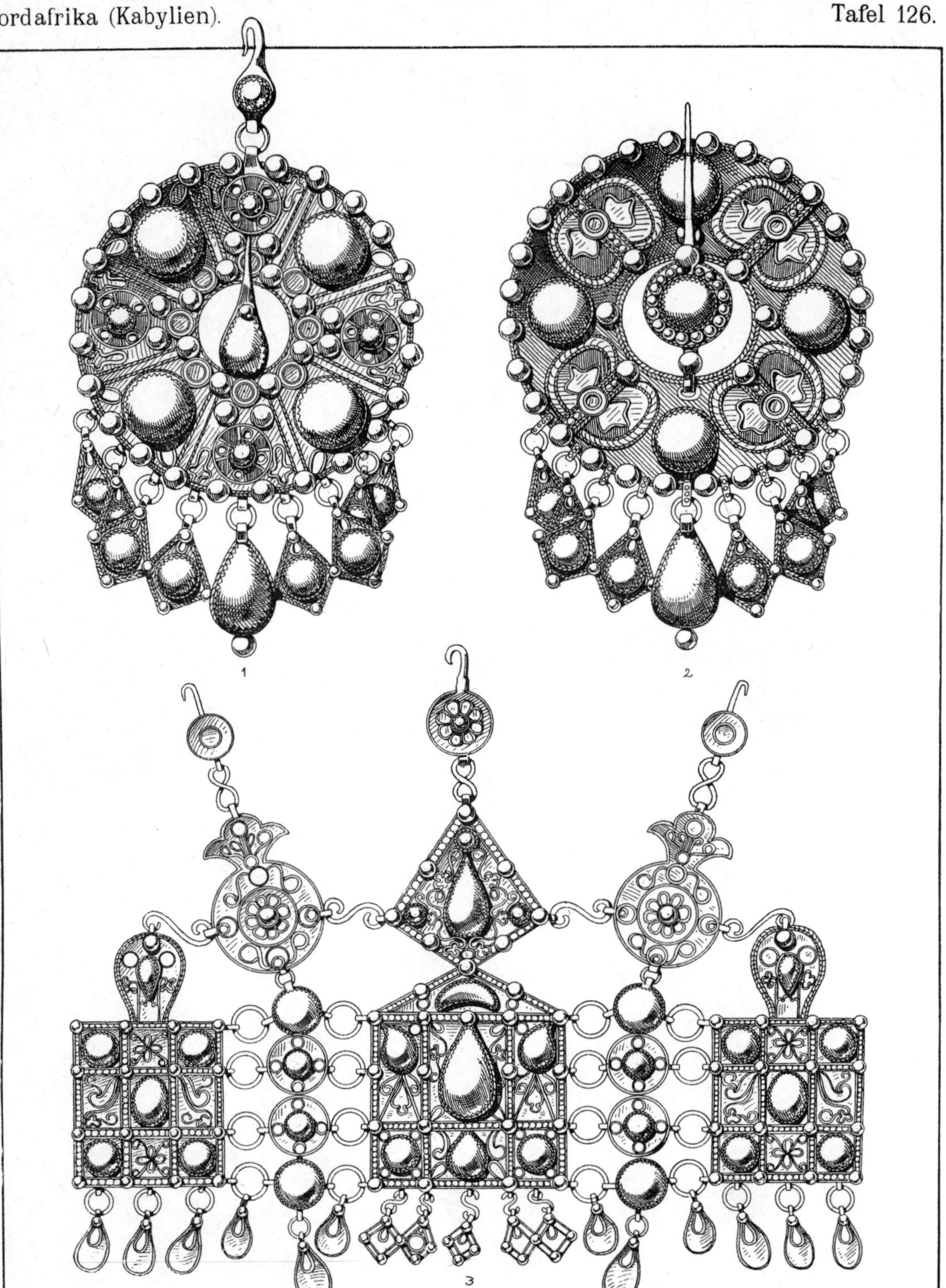

1. Ohrgehäng (wird am Turban befestigt). 2. Stirnschmuck, ebenfalls am Turban getragen. 3. Turbanschmuck aus Silber, mit Korallen und Email.

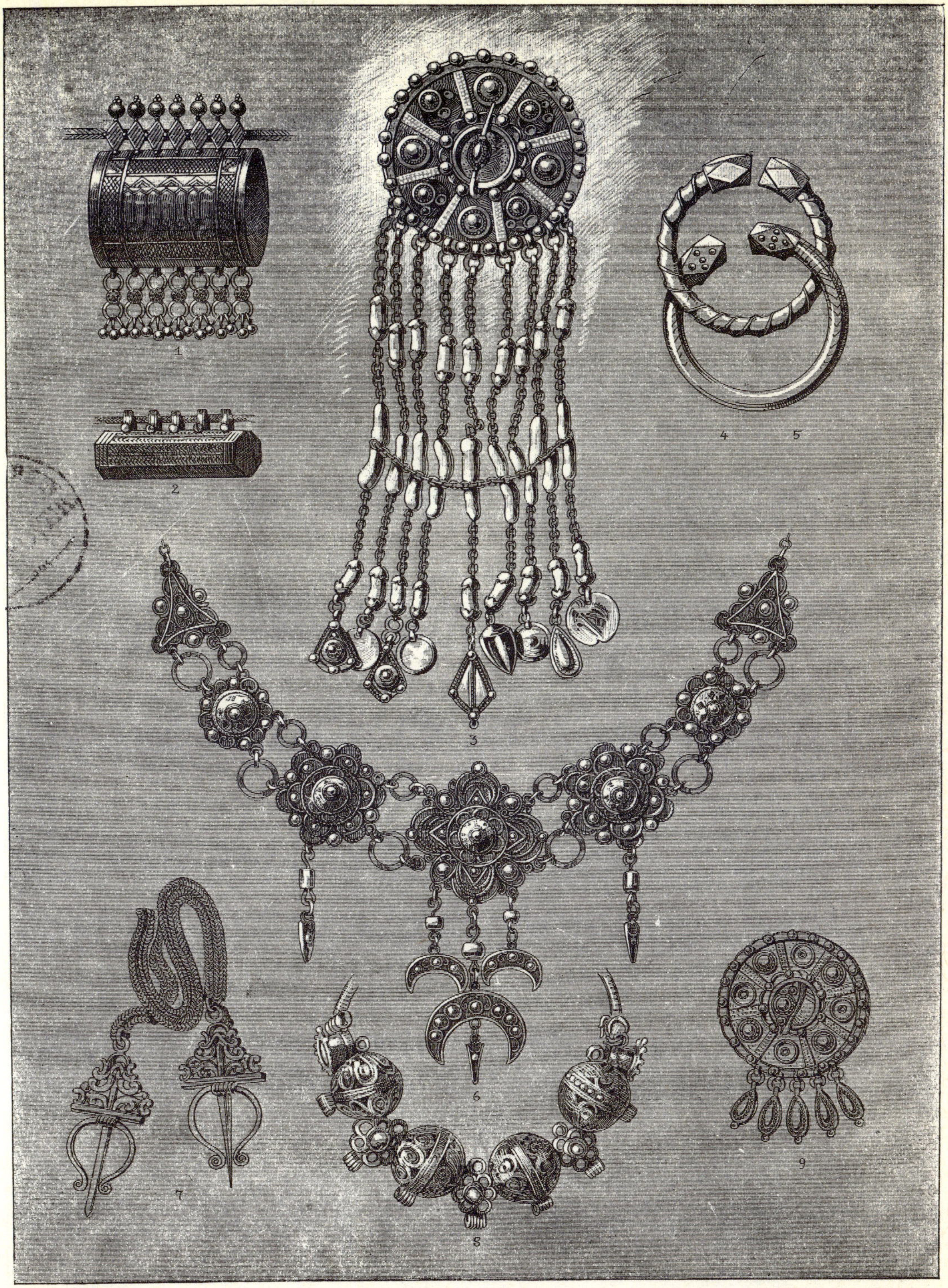

1. 2. Anhängsel an Halsbänder. Als Amulettbehälter benutzt. Aegypten. 4. 5. Knöchelringe ägyptischer Bauern (Fellahs).
3. 7. 9. Nadeln und Gehänge kabylischer Frauen. 6. Halsbrustschmuck aus Tunis. Silber, teilweise vergoldet.
8. Marokkanische Beinspange, silbervergoldet.

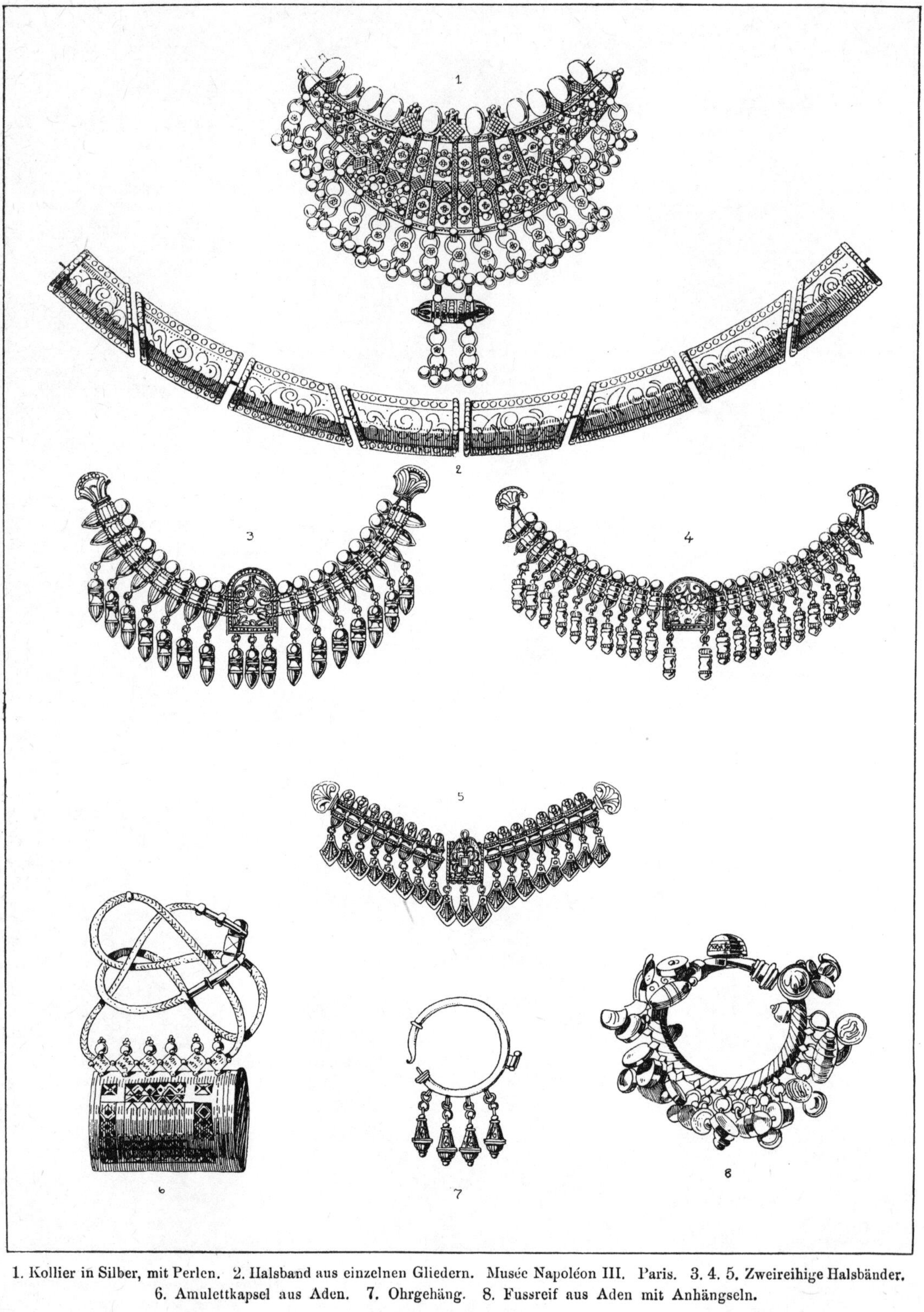

1. Kollier in Silber, mit Perlen. 2. Halsband aus einzelnen Gliedern. Musée Napoléon III. Paris. 3. 4. 5. Zweireihige Halsbänder. 6. Amulettkapsel aus Aden. 7. Ohrgehäng. 8. Fussreif aus Aden mit Anhängseln.

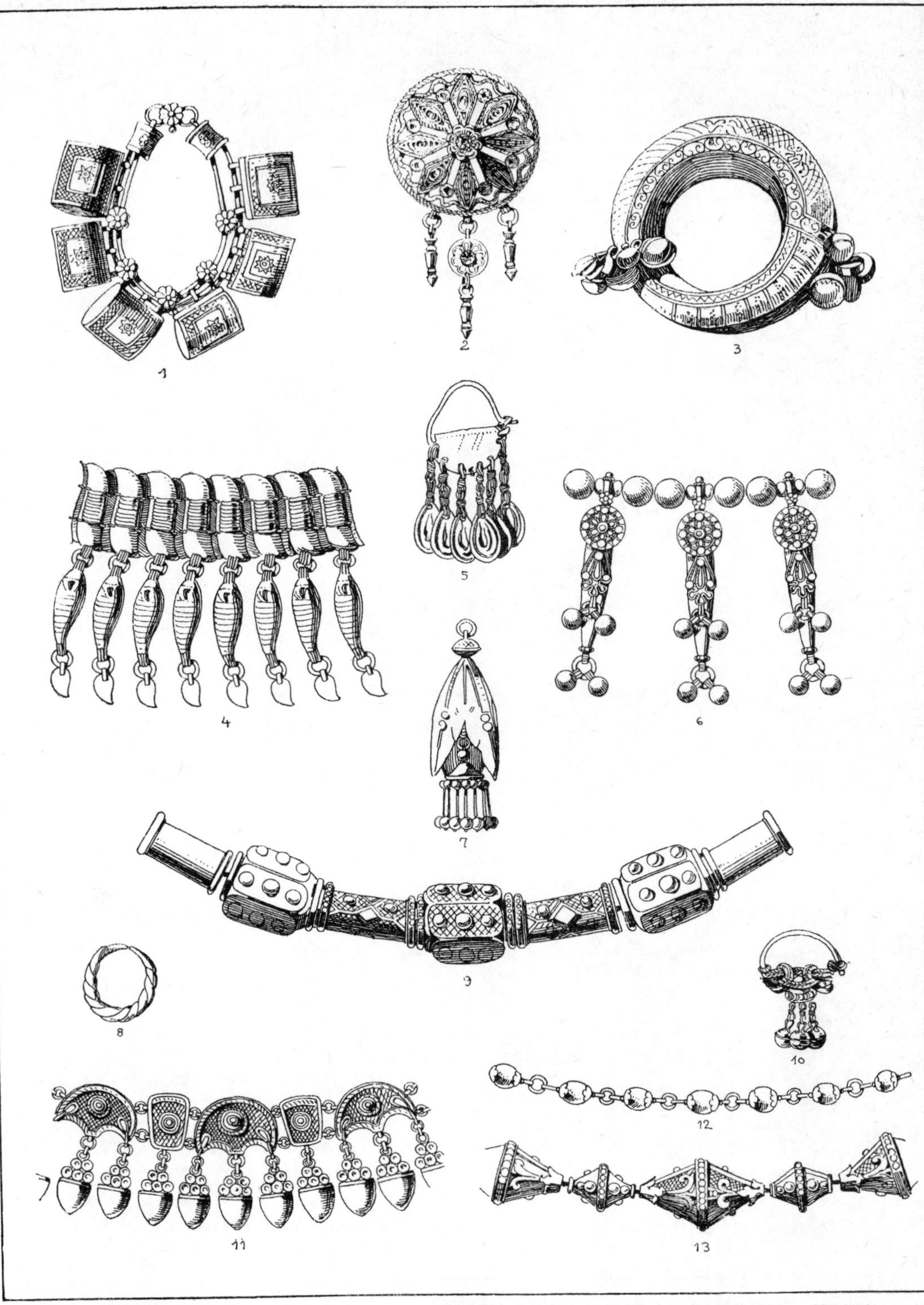

1. 3. Fussring aus Aden. 2. Brosche, K. K. Handelsmuseum, Wien. 4. 6. Altarabische Halsbänder, Mährisches Gewerbemuseum, Brünn. 5. 8. 10. Ohrgehänge. 7. Anhänger. 9. 11. 12. 13. Kolliers aus der Kollektion Kampana, Musée Napoléon III. Paris.

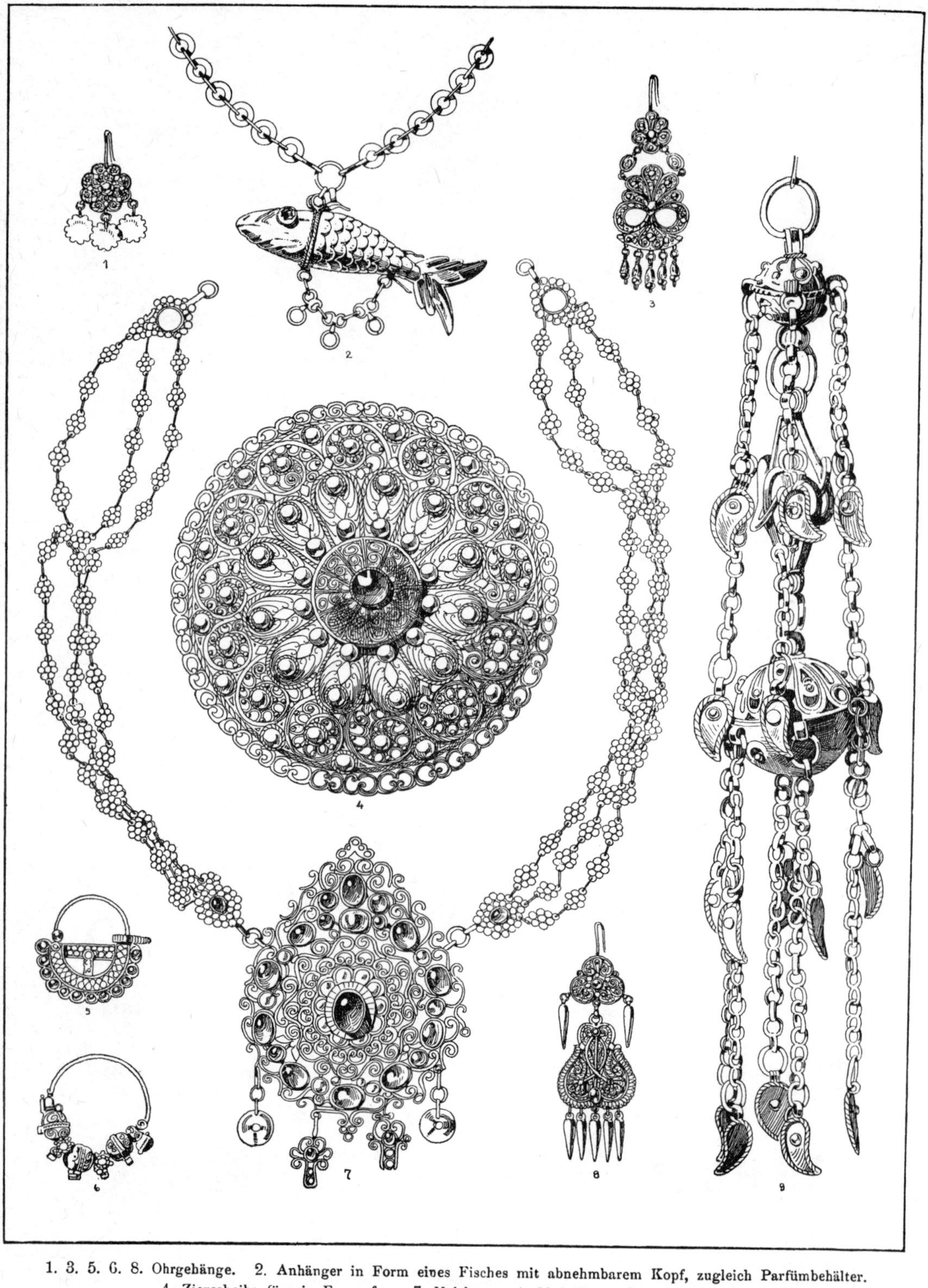

1. 3. 5. 6. 8. Ohrgehänge. 2. Anhänger in Form eines Fisches mit abnehmbarem Kopf, zugleich Parfümbehälter. 4. Zierscheibe für ein Frauenfez. 7. Halskette mit Medaillon. 9. Haarschmuck.

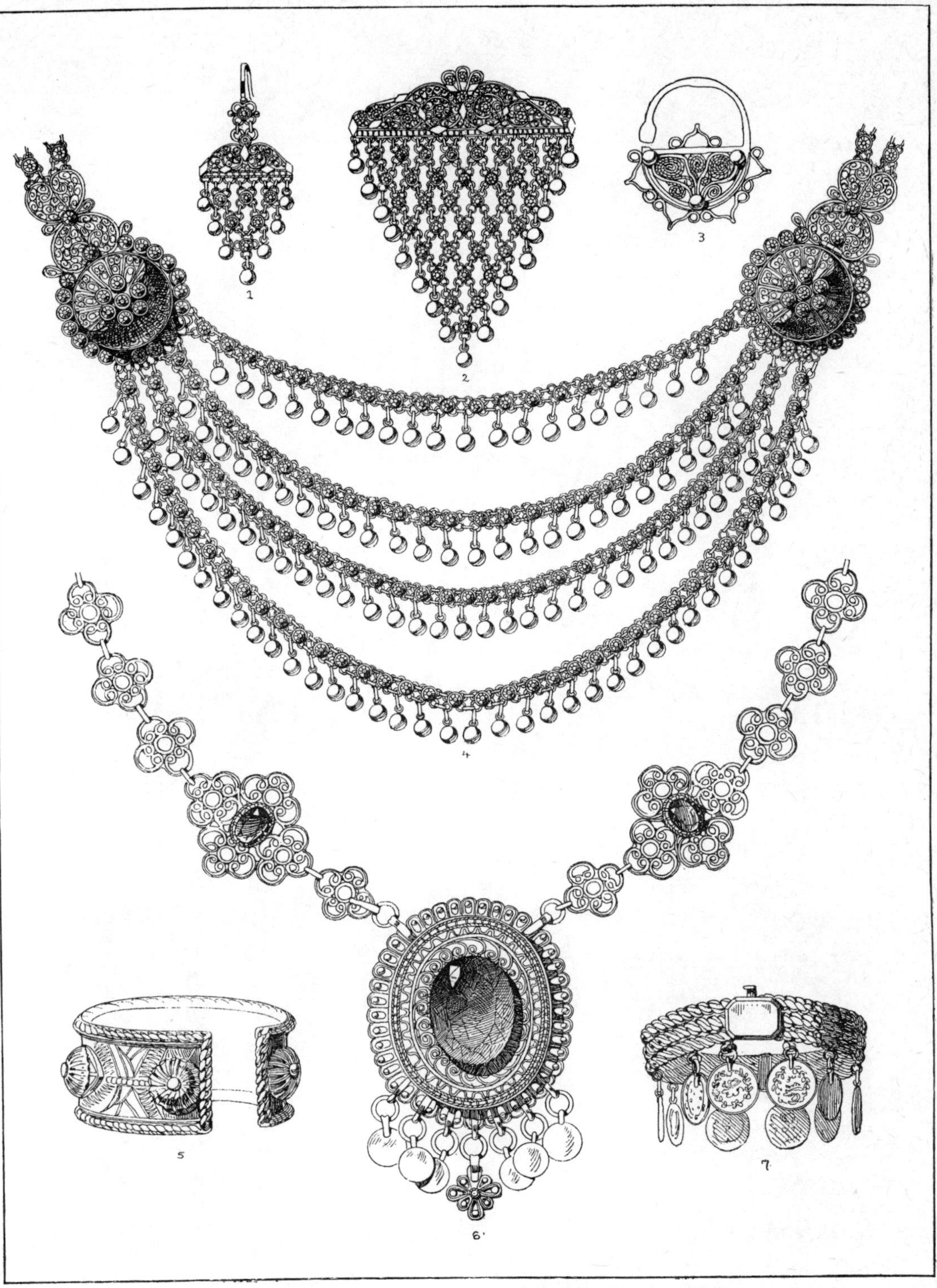

1. 3. Ohrgehänge. 2. Brosche. 4. 6. Halsketten. 5. 7. Armbänder.

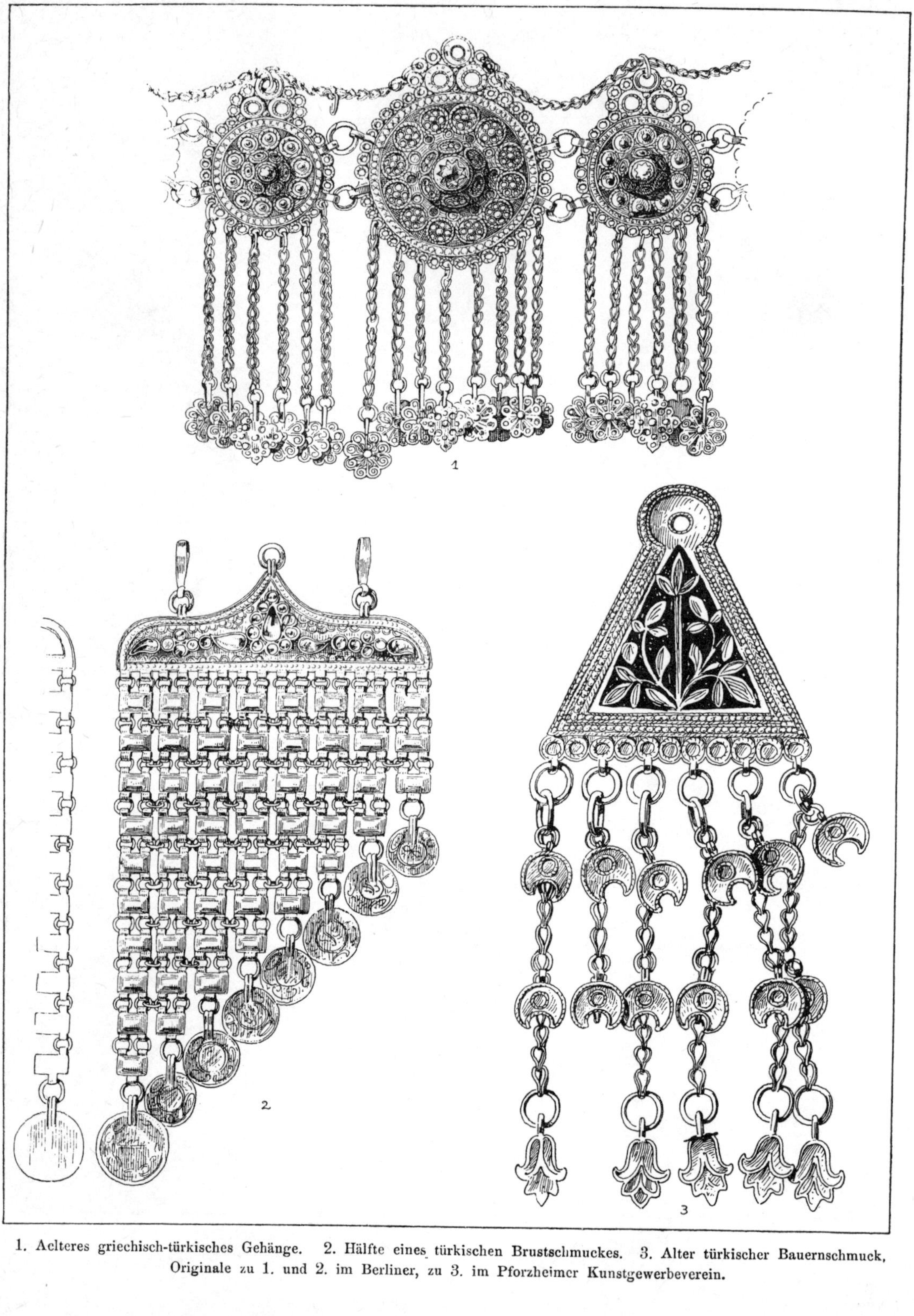

1. Aelteres griechisch-türkisches Gehänge. 2. Hälfte eines türkischen Brustschmuckes. 3. Alter türkischer Bauernschmuck, Originale zu 1. und 2. im Berliner, zu 3. im Pforzheimer Kunstgewerbeverein.

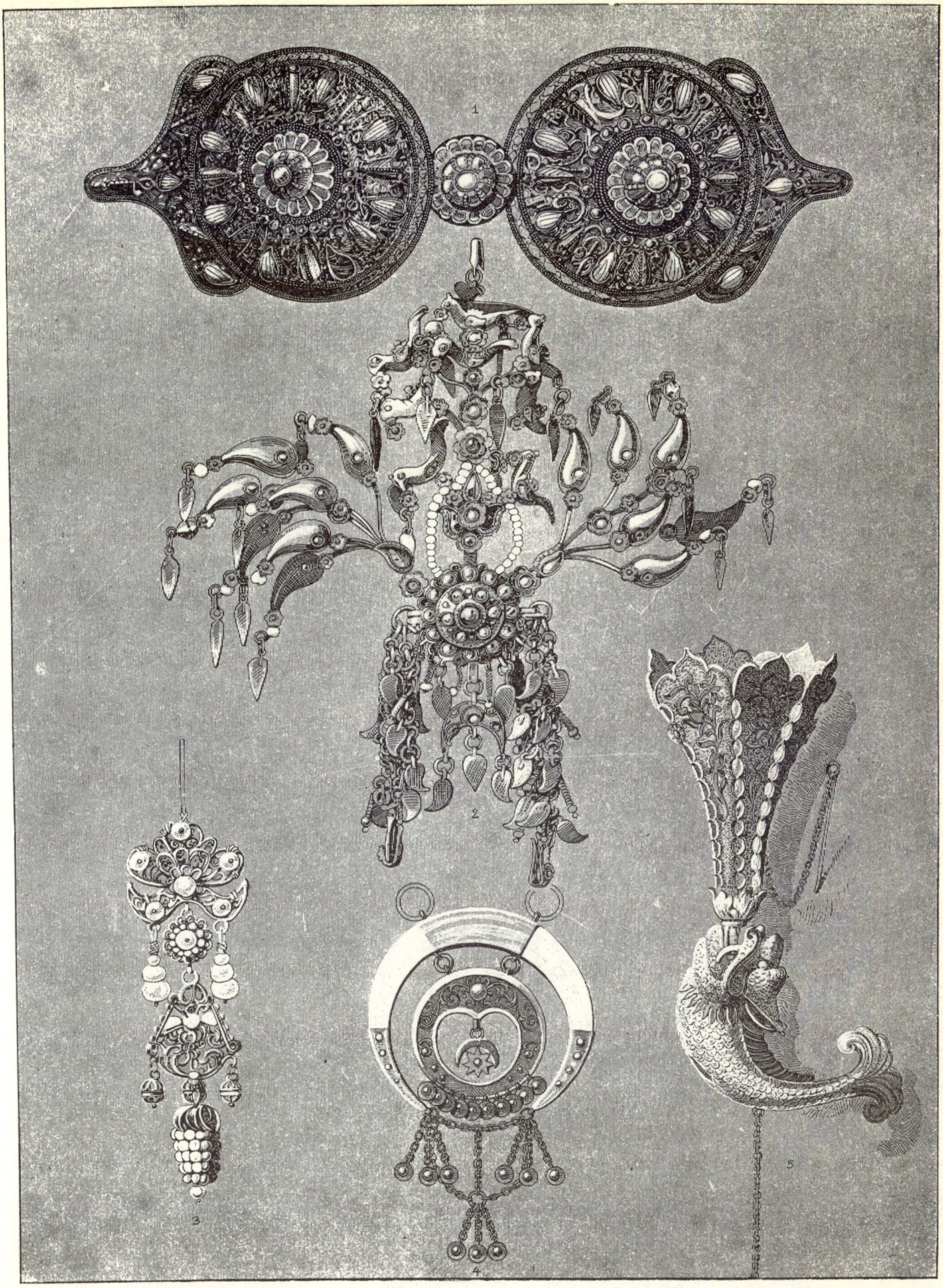

1. Rumelische Gürtelschliesse. K. K. Handelsmuseum Wien. 2. Türkischer Anhänger. Kunstgewerbemuseum Berlin. 3. Griechisches Ohrgehäng, aus der türkischen Zeit (18. Jahrh.) Goldfiligran. Ebenda. 4. Brustgehänge für ein Pferd, Bein in Metall gefasst. Ebenda. 5. Blumenträger. Silber mit Email. Vom Jahre 1867. Kunstgewerbemuseum Wien.

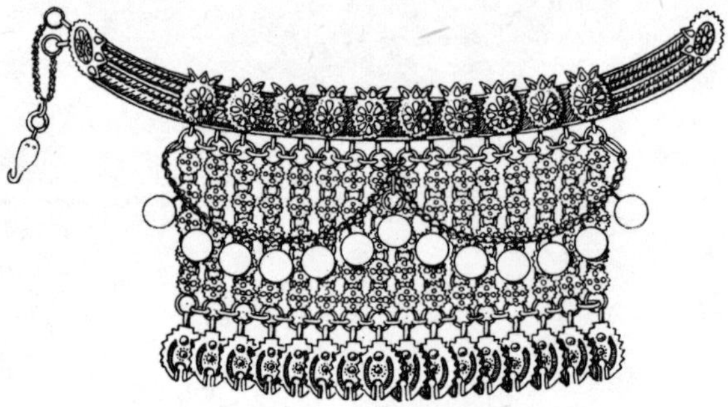

1

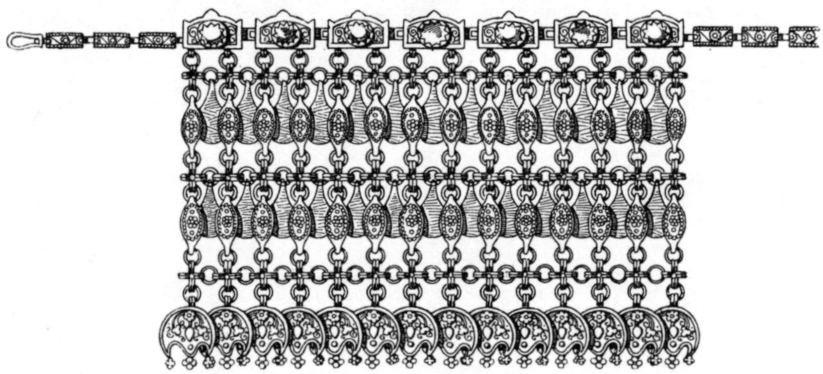

2

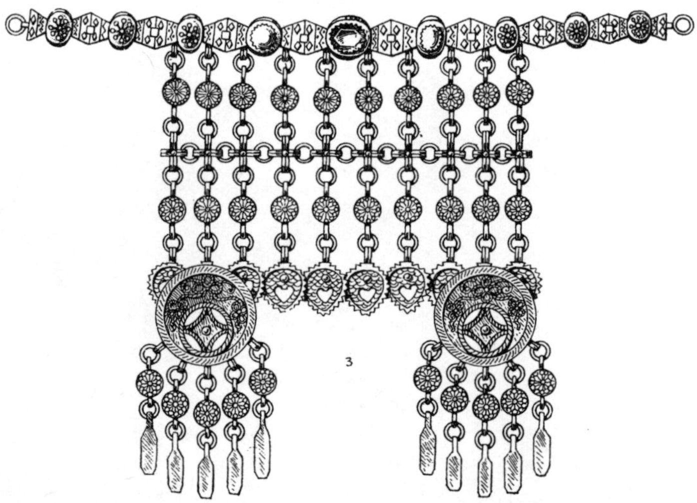

3

1. Stirnschmuck in Gold und Silber (Tepelik). **2.** Halskette (Guerdanlik) Silber und Steine.
3. Altes Guerdanlik in Silber, gepresst.

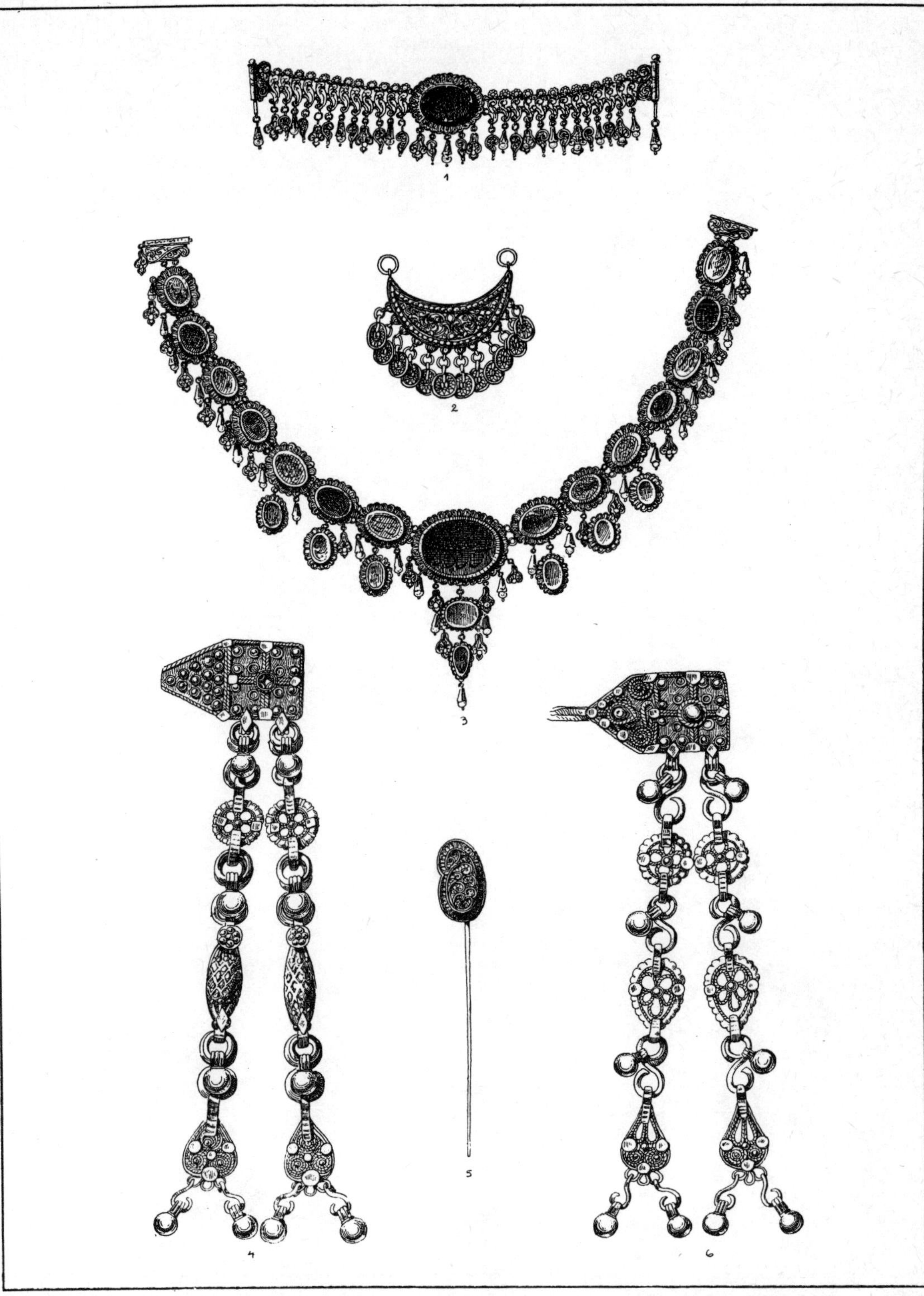

1. Halsband (Guerdanlik) 16. Jahrh. 2. Anhänger in Filigran à jour. 3. Guerdanlik (Achatsteine in Filigran) 16. Jahrh. 4. 6. Altpersische Halsketten. Handelsmuseum Wien. 5. Nadel in Form einer indischen Palme.

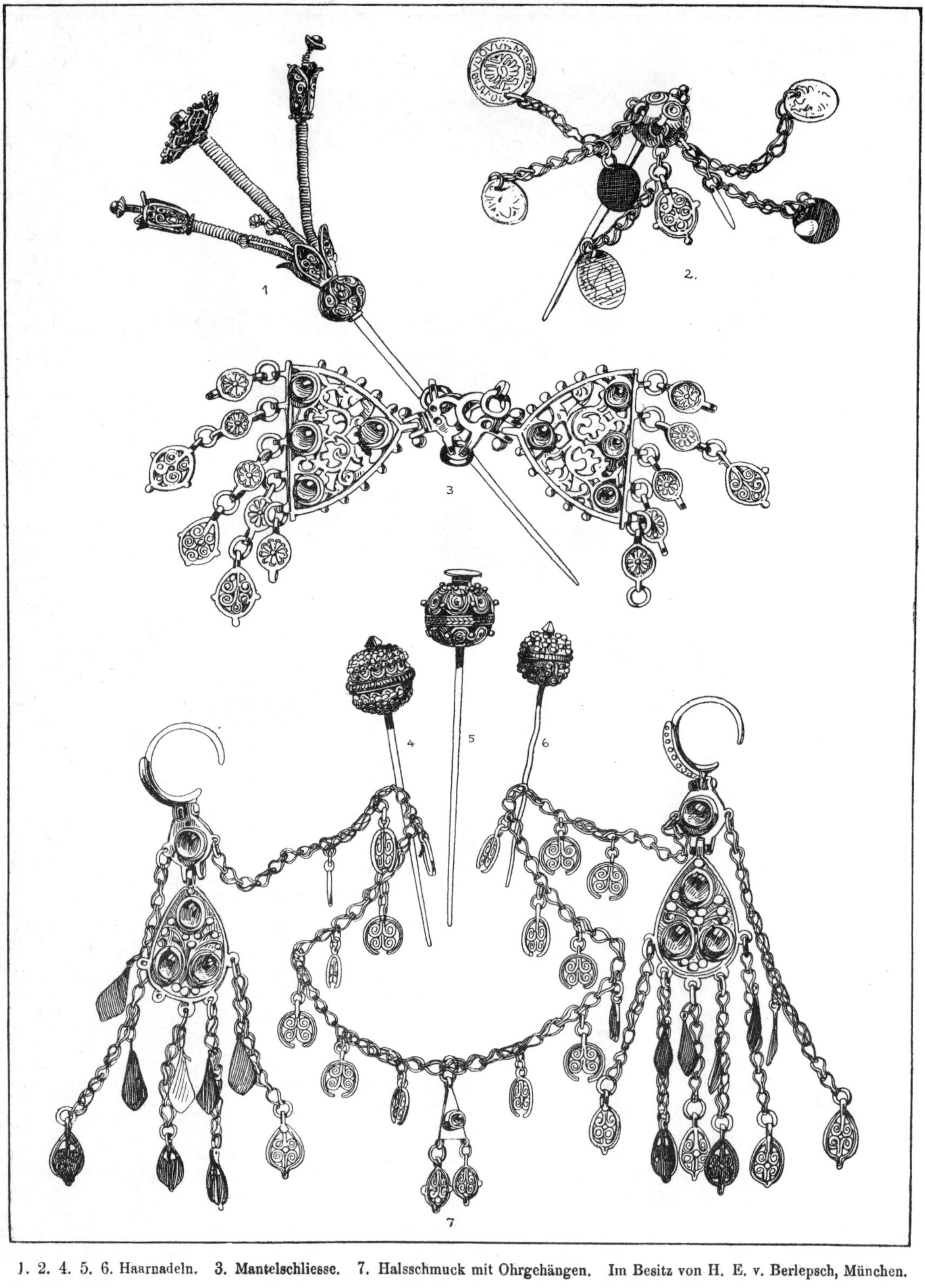

1. 2. 4. 5. 6. Haarnadeln. 3. Mantelschliesse. 7. Halsschmuck mit Ohrgehängen. Im Besitz von H. E. v. Berlepsch, München.

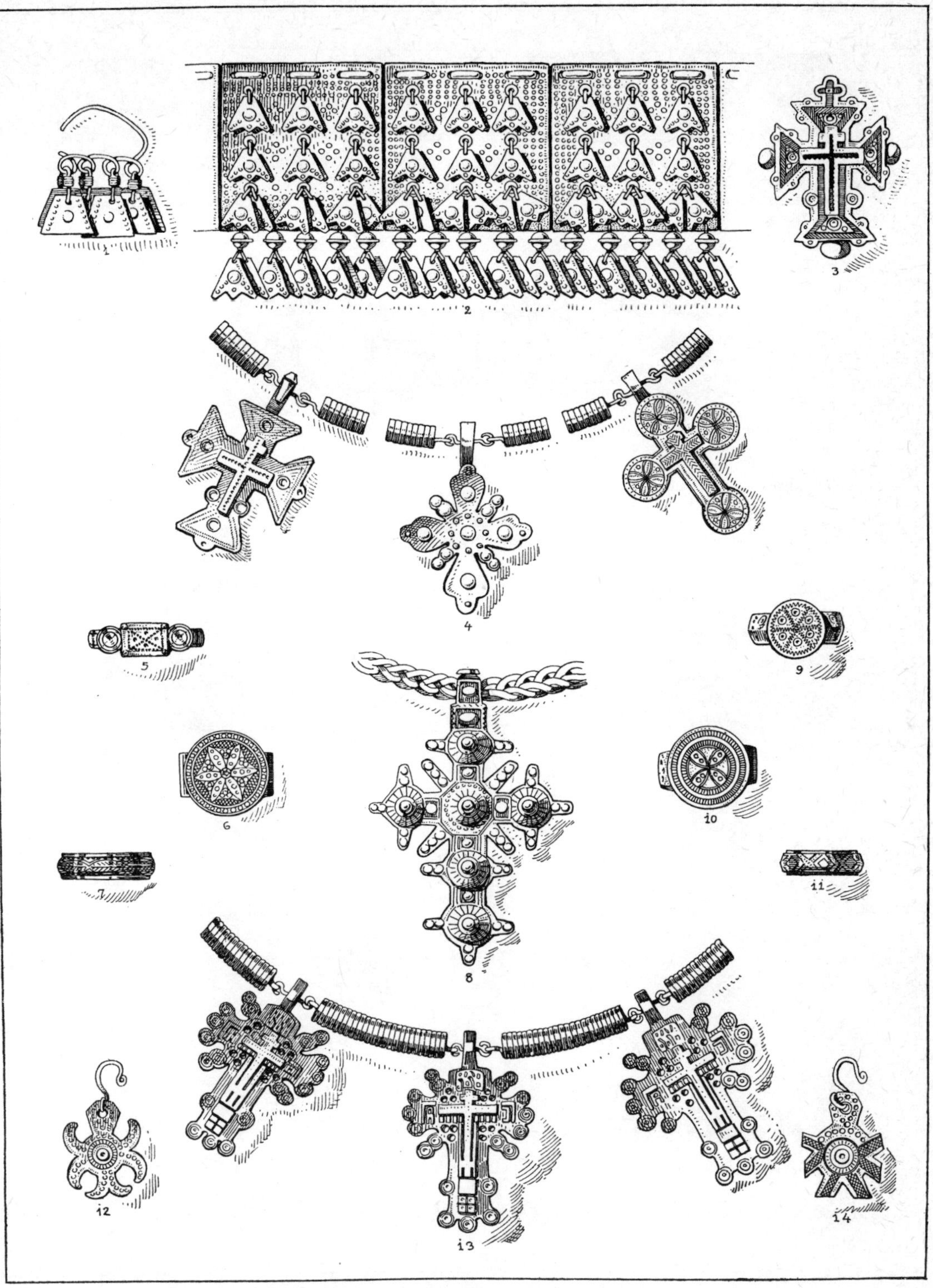

1\. 12. 14. Ohrgehänge. 2. Diadem. 3. Anhängekreuz. 4. 8. 13. Halsketten mit Kreuzen.
5\. 6. 9. 10. Schmuckringe. 7. 11. Trauringe.

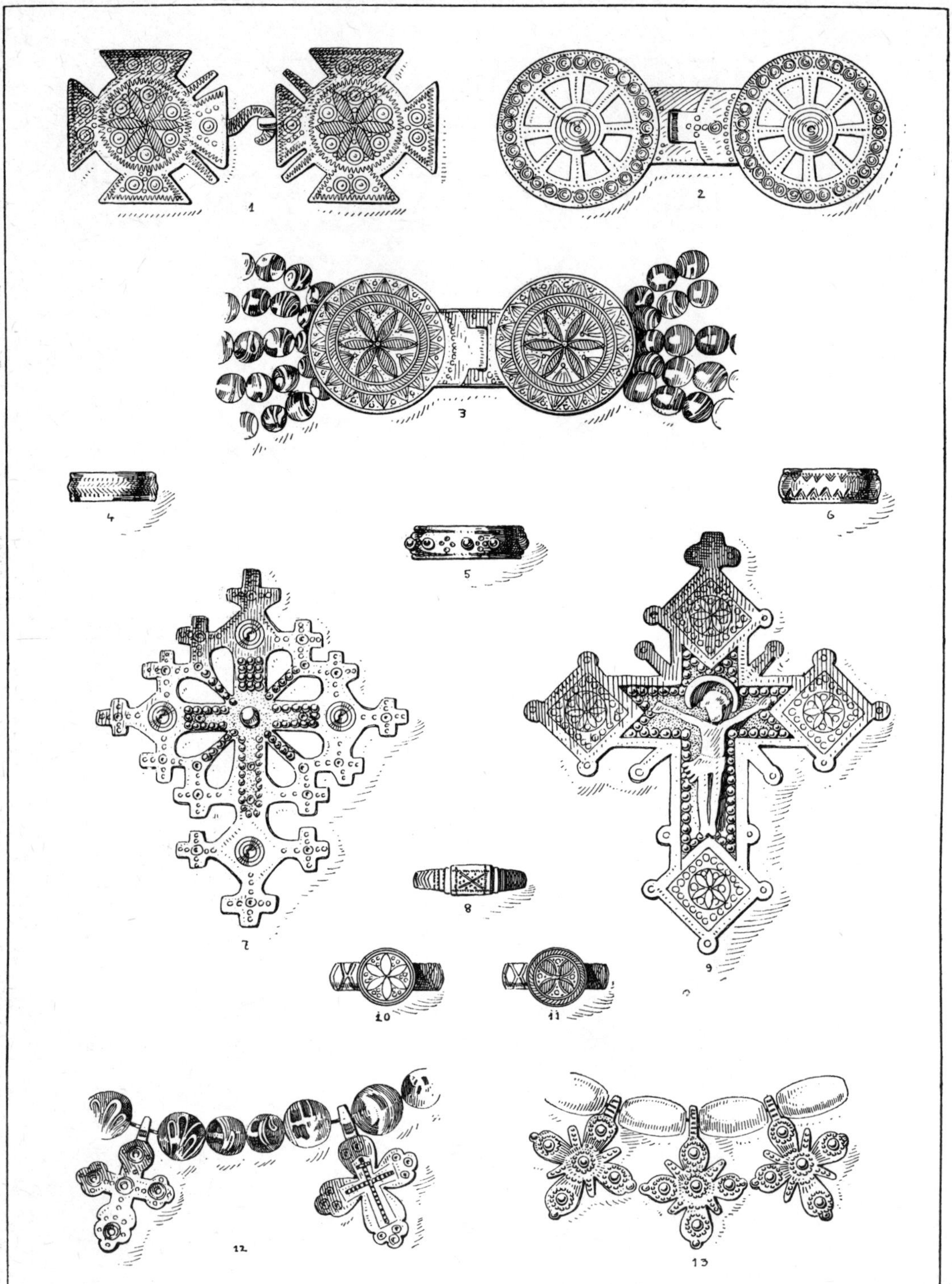

1. 2. 3. Spangen. 4. 5. 6. Trauringe. 8. 10. 11. Schmuckringe. 7. 9. Kreuze. 12. 13. Kleine Kreuze.

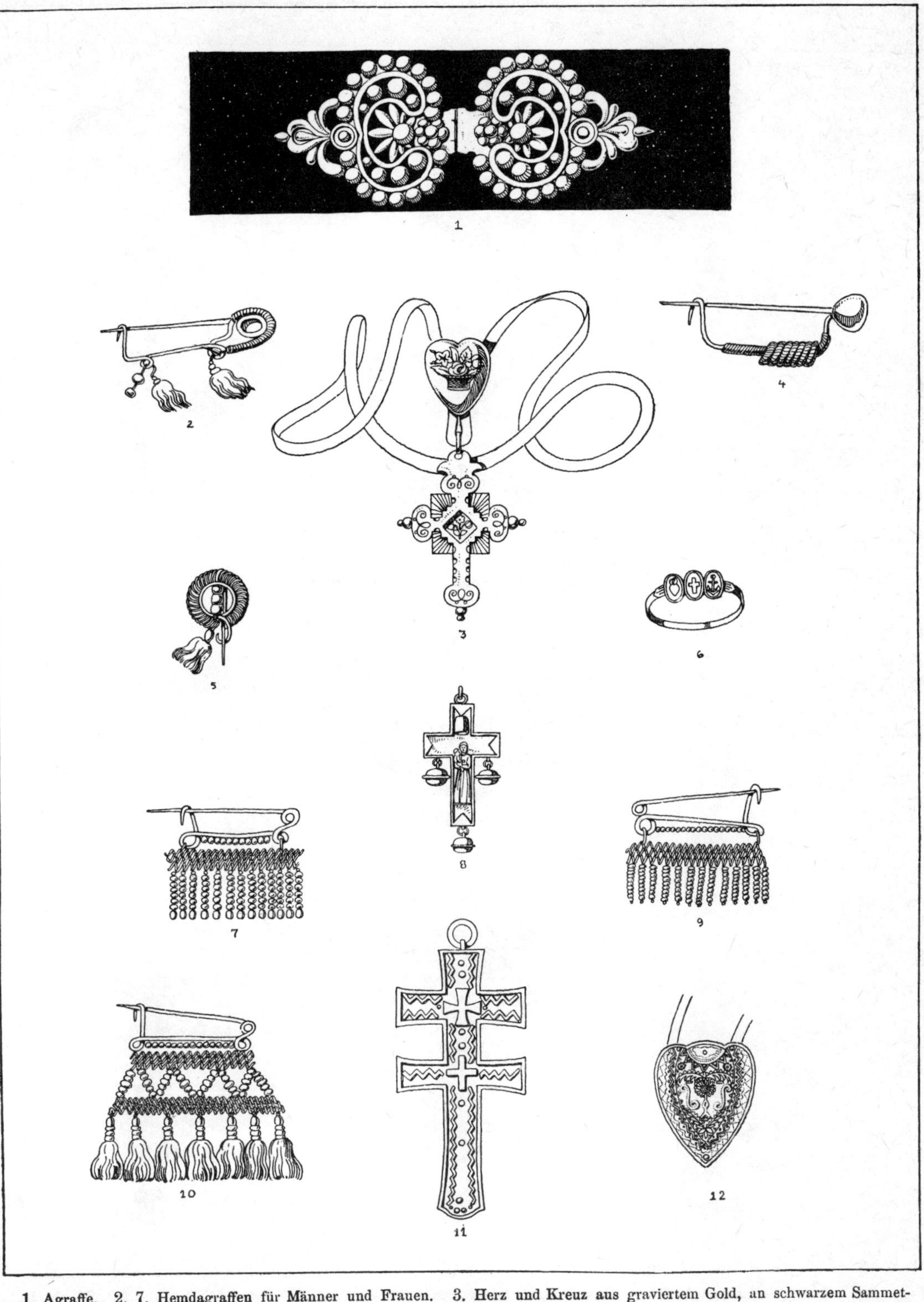

1. Agraffe. 2. 7. Hemdagraffen für Männer und Frauen. 3. Herz und Kreuz aus graviertem Gold, an schwarzem Sammetband, Frauenschmuck. 4. Nadel mit Bleikopf. 5. Hemdagraffe mit Glasperlen. 6. Gravierter Frauenring. 8. Silbernes Anhängekreuz. 9. 10. Nadeln aus Messingdraht, Glasperlen und Wollquasten. 11. Kreuz aus Silber oder Stahl. 12. Kupferne Gürtelplatte.

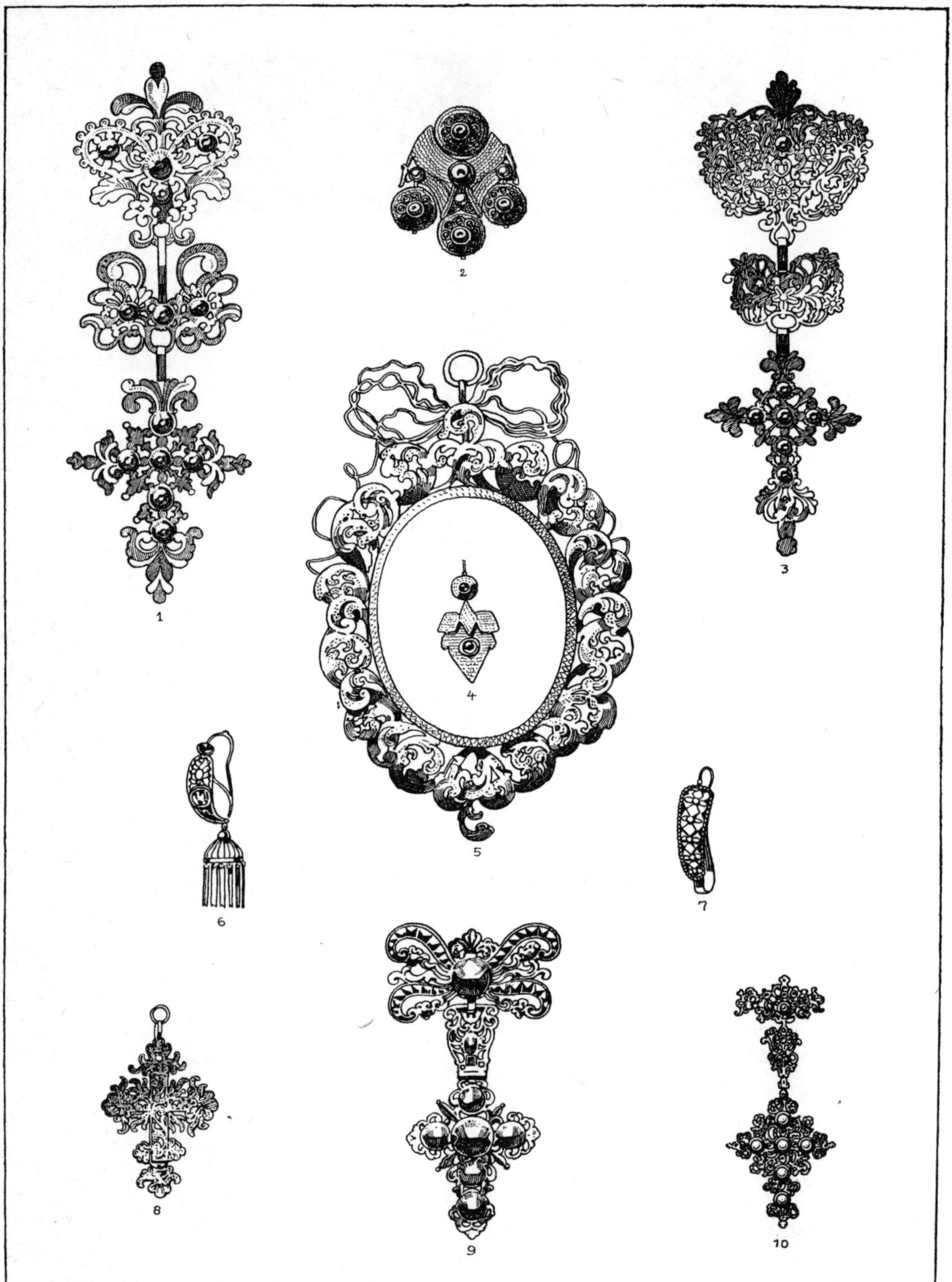

1. Schmuck aus Parma und Modena. 2. 4. Neapel, Kampanien. 3. Samnium und Abruzzen. 5. Romagna, Lombardei. 6. Sizilien und Sardinien. 7. 10. Gegend von Florenz. 8. Venezien, Marken und Umbrien. 9. Lombardei.
Aus der Sammlung Kastellani.

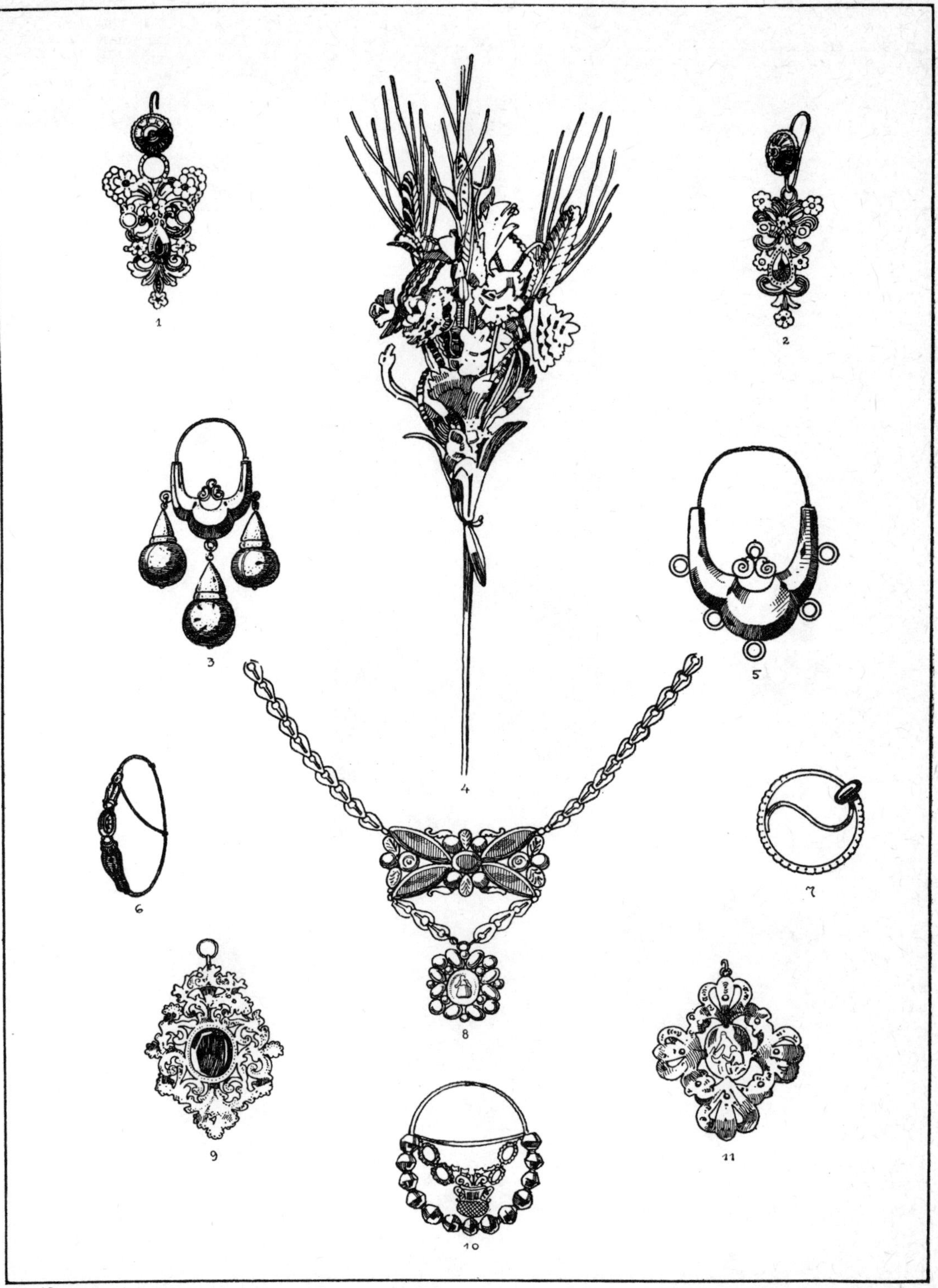

1. Schmuck aus Samnium und den Abruzzen. 2. 8. Piemont und Genua. 3. 5. Venezien, die Marken und Umbrien. 4. Haarnadel aus Rom und Latium. 6. Romagna und Lombardei. 7. Rom und Latium. 9. 11. Anhänger aus Sizilien und Sardinien. 11. Neapel, (Kampanien). Aus der Sammlung Kastellani.

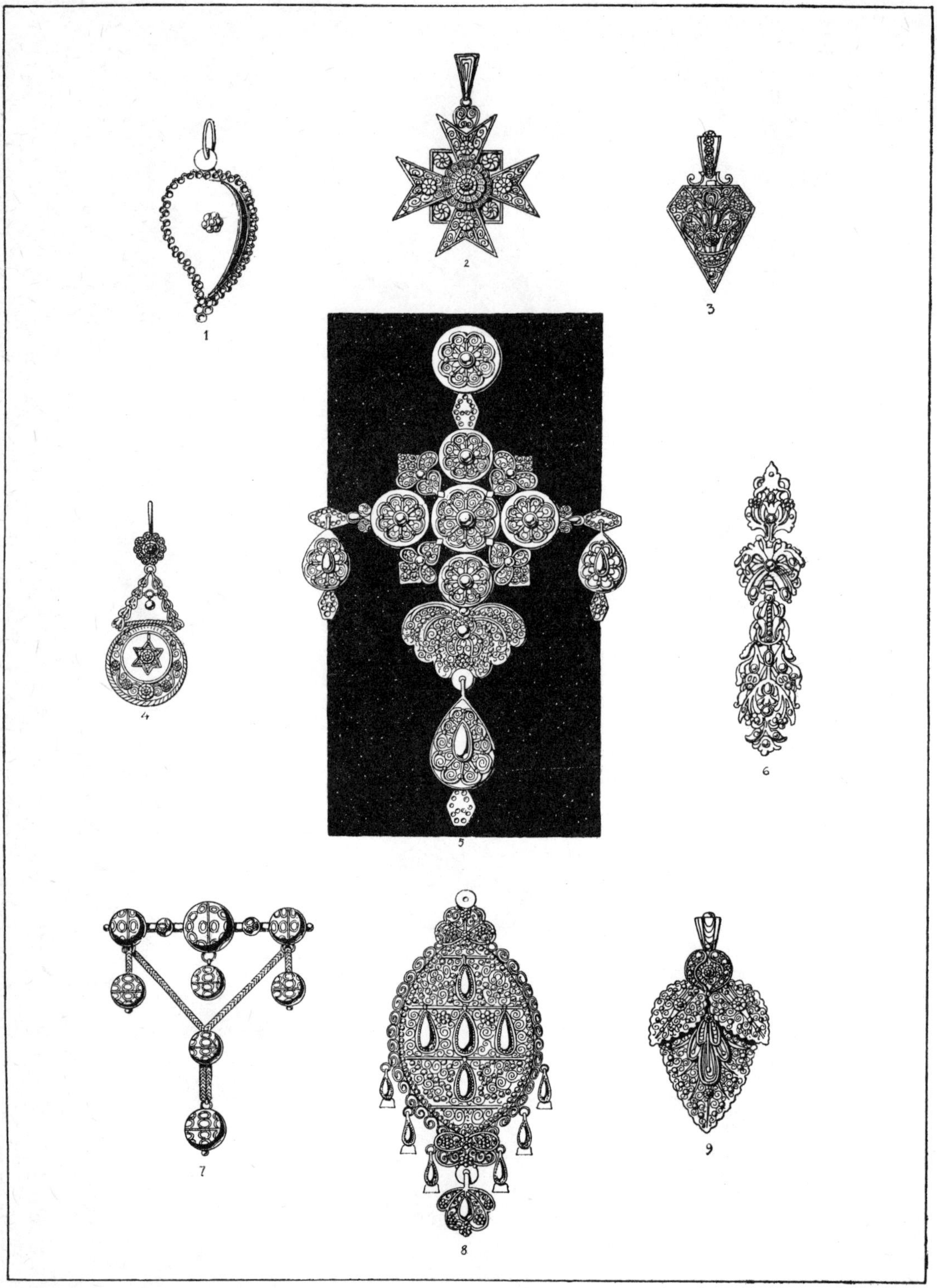

1. Herzförmiges Medaillon zum Oeffnen. 2. Anhängekreuz. 3. Kollieranhänger. 4. Ohrgehänge mit Anhängseln im Innern. 5. Anhängekreuz mit Anhängseln. 6. Ohrgehänge mit Filigran und Steinen. 7. Brosche. 8. Brosche mit birnförmigen Gehängen in den Durchbrüchen. 9. Anhänger. Die Arbeiten stammen aus den Fabriken am Porto.

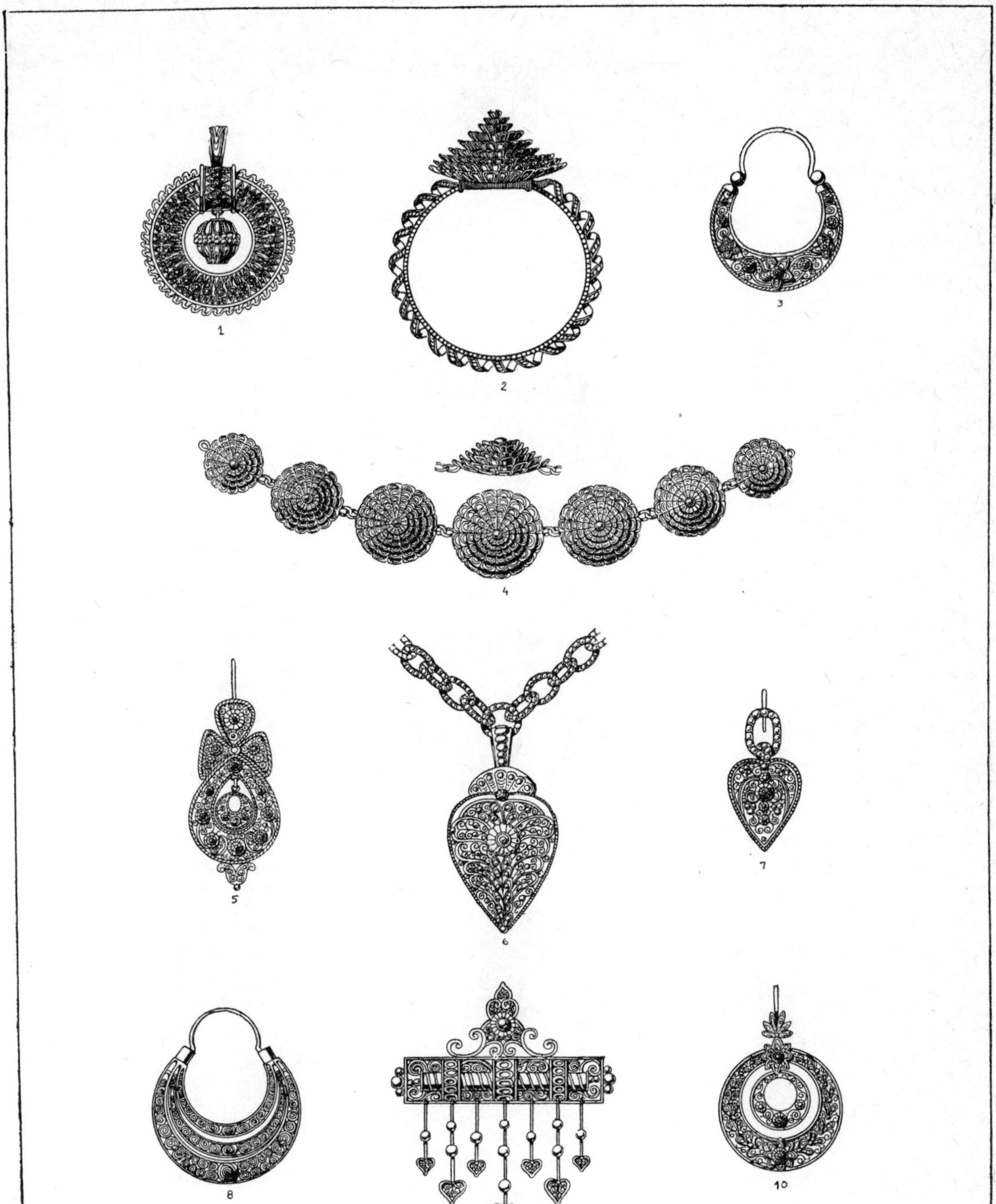

1. Kollieranhänger, Silber. 2. Armband mit artischockenförmigem Aufsatz. 3. Ohrring, Silber. **4. Halskette mit Verzierungen wie 2, Silber.** 5. Ohrgehäng, Silber. 6. 7. **Zusammengehöriges** Kollier und Ohrgehäng, Silber. 8. Ohrgehäng, aus 3 unabhängig beweglichen Halbmonden bestehend, Gold. 9. Brosche und 10. Ohrgehäng, beide in Gold. Die Arbeiten stammen aus den Fabriken am Porto.

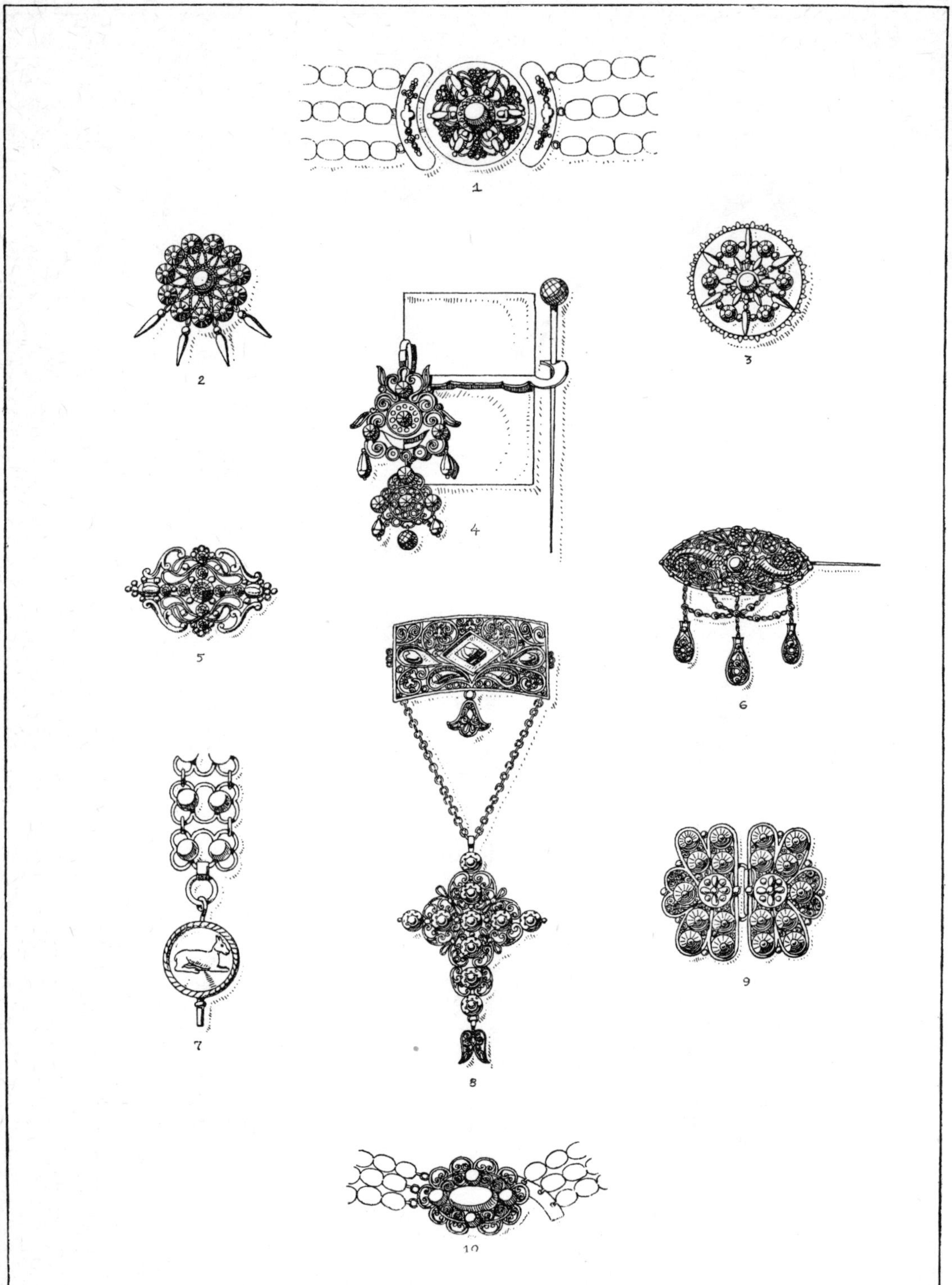

1. Kollier aus Dordrecht; Goldschluss und Blutkorallen 2. Brosche, Silberfiligran. 3. Goldne Kopfnadel. Wird paarweise, zu jeder Seite des Kopfes getragen. Zuider See. 4. Brosche aus Amsterdam. Perlen und Diamanten. 5. 6. Broschen aus Dordrecht und Seeland. 7. Uhrkette mit Schlüssel, Zuider See. 8. Brosche mit Kreuzanhänger, Goldfiligran, Breda. 9. Hutagraffe, Goldfiligran, Walcheren. 10. Kollier aus Korallen, mit goldfiligranierter Schliesse, Volendam.

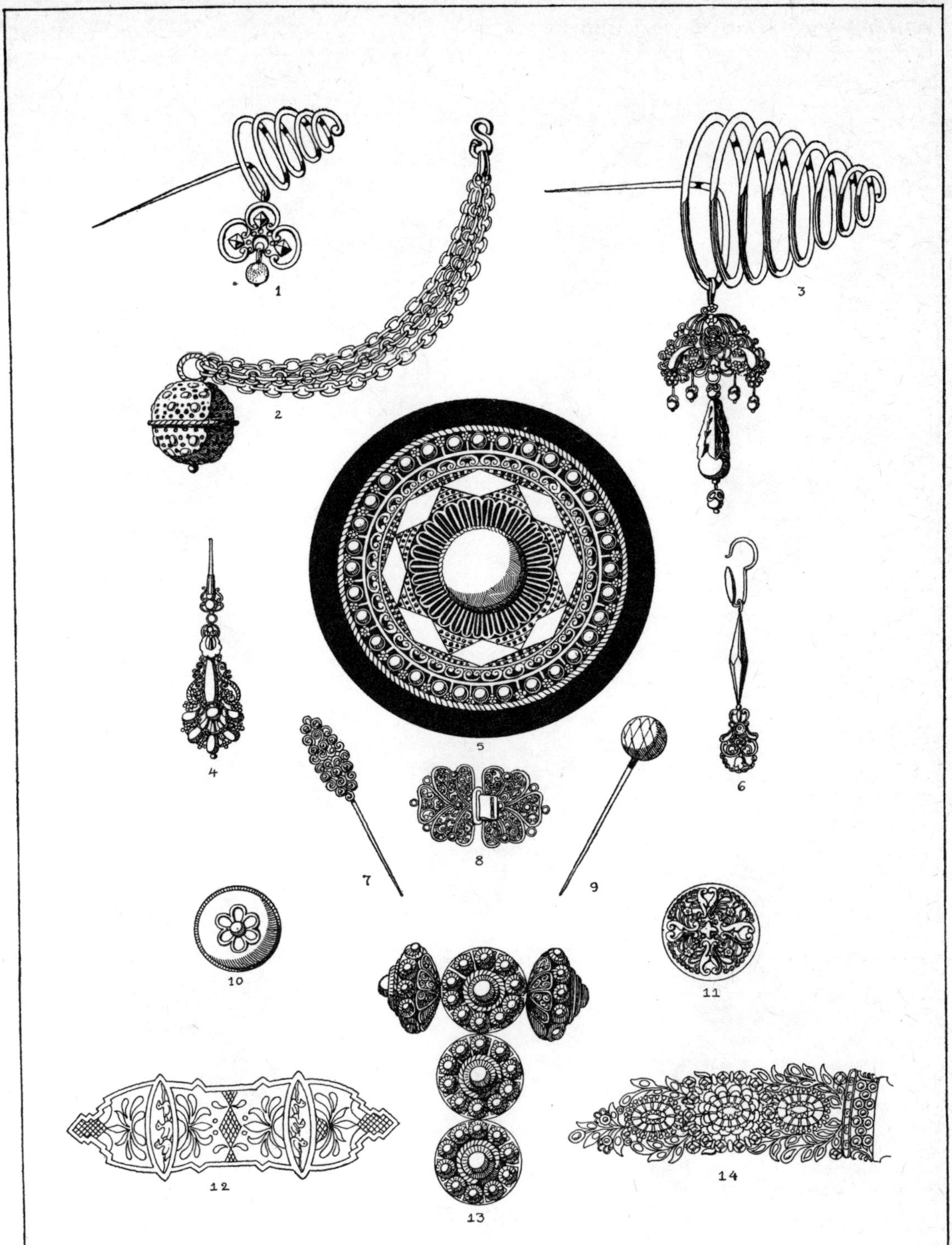

1. 3. Nadel mit Spirale und Anhänger, mit Korallenperlen. Seeland, Insel Walcheren. 2. Knopf und Kette zum Schliessen der Blouse für Männer. Volendam. 4. Ohrgehänge, Goldfiligran, Dordrecht. 5. Gürtelplatte der Bauern am Zuider See, paarweise zu tragen. 6. Ohrgehänge, Goldfiligran, Breda. 7. Silberne Haarnadel, Dordrecht. 8. Hutagraffe, Goldfiligran, Dordrecht. 9. Goldene Haarnadel, Walcheren. 10. Kupferner Knopf zum Schliessen des Hemdes. 11. Goldener Nadelkopf aus Dordrecht. 12. Stirnschmuck in ziseliertem Gold. 13. Doppelter Goldknopf zum Schliessen des Hemdes. Dieses ist vorn mit silbernen Knöpfen dekoriert. 14. Stirnschmuck mit Perlen und Diamanten aus Amsterdam.

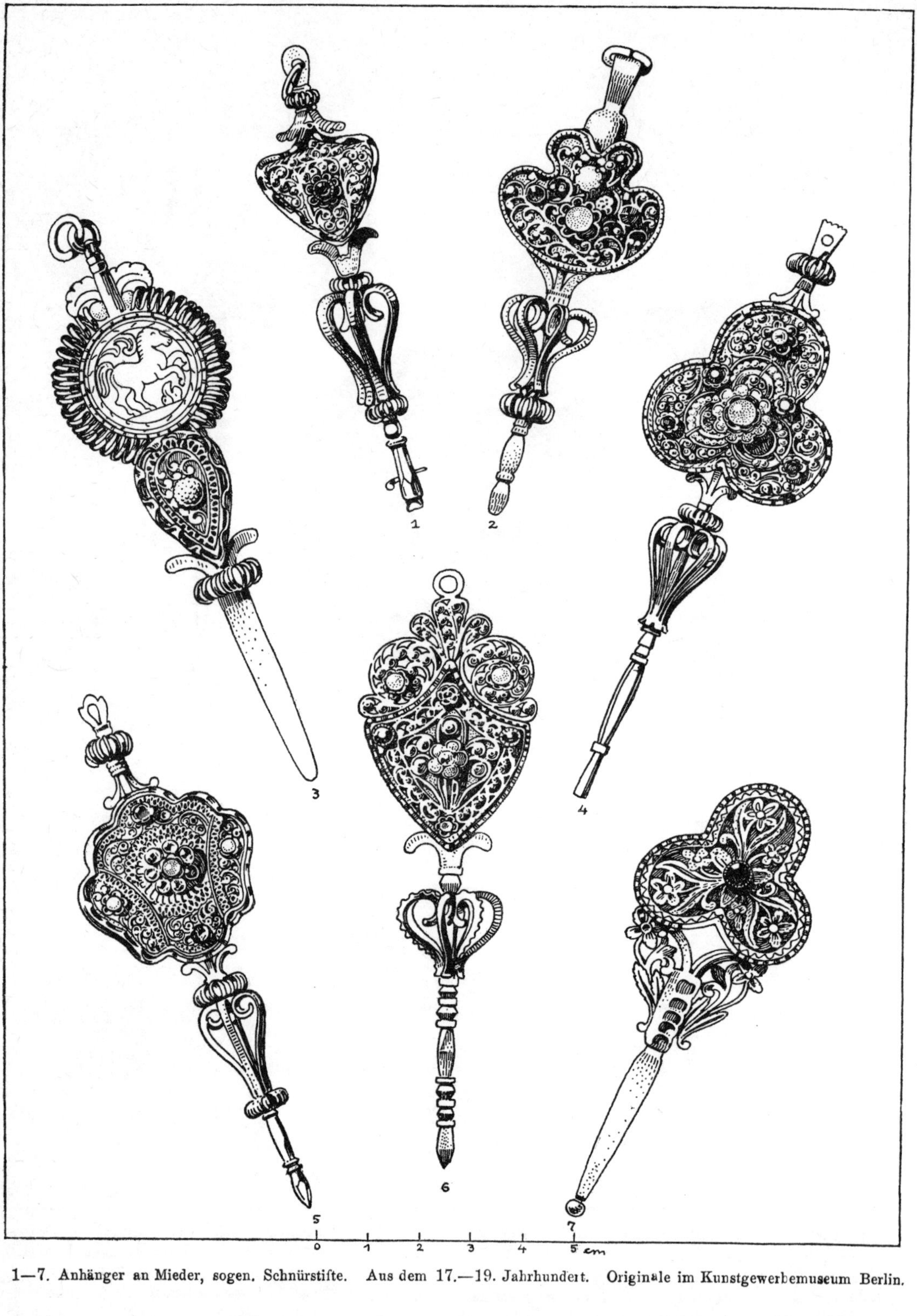

1—7. Anhänger an Mieder, sogen. Schnürstifte. Aus dem 17.—19. Jahrhundert. Originale im Kunstgewerbemuseum Berlin.

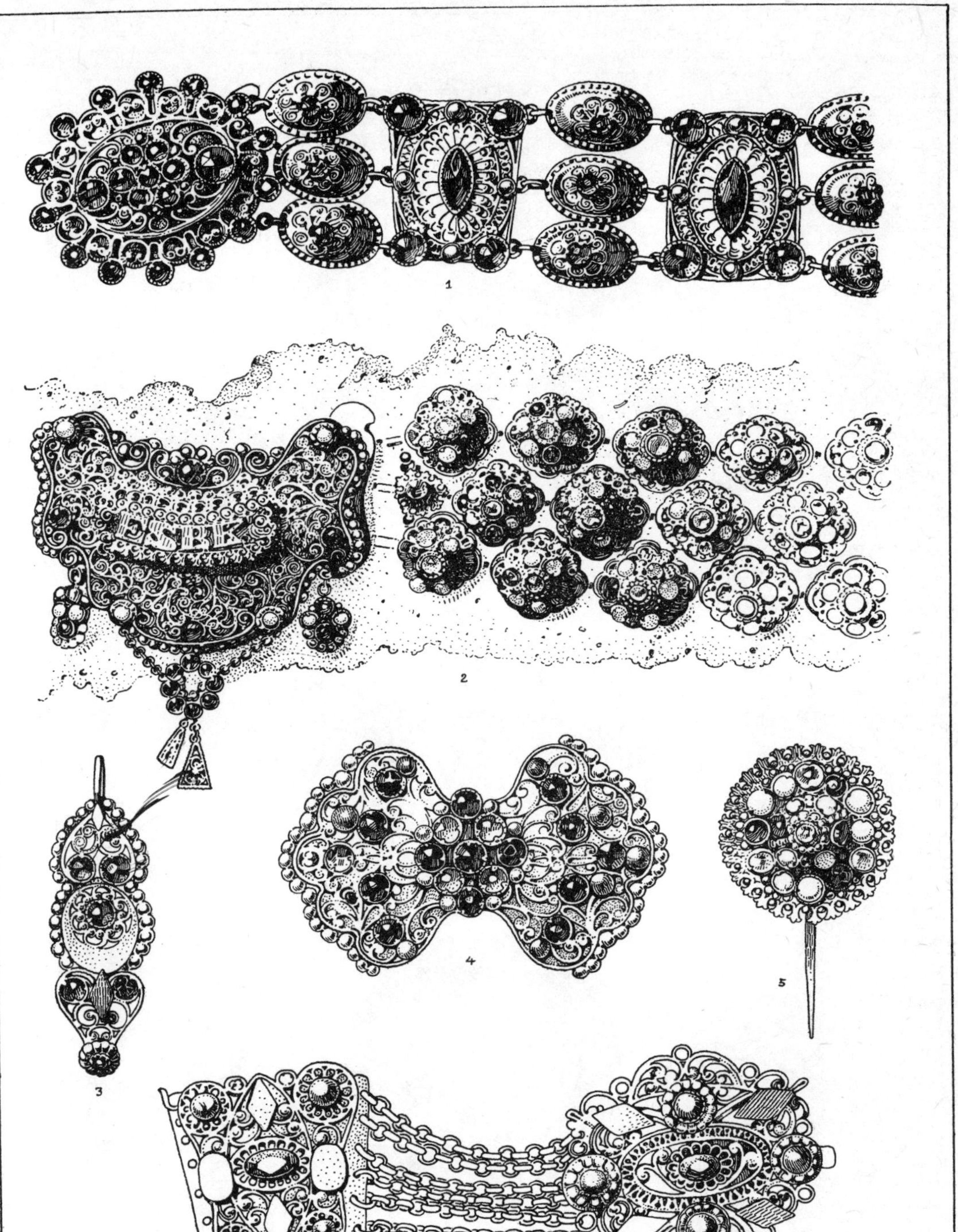

1. Halsband. 2. Desgleichen, auf einen Florstreifen aufgenäht. 3. Anhänger. 4. 6. Gürtelschliessen. 5. Schmucknadel.
Die Originale stammen aus dem 17.—18. Jahrhundert und sind im Kgl. Kunstgewerbemuseum Berlin.

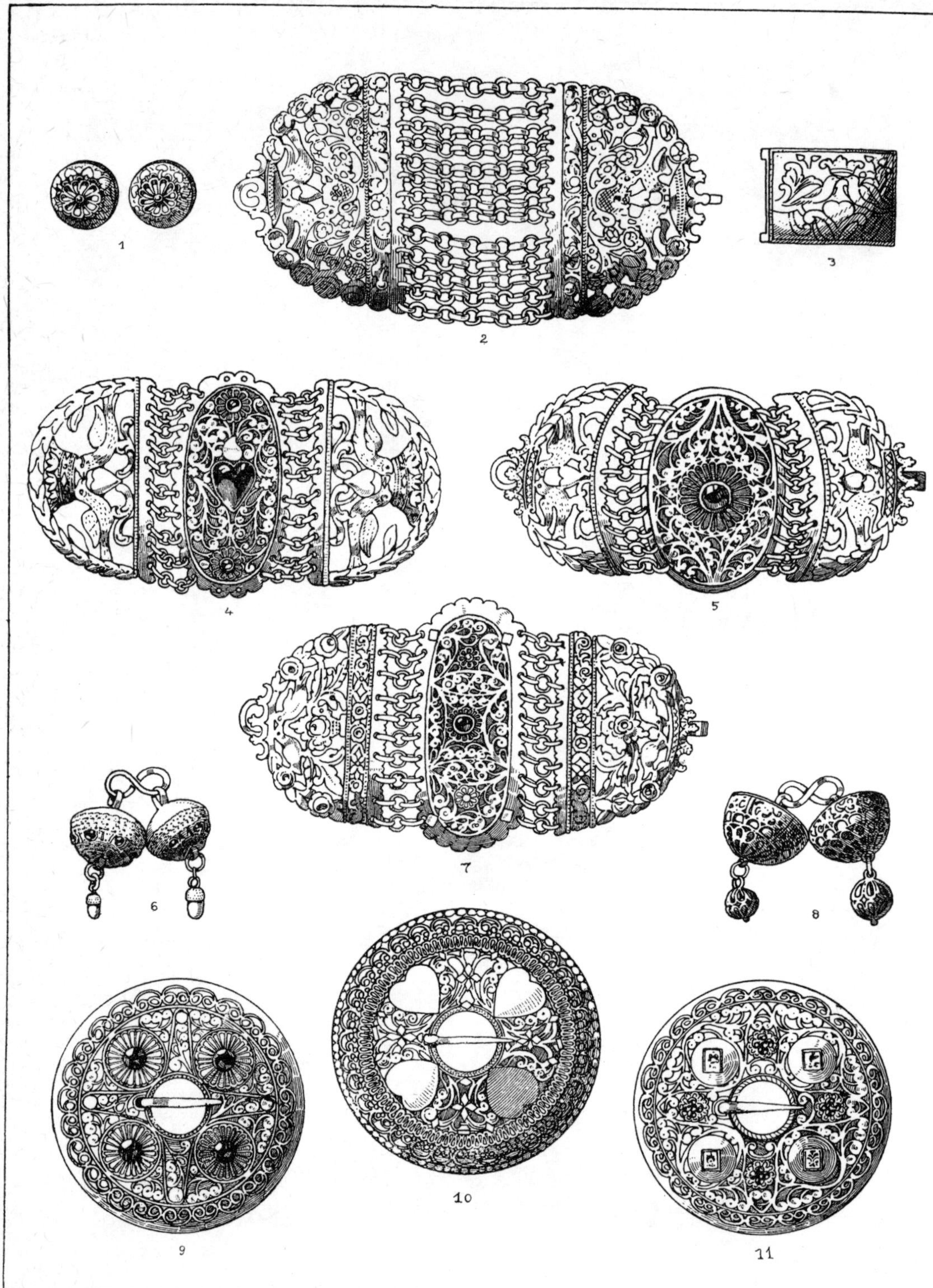

1. 6. 8. Hemdknöpfe der Männer. 3. Schloss einer Frauenhalskette. 2. 4. 5. 7. **Brustketten der Frauen.** 9. 10. 11. **Hemdspangen der Frauen.** Originale im Hamburgischen Museum für Kunst und Gewerbe.

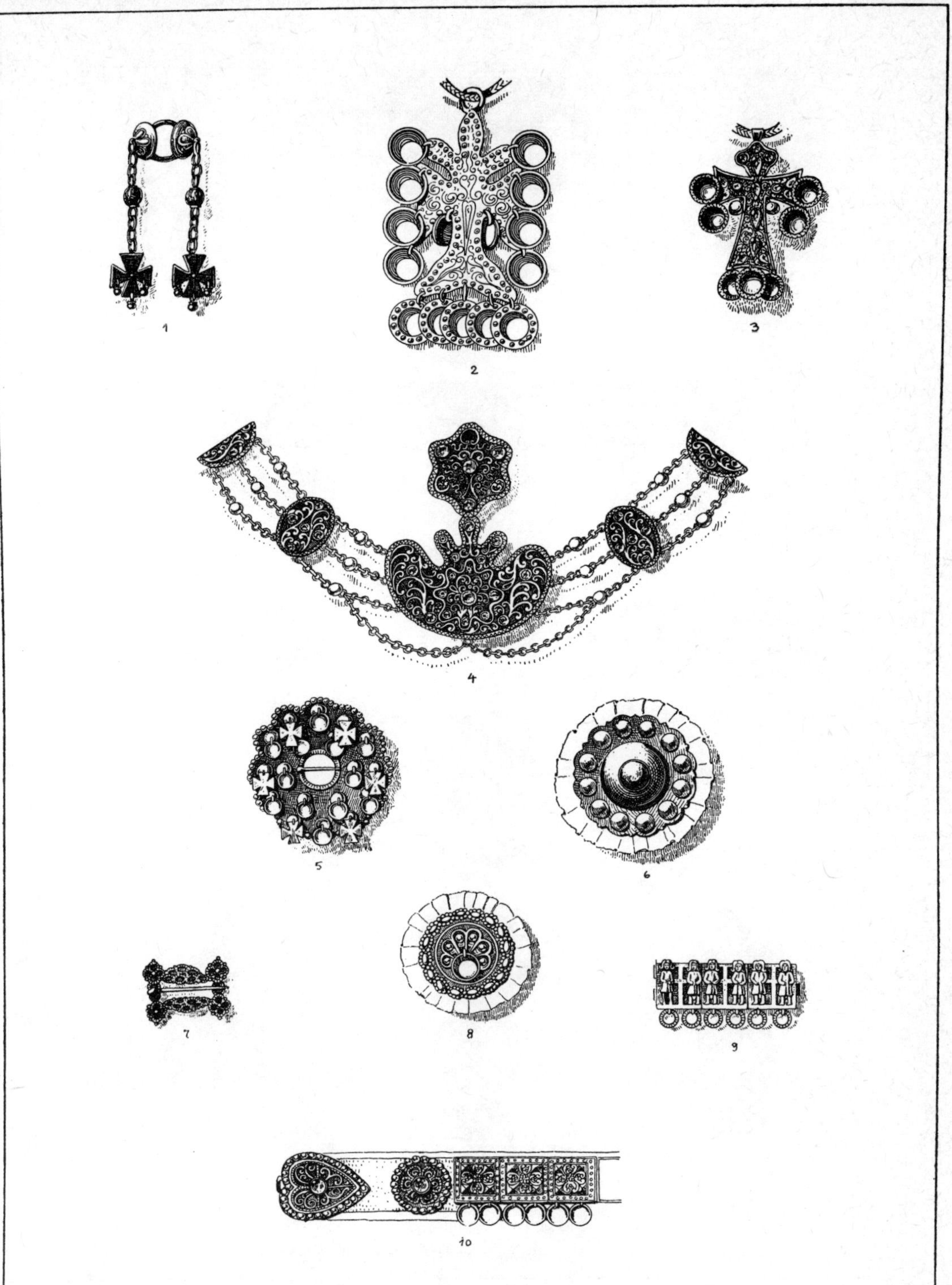

1. Silberne Hemdagraffe, mit Niello. Hardanger, Norwegen. 2. Grosses Anhängekreuz. 3. Silberfiligraniertes Anhängekreuz auf Goldgrund. Norwegen. 4. Reiches Kollier mit Brosche, silberfiligraniert auf Goldgrund, Schweden. 5. Brosche in vergoldetem Silber oder Kupfer, in Norwegen (Hardanger) üblich. 6. 8. Paarweise getragener Besatzschmuck, aus Schonen, Schweden. 7. Silbervergoldete Brosche. 9. Norwegischer Gürtelschmuck aus Kupfer. 10. Gürtelschmuck, in Norwegen und Lappland üblich. Originale im ethnographischen, skandinavischen Museum in Stockholm.

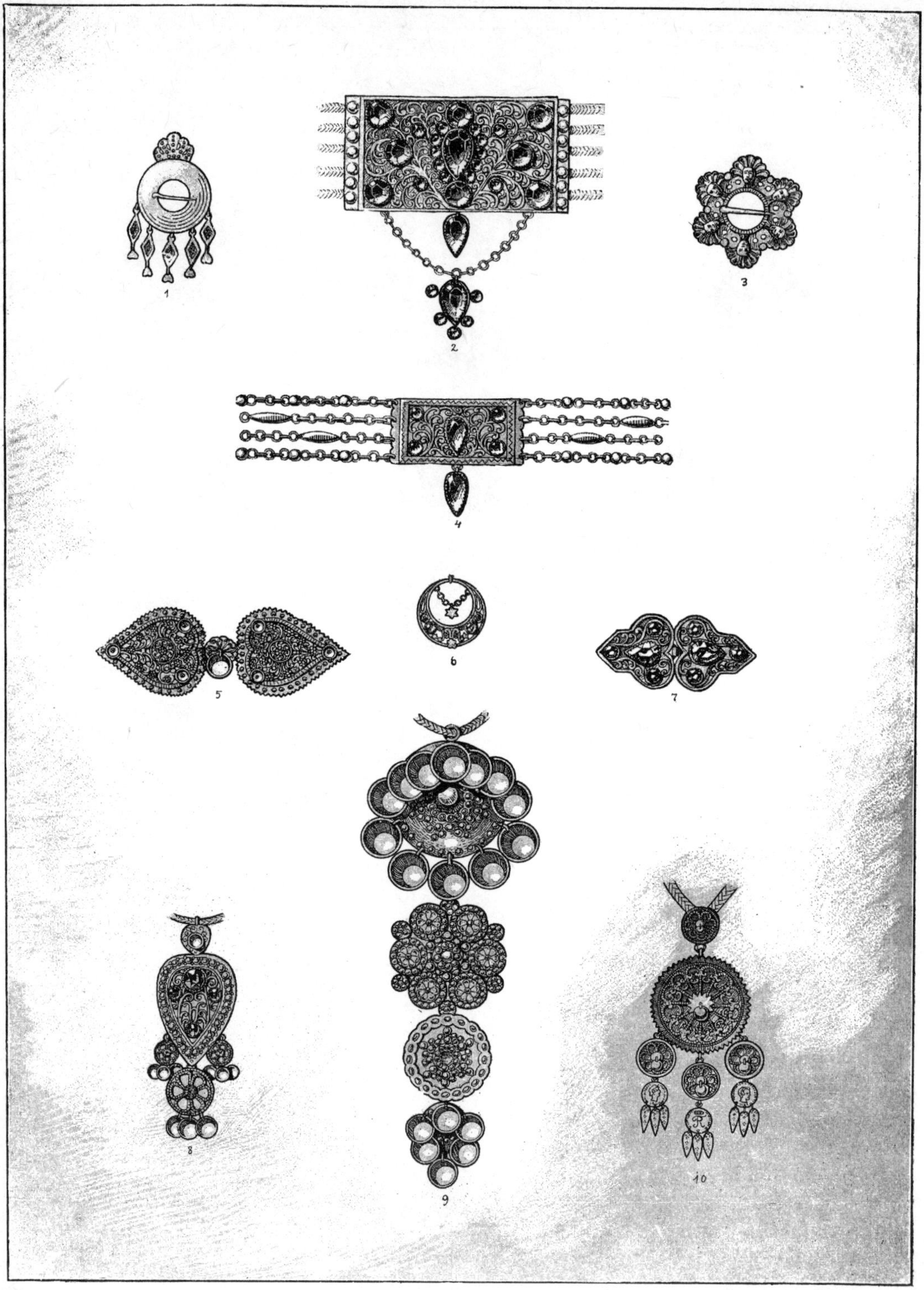

1. Silberne Brosche. 2. Mittelstück eines Kolliers. Vergoldete Platte mit Silberfiligran. 3. Brosche, an etruskische Typen erinnernd. 4. Mittelstück eines Kolliers, wie 2, mit geblasenen Glasperlen. 5. Gürtelagraffe, Silberfiligran auf Goldgrund. 6. Ohrgehänge. 7. Hemdagraffe. 8. Herzförmiger Anhänger, Silberfiligran auf Goldgrund, mit Rubinen. 9. Grosser Anhänger, vergoldetes Kupfer, gebräuchlich bei den Bäuerinnen in Telemarken. 10. Vergoldete Brosche mit Silberfiligran, Hardanger. Originale im ethnographischen Museum in Stockholm.

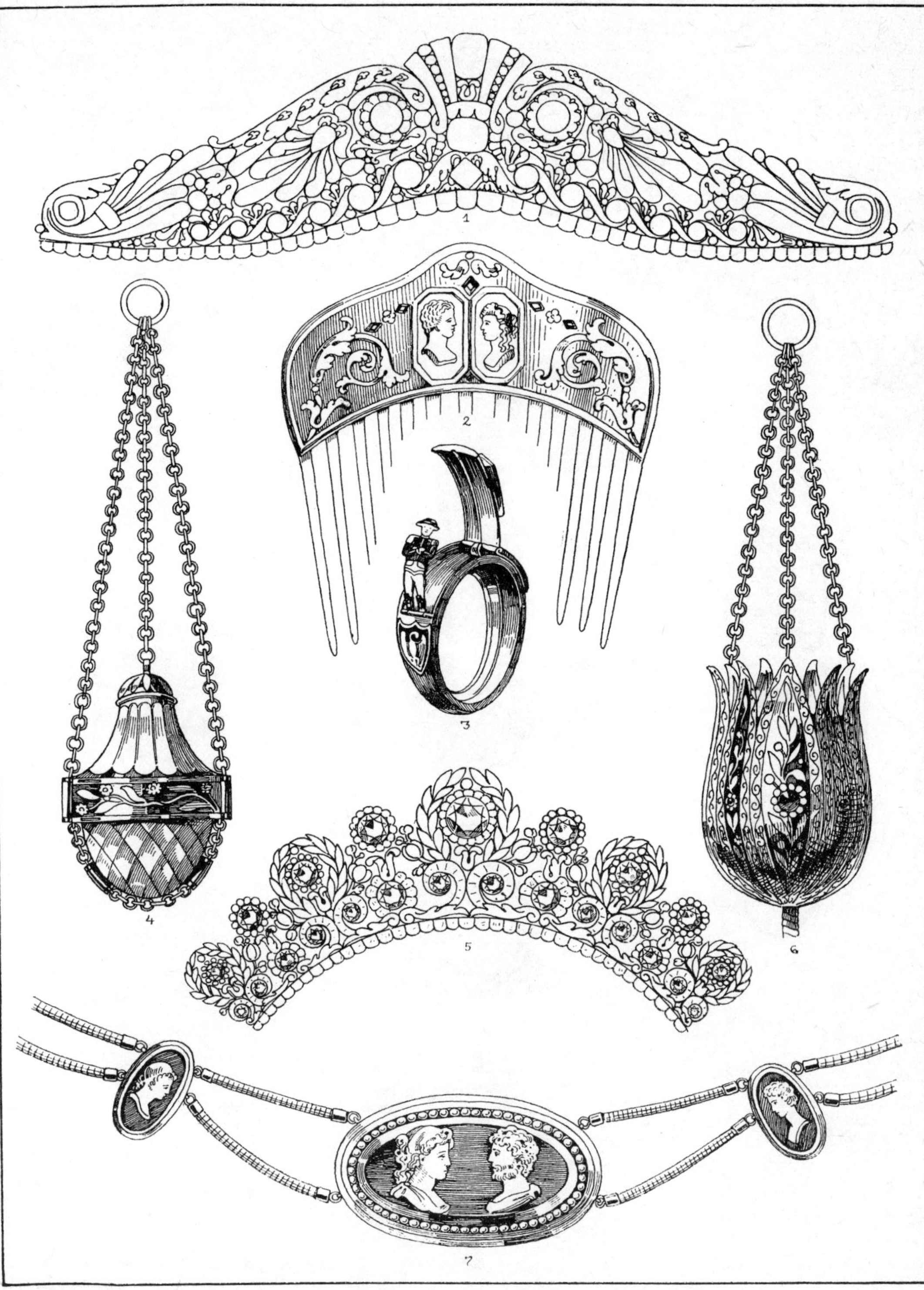

1. Diadem aus Diamanten, hergestellt 1810 für die Kaiserin Marie Louise v. Frankreich. 5. Diadem mit Rubinen, hergestellt 1807 für die Kaiserin Josephine. Die beiden Zeichnungen im Besitze des Hauses Bapst und Falize, Paris. 2. Kamm mit Kameen. 3. Vexierring mit Napoleon I., aus dem Sarge aufstehend. Samml. Tarnoczy. 4. 6. Anhänger an Halsketten. 7. Kollier mit Kameen, nach einem Porträt der Kaiserin Josephine.

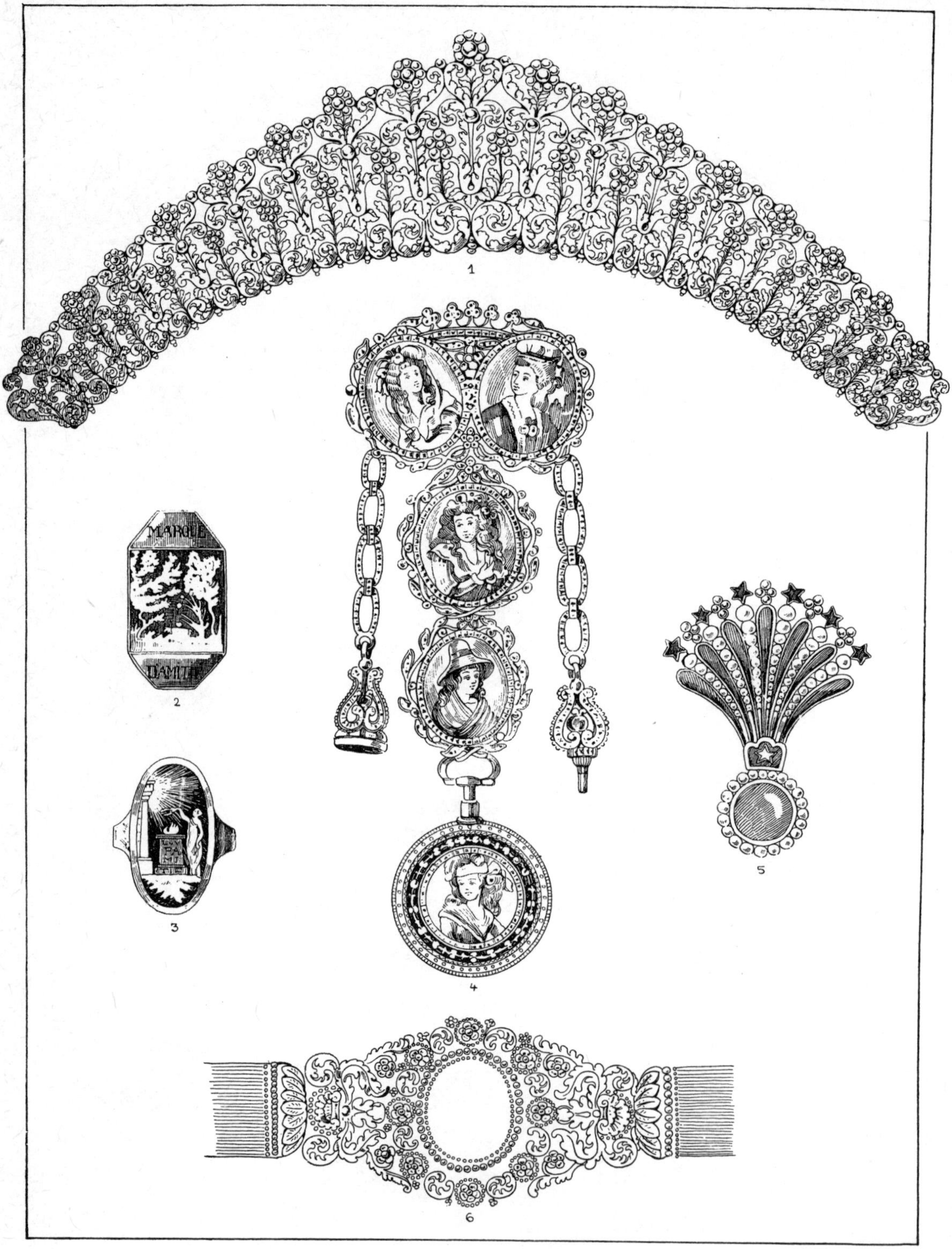

1. 4. 6. Arbeiten von Petiteau dem Aelteren (um 1820). 2. 3. Freundschaftsringe, französische Arbeit. 5. Aigrette.

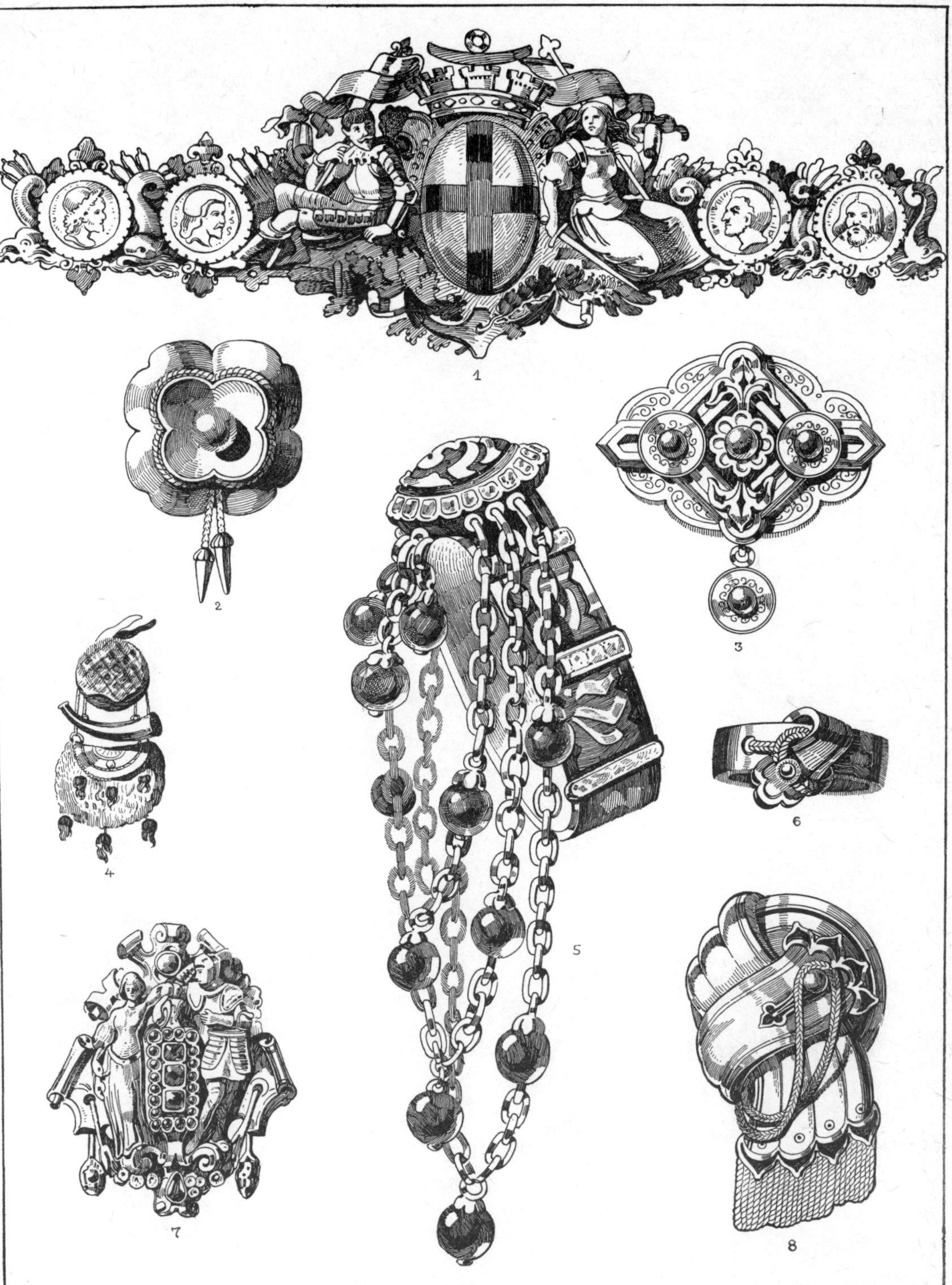

1. Armband v. Froment-Meurice, Frankreich. 2. 3. 6. 8. Deutsche Schmuckarbeiten. 4. Kravattennadel von Dutreih, Frankreich. 5. Armband von Crouzet, Frankreich. 7. Brosche von Robin, Frankreich.

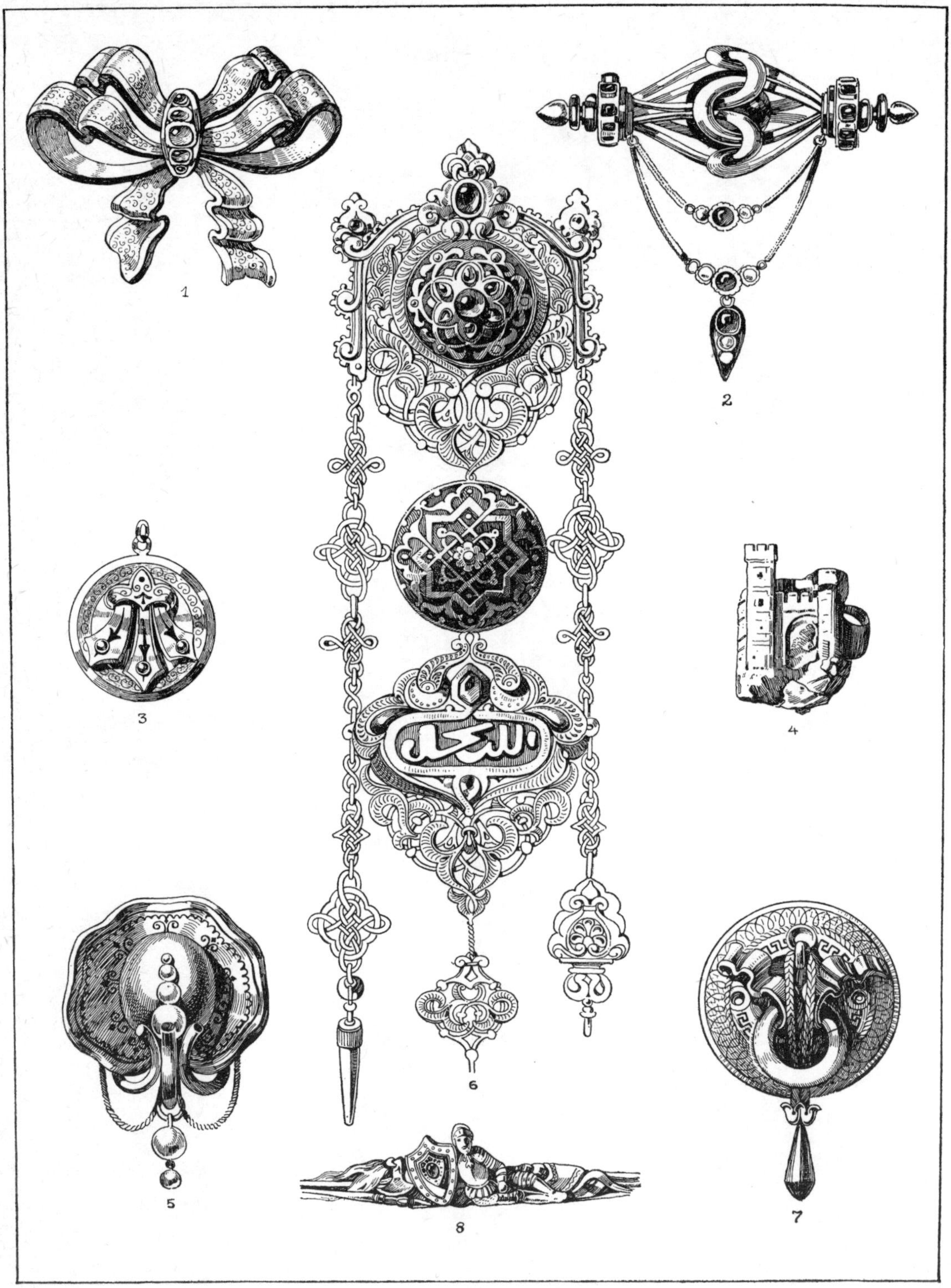

1. 2. Pariser Schmuck um 1840. 3. 5. 7. Deutsche Schmuckwaare um 1863 (Nr. 3. Pforzheimer Fabrikat). 6. Chatelaine in maurischem Stil. Um 1852. Von Falize, Paris. 4. 8. Ringe (4. Italienische Arbeit).

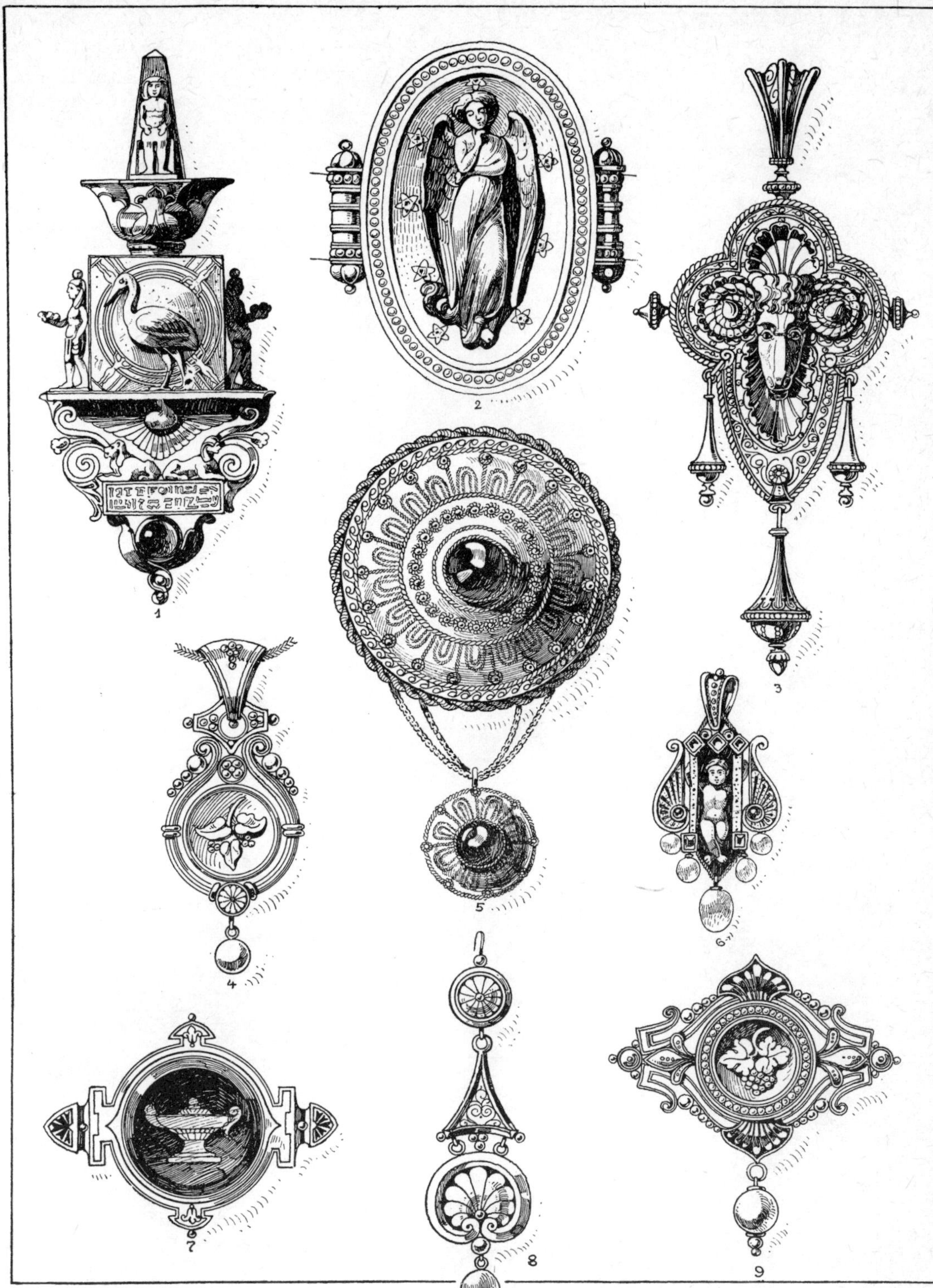

1. Twerembold und Figli, Turin. Wiener Weltausstellung 1873. 2. Armband. Gebr. Philipps, London. Londoner Weltausstellung 1862. 3. Anhänger aus Rom. 4. Desgleichen, entw. v. Salvatori. 5. J. Balleny, Birmingham. Londoner Weltausstellung 1862. 6. G. Emanuel, London. Pariser Weltausstellung 1867. 7. Randel, Birmingham. Pariser Weltausstellung 1867. 8. Ohrring aus Rom (Salvatori). 9. Brosche aus Rom. D. Ansorge.

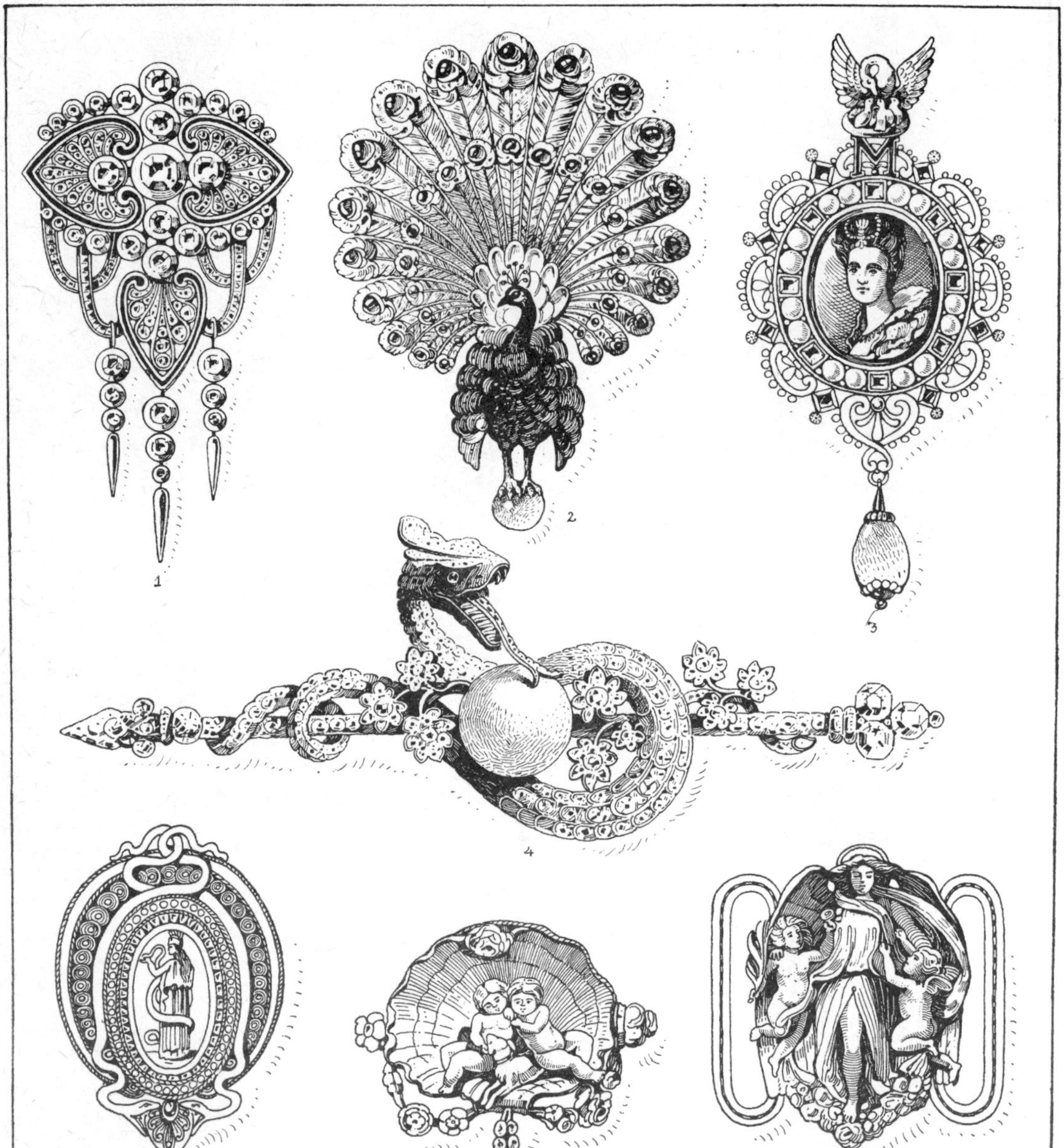

1. Entwurf v. Glatou, Paris 1864. 2. Entw. u. ausgef. v. Baugrand. Pariser Weltausstellung 1867. 3. Ebendaher, von Froment-Meurice, Paris. 4. Pariser Weltausstellung 1878, von O. Massin, Paris. 5. Pariser Weltausstellung 1867. Fontenay-Paris. 6. Londoner Weltausstellung 1862. Rudolphy, Paris. 7. Ebendaher, Wiese-Paris. 8. Entwurf v. Glatou-Paris. 1865.

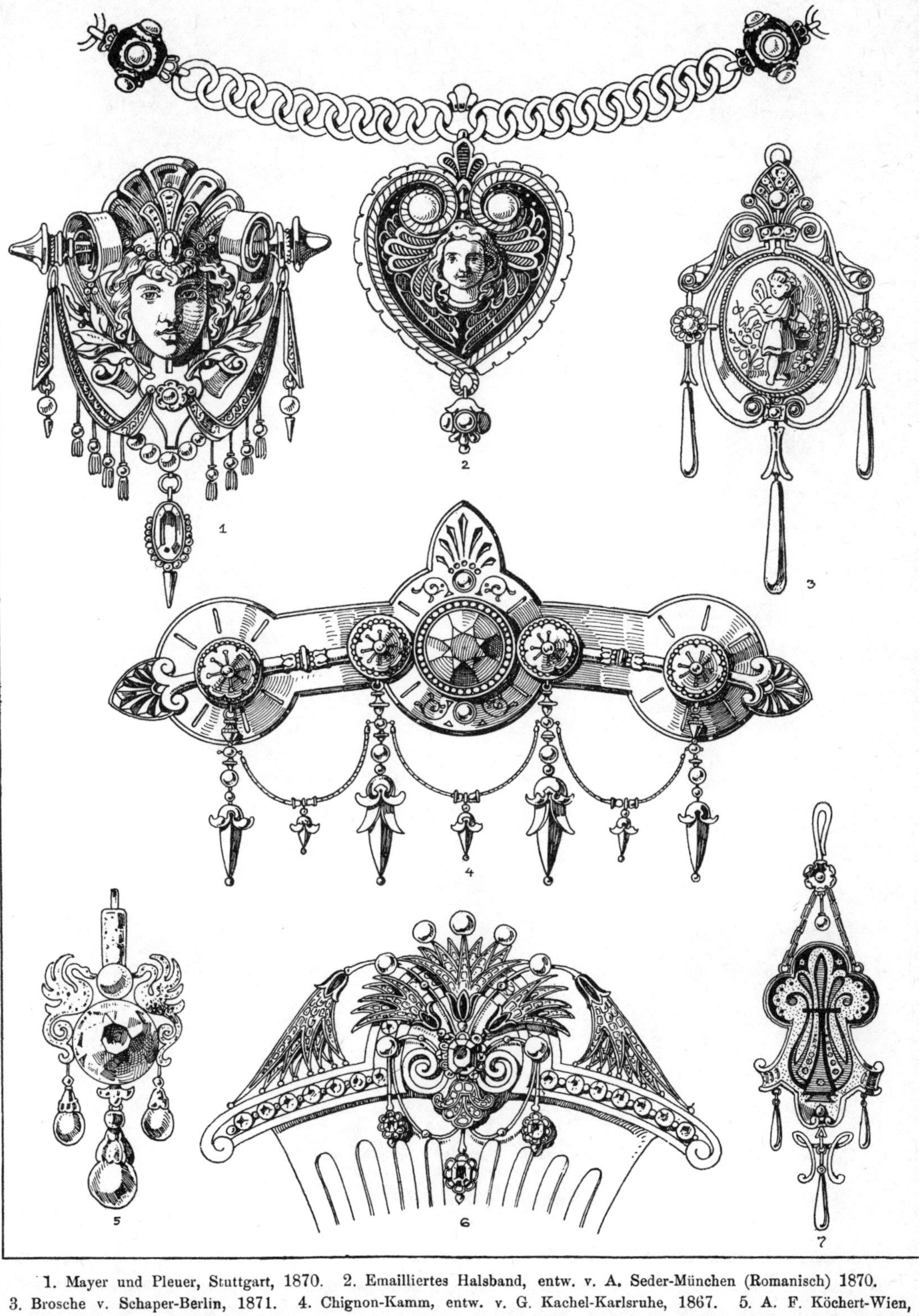

1. Mayer und Pleuer, Stuttgart, 1870. 2. Emailliertes Halsband, entw. v. A. Seder-München (Romanisch) 1870. 3. Brosche v. Schaper-Berlin, 1871. 4. Chignon-Kamm, entw. v. G. Kachel-Karlsruhe, 1867. 5. A. F. Köchert-Wien, Wiener Weltausstellung, 1873. 6. Kamm, entw. v. O. Weber-Hanau, 1874. 7. Brosche, entw. v. L. Mäss-München, 1871.

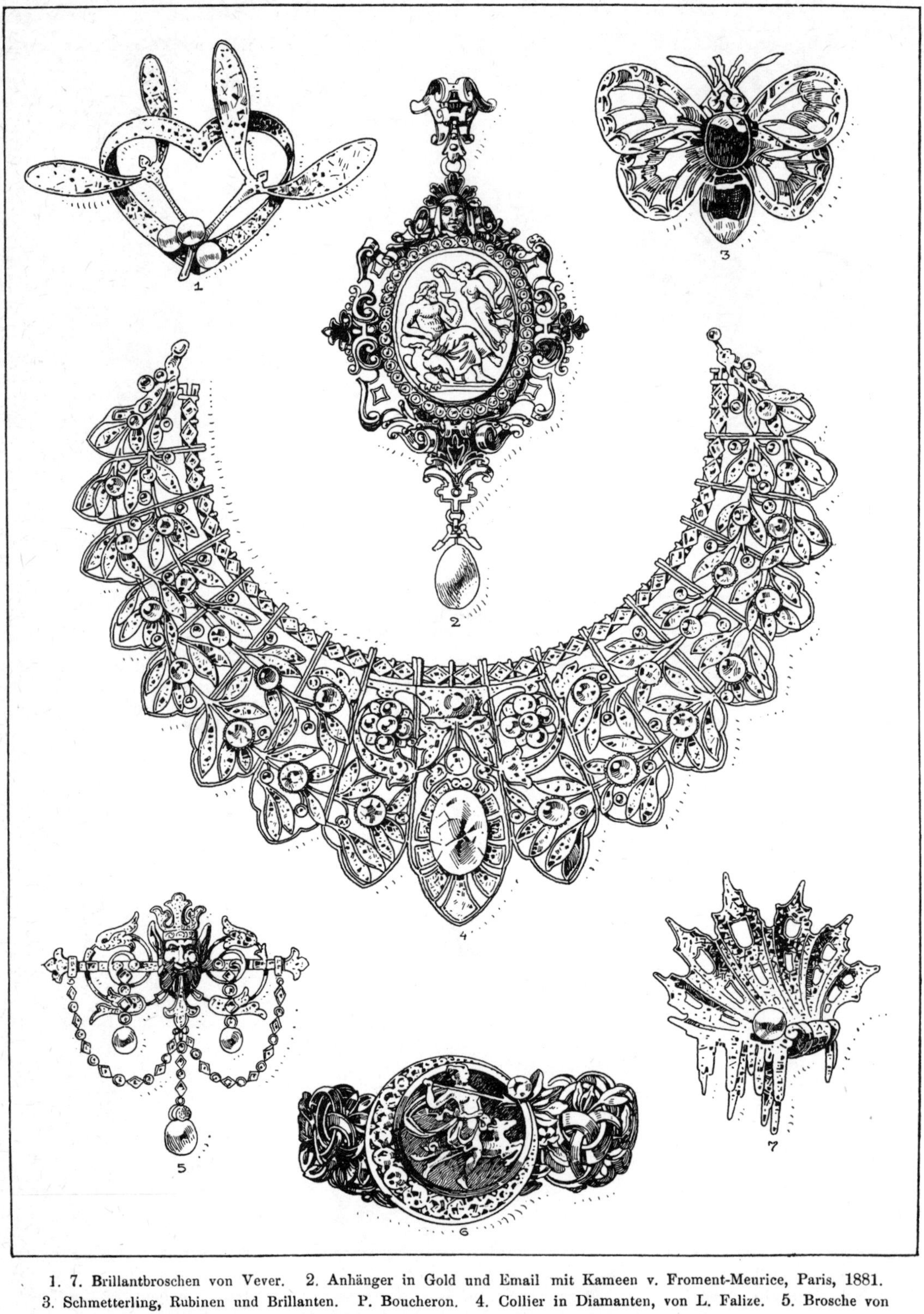

1. 7. Brillantbroschen von Vever. 2. Anhänger in Gold und Email mit Kameen v. Froment-Meurice, Paris, 1881. 3. Schmetterling, Rubinen und Brillanten. P. Boucheron. 4. Collier in Diamanten, von L. Falize. 5. Brosche von F. Boucheron Paris. 6. Armband, L. Falize.

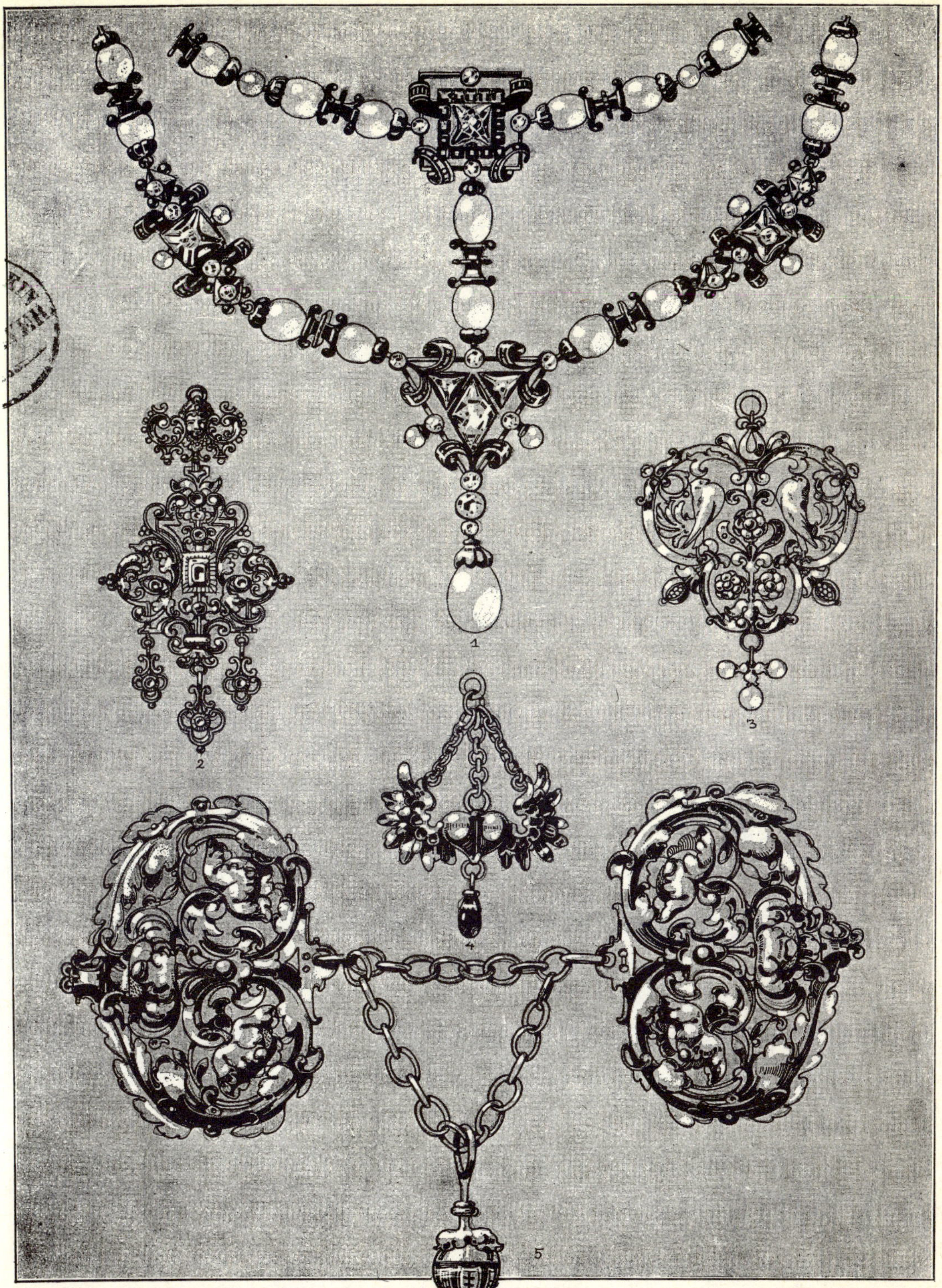

1. **Halskette.** Hugo Schaper, Berlin. (Berliner Gewerbeausstellung 1896.) 2. Anhänger v. H. Bauer-Schw. Gmünd. 3. Entwurf v. H. Kaufmann-München. 4. Gehäng von A. Müller-München. 5. Mantelschliessen v. C. Rotmüller-München.

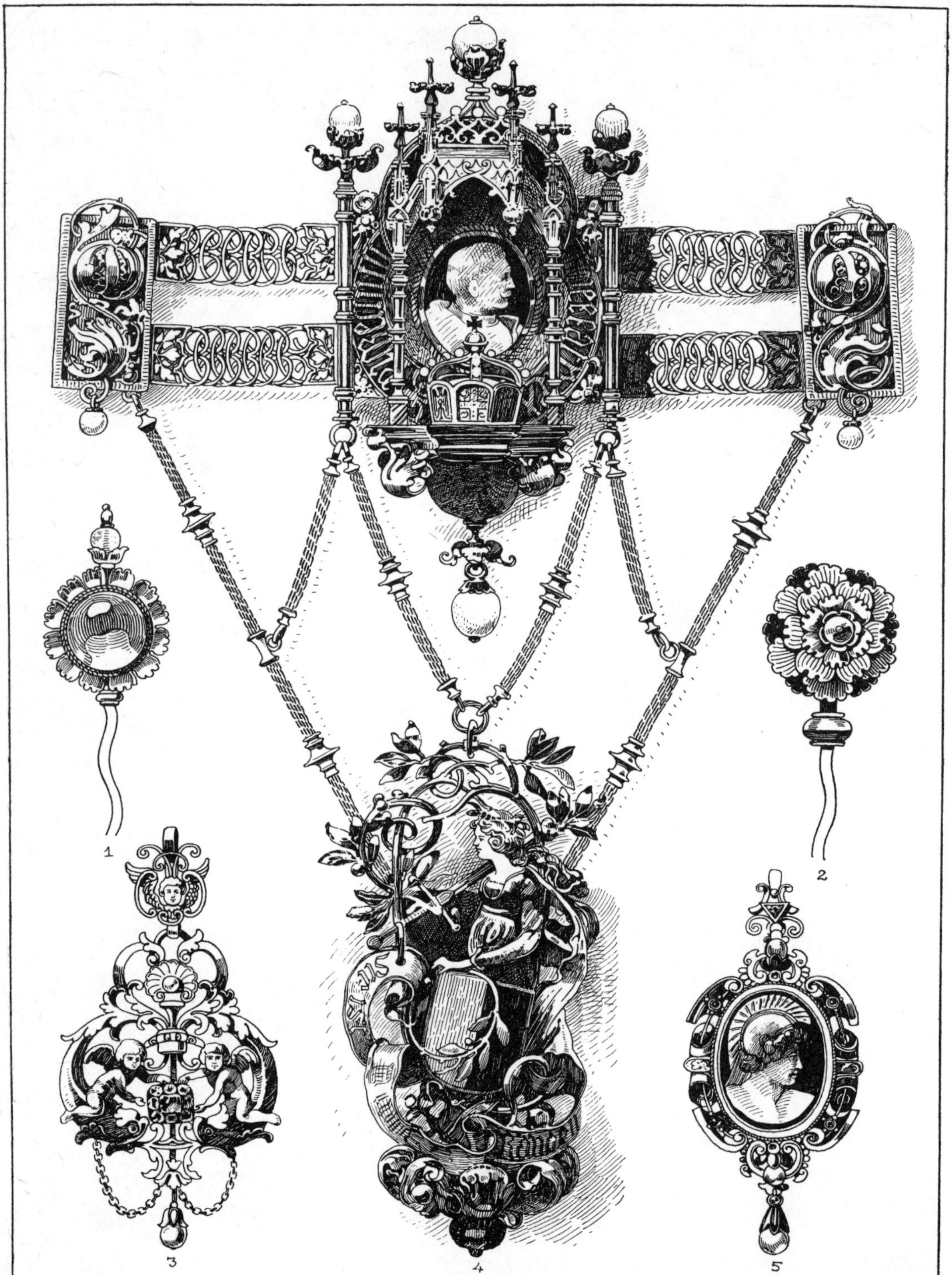

1. 2. Schmucknadel. A. Müller-München. 3. Anhänger. F. Schade-Berlin. 4. Ehrenkette für die Stadt Metz. Entw. v. Prof. Seder-Strassburg, ausgef. v. Th. Heiden-München. 5. Schmuckkamee. H. Schaper-Berlin.

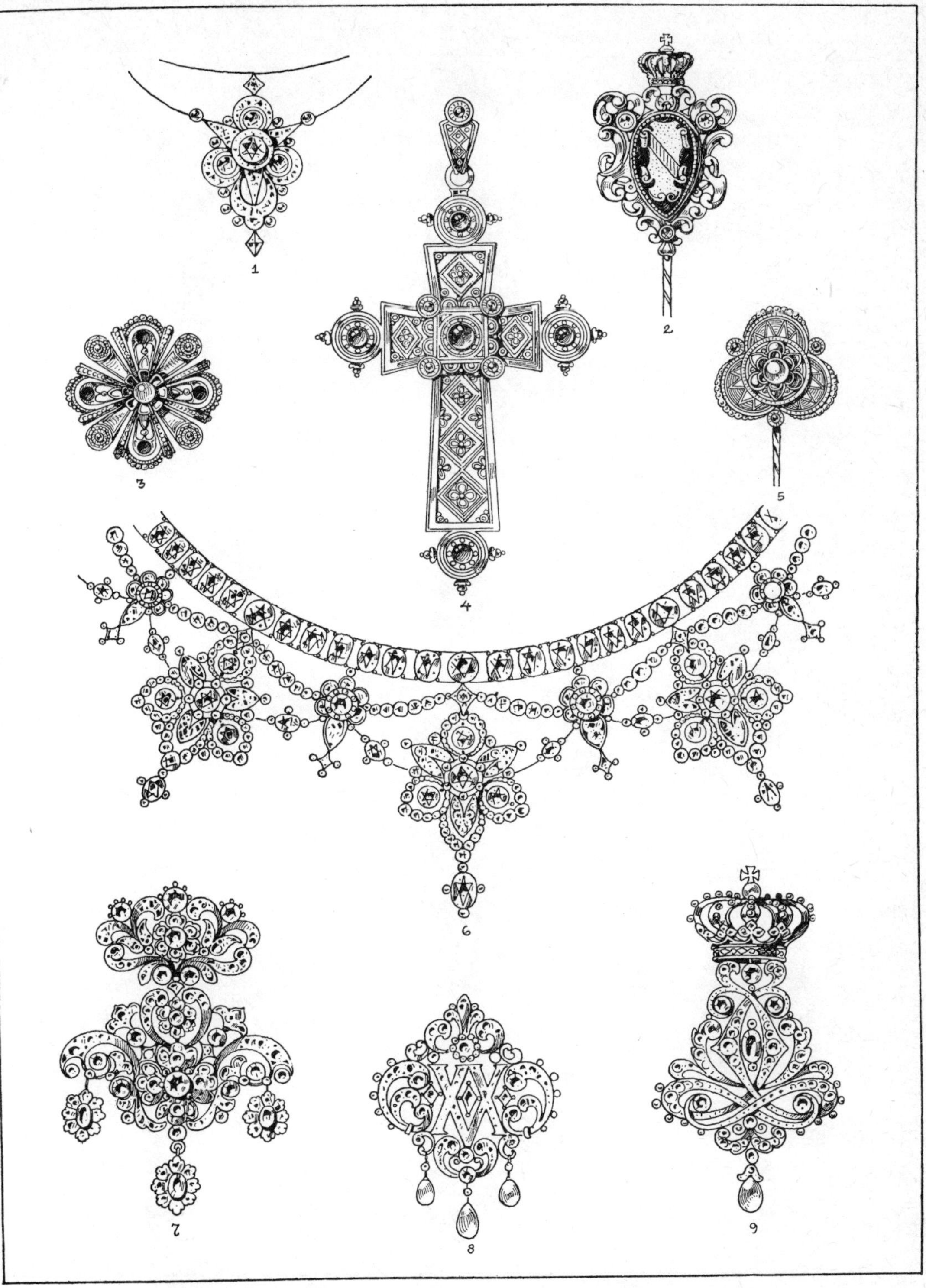

1. 6 7. 8. 9. In Brillanten ausgefasste Arbeiten. 2. 3. 4. 5. In Gold, Steinen und Email ausgeführt.
Mit Ausnahme von 5. ausgeführt für die Grossh. Familie von Baden.

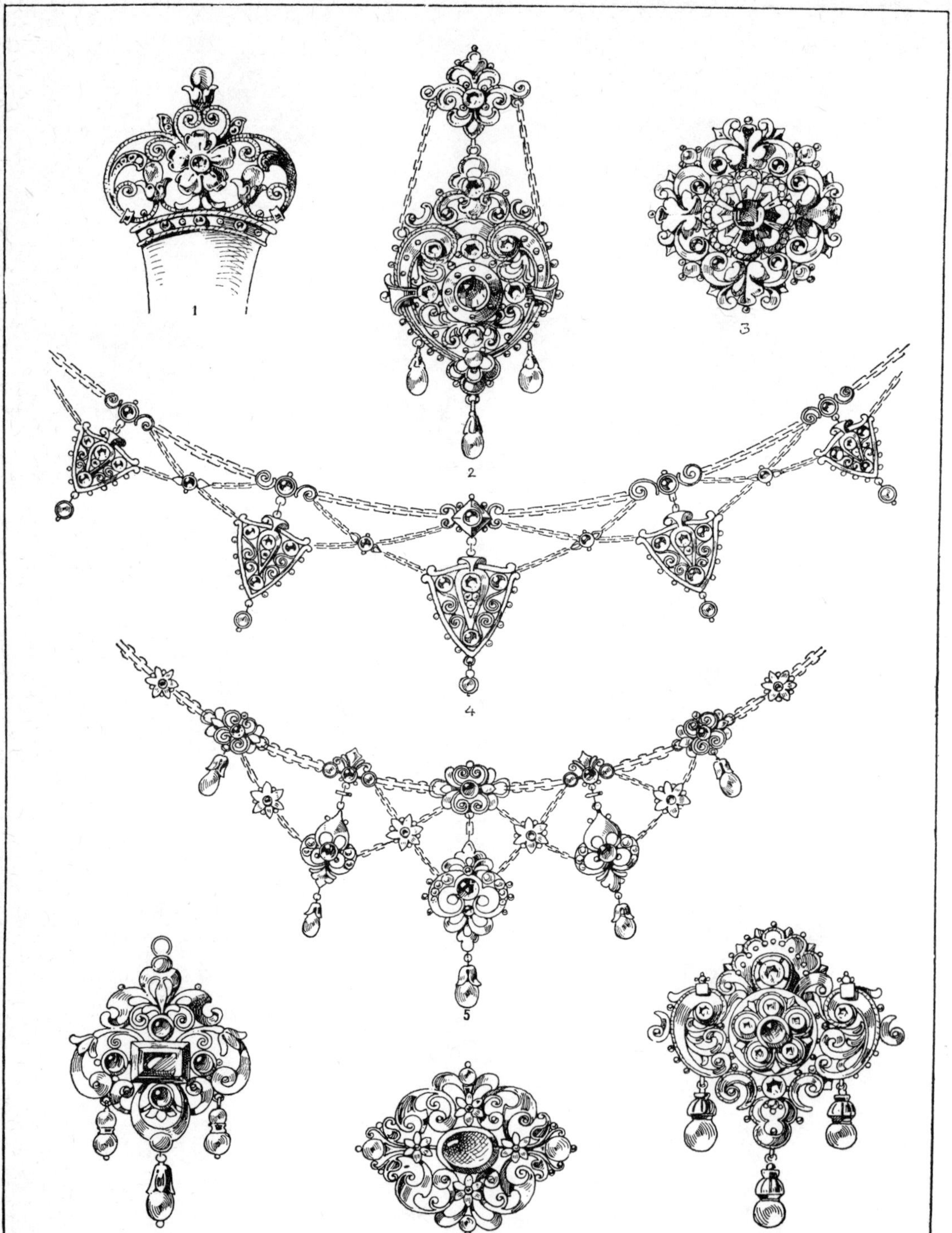

Ausgeführt für die Mustersammlung der Kunstgewerbeschule.

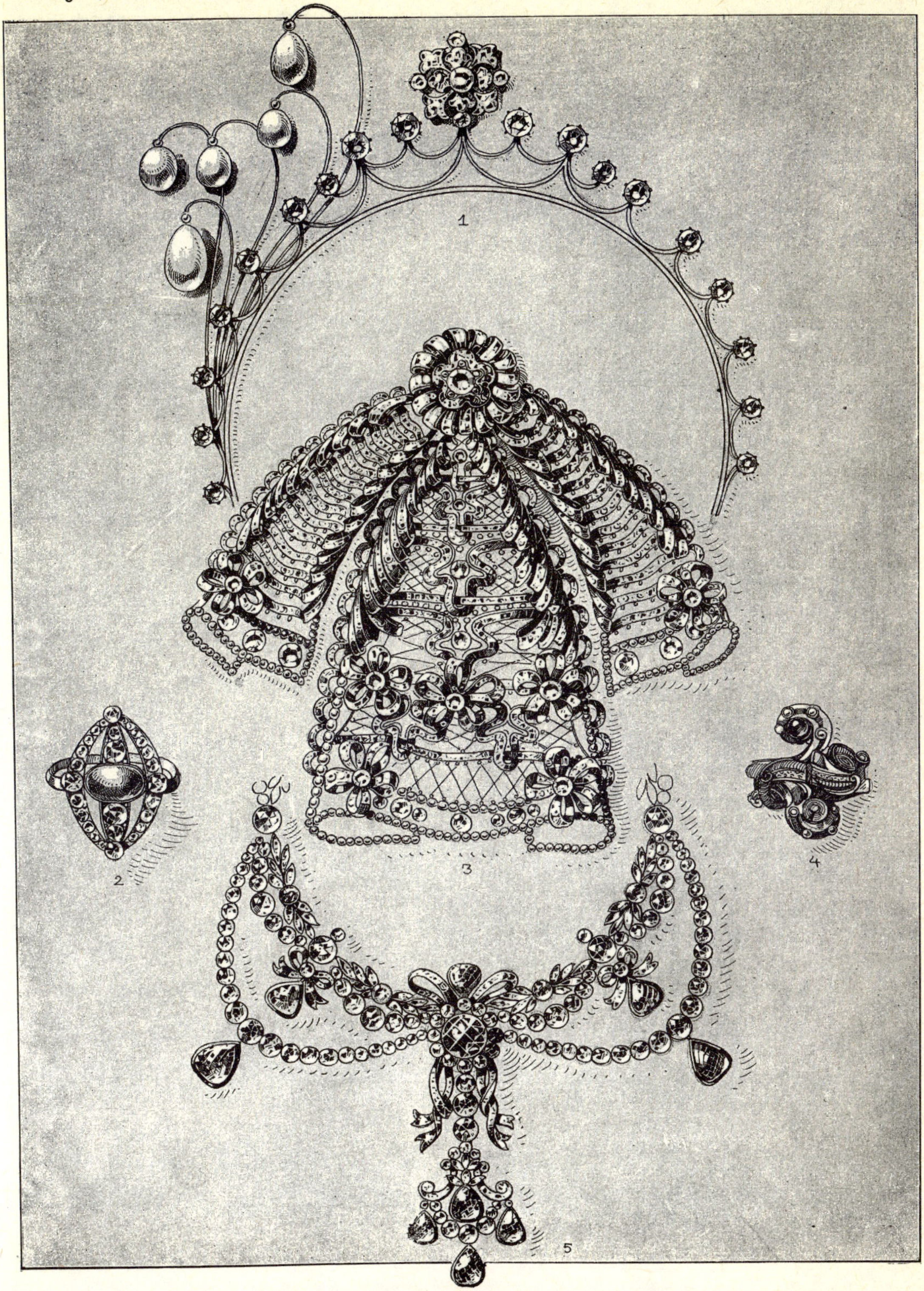

1. Diadem. 2. 4. Ringe. (4. im sogen. Wikingerstil.) 3. Brillantschulterschmuck, nach einer spanischen Spitze. 5. Halsband nach portugies. Vorbildern. Die Originale waren von Tiffany u. Co. (New-York) auf der Weltaustellung v. Chicago, 1893, ausgestellt.

Modern. R. Lalique. (Paris.)

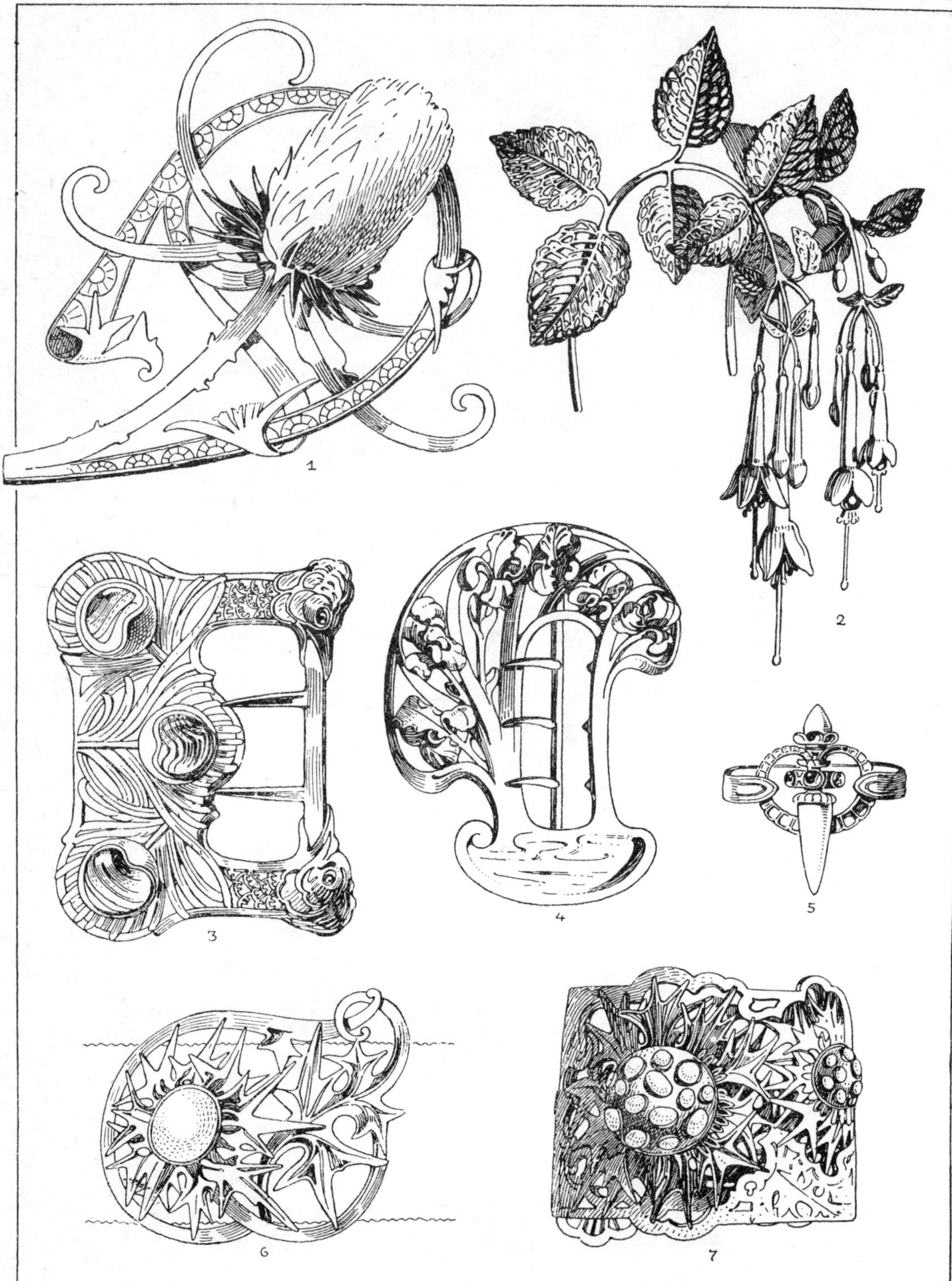

1. 2. Diadem. 3. 4. Gürtelschnallen. 5. Ring. 6. 7. Armbänder.

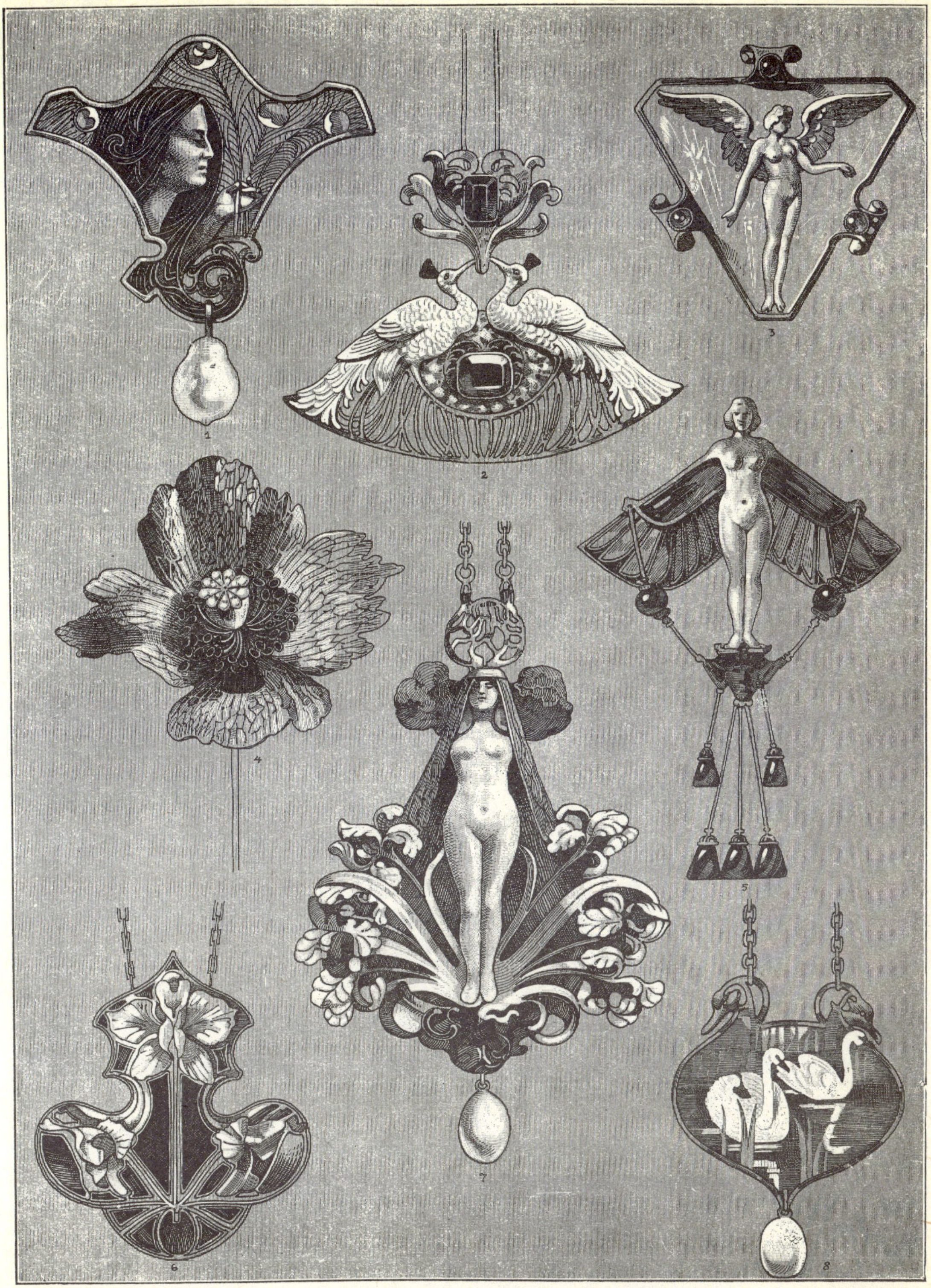

1. Anhänger. Kopf ziseliert, Grund Email. 2. Anhänger mit Smaragden, die Pfauen weiss emailliert. 3. Brosche. 4. Nadel. 5. Anhänger mit Smaragden, emailliert. 6. 8. Emaillierte Anhänger. 7. Anhänger. Die Figur in Achat geschnitten, die Haare Gold, die Blumen emailliert.

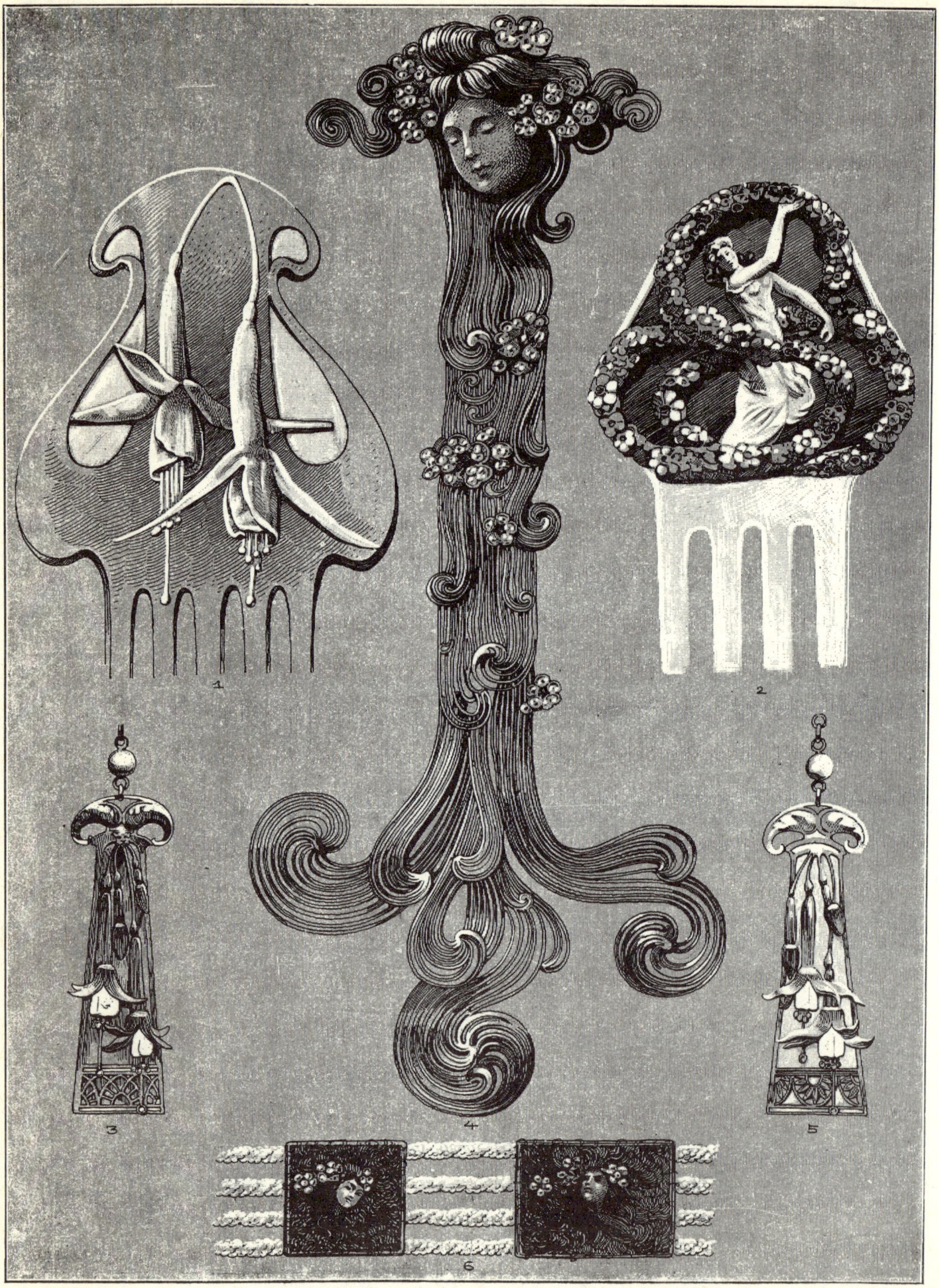

1. Schildpattkamm mit Opalen. 2. Elfenbeinkamm, die Guirlanden Gold, Email und Steine. 3. 5. Kettenanhänger.
4. Brustschmuck, der Kopf aus Stein geschnitten, die Haare Gold. 6. Halsband, die Köpfe in Stein geschnitten.

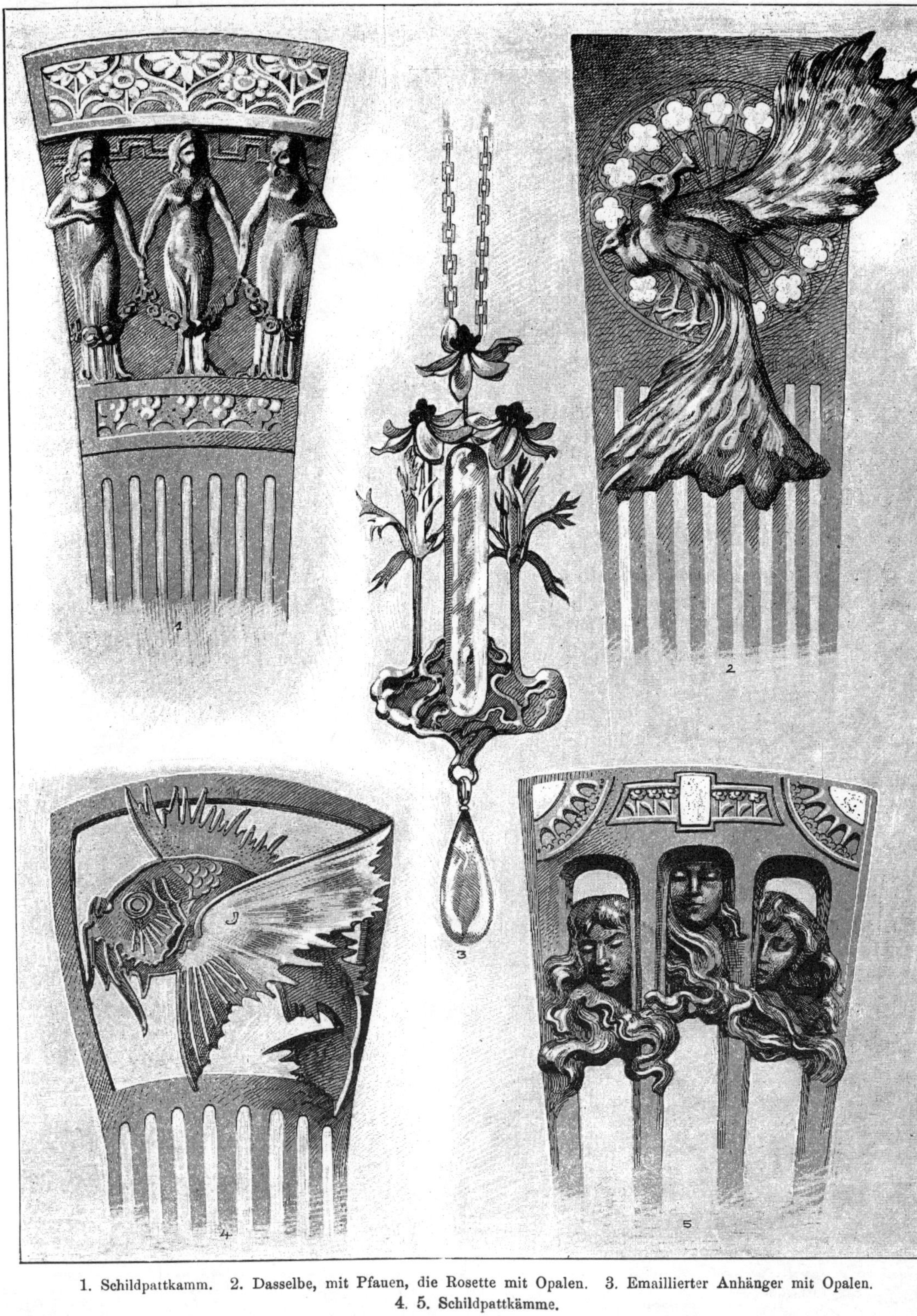

1. Schildpattkamm. 2. Dasselbe, mit Pfauen, die Rosette mit Opalen. 3. Emaillierter Anhänger mit Opalen. 4. 5. Schildpattkämme.

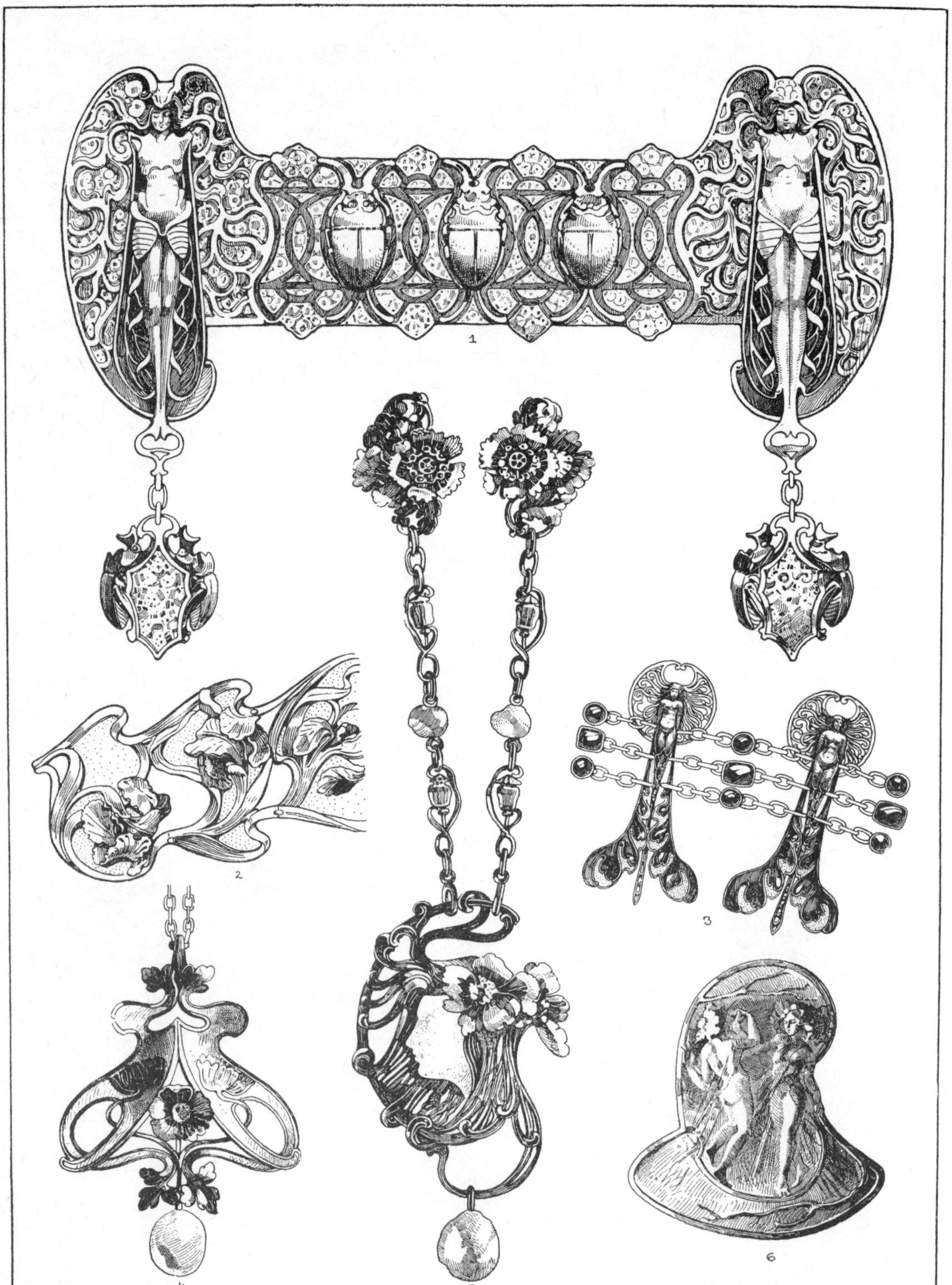

1. Brustschmuck. 2. 3. Teile von Armbändern. 4. 5. 6. Anhänger.

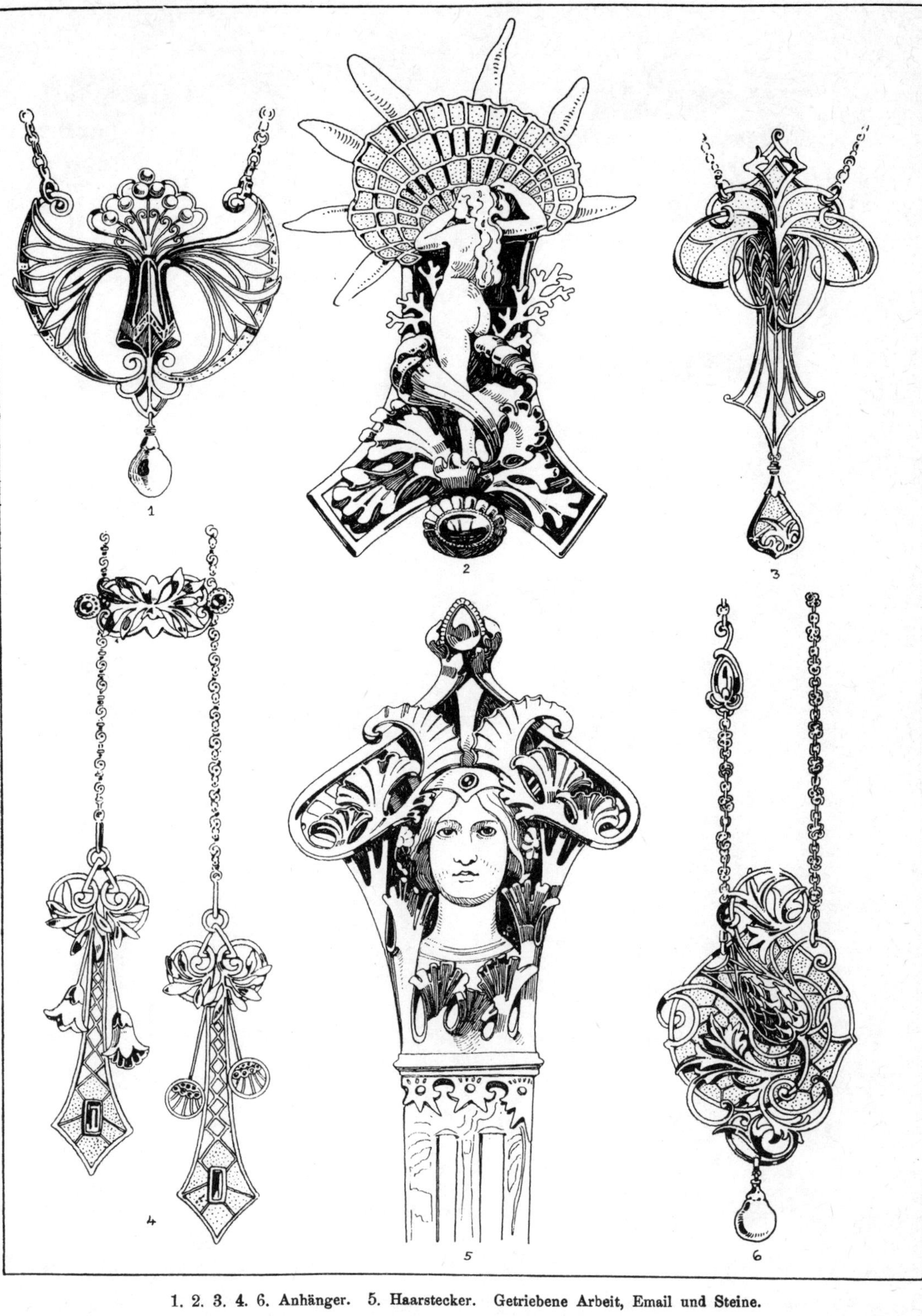

1. 2. 3. 4. 6. Anhänger. 5. Haarstecker. Getriebene Arbeit, Email und Steine.

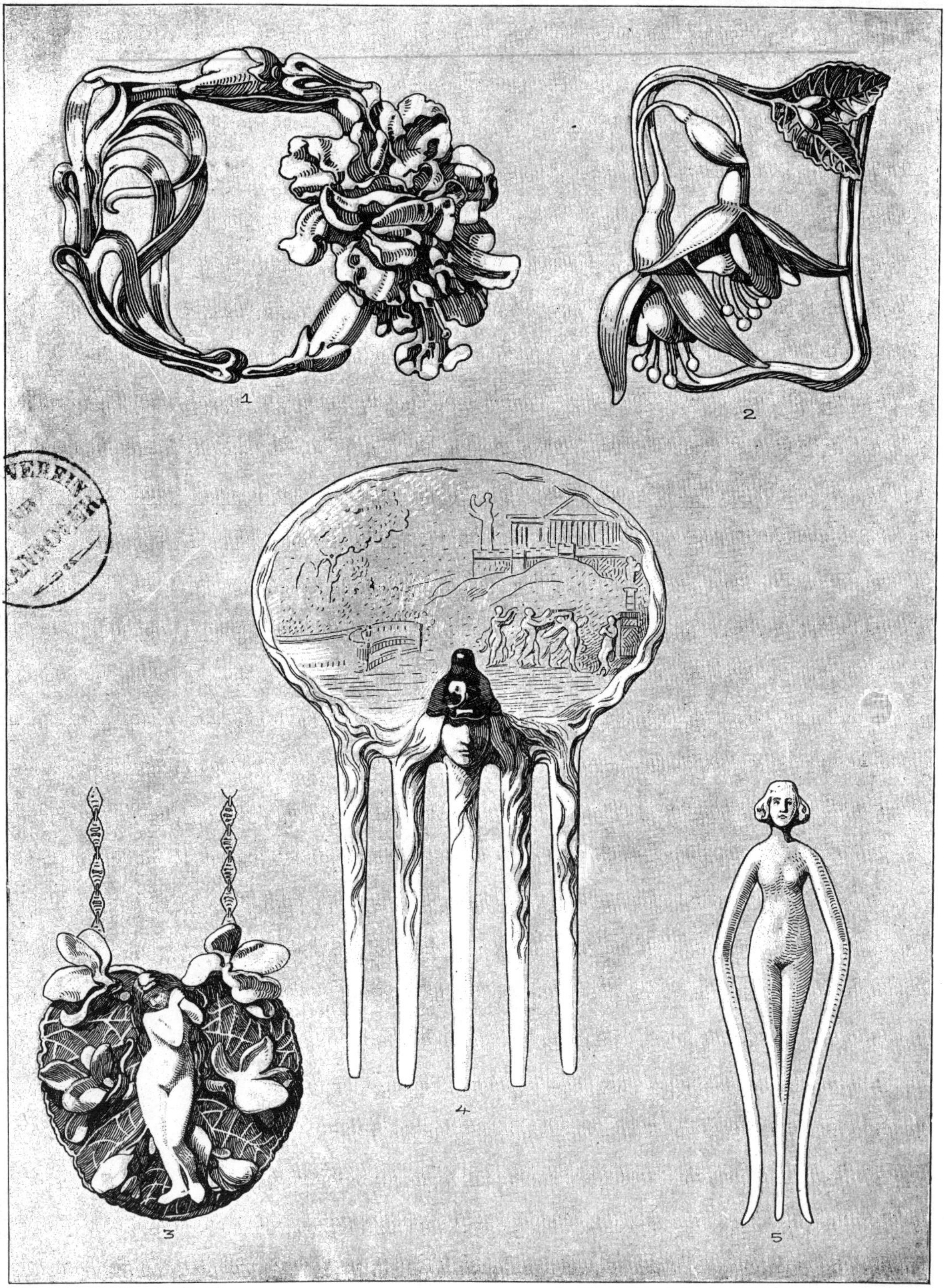

1. 2. Gürtelschliessen. 3. Anhänger. Gold, Email, Elfenbein. 4. Haarkamm. Gold und Elfenbein 5. Haarstecker. Elfenbein.

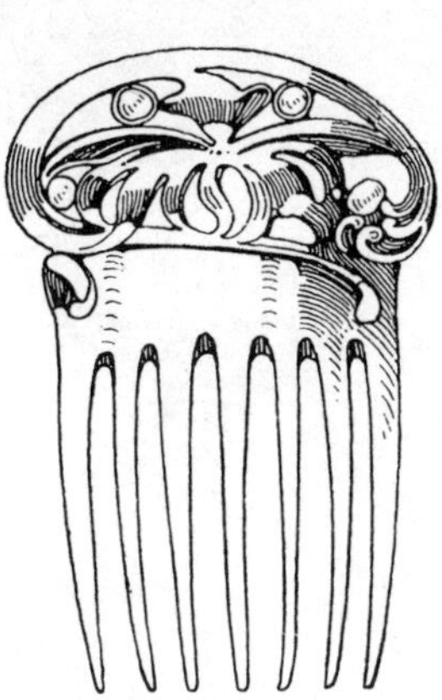

1

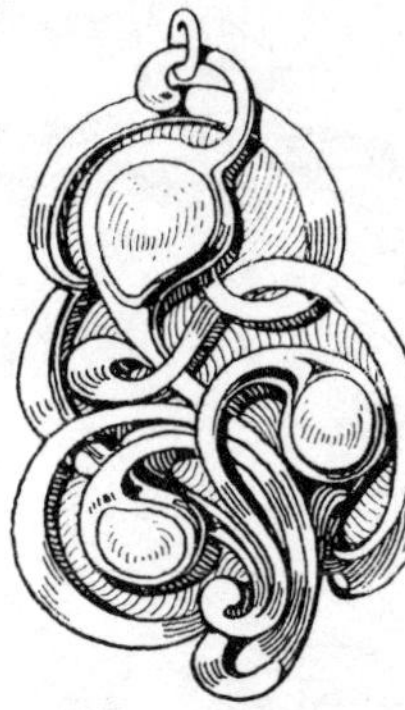

2

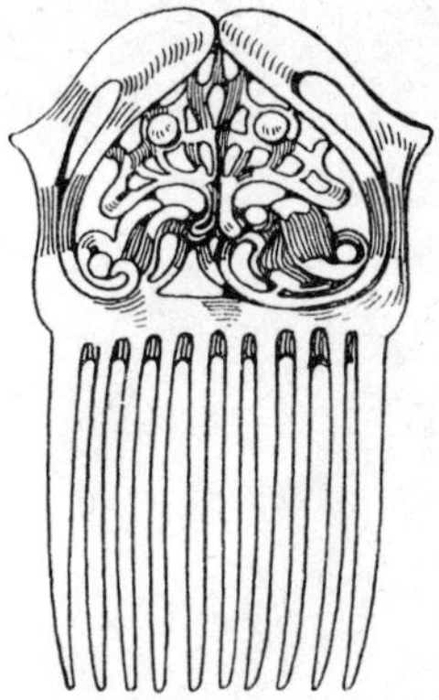

3

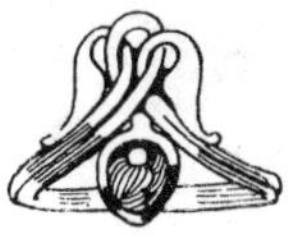

4

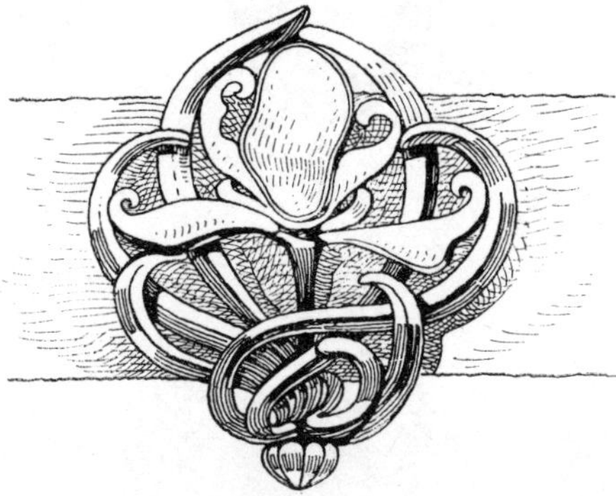

5

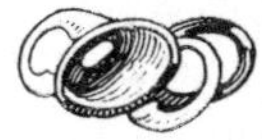

6

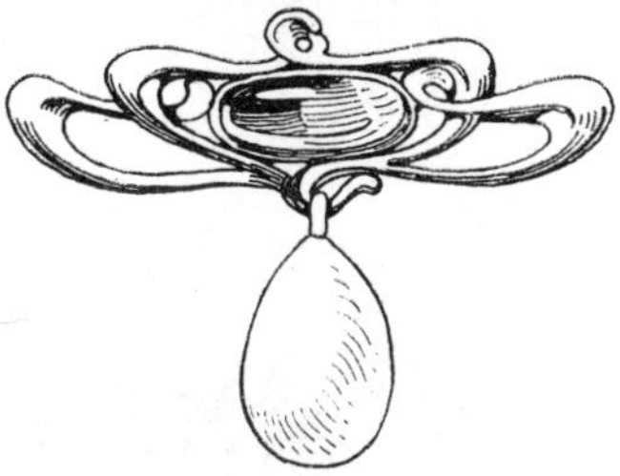

7

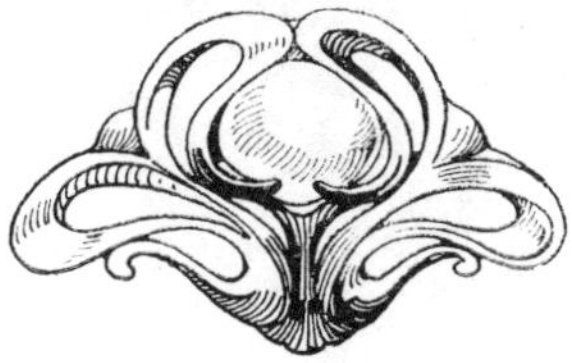

8

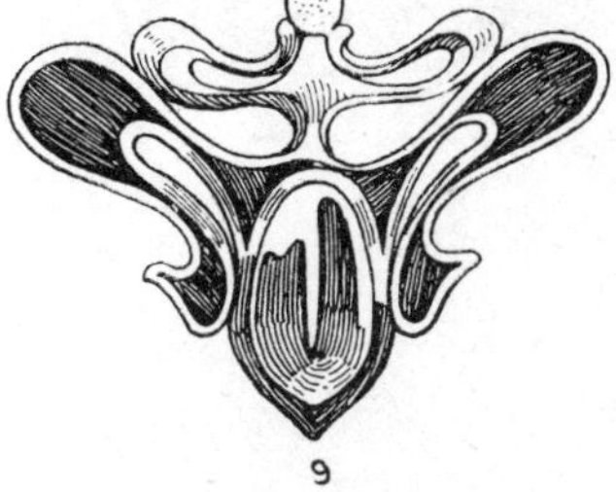

9

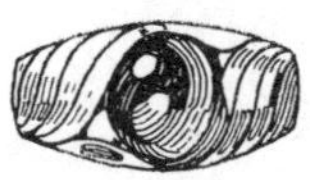

11

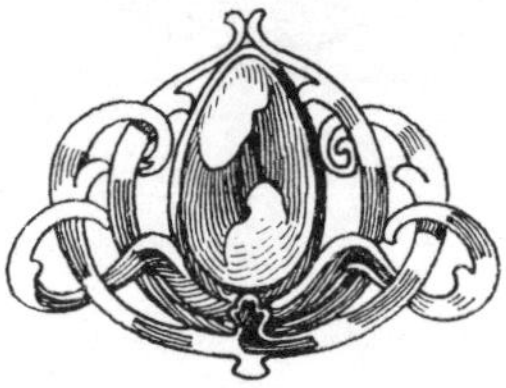

10

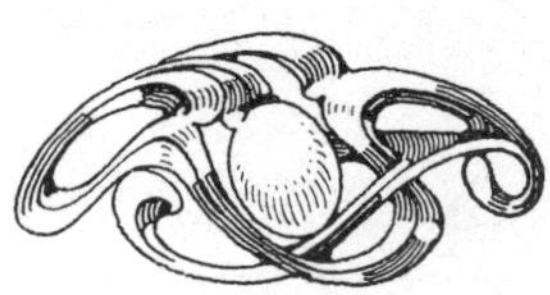

13

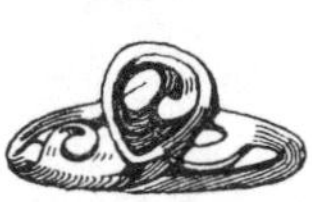

12

1. 3. Kämme aus Schildpatt mit Opalen. 2. Medaillon. Gold und Email. 4. 6. 11. 12. Ringe mit Steinen.
5. Gürtelschnalle. 7. 8. 9. 10. 13. Broschen. Gold mit Email.

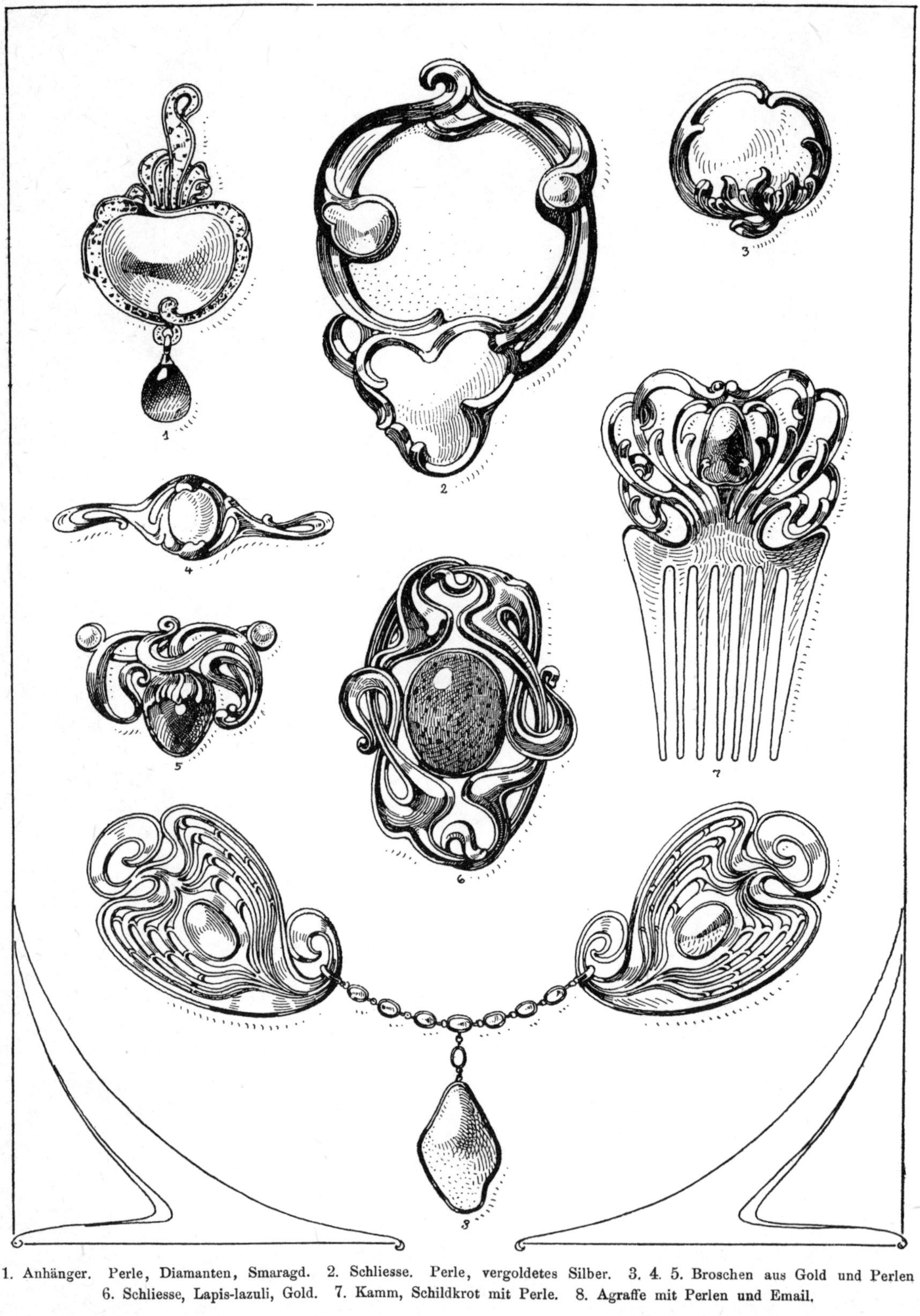

1. Anhänger. Perle, Diamanten, Smaragd. 2. Schliesse. Perle, vergoldetes Silber. 3. 4. 5. Broschen aus Gold und Perlen
6. Schliesse, Lapis-lazuli, Gold. 7. Kamm, Schildkrot mit Perle. 8. Agraffe mit Perlen und Email.

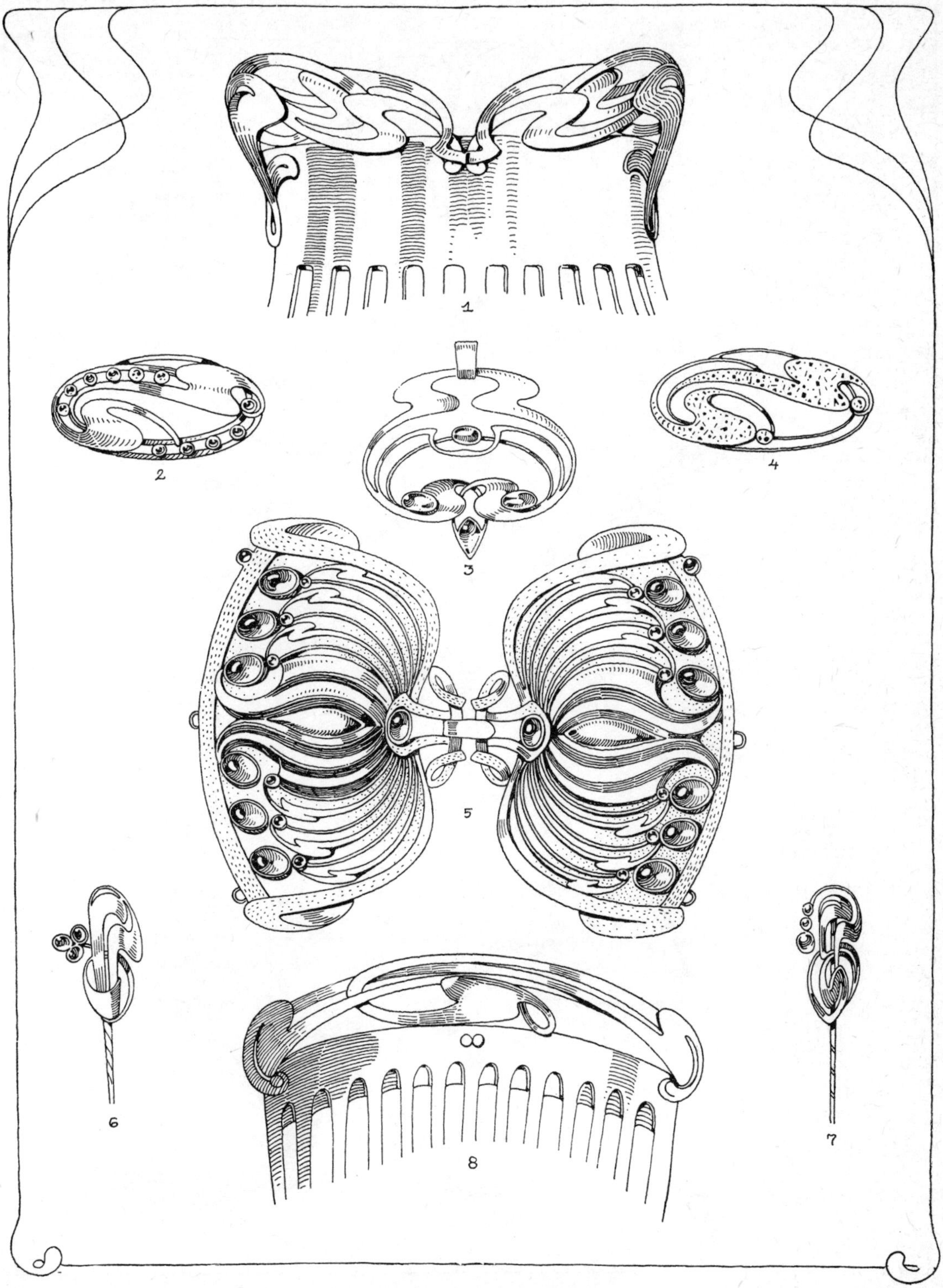

Diese Arbeiten sind aus Gold mit Steinen.

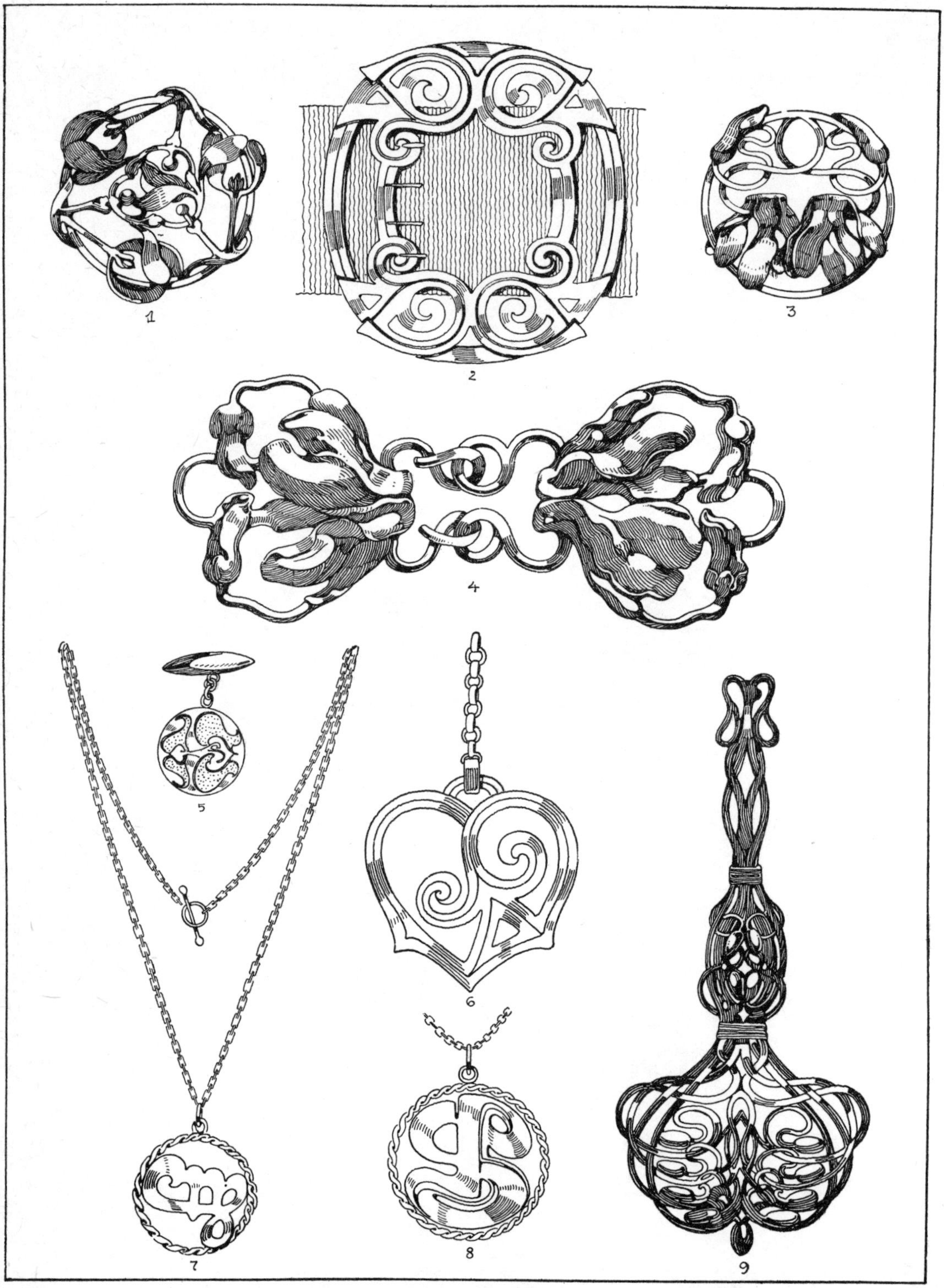

1. 2. 4. 9. Arbeiten von G. Morren. 2. Schliesse. 5. Manschettenknopf. 7. 8. Monogrammanhänger.
6. Anhänger, von Van de Velde.

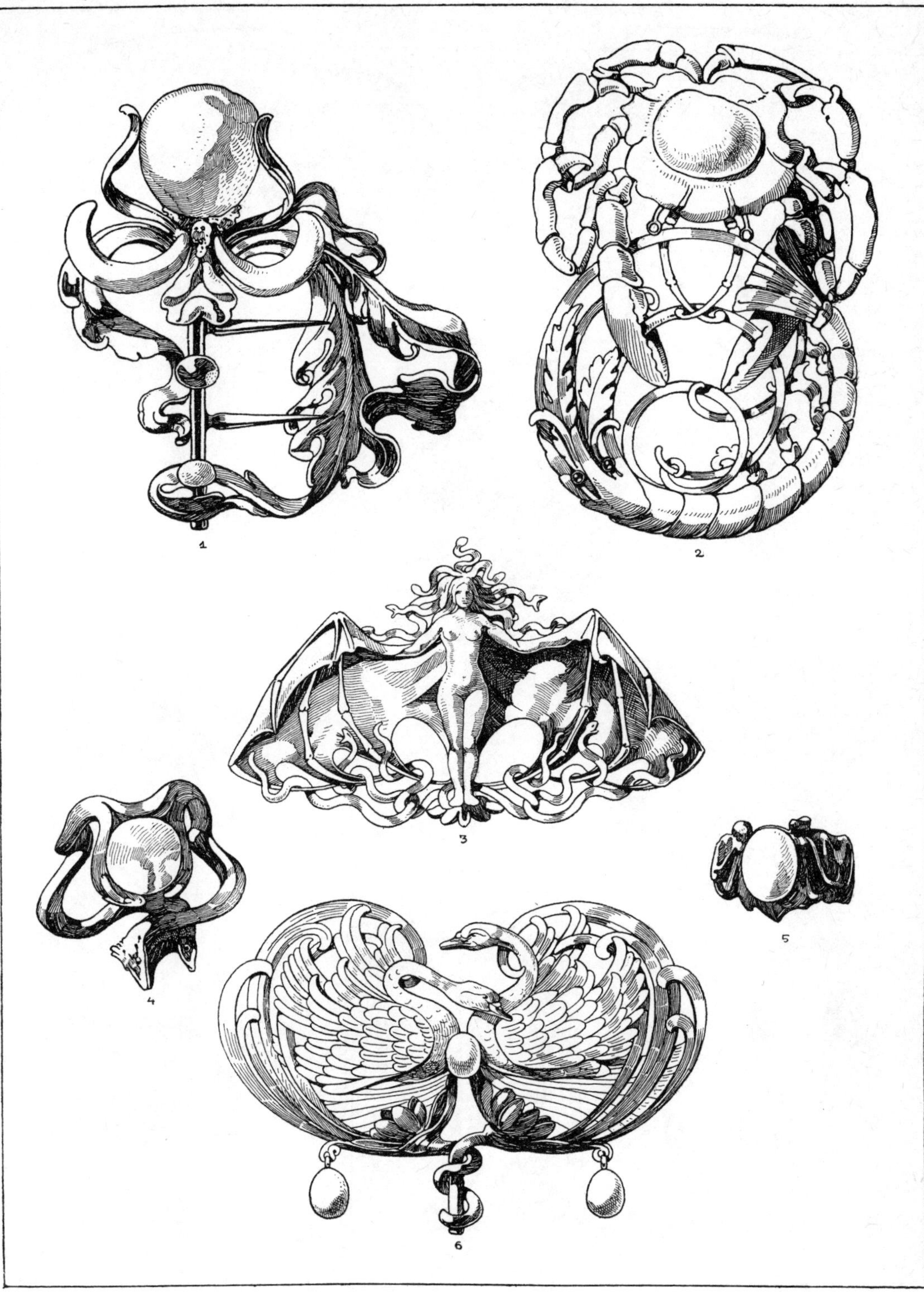

1. 2. Gürtelschnallen. 3. „Der Vampir“. 4. Brosche. 5. Ring. 6. Schliesse.

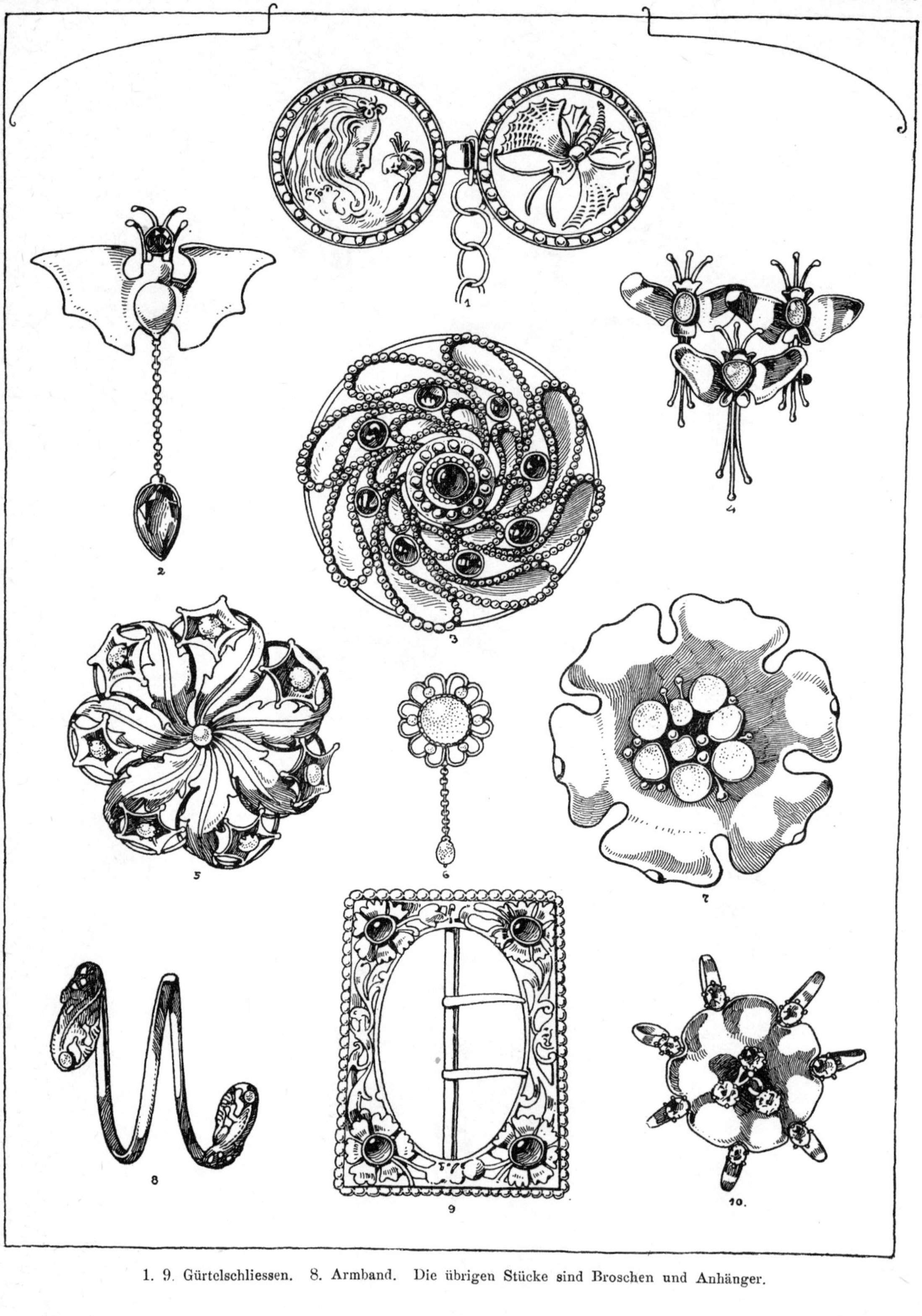

1. 9. Gürtelschliessen. 8. Armband. Die übrigen Stücke sind Broschen und Anhänger.

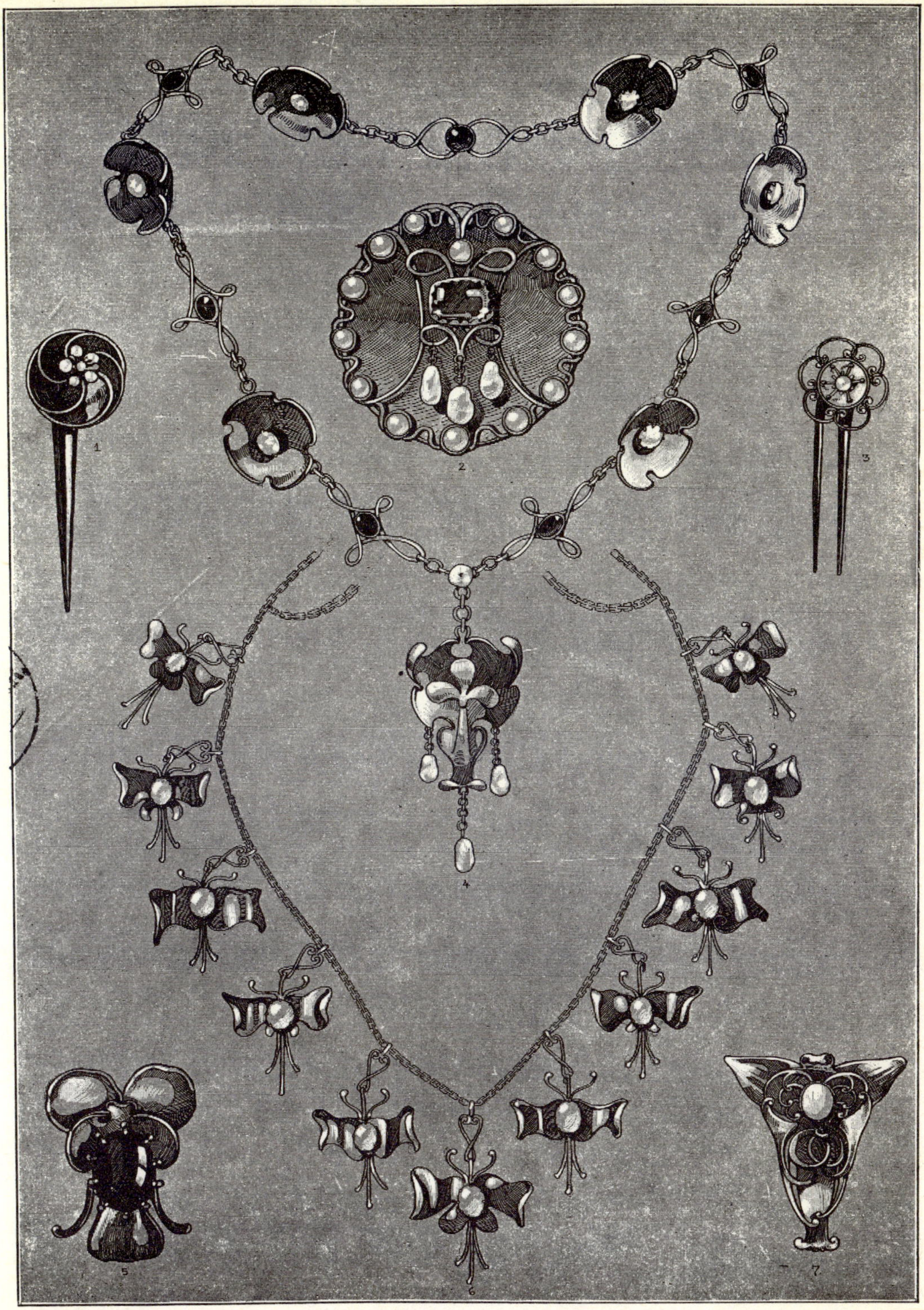

1. 3. Nadeln. 2. Brosche. 4. 6. Halsketten in Email und Perlen. 5. 7. Schmuckstücke aus Silber, Steinen und Perlen.

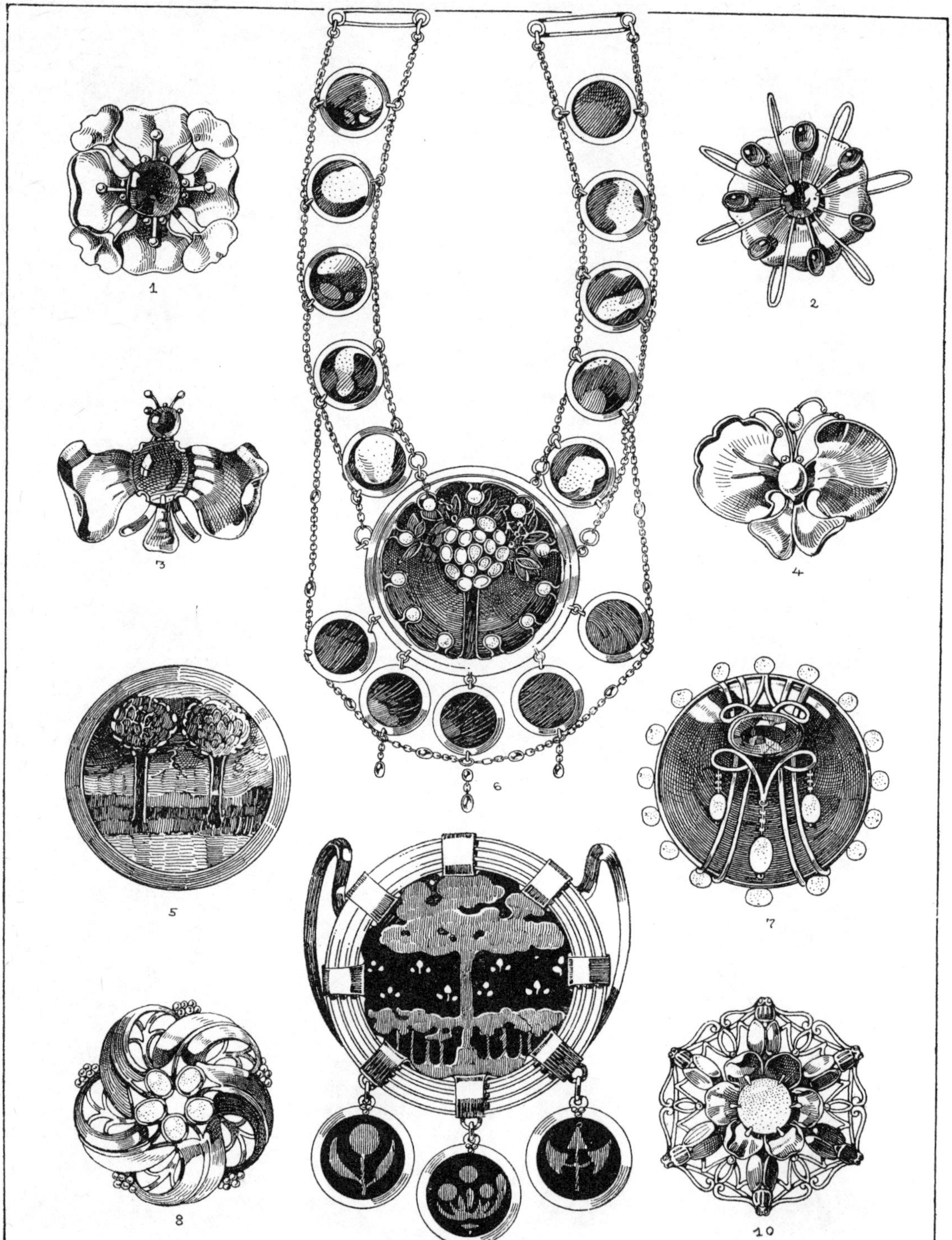

5. 6. 9. Schmucksachen in Gold und Email, von G. Frampton. Die übrigen Stücke sind Broschen von C. R. Ashbee.

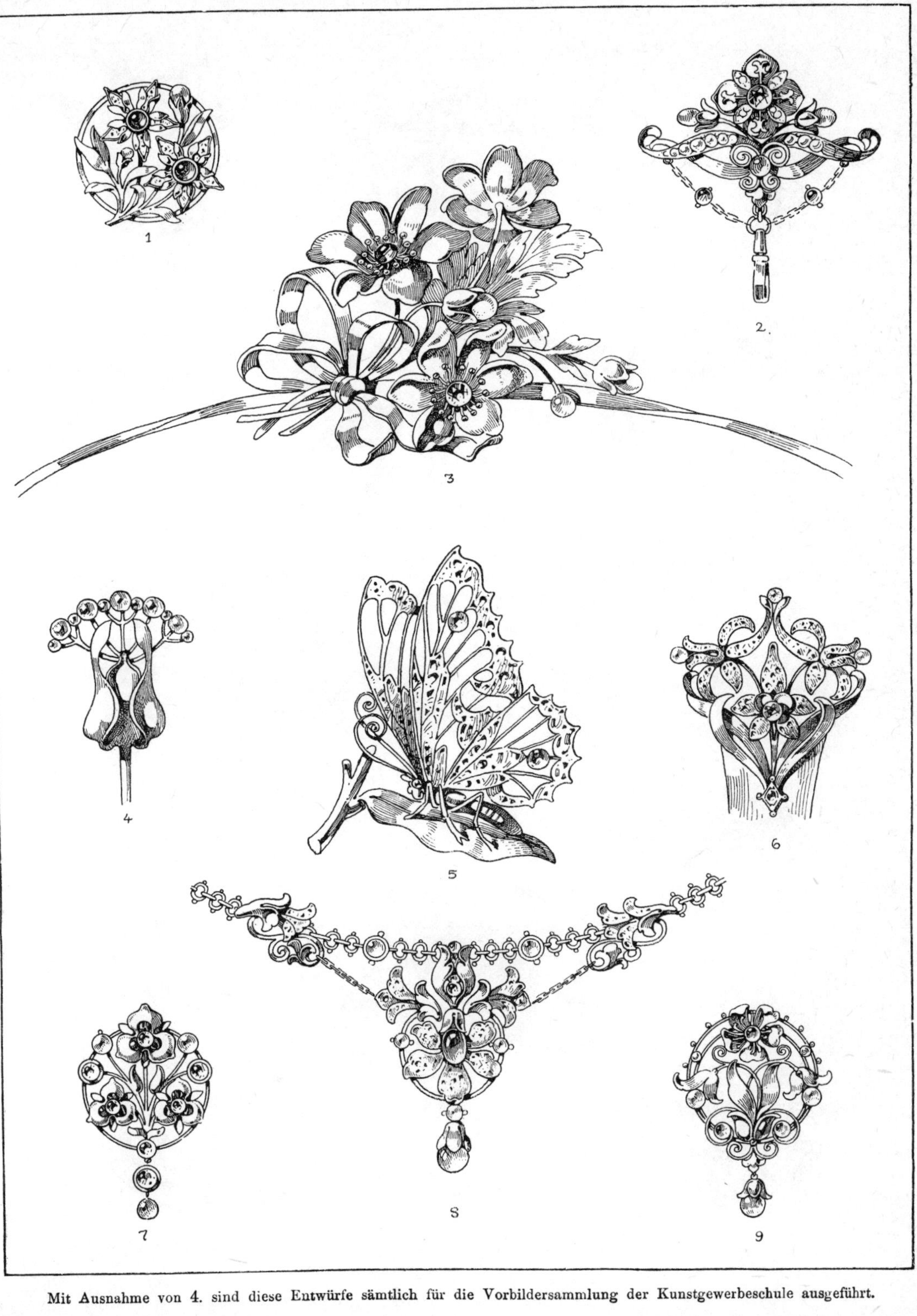

Mit Ausnahme von 4. sind diese Entwürfe sämtlich für die Vorbildersammlung der Kunstgewerbeschule ausgeführt.

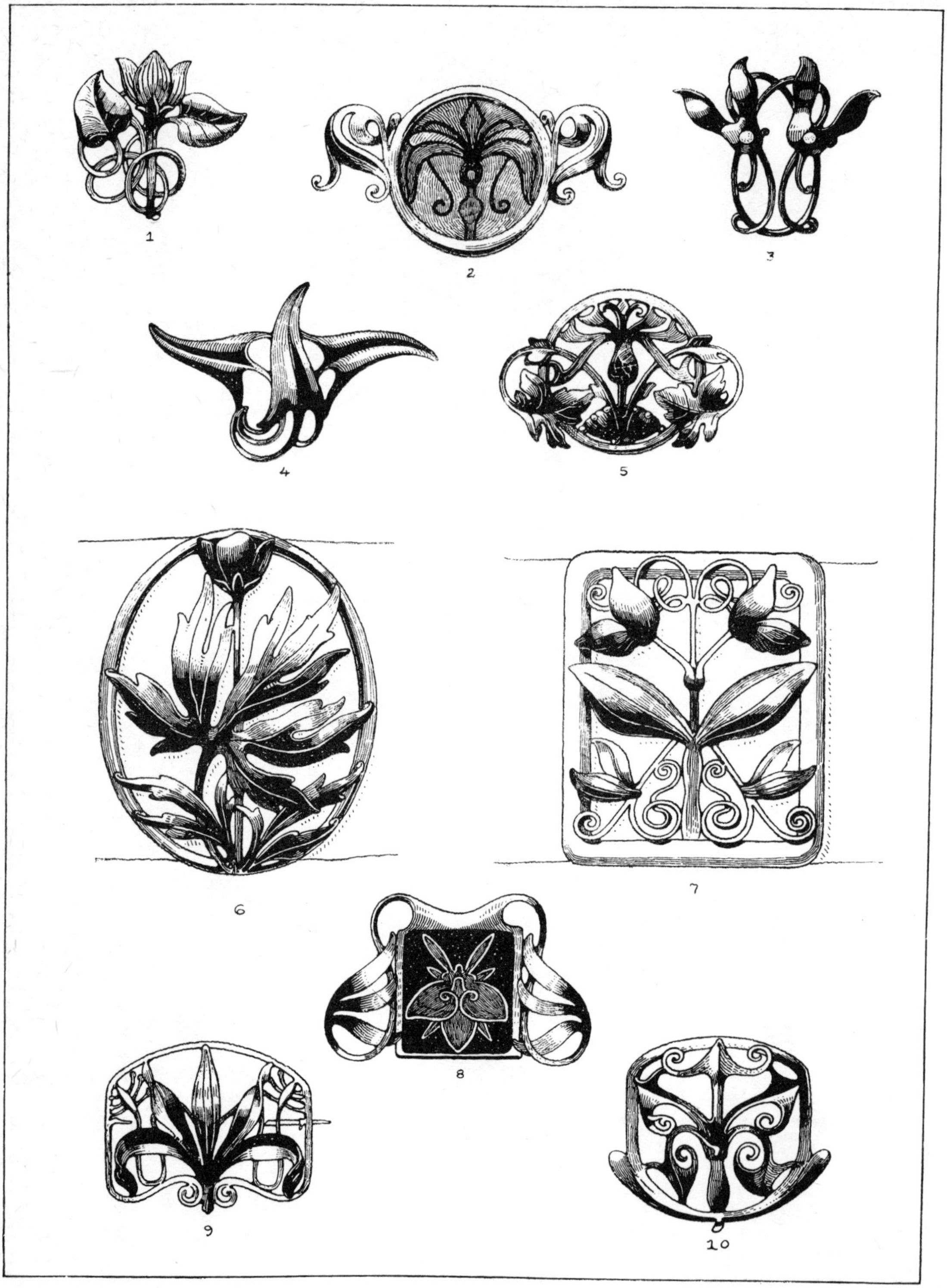

1. 4. 5. 9. 10. Goldne Broschen. 6. 7. Gürtelschliessen. Ausgeführt von Hofjuwelier L. Werner-Berlin.
3. Goldne Brosche Ausgeführt von den Vereinigten Werkstätten, München. 2. 8. Mosaikbroschen, Mosaik in Rom, Goldschmiedearbeit von L. Werner-Berlin.

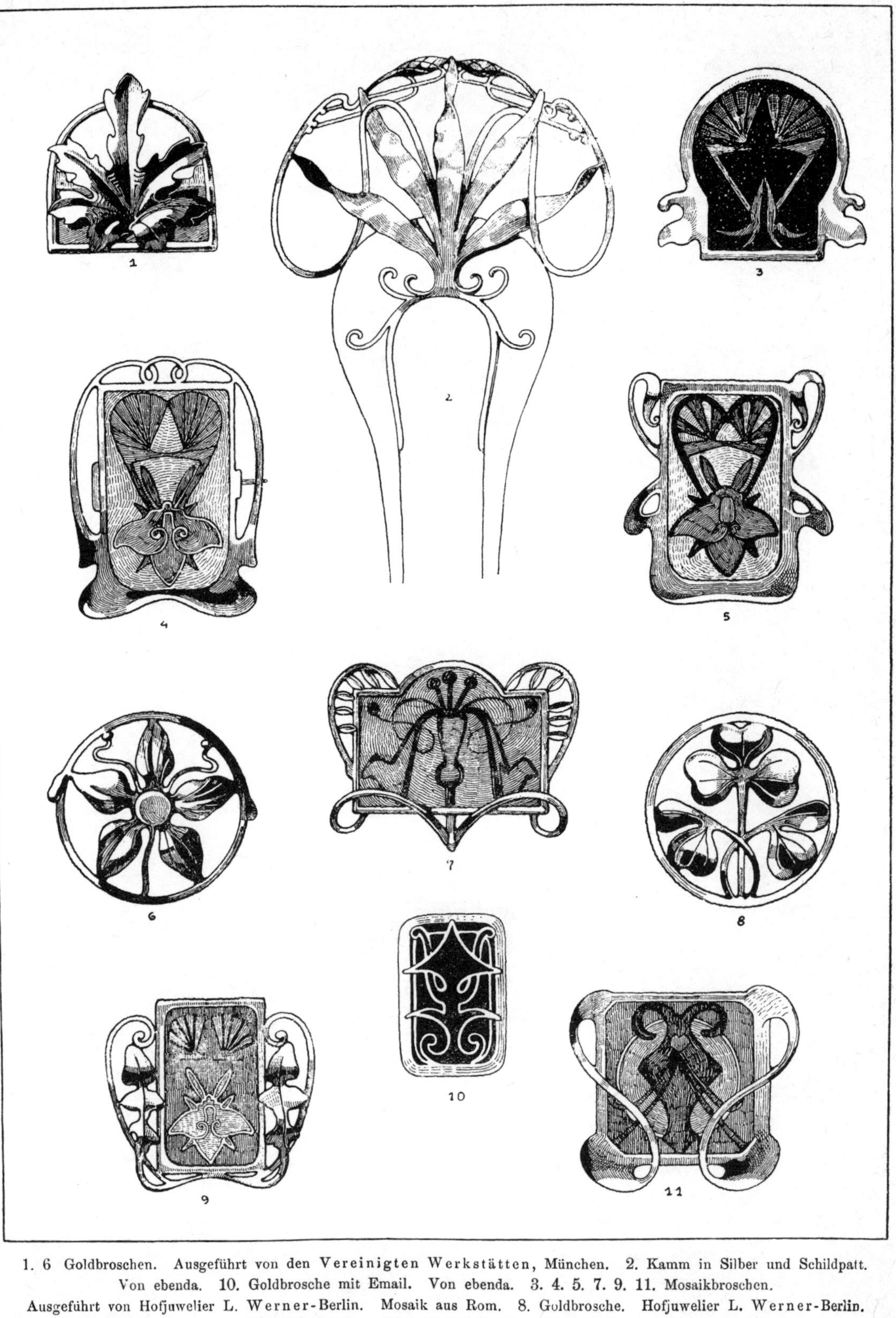

1. 6 Goldbroschen. Ausgeführt von den Vereinigten Werkstätten, München. 2. Kamm in Silber und Schildpatt. Von ebenda. 10. Goldbrosche mit Email. Von ebenda. 3. 4. 5. 7. 9. 11. Mosaikbroschen. Ausgeführt von Hofjuwelier L. Werner-Berlin. Mosaik aus Rom. 8. Goldbrosche. Hofjuwelier L. Werner-Berlin. Entwürfe von Prof. H. R. C. Hirzel-Berlin.

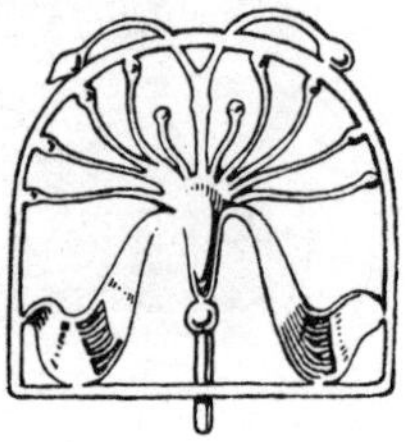
1

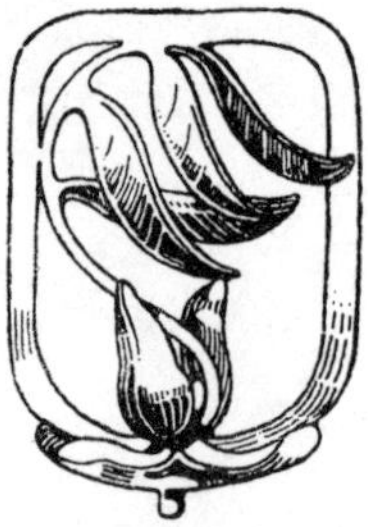
2

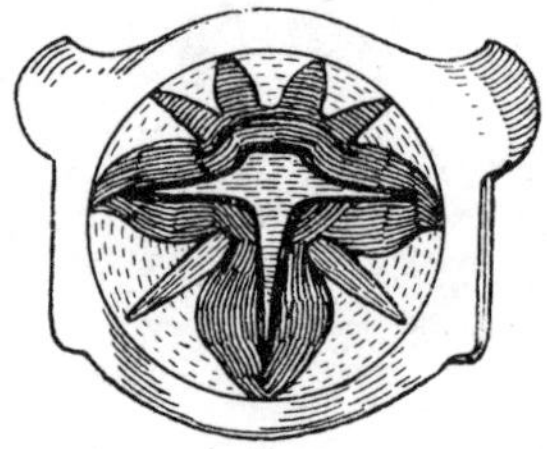
3

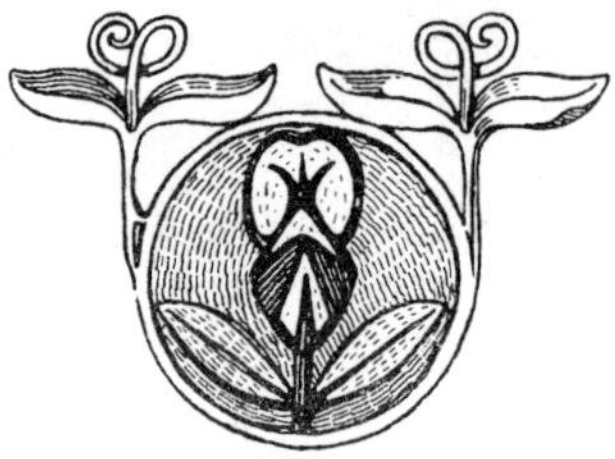
5

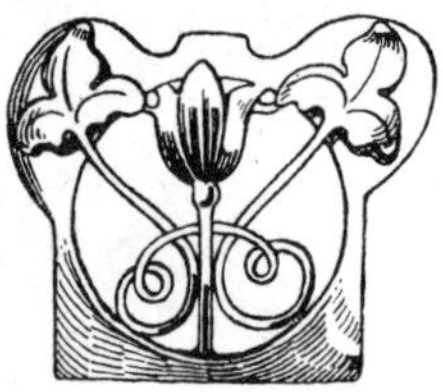
4

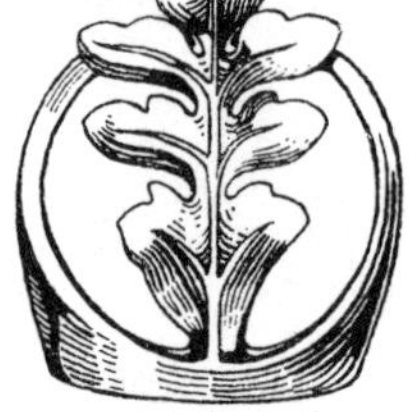
6

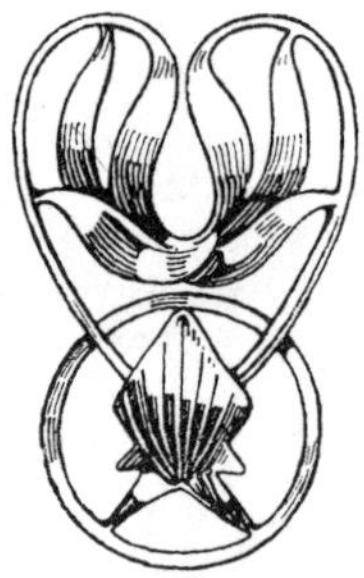
8

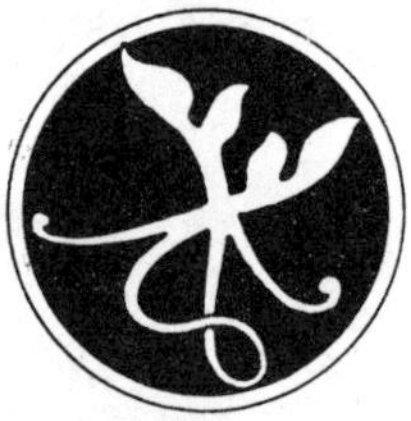
7

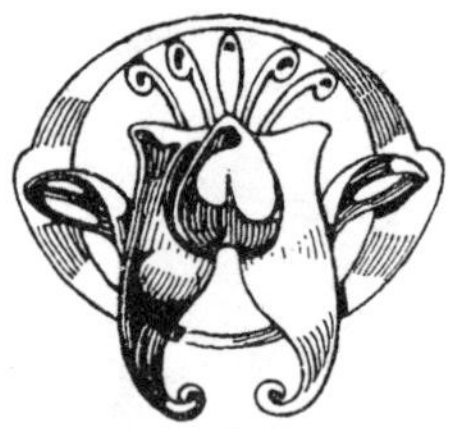
9

11

10

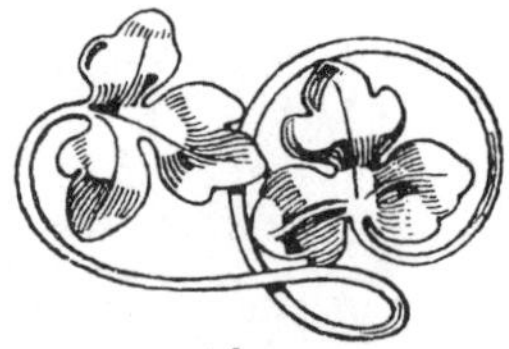
12

1. 2. 4. 6. 8. 10. 12. Goldbroschen. Hofjuwelier L. Werner-Berlin. 3. 5. Mosaikbroschen. Von demselben. Mosaik in Rom gefertigt. 7. 11. Emaillirte Broschen. Vereinigte Werkstätten, München.

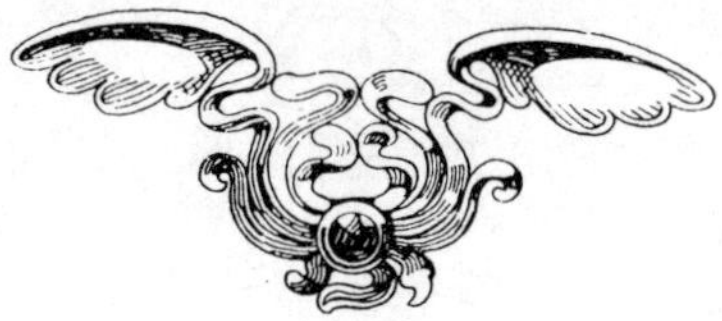

1

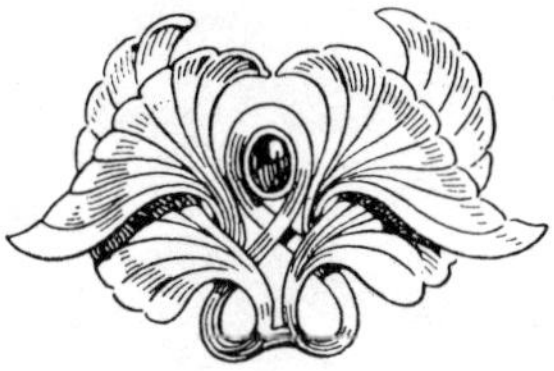

2

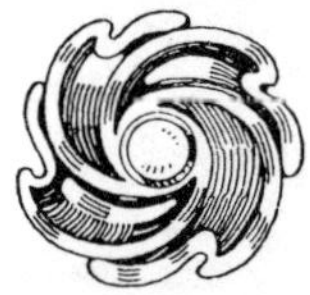

3

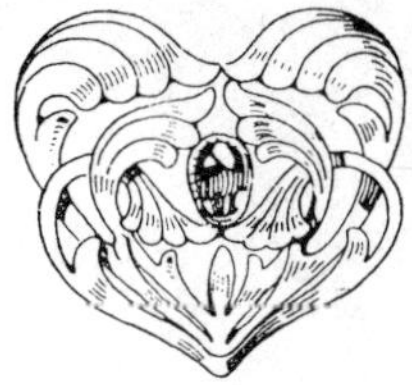

4

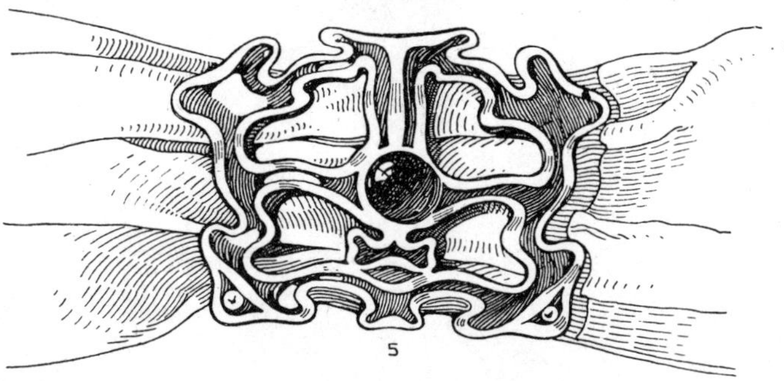

5

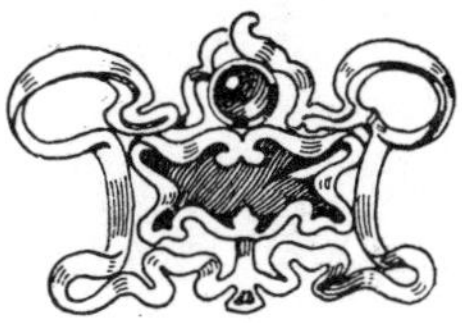

6

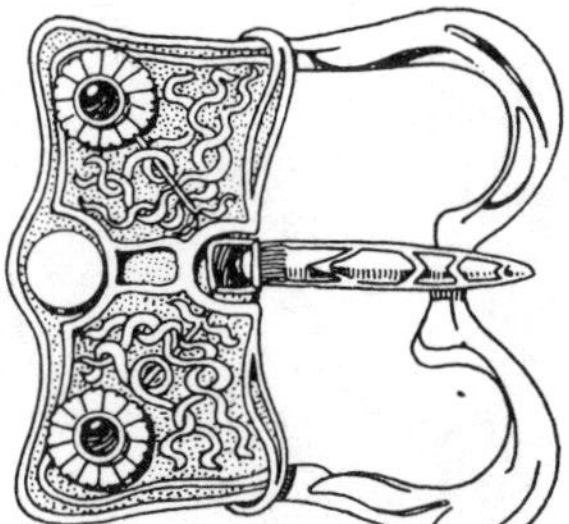

7

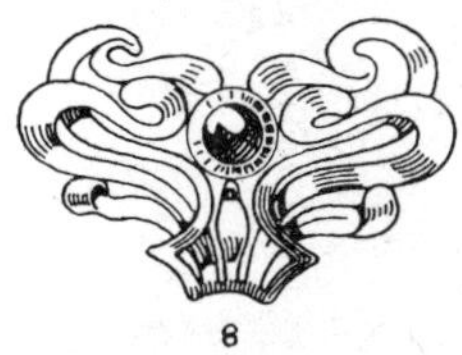

8

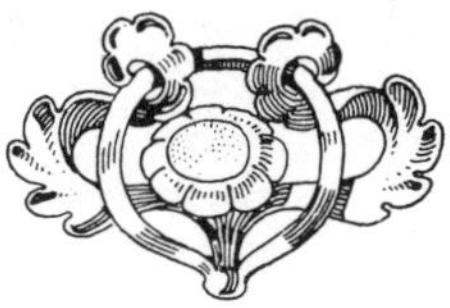

9

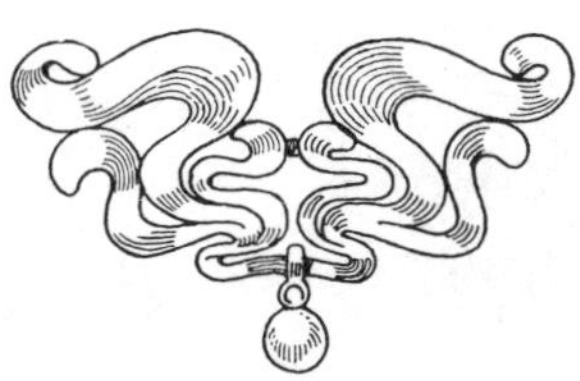

10

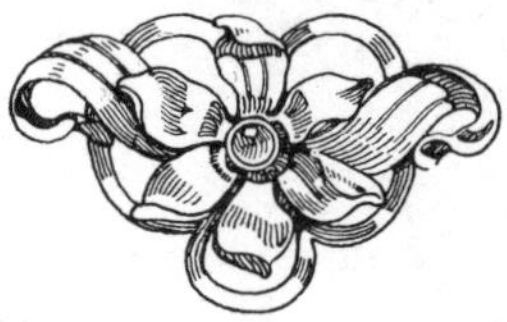

11

Entwürfe: 1—6. 8. 10. von O. M. Werner-Berlin; 7. von H. C. R. Hirzel; 9. 11. von B. Möhring-Berlin.
Ausführung: 1—6., 8—11. von Hofjuwelier J. H. Werner-Berlin; 7. von Hofjuwelier Louis Werner-Berlin.

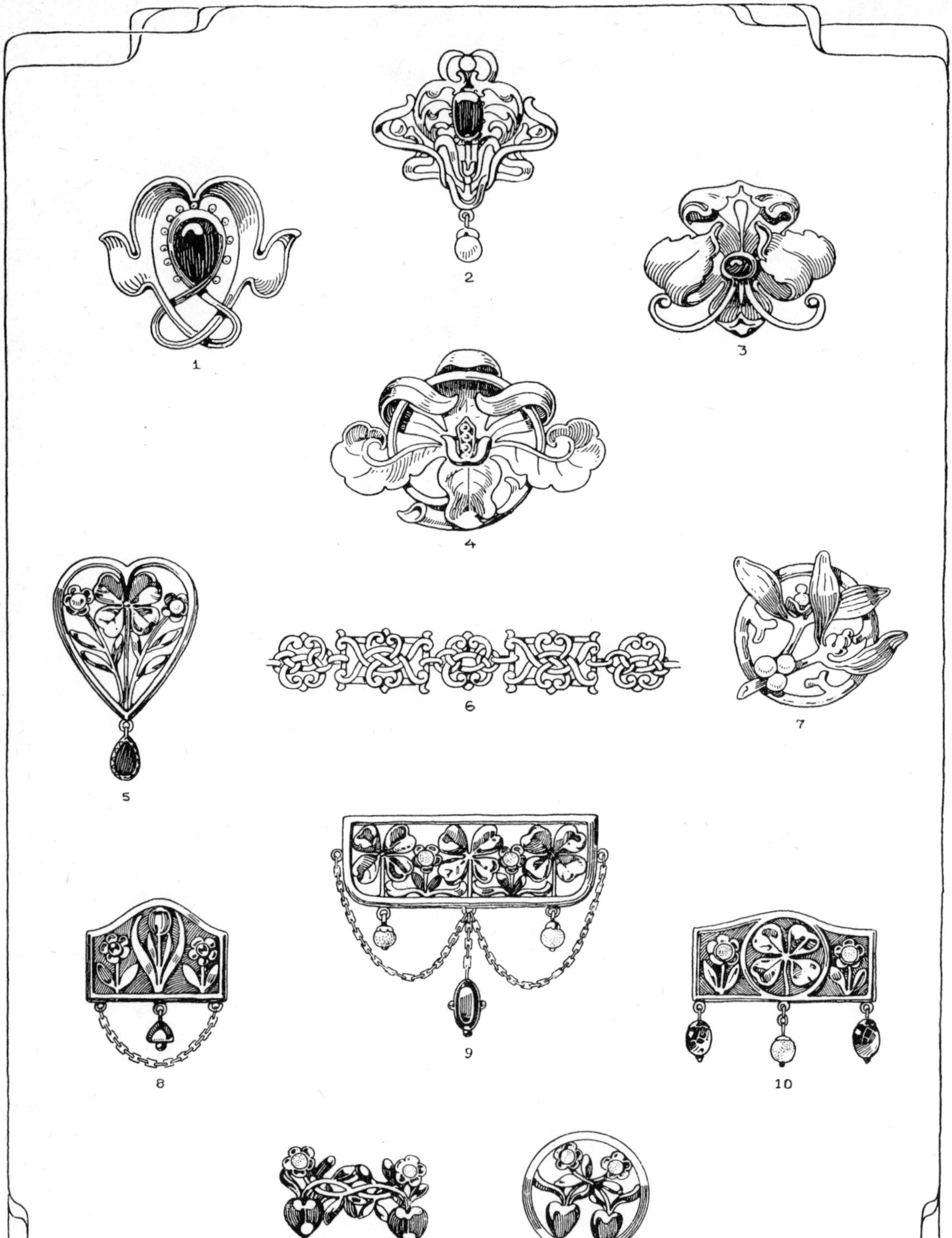

1. 3. 4. Entw. von M. Nikolai-München. 2. Entw. von Gack-München, beide ausgeführt von Hofjuwelier P. Merk-München.
6. Silberarmband. Entw. von Hocheder-München. 7. Brosche. Entw. von P. Merk. 6. 7. ausgeführt von demselben.
5. 8. 9. 10. 11. 12. Schmucksachen von Lohr und Steinicken-München.

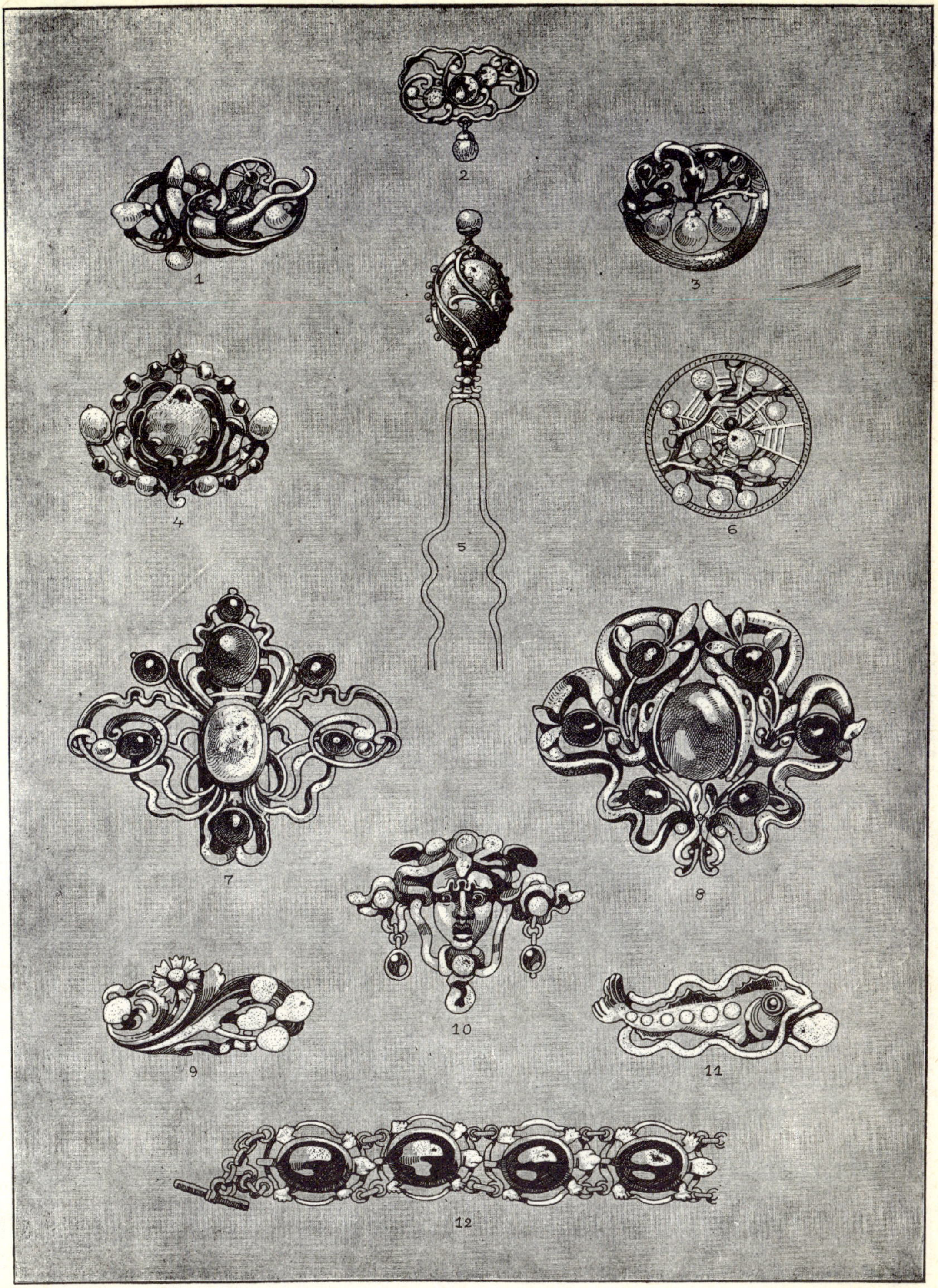
1
2
3
4
5
6
7
8
9
10
11
12

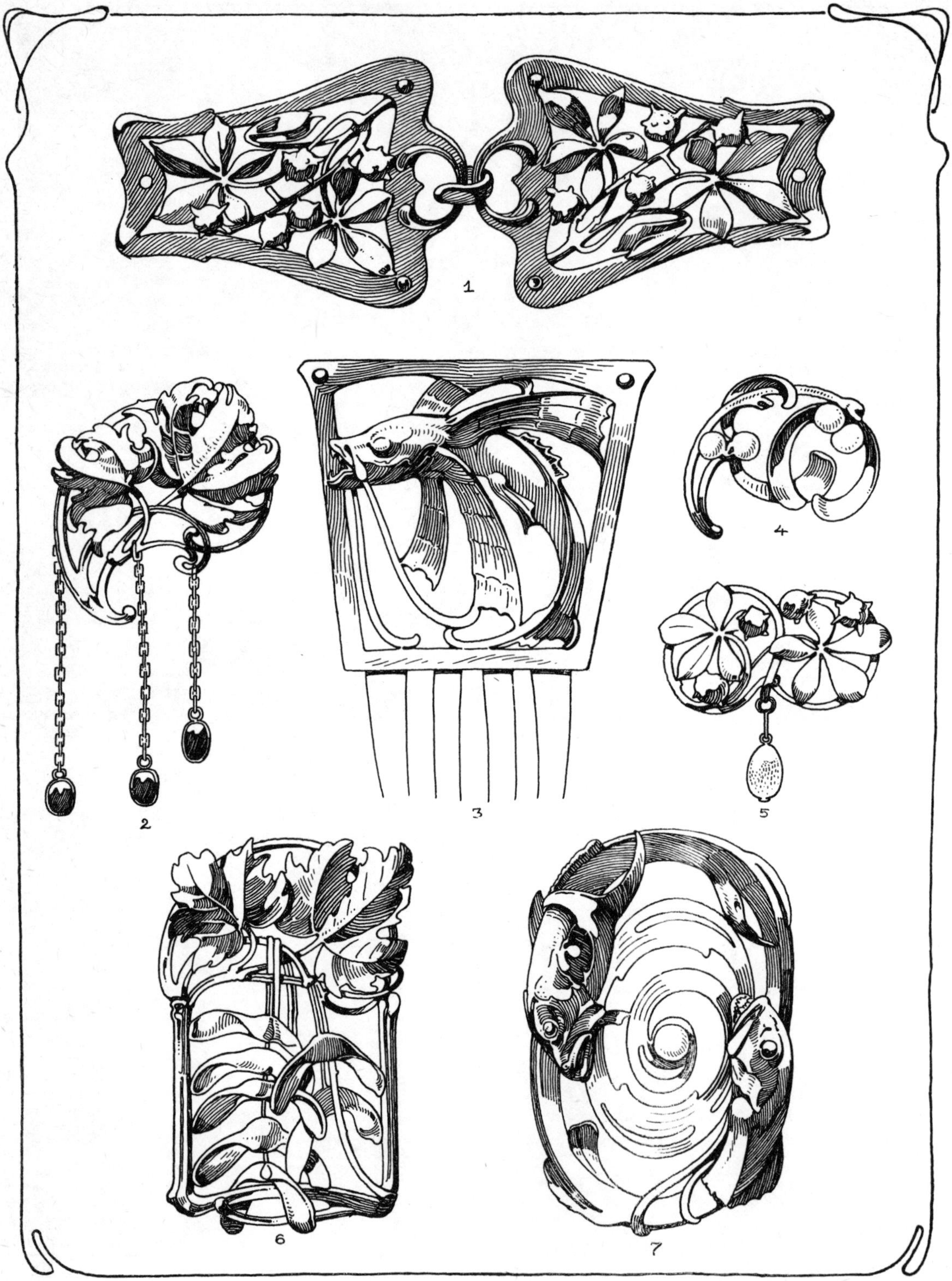

1. 6. 7. Gürtelschliessen. 2. 4. 5. Broschen. 3. Haarstecker. Alles in vergoldetem Silber.

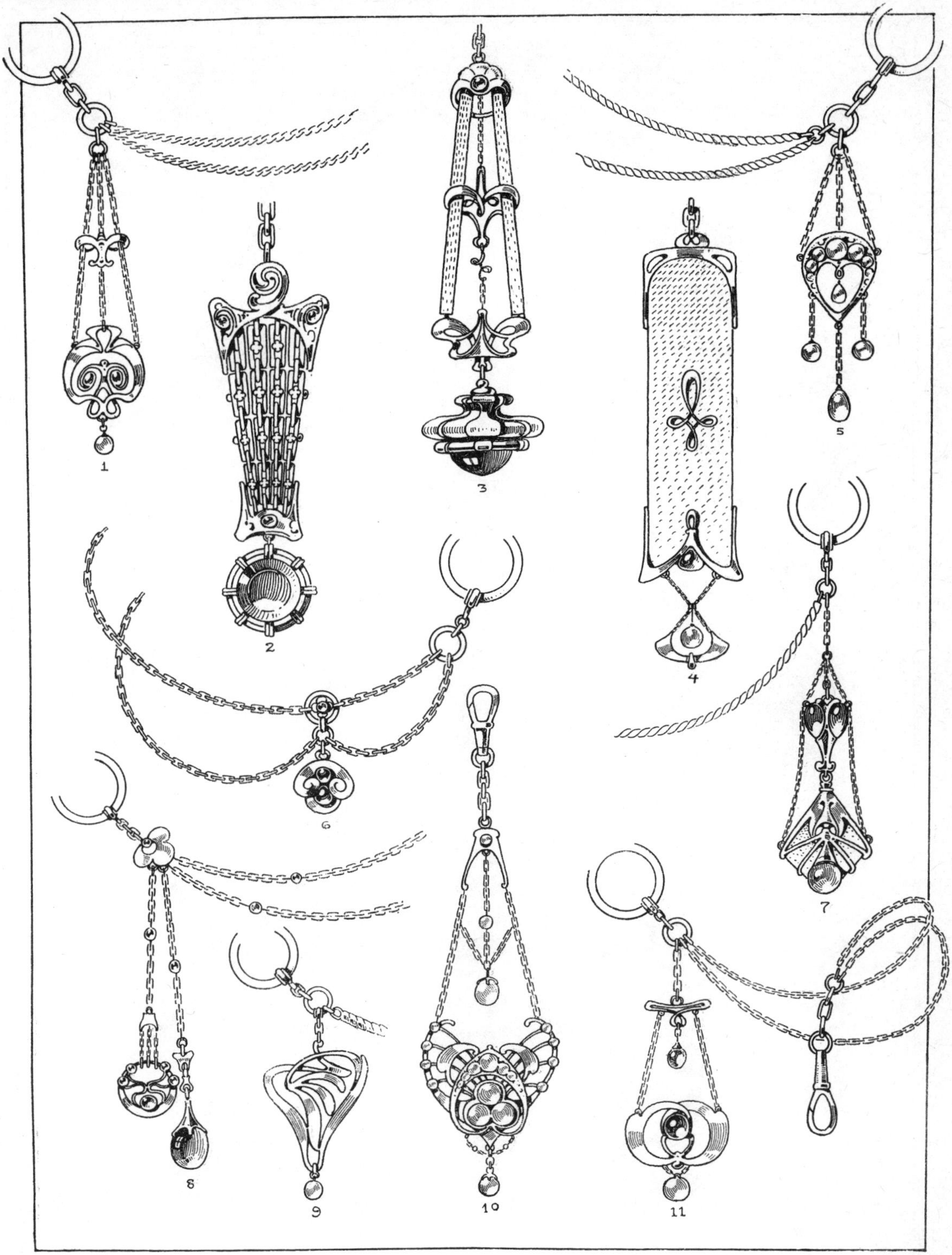
1
2
3
4
5
6
7
8
9
10
11

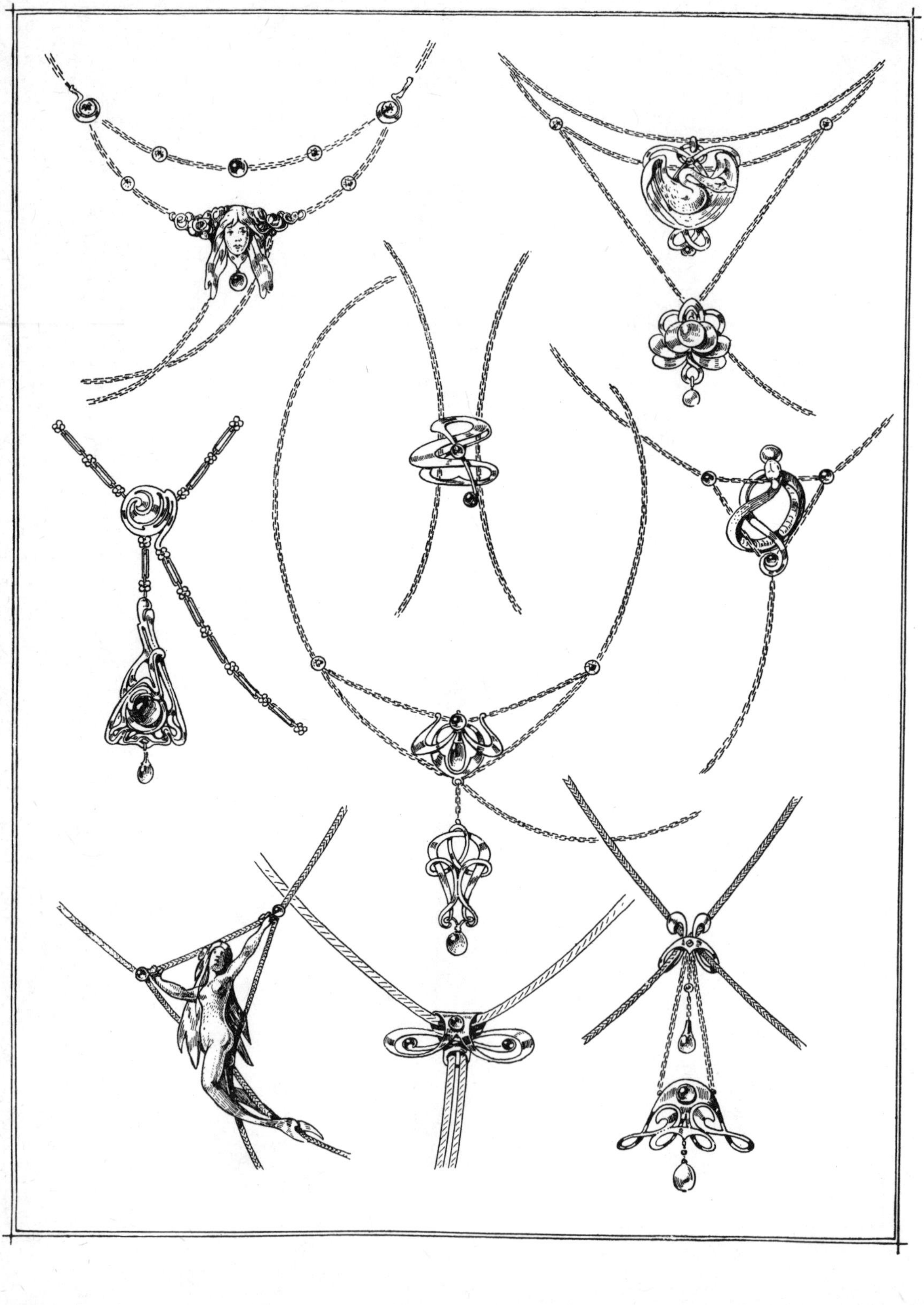

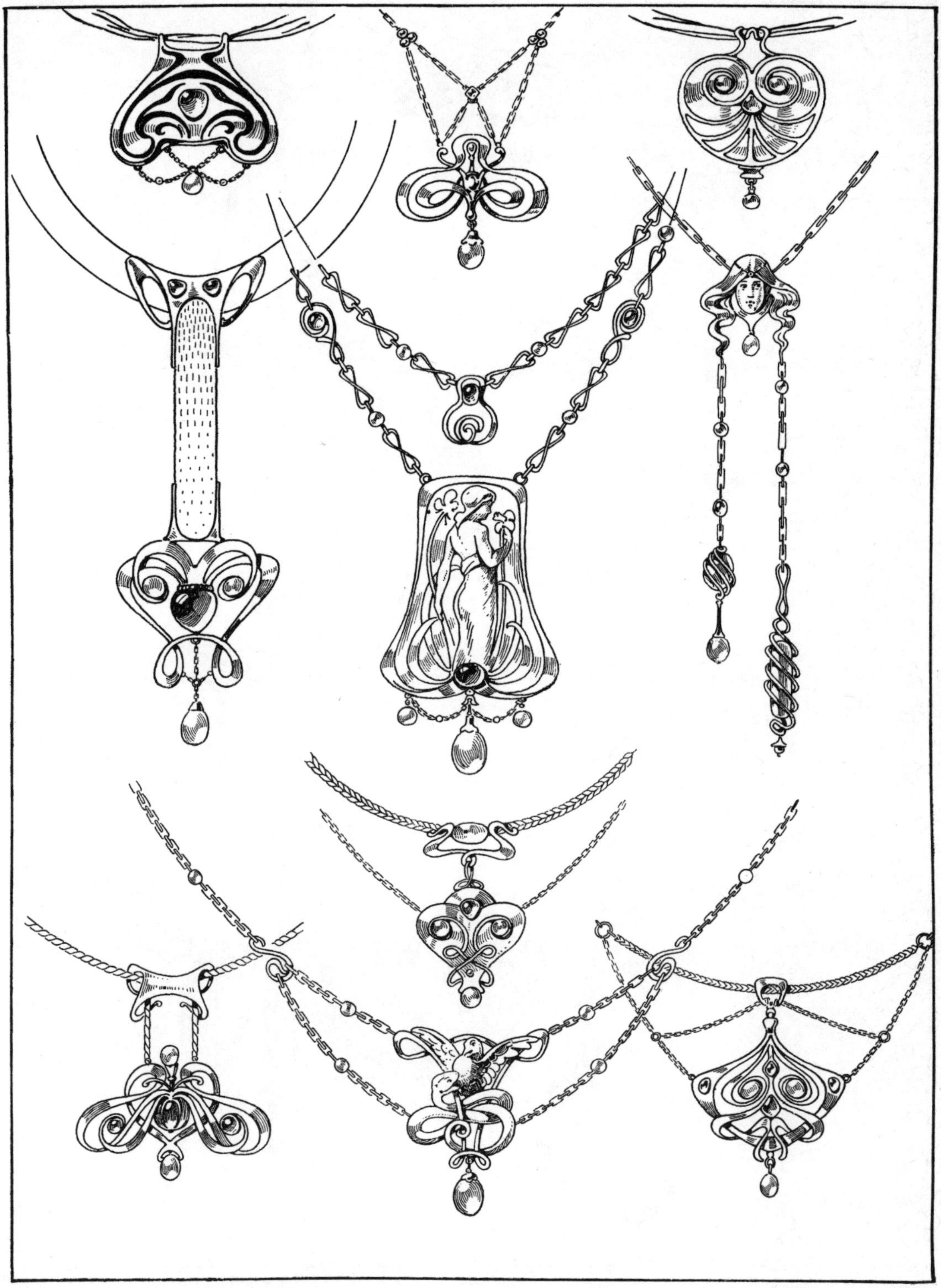

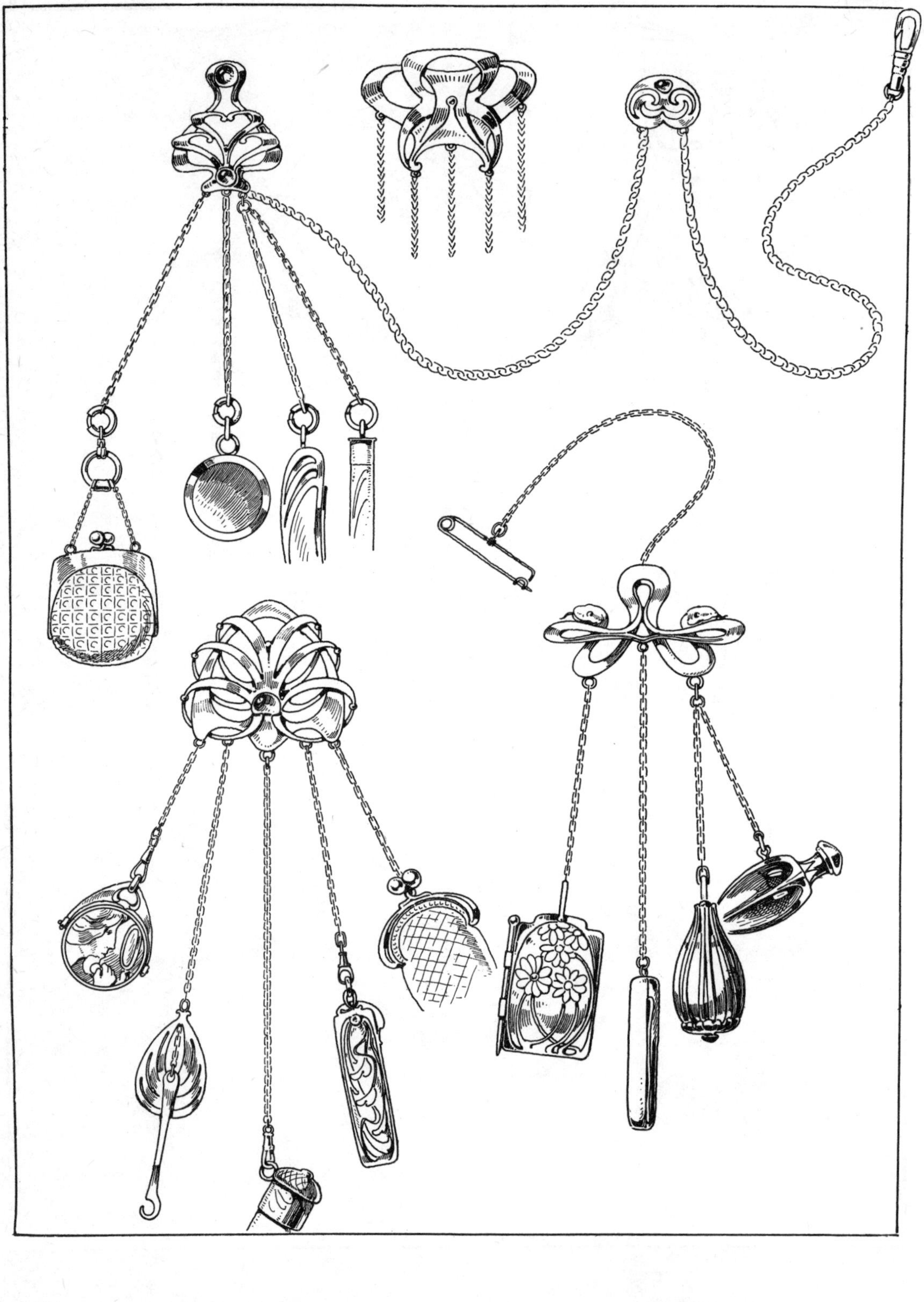

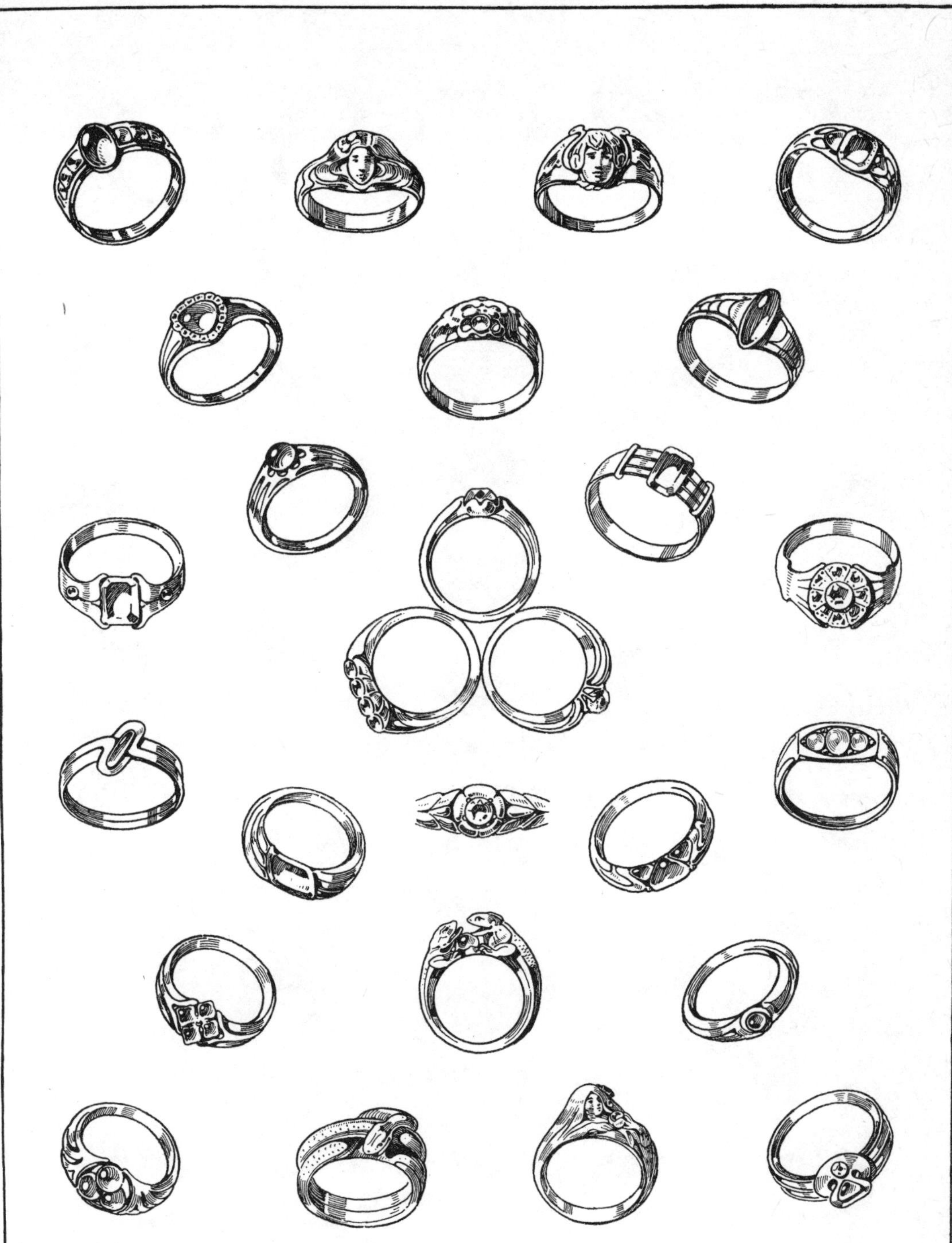

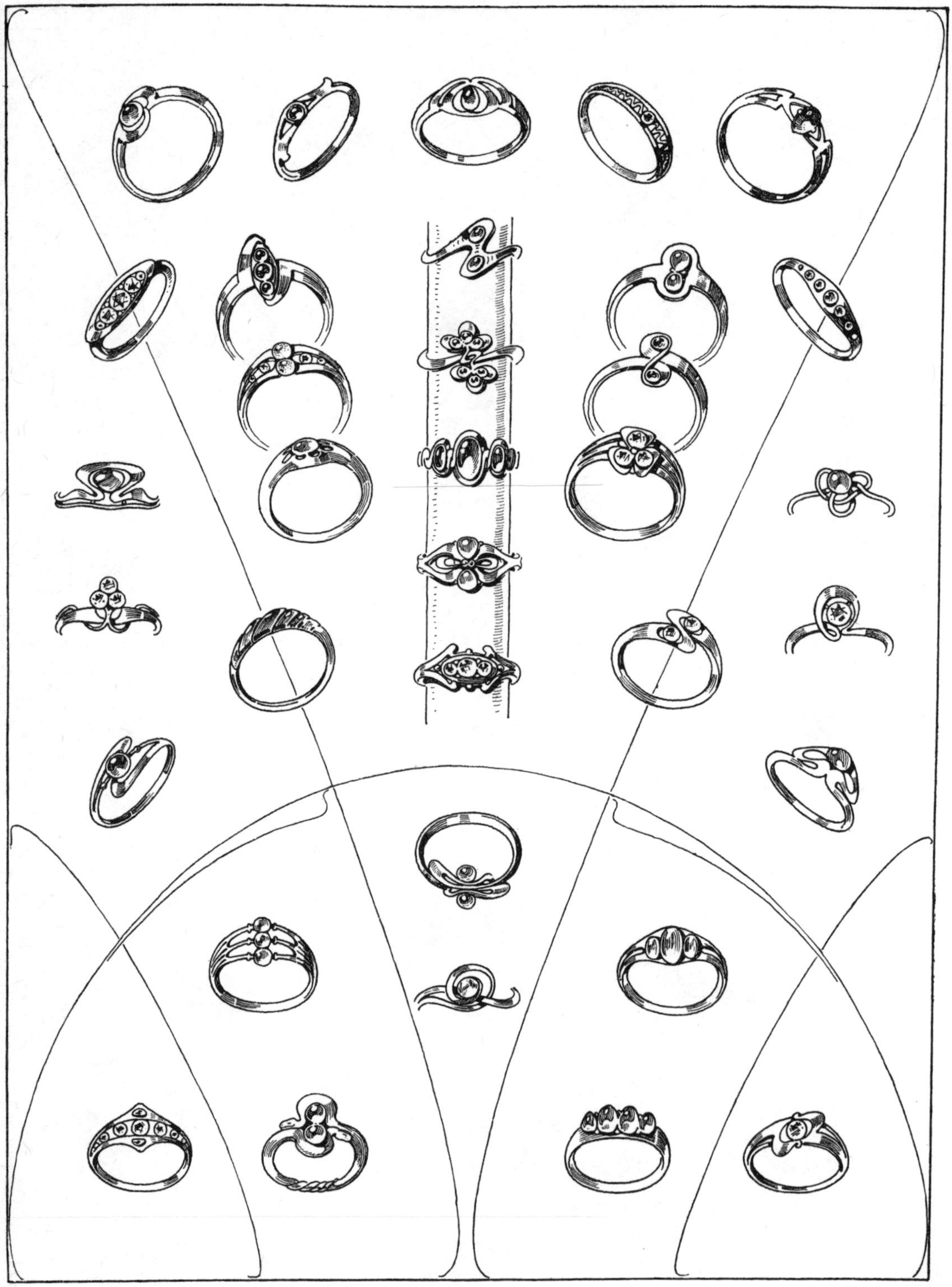

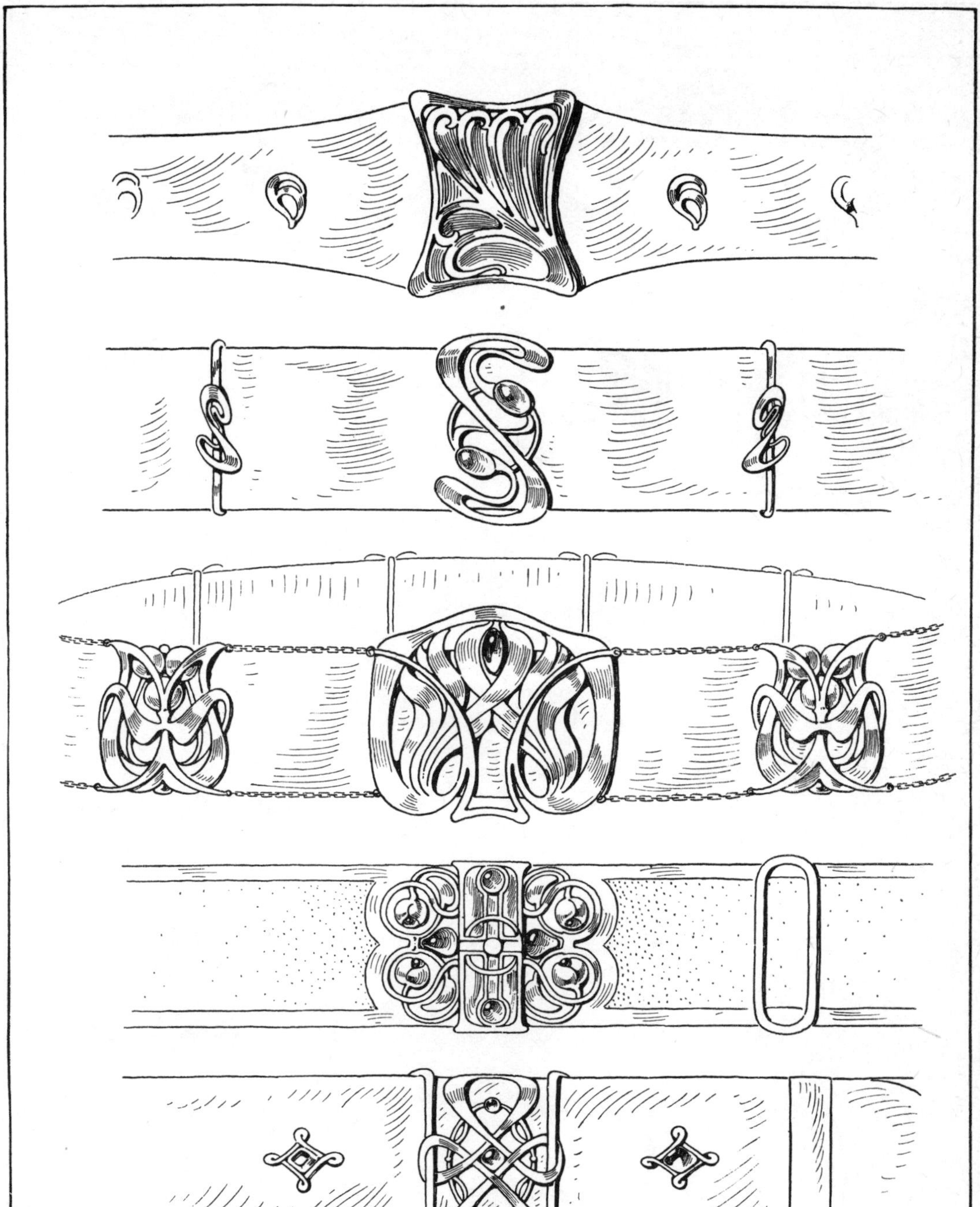

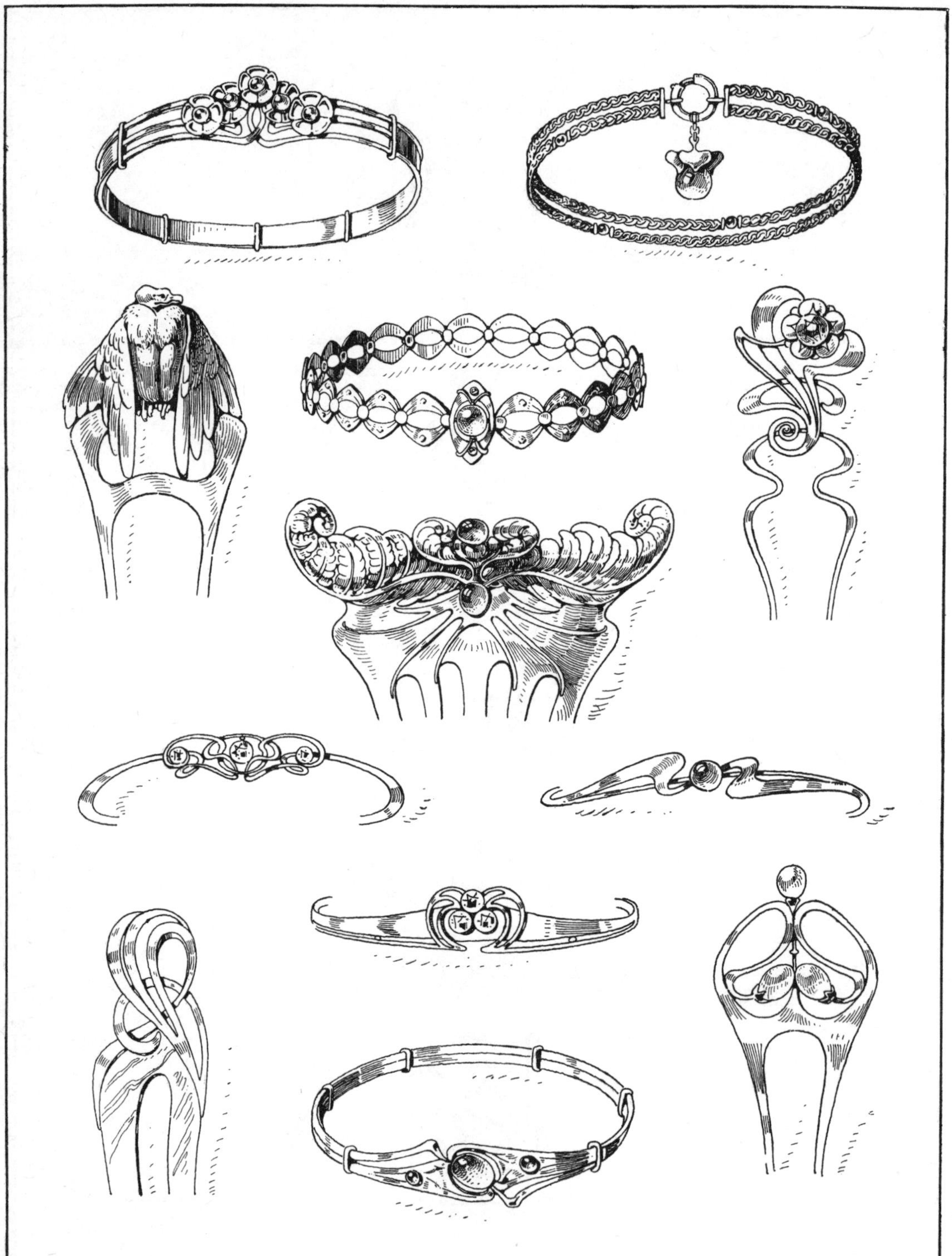

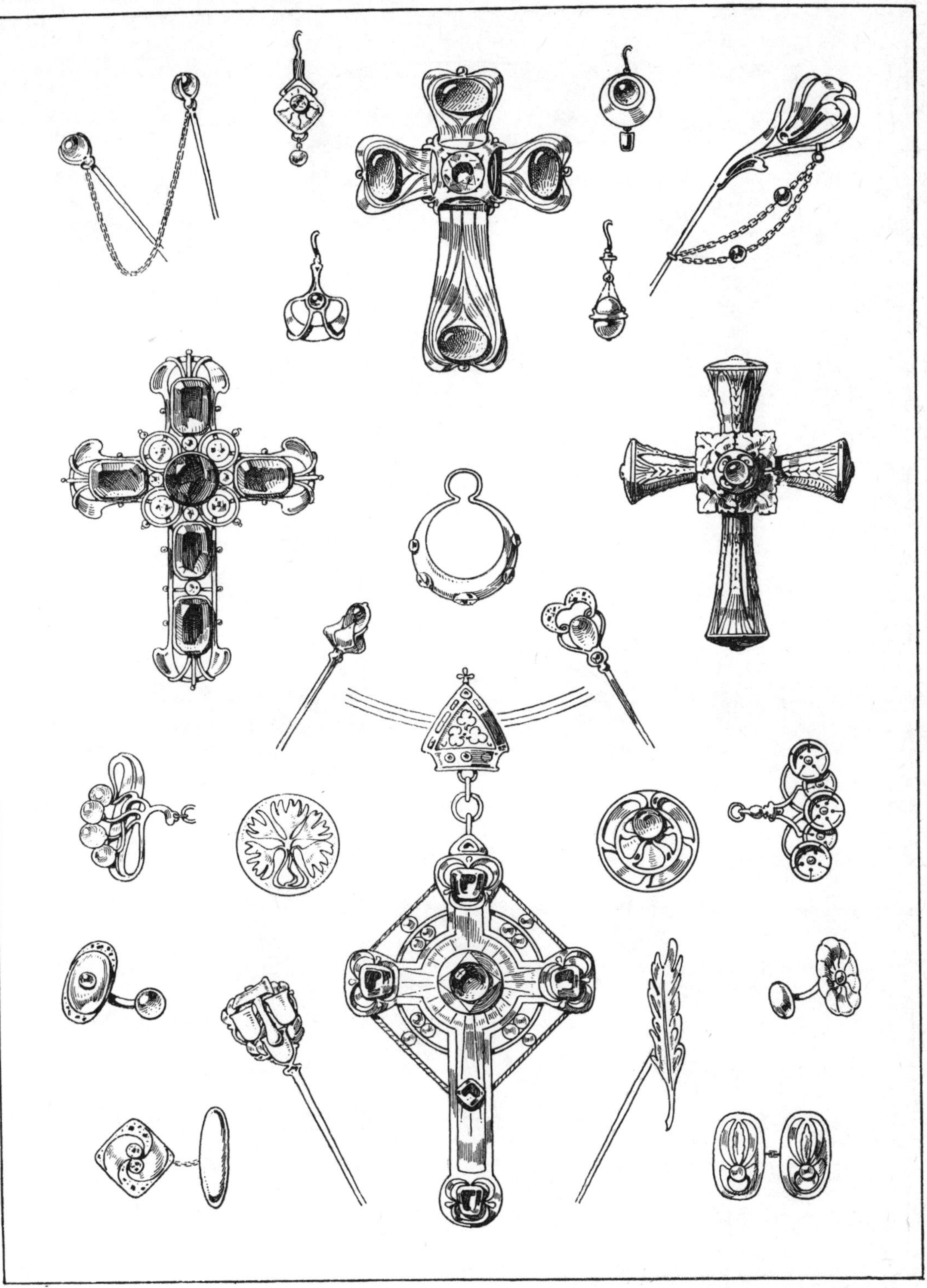

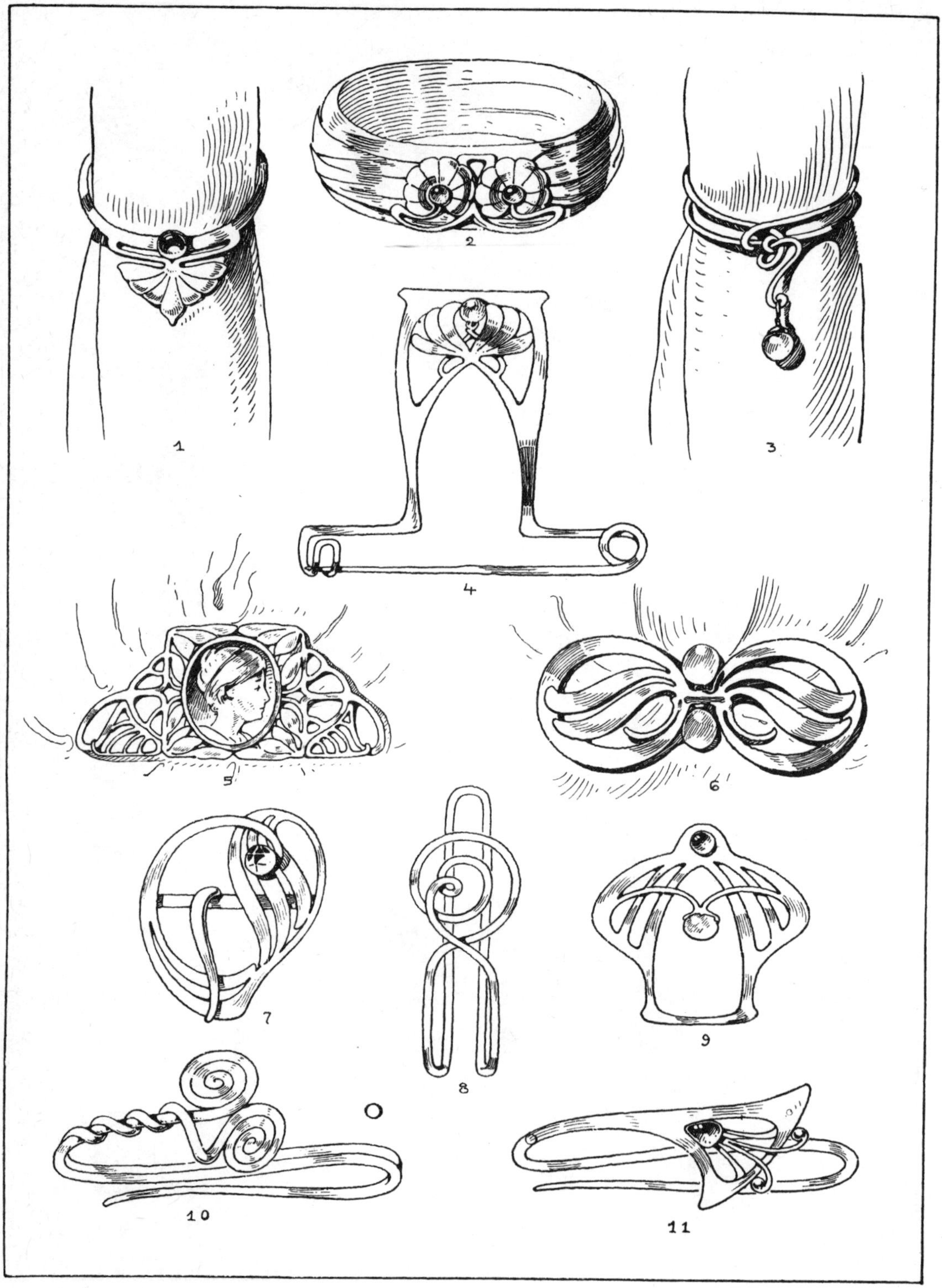
1
2
3
4
5
6
7
8
9
10
11

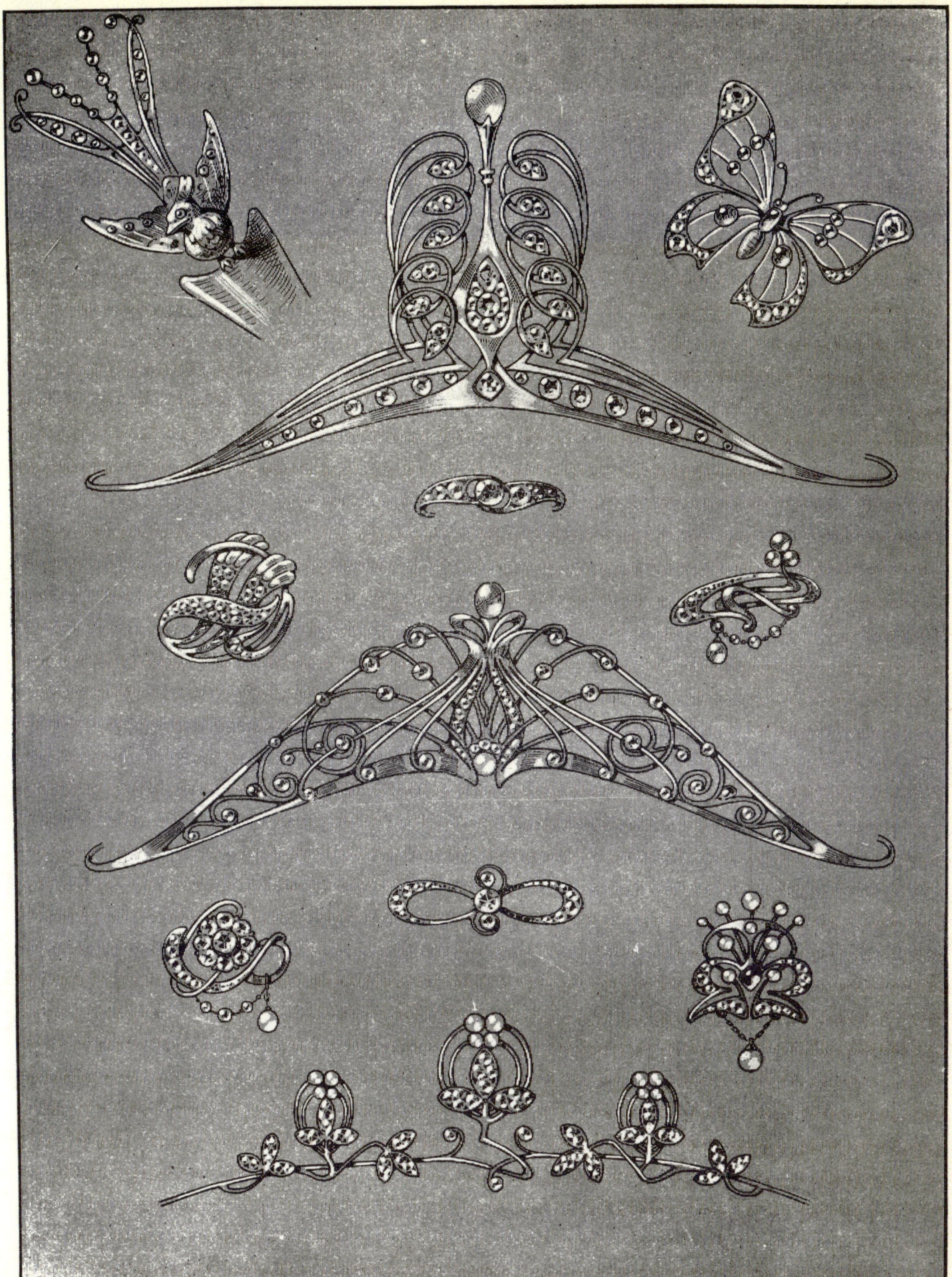

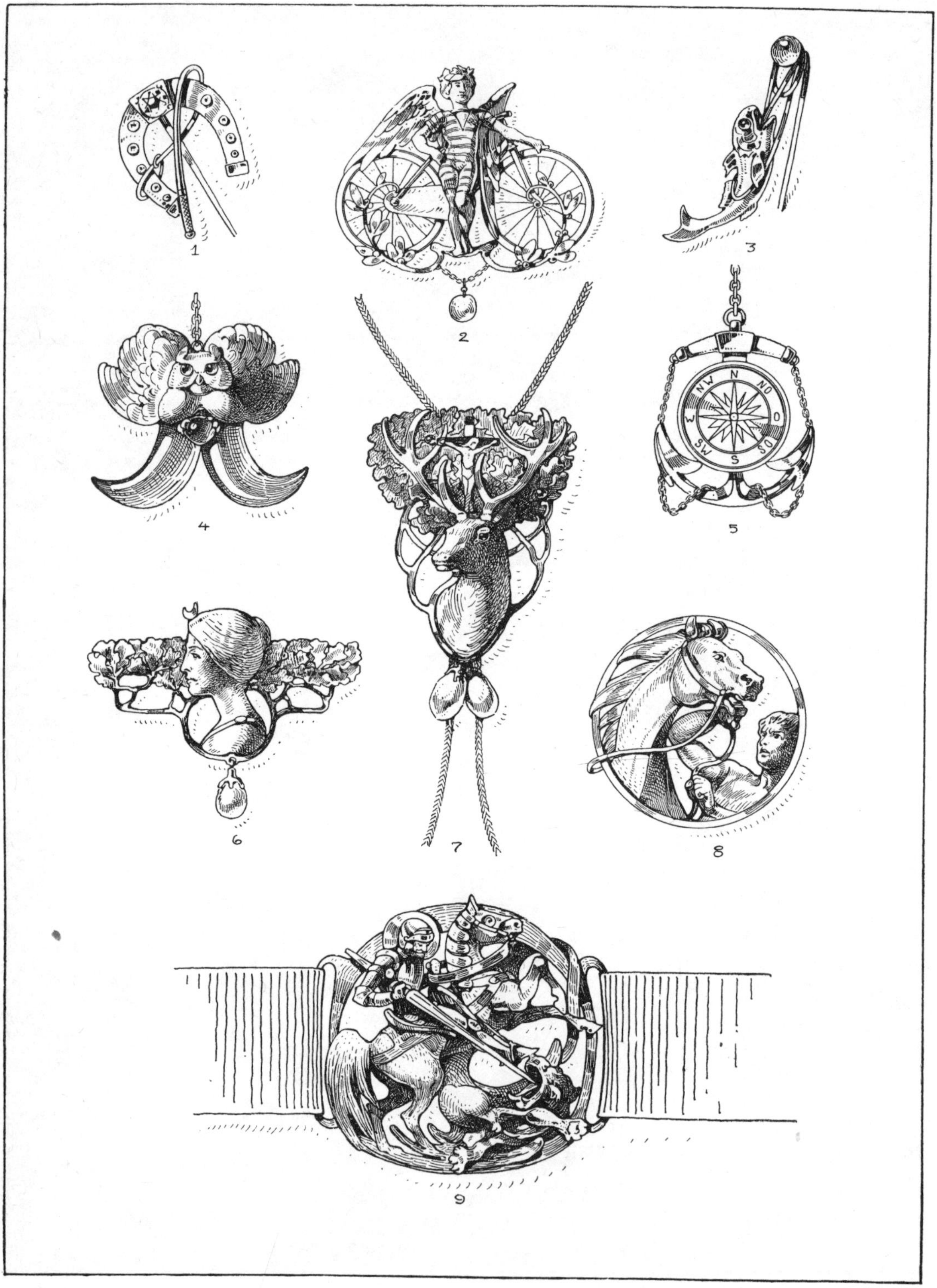
1
2
3
4
N
NO
O
SO
S
SW
W
NW
5
6
7
8
9

Bitte beachten Sie die Verlagshinweise

auf den folgenden Seiten